作 者 简 介

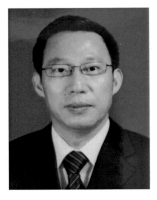

朱立军，1958 年 11 月出生，研究生学历，博士，教授，博士生导师，全国模范教师，中国探月工程科学应用专家委员会专家，自然资源部高层次科技创新人才，喀斯特环境与地质灾害重点实验室主任。出版专著 5 部，发表论文 60 余篇。获贵州省科技进步一等奖 1 项，二等奖 3 项，国家地理信息科技进步一等奖 1 项。曾任贵州工业大学校长、贵州大学常务副校长，贵州省地质矿产勘查局局长、贵州省国土资源厅厅长。中共十六大、十八大代表。

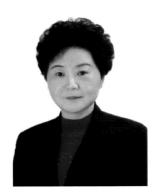

张爱华，1955 年 7 月生，贵州医科大学教授，博士生导师，国务院特殊津贴专家、全国优秀教师、贵州省教学名师；现任环境污染与疾病监控教育部重点实验室主任、贵州省人民政府参事。曾任贵州医科大学公共卫生学院院长、贵州省卫生发展研究院院长等。主持国家自然科学基金重点、面上等项目 10 余项，省部级项目 30 余项。发表论文 400 余篇；主编专著 3 部，主/副主编或参编国家规划教材 15 部；获省部级科技奖 8 项，其中二等奖 5 项、三等奖 3 项。

岩溶山地理疗温泉成因及其对公共健康的影响

朱立军　张爱华　沈志平　等　著
毛家仁　陈正山　杨敬源

科学出版社

北京

内 容 简 介

本书基于地质学、地球化学及统计学方法，依据《天然矿泉水资源地质勘查规范》（GB/T 13727—2016）将岩溶山地理疗温泉分为淡温泉、温矿泉、硫化氢温泉等12种不同的类型，查明了岩溶山地理疗温泉类型。并根据地质地球化学、水文地球化学演化过程，提出岩溶山地理疗温泉的形成机理，构建成因模式。应用环境地球化学及医学地质学理论，建立岩溶山地理疗温泉与人群健康的关联度，探讨岩溶山地理疗温泉泡浴与不同慢性疾病的关联，刻画了岩溶山地理疗温泉对公共健康影响的环境地球化学机理，并提出岩溶山地理疗温泉开发利用区划。

本书可供旅游地质、地热地质、医学地质、矿泉医疗、温泉疗养工作者和地学、公共卫生科研院校师生参考阅读。

审图号：黔 S（2023）008 号

图书在版编目（CIP）数据

岩溶山地理疗温泉成因及其对公共健康的影响／朱立军等著 . —北京：科学出版社，2023.11
　ISBN 978-7-03-076669-4

Ⅰ.①岩⋯　Ⅱ.①朱⋯　Ⅲ.①岩溶–山地–温泉–影响–公共卫生–研究
Ⅳ.①R126.4

中国国家版本馆 CIP 数据核字（2023）第 197863 号

责任编辑：刘　超／责任校对：郝甜甜
责任印制：赵　博／封面设计：无极书装

科学出版社 出版
北京东黄城根北街 16 号
邮政编码：100717
http://www.sciencep.com
北京建宏印刷有限公司印刷
科学出版社发行　各地新华书店经销
＊

2023 年 11 月第　一　版　开本：787×1092　1/16
2025 年 3 月第二次印刷　印张：37　插页：2
字数：870 000
定价：370.00 元
（如有印装质量问题，我社负责调换）

《岩溶山地理疗温泉成因及其对公共健康的影响》
撰写委员会

主　笔：朱立军　张爱华　沈志平　毛家仁　陈正山　杨敬源

参　著：(以姓名笔画为序)

马　璐　马欣茹　王　祺　王大朋　王子云　王甘露

王庆陵　毛　铁　邓　吉　叶远谋　吉勒克卜子

刘　丽　刘　埔　江　峰　牟雨亮　杜定全　李　军

李　超　李　强　李永康　杨婷婷　吴玉平　何丰胜

余能彬　陈　雄　罗　腾　罗茂会　金宗玮　周亚男

周洪庆　胡　瑾　胡暑月　秦　旭　夏　勇　徐玉艳

涂明江　黄晓欣　蒋芝月　曾奇兵

秘　书：曾奇兵　毛　铁

前　言

岩溶山地具有独特的地质地理和生态资源环境，孕育着丰富的理疗温泉，是旅游康养的天然胜地。中国西南岩溶山地是全球连片分布面积最大的岩溶山地，位于东南亚岩溶分布区域中心地带。贵州省地处中国西南岩溶山地的核心区域，岩溶山地及岩溶丘陵面积占全省面积的92%，属于典型的内陆岩溶山地省份。

2015年6月，习近平总书记视察贵州时指出要守住发展和生态两条底线，走出一条有别于东部、不同于西部其他省份的发展道路。要把旅游业做大做强，丰富旅游生态和人文内涵。2016年4月，贵州省委、省政府为贯彻落实习近平总书记视察贵州重要讲话精神，做出全面普查重新审视贵州旅游资源的重大决策。根据实地调查和国际地质科学联合会对温泉的新定义，发现贵州88个县（市、区、特区）及贵安新区"县县有温泉"，贵州成为名副其实的"温泉省"。

2018年3月，为向科学利用与合理开发贵州得天独厚的温泉资源提供科学技术支撑，促进贵州旅游产业和康养产业的高质量发展，打造贵州旅游产业和康养产业的高端产品，满足人民群众对理疗温泉的需求。朱立军教授指导博士研究生陈正山高级工程师把《贵州理疗温泉（热矿水）形成机理及其对人群健康的影响》作为其博士学位论文选题，并指导和参与了相关研究工作。朱立军教授还报请贵州大学同意聘请了贵州医科大学张爱华教授也作为陈正山博士生导师。在两位不同学科导师指导下，陈正山博士分别在 *Environmental Geochemistry and Health* 和 *Arabian Journal of Geosciences* 发表相关研究成果，并参加第八届国际医学地质学大会（2019）做 *Medical Geology Study on Typical Physiotherapy Hot Springs in Guizhou，China* 的学术报告。张爱华教授课题组2021年9月在《上海预防医学》杂志发表相关研究成果"专刊：贵州温泉与健康"，并结合课题调查研究，服务地方经济建设发展，助力大健康、大扶贫、大旅游融合发展，创新性地提出打造"温泉+"示范融合发展模式。指导创建了"温泉+理疗康养模式"、"温泉+双河洞地质公园模式"、"温泉+特色小镇模式"、"温泉+苗侗风情模式"和"温泉+城市休闲模式"等"温泉+"融合发展模式示范点。

2022年4月，中共贵州省第十三次代表大会遵循习近平总书记指明的贵州省推动新型工业化、新型城镇化、农业现代化、旅游产业化四个轮子一起转的高质量发展方法路径，把旅游产业化作为贵州省高质量发展的重大战略之一，贵州省得天独厚的丰富岩溶山地理疗温泉资源迎来了开发利用的全新时代。

本书由朱立军拟定写作大纲。前言由朱立军执笔，第一章绪论由朱立军、陈正山、杨敬源、马璐执笔，第二章理疗温泉调查评价由牟雨亮、陈正山、曾奇兵、王子云、张爱华执笔，第三章研究区自然地理和生态环境由陈正山执笔，第四章理疗温泉地质特征由陈正山执笔，第五章理疗温泉地球化学特征由朱立军、陈正山执笔，第六章理疗温泉水文地球化学演化过程由陈正山执笔，第七章理疗温泉成因由陈正山、朱立军执笔，第八章理疗温泉泡浴行为与人群健康的关联性由杨敬源、蒋芝月、马欣茹、胡瑾、杨婷婷执笔，第九章理疗温泉与心血管功能调节由王大朋、王子云、马璐执笔，第十章理疗温泉与骨关节疾病由李军、刘丽、王祺、秦旭、杨敬源执笔，第十一章理疗温泉与睡眠和焦虑改善由陈雄、曾奇兵执笔，第十二章理疗温泉与皮肤病改善由曾奇兵执笔，第十三章理疗温泉与机体内环境稳态由徐玉艳、王庆陵、张爱华执笔，第十四章贵州理疗温泉的可持续利用与保护由沈志平、牟雨亮执笔，全书由朱立军、张爱华、陈正山统稿和定稿。

本专著得到贵州省地勘基金项目支持和各理疗温泉调查点当地政府、群众及众多流调志愿者的帮助支持。谨此，表示衷心感谢！

限于作者水平，书中不妥之处，敬请批评指正。

目　　录

第一章 绪 论

第一节 人类利用理疗温泉的早期历史

一、国外利用理疗温泉的早期历史

人类社会发展早期，除中国黄河、长江流域的华夏文明外，国外有在尼罗河流域发育的埃及文明、两河流域的苏美尔文明、印度河流域的哈拉巴文明，以及爱琴海文明和印第安文明，在这些文明发源地区，都有一些古籍记载了古人对理疗温泉的认识和利用。根据记载，美洲的印第安人利用温泉来治疗风湿、糖尿病、神经痛、瘫痪以及子宫、肝、肾等疾病（Lund，1995），而印度的温泉可以治疗痛风、风湿、皮肤病、白斑病、泌尿系统疾病、代谢失调、神经炎等（Chandrasekharam，1995）。人类社会文明的发源地因地质构造和自然环境的差异，各文明的社会发展程度不同。在欧洲大陆地中海地区，是亚平宁和巴尔干海洋文明的发祥地，同时也是欧亚板块与非洲板块聚敛之地，地质构造活动强烈，火山活动多发，地热资源丰富，土壤肥沃，从而该地区是欧洲大陆南方部落率先发展的地区。古人关注地热能最早可追溯到旧石器时代中期（30000～35000年前），那时候的人们在地热、火山、地震等灾难面前由于恐惧而认为这些都是"神灵"的造化，从而产生祈求和祭拜等活动。从石器时代到青铜器时代这些活动都在不断影响着人们的生活，如在意大利的一喷气孔和热泉附近，就屹立着来自公元前3000年前的"神石"。在石器时代，人们还利用地热活动区一些特殊岩石矿物来制作石器，如硅华、火山岩等。到青铜器时代（公元前3000年左右），地热能得到了广泛利用并在一定程度上促进了经济发展，热水区的一些副产品逐渐拿到市场上交易，不过这些贸易市场还较为局限。直到公元前1500～2000年，地热活动区的产品交易逐步扩展到地中海沿岸，并且人们也开始利用温泉来治疗疾病。随着地热活动区的产品交易市场不断扩大，地热矿产品的提炼、加工工艺得到大力发展而形成"地热工业"，这些地热矿产品主要有硫磺、钙化、芒硝、膨润土、珍珠岩、熔岩、火山碎屑岩及各种火山凝灰岩等，它们主要作为建筑或其他产品的原料。在公元前6世纪至公元前3世纪，"地热市场"空前发达，具有国际规模，而在公元前3世纪至1世纪，在罗马帝国统治的巅峰时期，"地热市场"也稳固建立，与地热产品开发利用并驾齐驱的矿泉医疗也得到了蓬勃发展，如罗马首都的大部分浴室都具有三种不同的房间：供发汗用的"Laconicun"，在热水中洗浴的"Calidarium"和在温水中洗浴的"Tepidorium"（涂光炽，2007），可见温泉医疗得到了较好的发展，并且古人按照温度对温泉进行了分类，体现了不同温度下温泉的应用价值。在地热区副产品和温泉医疗业的开发利用过程中，古希腊和古罗马众多思想家不仅对地热现象进行了描述，而且对其成因也进行了推测和解释，有关地热方面的研究记载甚多。如希腊医生 Hippocrates（前 460～前 377 年）在探讨了水的物理化学性质的基础上，将天然水分成三类：①停滞的；②泉；③热水。并提出热水的含盐度与温度具有某种函数关系。

公元前 3 世纪，罗马共和国基本统一了地中海沿岸亚平宁半岛，当时著名学者 Lycophron 分析了意大利中部托斯卡纳地区地热水物理化学性质，认为其地热水富含硼，可做温泉医疗使用。事实上，从公元前 1 世纪以来，古希腊和古罗马思想家们对地热就有了比较全面和系统的认识。公元前 1 世纪末，罗马诗人 Ovid 描绘了热泉与火山爆发、地震之间的关系。罗马作家 Pollio Vitruvius 认为 Phlegrean 地热田是由土壤下面的矿物分解形成的。公元 1 世纪时，古罗马科学家 Pliny the Elder 所著《自然史》描述了南欧和地中海地区的全部地热显示。公元 2 世纪时，希腊地理学家和历史学家 Pausanias 就意大利和希腊的温泉做了全面统计并编制了温泉目录。罗马学者 Apuleius 也描述了地热显示，并讨论了硫化氢和二氧化碳的分层现象。总之，古希腊和古罗马思想家们经过对地热现象的描述和成因的推测，许多科学概念就被推导出来，如根据温泉的水温和热矿水的化学特征进行温泉的分类，并提出发生在地热区地下的化学反应等（涂光炽，2007）。这些科学概念的提出为后人在医疗矿泉方面的研究和利用奠定了十分重要的科学基础。

二、我国利用理疗温泉的早期历史

中国是人类社会发展初期最早利用和记载理疗温泉的国家（涂光炽，2007）。公元前的远古时代，古代国人就借助于大自然的恩赐，利用理疗温泉来治疗疾病和消除繁重劳作后的疲乏。《周书异记·神仙传》就记载了远古时代轩辕黄帝驾临安徽黄山理疗温泉的美丽传说：黄帝与容成子、浮丘翁同游此山，勤心炼丹，浮丘翁曰"下有灵泉，香美清温，冬夏无变，若能斋心洁己，沐浴其中，饮之灌肠，万病皆愈矣"。而史学家认为古人对温泉的利用应从西周末年开始，古籍记载有周幽王在镐京城东的骊山温泉建过"骊宫"，而秦始皇时在此建造殿宇，赐名"骊山汤"，汉武帝时，在秦的基础上修茸扩建为离宫。到了唐代，唐太宗诏令在此营建宫殿楼阁取名"汤泉宫"，唐高宗改名"温泉宫"。天宝六年（公元747年）唐玄宗大兴土木，再次扩建，新宫落成，正式定名为"华清宫"，并修建"华清池"。华清池不仅是避寒之宫，也成为商议国事、接见外使的政务之地，故有"第二都城、第二长安"之称。据史料记载，华清池有 6000 年的温泉使用史和 3000 年的皇家园林建筑史。华清池温泉因开发利用早，并备受历代帝王青睐，享有"天下第一温泉"的美誉。在东汉魏晋南北朝时期，有关温泉利用的记载较多，东汉张衡在《温泉赋》中描述了温泉具有除秽、治病和保健的作用。北魏郦道元曾作《水经注》称："鲁山皇女汤，可以熟米，饮之愈百病，道士清身沐浴，一日三次，四十日后，身中万病愈"，阐述了温泉具有饮疗和浴疗的功能。廷瑞修等所著《海城县志》描述了唐朝贞观二十二年，唐代宗东征高句丽，在泉中沐浴并医治伤兵。宋朝时期，古人对温泉成因的认识初见雏形，众多学者关注温泉成因并产生争论。南宋词人周密所著《齐东野语》，讨论了古人对温泉成因的认识，并提出自己的观点，认为温泉之热来自地下硫磺和矾石燃烧的结果。明朝，有关温泉的古籍甚多，不仅有描述温泉成因和疗养方面的，也有记载温泉分类的。明代李时珍所撰的《本草纲目》，列有温泉治疗疾病的内容，李时珍更引宋代胡仔的《渔隐丛话》，将温泉分为五类：①硫磺泉——汤山多作硫磺气，浴之，则袭人肌肤；②朱砂泉——唯新安黄山是朱砂泉，春时水则微红色，可煮茗；③矾石泉——长安骊山是矾石泉，不甚作气也；④雄黄泉——朱砂虽红而不热，当是雄黄耳；⑤砒石泉——有砒石处，亦有汤泉，浴之有毒。著名当代地质学家王嘉荫评价称这是我国温泉的第一个化学分类。

（朱立军、陈正山）

第二节　理疗温泉的定义、标准和分类

一、理疗温泉定义

根据 2005 年版《地球科学大辞典》，温泉是指泉口温度显著高于当地年平均气温而又低于（等于）45℃的地热水露头。高于当地年平均气温的泉水将向环境放热，因而被定义为温泉温度的下限；45℃是人体洗浴的最佳温度，也是生活设施直接用热的低限温度，因而被定义为温泉温度的上限。热泉是指泉口温度高于45℃而又低于当地地表沸点的地热水露头。沸泉是指泉口温度约等于当地沸点的地热水露头。对于温泉、热泉和沸泉，民间统称为温泉，本书也将温泉、热泉和沸泉统称为温泉。本书对理疗温泉的定义为：泉口温度显著地高于当地年平均气温，含有 1g/L 以上的可溶性固体或含有特殊的气体或含有一定量的微量元素并对人体具有一定的理疗效果的地热水露头。对理疗温泉的定义，随着时代的发展，在不同的时代，不同地区以及不同的文化背景下都有不同的定义。1964 年，卫生部[①]首次确立了我国"医疗矿泉"的定义："从地下自然涌出或人工钻孔取得的地下水，每升含 1 克以上可溶性固体成分，一定的特殊气体成分与一定的微量元素，或具有 34℃ 以上的温度，可供医疗与卫生保健运用的泉水，称之为医疗矿泉"。2016 年 8 月，国家质监总局和国家标准化管委会联合发布的国家标准（GB/T 13727—2016）对理疗温泉资源定义为：从地下天然涌出或经钻孔采集，含有一定量的矿物盐类，微量元素或特殊气体成分或水温大于 36℃ 的适宜人体水疗、保健、养生的天然矿泉水。水中所含化学成分对人体有益。

二、理疗温泉标准、分类

理疗温泉因具有一定的温度，含有一定量的矿物质、微量元素或气体组分等，从而具有一定的理疗价值。温泉的理疗价值主要由它的物理化学性质及各种化学组分决定。在不同的国家和地区，因民族文化、医疗保健体系及理疗温泉的化学组分差异，各国理疗温泉

---

① 　为国务院原有组成部门。

分类和划分标准不一。但运用采自地下深部的热矿水中各种有益组分进行水疗、保健和养生的目的是一致的。各个国家和地区从自己理疗温泉的实际出发，对理疗温泉进行分类并制定了本国标准，随着国与国之间医疗保健、康养文化的不断交流和融合，各国对理疗温泉的分类和划分标准也在相互参考和不断修订之中。随着各国理疗温泉标准、分类的不断修订和更新，不同国家对理疗温泉的分类和制定标准逐渐趋于一致，大同小异，同水质类型的理疗温泉理疗价值近乎相同。我国学者李国成[1]、陈履安对国内外温泉分类标准进行了总结，对此有一定的指导作用。

（一）国外理疗矿泉的水质标准、分类研究进展

矿泉医疗作为医疗自然学科，在国际上得到了各国的大力发展和运用，理疗矿泉业比较发达的国家均有自己的分类和划分标准。在欧洲，只有符合欧洲共同体理事会[2]1965年1月26日颁布的65/65/EEC号指令中有关药品的法律、法规管理条款或行政措施，或近似于这些条款规定的水才可称之为医疗矿泉水。1923年，法国政府制定了矿泉水用于医疗的有关法规，规定通过由医疗机构临床观察证实确有疗效的矿泉水才认定为医用矿泉水。在1957年5月，法国政府对医疗矿泉水进行了修订，并于1992年1月公布，修订后的医疗矿泉水的认定除在矿泉水水质，以及医疗矿泉水认定的法定程序、报批手续上要求比较严格外，医疗矿泉的定义标准与前者是一致的。

德国矿物联合会第2001条规定，天然医疗矿泉水是采自天然泉点或钻井中的水，由于其物理性质、化学成分或浴疗学上的经验，可用于治疗某些疾病。天然医疗矿泉水具有天然纯度、而且不允许受人类活动的污染，其疗效必须根据其具有的各种有益组分综合疗效的前提下，有医学、医疗学专家鉴定并通过临床鉴定认可。德国天然矿泉的界限值最早由德国学者格林霍特于1911年提出，1931年又作了部分修订，1969年德国温泉会议进一步明确了医疗矿泉的界限值，医疗矿泉有效成分在规定限值以上（表1-1）。

表1-1 德国医疗矿泉的限值

成分	界限指标	成分	界限指标
可溶性固体总量	1g/kg	碘	1.3mg/kg
游离二氧化碳	1g/kg	总硫量	1mg/kg
铁	10mg/kg	氡	18nGi/L
砷	0.7mg/kg	温度	20℃

日本早期医疗矿泉水的应用是参照德国的标准执行的，后期经过不断增补和修订，在1978年明确划分了医疗矿泉和饮用矿泉的界限值，疗养矿泉有效成分在规定限值以上（表1-2），并根据各疗养矿泉指标进行分类，将其划分为二氧化碳泉、硫磺泉、酸性泉、放射泉、铁泉、单纯泉等。

---

[1] 参见李国成于2018年编写的《矿泉医疗基础知识》。
[2] 现欧盟理事会前身。

表 1-2　1978 年日本矿泉水与医疗矿泉水的界限指标[*]

元素或组分	矿泉水类别		元素或组分	矿泉水类别	
	医疗矿泉水界限指标（mg/L）	饮用矿泉水界限指标（mg/L）		医疗矿泉水界限指标（mg/L）	饮用矿泉水界限指标（mg/L）
温度		25℃	碘（I^-）	10	1
总固形物	1000	1000	氟（F^-）		2
游离二氧化碳（CO_2）	1000	250	砷酸根（$HAsO_3^{2-}$）		1.3
锂（Li^+）		1	亚砷酸根（$HAsO_3^{2-}$）		1
锶（Sr^{2+}）		10	总硫	2	1
钡（Ba^{2+}）		5	偏硼酸（HBO_2）		5
铜（Cu^{2+}）	1		偏硅酸（H_2SiO_3）		50
总铁（$Fe^{2+}+Fe^{3+}$）	20	10	碳酸氢钠（$NaHCO_3$）		340
铝（Al^{3+}）	1000		镭（Ra）盐		0.001
锰（Mn^{2+}）		10	氡（Rn）	111Bq/L	111Bq/L
氢（H^+）	1	1		3nGi/L	3nGi/L
溴（Br^-）		5			

资料来源：陈履安，2003

俄罗斯在苏联时期对医疗矿泉水的分类和划分标准做了许多工作，将医疗矿泉水分为饮用医疗矿泉水和浴用医疗矿泉水，并由苏联国家标准委员会发布了《饮用的医疗和医疗—餐桌矿泉水标准》。现今俄罗斯医疗矿泉水标准基本沿袭和继承了苏联医疗矿泉水标准，并由俄罗斯卫生部康复理疗科研中心多次修订后，在 2011 年发布了最新标准（表 1-3），将医疗矿泉水划分为八种矿泉水类型：碳酸矿泉水、含铁矿泉水、含砷矿泉水、含硼矿泉水、含硅矿泉水、含溴矿泉水、含碘矿泉水和含有机物矿泉水，主要用于医疗和日常保健。

表 1-3　矿泉水中生物活性组分的矿泉医疗标准（法定）

矿泉水名称	生物活性组分名称	生物活性组分总浓度值（mg/L）	
		医疗的	医疗-佐餐的
碳酸矿泉水	游离二氧化碳（可溶性）		不低于 500.0
含铁矿泉水	铁（含总量）		不低于 10.0
含砷矿泉水	砷	不低于 0.7	
含硼矿泉水	硼（原硼酸中）	不低于 60.0	35.0～60.0
含硅矿泉水	硅（原偏硅酸中）		不低于 50.0
含溴矿泉水	溴	不低于 25.0	
含碘矿泉水	碘	不低于 10.0	5.0～10.0
含有机物矿泉水	有机物（以植物中碳计算）	不低于 15.0	5.0～15.0

注：医疗矿泉水中含有天然生物活性砷时，砷不是有毒元素

哈萨克斯坦和白俄罗斯国家医疗矿泉水标准仍然按俄罗斯医疗矿泉水标准执行，而苏联解体后独立的其他国家医疗矿泉水标准与原苏联医疗矿泉水国家标准相比，指标界限基本无差别。

（二）我国理疗温泉的水质标准、分类研究进展

中国对温泉的认识和运用具有悠久的历史，但在漫长的封建社会，矿泉医疗与其他自然科学一样，发展十分缓慢，基本处于停滞状态。直到1935年，我国近代医疗矿泉研究奠基人陈炎冰所著《矿泉医疗的应用》，开启了中国矿泉医疗事业的新篇章。1940年，陈炎冰又著《温泉与医疗》，系统阐述了矿泉医疗、矿泉疗法及温泉成因方面的内容，为中华人民共和国成立后医疗矿泉事业的发展奠定了基础。中华人民共和国成立后，我国高度重视医疗矿泉研究工作，专门成立了矿泉医疗专业研究机构，并投入了大量医疗专业研究人员，在全国各地分别建立了医疗矿泉疗养院，如著名的息烽温泉疗养院就于1956年由贵州省总工会建成。经过长期的研究工作，在矿泉预防、保健、疗养及康复作用等方面取得了大量的科研成果。1963年春，卫生部科学技术委员会成立了理疗、疗养专题组，在北京小汤山召开了专题组扩大会议，制定了《我国医用矿泉标准的分类方案》等文件。1964年，全国理疗与疗养学术会议由卫生部科学技术委员会组织在北京小汤山疗养院召开，大会围绕本学科的科研成果汇报与10年科研发展规划进行展开，与会的陈炎冰、王立民、陈子元等矿泉疗养专家根据我国医疗矿泉资源特点和当代矿泉医疗的最新研究成果，结合我国矿泉疗养实践成功经验，首次提出了《中国医疗矿泉水定义和分类的初步方案》（以下简称《初案》），该方案根据矿泉水主要阴阳离子成分和特殊性质将医疗矿泉分为14类。《初案》的提出和建立填补了我国医疗矿泉分类的空白，结束了采用外国医疗矿泉分类方法和评价标准的历史。《初案》提出后受社会发展的影响，尤其国家卫生部1964年制定的《十年矿泉医疗研究发展规划》没能落实，矿泉医疗的研究和开发停滞不前，造成矿泉医疗事业断层局面。改革开放后矿泉医疗事业开始逐步复苏，并迎来快速发展。1981年，全国疗养学术会议在青岛召开，会上王立民、安可士等专家根据我国矿泉医疗临床试验，结合地矿部门有关医疗矿泉研究的水文地质资料及国外医疗矿泉分类的修订方案，提出了《中国医疗矿泉分类修订方案》（下称《修订案》）（表1-4），将医疗矿泉分为12类，与《初案》相比较，《修订案》主要对矿泉阴阳离子成分上的分类进行了归纳总结，增加了砷泉，特殊性质Rn和CO_2的界限指标值由原来的2nCi/L和0.5g/L分别提高至3nCi/L和1g/L。往后的三十余年里，众多学者对《中国医疗矿泉的分类方案》提出了修改意见（王立民，1982；严翔孙，1982；张恒久，1984；张恒久和王占东，1997；肖振等，2017）。张恒久和王占东（1997）对我国医疗矿泉的分类命名及表示方法提出修改意见，建议在《初案》基础上增加复合泉和微量元素，将温度和矿化度细分。2002年，北京地热国际研讨会在北京召开，黄尚瑶和娜塔莉娅·彼得罗娃就中国和俄罗斯医疗热矿水基本类型与利用进行了对比研究，提出在发展矿泉医疗学和开发利用医疗矿泉方面都有互相学习和借鉴的地方，可见矿泉医疗学的发展是一个在不断修订、补充和完善的过程。

表 1-4　中国医疗矿泉分类修订方案

名称	矿化度	主要成分		特殊性质
		阴离子	阳离子	
1. 氡泉				$Rn>3nCi/L$
2. 碳酸泉				$CO_2>1g/L$
3. 硫化氢泉				总 S 量$>2mg/L$
4. 铁泉				$Fe^{2+}+Fe^{3+}>10mg/L$
5. 碘泉				$I^->25mg/L$
6. 溴泉				$Br^->25mg/L$
7. 砷泉				$As^+>0.7ms/L$
8. 硅酸泉				$H_2SiO_3>50mg/L$
9. 重碳酸盐泉	$>1g/L$	HCO_3^-	Na^+、Ca^{2+}、Mg^{2+}	
10. 硫酸盐泉	$>1g/L$	SO_4^{2-}	Na^+、Ca^{2+}、Mg^{2+}	
11. 氯化物泉	$>1g/L$	Cl^-	Na^+、Ca^{2+}、Mg^{2+}	
12. 淡泉	$<1g/L$			温度$>34℃$

　　1989 年，国家矿产储量管理局①、地质矿产部②地质环境管理司在充分分析研究苏联、日本等有关标准的基础上，以 1981 年全国疗养学术会议修订的医疗矿泉水分类标准、地矿部有关水文地质资料及卫生部相关文件为依据，组织编写了《地热资源地质勘查规范》（GB/T 11615—89）（附件 C 医疗热矿水水质标准），该标准规定热矿水温度在 25℃以上，并将医疗热矿水分为 14 类。1992 年，中国地质科学院水文地质工程地质研究所负责编制了《天然矿泉水地质勘探规范》（GB/T 13727—92）（附件 B 医疗矿泉水水质标准），与《地热资源地质勘查规范》（GB/T 11615—89）相比较，该标准明确了有医疗价值的水温在 34℃以上，并增加了淡温泉类型。2010 年，国家质量监督检验检疫总局和国家标准化管委会联合发布的国家标准《地热资源地质勘查规范》（GB/T 11615—2010）代替 GB/T 11615—89，修订后的附录 E 理疗热矿水水质标准是依据《天然矿泉水地质勘探规范》（GB/T 13727—92）（附录 B　医疗矿泉水水质标准），略作修改，主要是取消了锰、偏砷酸、偏磷酸、镭等 4 个意义不明或对人体有害的矿水类型。

　　2016 年，中国地质环境监测院、中国地质科学院水文地质环境地质研究所、中国矿业联合会天然矿泉水专业委员会联合组织编写了国家标准《天然矿泉水地质勘探规范》（GB/T 13727—2016）代替《天然矿泉水地质勘探规范》（GB/T 13727—92），修订后的理疗温泉水质指标共有 11 项（表 1-5），理疗温泉应按表 1-5 所规定的各项指标进行评价。指标有一项符合表中规定即可认定为理疗热矿水，并可参与命名。该标准按照理疗热矿水化学成分将理疗温泉分为 11 类。

---

① 原政府部门，由地质矿产部领导。
② 国务院原有组成部门。

表 1-5 理疗温泉水质指标

项目	指标	水的命名
溶解性总固体	>1000mg/L	矿（泉）水
二氧化碳（CO_2）	>500mg/L	碳酸水
总硫化氢（H_2S、HS^-）	>2mg/L	硫化氢水
偏硅酸（H_2SiO_3）	>50mg/L	硅酸水
偏硼酸（HBO_2）	>35mg/L	硼酸水
溴（Br^-）	>25mg/L	溴水
碘（I^-）	>5mg/L	碘水
总铁（$Fe^{2+}+Fe^{3+}$）	>10mg/L	铁水
砷（As）	>0.7mg/L	砷水
氡（^{222}Rn）	>110Bq/L	氡水
水温	>36℃	温矿（泉）水

资料来源：据《天然矿泉水地质勘探规范》（GB/T 13727—2016）

从我国理疗温泉分类指标和评价标准与德国、日本、俄罗斯医疗矿泉相应标准比较结果看（表1-6），水温是各个国家理疗温泉评价的重要指标，而溶解性总固体、二氧化碳、总硫化氢、碘、总铁、砷、氡在每个国家"医疗矿泉"分类指标体系中均有体现，偏硅酸、偏硼酸和溴均纳入了我国和俄罗斯理疗温泉分类指标体系中。从各评价指标界限值看，除我国理疗温泉的二氧化碳和碘指标稍低外，其余各指标界限值相同或相近。结果表明，各个国家理疗温泉的主要分类特征指标和界限值基本无差别，可见当前国际上理疗温泉分类指标和评价参考值得到社会各界的认同，于此我国理疗温泉分类标准指标体系在矿泉医学界开展相关业务具有重要的指导价值。

表 1-6 中国与德国、日本、俄罗斯的医疗矿泉水界限指标相比较（单位：mg/L）

成分	中国	德国	日本	俄罗斯
溶解性总固体	1000	1000	1000	1000
二氧化碳（CO_2）	500	1000	1000	1000
总硫化氢（H_2S、HS^-）	2	1	2	10
偏硅酸（H_2SiO_3）	50			50
偏硼酸（HBO_2）	35			60
溴（Br^-）	25			25
碘（I^-）	5	13	10	10
总铁（$Fe^{2+}+Fe^{3+}$）	10	10	20	20
砷（As）	0.7	0.7		0.7
氡（^{222}Rn）	110Bq/L	666Bq/L	111	185
氢（H^+）			1	

成分	中国	德国	日本	俄罗斯
铝（Al^{3+}）			1000	
铜（Cu^{2+}）			1	
有机物（以植物中碳计算）				15
水温	36℃	20℃		34℃

　　除此之外，台湾省、西藏自治区温泉资源丰富，有自己的温泉文化和疗养标准。台湾省温泉疗养较为发达，有相应的温泉规定和疗养标准（表1-7），并将温泉疗养纳入当地医疗诊治费用支付保障体系。在西藏自治区，藏民族把温泉泡浴疗养文化融入了日常生活当中，温泉泡浴深受人们喜爱，温泉疗养文化理念明确，有病治之，无病保健，并且将矿泉医疗、保健、预防等疗养理论纳入藏医药体系，如藏医药教材中有专门的温泉疗养内容，藏医巨著《四部医典》《晶珠本草》列有温泉疗养章节。藏医理论根据西藏地区温泉水质特点及功能将温泉分为5类：①雄温泉，②雌温泉，③中性（阴阳平衡）温泉，④子温泉，⑤女温泉。人们可根据自身需求在藏医的指导下选择适合自己体质的温泉泡浴，祛除疾患。目前我国还没有"饮用医疗矿泉水"国家标准，2012～2015年，我国首部矿泉医疗企业标准《饮用医疗矿泉水企业标准》历经多次评审，在西藏日多温泉诞生，该标准是由拉萨日多温泉医疗保健研究中心制定的，是当前唯一的一部"饮用医疗矿泉水"企业标准。西藏日多温泉经过历次评价工作，在2013年，由中国矿业联合会地热开发专业委员会综合评定为：中性低矿化重碳酸、硫酸钠型硅、硼、锂、氟医疗天然矿泉水。在此期间，建立的《日多复合性医疗天然矿泉水（饮用）》（Q/LSRD001—2012）和《日多复合性医疗天然矿泉水沉积物（饮用）》（Q/LSRD002—2012）企业标准在西藏卫生和计划生育委员会进行了备案；而《日多复合性医疗天然矿泉水（外用）》（Q/LSRD004—2012）和《日多复合性医疗天然矿泉水沉积物（外用）》标准在西藏自治区质量技术监督局进行了备案。

表1-7　中国台湾温泉标准

第一条	本标准依温泉规定（以下简称本规定）第三条第二项制订之。
第二条	符合本标准之温水，指地下自然涌出或人为抽取之泉温为摄氏三十度以上且泉质符合下列款、目之一者：
	一、溶解固体量：总溶解固体量（TDS）在500（mg/L）以上。
	二、主要含量阴离子：
	（一）碳酸氢根离子（HCO_3^-）250（mg/L）以上。
	（二）硫酸根离子（SO_4^{2-}）250（mg/L）以上。
	（三）氯离子（含其他卤族离子）Cl^-，（includingotherhalide）250（mg/L）以上。

第二条	三、特殊组分： （一）游离二氧化碳（CO_2）250（mg/L）以上。 （二）总硫化物（Totalsulfide）0.1（mg/L）以上。但在温泉使用事业之使用端出水口，不得低于 0.05（mg/L）。 （三）总铁离子（$Fe^{2+}+Fe^{3+}$）大于 10（mg/L）。 （四）镭（Ra）大于一亿分之一（curie/L）。
第三条	本标准之冷水，指地下自然涌出或人为抽取之泉温小于 30℃且其游离二氧化碳为 500（mg/L）以上者。
第四条	本标准之地热（蒸汽），指地下自然涌出或人为抽取之蒸汽或水或其混合流体，符合第二条泉温及泉质规定者。

目前，我国理疗温泉行业的评价标准主要按上述相应最新标准执行，而有的温泉企业和业界学者采用矿泉医疗企业标准或混合采用境内外理疗温泉标准。随着科学技术的发展和现代医学的兴起，水质分析和检测的精度在不断提高，理疗温泉的研究成果在不断更新，国外矿泉医疗分类标准指标体系也在不断修订，为了科学、合理的发挥理疗温泉对慢性疾病疗养、保健和预防的作用，我国理疗温泉分类指标体系和评价标准将会得到不断地提升和完善，并被社会各界宣传和采纳，从而有效促进温泉疗养学科体系的发展。

（朱立军、陈正山）

第三节 理疗温泉成因研究进展

一、地热资源分类

地热资源是指能够经济地被人类所利用的地球内部的地热能、地热流体及其有用组分。目前可利用的地热资源主要包括：天然出露的温泉、通过热泵技术开采利用的浅层地热能、通过人工钻井直接开采利用的地热流体以及干热岩体中的地热资源。理疗温泉是在地热资源的基础上发展起来的，主要利用地热资源的地热流体及其有用组分，包括天然温泉和人工地热井直接开采的地热流体，可见理疗温泉地质成因分类可归属于地热资源分类范畴，故地热资源的分类对理疗温泉的成因研究具有十分重要的理论和实际意义。

地热资源一般可按照地质构造成因、赋存状态、水热传输方式、地温场特征、热储介质产出状态及结构构造特征、水文地质特征、地球化学特征及多因素综合分析等进行分类。1989 年，黄尚瑶等所著《火山·温泉·地热能》根据板块构造学说将地热带分为板缘（或板间）地热带和板内地热带两大类型，板缘地热带属火山型，按板块边界或板间界面不同的力学性质进一步可细分为洋中脊型（或洋脊-转换型）、岛弧型、大陆裂谷-洋中脊型、缝合线型等；板内地热带属非火山型，按照大地构造环境可分为隆起断裂型和沉降盆地型两类。并根据我国地热资源所处大地构造位置及其形成的储、盖、通、源（以热源为主导，也包括水源及物质来源）四要素基本特征将其分为岩浆活动型（包括近代火山型和近期岩浆型）、隆起断裂型和沉降盆地型（包括沉降断陷型和沉降坳陷型）三个基本类型（黄尚瑶和汪集旸，1979）。1991年，陈墨香分析了我国地热资源的分布特点，根据地热资源的形成地质条件和控制因素，将我国地热资源分为三类，即火山、岩浆型，断裂-深循环型和沉积盆地型。其中，火山、岩浆型可分为现代火山型和隐伏高温岩浆型，现代火山型主要分布于全球板块边缘现代火山区或休眠火山区，这些区域断裂与新构造活动强烈，类型代表为我国台湾北投地热田；隐伏高温岩浆型分布于全球板块边缘，由于新构造活动强烈，有近代火山活动或冷却的高温岩体，类型代表有西藏羊八井和羊易乡、云南热海、川西茶洛热坑、台湾清水、庐山等地热田。断裂-深循环型受区域断裂控制，热水多出露于主干断裂与张性断裂或张扭性断裂的交汇处，类型代表遍布各省区，著名者有辽宁汤岗子、广东从化、北京小汤山、福建福州、陕西临潼。沉积盆地型可分为中、新生代断陷盆地型和中生代坳陷盆地型，其中，新生代断陷盆地型属于地台发展起来的中、新生代断陷盆地，在晚白垩纪至古近纪为裂谷发育阶段，在强烈拉张作用下，岩浆活动强烈并发生大规模不均一的断陷活动，形成一系列的断陷和断隆；类型代表有华北盆地、苏北盆地、松辽盆地、渭河盆地、雷琼盆地及牛驼镇、北京、天津、辛集、陈家庄和湛江等地热田；中、新生代坳陷盆地型是盆地稳定下沉并接受沉积，并在山前坳陷带沉积巨厚地层，类型代表有准噶尔盆地和塔里木盆地；中生代坳陷盆地型特征为盆地稳定下沉并接受沉积，断裂活动不强烈，无岩浆活动或微弱，类型代表有四川盆地和鄂尔多斯盆地（陈墨香，1992）。王东升和王经兰（1996）通过大气降水和地下热水的H-O同位素组成特征将地下热水划分为循环型地下热水和封存型地下热水两个基本类型，其中循环型地下热水来源于下伏褶皱系和大型自流盆地外带深部含水层，热水起源于古大气降水，^{14}C年龄逾2万年，而封存型地下热水源自大型自流系统的内带，形成的古卤水年龄数以亿年计。1989年，*Geothermal Resources* 第二版按水热传输方式将地热资源分为对流型和传导型两类，对流型是地热流体的自然循环，大部分热量是通过循环流体输送，而不是传导传递，对流循环的过程是促进了循环系统上部的温度升高，而相应的温度降低发生在下部，并进一步将对流型系统分为水热系统和环流系统，而传导型地热资源分为低温低焓型、地压地热型和干热岩型。我国学者陈墨香和汪集旸在充分分析研究国外地热系统划分方案和原则的基础上，结合我国当代地热系统最新研究成果及我国地热资源地质构造—热背景实际，将我国水热型地热资源分为两类，即构造隆起区对流类和构造沉陷区热传导类，根据构造地质背景进一步将构造隆起区对流类划分为火山型、非火山型和循环型，而构造沉陷区热传导类又分为断陷盆地型和坳陷盆地型（陈墨香和汪集旸，1994）。1996年，陈墨香等综合国内外地热资源研究成果，对我国地热资源类型进行了改善和增补，将对流类分为高温热水型、中低温热水型，传导类分为低温型和地压型。

地热资源按热储温度分级可分为高温地热资源、中温地热资源和低温地热资源三个基本类型，但不同的学者对热储温度划分界线不同。Muffler 和 Cataldi（1978）在研究地热资源区域评价方法时，指出热储温度>150℃为高温地热资源；热储温度在90~150℃为中温地热资源，热储温度<90℃为低温地热资源。Haenel 等（1988）认为低焓和高焓储层之间的公认边界温度为150℃，故采用热储温度150℃为界，将地热资源划分为高温地热资

源和低温地热资源两种类型。Mendrinos 等（2010）研究了希腊地热水资源，通过钻探揭露并证实热储温度，指出高温地热水资源热储温度>200℃；中温地热水资源热储温度在 100～200℃，低温地热水资源热储温度<100℃。我国众多学者在世界公认热储温度分级的基础上，结合我国地热资源实际，将地热资源按温度分级，指出热储温度>150℃为高温地热资源；热储温度在 90～150℃为中温地热资源，热储温度<90℃为低温地热资源，并且高温地热资源主要分布于板块碰撞带、板块开裂部位及现代裂谷带等各大板块边缘，而中低温地热资源主要出现在板块内部的活动断裂带、断陷盆地和坳陷盆地地区（黄尚瑶等，1983；陈墨香，1992；陈墨香等，1994；陈墨香和邓孝，1995，多吉等，2017）。2010 年，国家质监总局和国家标准化管委会联合发布的国家标准《地热资源地质勘查规范》（GB/T 11615—2010），将地热资源按温度分级，可分为高温地热资源（$t \geqslant 150℃$）、中温地热资源（$90℃ \leqslant t < 150℃$）和低温地热资源（$t < 90℃$）三种类型（表 1-8）。

表 1-8　地热资源温度分级

温度分级		温度(t)(℃)
高温地热资源		$t \geqslant 150$
中温地热资源		$90 \leqslant t < 150$
低温地热资源	热水	$60 \leqslant t < 90$
	温热水	$40 \leqslant t < 60$
	温水	$25 \leqslant t < 40$

注：表中温度是指主要储层代表性温度

资料来源：据《地热资源地质勘查规范》（GB/T 11615—2010）

2009 年，阎强等对全球地热资源进行了评价，指出按照储存方式可把地热资源分为热水型、蒸汽型、地压型、干热岩型、岩浆型五种类型。蔺文静等（2013）在已有地热资源分类主要成果的基础上，综合考虑热储赋存状态、水热传输方式、温度大小以及开发利用方式等因素，将我国地热资源分为浅层地热能、水热型地热资源和干热岩三大类型，又将水热型地热资源分为隆起山地地热资源和沉积盆地地热资源两类。多吉等（2017）指出地热资源按其赋存状态可分为水热型（包括蒸汽型和热水型）、地压型和油气伴生型地热资源。按热储产出状态，结合《地热资源地质勘查规范》（GB/T 11615—2010）中地热勘查类型的划分方案，可将地下热水资源分为层状热储型、带状热储型及混合热储型（兼有层状热储和带状热储特征）三种类型，也可根据热储介质结构构造特征将地热资源分为孔隙型、裂隙型和岩溶裂隙型地热资源（李强等，2019）。此外，按照地下热水露头点所处构造部位可将地热资源分为断裂型、褶皱型、褶皱断裂型和单斜型四种类型。

贵州地处上扬子陆块，属于板内碳酸盐岩岩溶分布区，区内具有多个碳酸盐岩含水层，并且还发育有北东向、北北东向挽近期多期复活断裂，地下热水资源丰富。20 世纪 80 年代以来，众多学者对贵州地下热水资源进行过分类，毛健全（1991）按照温泉所处地质构造部位将贵州温泉分为断裂型、褶皱型、褶皱断裂型和单斜型四种类型。1986 年，王钧等按地质构造条件和地温场特征将中国南部地温场分为热传导型、对流型、深部热源传导对流型、降水入渗冷却型四种成因类型，并将贵州岩溶区列入降水入渗冷却型。毛健全（1991）按热储系统和构造类型的组合形式将贵州温泉分为层控热储型、近闭式隙状热储型、开敞式混合热储型三种热储类型。张世从（1994）根据贵州省的地质、水文地质特征，地下热矿水埋藏及形成条件，矿泉地球化学特征将贵州的地下热矿水分为受深断裂控制的深循环型中低温热矿水和沉积盆地深埋型中低温地下热卤水两个基本类型。其中，受深断裂控制的深循环型中低温热矿水主要分布于扬子陆块贵州侏罗山式褶皱带，区内主要发育挽近期北东或北北东走向的走滑断裂束，这些断层不仅是大气降水补给入渗的通道，也是深部热源向地表浅部传输的通道，具有导热导水的作用，氢氧气同位素组成特征揭示热矿水的补给源为古大气降水，热矿水^{14}C 年龄逾万年，可见热矿水的形成参与了自然界水的总循环，属于开启型水文地质构造中的地下热水系统，热矿水水化学类型也主要受热水循环过程中热储围岩背景的影响和控制，而沉积盆地深埋型中低温地下热卤水主要分布于四川盆地南部边缘的赤水、习水地区，面积约为 3000km^2，构造背景属于中生代大型内陆坳陷盆地，构造处于四川盆地边缘开阔褶皱区，构造变形微弱，地层产状比较平缓，热卤水主要赋存于中二叠统至中下三叠统碳酸盐岩夹膏盐地层之中，上覆有侏罗系至白垩系逾 3000m 的红层组合，综合水文地质地球化学特征表明，该区为原生封存的石油、天然气田热卤水，水热系统为圈闭型水文地质构造中的地下热水系统，他们基本不参与自然界水的循环（张世从，1994）。1996 年，《贵州省水文地质志》第四篇基于地质构造成因将贵州热矿水分为受深断裂控制的深循环型热矿水和沉积盆地深埋型热矿水两个基本类型（韩至钧和金占省，1996）。2008 年，杨胜元等根据地质背景、地质条件和热矿水形成的热储层、热储盖层、热流体循环通道和热源基本要素将贵州地下热水资源分为隆起（褶皱）断裂型和沉降盆地型两种地质成因类型，又根据热矿水资源所处部位的不同进一步分为山间盆地型和沉积坳陷盆地型两个亚类；根据热储产出状态将其分为层状、隙（带）状两个基本类型以及二者兼具的混合型，并按照热储岩石结构构造特征将其分为孔隙型、裂隙型和二者兼具的混合性热储，指出产于碳酸盐岩热储的热矿水属于孔隙型，而产于黔东变质岩分布区受构造控制的热矿水属于裂隙型；根据我国水热系统的分类，结合贵州地下热矿水的实际又将其分为循环型（对流型）、封存型（传导型）两大类，并按温度范围又将其分为中低温热水型和低温热水型两类（杨胜元等，2008）。2019 年，李强等在"贵州省地下热水资源赋存条件及勘查关键技术研究"科技报告中阐述了贵州地下热水类型，将前人对贵州热矿水资源的分类进行了总结，并采用大量温泉实例进行佐证，进一步刻画了贵州地下热水资源的各种基本类型。

综上，国内外专家、学者们提出的地热资源分类方案对地热资源成因研究具有重要意义，尤其是我国地热资源分类方案的建立和贵州地下热矿水类型的划分，对贵州热矿水成因研究以及热水资源的勘查、开发、规划和管理具有重要的理论意义和重大的实践运用价值。

二、地下热水系统理论研究

《地热资源地质勘查规范》（GB/T 11615—2010）将地热系统定义为构成相对独立的热能储存、运移、转换的系统。地下热水系统是地热系统的一个主要类型，其理论研究不仅要阐明区域地质背景、地质条件和热矿水形成的热储层、热储盖层、热流体循环通道和热源基本要素，也要系统地研究热矿水的发生、发展和演化的过程，故地下水热系统理论研究对理疗温泉的成因研究具有十分重要的意义。

　　关于地热系统的研究，著名地质学家、美国科学院院士 White 博士于 20 世纪 60 年代末在内华达州研究了美国第三大最活跃间隙泉，根据深层钻探，从热储层、热储盖层、热流体循环通道和热源 4 个方面，结合同位素地球化学等手段，建立了深循环对流型地热系统经典模式（图 1-1），指出大气降水由对流系统的边缘在水头差驱动下沿裂缝、断层和互相联通的孔隙空间缓慢向深部径流，在深层环流过程中通过固体岩石的传导热来加热，随温度的升高，热水不断溶解岩石中的二氧化硅矿物，从而增加岩石的渗透性，由于循环过程中冷、热水之间存在与热膨胀相关的密度、黏度差异从而产生浮力驱动形成间隙喷泉（White，1967），地热系统的提出揭开了地热学新的一页。Muffler（1976）按地质环境和能量传递方式将地热系统分为对流型地热系统和传导型地热系统两类。进一步将对流型地热系统分为与年轻浅成岩浆有关的水热系统和与正常或偏高的区域热流量有关的环流系统；而传导型地热系统又可分为与正常或偏高区域热背景有关的中低温地热系统（包括地压地热带）和干热岩地热系统。1989 年，*Geothermal Resources* 第二版中将地热系统分为对流型和传导型两大类，进一步将对流型地热系统分为水热系统和循环系统，而传导型地热系统可分为低温低熔水热系统、地压地热系统和干热岩系统。其中，水热系统与年轻浅成

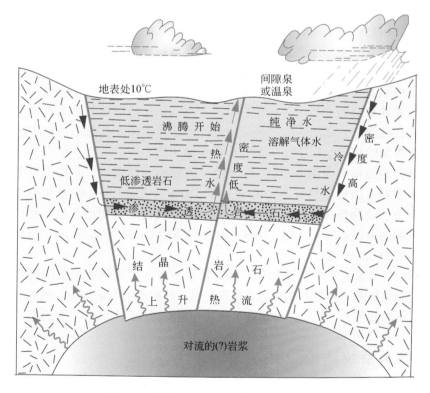

图 1-1　深循环对流型地热系统经典模式

资料来源：White，1967

侵入活动有关，主要分布于板缘构造环境中，具有火山或侵入岩体附加热的作用，主要形成高温水热系统，水热系统具有高孔隙度和高渗透率特点；循环系统也称环流系统，是大气降水在重力作用下沿断层、裂缝和互相联通的孔隙下渗，在深部由正常或偏高的区域热流供热，在适当部位（一般为两条断层的交叉处）出露形成热泉，此种类型的热泉在世界范围分布较广，具有低孔隙度、低渗透率和补给范围广、循环时间长的特点，一般热水更新时间在 1000a 以上；低温低焓水热系统的含水层为高孔隙度和高渗透性沉积层，主要分布于沉积盆地中，由正常热流或偏高的区域热流供热，含水层温度通常不超过 150℃（低焓条件），热流体主要来源于古老的、连通的孔隙水，这些孔隙水可能具有高盐度，也可能从邻近的高地获得补给或必须添加（如热干岩石）；地压地热系统实际上是一种特殊的地热系统，是赋存于总覆盖层（岩石静力压力）下的地压油（气）藏。在地热系统研究过程中，White 作为地热系统理论创立的奠基人，其提出的地热系统理论得到了国际地热界的公认并一直沿用至今。

我国幅员辽阔，地热资源丰富，地下热水的分布与特殊的大地构造环境和热背景有着密切的联系。我国地处欧亚板块东部，被印度板块（包括缅甸板块）、太平洋板块及菲律宾板块所夹持（陈墨香等，1994）。自新生代以来，我国西南侧特提斯喜马拉雅构造域和东部滨太平洋构造域发生了重大的构造热事件。在西南侧，印度板块向北、北北东碰撞欧亚板块，在藏南地区形成陆—陆碰撞聚敛型大陆边缘活动带（常承法等，1982）；在东南侧，菲律宾板块向北西与欧亚板块碰撞，以及南海板块沿马尼拉海沟向东俯冲，在我国台湾岛形成中央山脉两侧的碰撞边界（何春荪，1986，陈墨香和邓孝，1995）。这两条碰撞边界及邻近区域，均是当今世界构造活动十分强烈的地区之一，呈现高热流异常（85 ~ 120mW/m²），水热活动十分强烈，并孕育着我国重要的高温地热系统（>150℃），分布有藏南—川西—滇西水热活动密集带和台湾水热活动密集带两大地热带（陈墨香，1992；陈墨香等，1996）。大陆内部由于远离板块边界，构造活动相对减弱或为稳定块体，但因北边有西伯利亚块体的阻抗，板内各块体之间的相互作用较为强烈，使得新生代以来的活动性断裂与活动盆地较为发育，呈现正常或偏高的区域热流（45 ~ 80mW/m²），孕育着我国十分重要的中、低温地下热水系统，主要分布有东南沿海地区水热活动密集带和胶辽半岛水热活动密集带等（陈墨香等，1996；陈默香和邓孝，1998；汪集旸，1996）。

中华人民共和国成立以来，随着国家建设事业和科学技术的发展，我国地热资源的研究也随之发展起来。20 世纪 70 年代，我国地热研究迎来初步发展阶段，到 80 年代后进入了重要发展阶段，在这期间，陈墨香、汪集旸、黄尚瑶等老一辈地质学家在充分分析研究国外地热系统理论研究及分类原则和方案的基础上，根据当代地热研究成果，结合我国地热资源的实际，提出了地热系统划分方案（黄尚瑶等，1986；陈墨香等 1994；陈墨香和汪集旸 1994；陈墨香等，1994；陈墨香，1996；汪集旸，1996）。1986 年，黄尚瑶等就对我国水热型地热系统进行了研究，陈墨香等（1994）所撰《中国地热资源——形成特点和潜力评估》基于国际地热界所公认的地热系统分类方案，在前人对我国地热系统研究的基础上，结合我国地热资源的形成条件、地质构造—热背景和典型地热田研究成果，阐述了我国地热系统的基本类型，将我国地热系统分为构造隆起区对流类和构造沉陷区热传导类两大基本类型，又进一步将构造隆起区对流类分为火山型、非火山型和循环型三个类型，构造沉陷区热传导类分为断陷盆地型和坳陷盆地型两类。1996 年，陈墨香等对我国地热系统作了某些改善和补正后将其分为对流类和传导类两大类型，其中对流类又可分为高温热水型和中低温热水型两型，传导类可分为低温热水型和地压热水型两型。1996 年，汪集旸介绍了中低温对流型地热系统的特点，提出中低温对流型地热系统的典型模式，并阐述了我国中低温对流型地热系统的分布，列出中低温对流型地热系统的剖析实例。

上述地热系统的分类原则、思路和方案奠定了我国地热系统理论研究的基础，并一直为我国地热界所沿用。21 世纪以来，已有相关学者对地热系统做了大量工作。吕金波等（2006）采用地质地球化学及同位素地球化学等方法研究了京北地区热水水文地球化学特征与地热系统的成因模式，并指出京北热田为中低温对流型地热系统。张英等（2017）在前人研究的基础上，根据地质构造背景将地热系统分为隆起山地型地热系统和沉积盆地型地热系统两大类型，后根据热源、热的储存方式又分为若干种亚类，指出充足的热源是一切地热系统形成的基础。充沛的水源补给和断裂发育是隆起山地水热型地热系统形成的主控因素，一定埋深的大规模优质储层是沉积盆地水热型地热系统形成的主控因素。王贵玲和蔺文静（2020）提出了我国地热资源"同源共生–壳幔生热–构造聚热"的成因理论，将我国水热系统划分为隆起山地深循环型水热系统、板缘俯冲带热控构造型水热系统、沉积盆地深坳陷层控型水热系统、断陷盆地地压型水热系统等类型，并阐述了各类型地热系统的成因模式。郭清海（2020）研究了岩浆热源型地热系统及其水文地球化学判据，指出浅埋或深埋岩浆热源型地热区发育有酸性（SO_4型、SO_4-Cl 型或 Cl-SO_4型）、中性（Cl-Na 型或 Cl-HCO_3-Na 型）和弱碱性（HCO_3-Cl-Na 型或 HCO_3-Na 型）三种不同类型的地热水，提出非碳酸盐岩为热储围岩的水热型地热系统是否同时具备以上三种类水化学型可作为判断是否具有岩浆热源的水文地球化学的依据。Yu 等（2020）研究了东北严寒地区地热分布特征与沉积盆地地热系统，通过航磁、物探、钻探等技术手段，建立了该地区沉积盆地地热系统模型。高楠安等（2021）根据前人研究成果，结合钻探资料，从地热系统"源、储、通、盖"地质控制要素出发，建立了冀中坳陷束鹿凹陷地热系统概念模型，并进行地热资源评价。

（一）对流型地热系统

1. 高温对流型地热系统

按照板块构造学说，地热带被划分为板缘（或板间）地热带和板内地热带两大类（黄尚瑶等，1986）。高温对流型地热系统（>150℃）的分布严格受大地构造环境的影响和控制，主要分布于板缘（或板间）地热带上，这里不仅有增生带（扩张带），也有俯冲消亡带，地震、火山及近期岩浆侵入活动频繁，造山作用和变质作用等十分强烈，浅部有火山和侵入岩体的附加热作用，沿板块之间的张性界面、剪切界面和压性界面往往形成高热流区和区域地热异常，热储系统温度可高达 150～300℃，从而形成高温地热田。据此火山和年轻岩浆附加热是形成高温对流型地热系统的必要条件，如在板内地热带分布的一些热柱或热点也会形成高温地热系统。黄尚瑶等（1983）提出板缘地热带洋中脊型、大陆裂谷型、岛弧型或缝合线型都有共同的特征：①浅部存在正在冷却的火山物质和侵入岩浆体等强大热源。②有起保温隔热作用的火山岩或其他沉积盖层。③盖层之下有透水性较强的孔隙或裂隙热储。④有作为热水和蒸汽上升通道的与火山作用、造山作用等有关的构造断裂带。⑤热流和地温梯度都大大高于地壳平均值，一般高出几倍，梯度值有的地方高出平均值十几倍。⑥地表水热活动强烈，见有大量的沸泉、喷泉、冒气地面、沸泥塘等，泉华沉积和水热蚀变也很发育。⑦水质类型主要为氯化物型水及硫酸盐型水，水中含有大量的 SiO_2 及 F，同时含有 HBO_2、As、Li 等，气体成分中普遍含有二氧化碳及硫化氢，水大部分呈酸性或强酸性。物质成分主要来源于水岩反应中的溶滤作用及热力变质作用，也有来自上地幔的喷气作用。⑧伴生矿产及现代成矿作用主要有汞矿、硫磺矿、黄铁矿及辉锑矿等。⑨据氢氧同位素分析，热水 90% 以上来源于大气降水，岩浆蒸汽的含量不超过 5%。据此，笔者认为板缘高温对流型地热系统的形成模式与 1967 年 White 提出的深循环对流型地热系统经典模式基本是一致的。按板块构造学说理论，全球高温对流型地热系主要沿环太平洋地热带、大西洋中脊地热带、红海—亚丁湾—东非裂谷地热带及喜马拉雅地热带分布，典型的高温地热田有我国的西藏高原羊八井地热田、美国加利福尼亚盖瑟尔斯地热田、墨西哥塞罗普列托地热田、意大利拉德瑞罗地热田、意大利蒙特阿米亚特地热田、新西兰怀腊开地热田、冰岛克拉弗拉地热田和日本大岳地热田等（佟伟等，1978；黄尚瑶等，1983，多吉等，2017）。

我国高温水热型地热系统主要分布于喜马拉雅地热带和我国台湾地热带，二者处于板块碰撞边界，构造活动十分强烈。其中，喜马拉雅地热带属于陆-陆碰撞板缘型水热系统，是一种独特的潜火山型地热带，具有年轻浅层岩浆侵入或壳内局部熔融的活动供热，呈现异常高热区（80～100mW/m²），孕育了羊八井、甘孜拖坝和腾冲热海等高温地热田（陈墨香，1991；陈墨香等，1994b；陈墨香等，1996），该带有 60 多个高温（>150℃）地热发电装机容量为 1740MWe，藏南段就近 100MWe（沈显杰，1992）。在强大的挤压构造应力场作用下，青藏高原整体呈差异活动，水热活动具有南强北弱的变化特征（沈显杰，1990）。我国台湾地热带是环太平洋地热带的重要组成部分，处于菲律宾海板块与欧亚板块的俯冲带上，构造活动十分强烈，属消减型的板缘水热活动系统，是火山型与潜火山型地热带，不仅有炽热的岩浆囊供热，也有年轻浅成侵入或壳内局部熔融的岩浆活动供热，形成高强度的地热异常区（80～120mW/m²），孕育了清水、庐山和大屯等高温地热田（黄尚瑶等，1983；陈墨香，1991；陈墨香等，1994b；陈墨香等，1996），该带有 8 个高温水热系统，其中两个为火山型，6 个为非火山型，发电量装机总容量超过 300MWe（陈肇夏，1989；陈墨香等，1994b）。此两地热带热流体补给源以大气降水为主，有少许岩浆水（陈墨香等，1994b），是我国典型的高温对流型地热系统。近年来，众多学者对我国典型高温地热田开展了研究，2003 年，多吉研究了属于陆陆碰撞板缘非火山型的羊八井高温地热田，指出热田由三个不同的热储层构成，他们属于同一水热系统，是一个完整的地热系统的不同部位，热储温度在最深层高达 329.8℃，不同热储水化学类型也有差异，在最深层热储，水化学类型为 Cl-Na，气体组分以 CO_2 为主。

刘昭（2014）从热源、地热流体运移通道、地热流体来源和热储特征几个方面研究了西藏尼木—那曲地热带典型高温地热系统，概括了该区典型高温地热田的成因模式，提出了玉寨高温地热系统的概念模型。王思琪（2017）研究了西藏古堆高温地热系统水文地球化学过程与形成机理，提出了古堆高温地热系统成因模式。刘明亮（2018）研究了西藏典型高温水热系统中硼的地球化学，解决了地热水中不同类型多聚硼氧配阴离子和氟硼络合物的有效识别或定量测试方法，并计算了热田深部岩浆流体补给和热储水-岩相互作用对地热水中硼的定量贡献关键科学问题。

综上，特殊的大地构造环境塑造了我国喜马拉雅地热带和台湾地热带，孕育了大量的高温地热田，为我国卫生、医疗、旅游和工农业的发展奠定坚实的基础。贵州在已知地质历史时期，基本处于欧亚板块之中，远离板块边缘，无近期岩浆侵入和火山活动，尚不具备形成高温对流型地热系统的构造必要条件，但剖析高温对流型地热系统对研究深循环对流型水热系统的形成机理具有十分重要的意义。

2. 中低温对流型地热系统

早在 1976 年，Muffle 就将中低温对流型地热系统定义为"温度低于 150℃，地下深处没有年轻岩浆活动作为附加热源，在正常或略为偏高的区域热背景条件下，出现在孔隙、裂隙介质或断层破碎带中地下热水环流系统"。高温对流型地热系统的形成需要特殊的大地构造环境，主要出现在活动板块边界上，且多与浅层酸性岩浆活动有关，地理分布较为局限。与高温对流型地热系统不同，中低温对流型地热系统（<150℃）主要分布于板内广大地区，属于板内地热带的范畴，在自然界及世界各地均有着广泛的分布，并在医疗、卫生、旅游及农林牧副渔业等方面均得到广泛的利用。20 世纪 80 年代，美国地质调查所评价了全美中低温地热资源，明确了 1282 个对流型地热系统（Read，1983），我国可以看作对流型地热系统的温泉颇多，温度高于 25℃的温泉点共计 2509 个，其中多数为中低温对流型地热系统（wang et al.，1996）。在板内广大地区，中低温对流型地热系统主要分布于地壳隆起区，为一些古老的褶皱山系和山间盆地，温泉多沿构造断裂带分布，主要出现在断裂破碎带或两组不同方向的断裂交汇处，属于隆起断裂型，据此中低温对流型地热系统具有如下特点（黄尚瑶等，1986；汪集旸，1996）。

（1）没有特殊的附加热，这类地热系统主要靠正常或偏高的区域大地热流量供热和维持，地下深处没有与年轻酸性浅成岩浆活动有关的岩浆房，也没有正在冷却中的大型岩基存在，这是与高温水热系统的本质区别。

（2）这类地热系统中的地下水必须有足够的水量和一定的循环深度，才能在地下径流过程中将分散在岩体中的热量"集中"起来，形成中低温热水，或通过水岩相互作用，将分散在围岩中的有用元素"富集"起来以形成有用的矿产资源。热水或温泉的温度主要取决于循环深度和地热系统所处的区域热背景；在热背景一定的条件下，热水循环深度越大，温度越高。

（3）这类地热系统多出现在断裂破碎带或两组不同方向断裂的交汇部位，岩体本身的渗透性能很差，主要靠裂隙及破碎带导水，在地形高差影响和相应的水力压差作用下形成地下热水环流系统，这种环流系统从对流机理上来说属受迫对流，以区别于高温水热系统由于温差所致的自由对流。

（4）在静水压力作用下，深循环形成的地下热水沿断裂带上涌至地表或浅部，常常以温泉的形式出露地表。温泉区一般位于山间盆地及滨海盆地或山前地带，多出露于河谷底部或阶地上，没有盖层或盖层较薄。

（5）中低温对流型地热系统的形成或建立需要一个较长的时间过程，一般热矿水的滞留时间可达 1000a 或更长。

（6）地下水常常沿陡倾斜断裂地层或近直立的构造断裂带上涌。由于上升速度快，沿途散热量小，来不及与围岩达到热平衡，因此在热水主流带附近形成局部热异常。其面积一般较小，多数不超过 1km²。在热异常中心，地温梯度常常要比正常梯度高 2～3 倍。

（7）水质类型比较单一，主要取决于地下热水循环途中围岩的成分。在花岗岩、火山岩及片麻岩地区，大部分为低矿化的重碳酸盐钠质型水，多呈碱性，水中氟及硅酸含量较高。在灰岩及砂页岩地区，多为硫酸盐–钠–钙型水或重碳酸盐–硫酸盐–钠–钙型水。气体成分中主要含氮（90%），并含氩及氦，有的地方还有不少含碳酸气的温泉，如我国东南沿海一带，其中二氧化碳含量一般为几百毫克每升，最高可达 2000mg/L。碳酸气的形成可能与深部热力变质作用有关。

（8）泉华沉积多为钙华。

（9）温泉热水系起源于大气降水。

关于中低温对流型地热系统的成因模式，1996 年，汪集旸对 White 在 1967 年提出的深循环对流型地热系统经典模式进行补充，建立了中低温对流型地热系统形成模式（图 1-2）。如图所示，正常或偏高的区域热流从底部供热，大气降水在补给区地形高点通过断层或断裂破碎带向下渗透后进行深循环，H 为循环深度。地下水在径流过程中不断汲取围岩中的热量成为温度不等的热水，在适当构造部位（一般为两组断裂交汇处）出露地表即成温泉或热泉。地下水从补给区到排泄区的受迫对流过程中即形成一个环流系统（汪集旸，1996）。中低温地热系统形成模式的提出对我国中低温对流型地热系统的研究具有十分重要的意义。

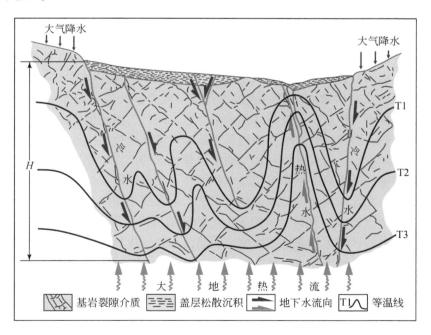

图 1-2　中低温对流型地热系统形成模式

资料来源：White，1967；汪集旸，1996

我国中低温对流型地热系统主要分布于东南沿海、山东半岛、山西、辽宁，重庆、贵州等区域，受板内规模不一的活动断裂控制，沿断裂带呈现地热异常区，大地热流值多在 $45 \sim 80 mW/m^2$，主要有东南沿海地区地热带和胶辽地热带两大地热带，典型的中低温地热田有漳州、从化、汤岗子和即墨地热田等（陈墨香等，1994b；袁建飞，2013）。值得指出的是，我国东南沿海地区大地构造环境属于板内构造，由于受我国东部台湾块体构造活动的影响，使其处于张应力条件下从而具有相对较高的热背景值（$70 \sim 80 mW/m^2$），且表现从内地到沿海具有水热活动逐渐增强的趋势（陈墨香，1992；陈墨香和邓孝，1995）。然而该区仍为正常或略偏高的大地热流供热，热水循环深度在 $3.5 \sim 4.0 km$，热储温度最高不超过 $140℃$，多属于开启型地热系统，热水的温度与断裂破碎带有着密切的联系，而不在于钻孔深度（熊亮萍等，1990；陈墨香等，1996）。20 世纪末以来，大量研究者对我国典型中低温对流型地热系统及地热田进行了剖析，汪集旸等在 20 世纪 90 年代研究了中低温对流型地热系统，以位于福建省南部的漳州地热系统作为中低温对流型地热系统典型实例进行剖析，充分阐述了我国沿海漳州中低温对流型地热系统的形成过程，并建立了漳州中低温对流型地热系统的形成模式（汪集旸等，1993；汪集旸，1996）。2013 年，袁建飞对广东沿海地热系统水文地球化学进行了研究，指出影响热泉水化学和同位素特征的端元及其贡献比例，探讨了咸热水的成因问题，尤其是探讨了海水与热、淡水混合的水化学和同位素效应，发现地热系统混入的海水可能是全新世海侵过程中残存于岩石裂隙或断裂带中的海水。2018 年，汪啸采用地球物理、地球化学等方法，结合数值模拟，阐述了新洲地下热水系统的形成条件及成因机制。

贵州大地构造位于上扬子陆块西南部，地处欧亚板块之中，属于典型的板内地热资源分布区。自新生代以来，受西南部特提斯喜马拉雅构造域和东部滨太平洋构造域构造演化的影响，区内发育北东向、北北东向、东西向和北西向四组断裂，以北东组最为发育，沿构造断裂带水热活动明显，地下热矿水资源丰富（韩至钧和金占省，1996）。贵州地壳变形与陆内造山具有前陆褶皱冲断带的诸多特点，属较典型的褶皱山系（王砚耕，1996）。按照上述地热系统研究理论，除贵州北部赤水、习水地区的沉积坳陷盆地油（气）田热卤水外，贵州地下热水资源地热系统类型均属中低温对流型地热系统。张世从（1994）基于贵州地质特征和地下水的形成条件及水文地质地球化学特征将贵州地下热矿水分为受断裂控制的深循环型中、低温热矿水和沉积盆地深埋型中、低温地下热卤水两个基本类型，指出前者属开启型水文地质构造中的地下热水系统，后者属于圈闭型水文地质构造中的地下热水系统。毛健全（2001）探讨了贵州地温场的成因模式，指出贵州地温场属于传导对流型，除赤水、习水地区属沉积盆地深埋型地下热卤水外，贵州地下热矿水均属于受断裂和背斜构造控制的深循环地下热水。杨胜元等（2008）根据贵州地质构造环境、热矿水形成的水文地质条件、地质地球化学特征等，将贵州地下水热型地热系统分为循环型（对流型）和封存型（传导型）两大类，并按温度高低分为中低温热水型和低温热水型两类。李强等（2019）对贵州循环型（对流型）和封存型（传导型）两大水热系统类型进行了详细描述，并采用大量实例进行佐证。李超等（2020）基于水文地球化学及同位素地球化学研究了贵州东南部地热水地球化学特征及成因，指出区内热矿水来源于大气降水，经过长时间，远距离的径流过程，其 ^{14}C 校正年龄为 $10975 \sim 33263 a$。罗腾等（2020）研究了

贵州息烽矿泉水中 H_2SiO_3、Sr 富集机理，建立了息烽矿泉水的循环对流模式。陈正山（2021）基于地质地球化学、水文地球化学演化过程，提出了贵州理疗热矿水（温泉）的形成机理，构建理疗热矿水（温泉）成因模式。

贵州中低温对流型水热系统是在我国中低温对流型地热系统理论研究的基础上发展而来的，其研究也有了一定的基础，但是热矿水对流循环过程是一个极为复杂的过程，不仅需要考虑动力场、地温场的变化特征，也要考虑物理场和化学场的变化。因此，贵州中低温对流型水热系统的研究有待进一步完善和补正，以便更好地指导贵州地下热水资源的勘查和开发利用。

（二）传导型地热系统

热传导地热系统主要分布于构造沉陷区中、新生代沉积盆地之中，在自然界和世界各地分布范围十分广泛。我国陆区中、新生代沉积盆地分布面积十分广阔，以面积大于 $200km^2$ 的盆地计算，总面积达到了 350 万 km^2，占我国陆地面积的 36%，其中面积大于 10 万 km^2 的大型盆地有 9 个，面积在 1 万 ~ 10 万 km^2 的中型盆地有 39 个（陈墨香等，1994a）。王尚文等（1983）根据我国板块构造演化历史和板块构造活动的性质将中、新生代沉积盆地分为裂谷型、造山型和克拉通型三种基本类型。其中，与板块扩张运动有关的裂谷型沉积盆地主要有分布于我国东部的华北盆地、苏北-南黄海盆地、江汉盆地、松辽盆地、渭河盆地和雷琼盆地等中大型沉积盆地；与板块碰撞聚敛作用有关的造山型沉积盆地主要有分布于我国西北部的准噶尔盆地、塔里木盆地、柴达木盆地和哈密-吐鲁番盆地等沉积盆地；而处于板块内部，地质演化过程十分稳定的克拉通型盆地主要分布有我国中部的四川盆地和鄂尔多斯盆地等（陈墨香等，1994a）。这些沉积盆地一般无或有弱的地表热显示，在沉积盆地内部已被证实有开采利用价值的地下热水资源，多属隐伏型地热资源（赵慧，2009；孙红丽，2015）。

关于传导型地热系统的分类，陈墨香等按地质构造背景和温度高低等将传导型地热系统分为低温热水型和地压地热型两大类，并将低温热水型分为断陷盆地型和坳陷盆地型两个亚类（陈墨香等，1994b）。于此对各类传导型地热系统形成特点作简要介绍（王钧等，1990；陈墨香，1991；陈墨香等，1994b；陈墨香等，1996）：①中、新生界断陷型盆地主要为一些裂谷型沉积盆地，大地构造背景为不均一的断陷活动，地下热水主要赋存于第三系砂岩及古生界及中、上元古界碳酸盐岩层控热储之中，热储厚度上千余米，热储盖层为中、新生界巨厚碎屑沉积岩，一般厚 3000 ~ 6000m，最后者可达 10000m。地热系统靠正常的大地热流供热，较均一的大地热流从地壳深部向浅部传导过程中，在断陷活动构造背景下，由于岩石热性质在纵向上和横向上的不均一性引起热流在地壳表部重新分配，形成热异常区，大地热流值一般在 50 ~ 75 mW/m^2，地温梯度在 3 ~ 4℃/100m，局部为 4 ~ 6℃/100m，在 2000m 深，热储温度在 70 ~ 100℃，热流体来源于大气降水和古沉积水，大气降水沿某些控制凸起的边界断裂及破碎带补给，由此形成局部水热对流，形成局部地热异常区。代表性盆地有华北盆地和苏北盆地。②中、新生代坳陷型盆地主要分布有造山型和克拉通型沉积盆地，其地质构造特点是无明显的构造变动，热储层主要为中生代的砂岩和碳酸盐岩，上覆逾千米的中、新生代碎屑沉积岩盖层。地热系统靠正常的大地热流供热，由于这类盆地演化过程十分稳定，大地热流、地温梯度和热储温度均低于断陷盆地，大地热流值一般在 $40 \sim 60 mW/m^2$，地温梯度在 $2 \sim 3.3℃/100m$，在 2000m 深，热储温度仅有 $50 \sim 70℃$，故这类盆地也称为"冷盆"。热流体来源于大气降水和古沉积水，以古沉积水为主，大气降水靠侧向补给为主，多形成一些高盐度的卤水，矿化度可达 $2 \sim 50g/L$。代表性盆地有四川盆地、鄂尔多斯盆地、准噶尔盆地和塔里木盆地。③地压地热型地热系统主要分布于含油气盆地深处（$3000 \sim 6000m$），热储岩石主要为第三系砂岩，上覆新生界巨厚碎屑沉积物，由于盆地形成时具有快速沉积的地质构造条件，从而形成异常高压带，呈现地热异常区，热流值在 $50 \sim 65 mW/m^2$，地温梯度达到 $3 \sim 4.5℃/100m$，在 5000m 深处，热储温度高达 $170 \sim 240℃$，地热流体富含甲烷，如莺琼盆地、柴达木盆地都可能赋存地压地热资源。由于地压型地热系统具有良好的封闭性从而限制了热储层地热流体的补给，在资源开采过程中可能会导致该类地热资源快速锐减甚至枯竭，应合理谨慎开采（孙红丽，2015）。总体而言，沉积盆地热水的形成机理基本上都可以概括为"层控热储-侧向径流补给-大地热流供热"的模式，在各类型沉积盆地中，地下热水的赋存和开采条件以裂谷式盆地为优（陈墨香等，1994a；陈墨香等，1996，陈墨香和邓孝，1995）。

有关传导型地热系统的研究，已有相关学者做了大量工作。林耀庭和赵泽君（1999）研究了四川盆地三叠系卤水储集层特征及其富集规律，指出卤水富集与后期构造裂缝的发育紧密相连。赵慧（2009）在系统分析研究关中盆地地下热水形成的储、盖、通、源条件基础上，采用水文地球化学、矿物饱和指数法、环境同位素等技术手段，阐明了关中盆地地下热水的成因机制、赋存方式、地球化学演化格局及其开发利用的环境效应。周迅等（2015）分析四川盆地东部高褶皱带三叠系碳酸盐岩地下水的分布与富集规律，阐述了川25井、卧57井深层卤水和仙女山温泉、统景温泉水化学特征，并对其成因进行了探讨。孙红丽（2015）采用地质、水文地质地球化学、同位素地球化学等手段研究了关中盆地地热资源赋存特征及成因模式，分析了物质的壳幔源特征及热源，指出地质构造与水热活动的关系，完善了该区地热系统成因的概念模型。郎旭娟（2016）根据水化学、稳定同位素、岩石热物理参数等组成特征，研究了贵德盆地地热系统，分析该区岩石热导率、岩石生热率以及热流在垂向上的分布特征，完善了贵德盆地地热成因概念模型，并建立了该区地壳热结构概念模型。

（三）碳酸盐岩热储系统

碳酸盐岩热储系统是一种特殊热储系统，是非火山作用热储系统外最重要的热储系统（Nico et al.，2010），主要分布于断陷盆地及坳陷盆地中。早期国内外围绕非火山作用热储系统的研究中，并没有明显提出碳酸盐岩热储系统的概念。近年来，由于碳酸盐岩独特的岩溶作用，在碳酸盐岩区域存在很多裂隙，或发育地下溶洞，成为储藏热水的理想水库，这一特殊的热储系统使其越来越受到研究人员们的广泛关注。在我国，温度较低的温泉（小于60℃）大多与碳酸盐岩分布区相吻合，而温度较高的温泉（大于60℃）则大多出露在非碳酸盐岩区与花岗岩岩体的接触边界上（陈墨香等，1996）。马瑞（2007）通过对天津地区雾迷山组地下热水资源的研究，提出岩溶热水是由区域流动系统形成，并建立了水文地质概念模型。马腾等（2012）针对山西太原地区碳酸盐岩热储水岩作用过程开展了系列研究，对降水由地表流经煤系地层，形成富含硫酸的地下水，促进碳酸盐岩溶解等地球化学过程进行了系统解疑。一般认为，中低温地热系统形成应该具备两个条件：其一是应具有使地下水发生环流的系统，其二是要有充足的补给水源，通常为大气降水、地表水及地下水（肖琼，2012）。我国提出碳酸盐岩热储系统概念的时间较短，研究程度也还有待提高。贵州地区碳酸盐岩分布广泛，类型齐全，地处东亚岩溶中心区域，同时贵州碳酸盐岩以石灰岩和白云岩为主，组成的热水储层孔、隙、洞发育，热水自喷能力较强，对于研究碳酸盐岩热储系统具有得天独厚的条件和重要意义。

三、岩石圈热结构及大地热流研究

岩石圈热结构是岩石圈热演化过程的直接反映，主要是指岩石圈厚度及深部温度分布特征，也包括地幔热流和地壳热流的配分比例及其构组关系等（Blackwell，1971；臧绍先等，2002；左银辉等，2013；汪集晹等，2015）。重视岩石圈热结构的研究对了解地球热动力学过程具有重要的意义。岩石圈热结构的研究主要是以热传导理论为指导，根据地表热流、地壳结构、岩石圈各层生热率和岩石热导率等物性参数对地幔热流和地壳热流的分配比例以及深部热状态进行系统分析，以揭示岩石圈热演化过程及地球动力学过程（郎旭娟，2016）。早在20世纪60年代末，岩石圈热结构的研究开始备受国际社会的关注。1968年，Birch等首次提出地表热流由地壳浅部U、Th、^{40}K放射性元素衰变所产生的热量和来源于上地幔的热量组成，即大地热流密度值由地壳热流和地幔热流密度两部分组成。Blackwell（1971）提出了"热结构"概念，指出一个地区热流是由地壳热流和地幔热流构成，并按一定比例进行配分。自20世纪80年代以来，岩石圈热结构的研究受到了国内外学者的高度重视，使之成为当代地球动力学研究的前沿热点课题。汪集晹和王缉安（1986）对早期国外学者提出的"热结构"概念进行补充和引申，提出热结构不单指一个地区地壳、地幔两部分热流的构成和配分，应当指地壳内部不同层段间的热流构成和配分比例，同时还必须将地壳深部温度这个十分重要的参数考虑进去。汪集晹（1992）基于这一基本思路和其研究团队积累的大量实际资料，将我国岩石圈热结构的类型初步划分为华北盆地型-准大陆裂谷型、攀西型-古裂谷型、西藏型-陆、陆碰撞型、腾冲型-现代火山型和华南型-多期次造山型五种类型。基于地壳和地幔热流的配分比例，Wang（1996）提出了"冷壳热幔"和"热壳冷幔"的概念，指出"热壳冷幔"为壳、幔热流配分比例大于50%，"冷壳热幔"为壳、幔热流配分比例小于50%，并从地热的角度将中国划分为五个"热-构造区"，其中西北区包括塔里木盆地、准噶尔盆地和柴达木盆地，壳幔热流比值为1.37，岩石圈热结构属"热壳冷幔"型；西南地区以青藏高原为主体，含三江构造带，壳幔热流比值为2.34，岩石圈热结构也属"热壳冷幔"型；中部地区含鄂尔多斯盆地、四川盆地及云贵高原的大部分，壳幔热流比值为0.98，岩石圈热结构也属过渡型结构；东部沿秦岭—大别山一线划分为两个区，北部为东北热-构造区，壳幔热流比值为0.82，南部为东南热-构造区，壳幔热流比值为0.72，二者均属"冷壳热幔"型（Wang，1996）。朱介寿等（2005）所撰《中国华南及东海地区岩石圈三维结构及演化》从华南地区地壳上地幔三维速度结构、岩石圈速度结构的地震面波反演、岩石圈热结构和力学结构等方面进行了详细阐，耀眼的研究成果为地热学的发展提供有力的科学理论支撑。何丽娟等（2001）研究了我国东部大陆地区岩石圈热结构特征，指出该区大地热流值变化范围较大，为 $30 \sim 140 \text{mW/m}^2$，莫霍面温度多在 $500 \sim 850 ℃$，"热"岩石圈厚度多在 $60 \sim 100 \text{km}$ 之间，岩石圈热结构总体呈"冷壳热幔"型。Dan 等（2005）研究了大洋和大陆岩石圈的热结构，认为几乎所有的地幔地震都发生在温度低于 $600 ℃$ 的物质中，并且在盖层之下，莫霍温度主要受地壳厚度和地壳生热率的控制。左银辉等（2013）研究认为渤海湾盆地中、新生代岩石圈热结构在三叠纪和侏罗纪时期为"热壳冷幔"型，而侏罗纪以来岩石圈热结构转变为"热幔冷壳"型，揭示白垩纪时期是该区岩石圈热结构的重要转型期。汪集旸等（2015）所著《地热学及其应用》系统论述了地球内热与热传递、中国陆地大地热流、中国海洋大地热流、全球热流及岩石圈热结构等方面内容，备受地球科学、环境科学及能源科学等领域科技人员关注。唐晓音等（2018）研究了南海北部陆缘珠江口盆地壳幔热流构成及配分比例关系，指出壳幔热流比值在 $0.23 \sim 0.75$，而盆地"热"岩石圈厚度介于 $34.0 \sim 87.2 \text{km}$，表明岩石圈具有拉张减薄的特征。Artemieva & Shulgin（2019）提出了土耳其岩石圈的第一个热模型，该模型显示了与特提斯大洋闭合碰撞和现代俯冲系统有关的非均质模式。

大地热流是地球动力学的一个基本表达方式，它代表通过单位表面的能量通量，是评价岩石圈热结构、深部地温场及地热资源开发利用等的重要参数，蕴涵了丰富的地质、地球物理和地球动力学信息（汪集旸和黄少鹏，1990；胡圣标等，2001；姜光政等，2016；Lucazeau，2019）。1939 年，Bullard 和 Benfield 分别在南非和英国取得第一批陆地大地热流数据，从此开启大地热流测量和研究的先河。1952 年，Revelle and Maxwell 研究了北太平洋东部海底的热流，取得第一批海域大地热流数据，为世界热流数据汇编打下了基础。20 世纪后半叶，国际热流委员会（International Heat Flow Commission，IHFC）的大地热流研究团队一直致力于全球大地热流的测量和研究工作，并定期开展世界热流数据统计分析和汇编。Lee（1970）对全球 3127 个大地热流数据进行汇编，获得全球大地热流平均值为 62mW/m^2，其中全球大陆大地热流平均值为 61mW/m^2，并进一步证实了全球陆地大地热流与海域大地热流平均值较为接近，耀眼的研究成果轰动了当时国际地学界。1976 年，Jessop 等对全球 5417 个大地热流数据进行统计分析，补充并验证了 Lee 在 1970 年取得的重要成果。1985 年，Chapman and Rybach 统计了全球 10058 个大地热流数据，并绘制了全球大地热流数据分布图。2011 年，全球大地热流数据已增加至 58536 个，其中陆地大地热流数据有 35523 个，海域大地热流数据有 23013 个（Davies and Davies，2010；Davies，2013）。2019 年，Lucazeau 对全球 70000 个大地热流数据进行了新的汇编，与前次数据相比，本次热流测量数据显著增加。新汇编的大地热流数据给出大陆热流平均值为 67mW/m^2，较之前数据没有显著变化，但海域大地热流平均值显著增加，由之前的 79mW/m^2 增至 92mW/m^2，这与当前采用新技术在受热液循环影响的区域进行高质量测量和采样有关（Lucazeau，2019）。全球大地热流数据适时汇编，不仅对地球动力学理论研究有重要科学意义，也具有重要的实践运用价值。

我国大地热流研究工作可追溯到 20 世纪 60 年代，1966 年，易善锋给出了我国东北中生代盆地的三个热流数据，从此开启了我国大地热流测量和研究工作的先河。1979 年，我国第一批大地热流数据（25 个）由中国科学院地质研究所地热组正式公布。1988 年，我国著名学者汪集旸受国际热流委员会的委托，收集了我国大陆地区大地热流数据 167 个进行汇编，以此作为我国大陆地区大地热流数据汇编第一版，尔后定期修订和补充，以便纳入"世界热流数据汇编"（汪集旸和黄少鹏，1988a）。从中国大陆地区热流测点分布图看，第一版大地热流数据主要分布于我国的华北、东北及其邻区以及攀西和藏南地区，其中攀西和藏南地区仅有少量测量点。总体而言，大地热流热数据分布地理位置极不均匀。汪集旸和黄少鹏（1988b）将全部热流数据分成 A（质量高）、B（质量较高）、C（质量差或质量不明）三种质量类别进行汇编，其中 A 类数据占比高达 81%。数据汇编结果表明，我国大陆地区大地热流值变化范围为 $63.3\pm19.0\mathrm{mW/m^2}$（含藏南湖区数据）和 $61.5\pm12.8\mathrm{mW/m^2}$（不含藏南湖区数据），与 Lee（1970）曾报道的全球大陆大地热流平均值（$61\mathrm{mW/m^2}$）比较接近（汪集旸和黄少鹏，1988a；1988b）。1990 年，汪集旸和黄少鹏根据我国当时大地热流数据测量和研究工作取得的进展，开展了我国大陆地区大地热流数据汇编第二版，较第一版热流数据增至 366 个，新增数据扩大到我国华南、中原和西南部分地区，并增加了 D 类数据（局部异常值）。统计分析结果表明，我国大陆地区大地热流值数据的频率分布基本呈正态分布，变化范围为 $20\sim140\mathrm{mW/m^2}$，平均为 $66\mathrm{mW/m^2}$（汪集旸和黄少鹏，1990）。2001 年，胡圣标等根据 20 世纪取得的热流数据成果，对我国大陆地区大地热流数据第三版进行汇编，较之前版本，热流数据增至 450 个，全部数据已覆盖我国各构造单元。数据统计分析结果表明，中国大陆部分大地热流值变化范围为 $23\sim319\mathrm{mW/m^2}$，平均为 $63\pm24.2\mathrm{W/m^2}$，剔除 D 类数据后，大地热流值变化范围为 $30\sim140\mathrm{mW/m^2}$，平均为 $61\pm15.5\mathrm{W/m^2}$，且有东高、中低、西南高和北西低的变化特征，这可能与中、新生代岩石圈构造活动有关（胡圣标等，2001）。2016 年，姜光政等收集了我国公开发表的热流数据 345 个，结合在西藏、青海、吉林和黑龙江四省区取得的 23 个大地热流数据，在第三版热流数据汇编的基础上进行了第四版我国陆地大地热流数据汇编，该版本也是当前我国大地热流数据汇编最新版本。新增数据不仅提高了我国大地热流数据的覆盖率，也填补了我国贵州省、广西壮族自治区、吉林省和西藏阿里地区大地热流数据测量的空白（姜光政等，2016）。姜光政等（2016）在数据统计分析时，考虑到深度小于 100m 钻孔温度会受地下水对流和地表温度的强烈扰动，故在深度小于 100m 钻孔中所获得的热流数据，不再将其归为质量较高的 A、B 类数据，于此条件下，数据统计分析表明，我国大陆大地热流值总体呈正态分布，变化范围为 $23\sim319\mathrm{mW/m^2}$，平均为 $61.5\pm13.9\mathrm{W/m^2}$，剔除 D 类数据后，大地热流值变化范围为 $30\sim140\mathrm{mW/m^2}$，平均为 $60.4\pm12.3\mathrm{W/m^2}$，总体仍然表现为东高、中低、西南高和北西低的变化特征。我国公开发表的四版大地热流数据汇编结果表明，我国大陆大地热流平均值与全球陆区大地热流平均值十分接近，且随着汇编版本的更新，大地热流平均值在不断降低，原因在于早期热流数据主要分布于热流值较高的东部及攀西、藏南地区，而后期大地热流数据逐步扩大到了热流值相对较低的中部、西北和西南部地区。总体而言，我国大陆大地热流值分布极不均一，受晚中生代以来太平洋板块的俯冲作用及新生代以来印度板块与欧亚板块碰撞过程的影响，我国东部沿海及我国台湾地区，攀西和藏南等地区均呈现高热流值分布区，其余地区除受新生代岩浆活动引起的局部高热流区外，均为与稳定的大地构造背景、正常或偏厚的岩石圈厚度及相对较弱的中、新生代构造–热活动有关的低热流分布区（孟元林等，1999；何丽娟等，2001；樊祺诚等，2007；江国明等，2012；姜光政等，2016；Hu et al.，2000），揭示我国陆区大地热流分布规律与我国大地构造格局、岩石圈热演化过程及地球动力学过程紧密相连。

　　研究区位于上扬子地台西南部，属于稳定的克拉通陆块，大地热流与稳定的大地构造背景、正常或偏厚的岩石圈厚度以及新生代以来活动性构造有关，属于低热流值区。2005年，朱介寿等给出了华南地区大地热流分布图（图1-3），由图可知，研究区与周边邻区大地热流值变化趋势基本一致，总体表现为西高东低，东、西两边变化相对较陡，中部相对舒缓，大地热流值主要在 45～55mW/m² 之间。从区域上看，东部凯里—怀化—宜昌呈现北东向低热流圈闭体，西部昆明以西呈现高热流区。

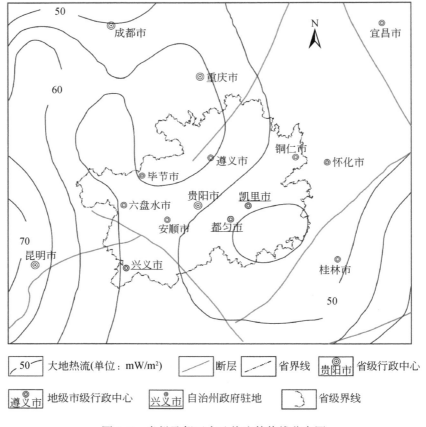

图 1-3　贵州及邻区大地热流等值线分布图
资料来源：朱介寿等，2005

　　邬立等（2012）给出贵阳市乌当区地热田保利2号孔、保利3号孔的大地热流值分别为 67.19mW/m² 和 63.40mW/m²，热流数据曾被"中国大陆地区大地热流数据汇编（第四版）"引用，填补了贵州省在中国大陆地区大地热流数据汇编过程中的空白。大地热流值一般分为实测大地热流值和估算大地热流值。其中，实测大地热流值为稳态测温数据与相应层段岩石热导率实测值的乘积，估算大地热流值为参考邻区地温梯度或岩石热导率计算所得。故在大地热流测量和研究工作中，要取得一个高质量的大地热流值通常比较困难，不仅要考虑钻孔稳态测温，也要考虑不同岩性段岩石热导率实测参数，同时还要综合地质构造背景进行分析。因此，研究区大地热流需要进一步深入研究，根据最新数据不断更新和校正，以满足区内地热理论研究和生产实际的需求。

四、水文地球化学研究

（一）热流体地球化学

全球水在蒸馏、凝聚循环过程中，会产生 H-O 同位素分馏，使得大气降水的 δD 和 $\delta^{18}O$ 之间具有线性关系，从而可通过大气降水线方程判断地下热矿水的起源问题。全球各地大气降水方程的建立使得地热水起源问题得到了较好的解决（Craig，1961；Taylor 1974；Ghomshei and Clark，1993；刘进达和赵迎昌，1997；朱磊等，2014；McDermott et al.，2015；Yang et al.，2017；Qiu et al.，2018；Xiao et al.，2018；Sabri et al.，2019）。李超等（2020）采用 H-O 同位素研究黔东南浅变质岩区地热水成因，揭示热流体来源于大气降水补给。宋小庆等（2019）运用 H-O 同位素揭示了贵州黔东北地区地热水起源于大气降水，并计算了补给区高程和补给区温度。氘过量参数（d）和 $\delta^{18}O$ 可以判断水岩交换反应强烈程度和水岩反应环境的封闭程度。肖琼（2012）采用 H-O 同位素研究重庆碳酸盐岩热储层水岩作用过程，氘过量参数主要位于 $d=0‰$ 和 20‰ 之间，且主要集中在 d-excess$=10‰$附近，没有发生明显的 $\delta^{18}O$ 右漂移现象，表明水岩作用环境不是很封闭。顾晓敏（2018）研究阿尔山泉群地球化学特征及成因演化机制，H-O 同位素特征表明热水起源于大气降水，水岩反应过程发生了明显的 $\delta^{18}O$ 右漂移现象，揭示在高温热储环境下，发生了强烈的水岩交换反应。

氚（T）是氢的一个短寿命放射性同位素，半衰期为 12.43 年（Unterweger et al.，1980），氚（T）放射性同位素可从定性的角度对地下热矿水年龄进行判断（Ian and Fritz，1999）。Munnich（1957）首次提出采用 ^{14}C 同位素测定地下水年龄。当前 ^{14}C 同位素已被广泛运用于地下热水的年龄测定。由于受大气 CO_2、碳酸盐岩溶解无机碳以及人工核爆产生 ^{14}C 等的影响，在使用 ^{14}C 同位素测定地下水年龄时必须进行年龄校正（Clark，2006；陈履安等，1997）。目前，^{14}C 同位素测定年龄校正主要有统计学方法（Vogel 法）、化学稀释校正模型、同位素混合模型、同位素混合-交换校正模型、化学稀释-同位素交换校正模型、化学稀释-同位素交换综合校正模型 6 种校正模型。刘存富（1990）以河北平原为例对以上 6 种校正方法原理、计算方法以及应用条件进行了研究，并简化校正公式。1997 年，陈履安和张世从（1997）根据 ^{14}C、^{13}C 和氚（T）同位素组成采用 8 种计算方法对石阡地区热矿水年龄进行计算，校正后的年龄在 10000a 左右。顾晓敏（2018）采用 ^{14}C 对阿尔山泉群热水年龄进行测定和校正，得出热水实际年龄大于该表观年龄。赵慧（2009）和孙红丽（2015）采用 ^{14}C 测定关中盆地地下热水年龄，并建立 ^{14}C 年龄与热水补给、径流、和排泄关系。

20 世纪 70 年代，Fournier 对地热温度计进行了全面系统的研究，建立了一系列地热温标，主要包括阳离子温标、Na-K 温标、K-Mg 温标、Na-K-Ca 温标和 SiO_2 温标等（Fournier and Truesdell，1973；Fournier and Potter，1979；Giggenbach，1988）。Giggenbach 在 1986～1988 年，提出并建立了 Na-K-Mg 等一系列三角图，用以研究热矿水水文地球化学演化过程（Giggenbach，1986；Giggenbach，1988）。马瑞（2007）采用 Na-K-Mg 三角图解法对山西太原碳酸盐岩热储隐伏型中低温热矿水进行水岩平衡状态判断，并采用阳离子温标和 SiO_2 温标计算热矿水的热储温度，经过比选，石英温标计算的热储温度更符合实际。赵慧（2009）采用阳离子温标和 SiO_2 温标对关中盆地地下热水热储温度进行估算，并探讨了热储温度误差。

（二）水岩反应地球化学

水岩反应地球化学在研究热矿水元素的迁移、转化和富集规律方面具有十分重要的意义，故在地热学研究过程中，矿床学家、地球化学家对水岩反应地球化学过程都特别感兴趣，有关水岩反应地球化的著作颇多。早在 20 世纪六七十年代，Ellis 等就在"天然水系统与实验室热水-岩反应"和《地热系统化学》中提到热水中的大部分溶解组分来源于热水与围岩相互反应，并对热水起源、水文地球化学特征、同位素特征及水热蚀变等进行了详细的阐述（Ellis and Mahon，1967，1977）。地下热矿水化学组分源于复杂的水文地球化学反应过程，因此，采用水文地球化学和同位素水文学等方法研究热矿水水化学组分，可以间接地反映热矿水水岩相互作用及其演化过程。

利用水化学中的主要组分之间的相关性分析可以初步解读控制该水化学特征的水文地球化学过程（Chihi et al.，2015；Voutsis et al.，2015；Li et al.，2017；Liu et al.，2017；Yang et al.，2017；Qiu et al.，2018；Xiao et al.，2018；Li et al.，2019；Houria et al.，2020；Liu et al.，2023；陈正山，2023）。水岩作用过程中，矿物与热水之间的反应平衡状态可通过各矿物的饱和指数（SI）进行判断，因此矿物饱和指数被广泛应用于揭示并验证矿物的溶解过程（马瑞，2007；Tichomirowa et al.，2010；肖琼，2012；Liu et al.，2017；Liu et al.，2023；陈正山，2023）。

大量水文地球化学及同位素水文学研究表明，热矿水水化学组分大多来源于热矿水与热储围岩的水岩相互作用（Negrel et al.，2018；Burnside et al.，2019；Stefansson et al.，2019；Aydin et al.，2020；Nakano et al.，2020；Shoedarto et al.，2020；Wang et al.，2020；Yu et al.，2020；Liu et al.，2023；陈正山，2023）。因此，大量学者采用水文地球化学及同位素方法对全球不同地区的热矿水水文地球化学演化机理进行了深入的研究，取得了较好的效果（Han et al.，2010；Capaccioni et al.，2011；Guo，2012；Petrini et al.，2013；Aurora et al.，2014；Niwa et al.，2015；Osman et al.，2015；Petrovi et al.，2015；Zhang et al.，2016；李常锁等，2018；Li et al.，2018；Morales Arredondo et al.，2018；Sabri et al.，2019；Aydin et al.，2020；Shoedarto et al.，2020；Yu et al.，2020）。

由于热矿水的水岩相互作用过程通常发生在地下几千米的高温、高压封闭环境中，同位素分馏作用使其组成特征差异明显。因此，$\delta^{13}C$、$^{87}Sr/^{86}Sr$、$\delta^{34}S$ 同位素常被用于热矿水水文地球化学演化过程示踪（马瑞，2007；赵慧，2009；Wu et al.，2009；Guo et al.，2010；肖琼，2012；Pinti et al.，2013；袁建飞，2013；孙红丽，2015；郎旭娟，2016；顾晓敏，2018；陈正山，2023）。顾晓敏（2019）采用 $\delta^{13}C$ 对阿尔山泉群热水碳源进行研究，表明碳元素主要来源于大气成因及地幔成因。赵慧（2009）采用 $\delta^{34}S$ 同位素研究了关中盆地地下热水水文地球化学过程，揭示了硫酸盐来源于石膏溶解，且水岩反应环境越封闭，水岩作用程度越高，$\delta^{34}S$ 同位素越富集。采用多维同位素技术叠加可有效示踪水文地球化学演化过程，肖琼（2012）采用 $^{87}Sr/^{86}Sr$-$\delta^{34}S$ 以及 $\delta^{13}C$-$\delta^{34}S$ 同位素研究了重庆三叠系碳酸盐岩热储成因与水–岩作用过程，揭示了碳酸盐岩和石膏的溶解是热水的主要溶质来源。因此，$\delta^{13}C$、$^{87}Sr/^{86}Sr$、$\delta^{34}S$ 同位素可较好地示踪热矿水水文地球化学演化过程。

此外，稀土元素由于地球化学性质较为相似且稳定性好，这一独特的性质使其被广泛运用于追索物质来源和演化过程示踪研究（Bhatia et al.，1985；Richard et al.，1990；John et al.，2007；殷晓曦等，2017）。Feng 等（2014）研究西藏一温泉泉华稀土元素特征，表明泉华中稀土元素的正 Eu 异常可能是由于长石在水岩作用过程中优先溶解所致。因此，稀土元素可较好地反映热矿水水文地球化学演化过程，是水岩反应过程中的良好示踪剂。

五、水岩反应实验及数值模拟

水岩作用是自然界最为普遍的地球化学过程，对这一过程的研究涉及岩石学、矿物学、环境科学、水文地质学等领域，历年来受到国际地学界的普遍关注。目前，关于温泉水水岩作用的研究主要包括四个方面：水岩反应程度、环境因子影响程度、矿物化学反应机制及冷热水混合状态（Lambarkis et al.，2013）。Levet 等（2002）通过分析法国 Bigore 地热田的水文地球化学特征，认为热水的化学组分源于无水石膏、玉髓等围岩矿物。Markl 等（1997）围绕德国西南部矿泉和热泉的主、微量元素特征，分析得出水的类型主要由其所处的地质条件决定。杨雷等（2011）通过研究重庆市温塘峡背斜和滇东小江断裂温泉水的地球化学特征，得出温泉水化学组分由水岩作用产生，并受到地质条件的影响。为更好的反演水岩作用过程，学者们结合室内水岩作用实验，进一步分析元素及组分间的迁移转化特征。闫佰忠（2016）通过设计不同温度条件下（30℃、60℃、90℃）玄武岩在水中浸泡实验，研究玄武岩在浸泡作用下化学组分的释放规律及矿物的反应机理。马喆（2016）通过高温高压反应釜实验分析了不同温度、CO_2、pH 值条件对水岩作用过程中偏硅酸的释放量的影响。王蕾（2013）以靖宇地区白浆泉和九龙泉玄武岩为样本，通过开展 CO_2 和水解浸泡对照实验，讨论 CO_2 对 Sr^{2+}、SiO_2 释放规律的影响。

水文地球化学模拟是在质量守恒定律、化学平衡和热力学平衡的基础上建立的，作为水文地球化学演化过程模拟重要技术手段，被广泛应用于地下水成因方面的研究（闫佰忠，2016；王思琪，2017；顾晓敏，2018）。水文地球化学模拟主要包括组分分布模型 WATEQ 和 EQ；质量平衡模型 NETPATH；反应性溶质运移模型 MT3DMS，RT3D，SEAM3D 与 PHAST；反应路径模型 EQ3/6，SOLMINEQ.88，SOLCHEM，BALANCE 和 PHREEQC（王思琪，2017）。其中，反应路径模型是用来确定水文地球化学过程中的反应和反应生成的化学组分，可分为正向水文地球化学反应路径模拟和反向水文地球化学反应路径模拟（沈照理，1996）。正向水文地球化学反应路径模拟是已知反应路径模拟的起点水化学组分而预测终点水化学组分的模拟（Helgeson，1968），反向水文地球化学反应路径模拟是根据测试得到的水文地球化学数据来模拟水流路径上进行的水文地球化学演化过程（Plummer et al.，1983）。

基于 PHREEQC 的反向模拟已经是一项广泛被应用到水文地球化学研究中的前沿技术，诸多相关研究中已经明确了该技术对于证明元素来源与反应路径的可靠性（Parkhurst，1997；Parkhurst and Appelo，1999；Sharif et al.，2008；Liu et al.，2017；Liu et al.，2023）。与常规地下水水化学研究类似（Parkhurst，1997；Parkhurst and Appelo，1999；Sharif et al.，2008；Fu et al.，2014；Liu et al.，2017；Liu et al.，2019），地下热矿水的水岩相互作用和水文地球化学演化过程也可以通过反向水文地球化学模拟进行研究。王思琪（2017）采用 PHREEQC 2.8 软件对西藏古堆高温地热系统水文地球化学演化过程进行模拟，结果表明地热水可能来自南部和东西两侧，热水在运移过程中伴随着方解石、钠长石、高岭石及石英的沉淀和白云石、盐岩、钙蒙脱石部分溶解现象。闫佰忠（2016）采用 PHREEQC 软件对长白山玄武岩区地热水水文地球化学过程进行室内实验水样反向模拟，模拟结果在设置 3 个反应路径上钙长石、辉石、钠长石和钾长石表现为溶解，钙蒙脱石、绿泥石和方解石表现出沉淀现象，并且反应路径上矿物溶解和沉淀与野外调查的地热水反向水文地球化学模拟一致，揭示并验证了该项技术的可靠性。

目前，水文地球化学模拟研究已取得显著的成果，受到世界各国水文地球化学研究人员的关注。

（朱立军、陈正山）

第四节　贵州理疗温泉研究程度及存在问题

贵州理疗温泉资源丰富，开发利用历史悠久。早在 1956 年，贵州省总工会在著名的息烽温泉建立疗养院，由此开启了贵州理疗温泉的开发利用。20 世纪 80 年代以来，随着我国地热研究进入了重要进展阶段，贵州热矿水资源调查研究工作也取得了重要的进展。1985 年，贵州工学院地热科研组对贵州温泉开展初步调查，并编制了《贵州省温泉研究及区划报告》。1987~1988 年，贵州省地矿局第一水文地质工程地质大队、第二水文地质工程地质大队对贵州矿泉水出露情况、水质水量特征、地热地质条件、矿泉水补给、径流、排泄条件及矿泉水形成机制开展了调查，并编制了《贵州省热矿水调查评价报告》及《贵州省矿泉水调查评价报告》。1996 年，贵州省地矿局编制出版了《贵州省水文地质志》，其第四篇的《热矿水》章节从热矿水的形成与分布、地球化学特征、热矿水床的成因模式及其资源量评价等方面对贵州热矿水进行了全面论述，对贵州热矿水调查工作具有重要的指导意义。进入 21 世纪以来，随着省地勘基金公益性、基础性项目的开展和社会勘查资金的投入，贵州热矿水资源的勘查开发得到了进一步的提升。2012 年，贵州省地质矿产勘查开发局——四地质大队开展了贵州省石阡县出露地热水资源勘查，并从出露地热水资源评价和地热资源开发利用与环境保护方面编制了相关报告。2013~2015 年，贵州省地质环境监测院开展了贵州省地热资源分布、赋存条件、地下热水的水化学特征及地热资源开发利用现状调查工作，评价了地热资源量和开发利用潜力，并编制了《贵州省地热资源现状调查评价与区划报告》。2015～2016 年贵州完成了贵阳市、遵义市中部、毕节市中东部、黔东南州北西部等共 8 个区块的地热资源整装勘查工作，对贵州地热水资源赋存条件、资源分布特征、有利地热勘探靶区及资源量进行了调查评价。2016～2018 年贵州省地质矿产勘查开发局——四地质大队开展了《贵州省地下热水资源赋存条件及勘查关键技术研究》，对贵州地下热水的赋存特征及主控因素等进行了研究。2017 年，贵州省地质调查院编制并出版了《贵州省区域地质志》，其对贵州理疗温泉的研究意义重大。2017 年，贵州省地质矿产勘查开发局——四地质大队开展了《贵州省矿泉水调查评价》工作，对贵州饮用天然矿泉水和理疗温泉进行了评价。2017～2020 年，贵州大学、贵州医科大学及贵州省地质矿产勘查开发局——四地质大队开展了《贵州省理疗温泉（地热水）调查评价》工作，项目从理疗温泉分布特征及类型、地质成因及温泉理疗功效方面进行了探讨。

随着贵州热矿水资源勘查工作的开展，对贵州热矿水资源水文地球化学过程的研究也取得了一定的成果（姚在永等，1982；毛健全和丁坚平，1992；毛健全和王伍军，1991；张世从等，1992；陈履安等，1997；杨荣康等，2014；宋小庆等，2014，2019；李超等，2020；陈正山，2021；Chen et al.，2021a；Chen et al.，2021b；Liu et al.，2023；陈正山，2023）。1982 年，姚在永等对息烽温泉环境地球化学进行初步研究，提出息烽温泉属于承压裂隙型温泉，属具有较高的医疗价值的理疗矿泉水。毛健全和王伍军（1991）以及毛健全和丁坚平（1992）对贵州热矿水中氟、锶进行研究，揭示二者来源受地层中膏盐层的控制。1992 年，张世从研究了贵州热矿水的基本类型及特征，提出贵州热矿水是受深断裂控制深循环型热矿水和沉积盆地深埋型地下热卤水两种类型。张世从和陈履安（1992）采用同位素水文地球化学研究了石阡地区热矿水，揭示石阡地区热矿水由北向南和由北东向南西沿石阡断裂和红石断裂进行补给、径流和排泄。陈履安和张世从（1997）根据 ^{14}C、^{13}C 和氚（T）同位素采用 8 种计算方法对石阡地区热矿水年龄进行计算，校正后的年龄在10000a 左右，可能是第四纪最后一个冰期——赤土冰期的大气降水补给。进入 21 世纪，区内也开展了一些基础水化学和成因方面的研究工作（王明章和王尚彦，2007；杨荣康等，2014；宋小庆等，2014，2019，李超等，2020）。雷琨等（2016）研究了石阡温泉群的水文地球化学特征，提出其水化学类型受热储层碳酸盐岩矿物和石膏溶解的控制。宋小庆等（2019）采用水文地球化学特征及环境同位素对黔东北地区地热水化学特征及起源进行研究，提出热矿水的起源于大气降水，热矿水总体由南向北径流。2020 年，李超等采用 H-O、^{14}C 同位素和水化学组分等对黔东南地区热矿水成因进行研究，揭示大气降水深循环过程中与含水围岩的水岩反应控制了热矿水的水文地球化学演化过程。李永康等（2021）运用 H、O 同位素分析石阡地区地热水来源，揭示了石阡地区的地热水的补给模式、循环过程及水岩作用环境等。2021 年，陈正山等从交叉学科视角总结贵州理疗温泉类型，探讨温泉泡浴与慢性疾病的关联性，并从地质学、水文学、地球化学视角讨论了中国西南碳酸盐岩地热水水文地球化学演化过程（Chen et al.，2021a；Chen et al.，2021b）。罗茂会和王甘露（2022）对四川盆地东南缘热卤水水文地球化学特征及其成因进行研究，指出赤水、习水沉积坳陷盆地热卤水的迁移、转化和富集过程。以上研究成果为贵州理疗温泉形成机理的研究奠定基础，对今后温泉的理疗价值的开发和利用具有指导意义。

虽然贵州热矿水开展过一些调查评价工作和一些水文地质学及成因研究。但目前研究也主要集中在基础水化学研究及其个别点上的成因分析上，大区域系统地研究理疗温泉的水文地球化学演化过程及其形成机理相对较少，更未全面开展过医学地质学研究。

贵州理疗温泉资源丰富，省委省政府明确提出打造中国温泉省，大力发展"温泉经济"，推进旅游产业化发展。由此可见，作为理疗温泉资源大省的贵州尚缺乏系统的地质地球化学及其形成机理的研究，更未开展过与人群健康关联度研究。因此本书的研究具有重要的理论意义和重大的实践应用价值。

（朱立军、陈正山）

第五节　温泉与健康研究进展

温泉是一种在特定地质条件下形成并通过自然涌出或通过人工钻井获取的自然地热水资源。与普通地下水资源相比，温泉由于在特定地质构造条件和地球化学环境下形成，使其出露地表时携带着丰富的地层深部特有的矿物质和多种微量元素（陈默香，1992）。近年来，越来越多研究显示，温泉富含的矿物质和微量元素使其对人体具有一定的康养功效，温泉泡浴在康养保健、疾病康复和疾病辅助治疗等方面均有一定作用，温泉理疗价值的深度开发与广泛利用日益受到国内外学者关注（马璐等，2022）。

一、温泉疗养发展简史

温泉泡浴是一种历史悠久的物理疗法，历经漫长的发展，目前其独特的康养保健及疾病辅助治疗功效得到广泛的开发应用。从世界温泉开发应用的历史角度来看，从古罗马"公共浴场"到19世纪日本温泉医学的兴起，再到当今全球温泉应用理念从温泉辅疗向温泉康养的转变，温泉应用的发展大致可分为单纯洗浴、慢性疾病辅助治疗和康养保健3个历史发展阶段（Titzmann and Balda，1996；Bender et al.，2002），其中以欧洲和亚洲地区的温泉发展最具代表。1326年，比利时南部列日省的一座小镇出现第一个温泉疗养地"斯巴"（SPA），后来"斯巴"演绎成温泉旅游度假的代名词（Routh et al.，1996）。匈牙利早在古罗马时代至17世纪已建有面向贵族、妇人、农民等的温泉疗养设施（王艳平和山村顺次，2002）。苏联在社会主义建设时期，温泉在工会组织的团体休养方面起到了很大的作用。在亚洲，中国、日本和韩国的温泉最具代表性，中国早在先秦时期就有关于温泉养生的记载；日本从江户时期至今已走过了从汤治到保养、休养、观光的过程（徐小淑和孟红森，2015）；韩国温泉在日本占领时期就得到了开发，直到70年代，随着生活水平的改善，温泉数量大量增加，大部分应用于娱乐（王艳平和山村顺次，2002）。

我国温泉养生的先河始于秦始皇为治疗创伤而建造的"骊山汤"。此后，东汉张衡的《温泉赋》中也提到"有病厉兮，温泉泊焉"，唐代陈藏器的《本草拾遗》、宋代胡仔的《渔隐丛话》等均对温泉的康疗作用进行了相关记述。明清时期是我国温泉浴疗应用的形成时期，明代的《食物本草》对当时书籍所载温泉的水质特点、疗养功效等情况均进行了详细的描述（郝万鹏等，2011）。明代著名医药学家李时珍在《本草纲目》中提到"庐山有温泉，方士往往教患疥癣、风癣、杨梅疮者，饱食入池，久浴得汗出乃止，旬日自愈也"，记录了民间的温泉医疗应用（孙晓生，2012）。1940年陈炎冰的《温泉与医疗》中系统地论述了温泉的成因、医疗效能和疗法（陈炎冰，1940）。20世纪50至60年代，随着我国地质勘探事业的迅速发展，学者开始对温泉成因进行系统研究，且随着国内康复医学兴起，医学专家也开始针对各类温泉的康疗功效开展了分析，温泉疗法在康复医学中的应用研究也不断增加，国内众多温泉康复中心陆续成立，标志着温泉医学发展进入疗养的应用时期（章鸿钊，1956）。近年来国家高度重视健康与旅游业融合发展，2017年5月12日，国家卫生和计划生育委员会①、发展改革委、财政部、旅游局、中医药管理局等5个部门联合印发《关于促进健康旅游发展的指导意见》，明确"到2020年，建设一批各具特色的健康旅游基地"，而温泉与旅游的融合发展是其中重要内容之一。国内很多温泉旅游地近年来启动了"温泉+康养"模式的探索，温泉应用也从传统的"温泉疗养"向"温泉+康养旅游"转变。

二、温泉对人体健康的影响

（一）温泉温度刺激对人体健康的影响

不同温度的温泉水对人体具有不同的调节作用。<20℃冷型温泉可增强免疫力、降血压，37～39℃有助于缓解疲劳和焦虑情绪，30～40℃热型温泉可驱寒气、改善头痛症状，>40℃高热型温泉则有助于促进新陈代谢（唐莹等，2021）。温泉水的热作用可兴奋副交感神经，使毛细血管扩张，促进血液循环，加快新陈代谢，促进病理产物的排泄和改善营养物质的代谢状态，对人体有镇静作用，对神经衰弱、失眠、高血压、心脏病、风湿、腰膝痛、伤风感冒、关节屈伸不便等有一定疗效（陈履安，2016）。

（二）温泉中矿物元素对人体健康的影响

温泉中矿物元素种类和数量众多，这些元素对人体健康产生影响。如：温泉水中适度的氡在泡浴过程中可在皮肤上形成活性薄膜，并通过皮肤或黏膜进入机体，对自主神经及中枢神经组织皆有调节和平衡作用，也可减轻氧化应激和炎症反应，减轻血糖、血压升高对血管功能的损害（郑洲等，2017）。温泉中适量氟元素可减少体内脂褐素的生成和聚集，起到保护心血管的作用（张智佳等，2009）。温泉中硒能抗氧化、清除自由基，机体通过温泉泡浴补充硒，能改善胰岛素自由基防御系统和内分泌细胞的代谢功能，减少糖尿病并发症的发生（陈健实和孙雪峰，2014；罗发香等，2015）。温泉中尚有其他多种矿物质和微量元素，如温泉中的高硅含量对人体动脉有软化作用，高钙、镁离子含量有降压作用（黎英和金剑，2014；韩令力等，2017）。因此，温泉泡浴可以在一定程度上调节机体元素平衡，从而发挥康疗作用。

---

① 现为国家卫生健康委员会。

（三） 温泉泡浴的其他物理刺激对人体健康的影响

温泉泡浴的物理刺激作用于机体，从而对人体健康产生影响。如利用温泉水的浮力进行辅助或抗阻力训练的康疗方法对肢体运动功能障碍、关节挛缩、肌张力增高的脑血管病患者较为适宜。在温泉中运动时，当肢体浮起在水面做水平运动时，肢体受到向上的浮力支撑，其受重力下垂的力则被抵消；当肢体的运动方向与浮力方向相反时，浮力就成为肢体活动的一种阻力，这时的肌肉活动，就相当于抗阻运动（胡新宇等，2022）。除浮力作用外，温泉泡浴以地下热蒸汽直接熏蒸人体，可以达到辅助治疗风湿性关节炎、腰肌劳损、高血压、皮肤病等多种疾病的目的；且由于水温的变化引起水分子对流运动以及水中气体的不断逸出，可对体表的神经末梢产生一定的按摩作用，作用于体表感受器，进而改善皮肤血管的扩张和体表血液循环，还能排除湿气侵袭，疏通经络，活络筋骨，消除机体疲劳，改善精神压力（马一岚，2006；刘丽君，2011）。此外，人们浸浴在温泉水中可以产生生物效应，泉水中的多种离子及微量元素通过皮肤进入机体，通过刺激皮肤或进入特定的组织中发挥作用（王绍林等，2004）。

（四） 温泉水饮用对人体健康的影响

矿物质含量合适的温泉水饮用对人体健康也有一定影响。如弱碱性水质可帮助人体排出血中尿酸，对缓解痛风有一定的效果；饮用碳酸泉，有清凉感的柠檬味，可帮助扩张胃黏膜血管，促进肠道蠕动，对胃功能低下、慢性消化病和慢性便秘患者有辅疗效果；饮用重碳酸土类泉，有苦味感，利尿，对缓解痛风和慢性肠胃炎有一定效果；饮用弱食盐泉，有盐的味道，可增加胃黏膜血流量，对因血流量小导致慢性胃炎和胃溃疡有效；芒硝泉无味，饮用可促进胆汁分泌，促进肠蠕动，对慢性胆囊炎、胆结石、糖尿病、肥胖、慢性便秘、痛风等生活习惯有关的疾病有效；石膏泉大体无味，但有醇香感，效果与芒硝泉相同；正苦味泉略有苦味，效果与芒硝泉、石膏泉一致，对便秘改善有效，欧洲常用此泉稀释止泻药进行服用（陈晓磬，2010）。

（五） 温泉泡浴对慢性病的辅疗价值

温泉泡浴时全身浸没在温泉水中，身体没有着力点，有利于肌肉完全放松和情绪的稳定，使心肌耗氧量和肾上腺皮质激素水平降低，使血压得到有效控制（柴光德等，2013）。温泉的静水压压力效应也可使心率减慢，外周循环阻力降低，去甲肾上腺素、肾素、血管升压素的释放受到抑制，协同调节血压下降（崔继秀和刘阿力，2005；柴光德等，2013；张丽等，2016）；同时，在温度适宜的温泉水中浸浴，有利于肌肉放松和情绪稳定，从而降低心肌耗氧量和肾上腺皮质激素水平，使血压得到有效控制，温泉可通过温度效应、机械力学效应及化学效应三方面作用于人体，进而对高压患者进行辅助治疗（杨成鹏等，2020）；温泉泡浴亦对风湿性关节炎、大骨节病、颈椎病、皮肤病等有一定康复作用，这可能是因为温泉水中有益于健康的物质可通过黏膜吸收和皮肤渗透进入到人体血液循环，进而输送到全身脏腑，达到防病、治病的目的（韩令力等，2017）。温泉泡浴对个体减轻体质量也有一定的积极作用（杨成鹏等，2020）。此外，温泉水泡足可以扩张血管，促进血液循环，改善周围组织缺血、缺氧状态，调节机体器官功能，可促进神经传导功能的恢复，辅助治疗溃疡性糖尿病足的临床效果显著（罗发香等，2015）。

三、温泉对公众健康的综合作用

（一）传统温泉泡浴促进当地居民良好的卫生习惯

我国温泉资源丰富，长期以来温泉地区有温泉泡浴的习惯和文化。贵州温泉资源众多，在温泉地区自古就有泡温泉缓解皮肤病的说法。在温泉周边地区居民有定期泡浴温泉的习惯，认为温泉泡浴既能驱寒、健身，又能促进身心健康，如促进新陈代谢、缓解皮肤病、改善心血管疾病、刺激神经组织、防治慢性关节炎等（林璟等，2017；林璟，2018；陈正山，2021），使得温泉泡浴逐渐成为当地居民的日常生活方式一部分，促进当地居民健康洗浴文化。温泉水不仅能清洗皮肤，使皮肤上的细菌得到清除，同时还能软化上皮，加速氧化还原作用，促进对碳水化合物的代谢。温泉水的温度促进胆碱能神经效应，加速皮肤血管扩张，改善皮肤血液循环和组织营养，增加全身循环血量，促进皮肤生长、增强皮肤的防御能力（王绍林等，2004）。温泉中的矿物质能通过表皮渗入到身体皮肤，具有一定的杀菌抗炎作用，改善皮肤健康状况的同时，有的化学物质还可刺激神经组织，消除神经机能障碍，使得有泡浴习惯居民的健康状况整体得到改善（孙晓生，2011）。因此，除了温泉泡浴对健康可能有直接作用外，长期泡浴的间接作用更不能忽视。

（二）温泉泡浴作为交流的重要场所促进人群心理健康

由于现今人们的生活、工作压力大，很多人忽视心理因素对健康的潜在影响。温泉泡浴亦是一种社会活动，可提升个人的生理、心理和社会适应性，对健康具有积极的影响（林璟等，2017）。温泉泡浴除增加社交活动、社会支持外，本身也具有促进心理健康的功能。当人体在温泉水中活动时，水的浮力可减轻身体负荷，使肌肉得到很好的放松（孙晓生，2011）。温暖的水温能使全身毛细血管舒张，使个体情绪稳定，心情放松，有助于降低肾上腺皮质激素水平、去甲肾上腺激素以及皮质醇浓度，从而达到减压的作用（林璟，2018）。富含多种矿物质和微量元素的温泉水，能够促进健康的血液循环，帮助身体排出某些增加压力的物质。另外，温泉泡浴过程中，四周优美的环境能给人们带来视觉上的享受，消除紧张、忧虑的情绪，缓解精神疲劳，使人体各功能达到最佳舒适状态，从而促进心理健康。

（三）新型温泉相关产品与人群健康

随着社会发展和疾病谱的改变，人们自身的健康意识不断提高，对健康的需求也推动了温泉相关产品的开发，使温泉产品由"单一利用"走向"综合开发"。温泉不再局限于单一的"泡池汤浴"，而是将温泉与保健疗养、休闲度假、运动游乐等进行全方位、多层次的结合（连彬和张杰，2009；孟晓翠等，2010）。温泉保健疗养是温泉相关产品的主导功能，是以理疗、药浴等养生温泉项目为主，利用温泉中所含的矿物元素、微量元素或在温泉水中加上花草、酒、中草药等制成不同的配方，形成具有不同功能、不同特色的温泉浴池，人们可以根据医生的诊断和指导选择合适的药浴浸泡，对特定的疾病有一定程度的康疗效果（何小芊和刘宇，2012）。温泉休闲度假是温泉相关产品的支撑功能，是以温泉资源为核心载体，以优美的自然环境、丰富的人文风情、特色的历史传统文化、沐浴文化以及优质的服务为支柱，让人们体验温泉、感受文化，达到康体养生、休闲度假等目的。温泉运动游乐是温泉相关产品的辅助功能，其中水上娱乐型温泉旅游产品是通过建立温泉造浪池、温泉漂流、温泉游泳池、水上滑梯等一系列游乐设施，在很大程度上提高了人们的积极性、参与性和互动性。相对静态的温泉泡浴与多种动感游乐项目结合起来，使养生休闲与游乐体验搭配，让人们的身心都能得到明显放松。温泉相关产品的外延扩展，对人群健康间接产生促进作用。

（四）温泉促进人群冬季户外活动

温泉冬季水上活动项目促进人群户外活动，既解决了冬季无旅游热点的问题，有助于拉动和激活该地区的冬季旅游市场，又促进了人群健康。水上乐园娱乐与休闲舒适的温泉结合，既能养生又具趣味性，形成了独有的温泉水上活动。以休憩、娱乐和康复为主要内容的温泉度假村，可给游客提供舒适的温泉享受和水上娱乐活动，同时，由于温泉旅游项目受天气因素的影响较少，即使在北方寒冷的冬季，也可作为一项旅游+康养的健康促进项目，成为大健康产业发展项目的内容之一。

四、理疗温泉健康相关产业的发展

国外温泉旅游产业的开发较中国起步早，17 世纪晚期欧洲文艺复兴以后，温泉开发空前兴盛，以温泉的医疗功能为主要开发方向（姜莉等，2004）。20 世纪 20 年代，温泉旅游开始以温泉疗养和休闲娱乐并重发展（Wightman and Wall，1985）；1990 年，国际旅游科学家协会（ALEST）在匈牙利召开第 39 届年会专门讨论温泉旅游再开发问题，认为传统的温泉疗养正向新型的保健旅游转变，即温泉与周围休闲的娱乐环境、诊所、疗养院和治疗设施等结合发展（ALEST，1990）。

我国具有较丰富的温泉资源，据"十二五"期间国土资源部中国地质调查局组织全国60 多家单位、31 个省（自治区、直辖市）开展的地热资源调查统计，我国有温泉 2334 处（中国地质调查局，2016）。然而我国在 1949 年建国以前却鲜有温泉疗养院（王立民和安可士，1993）。20 世纪 50 年代到 80 年代初，国家政府机构、企事业单位等开发主体为特定人群以泡浴疗养为目的建设了上百所温泉疗养院，主要有重庆南温泉、辽宁熊岳温泉等（王艳平和山村顺次，2002）；改革开放后，随着旅游业和医疗制度的改革，传统的温泉疗养所开始向大众开放，温泉开始与旅游、娱乐等产业结合，如广东省从化温泉、大连市安波温泉疗养院等（王华和彭华，2004）；21 世纪初至今，温泉产业与文旅、康养、养老、度假产业深度融合发展，以温泉为主题的旅游康养度假综合开发模式成为市场开发的主流，如中山温泉、珠海海泉湾温泉度假城等（蒿惊雷，2001）。但目前国内很多温泉景区开发欠缺科学规划，设计较单一，同质化建设严重，未能充分发挥理疗温泉资源的优势。

为打破这一发展瓶颈，国务院2022年1月印发的《"十四五"旅游业发展规划》提到突出重点，发挥优势，分类建设一批特色旅游目的地；从温泉文化这条路径入手，依托特色地理景观、自然资源和生态资源，完善综合服务功能，打造温泉与康养、度假等产业深度融合的温泉景区（刘晓农，2019），这为我国各地的温泉及康养类产业发展提供了政策保障。

贵州省是我国具有丰富温泉资源的省份之一，各地市均有温泉资源分布，为贵州省温泉产业的发展提供了重要基础。此外，贵州省的温泉产业发展历史悠久，其中息烽温泉建于民国时期，1956年改建成息烽温泉疗养院，近年来随着温泉产业与旅游、康养等产业的深度融合发展，息烽温泉疗养院也在不断挖掘开发温泉的康复理疗作用；我省"中国温泉之乡"石阡也孕育了中国古老的温泉和独特传统的洗浴文化，据记载石阡城南温泉至今已有400多年历史，近年来石阡温泉旅游也已由过去单一的疗养功能向保养、观光休闲、娱乐多功能转变（高红艳，2020）。贵州各地也依托其优势资源，开发了不少特色温泉旅游产业，如黔东南剑河温泉，以"氡硫温泉+苗族文化"为核心资源，以温泉度假、文化体验、苗药养生等为主要功能的苗族文化主题温泉景区；贵阳市枫叶谷旅游休闲度假区，是一个集温泉、养生、园林观赏、休闲等为一体的园林式温泉（张恒，2018）。为进一步发展贵州温泉产业，2017年中国共产党贵州省委员会第十二次代表大会作出打造"中国温泉省"的决策部署，先后出台了《贵州省温泉产业发展规划（2017—2025）》《关于加快温泉旅游产业发展的意见》等相关文件，为贵州省温泉产业的发展提供了政策保障。

综上，温泉作为可促进健康的重要天然资源，也是疾病辅疗和康复、调节亚健康状态及休闲活动等健康服务的最佳载体，发展以温泉疗养、温泉保健等为主体的温泉旅游及温泉康养文化等产业，是健康中国战略下发展康养旅游、提升健康质量的重要路径。因此，加强开展温泉泡浴对改善亚健康理疗功效的系统规范研究，对推进温泉康养产业科学合理化发展，同时促进大众对温泉认识从娱乐休闲向康养保健转变具有重要意义。

（杨敬源、马　璐）

第二章 贵州理疗温泉调查评价

第一节　理疗温泉调查和评价方法

目前，我国尚未出台全国统一的理疗温泉调查评价规范。贵州理疗温泉调查评价项目作为全国首例全省范围的理疗温泉调查评价项目主要依据《地热资源地质勘查规范》（GB/T 11615—2010）、《天然矿泉水资源地质勘查规范》（GB/T 13727—2016）、《食品安全国家标准饮用天然矿泉水检验方法》（GB 8538—2016）等相关自然资源调查评价规范。

一、工作方法

贵州理疗温泉调查评价采用的工作方法为资料收集和整理、野外调查、水质检测、综合分析，分如下几个步骤开展。

（1）资料的综合研究和二次开发利用。

充分收集前人相关资料，包括地质、水文地质、地热、矿泉水等，对此进行综合分析。根据以往的贵州省温泉调查成果选出不同类型的理疗温泉，再结合其地质构造单元、岩相古地理和热储层层位，筛选出需要核查、调查、取样分析的对象、范围及重点区域等。

（2）野外核实、野外调查取样分析。

在充分收集以往成果资料并进行综合分析研究和二次开发利用的基础之上，进一步针对理疗温泉开展专项深入地质调查，充分利用现正在利用、施工的地热井资料，正在施工和即将施工的地热井及时跟踪其施工进度，尽量在其进行抽水试验时采样，进行理疗温泉分析，同时收集其相关资料。

（3）综合分析、成果汇总。

二、工作内容

（一）资料收集

收集与项目有关的成果报告、原始记录等资料，拟收集资料内容如下。

（1）区域地质资料：包括区域地层、构造及新构造运动等基础地质资料。

（2）水文物探勘探资料：包括以往的 EH-4、大地电磁、电法测深、浅层地震勘探和测井等资料。

（3）水文气象资料：包括河流径流量、气温、降水量、蒸发量资料。

（4）地热水动态观测资料：包括现有的地热钻井、温泉的流量、开采量、温度、水位、水质以及开发利用的历史动态数据。

（5）勘探和研究报告：包括以往水文地质、地热地质、工程地质及地质的勘探和研究成果报告等。

（6）地热钻孔资料：包括地层岩性、含水层结构特征、初始水位特征、降压试验、测温数据等。

（二）资料综合分析

对收集到的资料整理核查，首先筛选出符合理疗温泉调查评价的温度≥36℃的温泉和地热井、在此基础上进行初步的类型划分和分区。同时筛选出目前没有水质检测资料和缺失理疗指标数据及正在施工的地热井等。初步分析总结省内不同类型的理疗温泉形成的地质背景、分布规律及特征、水质类型、水化学特征、受控因素以及是否具备采样条件等，从而确定面上需要补充核实调查的点。

（三）野外补充核实调查及水质分析

进一步针对理疗温泉开展专项地质调查，充分利用现正在利用、施工的地热井以及即将施工地热井的资料，正在施工和即将施工的地热井及时跟踪其施工进度，尽量在其进行抽水试验时采样，进行理疗温泉分析，同时收集其相关资料。

调查时需现场测试其易变指标同时包括地层层位及岩性、地热井井深、井结构、热储层类型、地貌及构造部位、出露条件、高程、水量、水温、水质、开发利用现状、开发利用条件和开发利用潜力等，对野外核实调查所采集的水样，进行水样测试分析主要包括理疗温泉分析。

理疗温泉分析指标包括溶解性总固体（TDS）、二氧化碳（CO_2）、总硫化氢（H_2S、HS^-）、偏硅酸（H_2SiO_3）、偏硼酸（HBO_2）、溴（Br^-）、碘（I^-）、总铁（$Fe^{2+}+Fe^{3+}$）、砷（As）、氡（^{222}Rn）、水温等11项指标，其中氡及总硫化氢采用现场测试和室内测试两种方式。

三、执行规范

贵州理疗温泉调查评价项目所执行的规范主要包括以下几种规范。
（1）《地热资源地质勘查规范》（GBT 11615—2010）；
（2）《天然矿泉水资源地质勘查规范》（GB/T 13727—2016）；
（3）《食品安全国家标准饮用天然矿泉水检验方法》（GB 8538—2016）。

四、理疗温泉样品采集与测试

（一）样品采集

根据上述工作方法和工作内容，经资料收集及综合分析，本次理疗温泉调查评价工作共补充核实调查 17 个天然出露温泉和 103 个人工施工地热井，其他理疗温泉引用贵州省温泉、地热井历年勘查、评价报告等数据进行分析（附表 1 和图 2-2）。

正确的样品采集与保存方法是保障地热流体分析质量的必要前提。针对本次天然出露温泉和地热井水质测试与评价不同于一般地下水的特殊性质和特殊要求，理疗温泉样品采集和保存参照《地热资源地质勘查规范》（GB/T 11615—2010）、《天然矿泉水资源地质勘查规范》（GB/T 13727—2016）、《食品安全国家标准饮用天然矿泉水检验方法》（GB 8538—2016）的规定执行。其采样要求、采样方法和流程如下。

1. 采样要求

（1）准备水样采样容器磨口硬质玻璃瓶和高压无色聚乙烯塑料瓶，先用硝酸溶液（1+1）浸泡一昼夜，再分别选用不同的洗涤方法进行清洗：硬质玻璃瓶先用盐酸溶液（1+1）洗涤，再用自来水冲洗；聚乙烯塑料瓶可根据情况，选用盐酸或硝酸溶液（1+1）洗涤，也可用氢氧化钠溶液（10g/L）洗涤，再用自来水冲洗。用于盛装微生物检验试样的样瓶，最好采用 500mL 具塞广口瓶，样瓶洗净后将瓶的头部及颈部用铝箔或牛皮纸等防潮纸包扎好，置干燥箱经 160℃ 干热灭菌 2h 或 121℃ 高压蒸汽灭菌 15min。

（2）在室内配制采样所用保护剂，检查满足相关要求后，并确认其中不含待测组分以供备用。

（3）每次采样前，应根据研究内容制定详细采样计划，并反复核实样品采集数量以防漏采。

（4）采样时应根据现场不同的样品采集类型，选择合适的样品采集方法；采样过程务必保持采样容器干净，全程不得用手或其他异物触碰采样瓶瓶口及瓶盖内壁，不应使待测元素被污染和损失。

（5）取完每瓶水样之后应及时贴好标签和填写采样记录，须确保标签清晰及粘贴稳固，避免遭受破坏并掉落。取完一批水样之后需核对采样计划，以防漏采，检查标签和原始记录是否漏贴、漏填。

2. 采样方法

（1）采样前要用所取水样冲洗采样瓶及瓶塞至少 3 次（用于微生物检验的水样瓶除外），取样时应缓缓使水流入采样瓶中。采样时瓶口要留有 1%～2% 的空间。采好后立即盖好瓶塞，用纱布缠紧瓶口，最后用石蜡将口严密封固。

（2）天然泉点的采样，应避开在静滞的水池中采样，选择在尽量靠近主泉口集中冒泡处或泉的主流处，在流动但不湍急处采样。

（3）上升泉或自流井的采样，可在涌水处使用清洁导管将主流引出一部分收集。

（4）钻孔水样的采样，应大约抽出相当于井筒贮水体积 2～3 倍的水量之后再予收集。

（5）取平行水样时，必须在相同条件下同时采集，容器材料也应相同。

3. 采样流程

（1）现场测量。

采样时需在野外现场先测量采样点的气温、水温和 pH 并记录，同时记录水源点（或采样点）详细地点、经纬度、天气情况、地质情况等现场参数。并观察和描述泉水的外观物理性质（色、臭、味、肉眼可见物等）。注意：测量气温和水温时应先使温度计平衡至少5min后再进行读数；温度显示点应高出水面，便于观察；温度计纵向指示刻度与观测人视线相垂直。

（2）理疗温泉分析。

理疗天然矿泉分析水样采样流程根据实验室测试分析的方法和要求，按照《食品安全国家标准饮用天然矿泉水检验方法》（GB 8538—2016）的规定严格执行，其采样流程详见表2-1。

表2-1　理疗温泉采样流程

项目	采样要求	水样保存时间
溶解性总固体	取样时用水样将瓶润洗3遍，用干净硬质玻璃瓶或聚乙烯塑料瓶取2.5L水样，水样不加任何保护剂，然后将水样缓缓流入瓶中，充满至溢流，瓶内不留空间，拧紧瓶盖（水样比较浑浊时，需用45 μm针头式过滤器过滤）。	及时送样
二氧化碳（CO_2）		
偏硅酸（H_2SiO_3）		
偏硼酸（HBO_2）		
溴（Br^-）		
碘（I^-）		
总铁（$Fe^{2+}+Fe^{3+}$）	取样时用水样将瓶润洗3遍后加入2.5mL硫酸溶液（1+1）和0.5g硫酸铵转动容器浸润内壁，取水样250ml于聚乙烯塑料瓶中，装满待测样（水样比较浑浊时，需用45 μm针头式过滤器过滤），排除大气中的氧，瓶内不留空间，摇匀（pH<2）密封。	7d（尽快测定）
砷（As）	取样时用水样将瓶润洗3遍后加入硫酸溶液（1+1）转动容器浸润内壁，取水样于100ml聚乙烯塑料瓶中，装满待测样（水样比较浑浊时，需用45 μm针头式过滤器过滤），摇匀（pH<2）密封。	7d
总硫化氢（H_2S、HS^-）	取样时用水样将瓶润洗3遍后加入10mL乙酸锌溶液（200g/L）和1mL氢氧化钠溶液[c（NaOH）=1mol/L]，在500ml磨口硬质玻璃瓶中，注入水样（近满，留少许空隙），盖好瓶塞反复震摇，密封。在水样标签上注明所加试剂的体积。注意：采集好的水样应有少许絮状物产生，如果没有絮状物，需再滴加乙酸锌至絮状物产生为止。	7d
氡（^{222}Rn）/（Bq/L）	取样时用水样将瓶润洗3遍后加入盐酸溶液（1+1）转动容器浸润内壁，容积为2000mL的聚乙烯瓶，装满待测样（水样比较浑浊时，需要过滤），摇匀（pH<3）密封。	7d
水温	现场温度计测定	

（二）样品测试

样品测试项目包括溶解性总固体（TDS）、二氧化碳（CO_2）、总硫化氢（H_2S、HS^-）、偏硅酸（H_2SiO_3）、偏硼酸（HBO_2）、溴（Br^-）、碘（I^-）、总铁（$Fe^{2+}+Fe^{3+}$）、砷（As）、氡（^{222}Rn）、水温等11项指标，测试单位为贵州省地质矿产中心实验室。样品测试按照

《食品安全国家标准饮用天然矿泉水检验方法》（GB 8538—2016）及《地下水质分析方法》（DZ/T 0064.75—2021）第 75 部分：镭和氡放射性的测定射气法的规定执行。其中，溶解性总固体（TDS）采用重量法测试，测试仪器为梅特勒–托利多仪器（上海）有限公司生产的 ME104E 02 型电子天平；二氧化碳（CO_2）采用氢氧化钠溶液滴定法测试，测试仪器为滴定管；总硫化氢（H_2S、HS^-）采用碘量法测试，测试仪器为滴定管；偏硅酸（H_2SiO_3）采用硅钼蓝光谱法测试，测试仪器为上海光谱仪器有限公司生产的紫外可见分光光度计 SP–1920；偏硼酸（HBO_2）采用电感耦合等离子体质谱法测试，测试仪器为赛默飞世尔科技有限公司生产的 iCAP RQ 电感耦合等离子体质谱仪；溴（Br^-）采用离子色谱法测试，测试仪器为赛默飞世尔科技有限公司生产的 AQUION 离子色谱仪；碘（I^-）采用离子色谱法测试，测试仪器为瑞士万通有限公司生产的 IC882 离子色谱仪；总铁（Fe^{2+} + Fe^{3+}）采用电感耦合等离子体发射光谱法测试，测试仪器为安捷伦科技有限公司生产的 Agilent 5110 电感耦合等离子体发射光谱仪；砷（As）采用电感耦合等离子体质谱法测试，测试单位为赛默飞世尔科技有限公司生产的 iCAP RQ 电感耦合等离子体质谱仪；氡（^{222}Rn）采用射气法测试，测试仪器为中核控制系统工程有限公司生产的 FH463B-FD125 氡钍分析仪；水温现场检测。

另外，本次理疗温泉调查评价抽取部分理疗温泉点对总硫化氢（H_2S、HS^-）和氡（^{222}Rn）两项指标进行现场测试，并与实验室测试数据进行对比。其中总硫化氢（H_2S、HS^-）现场测试包括水中硫化物和大气中硫化氢两项。水中硫化物的测试，当水中的硫化物含量小于 1mg/L 时，采用亚甲蓝分光光度法，当水中硫化氢含量大于 1mg/L 时，采用碘量法进行测试。大气中硫化氢的测试采用亚甲蓝分光光度法进行测试。测试方法按照《水和废水监测分析方法（第四版）》第 132～136 页、《水质 硫化物的测定 亚甲基蓝分光》（GB/T 16489—1996）及《水质 硫化物的测定 亚甲基蓝分光》（GB/T 16489—1996）的规定执行，测试单位为四川羽润晨环保科技有限公司。氡（^{222}Rn）的检测采用美国 DURRIDGE RAD7 测氡仪进行现场测试，测试方法为 RDA H_2O 法。经现场测试数据与实验室测试数据对比，二者相差甚微。

（牟雨亮、陈正山）

第二节　理疗温泉的理疗功效调查和分析方法

温泉疗法旨在利用温泉水的化学和物理综合作用，达到康养和辅助治疗疾病的目的（窦秀波等，2018，刘玉珍，2013）。由于温泉中富含矿物质和微量元素，使其具有独特的理疗功效。有研究表明，温泉水疗对类风湿性关节炎（Kojima et al.，2018）、颈椎病（周爽和宋燕萍，2020）、皮肤瘙痒（Moufarrij et al.，2014）和亚健康人群的精神压力、睡眠障碍等健康问题（Yang et al.，2018）有一定辅助理疗效果。然而，目前关于理疗温泉的理疗功效调查和分析欠缺统一标准的研究方法，仍主要采用传统的流行病学调查方法（赵仲堂，2005），包括观察法和实验法。本节主要从医学研究角度简要介绍理疗温泉的理疗功效调查和分析常用方法，侧重介绍贵州省典型温泉的理疗功效研究及分析方法。

一、理疗温泉的理疗功效调查和分析常用方法

（一）观察法

1. 描述性研究

描述性研究的主要目的是描述疾病或健康及相关因素的分布，探索其分布规律，在此基础上可初步分析相关因素与健康或疾病的关联性，为进一步病例对照研究、队列研究和实验研究提供基础假设和依据（王天根，1991，陈东周，2003）。这种基础性的研究方法往往涉及大量的研究因素，目前理疗温泉的理疗功效调查和分析亦常用此方法。主要通过横断面调查，了解不同温泉泡浴频率人群的疾病和健康状况在时间、空间和人群间的分布情况，为研究温泉泡浴行为与疾病的关联以及如何控制疾病提供线索，为温泉开发的策略和制定相关政策提供参考。

2. 分析性研究

通过观察和询问、健康检查、实验室检测与分析等多种形式，收集暴露组和非暴露组间疾病或健康事件的发生情况，或病例组和对照组间健康行为或相关因素的信息，对健康相关行为或因素与疾病或健康状况的关联性进行分析和评价（詹思延，2017）。分析性研究主要包括病例–对照研究和队列研究（贝克等，2012，赵仲堂，2005）。病例–对照研究（李志华和刘洪庆，2015）选取一组患某病的人群作为病例组，同时选取另一组没有患某病的人群作为对照组，收集两组人群中某一或某几个理疗温泉相关因素的暴露情况，再以统计学方法来确定理疗温泉相关的某一物理和化学因素是否和该疾病有关及其关联的程度如何。队列研究则是选取一组暴露与某种理疗温泉相关的物理和化学因素的人群作为观察组，同时选择另一组未暴露该因素的人群作为对照组，经过一段时间的随访观察，以统计学方法比较两组人群患某病的情况，以确定某因素是否与某病有关（邢建民等，2008）。一般来说，队列研究比病例–对照研究的结论相对更可靠，但队列研究的实施难度更大，耗费时间较长，需要更多的人力、物力和财力资源（贝克等，2012，赵仲堂，2005）。

（二）实验法

将严格筛选的研究对象随机分为若干组，最简单分为实验组和对照组，实验组实施某一干预措施，而对照组则不采取干预措施，通过一段时间的实验后，观察各组实验结果的差异，以此评估该干预措施的效果。实验法根据研究对象和干预措施的不同，可分为临床试验、现场实验和社区试验三种（詹思延，2017）。

二、贵州省典型理疗温泉的理疗功效研究与分析方法

贵州省典型理疗温泉理疗功效研究采用观察法和实验法相结合的研究模式。首先，通过横断面调查收集典型温泉地区人群的健康状况和温泉泡浴行为情况，在调查的基础上分

析温泉泡浴行为与当地群众主要健康损害的关联性，为后续研究提供初步依据；其次，在观察性研究的基础上，通过志愿者温泉泡浴干预实验研究，从实验室检测获量化数据并进行分析，获得温泉泡浴理疗功效的依据，为贵州省理疗温泉的开发利用及人群健康防护提供参考。具体参见贵州省典型理疗温泉理疗功效研究流程图（图2-1）。

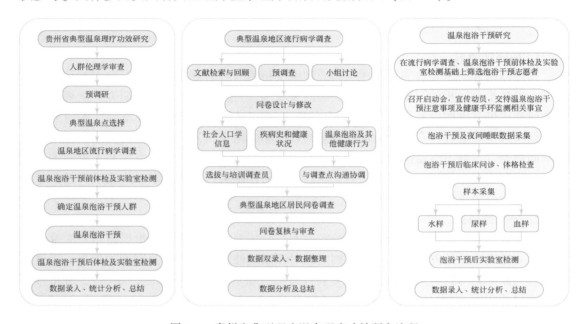

图 2-1 贵州省典型理疗温泉理疗功效研究流程

（一）典型理疗温泉的选择及分类

依据地质成因等研究结果，结合地质背景、分布规律、特征性等选择确定贵州5个典型理疗温泉调查点，包括遵义市绥阳县温泉镇（汇善谷温泉，原名水晶温泉）、贵阳市息烽县温泉镇（息烽温泉疗养院）、石阡县中坝镇（佛顶山温泉）、剑河县岑松镇（剑河温泉）、贵阳市乌当区（贵御温泉）。依据《天然矿泉水资源地质勘查评价规范》（GB/T 13727—2016）中理疗天然矿泉水评价指标，结合地质类型，将上述5个典型理疗温泉分为淡温泉（水温>36℃，100mg/L<溶解性总固体≤1000mg/L）、温矿泉（溶解性总固体>1 000mg/L）和偏硅酸温泉（偏硅酸>50mg/L）。

（二）流行病学现况调查

1. 调查对象

采用非随机抽样方法将5个典型温泉所在乡镇或社区人群集中的村或小区居民作为调研对象。纳入标准为年龄30~65岁、在调查点周边地区居住和/或工作、知情同意的志愿者。排除标准为患重症躯体疾病、精神疾病、严重传染性疾病（如调查期间仍需隔离治疗的患者）、智力障碍不能正确理解本研究的人员等。根据上述纳入与排除标准，研究选择确定4000余名符合标准的志愿者参加了调查。

2. 调查方法

贵州省典型理疗温泉理疗功效研究在回顾国内外文献和项目组前期研究基础上，编制了"贵州省温泉地区居民健康调查"问卷。主要包括以下内容。

（1）社会人口学信息：性别、年龄、民族、文化程度、婚姻状况、居住地址等。

（2）温泉泡浴行为情况：温泉泡浴频率、方式、温度等，泡浴频率包括平时、过去 1 年、过去 2 周的温泉泡浴情况。

（3）健康行为：吸烟、饮酒、运动、饮食等情况。

（4）健康状况。

①慢性非传染性疾病和传染病病史以及过去 2 周患病情况：研究中的慢性非传染性疾病患病和传染病以及过去 2 周的患病状况，调查对象报告的经过医疗机构确诊的疾病史。

②抑郁和焦虑症状：使用 9 项患者健康问卷（PHQ-9）和 7 项广泛性焦虑障碍量表 GAD-7 的简化版本 PHQ-2 和 GAD-2，评价被调查对象过去两周的焦虑和抑郁状况，两个量表筛查抑郁和焦虑的评分界值均为 3 分。

③骨质疏松风险：采用国际骨质疏松基金会"一分钟骨质疏松风险筛查量表"（IOF One-Minute Osteoporosis Risk Test）筛查。

④过去 1 年骨关节和皮肤相关症状：按 Likert 量表"五分法"判断症状的严重程度。

⑤生命质量评价：使用"WHO 生命质量评价简表"评价。

⑥过去 1 个月的睡眠质量情况：采用"匹兹堡睡眠质量量表"（Pittsburgh sleep quality index，PSQI）评价调查对象过去一个月的睡眠情况，该量表包括睡眠质量、入睡时间、睡眠时间、睡眠效率、睡眠障碍、催眠药物、日间功能障碍 7 个成分，每个成分按 $0 \sim 3$ 分记，总分为 $0 \sim 21$ 分，PSQI 总分 $\leqslant 7$ 分为正常睡眠；>7 分为有睡眠问题。

⑦血压的测量和高血压患者的筛查：按照 2011 年《中国血压测量指南》要求，使用上臂式欧姆龙电子血压计测量血压。参照《中国高血压防治指南 2010》，收缩压 $\geqslant$ 140mmHg 和（或）舒张压 $\geqslant$ 90mmHg，判定为高血压；若有高血压史，血压值低于 140/90mmHg，亦判定为高血压。

⑧肥胖：按照 WS/T 428—2013 成人体重判定标准，体重指数（body mass index，BMI）<18.5 为低体重；$18.5 \leqslant BMI < 24.0$ 为正常体重；$24.0 \leqslant BMI < 28.0$ 为超重；$BMI \geqslant 28.0$ 为肥胖。中心型肥胖采用腰围（waist circumference，WC）作为评价指标，男性 $\geqslant$ 90cm，女性 $\geqslant$ 85cm 为中心型肥胖；85cm $\leqslant$ 男性 <90cm，80cm $\leqslant$ 女性 <85cm 为中心型肥胖前期。

3. 资料整理及统计分析

（1）数据录入与整理：采用 EpiData3.1 双人双录入数据，并对数据库进行统计描述。采用 SPSS 22.0 软件进行统计分析。

（2）统计描述：描述调查人群的年龄、性别等基本特征，并按性别和地区描述慢性非传染性疾病、传染性疾病和过去两周患病情况。

（3）统计推断。

①单因素分析：温泉泡浴行为与高血压、骨关节疾病等疾病患病率的关联性分析采用 χ^2 检验；采用 t 检验、方差分析、秩和检验（数据不符合正态性分布时采用）等分析温泉泡浴行为与各年龄组、BMI 等的组间差异。

②多因素分析：温泉泡浴行为与慢性非传染性疾病患病率间的关联分析采用 Logistic 回归模型，同时控制年龄、性别、调查点、吸烟、饮酒、肥胖、BMI、高血压家族史等混杂因素的干扰。

③检验水准：本书中统计推断以 α=0.05 为检验水准。

（三）温泉泡浴干预研究

1. 观察对象

温泉泡浴干预研究采用两阶段抽样方法。第一阶段在 4000 余名温泉流行病学调查对象中，根据泡浴干预研究观察对象的纳入与排除标准，结合流行病学现况调查信息选择确定 800 余名调查对象作为温泉泡浴干预前健康体检人群。第二阶段在健康体检的基础上，根据体检结果，结合干预研究观察对象的纳入与排除标准，选择确定 420 余名通过体检的志愿者作为温泉泡浴干预的观察对象。剔除未全程参与及依从性欠佳的观察对象后，最终确定保质保量按本项目要求完成规范泡浴的 311 名志愿者进行了干预后体检，并作为后续研究的观察对象。

据文献报道，温泉泡浴可能对骨关节疾病、非传染性皮肤病、血脂升高、睡眠障碍等有较好的改善作用，结合现场流行病学调查现况，确定本次干预研究观察对象的纳入标准为当地 30~65 岁、能完整参与温泉泡浴 4~5 周（每周 5 次）且至少满足以下 5 项表现之一者：①有骨关节相关疾病症状、体征。②有非传染性皮肤病相关症状、体征。③正常血压高值，即根据《中国高血压防治指南 2010》，120mmHg≤收缩压≤139mmHg 或 80mmHg≤舒张压≤89mmHg。④血脂升高，即根据《中国成人血脂异常防治指南（2016 年修订版）》满足以下标准中任意 1 项者，血清总胆固醇≥5.2mmol/L、空腹低密度脂蛋白胆固醇≥3.4mmol/L、空腹高密度脂蛋白胆固醇≥4.1mmol/L、甘油三酯≥1.7mmol/L。⑤焦虑和/或睡眠质量降低。排除标准为依据临床体检结果，有以下 5 项表现之一者：①患有不适合温泉泡浴的慢性非传染性疾病，包括高血压、肺源性心脏病、慢性心力衰竭、心律失常、冠心病、心脏瓣膜病、心肌疾病、脑卒中、脑供血不足、慢性肺炎、支气管扩张、慢性阻塞性肺疾病、支气管哮喘、慢性支气管炎、糖尿病或体检空腹血糖≥7.0mmol/L（或餐后血糖≥11.1mmol/L）、糖尿病并发症（糖尿病肾病、糖尿病眼部并发症、糖尿病足等）、痔疮、慢性前列腺炎、胆囊结石、肾结石等。②过去 1 年有外伤或手术史。③过去 1 年有传染病史。④平时饮用温泉水。⑤泡浴期间服用或外用可能影响骨关节疾病、皮肤病、血糖、血压、血脂、焦虑及睡眠质量的药物。

2. 泡浴干预方法

健康体检后符合条件的志愿者，进行为期 4~5 周的温泉泡浴干预，温泉泡浴每天 1 次，每周 5 次（女性生理期顺延），每次 40~50min。

3. 观察内容

（1）临床问诊：由专业临床医生进行面对面临床问诊。内容主要包括：一般情况（姓名、年龄、性别、吸烟、饮酒等）、骨关节相关症状体征、皮肤病相关症状体征（采用"Psoriasis Area and Severity Index 量表"）、神经系统疾病相关症状体征（采用"Self-rating Anxiety Scale 量表"）、睡眠障碍相关症状（采用"Self-rating Scale of Sleep 量表"）、心血管疾病相关症状体征等。

（2）临床检查：主要包括身高、体重、腰围、臀围、腰/臀比、体重指数（BMI）、血压、心率、骨密度、心电图、B超等。

（3）睡眠质量监测：温泉泡浴期间所有观察对象均24h佩戴统一的健康手环，监测每日夜间睡眠质量数据。

（4）实验室检测：现场采集空腹静脉血和晨尿，4℃冷藏运输，检测指标主要包括血常规、尿常规以及反映血压、糖代谢、脂代谢、骨代谢及关节炎、肝功能、肾功能、心肌酶、免疫功能、氧化损伤等的相关指标；检测并分析泡池水及调研人群尿液中常量元素、必需微量元素、可能必需微量元素和潜在有毒元素的含量。

（四）质量控制

1. 人群研究通过伦理学审查

研究的人群调研方案、体检和干预方案均通过贵州医科大学附属医院伦理委员会的审批。

2. 现场调查质量控制手册制定

为减少人群流行病学调查过程中的测量偏倚等，课题组制定了《典型理疗温泉（地热水）对人群健康影响和理疗效果专题研究流行病学现场调查调查员手册》，以此规范现场居民健康调查工作。此外，课题组成员均参与过多项人群疾病与健康调查，经验丰富，调查员从贵州医科大学公共卫生学院本科生和研究生中招募，并采用统一培训、现场观察考核、面对面指导等多种形式减少调查员偏倚。同时调查问卷实行组内交叉互审、带队老师交叉审核等以及时发现问题，纠正问题，保障问卷的准确性。

3. 采样质量控制

采血前获得调查对象书面知情同意，询问并记录最后进食时间及空腹时间。满足采样条件（静脉采血前至少空腹12h）的调查对象，采用真空采血管无菌收集调查对象空腹静脉血。采样过程中，为防止交叉污染，做到一人一针一管一带一垫，设专职工作人员负责现场血样处理。采尿样前获得调查对象书面知情同意，并告知采样过程如何避免污染。采用一次性无菌清洁采尿杯收集调查对象清洁中段晨尿，体积≥30ml；采样过程中防止污染，采样结束后盖紧采尿杯盖子以防渗漏。采水用50mL一次性无菌清洁EP管收集温泉泡池出口水样；采样过程中防止污染，采样结束后盖紧盖子以防渗漏。现场血样、尿样、水样均低温冷藏于4~8℃冰箱，运输过程采用低温冷藏箱，6小时内送至指定实验室。

4. 指标检测质量控制

血常规、血生化、尿常规等实验室检测指标均根据各项目实验室内部质控手册和相关仪器的SOP进行操作，仪器测试前均进行空白、定标及质控，合格后才进行检测。元素检测根据GBZ/T 308—2018、HJ 700—2014，采用电感耦合等离子体质谱法（ICP-MS）进行尿液及水样中24种元素测定，仪器测试前按照相应标准及SOP进行前处理，每次测定均设置空白及标准曲线，合格后进行检测。

（曾奇兵、王子云、张爱华）

第三节 调查评价结果

一、理疗温泉数量、类型

（一）理疗温泉数量

据不完全统计，截至 2019 年 12 月底，贵州省有 74 个天然出露温泉、253 个人工施工地热井，按照《天然矿水资源地质勘查规范》（GB/T 13727—2016）对省内现有的天然出露温泉及人工施工地热井进行综合评价，共有 203 个达到理疗温泉标准，包括 18 个天然出露温泉，185 个人工施工地热井（附表 1 和图 2-2）。

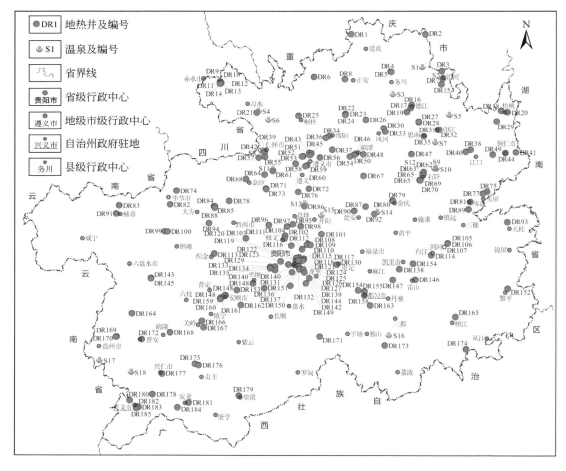

图 2-2 贵州省理疗温泉分布图

按照行政区划分，遵义市最多，有 50 个，占贵州省的 24.63%，其次为贵阳市、铜仁市，分别有 41 个、36 个，占比分别为 20.20%、17.73%，毕节市、黔东南苗族侗族自治州（以下简称黔东南州）、黔南布依族苗族自治州（以下简称黔南州）、黔西南布依族苗族自治州（以下简称黔西南州）及安顺市理疗温泉数量在 11 ~ 15 个，占比在 5.42% ~ 7.88%，六盘水市理疗温泉最少，仅有 6 个，占比 2.95%，各个行政区理疗温泉分布情况见表 2-2。

表 2-2　贵州省各行政区理疗温泉分布统计表　　　　　（单位：个）

行政区	温泉	地热井	合计	占比（%）
遵义市	5	45	50	24.63
贵阳市	2	39	41	20.20
铜仁市	7	29	36	17.73
毕节市	0	16	16	7.88
黔东南州	1	14	15	7.39
黔南州	1	13	14	6.90
黔西南州	1	13	14	6.90
安顺市	0	11	11	5.42
六盘水市	1	5	6	2.95
合计	18	185	203	100

（二）理疗温泉类型

按照《天然矿泉水资源地质勘查规范》（GB/T 13727—2016）的命名原则，并参照《地热资源地质勘查规范》（GB/T 11615—2010）附录 E 的要求，对贵州省理疗温泉按照其组合类型进行分类，共分为 12 种不同的类型，其中淡温泉 126 处，温矿泉 37 处，偏硅酸温泉 12 处，偏硅酸温矿泉 11 处，氡、偏硅酸温泉 1 处，氡、硫化氢温矿泉 1 处，硫化氢、偏硅酸温泉 2 处，硫化氢温泉 1 处，偏硼酸温矿泉 2 处，铁温矿泉 4 处，溴、碘温矿泉 5 处，溴、铁温矿泉 1 处（表 2-3、图 2-3）。

表 2-3　贵州省理疗温泉按组合类型分类统计表　　　　　（单位：个）

理疗温泉组合类型	温泉	地热井	合计	占比（%）
淡温泉	8	118	126	62.07
温矿泉	2	35	37	18.23
偏硅酸温泉	3	9	12	5.91
偏硅酸温矿泉	4	7	11	5.42
氡、偏硅酸温泉	1	0	1	0.49
氡、硫化氢温矿泉	0	1	1	0.49
硫化氢、偏硅酸温泉	0	2	2	0.99

续表

理疗温泉组合类型	温泉	地热井	合计	占比（%）
硫化氢温泉	0	1	1	0.49
偏硼酸温矿泉	0	2	2	0.99
铁温矿泉	0	4	4	1.97
溴、碘温矿泉	0	5	5	2.46
溴、铁温矿泉	0	1	1	0.49
合计	18	185	203	100

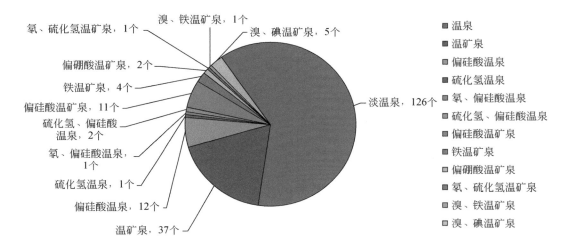

图 2-3　贵州省理疗温泉类型圆饼图

1. 淡温泉

淡温泉是指水温和总矿化度满足规范要求并含有一定量矿化度（100mg/L<矿化度≤1000mg/L）的理疗温泉，共计 126 处，包括 8 处天然出露温泉及 118 处人工施工地热井，水温在 36.0～73.0℃。淡温泉是贵州省最多的泉质，占 62.07%，虽名淡温泉，但其理疗功效却不单纯，因为没有含有达到一定基准的成分，所以对身体刺激较小。它是一种被广泛应用、众人皆宜的温泉。

2. 温矿泉

温矿泉是指溶解性总固体及水温两项指标满足规范要求的理疗温泉，共计 37 处，包括 2 处天然出露温泉及 35 处人工施工地热井。溶解性总固体含量在 1004.30～3926.00mg/L，水温在 36.0～70.0℃。

3. 偏硅酸温泉

偏硅酸温泉是指偏硅酸及水温两项指标满足规范要求的理疗温泉，共计 12 处，包括 3 处天然出露温泉及 9 处人工施工地热井。偏硅酸含量在 50.98～68.53mg/L，水温在 37.0～66.5℃。

4. 偏硅酸温矿泉

偏硅酸温矿泉是指偏硅酸、溶解性总固体及水温三项指标满足规范要求的理疗温泉，共计 11 处，包括 4 处天然出露温泉及 7 处人工施工地热井。偏硅酸含量在 53.76 ~ 78.28mg/L，溶解性总固体含量在 1134.80 ~ 2925.60mg/L，水温在 38.1 ~ 73.0℃。

5. 氡、偏硅酸温泉

氡、偏硅酸温泉是指氡、偏硅酸及水温三项指标满足规范要求的理疗温泉，仅有息烽温泉（S13）1 处，氡含量 114Bq/L，偏硅酸含量在 58.75mg/L，水温 53.0℃。

6. 氡、硫化氢温矿泉

氡、硫化氢温矿泉是指氡、硫化氢、溶解性总固体及水温四项指标满足规范要求的理疗温泉，省内仅有鱼洞峡地热井（DR117）1 处。氡含量 116Bq/L，硫化氢含量为 2.38mg/L，溶解性总固体含量为 1804.10mg/L，水温 54.0℃。

7. 硫化氢、偏硅酸温泉

硫化氢、偏硅酸温泉是指硫化氢、偏硅酸及水温三项指标满足规范要求的理疗温泉，省内仅有天柱邦洞地热井（DR93）及雷山陶尧地热井（DR146）2 处，其中天柱邦洞地热井硫化氢含量为 4.12mg/L，偏硅酸含量在 53.32mg/L，水温 52.0℃；雷山陶尧地热井硫化氢含量为 2.69mg/L，偏硅酸含量在 52.93mg/L，水温 62.0℃。

8. 硫化氢温泉

硫化氢温泉是指硫化氢及水温两项指标满足规范要求的理疗温泉，省内仅有西秀区多彩万象城 2 号地热井（DR161）1 处，硫化氢含量为 2.82mg/L，水温 53.9℃。

9. 偏硼酸温矿泉

偏硼酸温矿泉是指偏硼酸、溶解性总固体及水温三项指标满足规范要求的理疗温泉，省内仅有德江高家湾（DR19）及德江烧鸡湾（DR17）地热井 2 处，其中高家湾地热井偏硼酸含量为 37.09mg/L，溶解性总固体含量为 4660.80mg/L，水温 50.0℃；烧鸡湾地热井偏硼酸含量为 46.77mg/L，溶解性总固体含量为 4587.70mg/L，水温 47.0℃。

10. 铁温矿泉

铁温矿泉是指铁、溶解性总固体及水温三项指标满足规范要求的理疗温泉，省内有 4 处，总铁含量在 10.28 ~ 16.50mg/L，溶解性总固体含量为 1086.00 ~ 3637.40mg/L，水温 40.6 ~ 65.0℃。

11. 溴、碘温矿泉

溴、碘温矿泉是指溴、碘、溶解性总固体及水温四项指标满足规范要求的理疗温泉，省内有 5 处，溴含量为 78.33mg/L，碘含量为 29.00mg/L，溶解性总固体含量为 53940.00 ~ 72660.00mg/L，水温 39.9℃。

12. 溴、铁温矿泉

溴、铁温矿泉是指溴、总铁、溶解性总固体及温度四项指标满足规范要求的理疗温泉，省内仅有 1 处，溴含量为 97.80mg/L，总铁含量为 20.00mg/L，溶解性总固体含量为 79246.60mg/L，水温 52.0℃。

（三）理疗温泉成因类型

贵州省理疗温泉成因类型可分为沉积盆地型和受深大断裂控制的对流型两大类型，其中以受深大断裂控制的对流型为主。

1. 沉积盆地型

主要分布在赤水—习水一带，属四川盆地南缘，地表侏罗系、白垩系地层分布，下伏三叠系、二叠系碳酸盐岩发育，富含地下水。中生代晚期，地壳稳定下降过程中，三叠系、二叠系碳酸盐岩深埋于地下，被厚度数百米至数千米的侏罗系、白垩系碎屑岩覆盖，三叠系、二叠系碳酸盐岩中的地下水由于被上覆的隔水层覆盖，长期处于封闭状态，经地热增温后，逐渐形成高矿化度的热卤水，并伴生有溴、碘、硼酸盐、铁等，主要为溴、碘温矿泉及溴、铁温矿泉（图2-4）。

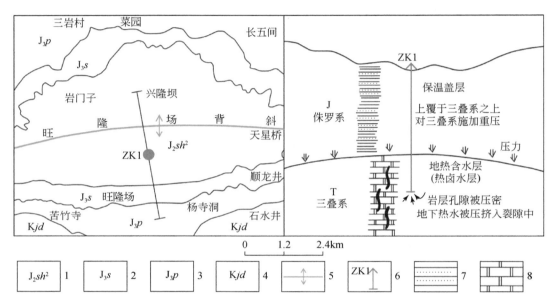

1. 沙溪庙组第二段；2. 遂宁组；3. 蓬莱镇组；4. 嘉定组；5. 背斜；6. 钻孔；7. 砂页岩；8. 白云岩

图2-4　沉积盆地型热卤水平、剖面示意图

资料来源：据袁富贵，1988

2. 深大断裂控制的对流型理疗温泉

贵州省受深大断裂控制的对流型热矿水型理疗温泉主要分布在活动断裂带、背斜翼部、背斜轴部等构造部位，不同构造部位理疗温泉的成因模式大致相同。以贵州省典型的习水桑木理疗温泉点的成因模式为例分析如下。

习水桑木现有2处理疗温泉，为桑木镇河坝村两岔河温泉（S4）和桑木镇上坝村下坝地热井（DR21），构造上位于桑木场背斜的翼部，桑木场背斜轴向北东40°，核部出露最老地层为震旦系灯影组白云岩，北西翼为寒武系-晚白垩系地层；南东翼为寒武系-中侏罗系早期地层，轴部倾角2°～7°，两翼一般在15°～35°。该背斜为南西宽北东窄大致对称的圆顶状背斜，桑木场背斜轴部、翼部断裂及构造裂隙均较发育，主要发育有桑木场断裂（F₁）、芭蕉湾断裂（F₂）、郎滩断层（F₃）及艮房咀断层（F₄）。这些断层具有规模大、延伸远、切割深的特点，为地热水的赋存、运移提供了必要的通道条件。

桑木场背斜中热储含水层为震旦系灯影组白云岩，孔隙、裂隙及溶隙、溶孔发育，富含地下水。热储盖层为寒武系牛蹄塘组（$\in_{1-2}n$）至金顶山组（$\in_2 j$）砂页岩、泥页岩等碎屑岩，封闭条件良好。地下水补给以大气降水渗入补给为主，补给区位于背斜轴部震旦系灯影组白云岩裸露区，地下水沿背斜轴部发育的郎滩断层及其构造节理裂隙下渗，向深部运移赋存于第一热储单元热储含水层灯影组白云岩中，同时地下水不断吸收桑木场断层、芭蕉湾断层及艮房咀断层等从地壳深部向上传输的热流，被加热增温后的地热流体因体积膨胀而产生浮力沿断层向上运动，上部的地热流体因密度大在重力作用下向下运动，构成了地热水深循环系统，在断层与地表河流交汇的部位，天然出露理疗温泉（S4），或是通过钻孔人工揭露理疗温泉（DR21）（图2-5）。

二、理疗温泉资源量评价

（一）理疗温泉资源量估算方法

1. 估算的对象及截止日期

据不完全统计，截至2019年12月底，贵州省内有203处理疗温泉，包括18处天然温泉、185处地热井。

2. 估算的方法

资源量的估算总体上采用"流量统计法"进行计算。根据收集的温泉动态观测数据，贵州省内温泉的动态变化以稳定、较稳定型为主，因此采用偶测流量计算温泉的资源量是可行的。地热井资源量计算针对通过评审备案的地热井的资源量，以评审备案的资源量为准，针对没有通过审查备案的地热井，首先求取通过评审备案的同区域、同热储含水层地热井的折减系数，再根据最大涌水乘以折减系数进行估算。最终采用"统计法"，按照行政区（州、市）为单元和理疗温泉水质类型两个方面进行分类统计，汇总得出整个贵州省不同类型的理疗温泉的资源量。

3. 资源量级别及应用范围

调查评价采用的水文地质图的比例尺为1∶50万，研究程度是在现有的区域自然地理、区域地质等资料的基础上，利用现有的水文地质图，开展一定量的野外调查，对全省范围内理疗温泉的埋藏条件、含水层的分布等进行概略推断，采用"流量统计法"估算资源量，对全省范围内现有的理疗温泉水源点的资源量进行概略统计。

按照《地下水资源分类分级标准》（GB 15218—1994），统计的理疗温泉资源量的级别为E级，属于预测资源量。资源量可以应用于贵州省的理疗温泉资源勘查开发规划的依据，作为贵州省理疗温泉资源普查及水源地普查设计的依据。

4. 折减系数计算

选出通过评审备案的共计57个地热井，按照地区及热储含水层进行分类，计算出不同区域，不同热储含水层的折减系数（表2-4）。

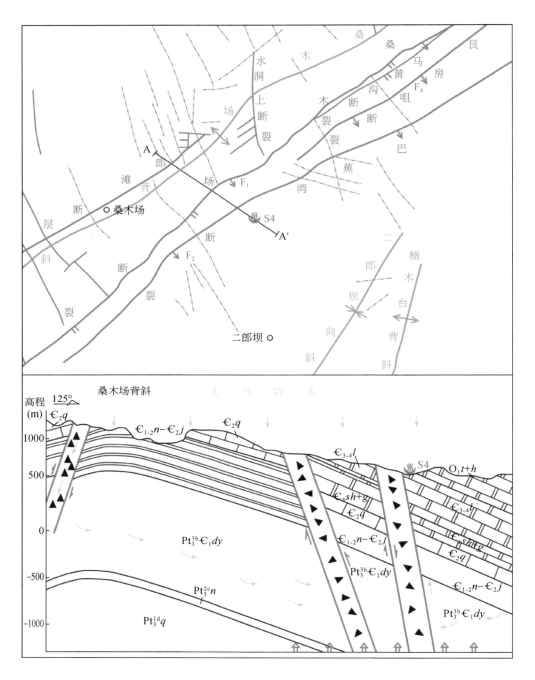

1. 温泉及编号；2. 背斜；3. 断层及编号；4. 构造节理裂隙；5. 地质界线及地层代号；6. 灰岩；
7. 白云岩；8. 泥页岩；9. 地下水流动方向；10. 大地热流

图 2-5　深大断裂控制对流型理疗温泉平、剖面示意图

资料来源：据李强等，2019

表 2-4 贵州省理疗温泉资源量折减系数计算表

地州市	地热井编号	实抽最大涌水量（m³/d）	最大降深（m）	允许降深（m）	允许开采量（m³/d）	折减系数	综合折减系数	热储含水层
安顺市	DR167	542.5	376.5	350	499.10	0.92	0.92	T_2g
	DR148	542.5	65.42	50	417.73	0.77	0.77	D_2d
	DR151	902.97	78.1	50	586.93	0.65	0.65	$\in_2q\text{-}O_1t\text{-}h$
毕节市	DR74	984.96	110	25	620.52	0.63	0.80	$\in_{3\text{-}4}O_1l\text{-}O_1t\text{-}h$
	DR82	385	54.3	50	354.20	0.92		$\in_2q\text{-}O_1t\text{-}h$、$P_2q\text{-}m$
	DR94	442.45	59.26	50	371.66	0.84		$\in_2q\text{-}\in_{3\text{-}4}O_1l$
	DR68	1500	50	50	1500.00	1	0.81	$Pt_3^{3b}\text{-}\in_1dy$
	DR73	3767.9	6.09	5	2976.64	0.79		$Pt_3^{3b}\text{-}\in_1dy$
	DR99	420	57.5	50	365.40	0.87		$Pt_3^{3b}\text{-}\in_1dy$
	DR113	737.08	99	50	412.76	0.56		$Pt_3^{3b}\text{-}\in_1dy$
贵阳市	DR116	635	141.9	50	304.80	0.48	0.42	$P_2q\text{-}m$
	DR129	321.32	533	50	141.38	0.44		$P_2q\text{-}m$
	DR134	1064.1	150	50	361.79	0.34		$P_2q\text{-}m$
	DR96	2330.45	168	56	1374.97	0.59	0.60	$\in_2q\text{-}\in_{3\text{-}4}O_1l$
	DR118	1440	97	41	561.60	0.39		$\in_2q\text{-}\in_{3\text{-}4}O_1l$
	DR123	900		50	387.00	0.43		$\in_2q\text{-}\in_{3\text{-}4}O_1l$
	DR132	968.37	53.3	50	968.37	1		$\in_{3\text{-}4}O_1l\text{-}O_1t\text{-}h$
	DR86	810	0.2	50	1296.00	1.6	0.94	$Pt_3^{3b}\text{-}\in_1dy$
	DR95	681.96	85.15	50	504.65	0.74		$Pt_3^{3b}\text{-}\in_1dy$
	DR97	1054	59.3	50	885.36	0.84		$Pt_3^{3b}\text{-}\in_1dy$
	DR110	900.29	46	50	963.31	1.07		$Pt_3^{3b}\text{-}\in_1dy$
	DR101	968.15	70.2	50	745.48	0.77		$Pt_3^{3b}\text{-}\in_1dy$
	DR122	1268.35	38.3	20	1052.73	0.83		$Pt_3^{3b}\text{-}\in_1dy$
	DR125	1494.98	75.6	20	792.34	0.53		$Pt_3^{3b}\text{-}\in_1dy$
	DR124	1200	19.1	20	1248.00	1.04		$Pt_3^{3b}\text{-}\in_1dy\text{-}\in_{3\text{-}4}O_1l$
	DR135	484	50	50	484.00	1		$Pt_3^{3b}\text{-}\in_1dy$
六盘水市	DR170	151	49.9	50	151.00	1	1.00	$P_2q\text{-}m$
	DR143	131.24	52	50	129.93	0.99	0.99	C_2P_1m
黔东南州	DR93	2268.86	72.21	50	1565.51	0.69	0.61	$Pt_3^{1d}q$
	DR146	1229.82	69.4	50	787.08	0.64		$Pt_3^{1d}q$
	DR152	339	78.6	50	216.96	0.64		$Pt_3^{1d}p$
	DR165	421.9	207.52	100	202.51	0.48		$Pt_3^{1d}q$

地州市	地热井编号	实抽最大涌水量（m³/d）	最大降深（m）	允许降深（m）	允许开采量（m³/d）	折减系数	综合折减系数	热储含水层
黔南州	DR130	1516.67	96	50	788.67	0.52	0.68	D_2d^2、D_3y
	DR158	433.73	73.6	50	364.33	0.84		D_2d^2、D_3y
	DR142	485.4	119	100	247.55	0.51	0.51	ϵ_2q-O_1t-h
	DR92	1000	64	50	850.00	0.85	0.85	$Pt_3^{1d}q$
黔西南州	DR168	578.5	93.9	50	306.61	0.53	0.72	P_2q-m
	DR181	271.98	1000	900	233.90	0.86		P_2q-m
	DR184	453	443.2	310	348.81	0.77		P_2q-m
	DR179	654.83	59.8	50	550.06	0.84	0.84	D_3r
铜仁市	DR2	628.8	173.8	100	320.69	0.51	0.85	ϵ_3g
	DR15	1939.68	16.6	20	2211.24	1.14		ϵ_2q-ϵ_3sh
	DR63	1538.61	11.24	6.9	892.39	0.58		$\epsilon_{3-4}O_1l$-O_1t-h
	DR62	4382.21	4.6	20	5477.76	1.25		ϵ_2q-O_1t-h
	DR69	1081.81	66.57	50	811.36	0.75		ϵ_3g-O_1t-h
遵义市	DR59	304.3	68	50	225.18	0.74	0.74	P_2q-m
	DR56	603.39	54.92	50	549.08	0.91	0.84	ϵ_2q
	DR60	474.5	94.7	50	365.37	0.77		$\epsilon_{3-4}O_1l$-O_1t-h
	DR21	3335.04	69.18	50	2401.23	0.72	0.67	Pt_3^{3b}-ϵ_1dy
	DR25	512.7	80.4	50	548.59	1.07		Pt_3^{3b}-ϵ_1dy
	DR26	432	56.08	50	388.80	0.9		Pt_3^{3b}-ϵ_1dy
	DR34	485.4	98.6	50	349.49	0.72		Pt_3^{3b}-ϵ_1dy
	DR36	463.62	226.7	50	273.54	0.59		Pt_3^{3b}-ϵ_1dy
	DR43	1441	109	68	893.42	0.62		Pt_3^{3b}-ϵ_1dy
	DR50	1054	94.22	50	642.94	0.61		Pt_3^{3b}-ϵ_1dy
	DR52	4482.95	96.8	30	1389.71	0.31		Pt_3^{3b}-ϵ_1dy
	DR58	1538	94	50	815.14	0.53		Pt_3^{3b}-ϵ_1dy
	DR79	106.66	60.70	50.00	90.66	0.85	0.87	$Pt_3^{1d}q$
	DR80	206.00	58.50	50.00	181.28	0.88		$Pt_3^{1d}q$

资料来源：贵州省地热井历年勘查、评价等报告

（二）理疗温泉资源量估算结果

按照上述原则，以地州市为单元，得出贵州省理疗温泉资源量为151496.64m³/d，其中天然出露温泉资源量为16752.99m³/d，人工揭露地热井资源量为134743.66m³/d（表2-5、表2-6）。

表 2-5 贵州省理疗温泉资源量计算表（天然出露温泉）

序号	温泉编号	位置	出露地层	流量（L/s）	资源量（m³/d）	理疗温泉类型	备注
1	S1	铜仁市沿河县思渠镇红岩村大河坝温泉	O_1t-h	3.50	302.49	偏硅酸温泉	
2	S2	铜仁市沿河县和平镇崔家村温泉	O_1t-h	7.60	656.83	温矿泉	
3	S3	遵义市务川县丰乐镇官坝村池坪温泉	O_1t-h	1.20	103.71	偏硅酸温泉	
4	S4	遵义市习水县桑木镇河坝村两岔河温泉	$\textit{Є}_{3-4}O_1l$	2.12	183.22	偏硅酸温矿泉	
5	S5	铜仁市印江县天堂镇红山村温塘温泉	O_1t-h	4.20	362.99	偏硅酸温矿泉	
6	S6	遵义市仁怀市火石岗镇团山村吴家寨温泉	O_1t-h	11.50	993.89	温矿泉	
7	S7	铜仁市印江县新寨镇凯望村温塘温泉	O_1t-h	11.20	967.96	偏硅酸温矿泉	
8	S8	遵义市仁怀市中枢镇盐津桥盐津河温泉	Pt_3^{3b}-$\textit{Є}_1dy$	9.86	852.15	偏硅酸温矿泉	
9	S9	铜仁市石阡县花桥镇凯峡河施场温泉	O_1t-h	0.26	22.47	偏硅酸温泉	
10	S10	铜仁市石阡县区石固乡凯峡河溶洞温泉	$\textit{Є}_{3-4}O_1l$-O_1t-h	15.50	1339.59	淡温泉	
11	S11	遵义市播州区枫香镇温水村枫香温泉	Pt_3^{3b}-$\textit{Є}_1dy$	58.77	5077.47	淡温泉	
12	S12	铜仁市石阡县城南温泉古井	$\textit{Є}_2q$-O_1t-h	11.40	985.25	淡温泉	
13	S13	贵阳市息烽县温泉镇息烽温泉	Pt_3^{3b}-$\textit{Є}_1dy$	13.31	1150.32	氡、偏硅酸温泉	
14	S14	黔东南州黄平县浪洞乡温水塘四组温泉	$Pt_3^{1d}q$	23.88	2063.22	淡温泉	
15	S15	贵阳市开阳县城关镇温泉村马岔河温泉	Pt_3^{3b}-$\textit{Є}_1dy$	3.52	304.39	淡温泉	
16	S16	黔南州独山县本寨乡羊场村桥头温泉	C_2h	1.09	94.20	淡温泉	
17	S17	六盘水市盘县乐民镇西口河温泉	P_2q-m	12.01	1037.96	淡温泉	
18	S18	黔西南州普安县楼下镇上屯村下屯	P_2q-m	2.95	254.88	淡温泉	

注：资料来源于贵州省温泉历年勘查、评价等报告

表 2-6　贵州省理疗温泉资源量计算表（人工揭露地热井）

地州市	地热井编号	地理位置	实抽最大涌水量（m³/d）	最大降深（m）	允许降深（m）	综合折减系数	允许开采量（m³/d）	热储含水层	理疗温泉类型	备注
安顺市	DR167	安顺市黄果树旅游区白水乡郎宫 2 号地热井	542.50	376.50	350.00	0.92	499.10	T_2g	淡温泉	系数计算点
	DR148	安顺市平坝区城关镇大寨村黎阳技校地热井	542.50	65.42	50.00	0.77	417.73	D_2d	淡温泉	系数计算点
	DR151	安顺市平坝区高峰镇岩孔村东吹地热井	902.97	78.10	50.00	0.65	586.93	$\in_2q\text{-}O_1t\text{-}h$	淡温泉	系数计算点
	DR153	安顺市七眼桥镇二铺村大灵山	432.00			0.85	367.20	$P_2q\text{-}m$	淡温泉	
	DR156	安顺市西秀区希尔顿酒店 2 号地热井	600.00			0.85	510.00	C_2P_1m、$P_2q\text{-}m$	淡温泉	
	DR157	安顺市西秀区虹山湖百灵温泉希尔顿酒店 1 号地热井	600.00			0.85	510.00	C_2P_1m、$P_2q\text{-}m$	淡温泉	
	DR159	安顺市西秀区宋旗镇豪生温泉大酒店地热井	540.00			0.85	459.00	/	淡温泉	参照 DR148 及 DR167 综合折减系数
	DR160	安顺市西秀区多彩万象城 1 号地热井	470.00			0.85	399.50	/	淡温泉	
	DR161	安顺市西秀区多彩万象城 2 号地热井	408.00			0.85	346.80	C_2P_1m、$P_2q\text{-}m$	硫化氢温泉	
	DR166	安顺市黄果树管委会黄果树柏联温泉酒店地热井	320.00			0.85	272.00	C_2P_1m、$P_2q\text{-}m$	淡温泉	
	DR162	安顺市西秀区双堡镇大坝地热井	1002.46	135.00		0.85	852.09	$D_{1\text{-}2}h$	淡温泉	
	小计		6360.43				5220.35			
毕节市	DR74	毕节市七星关区海子街地热井	984.96	110.00	25.00	0.63	620.52	$\in_{3\text{-}4}O_1l\text{-}O_1t\text{-}h$	淡温泉	系数计算点
	DR82	毕节市七星关区鸭池镇上坝地热井	385.00	54.30	50.00	0.92	354.20	$\in_2q\text{-}O_1t\text{-}h$、$P_2q\text{-}m$	温矿泉	系数计算点

续表

地州市	地热井编号	地理位置	实抽最大涌水量（m³/d）	最大降深（m）	允许降深（m）	综合折减系数	允许开采量（m³/d）	热储含水层	理疗温泉类型	备注
毕节市	DR94	毕节市大方县黄泥塘地热井	442.45	59.26	50.00	0.84	371.66	$\mathcal{\in}_2 q$-$\mathcal{\in}_{3-4} O_1 l$	淡温泉	系数计算点
	DR68	毕节市金沙县西洛街道办申家街地热井	1500.00	50.00	50.00	1.00	1500.00	Pt_3^{3b}-$\mathcal{\in}_1 dy$	淡温泉	系数计算点
	DR73	毕节市金沙县安底镇桂花水乡地热井	3767.90	6.09	5.00	0.79	2976.64	Pt_3^{3b}-$\mathcal{\in}_1 dy$	淡温泉	系数计算点
	DR99	毕节市纳雍县董地乡2号地热井	420.00	57.50	50.00	0.87	365.40	Pt_3^{3b}-$\mathcal{\in}_1 dy$	铁温矿泉	系数计算点
	DR113	毕节市织金县城关镇潘家寨地热井	737.08	99.00	50.00	0.56	412.76	Pt_3^{3b}-$\mathcal{\in}_1 dy$	淡温泉	系数计算点
	DR64	毕节市金沙县泮水镇青丰村石关水库	602.00			0.81	487.62	Pt_3^{3b}-$\mathcal{\in}_1 dy$	淡温泉	
	DR71	毕节市金沙县安底镇（安底温泉）热水钻孔	1296.00			0.81	1049.76	Pt_3^{3b}-$\mathcal{\in}_1 dy$	淡温泉	
	DR78	毕节市百里杜鹃风景名胜区大水乡竹林寨地热井	603.42			0.81	488.77	Pt_3^{3b}-$\mathcal{\in}_1 dy$	淡温泉	
	DR83	毕节市赫章县六曲河镇明祥地热井	453.00			0.81	366.93	Pt_3^{3b}-$\mathcal{\in}_1 dy$、$\mathcal{\in}_2 q$-$\mathcal{\in}_{3-4} O_1 l$	淡温泉	参照毕节市灯影组综合折减系数
	DR84	毕节市百里杜鹃管理区鹏程管理区启化1号地热井	1492.04			0.81	1208.55	Pt_3^{3b}-$\mathcal{\in}_1 dy$	温矿泉	
	DR85	毕节市百里杜鹃管理区鹏程管理区启化2号地热井	485.40			0.81	393.17	Pt_3^{3b}-$\mathcal{\in}_1 dy$	铁温矿泉	
	DR88	毕节市百里杜鹃鹏程管理区桥头村初水花园	366.27			0.81	296.68	Pt_3^{3b}-$\mathcal{\in}_1 dy$	偏硅酸温矿泉	
	DR91	毕节市赫章县后河村沙树林地热井	600.00			0.81	486.00	Pt_3^{3b}-$\mathcal{\in}_1 dy$	温矿泉	
	DR100	毕节市纳雍县化作乡九洞天	542.48			0.81	439.41	Pt_3^{3b}-$\mathcal{\in}_1 dy$	偏硅酸温泉	
	小计		14678.00				11818.09			

地州市	地热井编号	地理位置	实抽最大涌水量（m³/d）	最大降深（m）	允许降深（m）	综合折减系数	允许开采量（m³/d）	热储含水层	理疗温泉类型	备注
贵阳市	DR115	贵阳市乌当区万象温泉度假酒店	635.00	65.50		0.42	266.70	$P_2q\text{-}m$	淡温泉	参照贵阳市二叠系综合折减系数
	DR116	贵阳市乌当区中天牛奶厂地热井	635.00	141.90	50.00	0.48	304.80	$P_2q\text{-}m$	淡温泉	系数计算点
	DR129	贵阳市云岩区金关社区（111队基地内）三桥地热井	321.32	533.00	50.00	0.44	141.38	$P_2q\text{-}m$	淡温泉	系数计算点
	DR134	贵阳市清镇市纺织厂地热井	1064.10	150.00	50.00	0.34	361.79	$P_2q\text{-}m$	淡温泉	系数计算点
	DR150	贵阳市花溪区青岩宏业化工厂内	968.00			0.68	658.24	$D_2d\text{-}D_3gp$	淡温泉	参考黔南泥盆系综合折减系数
	DR141	贵阳市花溪区周家寨村地热井	720.00			0.68	489.60	$D_2d\text{-}D_3gp$	淡温泉	系数计算点
	DR96	贵阳市修文县六广镇驿泉地热井	2330.45	168.00	56.00	0.59	1374.97	$\epsilon_2q\text{-}\epsilon_{3\text{-}4}O_1l$	淡温泉	系数计算点
	DR118	贵阳市乌当区东风镇月亮河地热井	1440.00	97.00	41.00	0.39	561.60	$\epsilon_2q\text{-}\epsilon_{3\text{-}4}O_1l$	温矿泉	系数计算点
	DR123	贵阳市观山湖区金华镇翁贡（观山湖区生态温泉旅游度假区）地热井	900.00		50.00	0.43	387.00	$\epsilon_2q\text{-}\epsilon_{3\text{-}4}O_1l$	淡温泉	系数计算点
	DR132	贵阳市南明区龙洞堡街道办云关地热井	968.37	53.30	50.00	1.00	968.37	$\epsilon_{3\text{-}4}O_1l\text{-}O_1t\text{-}h$	偏硅酸温矿泉	系数计算点
	DR86	贵阳市息烽县息烽温泉疗养院地热井	810.00	0.20	50.00	1.60	1296.00	$Pt_3^{3b}\text{-}\epsilon_1dy$	偏硅酸温泉	系数计算点
	DR95	贵阳市息烽县永靖镇新萝地热井	681.96	85.15	50.00	0.74	504.65	$Pt_3^{3b}\text{-}\epsilon_1dy$	淡温泉	系数计算点
	DR97	贵阳市息烽县石硐镇胡家湾地热井	1054.00	59.30	50.00	0.84	885.36	$Pt_3^{3b}\text{-}\epsilon_1dy$	淡温泉	系数计算点
	DR101	贵阳市开阳县龙岗镇地热井	968.15	70.20	50.00	0.77	745.48	$Pt_3^{3b}\text{-}\epsilon_1dy$	淡温泉	系数计算点

续表

地州市	地热井编号	地理位置	实抽最大涌水量（m³/d）	最大降深（m）	允许降深（m）	综合折减系数	允许开采量（m³/d）	热储含水层	理疗温泉类型	备注
贵阳市	DR110	贵阳市乌当区新堡乡香纸沟地热井	900.29	46.00	50.00	1.07	963.31	$Pt_3^{3b}\text{-}\in_1 dy$	淡温泉	系数计算点
	DR122	贵阳市乌当区新添寨保利3号地热井	1268.35	38.30	20.00	0.83	1052.73	$Pt_3^{3b}\text{-}\in_1 dy$	淡温泉	系数计算点
	DR124	贵阳市乌当区新添寨保利1号地热井	1200.00	19.10	20.00	1.04	1248.00	$Pt_3^{3b}\text{-}\in_1 dy\text{-}\in_{3-4}O_1 l$	淡温泉	系数计算点
	DR125	贵阳市乌当区新添寨保利2号地热井	1494.98	75.60	20.00	0.53	792.34	$Pt_3^{3b}\text{-}\in_1 dy$	淡温泉	系数计算点
	DR135	贵阳市清镇市庙儿坡地热井	484.00	50.00	50.00	1.00	484.00	$Pt_3^{3b}\text{-}\in_1 dy$	淡温泉	系数计算点
	DR102	贵阳市修文县龙场镇马家桥村峰泰湖	668.62			0.60	401.17	$\in_{3-4}O_1 l\text{-}O_1 t\text{-}h$	淡温泉	
	DR104	贵阳市修文县阳明文化园地热井	960.00			0.60	576.00	$\in_{3-4}O_1 l$	淡温泉	
	DR111	贵阳市白云区沙文镇扁山地热井	2100.00			0.60	1260.00	$\in_{3-4}O_1 l$	淡温泉	
	DR117	贵阳市乌当区东风镇头堡村鱼洞峡地热井	250.40			0.60	150.24	$\in_{3-4}O_1 l$	氡、硫化氢温矿泉	
	DR119	贵阳市乌当区新添寨小河口1号地热井	1054.00			0.60	632.40	$\in_{3-4}O_1 l$	淡温泉	
	DR120	贵阳市乌当区新添寨小河口（贵御温泉）2号地热井	800.00			0.60	480.00	$\in_{3-4}O_1 l$	温矿泉	参照贵阳市娄山关组综合折减系数
	DR126	贵阳市云岩区黔灵镇安井村新二井地热井	800.00			0.60	480.00	$\in_{3-4}O_1 l$	淡温泉	
	DR127	贵阳市云岩区黔灵镇安井村新一井地热井	700.00			0.60	420.00	$\in_{3-4}O_1 l$	淡温泉	
	DR131	贵阳市乌当区水口寺（市南供电局）地热井	1000.00			0.60	600.00	$\in_{3-4}O_1 l$	淡温泉	
	DR133	贵阳市清镇市青龙办事处黑泥哨（茶马古镇）地热井	460.00			0.60	276.00	$\in_2 q$	淡温泉	

地州市	地热井编号	地理位置	实抽最大涌水量（m³/d）	最大降深（m）	允许降深（m）	综合折减系数	允许开采量（m³/d）	热储含水层	理疗温泉类型	备注
贵阳市	DR136	贵阳市乌当区龙洞堡多彩贵州城地热井	809.91			0.60	485.95	$\in_{3-4}O_1l$	淡温泉	参照贵阳市娄山关组综合折减系数
	DR137	贵阳市南明区云盘村小碧地热井	689.95			0.60	413.97	$\in_{3-4}O_1l$	淡温泉	
	DR139	贵阳市南明区龙洞堡碧翠湖	887.08			0.60	532.25	$\in_{3-4}O_1l\text{-}O_1t\text{-}h$	偏硅酸温矿泉	
	DR140	贵阳市清镇市体育局训练基地	338.87			0.60	203.32	$\in_3g\text{-}sh$	偏硅酸温泉	
	DR98	贵阳市开阳县双流镇白马村水土寨地热井	540.00			0.94	507.60	$Pt_3^{3b}\in_1dy$	淡温泉	参照贵阳市灯影组综合折减系数
	DR103	贵阳市清镇市新店镇鸭池河地热井	600.00			0.94	564.00	$Pt_3^{3b}\in_1dy$	淡温泉	
	DR108	贵阳市乌当区新堡乡陇脚村地热井	1000.00			0.94	940.00	—	淡温泉	
	DR109	贵阳市乌当区新堡乡马头村地热井	1054.00			0.94	990.76	$Pt_3^{1d}q$	淡温泉	
	DR112	贵阳市乌当区水田镇杨家湾	809.98			0.94	761.38	$Pt_3^{1d}q$	淡温泉	
	DR121	贵阳市乌当区后所村（全林广场泉天下）地热井	887.00			0.94	833.78	$Pt_3^{3b}\in_1dy$	温矿泉	
	小计		35253.78				24995.14			
六盘水市	DR170	六盘水市盘县刘官镇大凹子（胜境温泉）1号地热井	151.00	49.90	50.00	1.00	151.00	$P_2q\text{-}m$	淡温泉	系数计算点
	DR143	六盘水市水城县阿戛乡法那村马场1号地热井	131.24	52.00	50.00	0.99	129.93	C_2P_1m	淡温泉	系数计算点
	DR145	六盘水市水城县阿戛乡法那村马场3号地热井	709.00	29.45		0.99	701.91	C_2P_1m	淡温泉	参照DR143
	DR164	六盘水市盘县普古乡卧落村娘娘山地热井	825.10	311.00		0.99	816.85	$D_3C_1wz\text{-}C_1m$	淡温泉	参照DR143

地 州 市	地热 井 编号	地理位置	实抽最 大涌水量 （m³/d）	最大 降深 （m）	允许 降深 （m）	综合折 减系数	允许开 采量 （m³/d）	热储 含水层	理疗温 泉类型	备注
六 盘 水 市	DR169	六盘水市盘县刘官镇大凹子（胜境温泉）2 号地热井	450.00			0.99	445.50	—	淡温泉	参照 DR143
	小计		2266.34				2245.19			
黔 东 南 州	DR93	黔东南州天柱县邦洞镇地热井	2268.86	72.21	50.00	0.69	1565.51	$Pt_3^{1d}q$	硫化氢、偏硅酸温泉	系数计算点
	DR146	黔东南州雷山县丹江镇陶尧地热井	1229.82	69.40	50.00	0.64	787.08	$Pt_3^{1d}q$	硫化氢、偏硅酸温泉	系数计算点
	DR152	黔东南州黎平县德凤镇地热井	339.00	78.60	50.00	0.64	216.96	$Pt_3^{1d}p$	淡温泉	系数计算点
	DR165	黔东南州榕江县忠诚镇地热井	421.90	207.52	100.00	0.48	202.51	$Pt_3^{1d}q$	偏硅酸温泉	系数计算点
	DR85	黔东南州岑巩县思阳镇新兴地热井	6998.40	89.00		0.61	4269.02	Pt_3^{3b}∈$_1dy$	淡温泉	参照黔东南州板溪群综合折减系数
	DR89	黔东南州镇远县青溪镇余家桥地热井	668.00			0.61	407.48	$Pt_3^{1d}q$	淡温泉	
	DR105	黔东南州剑河县剑河温泉旅游区 2 号地热井	583.00			0.61	355.63	$Pt_3^{1d}q$	偏硅酸温泉	
	DR138	黔东南州凯里市舟溪镇大中 2 号地热井	668.21	14.00		0.61	407.61	$O_1t\text{-}h$	淡温泉	
	DR106	黔东南州剑河县剑河温泉旅游区 1 号地热井	668.21	18.30		0.61	407.61	$Pt_3^{1d}q$	偏硅酸温泉	
	DR107	黔东南州剑河县剑河温泉旅游区 3 号地热井	600.00			0.61	366.00	$Pt_3^{1d}q$	偏硅酸温泉	
	DR114	黔东南州台江县台拱镇南市地热井	237.60	40.00		0.61	144.94	$Pt_3^{1d}w$	淡温泉	
	DR128	黔东南州凯里市三棵树镇挂丁地热井	600.00			0.61	366.00	$Pt_3^{1d}q$	温矿泉	

续表

地州市	地热井编号	地理位置	实抽最大涌水量（m³/d）	最大降深（m）	允许降深（m）	综合折减系数	允许开采量（m³/d）	热储含水层	理疗温泉类型	备注
黔东南州	DR147	黔东南州丹寨县南皋乡石桥地热井	370.00			0.61	225.70	—	淡温泉	
	DR174	黔东南州从江县平正村地热井	496.50			0.61	302.87	Pt_3^3y	偏硅酸温泉	
	小计		16149.50				10024.92			
黔南州	DR130	黔南州贵定县金南镇荷花村甘溪林场地热井	1516.67	96.00	50.00	0.52	788.67	D_2d^2、D_3y	淡温泉	系数计算点
	DR158	黔南州都匀市小围寨镇纸房村龙井地热井	433.73	73.60	50.00	0.84	364.33	D_2d^2、D_3y	温矿泉	系数计算点
	DR142	黔南州龙里县谷脚镇谷远村大坝地热井	485.40	119.00	100.00	0.51	247.55	€_2q-O_1t-h	淡温泉	系数计算点
	DR92	黔南州瓮安县永和镇红岩村老坟咀地热井	1000.00	64.00	50.00	0.85	850.00	$Pt_3^{1d}q$	淡温泉	系数计算点
	DR171	黔南州平塘县通州镇洛阳村打贯河地热井	420.00			0.68	285.60	D_2d	淡温泉	参照黔南州泥盆系综合折减系数
	DR155	黔南州都匀市煤田局地测队队部地热井	507.00			0.68	344.76	D_2d、D_3y、P_2q-m	温矿泉	
	DR144	黔南州龙里县龙溪	650.00			0.51	331.50	€_2q-$\text{€}_{3-4}O_1l$	偏硅酸温矿泉	参照DR142
	DR149	黔南州龙里县龙山镇（大草原风景区）虫坝山	628.84			0.51	320.71	€_2q-$\text{€}_{3-4}O_1l$	偏硅酸温矿泉	参照DR142
	DR87	黔南州瓮安县猴场镇千年古邑旅游景区地热井	1632.00			0.85	1387.20	Pt_3^{3b}-€_1dy	淡温泉	
	DR90	黔南州瓮安县银盏乡新场村果果坪地热井	1000.00			0.85	850.00	Pt_3^{3b}-€_1dy	淡温泉	参照DR92
	DR154	黔南州都匀市甘塘镇茶都格尼斯大酒地热井	280.00			0.85	238.00	$Pt_3^{1d}q$	淡温泉	参照DR92
	DR163	黔南州都匀市大坪镇营盘村羊安地热井	668.21			0.85	567.98	$Pt_3^{1d}q$	淡温泉	参照DR92

地州市	地热井编号	地理位置	实抽最大涌水量（m³/d）	最大降深（m）	允许降深（m）	综合折减系数	允许开采量（m³/d）	热储含水层	理疗温泉类型	备注
黔南州	DR173	黔南州独山县本寨乡月亮村龙塘水库	312.75			0.85	265.84	$Pt_3^{1d}q$	淡温泉	参照DR92
	小计		9534.60				6842.14			
黔西南州	DR168	黔西南州晴隆县光照镇地热井	578.50	93.90	50.00	0.53	308.50	P_2q-m	淡温泉	系数计算点
	DR181	黔西南州安龙县新安镇元宝山村招提地热井	271.98	1000.00	900.00	0.86	233.47	P_2q-m	淡温泉	系数计算点
	DR184	黔西南州安龙县木咱镇金州农耕园地热井	453.00	443.20	310.00	0.77	350.00	P_2q-m	淡温泉	系数计算点
	DR179	黔西南州望谟县平洞镇地热井	654.83	59.80	50.00	0.84	548.64	D_3r	淡温泉	系数计算点
	DR177	黔西南州兴仁县城南街道办帝贝酒店地热井	600.00			0.72	432.00	$T_{1-2}j$	温矿泉	
	DR180	黔西南州兴义市坪东街道办西路田地热井	432.09			0.72	311.10	$T_{1-2}j$-T_2g	铁温矿泉	
	DR175	黔西南州贞丰县小屯乡簸箕田竖井	7200.00			0.72	5184.00	P_2q-m	温矿泉	
	DR176	黔西南州贞丰县者相镇纳坎村三岔河地热井	5420.00			0.72	3902.40	P_2q-m	淡温泉	参照黔西南州二叠系综合折减系数
	DR178	黔西南州兴义市义龙新区鲁屯镇体育公园地热井	234.57			0.72	168.89	P_2q-m	淡温泉	
	DR182	黔西南州兴义市黄草坝街道办（溶洞温泉）下午屯地热井	768.00			0.72	552.96	—	淡温泉	
	DR183	黔西南州兴义市富康四季花城	800.00			0.72	576.00	P_2q-m	淡温泉	
	DR185	黔西南州兴义市将军屯	357.00			0.72	257.04	P_2q-m	温矿泉	

地州市	地热井编号	地理位置	实抽最大涌水量（m³/d）	最大降深（m）	允许降深（m）	综合折减系数	允许开采量（m³/d）	热储含水层	理疗温泉类型	备注
黔西南州	DR172	黔西南州普安县盘水街道办云盘社区苗铺场地热井	132.00			0.72	95.04	C_2h-C_2P_1m	淡温泉	
	小计		17901.97				12920.04			
铜仁市	DR2	铜仁市沿河县洪渡镇王坨村地热井	628.80	173.80	100.00	0.51	320.69	ϵ_3g	温矿泉	系数计算点
	DR15	铜仁市沿河县淇滩镇淇滩村地热井	1939.68	16.60	20.00	1.14	2211.24	ϵ_2q-ϵ_3sh	温矿泉	系数计算点
	DR62	铜仁市石阡县汤山镇白塔地热井	4382.21	4.60	20.00	1.25	5477.76	ϵ_2q-O_1t-h	淡温泉	系数计算点
	DR63	铜仁市石阡县汤山镇城南温泉原县政府地热井	1538.61	11.24	6.90	0.58	892.39	$\epsilon_{3-4}O_1l$-O_1t-h	淡温泉	系数计算点
	DR69	铜仁市石阡县中坝镇江坡地热井	1081.81	66.57	50.00	0.75	811.36	ϵ_3g-O_1t-h	淡温泉	系数计算点
	DR3	铜仁市沿河县和平镇虎头村甘子坪地热井	1332.00			0.85	1132.20	$\epsilon_{3-4}O_1l$-O_1t-h	温矿泉	参照铜仁市寒武系、奥陶系综合折减系数
	DR7	铜仁市沿河县和平镇狮马地热井	1840.41	21.84		0.85	1564.35	$\epsilon_{3-4}O_1l$	淡温泉	
	DR18	铜仁市松桃县蓼皋镇大坝村地热井	709.00			0.85	602.65	ϵ_2q	淡温泉	
	DR27	铜仁市思南县英武溪镇温塘村安家寨2号地热井	2738.88			0.85	2328.05	ϵ_2q-$\epsilon_{3-4}O_1l$	淡温泉	
	DR28	铜仁市思南县英武溪镇温塘村安家寨1号地热井	1995.84	41.30		0.85	1696.46	ϵ_2q-$\epsilon_{3-4}O_1l$	温矿泉	
	DR31	铜仁市印江县峨岭镇岩底寨地热井	312.77	506.00		0.85	265.85	$\epsilon_{3-4}O_1l$-O_1t-h	淡温泉	
	DR32	铜仁市印江县鹅岭镇地热井	654.93			0.85	556.69	$\epsilon_{3-4}O_1l$-O_1t-h	温矿泉	
	DR65	铜仁市石阡县汤山镇城南酒店锅厂地热井	455.00			0.85	386.75	$\epsilon_{3-4}O_1l$-O_1t-h	淡温泉	

续表

地州市	地热井编号	地理位置	实抽最大涌水量（m³/d）	最大降深（m）	允许降深（m）	综合折减系数	允许开采量（m³/d）	热储含水层	理疗温泉类型	备注
铜仁市	DR66	铜仁市石阡县汤山镇城南温泉吴家湾地热井	762.00	9.56		0.85	647.70	$\in_{3-4} O_1 l\text{-}O_1 t\text{-}h$	淡温泉	参照铜仁市寒武系、奥陶系综合折减系数
	DR70	铜仁市石阡县中坝镇桥边地热井	697.60			0.85	592.96	$\in_{3-4} O_1 l\text{-}O_1 t\text{-}h$	淡温泉	
	DR16	铜仁市德江伟才学校地热温泉井	600.00			0.85	510.00	$Pt_3^{3b}\text{-}\in_1 dy$	温矿泉	
	DR17	铜仁市德江县青龙街道办烧鸡湾地热井	513.00			0.85	436.05	$Pt_3^{3b}\text{-}\in_1 dy$	偏硼酸温矿泉	
	DR19	铜仁市德江县堰塘乡高家湾地热井	430.00			0.85	365.50	$Pt_3^{3b}\text{-}\in_1 dy$	偏硼酸温矿泉	
	DR20	铜仁市松桃县世昌乡道水村地热井	150.00			0.85	127.50	$Pt_3^{1d} q$	淡温泉	
	DR29	铜仁市松桃县平头乡连塘村柑子园地热井	411.80			0.85	350.03	$Pt_3^{1d} q$	温矿泉	
	DR35	铜仁市思南县双塘街道办小岩关地热井	2500.00			0.85	2125.00	—	偏硅酸温矿泉	
	DR38	铜仁市江口县太平镇老街地热井	600.00			0.85	510.00	$Pt_3^{1d} q$	淡温泉	
	DR40	铜仁市江口县太平镇太平社区苗匡地热井	563.00			0.85	478.55	$Pt_3^{1d} q$	淡温泉	
	DR41	铜仁市碧江区漾头镇九龙村九龙地热井	1000.00			0.85	850.00	$Pt_3^{1d} q$	温矿泉	
	DR44	铜仁市碧江区市中心锦江南路锦江宾馆地热井	360.00			0.85	306.00	$Pt_3^{1d} q$	淡温泉	
	DR47	铜仁市思南县三道水乡川坪村罗湾坨1号地热井	25.92			0.85	22.03	—	淡温泉	
	DR49	铜仁市碧江区坝黄镇坪垅组马湖塘地热井	2600.00			0.85	2210.00	$Pt_3^{1d} q$	淡温泉	
	DR75	铜仁市玉屏县朱家场镇九龙村地热井	500.00			0.85	425.00	—	淡温泉	

续表

地州市	地热井编号	地理位置	实抽最大涌水量（m³/d）	最大降深（m）	允许降深（m）	综合折减系数	允许开采量（m³/d）	热储含水层	理疗温泉类型	备注
铜仁市	DR77	铜仁市玉屏县朱家场镇鱼塘村茶花泉地热井	411.00			0.85	349.35	Pt_3^{3b}-$\in_1 dy$	淡温泉	
	小计		31734.26				28552.11			
遵义市	DR59	遵义市红花岗区忠庄镇114队基地1号地热井	304.30	68.00	50.00	0.74	225.18	$P_2 q$-m	温矿泉	系数计算点
	DR56	遵义市新蒲新区天鹅湖	603.39	54.92	50.00	0.91	549.08	$\in_2 q$	淡温泉	系数计算点
	DR60	遵义市播州区保利社区金新组地热井	474.50	94.70	50.00	0.77	365.37	$\in_{3-4} O_1 l$-$O_1 t$-h	温矿泉	系数计算点
	DR21	遵义市习水县桑木镇上坝村下坝地热井	3335.04	69.18	50.00	0.72	2401.23	Pt_3^{3b}-$\in_1 dy$	淡温泉	系数计算点
	DR25	遵义市桐梓县楚米镇元田村（枕泉翠谷）地热井	512.70	80.40	50.00	1.07	548.59	Pt_3^{3b}-$\in_1 dy$	淡温泉	系数计算点
	DR26	遵义市凤冈县永安镇长水田地热井	432.00	56.08	50.00	0.90	388.80	Pt_3^{3b}-$\in_1 dy$	偏硅酸温矿泉	系数计算点
	DR34	遵义市绥阳县洋川镇雅泉地热井	485.40	98.60	50.00	0.72	349.49	Pt_3^{3b}-$\in_1 dy$	温矿泉	系数计算点
	DR36	遵义市绥阳县风华镇官庄地热井	463.62	226.70	50.00	0.59	273.54	Pt_3^{3b}-$\in_1 dy$	温矿泉	系数计算点
	DR43	遵义市汇川区董公寺镇水井湾（浩鑫温泉）地热井	1441.00	109.00	68.00	0.62	893.42	Pt_3^{3b}-$\in_1 dy$	淡温泉	系数计算点
	DR50	遵义市湄潭县黄家坝镇国际温泉酒店地热井	1054.00	94.22	50.00	0.61	642.94	Pt_3^{3b}-$\in_1 dy$	温矿泉	系数计算点
	DR52	遵义市红花岗区海龙镇海龙温泉	4482.95	96.80	30.00	0.31	1389.71	Pt_3^{3b}-$\in_1 dy$	淡温泉	系数计算点
	DR58	遵义市金顶山镇野里地热井	1538.00	94.00	50.00	0.53	815.14	Pt_3^{3b}-$\in_1 dy$	淡温泉	系数计算点

地州市	地热井编号	地理位置	实抽最大涌水量（m³/d）	最大降深（m）	允许降深（m）	综合折减系数	允许开采量（m³/d）	热储含水层	理疗温泉类型	备注
遵义市	DR72	遵义市播州区尚嵇镇乌江村高库湾地热井	2106.58	30.88	20.00	0.62	1306.08	$Pt_3^{3b}\text{-}\text{\euro}_1 dy$	淡温泉	系数计算点
	DR79	遵义市余庆县小腮镇官庄1号地热井	106.66	60.70	50.00	0.85	90.66	$Pt_3^{1d} q$	淡温泉	系数计算点
	DR80	遵义市余庆县小腮镇官庄2号地热井	206.00	58.50	50.00	0.88	181.28	$Pt_3^{1d} q$	淡温泉	系数计算点
	DR14	遵义市赤水市旺隆镇	300.00			0.74	222.00	$T_{1\text{-}2} j$	溴、铁温矿泉	参照遵义市二叠系综合折减系数
	DR10	遵义市赤水市旺隆镇龙岩赤1井	484.96			0.74	358.87	$T_{1\text{-}2} j$	溴、碘温矿泉	
	DR9	遵义市赤水市旺隆镇龙岩旺2井	216.00			0.74	159.84	$T_{1\text{-}2} j$	溴、碘温矿泉	
	DR12	遵义市赤水市旺隆镇龙岩赤2井	5220.98			0.74	3863.53	$T_{1\text{-}2} j$	溴、碘温矿泉	
	DR13	遵义市赤水市旺隆镇龙岩赤3井	734.40			0.74	543.46	$T_{1\text{-}2} j$	溴、碘温矿泉	
	DR11	遵义市赤水市旺隆镇龙岩旺1井	2332.80			0.74	1726.27	$T_{1\text{-}2} j$	溴、碘温矿泉	
	DR76	遵义市播州区三合镇刀靶村中坪组青龙寺地热井	421.00	812.32		0.74	311.54	$P_2 q$	淡温泉	参照DR59
	DR8	遵义市正安县瑞溪镇水车坝	2700.00			0.84	2268.00	$\text{\euro}_{3\text{-}4} O_1 l\text{-}O_1 t\text{-}h$	淡温泉	参照遵义市寒武系、奥陶系综合折减系数
	DR22	遵义市绥阳县温泉镇（汇善谷温泉）3号地热井	1440.00			0.84	1209.60	$\text{\euro}_2 q\text{-}\text{\euro}_{3\text{-}4} O_1 l$	淡温泉	
	DR23	遵义市绥阳县温泉镇（汇善谷温泉）2号地热井	571.97			0.84	480.45	$\text{\euro}_2 q\text{-}\text{\euro}_{3\text{-}4} O_1 l$	淡温泉	
	DR24	遵义市绥阳县温泉镇（汇善谷温泉）1号地热井	1200.00			0.84	1008.00	$\text{\euro}_2 q\text{-}\text{\euro}_{3\text{-}4} O_1 l$	淡温泉	

地州市	地热井编号	地理位置	实抽最大涌水量（m³/d）	最大降深（m）	允许降深（m）	综合折减系数	允许开采量（m³/d）	热储含水层	理疗温泉类型	备注
遵义市	DR1	遵义市道真县大磉镇文家坝村红花园地热井	227.48			0.67	152.41	Pt_3^{3b}-$\epsilon_1 dy$	淡温泉	参照遵义市灯影组综合折减系数
	DR4	遵义市务川县桃符1号地热井	370.00			0.67	247.90	Pt_3^{3b}-$\epsilon_1 dy$	温矿泉	
	DR5	遵义市务川县桃符2号地热井	200.00			0.67	134.00	Pt_3^{3b}-$\epsilon_1 dy$	温矿泉	
	DR6	遵义市桐梓县木瓜镇狩猎场地热井	480.00			0.67	321.60	Pt_3^{3b}-$\epsilon_1 dy$	温矿泉	
	DR30	遵义市凤冈县花坪镇地热井	2555.71			0.67	1712.33	Pt_3^{3b}-$\epsilon_1 dy$	温矿泉	
	DR33	遵义市凤冈县石径乡（黔羽生态园）地热井	500.00			0.67	335.00	——	淡温泉	
	DR37	遵义市新蒲新区新舟镇胡家坝地热井	1000.00			0.67	670.00	Pt_3^{3b}-$\epsilon_1 dy$	温矿泉	
	DR39	遵义市仁怀市中枢镇香榭·公园里地热井	400.00			0.67	268.00	Pt_3^{3b}-$\epsilon_1 dy$	铁温矿泉	
	DR42	遵义市仁怀市中枢镇两路口（领秀美宅）地热井	900.00			0.67	603.00	Pt_3^{3b}-$\epsilon_1 dy$	温矿泉	
	DR45	遵义市汇川区董公寺镇后山沟（汇川国际温泉）	1176.20	107.20	73.00	0.67	788.05	Pt_3^{3b}-$\epsilon_1 dy$	淡温泉	
	DR46	遵义市湄潭县栖树林（养老院）地热井	628.99			0.67	421.42	Pt_3^{3b}-$\epsilon_1 dy$	温矿泉	
	DR48	遵义市湄潭县兴隆镇田家沟万花源地热井	543.00			0.67	363.81	Pt_3^{3b}-$\epsilon_1 dy$	淡温泉	
	DR51	遵义市汇川区董公寺镇102地质队队部地热井	350.00			0.67	234.50	——	淡温泉	

续表

地州市	地热井编号	地理位置	实抽最大涌水量 (m³/d)	最大降深 (m)	允许降深 (m)	综合折减系数	允许开采量 (m³/d)	热储含水层	理疗温泉类型	备注
遵义市	DR53	遵义市红花岗区金鼎镇海龙镇温泉村半边街地热井	1248.90	35.60		0.67	836.76	Pt_3^{3b}-$\in_1 dy$	淡温泉	参照遵义市灯影组综合折减系数
	DR54	遵义市湄潭县黄家坝镇铜鼓台地热井	751.00			0.67	503.17	Pt_3^{3b}-$\in_1 dy$	偏硅酸温泉	
	DR55	遵义市仁怀市坛厂镇（霞霏温泉）热水钻孔	1089.00			0.67	729.63	Pt_3^{3b}-$\in_1 dy$	温矿泉	
	DR57	遵义市仁怀市南部新城李村董家坡尚礼温泉	780.00	270.00	119.50	0.67	522.60	Pt_3^{3b}-$\in_1 dy$	温矿泉	
	DR61	遵义市播州区枫香镇枫胜居委会温水组地热井	720.00			0.67	482.40		淡温泉	
	DR67	遵义市余庆县龙家镇仙峰村地热井	338.86			0.67	227.04	Pt_3^{3b}-$\in_1 dy$	温矿泉	
	小计		47427.39				32125.69			
合计			181306.27				135129.21			

注：资料来源于贵州省地热井历年勘查、评价等报告

依据上述方法，从理疗温泉类型、行政区分布两个方面，对贵州省理疗温泉资源量进行分类统计，统计结果见表2-7。

1. 按理疗温泉类型统计

按理疗温泉类型统计，淡温泉资源量为99052.37m³/d，占65.38%，占比最高；温矿泉资源量为27596.32m³/d，占18.22%；偏硅酸温泉资源量为4505.19m³/d，占2.97%；偏硅酸温矿泉资源量为7329.63m³/d，占4.84%；氡、偏硅酸温泉资源量为1150.32m³/d，占0.76%；氡、硫化氢温矿泉资源量为150.24m³/d，占0.10%；硫化氢、偏硅酸温泉资源量为2352.60m³/d，占1.55%；硫化氢温泉资源量为346.80m³/d，占0.23%；偏硼酸温矿泉资源量为801.55m³/d，占0.53%；铁温矿泉资源量为1337.68m³/d，占0.88%；溴、碘温矿泉资源量为6651.96m³/d，占4.39%；溴、铁温矿泉资源量为222.00m³/d，占0.15%。各类型理疗温泉资源量占比情况见图2-6。

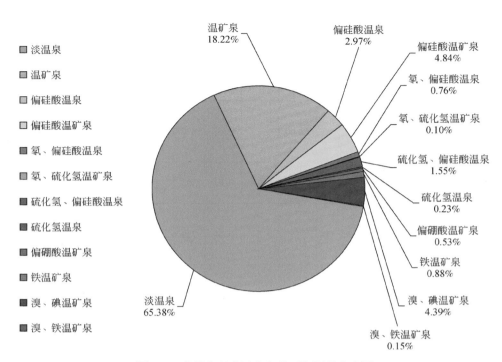

图 2-6　贵州省理疗温泉各类型资源量占比图

2. 按行政区（州、市）统计

理疗温泉资源量按照行政区统计，遵义市理疗温泉资源量最多，占比 25.97%，铜仁市、贵阳市次之，占比分别为 22.91%、17.46%，其余市州资源量占比均小于 10%，六盘水市最少，占比仅为 2.17%。以下对各行政区资源量进行阐述，各行政区理疗温泉资源量占比情况见图 2-7。

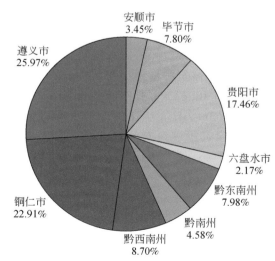

图 2-7　贵州省理疗温泉和行政区资源量占比图

1）贵阳市

贵阳市理疗温泉资源量为 26449.85m³/d，占贵州省理疗温泉总资源量的 17.46%。其中淡温泉资源量为 20273.97m³/d，占贵阳市理疗温泉资源量的 76.65%，占比最高；温矿泉资源量为 1875.38m³/d，占 7.09%；偏硅酸温泉资源量为 1499.32m³/d，占 5.67%；偏硅酸温矿泉资源量为 1500.62m³/d，占 5.67%；氡、偏硅酸温泉资源量为 1150.32m³/d，占 4.35%；氡、硫化氢温矿泉资源量为 150.24m³/d，占 0.57%。

2）遵义市

遵义市理疗温泉资源量为 39336.13m³/d，占贵州省理疗温泉总资源量的 25.97%，是理疗温泉资源量最多的行政区。其中：淡温泉资源量为 21723.20m³/d，占遵义市理疗温泉资源量的 55.22%，占比最高；温矿泉资源量为 8439.92m³/d，占 21.46%；偏硅酸温泉资源量为 606.88m³/d，占 1.54%；偏硅酸温矿泉资源量为 1424.17m³/d，占 3.62%；铁温矿泉资源量为 268.00m³/d，占 0.68%；溴、碘温矿泉资源量为 6651.96m³/d，占 16.91%；溴、铁温矿泉资源量为 222.00m³/d，占 0.56%。

3）安顺市

安顺市理疗温泉资源量为 5220.35m³/d，占贵州省理疗温泉总资源量的 3.45%。其中，淡温泉资源量为 4559.19m³/d，占安顺市理疗温泉资源量的 93.36%，占比最高；硫化氢温泉资源量为 346.80m³/d，占 6.64%。

4）毕节市

毕节市理疗温泉资源量为 11818.08m³/d，占贵州省理疗温泉总资源量的 7.80%。其中：淡温泉资源量为 8274.67m³/d，占毕节市理疗温泉资源量的 70.02%，占比最高；温矿泉资源量为 2048.75m³/d，占 17.34%；偏硅酸温泉资源量为 439.41m³/d，占 3.72%；偏硅酸温矿泉资源量为 296.68m³/d，占 2.51%；铁温矿泉资源量为 758.57m³/d，占 6.42%。

5）铜仁市

铜仁市理疗温泉资源量为 33189.70m³/d，占贵州省理疗温泉总资源量的 21.91%，资源量仅次于遵义市。其中：淡温泉资源量为 20323.10m³/d，占铜仁市理疗温泉资源量的 61.23%，占比最高；温矿泉资源量为 8284.14m³/d，占 24.96%；偏硅酸温泉资源量为 324.96m³/d，占 0.98%；偏硅酸温矿泉资源量为 3455.95m³/d，占 10.41%；偏硼酸温矿泉资源量为 801.55m³/d，占 2.42%。

6）六盘水市

六盘水市理疗温泉资源量为 3283.15m³/d，占贵州省理疗温泉总资源量的 2.17%，是理疗温泉资源量最少的行政区，只包含淡温泉一种类型。

7）黔南州

黔南州理疗温泉资源量为 6936.34m³/d，占贵州省理疗温泉总资源量的 4.58%。其中：淡温泉资源量为 5575.04m³/d，占黔南州理疗温泉资源量的 80.37%，占比最高；温矿泉资源量为 709.09m³/d，占 10.22%；偏硅酸温矿泉资源量为 652.21m³/d，占 9.40%。

8）黔西南州

黔西南州理疗温泉资源量为 13174.92m³/d，占贵州省理疗温泉总资源量的 8.70%。其中：淡温泉资源量为 6990.78m³/d，占黔西南州理疗温泉资源量的 53.06%，占比最高；

温矿泉资源量为 5873.04m³/d，占 44.58%；铁温矿泉资源量为 311.10m³/d，占 2.36%。

9）黔东南州

黔东南州理疗温泉资源量为 12088.15m³/d，占贵州省理疗温泉总资源量的 7.98%。其中：淡温泉资源量为 7734.93m³/d，占黔东南州理疗温泉资源量的 63.99%，占比最高；温矿泉资源量为 366.00m³/d，占 3.03%；偏硅酸温泉资源量为 1634.62m³/d，占 13.52%；硫化氢、偏硅酸温泉资源量为 2352.60m³/d，占 19.46%。

表 2-7　贵州省理疗温泉资源量　　　　　（单位：m³/d）

行政区类型	贵阳市	遵义市	安顺市	毕节市	铜仁市	六盘水市	黔南州	黔西南州	黔东南州	合计	占比（%）
淡温泉	20273.97	21723.20	4873.55	8274.67	20323.10	3283.15	5575.04	6990.78	7734.93	99052.37	65.38
温矿泉	1875.38	8439.92		2048.75	8284.14		709.09	5873.04	366.00	27596.32	18.22
偏硅酸温泉	1499.32	606.88		439.41	324.96				1634.62	4505.19	2.97
偏硅酸温矿泉	1500.62	1424.17		296.68	3455.95		652.21			7329.63	4.84
氡、偏硅酸温泉	1150.32									1150.32	0.76
氡、硫化氢温矿泉	150.24									150.24	0.10
硫化氢、偏硅酸温泉									2352.60	2352.60	1.55
硫化氢温泉			346.80							346.80	0.23
偏硼酸温矿泉					801.55					801.55	0.53
铁温矿泉		268.00		758.57				311.10		1337.68	0.88
溴、碘温矿泉		6651.96								6651.96	4.39
溴、铁温矿泉		222.00								222.00	0.15
合计	26449.85	39336.13	5220.35	11818.08	33189.70	3283.15	6936.34	13174.92	12088.15	151496.66	100.00
占比（%）	17.46	25.97	3.45	7.80	21.91	2.17	4.58	8.70	7.98	100.00	

（牟雨亮、陈正山）

第三章 研究区自然地理和生态环境

第一节 自 然 地 理

一、位置及交通

贵州简称"黔"或"贵"，地处我国西南腹地云贵高原东部，东毗湖南、南邻广西、西连云南和四川、北接重庆，地理坐标范围为东经 $103°36'00''\sim109°35'27''$，北纬 $24°37'19''\sim29°13'28''$，东西长约 595km，南北相距约 509km，总面积 17.62 万 km² （图 3-1）。全省辖

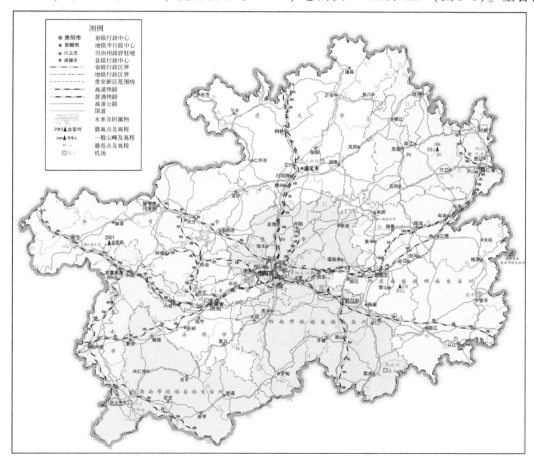

图 3-1 贵州省交通位置图

贵阳、遵义、六盘水、安顺、毕节、铜仁 6 个地级市及黔东南、黔南、黔西南 3 个民族自治州，共计 88 个县（市、特区、区）。全省交通方式有铁路、公路、水路和航空四种形式，以铁路和公路为主。截至 2022 年底，全省高速公路通车里程达 8331km，高速公路出省通道 25 个，基本形成内通外联的高速公路网，贵阳至其他市州中心城市有 2 条以上通道，实现 2 小时覆盖黔中经济圈、4 小时通达全省、7 小时通达周边省会城市。铁路总里程 3867km，其中高铁里程达 1527km，实现了贵阳与周边 5 个省会城市通高铁、全省 8 个市（州）中心城市通高铁，初步形成了贵阳至黔中城市群中心城市 1 小时、至成渝双城经济圈 2 小时、至粤港澳大湾区 4 小时、至京津冀 8 小时的高铁网。

二、气象水文

贵州属于亚热带季风湿润气候，冬无严寒、夏无酷暑，气候宜人。但因全省地处低纬度山区，地势高低悬殊，东、西部海拔高差在 2500m 以上，气候呈现垂直分带特征，各种气象要素有明显不同，如西部威宁县海拔高，气候高寒；中部贵阳市气候温和，冬暖夏凉；东部铜仁市海拔低，气候冬暖夏热。总体上，全省多年平均气温为 12～18℃（图 3-2），其

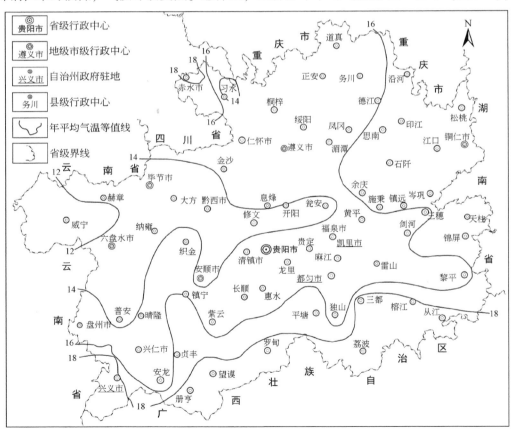

图 3-2　贵州省年平均气温等值线分布图

资料来源：王明章等，2015

中7月份最高，1月份最低，最冷月平均气温多在3～6℃，比同纬度其他地区高，最热月平均气温一般是22～25℃。

受季风气候影响，全省雨量充沛，多年平均降雨量为1000～1400mm。在空间分布上，具有南部高于北部、东部高于西部的特点，其中西南部的普安—晴隆—织金一带、南部独山—麻江—雷山一带和东北部梵净山东南麓的铜仁—松桃一带为全省多雨区，多年平均降雨量多超过1300mm。年平均降雨量最少的地区为西部的毕节—赫章—威宁一带，年降水量900mm左右，最少的赫章仅854.1mm，其余地区降水量多在1000～1300mm（图3-3）。总体上，各地年际间降水量的相对变率一般不大，为10%～15%，是全国降水量变化最稳定的地区之一。

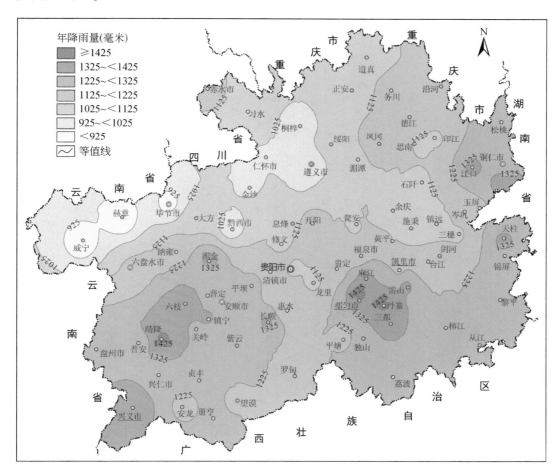

图3-3 贵州省年降雨量等值线分布图

贵州河网密布，多属原发性河流，呈放射状自西部、中部向南、北、东三个方向向省外径流。空间分布上，境内河流大致以苗岭为省内一级分水岭，以北属长江流域，以南属珠江流域。其中长江流域二级水系有金沙江支流牛栏江、横江、长江干流的支流赤水河及綦江、乌江及洞庭湖水系，流域面积为$1.16×10^5km^2$，占全省国土总面积的66%；珠江流域有红水河水系和柳江水系，流域面积为 $6.04×10^4 km^2$，占全省土地总面积的34%（图3-4）。受地形地貌及地质构造的影响，境内多数河流表现出上游河谷开阔，坡降平缓，至中游时束状相间，水流湍急，下游则河谷深切的特征。贵州的河流都是雨源性河流，主要靠大气降水补给，一般每年12月至翌年3月为枯水期，4月、10月、11月为平水期，5~9月为丰水期，河川最大径流量是最小径流量的2~3倍，多年平均径流量为 $1035×10^8 km^3$。由于省内碳酸盐岩分布面积广，岩溶发育，河流穿行其间，浅层地下水与地表水相互转化补给，明、暗流（伏流）交替出现。浅层地下水径流占河川径流总量的24.80%，二者是贵州深层地下热矿水的重要补给来源。

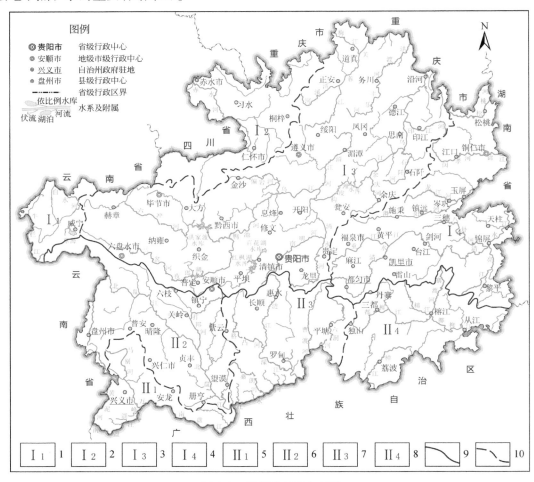

图3-4　贵州省水系分布图

1. 金沙江水系；2. 赤水河-綦江水系；3. 乌江水系；4. 洞庭湖（沅江）水系；5. 南盘江水系；
6. 北盘江水系；7. 红水河水系；8. 都柳江水系；9. 长江与珠江分水岭；10. 二级流域

三、地形地貌

　　贵州在地势上处于我国地势第二阶梯东部边缘，属于我国青藏高原第一梯级到第二梯级的高原山地向东部第三梯级的丘陵平原过渡地带，并处于我国长江水系与珠江水系的分水岭地区，因而形成一个高耸于四川盆地与广西丘陵之间的一个受河流强烈切割的岩溶化高原山地。总体地势西高东低，中部高，南、北低，从西向东呈三级阶梯状，形成一个大斜坡，从西部、中部向南、北形成两个斜坡带。第一梯级位于威宁、赫章、水城一带，是云贵高原东延部分，地势最高，是贵州典型的高原地貌，高原面貌大部保存完好，高原的边缘切割强烈，形成高中山，海拔在2400~2000m以上，最高点在西部六盘水市钟山区与赫章县交界处的韭菜坪，海拔为2903m，为全省最高峰。第二梯级分布于遵义以南、惠水以北、黔西以东、镇远以西的广大地区，地势相对平缓，海拔降为1500~1000m，是贵州典型的山原和丘原分布区。第三梯级分布于东部、东南部地区，为湖南丘陵的西延部分，其范围包括松桃、铜仁、玉屏、锦屏等低山丘陵，海拔继续降至800~300m，最低点位于省东南部的都柳江河流出口处，海拔仅137m（图3-5）。

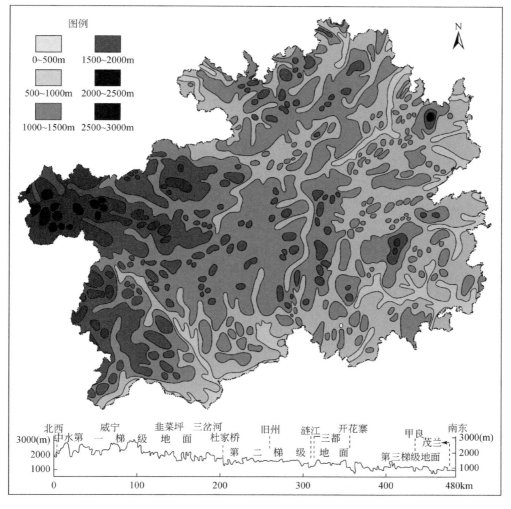

图3-5　贵州省地势图

资料来源：贵州省区域地质志，1987年

贵州地质条件复杂，省内广大地区新元古代震旦系至中生代三叠系碳酸盐岩广泛分布，受古近纪、新近纪以来地壳间歇性隆升，以及受热带、亚热带气候环境的影响，表生带发生复杂的地质风化作用，形成贵州典型的峰丛洼地、峰丛谷地、峰丛峡谷、峰林洼地、峰林谷地、溶丘洼地、溶丘盆地等喀斯特岩溶地貌景观（图3-6）。此外，在贵州黔东南地区，发育变质岩系，在长期遭受风化剥蚀和流水侵蚀的作用下，形成非喀斯特岩溶变质岩中山区地貌。因此，根据塑造地貌的主导作用因素，岩石建造类型及地貌形态组合特征等，可将贵州地貌划分为溶蚀地貌类型、溶蚀—侵蚀地貌类型、溶蚀—构造地貌类型、侵蚀—剥蚀地貌类型、侵蚀—堆积地貌类型、侵蚀—构造地貌类型6种成因类型。

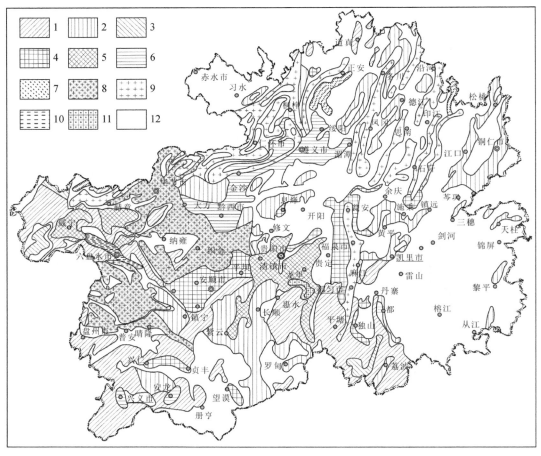

图 3-6 贵州省岩溶地貌形态组合类型分布图

资料来源：贵州省水文地质志，1996 年

（陈正山）

第二节 生态环境

近年来，我省深入推动生态文明建设，深化生态文明体制机制改革，以国家生态文明

试验区建设为重要抓手，贯彻新发展理念，秉承"山水林田湖草是一个生命共同体"的理念，坚持生态优先、绿色发展，坚持生态系统性、整体性原则，着力推进历史遗留矿山地质环境恢复治理、土地整治、石漠化综合治理和流域生态环境综合整治，进一步提升涵养水源、森林资源和生物多样性保护等生态功能，全面推进封山育林、退耕还林（草）、乡村绿化、流域两岸绿化、城镇周边绿化带等森林生态体系建设，守好发展和生态两条底线，助推国家生态文明试验区建设。

目前，全省生态保护红线面积为 4.59 万 km²，空间分布上总体呈现四周保护、中间发展的格局。水源涵养生态保护红线为 1.48 万 km²，主要分布在武陵山、大娄山、赤水河、沅江流域、南盘江流域等地；水土保持生态保护红线为 1.02 万 km²，主要分布在黔西南州、黔南州、黔东南州、铜仁市等地；生物多样性维护生态保护红线为 0.61 万 km²，分布在武陵山区、大娄山、黔东南州、黔南州等地；石漠化控制生态保护红线为 1.13 万 km²，主要分布在威宁—赫章高原分水岭、关岭—镇宁高原峡谷、北盘江下游河谷以及罗甸—平塘高原槽谷等地；水土流失控制生态保护红线面积为 0.35 万 km²。有 25 个县纳入国家级重点生态功能区，生态功能主要为水土保持和水源涵养。此外，我省独特的地理位置，复杂的山水林田湖草生态系统，喀斯特山区多样性地貌造就了丰富而独特的生物多样性。据统计，全省已知生物物种约 24547 种，其中有野生脊椎动物 1085 种，无脊椎动物 10400 余种，高等植物 10255 种，维管束植物 8612 种（包括亚种、变种和变型），约占全国总物种数的 31%，生物多样性丰富度位居全国前列。为保护我省独特的生物多样性，目前梵净山、茂兰国家级自然保护区已成为世界生物圈保护区网络成员，威宁草海、赤水桫椤、雷公山、宽阔水等十处国家级省级自然保护区已纳入中国生物圈保护区网络成员，丹霞地貌、织金洞、黄果树瀑布、茂兰、梵净山、施秉云台山均被世界自然保护联盟（IUCN）列入全球自然保护地体系。我省生态系统较为复杂，7 大类生态系统中森林、灌丛、农田生态系统分布面积较大，其面积之和占全省总面积的 91.8%，其次是城镇、湿地、草地和其他类生态系统。森林生态系统分布面积最大，且森林发育的生境条件多样，地理分布复杂；草地类型较多，有热性灌草丛类、暖性灌草丛类、山地草甸类、低地草甸类 4 个草地类和白茅加黄背草等 32 个草地类型；农田生态系统碎片化严重、坡耕地多，坝区耕地少；城镇生态系统缺乏平坦地势支撑，多为依山而建，主要集中在 2°~15° 的坡地上。

（陈正山）

第三节　经济社会概况

十八大以来，在以习近平同志为核心的党中央坚强领导下，贵州省委省政府团结带领全省各族人民，坚持以习近平新时代中国特色社会主义思想为指导，坚持把发展经济的着力点放在实体经济上，振兴发展十大工业产业，实施"双千工程"，深入推进国家大数据综合试验区建设，实施"百企引领""万企融合"行动，第二、三产业发展势头锐不可当。2022 年，全省常住人口为 3856 万人，其中城镇常住人口为 2114 万人，占比 54.81%。地区生产总值为 20164.58 亿元，其中第一产业增加值为 2861.18 亿元，占比 14.2%；第二产业增加值为 7113.03 亿元，占比 35.3%；第三产业增加值为 10190.37 元，占比 50.5%。人均地区生产总值为 52321 元，比上年增长 1.2%。全省财政总收入为 3192.69 亿元，比上年下降 6.5%。居民人均可支配收人为 25508 元，比上年增长 6.3%。全年全省进出口总额为 792.86 亿元，其中出口总额为 519.81 亿元，进口总额 273.06 亿元（贵州省 2022 年国民经济和社会发展统计公报）。

在全国旅游业快速发展的大环境下，贵州省旅游产业保持良好的发展势头，旅游收入逐年增长。据统计，2022 年全省全年接待游客 4.92 亿人次，旅游总收入为 5245.64 亿元。贵州地热资源丰富，且温泉的流量、水质、水温等在全国都具有一定的竞争优势和发展潜力。经过多年的发展，贵州理疗温泉旅游业已具有一定规模，且逐渐成为旅游业产业中的一大支柱。现主要将水疗、药浴、保健、SPA 等健康保健养生文化与休闲、度假、旅游等文化相结合，可满足游客的多元化需求。同时，在贵州省委省政府领导下，已制订出台了一系列支持旅游产业发展的政策和措施，为旅游产业的有效发展提供了良好的政策环境。

（陈正山）

第四章 | 理疗温泉地质特征

第一节　地　　层

一、区域地层

贵州地层发育齐全，从新元古界至第四系均有出露（贵州省地质调查院，2017）。特别是震旦纪至三叠纪海相地层层序连续，其间多为整合接触。其地层主要由沉积岩和浅变质沉积岩组成，火成岩和深变质岩分布较少。在沉积岩中又以碳酸盐岩最为发育，碳酸盐岩地层的累计厚度达 20000m，分布面积 10.9 万 km^2，约占贵州总面积的 61.9%。

根据 2017 年版《贵州省区域地质志》，贵州地层属全国地层综合区划羌塘–扬子–华南地层大区（Ⅳ）之扬子地层区（$Ⅳ_5$），低级区划分为黔北分区（Ⅰ）、黔南分区（Ⅱ）及黔东分区（Ⅲ），低一级区划又分为赤水–习水小区（$Ⅰ_1$）、桐梓–沿河小区（$Ⅰ_2$）、毕节–瓮安小区（$Ⅰ_3$）、威宁–兴义小区（$Ⅱ_1$）、都匀–望谟小区（$Ⅱ_2$）、铜仁–镇远小区（$Ⅲ_1$）及台江–从江小区（$Ⅲ_2$）等地层小区。地层出露主要有新元古代青白口系、南华系及震旦系；下古生代寒武系、奥陶系、志留系；上古生代泥盆系、石炭系、二叠系；中生代三叠系、侏罗系、白垩系；以及第四系地层。其中新元古代青白口系和南华系主要分布于黔东南的黎平、从江、榕江等地以及黔东北的梵净山地区，而震旦系主要分布于黔中、黔北地区背斜核部及近翼部；下古生代寒武系、奥陶系、志留系大面积分布于黔北、黔中地区，尤以黔东北地区最为发育；上古生代泥盆系、石炭系、二叠系主要分布在黔南、黔西地区；中生代三叠系地层主要分布于黔西南、黔北和黔中地区，而侏罗系和白垩系大面积出露于黔北的赤水、习水二市（县）境内。总体以黔东南为中心，出露地层的时代由南东向北西呈现由老变新的趋势。大致以镇远—贵阳—安顺一线为界，黔北地区主要出露震旦系及下古生代寒武系、奥陶系、志留系地层，基本未出露上古生代泥盆系、石炭系及二叠系船山统地层，中生代三叠系发育不全。在黔南地区，上古生代及三叠系出露齐全、厚度巨大，仅在边缘地区出露颇为零星的下古生代地层。贵州全境地层序列详见表 4-1。

二、地层岩性

现将区内地层由老到新按地层序列、空间分布规律及岩性特征简要叙述如下（表 4-1）。

表 4-1　贵州省地层序列总表[*]

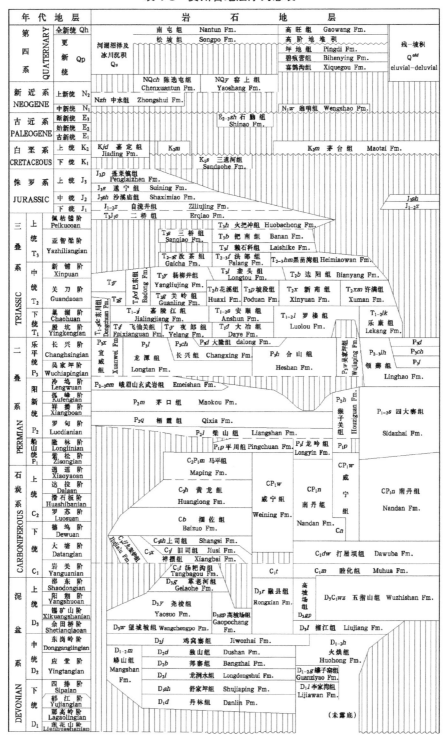

续表

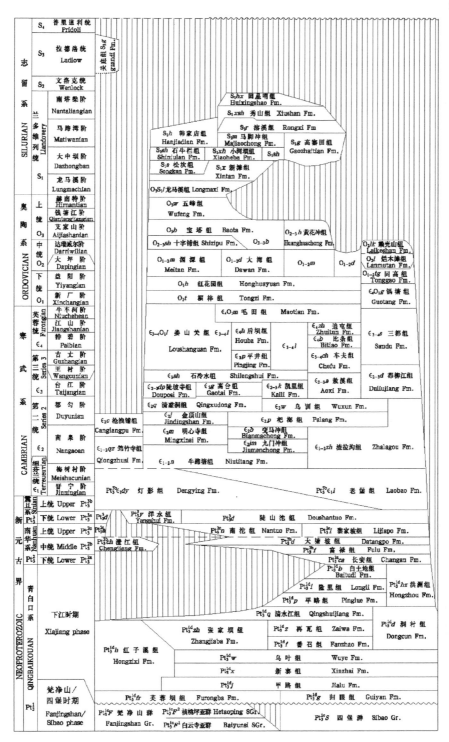

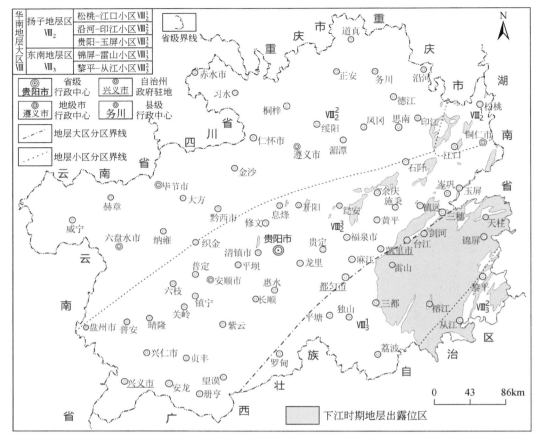

图 4-1　新元古界下江时期地层分布及分区图
资料来源：据贵州省地质调查院，2017

（一）清白口系（Pt_3^1）

1. 青白口系梵净山/四堡时期

青白口系梵净山/四堡时期地层主要分布于梵净山地区和黔东南从江县毗邻广西融水及三江县地区，为梵净山群和四堡群，是贵州境内最古老的地层，为一套半深海–深海具复理石建造的浅变质海相砂泥岩及基–超基性岩等组成，构造背景属弧后盆地，下未露底，总厚度>10000m。

2. 青白口系下江时期

青白口系下江时期地层主要分布于黔东南地区，少量分布于黔中及黔东北地区（图4-1）。地层从老到新分别为归眼组（$Pt_3^{1d}g$）、甲路组（$Pt_3^{1d}j$）、新寨组（$Pt_3^{1d}x$）、乌叶组（$Pt_3^{1d}w$）、番召组（$Pt_3^{1d}f$）、再瓦组（$Pt_3^{1d}z$）、清水江组（$Pt_3^{1d}q$）、平略组（$Pt_3^{1d}p$）、龙里组（$Pt_3^{1d}l$）、白土地组（$Pt_3^{1d}b$）及相当层位的芙蓉坝组（$Pt_3^{1d}fr$）、红子溪组（$Pt_3^{1d}h$）、张家坝组（$Pt_3^{1d}zh$）、洞村组（$Pt_3^{1d}d$）、洪洲组（$Pt_3^{1d}hz$），为一套原岩为裂谷盆地相以砂泥质岩为主的沉积变质岩系，沉积建造主要为陆源碎屑建造、火山碎屑浊积岩（复理石）建造以及粉砂岩–泥岩建造，地层厚2100～11000±m。与下伏梵净山群/四堡群角度不整合接触，与上覆南华系地层整合或不整合（主要为平行不整合、局部为角度不整合）接触。

按《中国区域地质志工作指南》，青白口系下江时期地层属华南地层大区之扬子地层区和东南地层区，古地势具有北西高和南东低的特点，其中位于北西部扬子区多为浅水地带沉积，以砂岩、粉砂岩和杂色岩层为主，缺失下江时期上部地层，地层厚度最小值者仅为2100m。位于南东部的东南地层区多为深水地带沉积，以泥质岩和浅灰绿色岩层较多，下江时期地层保存齐全，地层厚度普遍>4000m，最大处>11000m。

（二）南华系（Pt_3^2）

南华系是以新元古代末寒冷气候事件作为主要标志建立的年代地层单元，为一套浅变质陆源碎屑岩为主，夹有冰碛岩、冰碛砾岩，构成震旦系热储含水层的隔水底板。其地层纵横向岩性、岩相变化较大，主要分布于黔东地区，少量零星分布于黔中贵阳—遵义一带。根据岩性、岩相、古构造及古气候等特征，南华系地层综合区划属南华地层大区。其中，大致以印江—石阡—丹寨一线为界，南东侧划归江南地层区，包括锦屏-榕江小区和松桃-丹寨小区；北西侧划归扬子地层区，包括贵阳-遵义小区（图4-2）。

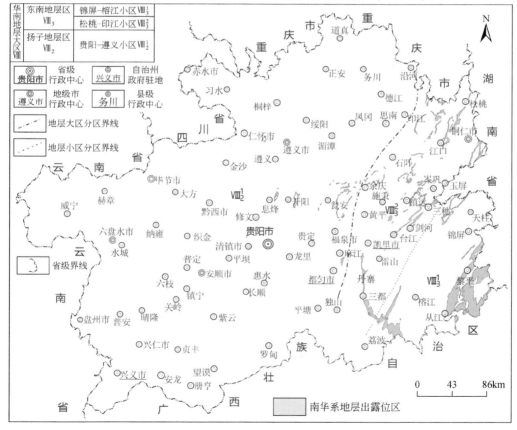

图4-2　南华系地层分布及分区图
资料来源：贵州省地质调查院，2017

1. 江南地层区

1) 锦屏–榕江小区

锦屏–榕江小区地层主要分布于天柱—三都一线南东地区，地层发育良好，层序完整。地层从老到新分别为长安组（$Pt_3^{2a}ca$）、富禄组（$Pt_3^{2b}f$）、大塘坡组（$Pt_3^{2b}d$）和黎家坡组（$Pt_3^{2c}l$），地层岩性主要为含砾板岩、含砾粉砂质绢云板岩、含炭质绢云板岩、铁质板岩、块状软锰矿化绢云板岩、锰质变质粉砂岩、变质含砾砂岩–粉砂岩及变质砂岩，地层总厚可达 4000～5000m，与下伏青白口系下江时期地层呈整合接触，与上覆震旦系呈整合–平行不整合接触。

2) 松桃–丹寨小区

松桃–丹寨小区地层主要分布于印江—石阡—丹寨一线南东和天柱—三都一线北西之间。地层从老到新分别为富禄组（$Pt_3^{2b}f$）、大塘坡组（$Pt_3^{2b}d$）和南沱（黎家坡）组（$Pt_3^{2c}n$），缺失早期的长安组地层，而中期的富禄组发育不全，厚度大多<50m，局部缺失，为一套砂岩、砾岩及含砾岩屑砂岩，底部夹透镜状泥晶白云岩，属南华大冰期富禄间冰期沉积，呈平行不整合（局部微角度不整合）超覆于下江时期地层之上。大塘坡组发育完好，是黔东北地区的主要含锰矿层位，其下部为黑色炭质板岩，底部为含菱锰矿层，上部由板岩及砂质–粉砂质板岩组成，属海湾相沉积，地层厚 0～586.5m，多在 50～100m 之间，变化较大。南沱组主要为一套含砾泥岩，岩性及厚度均具过渡色彩。

2. 扬子地层区

分布印江—石阡—丹寨一线北西地区，划分为贵阳–遵义小区。该区地层发育不全，岩性、岩相纵横变化大，仅有中、晚期沉积的陆相澄江组和南沱组，二者之间为平行不整合接触。其中，澄江组为一套磨拉石或类磨拉石沉积，其地层岩性主要为含砾沉凝灰岩、砂岩、粉砂岩及沉凝灰岩，平行不整合于下江时期地层之上，而南沱组以冰碛砾岩为主，上与震旦系陡山沱组呈整合接触。

（三）震旦系（Pt_3^3）

震旦系地层主要分布于六盘水—安顺—荔波以北的广大地域，地层发育齐全。下统分为陡山沱组（Pt_3^3d）和其同时异相的洋水组（Pt_3^3y），上统分为灯影组（$Pt_3^{3b}\text{-}\in_1dy$）和其同时异相的老堡组（$Pt_3^{3b}\text{-}\in_1l$），上统地层顶部跨及寒武系。根据岩性、岩相、古地理、古构造及古气候等特征，地层综合分区统归南华地层大区。其中，大致以铜仁—玉屏—三都一线为界，其北西为扬子地层区，包括铜仁–镇远小区和贵阳–遵义小区；南东为江南地层区，包括黎平–从江小区、天柱–榕江小区（图4-3）。划分的小区显示了由南东的黎平–从江小区向北西的贵阳–遵义小区具有盆地–斜坡–台地相的古地理格局。

1. 扬子地层区

1) 贵阳–遵义小区

分布于印江—瓮安一线北西地区，属上扬子台地东南部台地相沉积，为一套陆源细碎屑岩、碳酸盐岩、磷酸盐岩、硅质岩建造。其中下部陡山沱组为陆源细碎屑岩与少许内源岩（白云岩、泥云岩、含磷硅质岩、硅质磷块岩）相间混杂组成，为混积滨岸–陆棚地带的较深水环境沉积，遵义松林完整典型剖面测量其厚度达到145m；洋水组为一套由碳酸

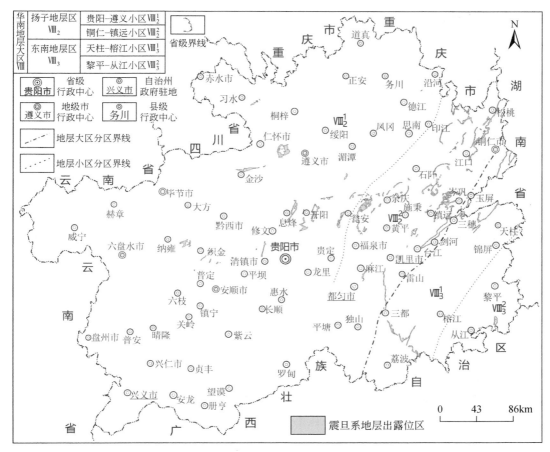

图 4-3　震旦系地层分布及分区图
资料来源：贵州省地质调查院，2017

盐岩及磷酸盐岩组成的台地相地层，其岩性为白云岩及含磷层；中部灯影组可分为两段，第一段为粉-细晶藻白云岩，厚度较大，达 232～500m，在桐梓九坝附近钻孔中，相当本段白云岩中尚见夹石膏层及含石膏白云岩；第二段为微-细晶含磷（矿）白云岩，地层厚度 4～33m；上部老堡组为硅质岩夹硅质含砂屑生物屑磷块岩，及少量硅质白云岩与炭质黏土岩，地层厚度 0～35m。该区震旦系与下伏南华系呈平行不整合接触，与上覆寒武系整合或平行不整合接触。本小区灯影组碳酸盐岩厚度大，是贵州地下热矿水的主要赋水地层。

　　2）铜仁-镇远小区

　　分布于印江—瓮安一线南东和铜仁—玉屏—三都一线北西之间，属于上扬子台地与湘黔桂盆地之间的斜坡相沉积，位于斜坡地带上部，为一套黑色黏土岩、碳酸盐岩及硅质岩建造，其中下部为陡山沱组细晶白云岩、页岩夹白云岩；中部为灯影组微晶-细晶白云岩、硅质白云岩，属碳酸盐岩缓坡环境沉积，地层厚度较小，一般厚 3～10m，在黄平浪洞，余庆小鳡一带厚度增大，达27～41m；上部为老堡组硅质岩夹炭质黏土岩建造。与下伏南华系及上覆寒武系地层均呈整合接触。

2. 江南地层区

1）天柱–榕江小区

分布于铜仁—玉屏—三都一线南东和榕江—黎平—天柱一线北西之间，属于上扬子台地与湘黔桂盆地之间的斜坡相沉积，位于斜坡地带下部，为一套黏土岩、碳酸盐岩及硅质岩建造。其中下部陡山沱组地层岩性为白云岩、页岩夹白云岩，为陆棚相沉积；中部灯影组为黏土质微晶白云岩夹少许的白云质黏土岩或砂屑细粒白云岩与含锰泥质白云岩，地层厚度小，厚为 3～21m，沉积环境可能属碳酸盐岩缓坡；上部老堡组地层岩性为硅质岩夹炭质黏土岩，最大厚度可达 198m。该区地层与下伏南华系及上覆寒武系地层均呈整合接触。

2）黎平–从江小区

分布于榕江—黎平—天柱一线南东地区，属湘黔桂盆地相沉积，为一套砂泥质及硅泥质的黑色深水沉积建造。其中，下部陡山沱组为黑色砂泥岩、炭质黏土岩，厚度达 322m；上部老堡组主要为黑色硅质岩组成，已知最大厚度为 120m。该区地层与下伏南华系及上覆寒武系地层均呈整合接触。

（四）寒武系（Є）

贵州的寒武系分布广泛、发育完整、沉积特征明显、相变清楚。自下而上划分为纽芬兰统（$Є_1$）、第二统（$Є_2$）、第三统（$Є_3$）和芙蓉统（$Є_4$），其中除了纽芬兰统为碎屑岩及黏土岩建造外，其他统均为碳酸盐岩建造。沉积厚度一般为 1000～2000m，最厚可达 3000 余米。毕节—贵阳一线之南西由上至下逐渐缺失，六盘水—安顺—平塘—荔波一线之南西地腹不明（图4-4）。由于寒武系碳酸盐岩分布范围广，地层厚度大，是贵州地下热矿水的重要赋水地层。

寒武系地层隶属全国地层区划的羌塘–扬子–华南地层大区（Ⅳ）中的扬子地层区（$Ⅳ_5$），大致以沿河—都匀一线为界，以西的广大地域为黔北–黔西北分区，包括威宁小区、遵义小和沿河小区；而沿河—都匀一线之东与剑河—三都一线之西之间划归黔东分区，包括江口小区、台江小区和万山小区；剑河—三都一线以西统归黔东南分区（图4-4）。

1. 黔北–黔西北分区

分布于沿河—都匀一线以西的广大地域，占省内寒武系分布面积的 70% 以上。威宁小区仅出露纽芬兰世及第二世地层；沿河小区第三统及芙蓉统在岩性上略有差异。其余特征三个小区大致相同。纽芬兰世晋宁期及梅树村早期为含磷、炭的硅质岩及碳酸盐岩沉积；梅树村晚期–都匀早期以碎屑岩及黏土岩为主，局部有碳酸盐岩，属滨岸–陆棚环境。第二世都匀晚期–芙蓉世牛车河期沉积，几乎全为碳酸盐岩，含少量泥质，为半局限–局限台地，而沿河一带为半局限–开阔台地环境。该区寒武系最大厚度达 3000 余米，是贵州地下热矿水的主要赋水地层。各小区地层特征如下。

1）威宁小区

分布于贵州西部赫章—威宁北西侧地区。仅出露纽芬兰统及第二统筇竹寺组（$Є_{1-2}$ qz）及沧浪铺组（$Є_2c$），为滨岸浅海环境，以碎屑岩及黏土岩为主，偶夹泥质白云岩和粉砂质钙质白云岩小透镜体，地层厚约 252m。与下伏地层平行不整合接触。

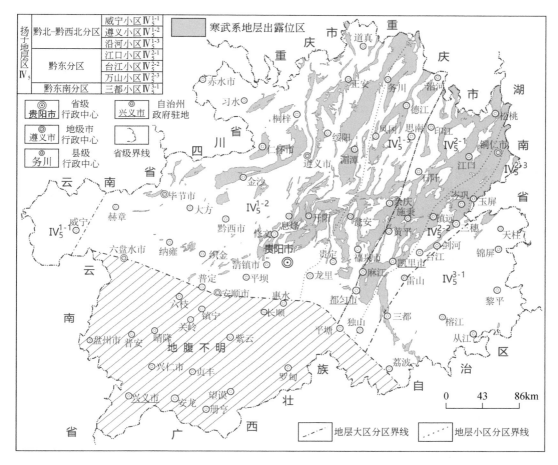

图4-4　寒武系地层分布及分区图
资料来源：贵州省地质调查院，2017

2）遵义小区

分布于务川—龙里一线以西和赫章—威宁一线以东的广大地域，地层发育齐全，沉积环境变化不大。地层从老到新分别为灯影组（Pt_3^{3b} $\epsilon_1 dy$）、牛蹄塘组（$\epsilon_{1-2} n$）、明心寺组（$\epsilon_2 m$）、金顶山组（$\epsilon_2 j$）、清虚洞组（$\epsilon_2 q$）、陡坡寺组（$\epsilon_{2-3} dp$）、高台组（$\epsilon_3 g$）、石冷水组（$\epsilon_3 sh$）、娄山关组（$\epsilon_{3-4} O_1 l$）及毛田组（$\epsilon_4 O_1 m$）。其中，纽芬兰统灯影组下部跨及震旦系，主要为含磷、炭的硅质岩及藻白云岩。纽芬兰统至第二统的牛蹄塘组、明心寺组、金顶山组主要为一套陆源碎屑岩组合，岩性为碳质、硅质、钙质、粉砂质页岩，夹有泥质灰岩及泥质白云岩，厚度>500m。该套碎屑岩地层是震旦系灯影组的良好隔水顶板，同时也是寒武系上部碳酸盐岩含水层的隔水底板。第二统至芙蓉统的清虚洞组、陡坡寺组（高台组）、石冷水组、娄山关组及毛田组为一套海相碳酸盐岩蒸发岩组合地层，岩性以白云岩为主，夹有白云质灰岩及少量灰岩，白云岩中夹有膏盐层。地层厚度1000m左右，最大厚度达1700m。该套地层与奥陶系桐梓红花园组构成贵州重要的热矿水储层。该区地层与下伏震旦系地层呈整合–平行不整合接触，与上覆奥陶系地层整合接触。

3）沿河小区

分布于沿河—都匀一线之西与务川—龙里一线之东地域，地层发育状况基本特征与遵义小区大体相同，仅第三世、芙蓉世略有差异，可分为平井组（$\epsilon_3 p$）、后坝组（$\epsilon_4 h$）及毛田组（$\epsilon_4 O_1 m$），属半局限–开阔台地环境，地层岩性为由白云岩、白云质灰岩、泥质条带状灰岩组成。该区地层与下伏震旦系及上覆奥陶系地层均呈整合接触。

2. 黔东分区（过渡区）

分布于沿河—都匀一线南东与剑河—三都一线北西之间的广大地域，占省内寒武系分布面积的25%左右。受岩相古地理格局的控制，本区为省内寒武系变化较大，岩性多样的地区。其中，纽芬兰世晋宁期—梅树村早期为一套深水盆地环境的黑色硅质岩及碳酸盐岩沉积；梅树村晚期—都匀早期以炭泥质岩沉积为主，夹少量碳酸盐岩及碎屑岩，属陆棚—斜坡环境；第二世都匀晚期—第三世王村早期在台江小区的凯里—台江一带以泥质岩及不纯碳酸盐岩沉积为主；第三世王村期—芙蓉世牛车河期在铜仁一带发育了一套碳酸盐台地边缘滩相的藻屑、砂屑、鲕粒及砾屑白云岩，铜仁以东为具斜坡相的薄层灰岩、白云岩夹砾屑灰岩，而铜仁以西的江口小区为局限台地环境。该区寒武系厚度一般2000～3000m。由于该区碳酸盐岩地层厚度大，亦是贵州地下热矿水的主要赋水地层。各小区地层特征如下。

1）江口小区及台江小区

寒武系第二世中期至第三世早期的岩石地层与黔北–黔西北分区有明显的差异，而第三世晚期至芙蓉世岩石特征与黔北–黔西北分区相似。其中第二世中期至第三世早期的九门冲组（$\epsilon_2 jm$）、变马冲组（$\epsilon_2 b$）、杷榔组（$\epsilon_2 p$）、乌训组（$\epsilon_2 w$）、凯里组（$\epsilon_{2-3} k$）为一套以泥页岩为主，夹少量不纯碳酸盐岩地层，属陆棚向盆地过渡的缓斜坡相沉积，地层厚度为500～1000余米。该区地层与下伏震旦系及上覆奥陶系地层均呈整合接触。

2）万山小区

分布于铜仁—玉屏之南东万山地区，该区特点是第二世与江口小区及台江小区相似，第三世及芙蓉世与江口小区及台江小区有明显的差异。其第三世至芙蓉世地层由老到新为敖溪组（$\epsilon_{2-3} a$）、车夫组（$\epsilon_{3-4} ch$）、比条组（$\epsilon_4 b$）、追屯组（$\epsilon_4 zh$），地层岩性以不纯碳酸盐岩为主，夹多层砾屑灰岩及少量黏土岩，具斜坡相沉积特征，其厚度达1500m以上。该区地层与下伏震旦系及上覆奥陶系地层均呈整合接触。

3. 黔东南分区（江南区）

分布于剑河—三都一线之东地域，仅划分为一个三都小区，不足省内寒武系分布面积的5%。其中，纽芬兰世晋宁期—梅树村早期的老堡组为一套深色薄层硅质岩沉积；梅树村晚期—都匀期的渣拉沟组（$\epsilon_{1-2} zh$）以黑色炭质黏土岩沉积为主，向上渐含砂质，炭质减少，为深水盆地相沉积；第三世台江期—芙蓉世牛车河期沉积的都柳江组（$\epsilon_{2-3} d$）、三都组（$\epsilon_{3-4} s$）和锅塘组（$\epsilon_4 O_1 g$）为一套薄层碳酸盐岩夹角砾灰岩及泥质岩，具明显的斜坡相沉积。该区寒武系厚度约1500m，与下伏震旦系及上覆奥陶系地层均呈整合接触。

（五）奥陶系（O）

贵州奥陶系地层分布广泛，尤以黔北地区最为发育，下、中、上三统地层保存齐全。

黔南大部分地区只保存中、下统地层，局部残留上统地层，南北两区地层岩石组合差异甚微，主要为浅海台地碳酸盐岩及陆源碎屑岩夹少量黏土岩组成，仅三都一带为斜坡–陆棚的碳酸盐岩及黏土岩。大致在赫章—金沙—瓮安一线之南和瓮安—普定—荔波一线之西的地区，以及三穗—三都一线之东的地区缺失奥陶系地层分布（图 4-5）。奥陶系地层沉积厚度不大，一般为 300~600m，最大可达千余米。

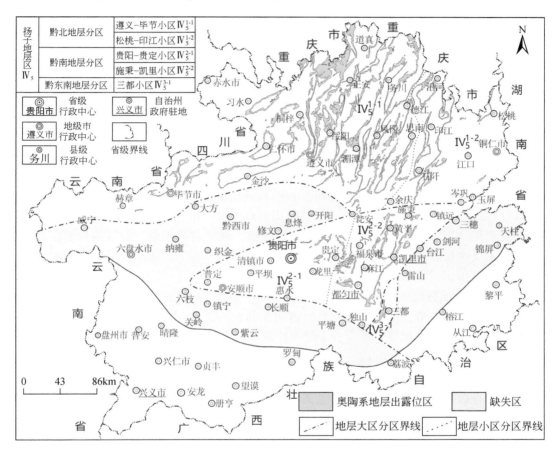

图 4-5　奥陶系地层分布及分区图

资料来源：贵州省地质调查院，2017

　　奥陶系地层隶属全国地层区划的羌塘-扬子-华南地层大区（Ⅳ），扬子地层区（Ⅳ5）。据地层发育特征和沉积环境的差异等，大致以赫章—金沙—余庆—玉屏一线之北的广大地域统归黔北地层分区，包括遵义-毕节小区和松桃-印江小区；大致以贵阳—余庆—玉屏一线之南和雷山—丹寨—独山一线之西的地区划归黔南地层分区，包括贵阳-贵定小区和施秉-凯里小区；而在三都一带划为黔东南地层分区（图 4-5）。

1. 黔北地层分区

　　分布于赫章—金沙—余庆—玉屏一线以北广大地区，占省内奥陶系出露面积的 80% 以上。大致以沿河—石阡一线为界，以西为遵义-毕节小区，以东为松桃-印江小区。从毕节燕子口—遵义—湄潭五里坡—石阡一线以北，上、中、下三统发育齐全，地层厚 360 ~ 600m，从老到新包括桐梓组（O_1t）、红花园组（O_1h）、湄潭组（$O_{1-2}m$）/大湾组（$O_{1-2}d$）、十字铺组（$O_{2-3}sh$）、宝塔组（O_3b）、五峰组（O_3w）。其中桐梓组和红花园组岩石组合由白云岩、泥质条带灰岩和生物碎屑灰岩组成，为半局限台地至开阔台地相沉积，在东南隅的松桃–印江小区为台地边缘滩相和台缘斜坡–广海陆棚相沉积。与下伏娄山关组或毛田组为连续沉积，构成贵州地下热矿水的重要赋水地层。湄潭组/大湾组至五峰组为一套碎屑岩建造，属于开阔台地相、滨海相、内陆棚相、外内陆棚相、斜坡相沉积。岩石组合为泥页岩、砂质泥页岩，夹泥质条带灰岩，泥质灰岩及生物碎屑泥灰岩组成，碎屑岩具有保温隔热的作用，是寒武系至奥陶系碳酸盐岩重要的隔水顶板。在毕节燕子口—遵义—湄潭五里坡—石阡一线以南地区，依次缺失上统及部分中统，残厚约 100 ~ 300m。该区奥陶系与下伏寒武系呈整合接触，与上覆石炭系或二叠系为平行不整合接触。

2. 黔南地层分区

分布于贵阳—余庆—玉屏一线之南和雷山—丹寨—独山一线以西的地区，占省内奥陶系出露面积的 15%。大致以贵定—昌明一线为界，划分为贵阳–贵定小区和与施秉–凯里小区。该区内绝大部分地区仅有中、下统桐梓组（O_1t）、红花园组（O_1h）、湄潭组（$O_{1-2}m$）/大湾组（$O_{1-2}d$）、黄花冲组（$O_{2-3}h$）、十字铺组（$O_{2-3}sh$）和宝塔组（O_3b）地层，上统零星保存在贵阳乌当、施秉齐家坝及凯里荷花塘等地，地层发育不全。分区内岩石组合以碳酸盐岩为主夹少量碎屑岩和黏土岩，残厚约 100 ~ 670m。与下伏寒武系呈整合接触，与上覆志留系高寨田组或石牛栏组呈平行不整合接触。

3. 黔东南地层分区

仅出露于三都一带，占省内奥陶系出露面积的 5% 以下，因范围小变化不大仅划为一个三都小区。分区内地层发育不全，上统及中统大部分缺失，岩性变化较大，从老到新包括锅塘组（€_4O_1g）、同高组（$O_{1-2}tg$）、烂木滩组（O_2l）和赖壳山组（O_2lk），具有台地边缘斜坡–陆棚相沉积、广海陆棚相沉积、浅海台地–广海陆棚相沉积和陆源碎屑浅滩相沉积。岩石组合以碳酸盐岩及黏土岩为主，夹少量碎屑岩，残留最大厚度为 1200m。与下伏寒武系呈整合接触，与上覆志留系石牛栏组和泥盆系邦寨组呈平行不整合接触。

（六）志留系（S）

志留系地层主要分布于黔北广大地区，次为黔南地区，少量分布于黔西赫章地区。根据 2011 年版《中国地层表》的四分意见，志留系划分为下统、中统、上统和顶统。贵州省除黔西赫章地区保存部分上统外，其余地区仅存下统。其中，除龙马溪早期为滞流陆棚的缺氧沉积，早志留世石牛栏时期有部分生物碳酸盐岩沉积外，绝大部为稳定性的浅水陆源碎屑沉积，具有潮坪–潟湖相、潮坪内陆棚相、近滨岸相及开阔台地相沉积环境。志留系地层最大厚度为 2525m，下与奥陶系整合或平行不整合接触；上与泥盆系、石炭系或二叠系均呈平行不整合接触。

根据地层综合区划，贵州志留系地层属全国地层区划的羌塘–扬子–华南地层大区（Ⅳ）的扬子地层区（$Ⅳ_5$）。依地层发育程度、岩石组合特征、古构造、古气候及沉积环境的差异等特征，可划分为黔北、黔南及黔西三个地层分区（图 4-6）。

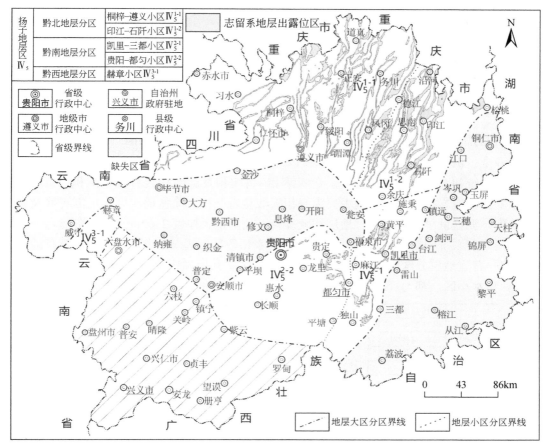

图 4-6　志留系地层分布及分区图

资料来源：贵州省地质调查院，2017

1. 黔北地层分区

分布于毕节—遵义—镇远一线以北广大地域，是省内志留系下统发育最好的地区，下统齐全，大致以沿河—余庆苏羊一线为界分为桐梓–遵义小区和印江–石阡小区。地层从老到新分别为龙马溪组（O_3S_1l）、新滩组（S_1x）、松坎组（S_1s）、石牛栏组（S_1sh）/小河坝组（S_1xh）、韩家店组（S_1h）、马脚冲组（S_1m）、溶溪组（S_1r）、秀山组（S_1xsh）和回星哨组（S_1hx），为一套泥页岩、砂页岩夹碳酸盐岩。保存最大厚度达 2500 余米，与下伏奥陶系多为连续沉积，分区南部近古陆边缘与奥陶系为平行不整合接触（图 4-6）。

2. 黔南地层分区

分布于贵阳—福泉—施秉一线以南，镇远—三都一线以西地区，缺失下统下部。根据环境差异及岩石组合特征，大致以福泉—都匀—独山一线为界，分凯里–三都小区和贵阳–都匀小区。保存地层从老到新为石牛栏组（S_1sh）、高寨田（S_1g）、马脚冲组（S_1m）、溶溪组（S_1r）、秀山组（S_1xsh）和回星哨组（S_1hx），为一套泥页岩、砂页岩夹少量碳酸盐岩，保存最大厚度不足 800m。与下伏地层奥陶系大湾组或黄花冲组、上覆地层泥盆系蟒山组或丹林组均呈平行不整合接触。

3. 黔西地层分区

仅分布于赫章朱砂厂—草子坪—狗飞寨一带，仅划分为一个赫章小区。地层仅出露关底组（S_3g），分布面积不足 $3km^2$，地层发育不全，为一套近岸的碎屑岩及黏土岩沉积，保存最大厚度为385m，上与泥盆系蟒山组呈平行不整合接触。

（七）泥盆系（D）

贵州泥盆系地层大致分布于赫章郎家冲—织金杜家桥—施秉—榕江一线以南地区，地层发育齐全，出露面积约 $5412km^2$，该线以北地区缺失泥盆系地层。泥盆系自下而上划分为下统、中统和上统，具有盆地相、台缘滩相–斜坡相及碳酸盐岩台地相沉积。其中，中下统主要为碎屑岩沉积，中上统主要为海相碳酸盐岩沉积。除盆地相区未出露至底及台地相区缺失早泥盆世早期地层外，地层均较发育，出露最大厚度2362m（独山布寨）。

贵州泥盆系统归扬子地层区。根据岩性、岩相等特征差异，划分为独山–赫章地层分区、长顺–普安地层分区以及罗甸–六盘水地层分区。其中独山–赫章地层分区进一步划分为独山–惠水小区、都匀–凯里小区及赫章—盘县小区（图4-7）。

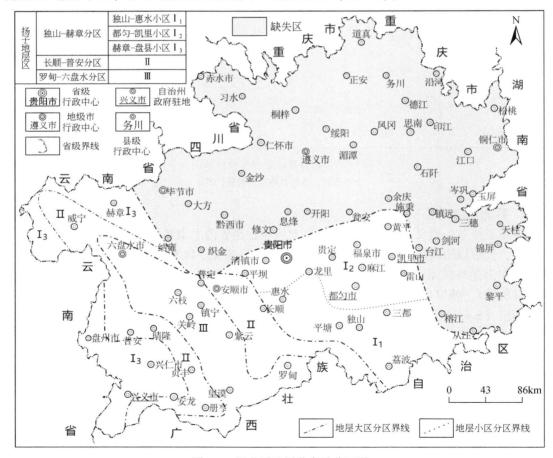

图4-7　泥盆系地层分布及分区图

资料来源：贵州省地质调查院，2017

1. 独山-赫章分区

分布于修文—施秉—榕江之南西与平坝—长顺—荔波之北东地区和普安—安龙以西地区，在贵州西部的赫章和威宁银厂坡一带亦有出露。其地层岩性主要为浅海相碳酸盐岩及碎屑岩，出露最大厚度 2342m。与下伏寒武系、奥陶系及志留系呈角度不整合或平行不整合接触。根据地层发育程度及古地理位置等因素，可细分为独山-惠水、都匀-凯里及赫章-盘县三个小区。

1）独山-惠水小区

主要分布于荔波—独山—惠水—三都一带，泥盆系地层发育最好、层序齐全。地层从老到新分别为下统丹林组（D_1d）、舒家坪组（D_1sh），中统龙洞水组（D_2l）、邦寨组（D_2b）、独山组（D_2d）、鸡窝寨组（D_2j）及上统望城坡组（D_3w）、尧梭组（D_3y）、革老河组（D_3g），为浅海台地相沉积。其中，中下统主要为碎屑岩建造，由石英砂岩、钙质砂岩、泥质砂岩、含钙质页岩、砂质页岩，夹少量泥质灰岩、白云岩及砂质白云岩组成，中上统为碳酸盐岩建造，以灰岩为主，夹泥质灰岩、白云岩及石英砂岩。地层最大厚度 2342m（独山利山）。与下伏寒武系、奥陶系及志留系呈角度不整合及平行不整合接触。

2）都匀-凯里小区

主要分布于都匀—贵阳—凯里一带，地层从老到新分别为蟒山组（$D_{1-2}m$）、鸡窝寨组（D_2j）、高坡场组（D_3gp）、望城坡组（D_3w）、尧梭组（D_3y）及革老河组（D_3g），为近岸台地-滨岸沉积。其中，下统和中统为陆源碎屑岩建造，黏土（页）岩，石英砂岩，泥质砂岩组成，中统顶部至上统为碳酸盐岩建造，由灰岩夹泥质灰岩、泥灰岩、白云岩、泥质白云岩组成。最厚约 1154m（都匀朱紫），与下伏志留系呈平行不整合接触。

3）赫章-盘县小区

主要分布于赫章天桥—铁矿山一带，在赫章杉树林、石板河、黄河及威宁银厂坡等地也有零星出露。地层由老到新有蟒山组（$D_{1-2}m$）、鸡窝寨组（D_2j）和高坡场组（D_3gp），为近岸台地-滨岸沉积。其中，中下统主要为陆源碎屑岩建造，以石英砂岩为主，夹泥质砂岩及泥页岩，中上统为碳酸盐岩建造，由灰岩、泥质灰岩及白云岩组成。与下伏寒武系、奥陶系及志留系呈平行不整合接触。

2. 长顺-普安分区

主要分布于长顺—威宁—普安—贞丰一带，大致呈北西向展布。地层从老到新分别为中、下统火烘组（$D_{1-2}h$）、李家湾组（D_1l）、罐子窑组（$D_{1-2}g$）及上泥盆统榕江组（D_3l）、五指山组（D_3C_1wz）和融县组（D_3r）。该区介于独山-赫章分区与罗甸-六盘水分区之间的古地理过渡地带，属台缘斜坡-盆地相沉积，地层岩性较复杂。其中，中、下统主要是台缘斜坡-盆地相黑色黏土岩及岩隆碳酸盐岩（包括礁灰岩）；上统主要是台缘滩相碳酸盐岩。底未出露，已知出露最大厚约 2362m（独山布寨）。

3. 罗甸-六盘水分区

分布于六盘水—望谟—罗甸一带，呈北西向展布。地层从老到新分别为中、下统火烘组（$D_{1-2}h$），上统五指山组（D_3C_1wz）和融县组（D_3r），属深水盆地相沉积。位于呈北西向展布的罗甸—望谟—紫云—六盘水一带，宽约 $50 \sim 60$km，其中，中、下统为黑色黏土岩，上统为硅质岩及碳酸盐岩，出露厚>1456m（紫云火烘），底未出露。

（八）石炭系（C）

贵州石炭系发育良好，层序完整，主要分布于毕节—修文—凯里—天柱一线以南的广大地区，并在该线以北及遵义—余庆—三穗一线以南的地区和正安—务川一线以北地区有零星分布，在遵义—余庆—三穗一线以北和正安—务川一线以南的地区缺失。出露面积约13342km²，最大厚度2011m（盘县滑石板）。有碳酸盐岩台地相、台缘滩相及盆地相沉积环境，以海相碳酸盐岩及碎屑岩沉积为主。其中，石炭系下统下部主要为碎屑岩建造，下统上部至上统主要为碳酸盐岩建造。

石炭系地层综合区划属扬子地层区。根据岩性、岩相等差异特征，划分为独山-威宁-遵义分区、紫云-普安分区及罗甸-六盘水分区。其中，独山-威宁-遵义分区进一步划分为独山-威宁小区（包括独山-贵阳片区及威宁-兴义片区）和赫章-息烽-黎平小区（包括赫章-修文片区、黎平-从江片区、遵义-凯里片区及务川-道真片区）（图4-8）。

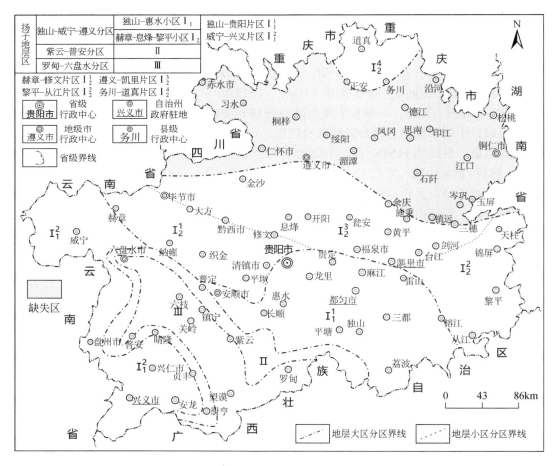

图4-8　石炭系地层分布及分区图

资料来源：贵州省地质调查院，2017

1. 独山–威宁–遵义分区

主要分布于遵义—余庆—三穗近东西向一线以南的独山、惠水、贵阳、威宁、盘县及兴义一带，由于古地理分隔，分为独山–威宁小区和赫章–息烽–黎平小区。

1）独山–威宁小区

地层发育好，层序完整。出露地层从老到新分别为汤粑沟组（C_1t）、祥摆组（C_1x）、旧司组（C_1j）、上司组（C_1sh）、摆佐组（Cb）、黄龙组（C_2h）、马平组（C_2P_1m），为浅海台地相沉积。其中石炭系下统主要为碳酸盐岩及碎屑岩、上统全为碳酸盐岩。出露最大厚度1977m（威宁六硐桥）。由于古地理分隔，又细分为独山–贵阳片区及威宁–兴义片区。与下伏上泥盆统呈整合或平行不整合接触。

2）赫章—息烽—黎平小区

该区为近岸台地沉积区，下石炭统早中期地层基本缺失，仅保存有祥摆组砂砾岩及九架炉组铝铁岩系。下石炭统晚期至上石炭统地层为摆佐组（Cb）、黄龙组（C_2h）、马平组（C_2P_1m）碳酸盐岩，其顶部或全部遭不同程度的剥蚀缺失或剥蚀殆尽，保存最大厚度301m（织金磨石坡）。根据地层发育情况及古地理分隔又细分为赫章–修文、黎平–从江、遵义–凯里及务川–道真4个片区。与下伏晚元古界–泥盆系呈角度不整合或平行不整合接触。

2. 紫云–普安分区

分布于独山麻尾—紫云—普定—六盘水响水河—普安—册亨一带，宽10～20km大致呈北西向环带状展布。出露地层从老到新主要为睦化组（C_1m）、打屋坝组（C_1dw）、威宁组（CP_1w），为台缘至斜坡相沉积。其中，下石炭统早期地层以深色碳酸盐岩及碎屑岩为主，下石炭统中晚期–上石炭统地层为浅色碳酸盐岩（包括礁灰岩），最大厚度2011m（盘县滑石板），与下伏泥盆系连续沉积。

3. 罗甸–六盘水分区

分布于罗甸—望谟—六枝—六盘水一带，大致呈北西向展布。出露地层从老到新分别为睦化组（C_1m）、打屋坝组（C_1dw）、威宁组（CP_1w），为斜坡–盆地相沉积。以深色含燧石碳酸盐岩夹硅质岩为主，早石炭世有一套黑色黏土岩。最大厚度1456m（镇宁沙子沟）。与下伏泥盆系呈平行整合接触。

（九）二叠系（P）

贵州二叠系发育良好，层序完整，广泛分布于梵净山—镇远—榕江近南北向一线以西的广大地区，该线之东的天柱、黎平及从江一带仅有零星分布，出露面积约32747km²，最大厚度约2883m（普安龙吟地区）。有陆相及海陆交互相含煤碎屑岩，浅海台地相、台缘滩礁相和斜坡至盆地相碳酸盐岩及碎屑岩，以海相碳酸盐岩及海相–陆相碎屑岩为主，此外尚有数十至上千米厚的次火山岩–峨眉山玄武岩暴露。

贵州二叠系属扬子地层区。根据岩性、岩相等特征差异，难以综合成系级地层分区，只能分别划定下统（船山统）、中统（阳新统）及上统（乐平统）的地层分区。

1. 船山统

分布于赫章—平坝—都匀—黎平近东西向一线以南地区，该线以北船山统地层缺失。

根据地层发育情况以及岩性、岩相等特征差异分黑土河分区、独山-威宁-兴义分区及关岭-罗甸分区（图4-9）。

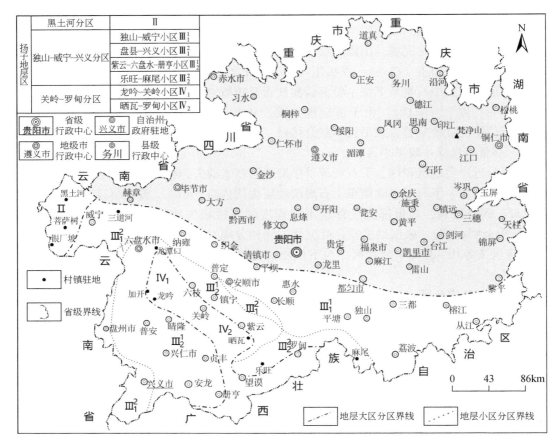

图4-9　二叠系船山统地层分布及分区图

资料来源：贵州省地质调查院，2017

1）黑土河分区

分布于威宁三道河近北北东向—近南北向一线之西的羊街、黑土河、菩萨树、银厂坡一带。出露地层为跨石炭-二叠系马平组（C_2P_1m），该区为潮坪相沉积，上部为紫红、暗紫色黏土岩夹灰岩及砂岩，下部为灰色中厚层瘤状灰岩，底部夹紫红色黏土岩。厚62～179m。与上覆阳新统梁山组砂页岩呈平行不整合接触。

2）独山-威宁-兴义分区

分布于三道河—赫章—平坝—黎平一线以南，罗甸—六枝—加开—册亨一线以北及以西地区。主要为浅海台地相碳酸盐岩，包括马平组（C_2P_1m）、威宁组（CP_1w）及平川组（P_1p）地层，出露最大厚度上百米。根据地层发育情况及古地理分隔又细分为独山-威宁小区、盘县-兴义小区、紫云-六盘水-册亨小区及乐旺-麻尾小区。其中，独山-威宁小区出露地层为跨石炭-二叠系的马平组灰岩，缺失（剥蚀）平川组地层；盘县-兴义小区出露地层为马平组及平川组，厚大于100m；紫云-六盘水-册亨小区出露地层为石炭-二叠系的威宁组及平川组，厚大于100m；乐旺–麻尾小区出露地层为威宁组，缺失（剥蚀）平川组。该区地层与上覆阳新统地层呈平行不整合接触。

3）关岭–罗甸分区

分布于六盘水北东之龙潭口—关岭—望谟—罗甸一带，呈北西—南东向转北东向狭长带状展布，带宽约10～50km。为斜坡–盆地相碳酸盐岩及碎屑岩，出露地层有南丹组（CP_1n）、龙吟组（P_1l）及四大寨组（$P_{1-2}s$），出露最大厚度>1000m。根据地层发育情况的差异，细分为龙吟–关岭小区及晒瓦–罗甸小区。其中，龙吟–关岭小区出露地层为跨石炭–二叠系的南丹组燧石灰岩和龙吟组碎屑岩夹灰岩，与上覆阳新统地层呈平行不整合接触；晒瓦–罗甸小区出露地层为跨石炭–二叠系的南丹组燧石灰岩跨船山世–阳新世斜坡–盆地相四大寨组碳酸盐岩、硅质岩及黏土岩。

2. 阳新统

二叠系阳新统分布于梵净山—雷山一线以西的广大地区，该线以东的天柱、黎平、从江一带仅有零星出露。根据岩性、岩相等特征差异可划分为遵义–贵阳–兴义分区、紫云–册亨分区及关岭–罗甸分区（图4-10）。

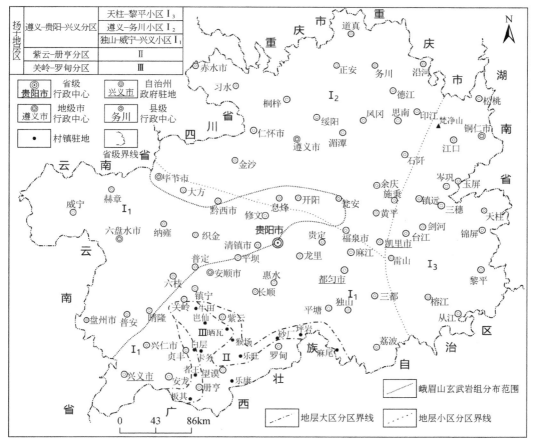

图4-10　二叠系阳新统地层分布及分区图

资料来源：贵州省地质调查院，2017

1）遵义-贵阳-兴义分区

分布于贞丰—关岭—麻尾一线以西、以北的广大地区。主要为浅海台地相碳酸盐岩，出露地层为梁山组（P_2l）、栖霞组（P_2q）、茅口组（P_2m）及峨眉山玄武岩组（$P_{2-3}em$），出露最大厚度1138m（六枝洒志）。根据地层发育情况以及岩性、岩相等特征差异细分为独山-威宁-兴义小区、遵义-务川小区及天柱-黎平小区。

独山-威宁-兴义小区：主要地层为滨岸沼泽相梁山组含煤砂页岩及浅海台地相栖霞组、茅口组浅色灰岩，出露厚度>1000m，小区西北部有次火山岩-峨眉山玄武岩组分布，该区与下伏寒武系至石炭系及船山世地层呈平行不整合接触。

遵义-务川小区：为半局限浅海台地相碳酸盐岩沉积。出露地层有梁山组、栖霞组及茅口组。梁山组为砂页岩、炭质页岩夹煤线，栖霞组和茅口组多为深色灰岩，以多层眼球状灰岩的出现为主要特征。地层出露厚>500m。与下伏寒武系-石炭系呈平行不整合接触。

天柱-黎平小区：分布于梵净山—雷山一线以东地区，在铜仁、剑河、榕江一带被剥蚀缺失，仅在天柱、黎平、从江一带有少量分布。梁山组-茅口组砂页岩及灰岩厚百余米，栖霞组与茅口组灰岩不易区分。与下伏晚元古代地层及石炭系呈角度不整合及平行不整合接触。

2）紫云-册亨分区

分布于册亨板其、秧友、者王至贞丰白层及紫云城关、猴场—望谟乐旺—罗甸砂厂、坪岩—独山麻尾一带，大致呈北西向窄带状展布。为台缘礁滩相猴子关组分布区。出露最大厚度768m。与下伏平川组或威宁组呈平行不整合接触。

3）关岭-罗甸分区

分布于镇宁牛田、岜仙—紫云晒瓦—贞丰卡务—望谟乐康、桑郎—罗甸纳水、克麻井一带，呈北西向转北东向带状展布。为一套斜坡-盆地相黑色中薄层灰岩、燧石灰岩及黏土岩，即跨早、中二叠世的四大寨组。与下伏南丹组灰岩呈整合接触。

3. 乐平统

二叠系乐平统地层分布与阳新统基本一致，出露地层为宣威组（P_3x）、龙潭组（P_3l）、长兴组（P_3ch）、大龙组（P_3d）、合山组（P_3h）、吴家坪组（P_3w）及领薅组（$P_{2-3}lh$）。根据岩性、岩相等特征明显差异分为威宁-盘县分区、遵义-贵阳-兴义分区、紫云-册亨分区及关岭-罗甸分区（图4-11）。

1）威宁-盘县分区

位于赫章六曲-普安近南北向一线以西地区威宁、盘县一带。出露地层为宣威组，为陆相含煤碎屑岩夹凝灰岩建造，地层出露最大厚度400余米。与下伏峨眉山玄武岩组呈平行不整合接触。

2）遵义-贵阳-兴义分区

分布于赫章六曲—普安一线以东、贞丰—关岭—独山上司一线以西及以北的广大地区。主要为海陆交互相含煤碎屑岩夹灰岩及浅海台地相灰岩夹含煤碎屑岩。出露最大厚度634m（镇宁革利）。根据地层发育情况以及岩性、岩相等特征差异，细分为兴义-遵义小区及贵阳-石阡小区。

兴义-遵义小区：大致分布于务川之西—瓮安珠藏—开阳—安顺岩松箐—贞丰北东向

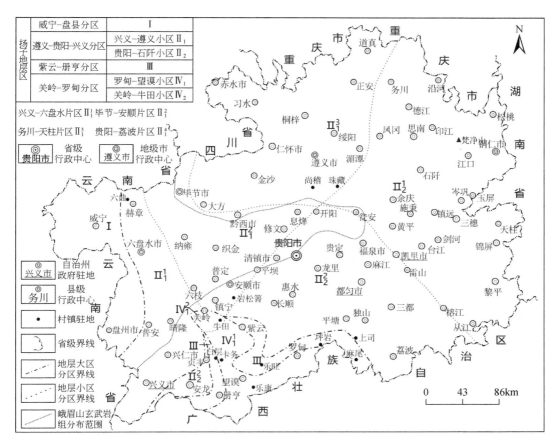

图 4-11　二叠系乐平统地层分布及分区图

资料来源：贵州省地质调查院，2017

一线以西地区。包括兴义–六盘水片区、毕节–安顺片区及遵义–正安片区。其中，兴义–六盘水片区出露地层为代表整个乐平世的"大"龙潭组含煤碎屑岩夹灰岩，出露最厚653m（六枝小卜杜），与下伏峨眉山玄武岩组或茅口组第二段燧石灰岩呈平行不整合接触；毕节–安顺片区乐平世地层自下而上包括"小"龙潭组、长兴组及大隆组，出露最大厚度321m（清镇流长），与下伏峨眉山玄武岩组及茅口组第二段呈平行不整合接触；遵义–正安片区乐平世地层自下而上包括"小"龙潭组及长兴组，出露最大厚度196m（遵义尚稽）。与下伏茅口组第二段灰岩呈平行不整合接触。

贵阳–石阡小区：分布于务川之西–瓮安珠藏–开阳–安顺岩松箐北东向一线以东地区。为海相碳酸盐岩夹含煤碎屑岩及硅质岩。包括务川–天柱片区和贵阳–荔波片区。其中，务川–天柱片区乐平世地层为 A 型合山组灰岩，底部为含煤黏土岩，出露最大厚度305m（天柱）；贵阳–荔波片区乐平世地层自下而上分为 B 型合山组及大隆组，出露最大厚度634m（镇宁革利）。该小区地层与下伏茅口组第二段或第一段灰岩呈平行不整合接触。

3）紫云–册亨分区

主要分布于紫云–望谟乐旺–罗甸坪岩–独山麻尾一带，另在贞丰白层、册亨央友、板其等地亦有少量分布。为一套台缘滩礁相碳酸盐岩。整个乐平世地层为吴家坪组，出露最大厚度 615m（紫云跳花坡）。与下伏猴子关组灰岩呈平行不整合接触。

4）关岭–罗甸分区

位于关岭下哨—镇宁牛田、岜仙—贞丰卡务（打郎）—望谟乐康—罗甸柏林一带，呈北西转北东向带状展布。为一套斜坡–盆地相碎屑岩，出露最大厚度 1350m（贞丰打郎）。根据地层单位组合差异，细分为罗甸–望谟小区和关岭–牛田小区。其中，罗甸–望谟小区阳新世晚期至乐平世地层为 A 型领薅组，与下伏四大寨组燧石灰岩呈整合接触，在牛田巴窝附近与下伏中二叠世玄武岩呈整合接触；关岭–牛田小区阳新世晚期至乐平世地层自下而上包括 B 型领薅组、"小"龙潭组、长兴组及大隆组。出露地层最大厚度 1068m（牛田），与下伏四大寨组灰岩呈整合接触。

（十）三叠系（T）

贵州三叠系广泛分布于印江合水—石阡花桥—黄平—三都一线以西的广大地区，该线之东的梵净山、天柱、凯里、榕江一带几乎全被剥蚀缺失，锦屏新化和黎平皮林想钱山等地残留有极少的下三叠统。在黔西北威宁三道河数平方千米范围内仅有百余米厚的上三叠统碎屑岩出露，下、中三叠统（沉积）缺失（图4-12）。三叠系分布面积约49713km²，约占全省总面积的28%，最大厚度5522m（贞丰龙场）。贵州三叠系发育良好，层序完整，台–坡–盆沉积相带展布清晰，早、中三叠世主要为海相沉积，到晚三叠世晚期转变为陆相沉积。

贵州三叠系属扬子地层区。根据岩性、岩相等特征的明显差异，划分为上扬子地层分区和右江地层分区。

1. 上扬子地层分区

主要分布于兴义泥凼—册亨—贞丰—贵阳青岩—福泉马场坪一线以北广大地区，其岩性有海相碳酸盐岩、碎屑岩及陆相碎屑岩，出露最大厚度5522m（贞丰龙场）。与下伏乐平统连续沉积，根据岩相差异及地层发育情况，本分区细分为盘县–习水小区、兴义–遵义小区、瓮安–印江小区及贞丰–贵阳小区。

1）盘县–习水小区

位于兴义—郎岱—纳雍—温水一线以西的盘县、六盘水、毕节及习水一带，为浅海台地相至海陆交互相及陆相沉积区。早、中三叠世地层有以陆相碎屑岩为主的东川组（$T_{1-2}dc$）、海陆交互相碎屑岩夹碳酸盐岩的飞仙关组（T_1f）及以海相碳酸盐岩为主的嘉陵江组（$T_{1-2}j$）、关岭组（T_2g）及杨柳井组（T_2y）；晚三叠世地层不发育，有以陆相碎屑岩为主的火把冲组（T_3h）、二桥组（T_3J_1e）及海相碳酸盐岩及碎屑岩的法郎组（$T_{2-3}f$）、赖石科组（T_3l）、把南组（T_3b）及改茶组（$T_{2-3}g$）。本小区三叠系出露最大厚度2180m（纳雍马鞍山）。与下伏二叠系乐平统地层呈整合接触。

2）兴义–遵义小区

位于兴义—温水一线之东、兴义捧鮓—修文—息烽—务川北一线以西的兴义、六枝、遵义、道真一带，为浅海台地相沉积区。早、中三叠世地层有海相碳酸盐岩及碎屑岩的夜郎组（T_1y）、以碳酸盐岩为主的嘉陵江组（$T_{1-2}j$）、关岭组（T_2g）及杨柳井组（T_2y）；

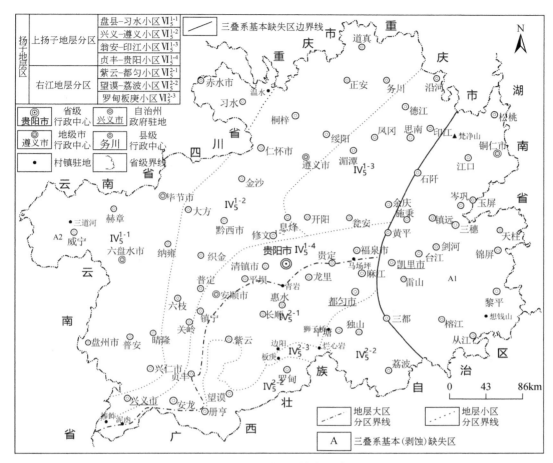

图4-12　三叠系地层分布及分区图

资料来源：贵州省地质调查院，2017

晚三叠世地层有海陆交互相碳酸盐岩及碎屑岩夹煤为主的火把冲组（T_3h）、跨侏罗纪以砂岩为主的陆相地层二桥组（T_3J_1e）。本小区三叠系出露最大厚度5522m（贞丰龙场），与下伏二叠系乐平统地层呈整合接触。

3）瓮安-印江小区

位于息烽—务川东一线之东、福泉牛场—石阡—木黄一线之西的瓮安、沿河一带，为浅海台地相沉积区。早、中三叠世地层有海相碳酸盐岩夹碎屑岩的夜郎组（T_1y）、嘉陵江组（$T_{1-2}j$）及巴东组（T_2bd）；上三叠统被剥蚀殆尽。本小区三叠系出露最大厚度约>3000m（沿河北东省界外侧的思渠沟），与下伏二叠系乐平统地层呈整合接触。

4）贞丰-贵阳小区

位于兴义捧鲊—关岭—修文—福泉牛场一线以南、兴义泥凼—册亨—贞丰—贵阳青岩—福泉马场坪一线以北的北东向S形狭长地带，带宽约20~50km，主要为台缘（滩丘）沉积区。早、中三叠世地层有浅海台地相碳酸盐岩夹碎屑岩的大冶组（T_1d）及少数夜郎组（T_1y）、安顺组（$T_{1-2}a$）、花溪组（T_2h）、坡段组（T_2p）、垄头组（T_2l）及杨柳井组

（T_2y）；晚三叠世地层有以海相碳酸盐岩夹碎屑岩为主的改茶组（$T_{2-3}g$）、三桥组（T_3s）及以陆相碎屑岩为主的二桥组（T_3J_1e）。本小区三叠系出露最大厚度约 2760m（清镇高铺）。与下伏二叠系乐平统地层呈整合接触。

2. 右江地层分区

位于兴义泥凼—册亨—贞丰—贵阳青岩—福泉马场坪一线以南黔南地区的广大地域。其岩性以斜坡-盆地相碳酸盐岩及碎屑岩为主，另有孤台（滩丘）海相碳酸盐岩分布其中。本分区出露地层最大厚度>3466m（贞丰坡稿-联合）。与下伏二叠系乐平统地层呈整合或平行不整合接触。根据岩相差异及地层发育情况，细分为紫云-都匀小区、望谟-荔波小区及罗甸板庚小区。

1）紫云-都匀小区

位于册亨—紫云—望谟—边阳—平塘狮子桥一线以北的紫云、惠水、青岩、龙里、都匀一带，为斜坡-盆地相碳酸盐岩及碎屑岩（包括浊积岩）沉积区。下、中三叠统有斜坡-盆地相碳酸盐岩及碎屑岩的罗楼组（$T_{1-2}l$）、新苑组（T_2x），以盆地相碎屑岩（包括浊积岩）为主的边阳组（T_2b）；上三叠统有斜坡-盆地相碎屑岩夹碳酸盐岩的黑苗湾组（$T_{2-3}hm$）及赖石科组（T_3l）。出露地层最大厚度>3466m（贞丰坡稿-联合）。与下伏二叠系乐平统地层呈平行不整合或整合接触。

2）望谟-荔波小区

位于紫云-都匀小区之南的兴义泥凼、册亨、望谟至荔波、平塘一带，为盆地相碳酸盐岩及碎屑岩（包括浊积岩）沉积区。只出露下、中三叠统的罗楼组（$T_{1-2}l$）、乐康组（$T_{1-2}lk$）及许满组（T_2xm）、边阳组（T_2b）。出露最大厚度>3430m（望谟昂武）。与下伏二叠系乐平统地层呈平行不整合接触及连续沉积。

3）罗甸板庚小区

位于罗甸板庚-平塘烂岩心近东西向展布的孤立碳酸盐岩台地（俗称"板庚环礁"），长约 70km，宽约 10～20km。下、中三叠统有以台地碳酸盐岩为主的大冶组（T_1d）及少数夜郎组（T_1y）、安顺组（$T_{1-2}a$）及花溪组（T_2h）、坡段组（T_2p）、垄头组（T_2l）；晚三叠世地层为斜坡-盆地相碎屑岩夹碳酸盐岩的黑苗湾组（$T_{2-3}hm$）。出露地层最大厚度>2160m（罗甸打讲）。与下伏二叠系乐平统地层连续沉积。

（十一）侏罗系（J）

贵州的侏罗系分布于道真—遵义—贵阳—贞丰一线以西地区，以及天柱附近（图 4-13）。大部地区发育不全，多缺失上统，中统亦保存不全。在天柱缺失上统及下统大部分。全省仅习水—赤水一带下、中、上三统保存齐全，厚达 3000 多米。其余地区由于地层的缺失，厚度变化极大，由数十米至上千米不等。侏罗系主要为陆相红色岩系，发育河流相及湖相沉积。地层由老到新分别为跨三叠-侏罗系的二桥组（T_3J_1e）及侏罗系的自流井组（$J_{1-2}z$）、沙溪庙组（J_2sh）、遂宁组（J_3s）、蓬莱来镇组（J_3p），主要由一套河湖相的碎屑岩组成，岩性为紫红色、棕色、黄绿色粉砂岩、钙质粉砂岩、石英砂岩、粉砂质泥页岩，夹有泥质灰岩、泥质白云岩。其中，上统在省内岩性变化不大，展布较为稳定，主要由一套河湖相的碎屑岩组成。中下统在省内稍有变化，在毕节—贵阳一线以北的地区顶部和中下部各具一套碳酸盐岩，主要为泥灰岩、灰岩、白云岩，呈透镜状产出。与下伏上三叠统地层连续沉积。

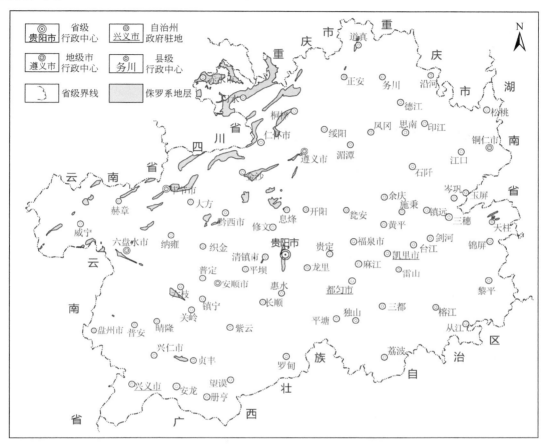

图4-13　侏罗系地层分布及分区图

资料来源：贵州省地质调查院，2017

（十二）白垩系

贵州白垩系零星分布，地层发育不全，除赤水一带外，其余均为山间盆地沉积，零散分布于一些断陷盆地和河谷盆地内，分布面积不大。岩性为一套紫红色、砖红色砂岩、石英砂岩夹砾岩。砾石成分以灰岩、白云岩为主，呈次棱角状，砾径一般 1~3cm，大者15cm。

（十三）古近系~第四系

贵州古近系至新近系出露较差、零星分布，岩性为紫红色、棕色、灰绿色、黄褐色砂砾岩、含砾泥岩、粉砂质黏土岩，砾石主要为灰岩和白云岩。第四系广泛分布，但厚度不大，主要为多种成因类型的砂、砾、泥、黏土等堆积物。

（陈正山）

第二节　岩相古地理

沉积物的沉积环境和表明沉积环境的岩性特征和生物特征的总和，称为岩相（亦叫沉积相）。研究区地层发育齐全，自新元古界至第四系均有出露，中新生代以来经历了由海变陆、并继续隆升成为高原的古地理演化历史，沉积岩岩相沿着海相碎屑岩→海相碳酸盐岩→陆相碎屑岩演化（贵州省地质调查院，2017）。

一、青白口纪下江时期岩相古地理

在武陵造山运动形成的古地理格局下，随着南华裂谷海槽的拉伸裂陷，形成贵州北西高、南东低的古地形，海水由南东方向侵入，贵州全省逐渐被海水淹没，依次形成具代表性的滨海–陆棚、陆棚–斜坡、盆地相沉积。滨海沙滩–广海陆棚相以砾岩、砂砾岩、变质砂岩、变质泥岩（片岩、千枚岩）及粉砂岩为主。陆棚相主要为薄层泥岩（板岩及钙质板岩）夹泥晶灰岩（大理岩）。斜坡相主要由变质砂岩、粉砂岩、变质凝灰岩、沉凝灰岩及变质泥岩组成。深水盆地相主要为变质泥岩、粉砂质泥岩夹变质粉–细砂岩。在空间分布上，锦屏—三都一线北西以变质砂岩、粉砂岩、变质凝灰岩、沉凝灰岩及变质泥岩为主，南东以凝灰质板岩、砂质粉砂质绢云板岩及绢云板岩等互层组合为主。在变质岩地区，通过母岩的风化变质作用，特别是长石（钾长石、钠长石和钙长石）的分解作用，能促使岩石中 SiO_2、Sr 等微量元素溶入水中，这为地下热水中微量元素提供了必要的物质来源。

二、震旦纪至三叠纪岩相古地理

1. 晚震旦纪至早寒武纪

该时期研究区仍继承北西高南东低的古地貌格局，扬子地区碳酸盐岩初始台地形成。早期海侵，台、坡环境沉积以白云岩为主，中晚期台地相区大部长时期间歇暴露，形成了一套向上变浅的碳酸盐岩沉积，盆地中沉积连续的硅质岩夹具磷结核的炭质泥岩。至早寒武世，海底扩张加剧，出现热水喷流，同时全球海平面上升，导致缺氧事件的发生，形成了一套分布较广的黑色岩系，以炭质页岩为主，其次为含炭质粉砂质泥岩。在空间分布上，务川—湄潭—织金—关岭一线北西侧为局限台地相，为隐藻白云岩组合；南东侧至印江—贵定—册亨一线区域为台缘滩（丘）相，发育颗粒白云岩–藻白云岩–磷块岩组合；印江—贵定—册亨一线再往南东至锦屏—三都一带，为台缘斜坡相，发育硅质岩、磷块岩及白云岩组合；锦屏—三都之南东为深水滞留陆棚相，发育炭质泥岩–硅质岩组合（图 4-14）。

2. 中寒武纪至晚寒武纪

该时期研究区海平面相对下降，仅铜仁—镇远—都匀一线以南东依次发育台地边缘相、台缘斜坡相以及斜坡–盆地相（图 4-15），发育炭质泥岩、含炭质泥岩、粉砂质泥岩夹砂岩透镜体。铜仁—镇远—都匀一线以北西的大部分区域为局限台地相（RP），岩性以

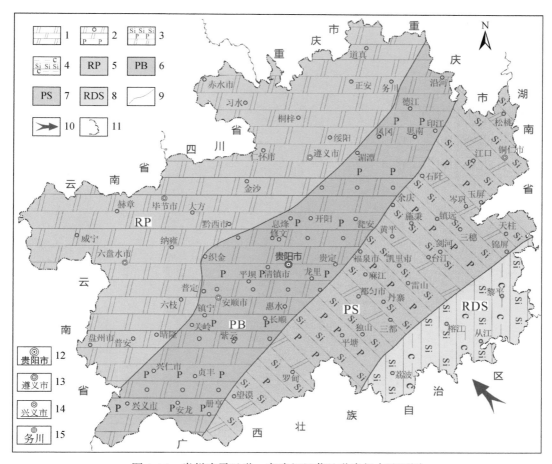

图4-14　贵州晚震旦世—寒武纪纽芬兰世岩相古地理图

1. 隐藻白云岩组合；2. 颗粒白云岩-藻白云岩-磷块岩组合；3. 硅质岩、磷质岩及白云岩组合；4. 炭质泥岩-硅质岩组合；5. 局限台地相；6. 台缘滩（丘）相；7. 台地边缘斜坡相；8. 深水滞留陆棚相；9. 岩相界线；10. 海侵方向；11. 省界；12. 省级行政中心；13. 地级市级行政中心；14. 自治州政府驻地；15. 县级行政中心

资料来源：贵州省地质调查院，2017

白云岩组合、白云岩-含膏白云岩组合为主。至寒武纪末期，沉积环境已由前期的碳酸盐岩缓坡逐渐演变为具镶边的碳酸盐岩台地，此时碳酸盐岩台、坡、盆格局显现。

3. 早奥陶纪岩相古地理

该时期的古地理格局与晚寒武世相类似，但灰岩明显增多，且台地边缘更向东推进。研究区内仅独山—镇远一带及南东地区为台地边缘滩相、为台缘斜坡-广海陆棚相，其余大部分地区属局限台地相和开阔台地相（图4-16）。在沉积特征上，台地内由白云岩和灰岩组成，台地前缘斜坡相带发育有重力滑塌与重力流沉积的各类灰岩，盆地内则以灰、灰绿色页岩夹少量紫、灰色粉砂质泥岩为主。需要注意的是，早奥陶世新厂期和益阳期虽沉积相基本一致，但其沉积岩组合类型存在一定差异：新厂期局限台地相沉积白云岩组合，开阔台地相则沉积白云岩夹泥岩组合，台缘斜坡-广海陆棚相则发育灰岩、泥灰岩夹粒屑灰岩组合。益阳期局限台地相沉积白云岩、白云岩夹灰岩组合，开阔台地相则发育灰岩组合，台缘斜坡–广海陆棚相则发育泥岩组合。

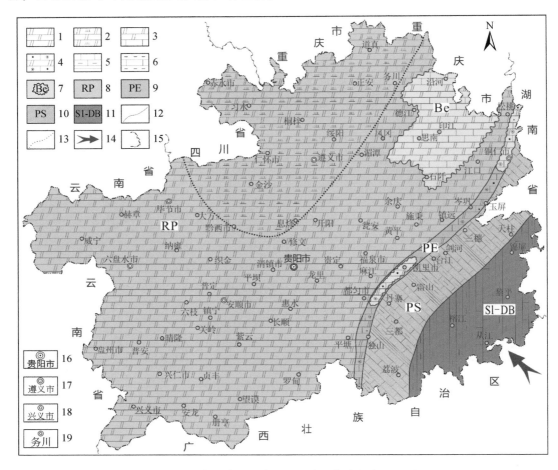

图 4-15　贵州寒武纪台江—牛车河期岩相古地理图

1. 白云岩组合；2. 白云岩–含膏白云岩组合；3. 白云岩–灰岩组合；4. 鲕粒砂屑灰岩、白云岩组合；5. 灰岩、泥质灰岩–页岩组合；6. 泥岩–灰岩组合；7. 滩相；8. 局限台地相；9. 台地边缘相；10. 台地前缘斜坡相；11. 斜坡–盆地相；12. 岩相界线；13. 岩组界线；14. 海侵方向；15. 省界；16. 省级行政中心；17. 地级市级行政中心；18. 自治州政府驻地；19. 县级行政中心

资料来源：贵州省地质调查院，2017

4. 晚泥盆纪–石炭纪岩相古地理

早古生代末期，广西运动使贵州东南部与扬子地台合并在一起成巨大的陆块，遭受剥蚀夷平，此时海水由南、南西方向进入贵州。在泥盆纪和石炭纪时，海平面升降频繁，研究区内赫章—普定—清镇—黄平—丹寨一线以北、以东常由于海退变为陆地，成为陆源碎屑的供应地之一。在空间分布特征上，赫章—织金—都匀—从江一带为局限台地相沉积，岩性特征以沉积白云岩组合、生物碎屑灰岩–白云岩组合为主，其南西分别为开阔台地相、台地边缘相（生物碎屑灰岩组合）以及台地斜坡相-深水盆地相沉积（灰岩–硅质岩组合）（图4-17）。至早石炭世，海水再次侵入并延续至晚石炭世，海岸线最北达毕节—修文—福

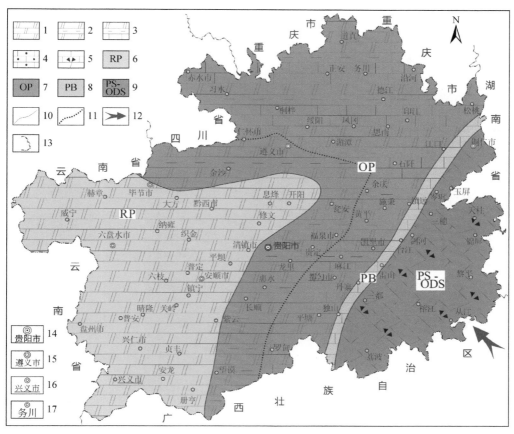

图 4-16　贵州早奥陶世新厂期岩相古地理图

1. 白云岩组合；2. 白云岩夹泥岩组合；3. 白云岩–灰岩夹泥岩组合；4. 砂屑灰岩组合；5. 灰岩–泥灰岩夹砾屑灰岩组
合；6. 局限台地相；7. 开阔台地相；8. 台地边缘滩相；9. 台缘斜坡–广海陆棚相；10. 岩相界线；11. 岩组界线；
12. 海侵方向；13. 省界；14. 省级行政中心；15. 地级市级行政中心；16. 自治州政府驻地；17. 县级行政中心

资料来源：贵州省地质调查院，2017

泉一线，使得大塘期地层平行不整合于不同时代的地层之上。

5. 三叠纪岩相古地理

　　二叠纪阳新世与乐平世之交时，研究区内的岩相古地理格局再次发生改变：南部深水沉积区进一步加深、扩大并由西向东依次出现陆相、海陆交互相及海相，该古地理格局一直延续三叠纪。在此基础上，逐渐开始发育形成右江盆地内孤立碳酸盐岩台地–板庚"大贵州滩"。

　　至中三叠世，研究区内以局限台地相沉积为主，在兴义—贞丰—贵定—玉屏这窄带为台地边缘相和台地斜坡相，其北为局限台地相，其南至紫云—望谟—都匀—雷山一带为内陆棚相，望谟、册亨、罗甸等地以及锦屏—雷山—独山以南的区域为盆缘斜坡相和深水盆地相（图 4-18）。局限台地相沉积岩组合类型以道真—湄潭—贵定为界，西部地区沉积灰岩–白云岩–泥岩组合，东部地区沉积灰岩–泥岩组合；台地边缘相沉积藻灰岩–砾屑灰岩组合；台地斜坡相沉积灰岩–砾屑灰岩组合；内陆棚相沉积砂岩、泥岩–灰岩组合；盆缘斜

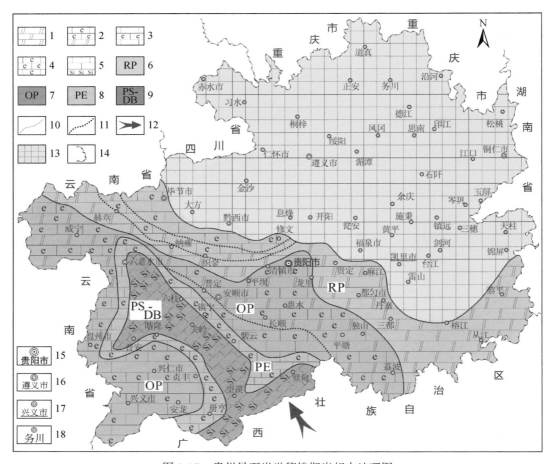

图 4-17　贵州早石炭世德坞期岩相古地理图

1. 白云岩组合；2. 生物碎屑灰岩、白云岩组合；3. 灰岩、生物碎屑灰岩组合；4. 生物碎屑组合；5. 灰岩-硅质岩组合；
6. 局限台地相；7. 开阔台地相；8. 台地边缘礁滩相；9. 台缘斜坡-深水盆地相；10. 岩相界线；11. 岩组界线；12. 海侵
方向；13. 缺失区；14. 省界；15. 省级行政中心；16. 地级市级行政中心；17. 自治州政府驻地；18. 县级行政中心

资料来源：贵州省地质调查院，2017

坡相-深水盆地相沉积砂岩-泥岩夹灰岩组合。晚三叠世开始，研究区内的古地理格局发生
重大变化：大部分地区隆起成陆遭受剥蚀，深水沉积区向北西迁移。晚三叠世早期之后，
研究区内海相的沉积历史结束。

三、侏罗纪-第四纪岩相古地理

　　早侏罗世至早白垩世早期，研究区为陆源碎屑含煤沉积及紫红色碎屑沉积，含陆相
动、植物化石，属大型内陆坳陷盆地沉积。早白垩世晚期及整个新生代，仅有孤立分散粗
碎屑沉积，属内陆小型断陷盆地沉积。沉积的碎屑岩主要以砂岩、页岩为主，砂岩中主要
成分为 SiO_2，为红层地区地热水中提供了偏硅酸的来源。

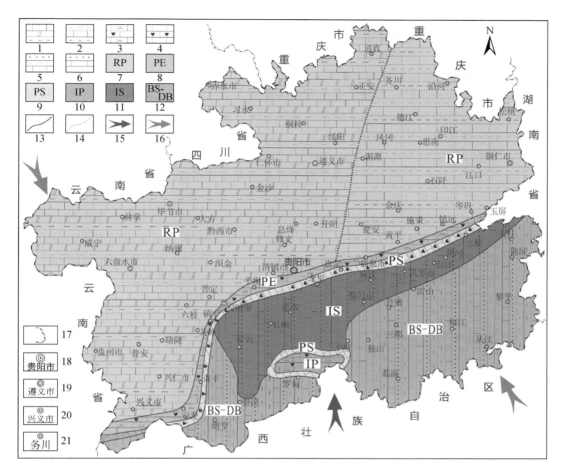

图 4-18　贵州中三叠世关刀期岩相古地理图

1. 灰岩-白云岩-泥岩组合；2. 灰岩-泥岩组合；3. 藻灰岩、砾屑灰岩组合；4. 灰岩-砾屑灰岩组合；5. 砂岩-泥岩-灰岩组合；6. 砂岩-泥岩夹灰岩组合；7. 局限台地相；8. 台地边缘礁滩相；9. 台地前缘斜坡相；10. 孤立碳酸盐岩台地；11. 内陆棚相；12. 盆缘斜坡-深水盆地相；13. 岩组界线；14. 岩相界线；15. 海侵方向；16. 陆源碎屑搬运方向；17. 省界；18. 省级行政中心；19. 地级市级行政中心；20. 自治州政府驻地；21. 县级行政中心

资料来源：贵州省地质调查院，2017

（陈正山）

第三节　地　质　构　造

一、构造单元划分

贵州省大地构造位置在 1987 年版《贵州省区域地质志》中以铜仁—三都一线为界，其东侧属华南褶皱带，西侧属扬子准地台，其中，扬子准地台进一步划分为黔北台隆、黔

南台陷和四川台拗。程裕淇（1994）主编的《中国区域地质概论》认为贵州省大地构造位置位于扬子陆块与南华活动带的过渡区，其中在贵州境内扬子陆块进一步划分为上扬子地块和江南地块；南华活动带进一步划分为湘桂褶皱系之右江（印支）褶皱带。王砚耕等（2000）在《贵州西南部红土型金矿》中认为贵州总体属扬子陆块，进一步划分为四川前陆盆地、渝黔前陆冲断褶皱带和江南前寒武纪隆起；在 2017 年出版的《贵州省区域地质志》中，区域上北以师宗—松桃—慈利—九江一线为界，其北侧为扬子地块；南以绍兴—萍乡—北海一线为界，其南东为华夏地块；其间则为江南复合造山带。

在此基础上，根据《中国区域地质志工作指南》，贵州省的大地构造位置一级分区属羌塘–扬子–华南板块，二级分区属扬子陆块。据贵州在地史演化过程中最高级别边界，以普安—贵阳—梵净山北（印江木黄）深断裂带为界，划分出二个构造大区（三级构造分区），以西北为扬子地块，以东南为江南复合造山带，两区地质背景、地球物理、地球化学背景及矿产分布等方面均存在明显差异。根据控盆控相断裂，结合深部隐伏断裂带和地表地层出露、变形特点，划分出八个四级构造单元区；依据地表构造形迹的方向和变形组合样式，结合深部隐伏断裂带的发育情况，划分出 13 个五级构造变形区（贵州省地质调查院，2017）（图 4-19）。

二、构造单元特征分述

（一）上扬子地块

上扬子地块位于普安—贵阳—梵净山北（印江木黄）断裂带北西侧，面积约 75000km² （贵州省地质调查院，2017）。上扬子地块属三级构造分区，是贵州省境内最高级构造单元，在武陵运动形成的扬子陆块之上。自南华纪以来的一个相对隆起区，其基底逐渐过渡至以四川盆地为代表的由古元古界–新太古界组成的"川中式"。新元古代梵净山时期地层与上覆地层之间均呈高角度不整合接触，新元古代板溪群，相对下江群、丹洲群显然处于较稳定的构造环境，青白口系下江群上部被剥蚀缺失较多，南华系主要为陆相，震旦纪到中三叠世基本均为浅海台地相沉积，从晚三叠世开始逐渐为陆相沉积。岩浆活动较弱，只发育二叠纪的大陆溢流拉斑玄武岩，以钙性–钙碱性为主。上扬子地块是锰、煤、磷及铝土矿的重要产区，并有铅锌、汞、锑等热液矿产，汞矿普遍为单汞，伴生组分极少，汞矿、锑矿的来源以壳源为主。根据不同时期构造活动特点和构造形迹组合特征可进一步划分为 4 个四级构造单元和六个五级构造单元（图 4-19）。

（二）江南复合造山带

江南复合造山带位于普安—贵阳—梵净山北（印江木黄）断裂带南东侧，面积约 10 万 km² （贵州省地质调查院，2017）。江南复合造山带属三级构造分区，是贵州省境内最高构造单元，是羌塘–扬子–华南板块、扬子陆块之上，自青白口纪下江时期以来的一个相对坳陷区，是武陵运动以来多期次构造运动所形成的江南复合造山带西南段武陵期及加里东期造山带的主体部分。其基底属"江南式"，主要由新元古界浅变质岩系组成。新元

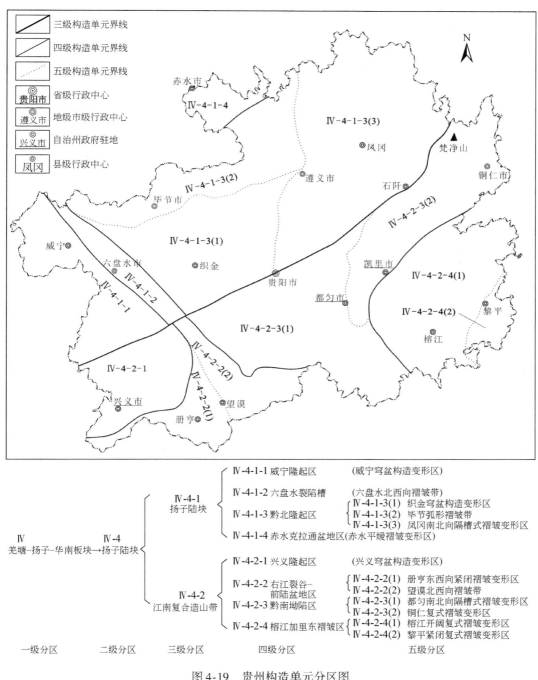

图 4-19　贵州构造单元分区图

资料来源：贵州省地质调查院，2017

古代梵净山群、四堡群与上覆地层之间，由高角度不整合、低角度不整合，过渡到平行不整合。新元古代下江时期至早古生代为过渡型（江南型）和活动型（华南型）沉积，晚古生代的断块活动，导致出现盆、台沉积分异，早三叠世之后，从南东向北西逐渐转为陆相沉积。岩浆活动相对较强，断续有基性–超基性岩浆的喷溢、侵入和酸性岩浆侵入，以及煌斑岩类小岩体的侵入。已发现的中低温热液金矿床（点）和湘黔地区的金刚石出土点及其水系的源头，几乎均分布于本区，其他某些矿产分布也具有此地域特征。该区汞矿普遍有金、锑、砷等组分伴生，汞矿、锑矿及金矿的来源以幔源为主。水系沉积物资料显示该区为钨、锡异常分布区。根据不同时期构造活动特点和构造形迹组合特征可进一步划为4个四级构造单元和7个五级构造单元。

三、构造演化

在已知地质历史时期，贵州经历了武陵运动、雪峰运动、广西运动、印支运动、燕山运动、喜马拉雅运动和新构造运动，以造山作用形成的角度不整合为重要依据，可划分为武陵构造旋回期、雪峰—加里东构造旋回期、海西—印支—燕山构造旋回期、喜马拉雅及新构造旋回期等四个构造旋回期（贵州省地质调查院，2017）。

（一）构造运动

构造运动是地壳或岩石圈演化的动力，是沉积、岩浆、变质、变形和成矿五大地质作用的主因。五大地质作用是构造运动的不同表现形式，有岩层之间的不整合、构造变形、岩浆侵入和喷发、变质作用以及成矿作用等。据姜春发等人的划分，构造运动可分为升降运动和水平运动，其中水平运动可进一步划分为扩张运动和压缩运动。贵州构造运动主要为压缩运动，也就是俗称的造山运动或褶皱运动，可使地壳或岩石圈缩短、隆起、增厚、拼合和洋壳消减而陆壳增生，它是板块碰撞造山、陆内造山作用的具体表现，在贵州表现明显的有武陵运动、广西运动和燕山运动，这些构造运动有洋陆转换阶段的造山运动，也有陆内活动阶段的造山运动。升降运动是指地壳抬升，造成隆升区域内一些重要的地层缺失界面和弱变形，表现明显的有雪峰运动、印支运动和喜马拉雅运动。挽近期隆升背景控制了贵州新构造运动的特点和表现。

1. 武陵运动

武陵运动也称东安运动、梵净运动、四堡运动。武陵运动表现为新元古代上覆芙蓉坝组、归眼组与下伏梵净山群、四堡群的不同组、段呈明显角度不整合接触关系。武陵运动致使新元古代梵净山群、四堡群变形变质，发生紧闭型阿尔卑斯式褶皱和绿片岩相区域动力变质作用，同时，出现碰撞—陆内造山型岩浆岩组合—正常花岗岩、黑云母花岗岩、二云母花岗岩、淡色花岗岩组合（白云母花岗岩）的侵入。据1∶25万铜仁幅、1∶5万宰便幅区域地质调查成果，新元古代芙蓉坝组、归眼组底部发育一套前陆盆地相磨拉石组合—底砾岩。

应变强度由北西向南东减弱，梵净山群、四堡群与上覆地层的接触关系，在梵净山—大庸一带为高角度不整合，平面上向两侧逐渐过渡为中-低角度不整合、平行不整合，反映出该时期构造运动的中心位置位于贵州梵净山—大庸一带。

武陵运动使南华狭窄洋盆萎缩、消亡，扬子古陆与华夏古陆的汇聚碰撞形成华南陆块，是新元古代梵净山/四堡时期该地区洋陆转换历程的具体体现，是形成江南复合造山带之武陵期造山带。据区域资料综合分析，该期运动为距今820Ma的构造事件，是贵州已知最古老的造山运动，使梵净山群、四堡群发生北东向阿尔卑斯型褶皱（复式褶皱、轴面倾向北西的倒转、平卧褶皱）、逆冲推覆断层、（逆冲推覆、平行走滑）韧性剪切带，运动方向由西向东，平行走滑为右行走滑。

2. 雪峰运动

雪峰运动原意是发生于南华纪与青白口纪之间的构造运动，在贵州主要表现为区域性的掀斜隆升。隆升幅度西北高、东南低。大略沿锦屏—三都一线之南东，南华系长安组与青白口纪下江时期的地层（丹洲群洪洲组、下江群白土地组）为海相连续沉积。该线之西北，南华系长安组、富禄组/澄江组、南沱组由南东向北西呈平行不整合或微角度不整合渐次上超叠覆到下江时期（下江群/板溪群）不同岩组之上，青白口系被剥蚀缺失程度由南东向北西递增。该界面实为长安期后盆地发生次级裂陷背景下而在其边缘形成的由南东向北西的上超界面。

雪峰运动是贵州青白口纪下江时期裂陷洋盆萎缩背景下开始出现盆地震荡演化的一个转折界面，从雪峰运动开始，盆地出现两次（即大塘坡期、牛蹄塘期）次一级裂陷，至牛蹄塘期以后盆地再次转入萎缩演化阶段。

3. 广西运动

广西运动代表志留纪末和泥盆纪初的构造运动事件，黔东及邻区上、下古生代地层的间断明显。在贵州三都1∶5万九阡幅可见中泥盆统以角度不整合于寒武系之上。据1∶20万黎平幅区域地质调查成果，在湖南靖县新厂见下石炭统角度不整合于下寒武统之上，在广西环江县介洞见中泥盆统角度不整合于下寒武统之上，在湖南通道见泥盆系角度不整合于寒武系之上等。从西向东表现为平行不整合（贵州中部）—低角度不整合（贵州东部）—高角度不整合（湘桂通道—龙胜）接触关系，且泥盆系底部发育一套前陆盆地相磨拉石组合—底砾岩。

广西运动在贵州黎平–从江以东地区、湖南通道、桂北龙胜地区造成前泥盆纪地层发生紧闭线型阿尔卑斯型褶皱并局部倒转，褶皱轴向总体为北东向。而向西其变形变质强度逐渐减弱，使贵州大部分地区新元古代、早古生代地层发生低绿片岩相–极低区域动力变质作用，发育北北东向–近南北向开阔型阿尔卑斯型褶皱、逆冲推覆断层、（逆冲推覆、平行走滑）过渡型韧性剪切带，尚存在变质核杂岩构造和伸展剥离断层系，运动方向由西向东，该类型构造的存在可能控制了后期晚古生代的沉积格局，且对武陵期构造进行叠加、改造。区域上湖南、桂北发育碰撞型岩浆岩组合，以桂北越城岭花岗岩体、湖南新化以西鸭田加里东期岩体为代表，反映出该时期构造运动的中心位置位于湘桂地区通道—龙胜一带。

广西运动是南华裂谷海槽萎缩、消亡，扬子古陆与华夏古陆的再次汇聚碰撞形成华南陆块，新元古代中晚期–早古生代该地区洋陆转换历程的具体体现，形成江南复合造山带之加里东期造山带，使该地区与广大东南地区形成辽阔的南华加里东褶皱区，与扬子陆块联为一体，进入了统一的华南陆块发展阶段。

4. 印支运动

贵州印支运动相当于安源运动，发生于晚三叠世早（亚智梁阶）、晚（佩枯斯阶）期之间。多数地区表现为二桥组与下伏不同地层平行不整合接触，关岭、贞丰一带火把冲组与把南组平行不整合，天柱附近下–中侏罗统自流井组与上二叠统合山组平行不整合。结合邻省（区）资料，印支运动是一次差异升降为主兼有微弱变形的区域性构造运动，在贵州主要呈现为一个走向北北东并向北扬起的宽缓向斜拗曲。区域地应力作用方式主要为近东西向挤压，相对变形强度呈东强西弱，北强南弱之特点，黔西南关岭、贞丰等地是最微弱的地区。

印支运动对贵州乃至华南广大地域地史发展具有一定影响，它结束了我省长期以来以海相沉积为主的历史，更使先期活动性质不同的若干地块弥合一体，成为以河湖相建造为特征同步演进的统一大陆，可能属特提斯构造域印支造山运动对贵州造成的远程响应。

5. 燕山运动

燕山运动是贵州地区重要和强烈的一次构造运动，在省内零星分布的"红层"即上白垩统茅台组，以角度不整合覆于前寒武至侏罗系等不同时代地层之上，岩性组合为红色钙泥质胶结的砾岩、砂岩及黏土岩，是燕山运动之后山间盆地堆积的磨拉石建造。燕山运动使本区早白垩世及以下各时代地层普遍发生褶皱、断裂变形，奠定了贵州现今主要地质构造面貌的基础。

该期褶皱从早期到晚期逐次向四川盆地方向推进，区域上湘南—湘中地区角度不整合存在于中侏罗统与上覆地层之间，至贵州则在上白垩统与下伏地层之间，在习水–威宁一线之北西地区该构造运动逐渐减弱，表现为上、下白垩统之间由角度不整合渐变为平行不整合或整合接触关系。该期构造运动使武陵构造旋回期、雪峰–加里东构造旋回期的部分构造形迹遭受叠加、改造，形成了侏罗山式褶皱和日耳曼式褶皱，同时断裂活动也十分强烈，形成近南北走向断面东倾的逆冲断层和北西向逆冲断层及平行走滑断层、浅层滑脱构造，逆冲断层的运动方向主要是由东向西，平行走滑断层的运动方向主要是左行走滑。从构造变形特征结合区域构造特点，反映出该时期贵州处于造山带前陆带位置。该时期贵州同时受东、西方向的共同影响，东部构造活动的中心位置可能位于北海—萍乡—绍兴一带，是华南陆块板内活动阶段陆内造山作用的具体体现；而西部主要受特提斯域地质构造演化的影响，该时期构造活动的中心位置可能位于哀牢山一带，是哀牢山造山活动在贵州地区的具体体现，同时，后期红河断裂带巨型走滑对贵州部分地区构造线走向产生了极大影响。

6. 喜马拉雅运动

喜马拉雅运动代表了新近系与下伏地层之间角度不整合接触关系的构造事件，表现为新近系翁哨组以角度不整合覆于古近系及之前的不同时代地层之上。古近系已明显褶皱，而新近系固结微弱，几乎未变形。

该时期本省可能兼受太平洋板块和印度板块俯冲的影响，主要表现为区域性抬升和断块活动，形成一系列地垒–地堑式构造组合样式，明显切割了先期构造形迹和地质体，控制了新生代地层呈山间磨拉石盆地产出，同时也使上白垩统–古近系出现褶皱变形。该类型构造样式是本省造山期后隆升背景的直接产物，也是喜马拉雅运动的主要表现形式。

喜马拉雅期构造变形，与先期构造具有明显的继承叠加关系。晚白垩世至古近纪地层均已变形，发生褶皱或被断层破坏，大多呈向斜或在断层下降盘一侧保存分布，岩层倾角多为 $10° \sim 20°$，少数 $40° \sim 50°$，极个别有倒转，常见走向北北东及北东东两组陡倾斜节理。

上白垩统至古近系组成之向斜大多在燕山期向斜核部地带，走向与前期向斜相近，甚至轴位完全重叠，多处地方见到有切割晚白垩至古近系的断层是复活断层，是一种继承性的表现。在 1：5 万安顺片区及紫云片区区域地质调查成果中，均发现下伏为北西向褶皱时它们走向北西，下伏为北东向褶皱时它们走向亦为北东。在盘县石脑，古近系组成背斜，被两条冲断层挟持，反映出该地区喜马拉雅运动的存在。

7. 新构造运动

新近系以来的地壳运动，称为新构造运动，是形成贵州现今地貌和水文网络的最重要因素。区域性隆升背景下的断块活动，形成一系列地垒-地堑式构造组合样式，明显切割了先期构造形迹和地质体。该类型构造样式是贵州造山期后隆升背景的直接产物，也是新构造运动的主要构造表现形式，控制了河谷阶地或第四系分布、温泉、地震及地貌和水系格局。从现今地形地貌特征、保存有多级剥夷面、多级河谷阶地及多层溶洞等特点，反映出贵州新构造运动具有明显的掀斜性、间歇性隆升和隆升的差异性等特征（林树基，1993；秦守荣和刘爱军，1998；王砚耕等，2000），而且现代仍处在隆升趋势之中。

（二）构造旋回期次划分

根据贵州地区的地层、沉积相、岩浆岩、变质岩、构造组合样式等特征，贵州经历了洋陆转换阶段和板内活动阶段两个发展、演化历程，以造山作用形成的角度不整合为重要依据，划分出武陵构造旋回期、雪峰-加里东构造旋回期、海西-印支-燕山构造旋回期、喜马拉雅及新构造旋回期等四个构造旋回期。

洋陆转换阶段：武陵构造旋回期（新元古代青白口纪梵净山、四堡时期）

雪峰-加里东构造旋回期（新元古代青白口纪下江时期-早古生代）

板内活动阶段：海西-印支-燕山构造旋回期（晚古生代-早白垩世）

喜马拉雅及新构造旋回期（晚白垩世-第四纪）

在不同的构造旋回期，发育不同动力学背景下的盆地类型、沉积岩石组合及岩浆岩组合，形成的典型构造样式主要有阿尔卑斯式褶皱、侏罗山式褶皱、日耳曼式褶皱、逆冲推覆构造、（过渡性）韧性剪切带、平行走滑构造、浅层滑脱层构造、变质核杂岩构造及伸展剥离断层系、地垒-地堑式构造等。武陵构造旋回期使贵州东部出现了绿片岩相变质作用，雪峰-加里东构造旋回期出现了低绿片岩相-极低变质作用。

1. 武陵构造旋回期

该构造旋回期时代为新元古代青白口纪梵净山期/四堡期，仅在贵州黔东梵净山、黔东南从江—桂北元宝山地区有记录。

武陵构造旋回期是新元古代前扬子克拉通发生裂解-闭合的一次构造旋回，完成了包括贵州在内的第一次洋陆转换，形成了扬子陆块最古老的褶皱基底；武陵构造旋回期的裂解作用分裂出扬子陆块和华夏古陆，其间为南华狭窄洋盆和一些微陆块，而南华狭窄洋盆的中心位置我们认为可能位于师宗—松桃—慈利—九江一带。有学者通过对皖南伏川蛇绿岩的研究，认为扬子陆块和华夏陆块至少在 848Ma 之前开始拼合、俯冲消减，最后形成罗迪尼亚（Rodinia）超大陆。武陵构造旋回期，由于没有更老地层出露，从梵净山群沉积至武陵运动（或称梵净运动、四堡运动），彻底结束了裂谷盆地沉积的历史，其间发生强烈褶皱造山，相伴区域变质，并形成贵州最老的褶皱基底。

武陵运动的中心位置位于贵州梵净山北、湖南大庸、岳阳、平江一带，与该时期沉积盆地的中心位置相一致，是南华狭窄洋盆萎缩、消亡，扬子古陆与华夏古陆的汇聚碰撞形成华南板块，是青白口纪中期末该地区洋陆转换历程的具体体现，也是扬子古陆与华夏聚合事件的中心位置，反映出具有由北向南、从早到晚逐渐封闭、碰撞造山的迁移趋势。戴传固等（2013）认为，贵州在该时期与江南复合造山带的发展演化关系密切，典型构造样式的特点反映出该地区处于造山带内带位置，构成了该区江南复合造山带的武陵期造山带。从江地区四堡群绿片岩相变质岩中的高压变质矿物多硅白云母和江南复合造山带东段的高压蓝闪石片岩反映了碰撞造山作用的存在。

2. 雪峰—加里东构造旋回期

该构造旋回期时代为新元古代青白口纪晚期（下江时期）至早古生代。本构造旋回从新元古代晚期 Rodinia 超大陆解体/南华裂谷海槽形成到广西运动结束（其间经历了雪峰运动），是华南大陆从裂解-闭合的又一次构造旋回，完成了包括贵州在内的第二次洋陆转换，在此之后区内进入一个崭新的地质发展阶段——板内活动阶段。

雪峰-加里东构造旋回期沉积物充填序列显示，从早到晚经历了华南大陆裂陷阶段（裂谷盆地时期）-汇聚阶段（被动大陆边缘盆地时期）—碰撞造山阶段（前陆盆地时期）的发展演变过程，是震旦系、寒武系、奥陶-志留系页岩气目标层形成的重要构造旋回时期。

裂陷阶段：指青白口纪晚期（下江时期）-南华纪时期。本阶段随着 Rodinia 超大陆的裂解，扬子古陆与华夏古陆分裂，区内进入裂谷盆地时期。青白口纪晚期的沉积以楔状地层发育为典型特征（王剑，2000），如板溪群、下江群及南华冰期沉积等，均具有相变迅速、厚度变化迅速的特点，显示明显的裂谷充填特征。随着雪峰运动的发生，贵州进入了被动大陆边缘盆地沉积演化时期。

汇聚阶段：指南华纪-早古生代末期。本阶段以雪峰运动为标志，贵州总体进入汇聚阶段的构造演化历程，形成被动大陆边缘盆地。其中，南华纪时期形成了滨岸-陆棚相的长安组、富禄组、大塘坡组、黎家坡组及陆相的澄江组、南沱组，是雪峰运动后的沉积产物。震旦纪时期出现次级裂陷，差异沉降作用进一步显现，台、盆分异明显，形成初始碳酸盐岩台地。寒武纪牛蹄塘期是次级裂陷作用最大时期，沉积了一套具有代表性的黑色岩系，为滞留盆地沉积。牛蹄塘期-奥陶纪末期，贵州台、坡、盆格局分异明显，是碳酸盐岩台地形成、发展和消亡时期。以寒武纪龙王庙台地边缘相的碳酸盐岩沉积（铜仁—玉屏—凯里一线）为标志，之前为碳酸盐岩台地形成期，寒武纪龙王庙期-奥陶纪红花园期为碳酸盐岩台地发展期，奥陶纪大湾期-奥陶纪末期为碳酸盐岩台地消亡期。

碰撞造山阶段：指奥陶纪末期至早古生代末期。以志留系前陆盆地相沉积为代表，发生广西运动，形成南华加里东期造山带。

雪峰-加里东构造旋回期的早期构造以裂陷作用为主，形成一些古断裂，之后的雪峰运动、广西运动为隆升和造山运动，其中，雪峰运动为垂直升降运动，未造成明显的变形；广西运动是一次造山运动，其中心位置位于广西罗城—龙胜、湖南通道一带，是南华裂谷海槽萎缩、消亡，扬子古陆与华夏古陆的再次汇聚碰撞形成华南陆块，新元古代-早古生代该地区造山历程的具体体现。广西运动形成的造山带中心位置与新元古代-早古生代梵净山期、四堡期发生的武陵运动形成的造山带中心位置已向东迁移，形成了江南复合造山带的加里东造山带。在贵州黎平—从江一线以东地区属造山带内带，黔东南雷山地区属于造山带外带，而凯里—三都一线以西地区属该时期造山带前陆。广西运动所形成的不整合沉积界面在广西罗城—龙胜、湖南通道一带为中角度不整合，在贵州黔东南地区为低角度不整合，在黔东—黔东北地区为平行不整合，表现为从南东向北西逐渐减弱的特点；广西运动造成的构造变形在黔东南地区发育阿尔卑斯式褶皱，并伴有过渡性剪切带，向黔东北—黔北地区逐渐减弱，无明显的挤压变形，仅在造山末期有伸展滑脱现象，形成伸展正断层组合。

3. 海西-印支-燕山构造旋回期

海西-印支-燕山构造旋回期时代为晚古生代至早白垩世，在江南复合造山带和特提斯域的共同影响下，本区进入板内活动裂陷、挤压阶段，经历了板内裂陷到挤压的动力学演化历程，其沉积背景经历了由裂陷盆地向前陆盆地的转化过程。在裂陷背景下出现基性火山活动，形成大面积分布的峨眉山玄武岩，使晚古生代地层的沉积格局与早古生代出现明显差异，形成浅水台地相与较深水台盆相相间的沉积格局。

海西-印支-燕山构造旋回期沉积物充填序列显示，晚古生代-早白垩世经历了裂陷槽盆-陆内坳陷的演化过程。其中，泥盆纪—二叠纪阳新世时期为裂陷槽盆时期。有学者认为晚古生代裂陷主要位置在湘、黔、桂、滇地区，裂陷呈北东、北西向有规律排列，形成交叉的浅水碳酸盐岩台地和深水硅质岩台盆发育的多盆围台、多台隔盆的奇特景观，分别发育陆相、滨岸-台地相、台缘相和裂谷盆地相沉积。贵州以北西向的罗甸—水城裂陷槽盆及黔南凹陷为代表。阳新世晚期为裂陷向挤压转换期，以区域上峨眉山地幔柱强烈活动在贵州形成大片峨眉山玄武岩为标志，代表了裂陷盆地的最大裂陷期，属沉积转换界面，即其下为盆地逐渐扩张、发展时期，而其上至二叠纪末、三叠纪初进入了挤压背景下的（弧后）前陆盆地演化阶段，为盆地逐渐萎缩、消亡期。

海西-印支-燕山构造旋回的早期阶段以裂陷作用为主，形成罗甸—水城北西向裂陷槽及黔南凹陷，其间在裂陷槽盆周缘发育控相的古断裂。在此之后，构造活动以垂直升降作用为主，如东吴运动、印支运动，主要形成不整合沉积界面，造成地层因隆升剥蚀而缺失，但未见明显变形。晚期的燕山运动是一次强烈的造山运动，其中心位置位于绍兴—萍乡—北海一线，贵州处于造山带前陆带的位置。燕山运动在贵州的黔东南地区为前陆隆起区，黔北、黔西北、黔南、黔西南等广大地区为前陆褶皱冲断区，进入四川盆地为前陆坳陷区，其总体变形强度呈南东向北西减弱。其中，黔东南前陆隆起区以隔槽式褶皱为主，向黔南、黔东北—黔北逐渐过渡为隔挡式褶皱，同时伴有浅层滑脱构造，褶皱逆冲推覆断层、平行走滑断层等，进入四川盆地变形减弱。在贵州西部燕山运动同样发育造山带前陆褶皱冲断带的一系列构造组合，浅层滑脱构造，侏罗山式褶皱、逆冲推覆断层、平行走滑断层等构造组合。其中黔西南地区在继承早期北西向构造格局基础上，构造形迹展布方向主要为北西向，构造变形强度从南西向北东逐渐减弱；在黔西北地区，构造形迹展布方向主要为北东向，构造变形强度由南向北逐渐减弱。侏罗山式褶皱逐渐向以穹盆构造为代表的日耳曼式褶皱过渡，再向四川盆地过渡为弱变形区。

燕山运动是贵州最强烈的一次造山运动，形成了贵州构造的主体格架，奠定了区内现今主要地质构造面貌和地貌发育的基础，对贵州理疗热矿水的控制具有深远意义。

4. 喜马拉雅及新构造旋回期

晚白垩世以来，贵州受青藏高原隆升影响，垂直运动特征明显，典型构造样式为隆升背景下的地垒-地堑式构造组合，以脆性变形为主要特点，具浅表层次构造变形特征。明显切割了先期构造形迹和地质体，控制了上白垩统及新生代地层呈山间磨拉石盆地产出，上白垩统及古近系普遍出现褶皱变形，若干先期断层重新复活。在喜马拉雅构造活动基础上，新构造活动在贵州主要表现为区域性隆升背景下的断块活动，具有明显的掀斜性、间歇性隆升和差异性隆升等特征，而且现今仍处在隆升趋势之中。控制了贵州现今的河谷阶地、第四系分布、温泉、地震及地貌和水系格局。

四、区域活动构造背景

新构造运动的具体体现是活动性构造，属活动构造学、新构造学研究范畴。活动构造是指晚第四纪（约 50 万年）以来，并且着重是晚更新世（10 万~12 万 aBP）以来一直在活动，现在还在活动，未来一定时期内仍可能发生活动的各类构造，包括活动断裂、活动褶皱、活动盆地及被它们所围限的地壳和岩石圈块体（邓起东，1996，2002）。

在大地构造上，我国位于欧亚板块东部，并受印度板块、太平洋板块及菲律宾板块所夹持。有学者等结合活动构造和岩石力学理论，将我国及邻区划分为 8 个活动亚板块和 17 个活动构造块体。贵州隶属于青藏亚板块（Ⅶ），为黏滞系数较低的柔性岩石圈或软岩石圈，在西部特提斯构造域的发展演化过程中，印度板块向北楔入欧亚板块，造成青藏高原隆升，形成一系列推覆构造。由于各地块流变学性质差异，向北持续挤压过程中，向北推覆转为向东、南东斜冲、侧滑和伸展，形成一系列右旋走滑断裂围限块体绕喜马拉雅东构造结顺时针旋转，形成亚洲大陆逃逸构造（嵇少丞等，2008）。在大陆东边是滨太平洋扩张运动区，在区域性隆升背景下，受北西、南东向挤压力作用，形成北西向南东的主应力，使得贵州活动性构造形迹以北东、北北东向—近南北向为主（张世从，1994；韩至钧和金占省，1996；张国民等，2004）。

贵州新构造运动主要是青藏高原隆升及挤出构造远程效应的反映，其反映形式主要为活动性断裂和活动性地块。活动性断裂具有明显的继承性，表现在地垒-地堑断层组合、平行走滑及浅层滑脱构造的活动；活动性地块表现为掀斜、不均匀隆升和沉降。从现今地形地貌特征、保存有多级剥夷面、多级河谷阶地及多层溶洞等特点看，反映出贵州新构造运动具有西强东弱、中部强南北弱的特点，同时具明显的掀斜性、间歇性和差异性隆升的等特征（王砚耕 2000；秦守荣 1998；林树基 1994），是形成现今地貌和水文网络的最重要因素，控制了河谷阶地或第四系分布、温（热）泉、地震及地貌和水系格式，而且现今仍处在隆升趋势之中，正是由于这些特点导致不同层块带之间明显的活动表现（贵州省地质调查院，2017）。

五、活动性断裂

活动性断裂又称活断层，是指第四纪以来（或晚第四纪以来）活动、至今仍在活动的断层。受青藏高原隆升及挤出构造远程效应的影响，贵州活动性断裂极为发育，地貌表现主要为山间盆地直线型边界、断层三角面、直线型沟谷等，在受断层控制的谷地中，断层三角面和断层崖明显可见。水系表现主要有不正常水系组合样式，包括水系不正常的绕流汇流，多条水系同步突然转弯，分流点和汇流点的线性分布，水系或冲沟突然终止，错开，主、支流呈直角交汇或河流沿断层发育而呈折线弯曲，断裂两侧河谷地貌骤变等（贵州省地质调查院，2017）。

根据贵州的实际情况和目前所能依靠的手段，采用地质、地貌法、卫星影像和航空摄影解译、新年代学测定等方法，从地貌、水系、温（热）泉、地质记录、地震活动等方面入手，着重对断裂的几何学特征、运动学标志、组合特征等方面进行研究，贵州境内共发现有规模不等的活动断层135条，活动断裂主要发育北东向、北北东向—近南北向、北西向和近东西向四组（韩至钧和金占省，1996；卢定彪等，2010；贵州省地质调查院，2017）（图4-20）。其中，北东向断裂最为发育、北北东向—近南北向次之、北西向和近

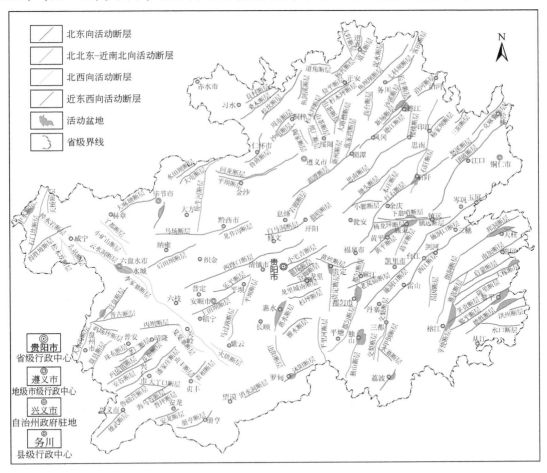

图 4-20　贵州活动断裂及活动盆地分布图
资料来源：贵州省地质调查院，2017

东西向较少。各活动断裂具有北北东向—近南北向断裂被北东向断裂错断，而北东向断裂又被北西向断裂错断的交截关系，说明北北东向—近南北向断裂形成最早，其次为北东向断裂，而北西向断裂形成最晚。沿活动断裂发育一系列的活动盆地，盆地受活动断裂控制明显，与活动断裂密切相关。活动性断裂有很强的活动性，具有活动导热的作用，是控制地震、温（热）泉分布的重要因素，其温（热）泉表现为沿断裂带呈线性分布。现将主要活动断层特征描述如下（贵州省地质调查院，2017）。

1. 北东向活动断裂带

是贵州省内最为常见的一组活动断裂，全省范围内均有分布，尤以黔东、黔东北及黔西南最为发育，在威宁—沿河及盘县保田—松桃之间断续延伸形成贯穿全省的北东向活动断裂带，在黔东南榕江—天柱地区雁行排列形成北东向活动断裂带。一般走向 40°~75°，断层规模大小不等，延伸多数在 100km 以上，多表现为张扭性质。由断层控制的平直沟谷、断层崖及三角面、新生代盆地、水系的错断以及温泉等是其最主要的地质地貌标志。黔东南地区北东向活动断裂具有清晰的影像特征、线性平直、等间距分布、延伸长度相似、控制盆地发育等特点，并且切割近南北向断裂，在其北西侧形成了较多的陷落盆地。黔西南地区的北东向活动断裂具有延伸短、活动性强的特点，影像特征不是十分明显，温泉、地震多见于断层附近。

北东向活动性断裂主要发育有大稼断层、红石断层、南加断层、安龙断层、安谷断层、思南断层、塘头断层及两路口断层等，断层多数切割青白口系至白垩系地层，一般具张扭性质。断层地貌标志清晰，断裂经过区域为近 NE 向具有十分清晰的线性特征，表现为近直线状延伸的河（沟）谷，地貌上形成陡崖和沟谷，断层三角面明显。沿断裂带发育一系列第四纪盆地，并且多切错水系和山脉褶皱。断层新构造期活动明显，温泉呈串珠状分布于断层附近，水温多在 30~53℃。

2. 北北东向—近南北向活动断裂带

北北东向-近南北向活动断裂全省范围均有分布，以遵义—罗甸一线以东地区最为发育，以西地区发育较少，是贵州发育较多的活动断层。走向一般在 350°~30°，以直线状延伸为主，被北东向断裂错断，少部分呈 S 形弯曲。单条断层规模一般在 100km 以下，仅少数达 100km 以上，以陡倾正断层为主。在惠水、都匀、榕江等地，该组断层形成了规模较大的断陷盆地，落差在 140~400m。平面上具地垒式、地堑式组合特点。沿断裂带小于 5 级地震多发，温泉呈串珠状分布于断层附近，说明该组断裂活动性较强。

北北东向—近南北向断裂带主要发育有都匀断层、石阡断层、贵定断层、惠水断层等，断层切割青白口系至第四系地层，一般具张扭性质。在影像上来看该组断层具明显线性特征，地貌上表现为直谷、山鞍或坡折，断层崖、断层三角面明显。断层新构造期活动明显，断层控制了第四纪盆地发育，沿断裂带低温热泉广泛分布。

3. 北西向活动断裂带

威宁—紫云断裂带是贵州省西部最为醒目的北西向断裂带，走向一般在 300°~330°之间，以直线状延伸为主，单条断层规模一般在 100km 以下，仅少数达 100km 以上，多表现为张扭性质。断裂严格控制着地形水系沿北西向发育，并拓展出有利于喀斯特发育的水动力环境。在该断裂带的北西段，历史上曾多次发生有感地震，全省约 40% 地震都发生在该断裂带附近，此外，在该断裂带附近温泉广泛分布。褶皱断裂的差异沉陷形成了草海和水城断陷盆地；在南东段镇宁一带，当北盘江支流打邦河自北而南斜穿该活动构造带时，在长约 10km 的河段上连续形成黄果树瀑布群、天星桥伏流、溶洞、温泉以及沿岸众多的伏流跌水等水文地貌景观。贵州地震分布具有西多东少的特点，西部地区北西向断裂北段比南段地震分布多，草海附近地震密集，表明该断裂带仍然具有很强的活动性。

北西向活动断裂带主要发育有云水洞断层、李家寨断层、垭都断层及么站断层等，断层多数切割志留系至侏罗系地层，一般具张扭性质。断裂经过区域表现为近北西向延伸清晰的线性特征，地貌上表现为直线状延伸的沟谷，沿断裂带常发育谷地和洼地，错断了褶皱山脉，形成断裂谷地和断层崖，断层三角面明显。该组断层具有多期活动特点，挽近期活动明显，沿断裂带地震多发，温泉活动较为明显。

六、推测隐伏构造

（一）重力解译推测隐伏构造

据 2017 版《贵州省区域地质志》，通过布格重力异常特征，结合地质背景，推断出全省存在一级隐伏断裂 3 条，二级隐伏断裂 9 条和一些三级断裂构造（图 4-21）。

根据走向，可将 3 条一级隐伏断裂划分为东西向隐伏断裂（1 条）和南北向隐伏断裂（2 条），其中东西向隐伏断裂（Ⅰ-1）展布于余庆—贵阳—纳雍一线，东侧被松桃—玉屏—榕江隐伏断裂带截切，西延至省境边界，整体横贯贵州中部。

南北向赫章—纳雍—普安–兴义隐伏断裂带（Ⅰ-2）展布于贵州西部赫章—纳雍—普安—兴义一线，延经省内约 250km，宽度 40km，沿此带有大片玄武岩出露和同源浅层侵入岩，并在盘县、普安、晴隆等地有地震及水热活动。

南北向松桃—玉屏—榕江隐伏断裂带（Ⅰ-3）展布于松桃—玉屏—榕江一线，梯级带宽度约 40km。此断裂带为我国大兴安岭—太行山—武陵山重力梯级带在贵州的反映，可能系滨太平洋构造域活动痕迹的显示。经镇远、雷山、从江等地出露超基性岩体，推测断裂可能已切穿至硅镁层，导致上地幔超基性岩浆沿断裂上升。

推断解译的 3 条一级隐伏断裂充分反映了研究区内布格重力异常展布面貌和深部物质活动及莫霍面起伏特征。

二级隐伏断裂可分为北东–近南北向隐伏断裂（7 条）：威宁—盘县近南北向隐伏断裂（Ⅱ-1）、毕节—六枝—兴仁北东近南北向隐伏断裂（Ⅱ-2）、安龙—贞丰—贵阳—开阳—遵义北东—南北向隐伏断裂（Ⅱ-3）、余庆—都匀北北东向隐伏断裂（Ⅱ-4）、施秉—凯里—三都南北—北东向隐伏断裂（Ⅱ-5）、望谟—罗甸—榕江北东东向隐伏断裂（Ⅱ-6）、金沙—正安北东向隐伏断裂（Ⅱ-7）；北西向隐伏断裂：息烽—金沙北西向隐伏断裂（Ⅱ-8）、威宁—水城北西向隐伏断裂（Ⅱ-9）。

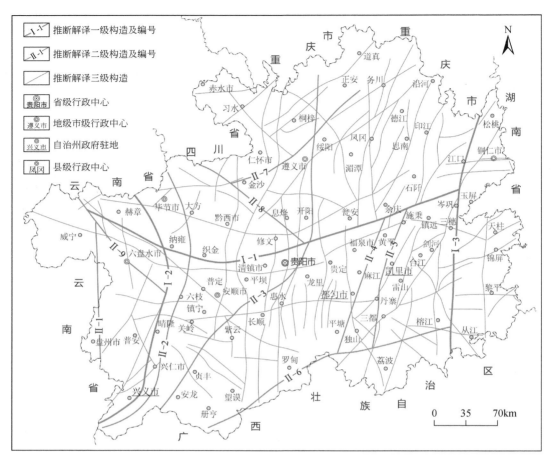

图 4-21　贵州省重力解译推断隐伏构造图

资料来源：贵州省地质调查院，2017

（二）综合隐伏断裂存在标志推测隐伏构造

区域深大断裂一般为岩石圈断裂，延伸长、跨度大。沿断裂两侧往往出现梯级带、重力梯级带异常，航磁异常，地壳厚度剧烈变化，莫霍面、康氏面异常下降等现象。深大断裂一般是各地块分界线，断裂一般切穿硅镁层，使得上地幔中超基性岩浆沿断裂上升，沿断裂带往往具有超基性岩体、地震、温泉、热液矿床等呈带状分布，反映了区域深大断裂具有导岩、导矿和导热的活动（贵州省地质调查院，2017）。因此区域深大断裂是地球深部热流向浅部传递的直接通道，是地壳表层热源来源的主要途径，对地下热矿水的形成和演化具有重要意义。

贵州地处上扬子地块及江南复合造山带，自新元古代以来发生了多次构造运动，经历了多次构造旋回，不同构造旋回期处于不同的构造位置，形成了十分复杂的构造体系（戴传固等，2013）。尤其自晚古生代以来，贵州经历了海西-印支-燕山构造运动，沉积巨厚地层，发育大量的侏罗山式褶皱和浅层滑脱构造，尤以燕山期褶皱和断裂最为发育，严重掩盖先期地质构造特征，覆盖了部分基底深大断裂，使其构造形迹不清，地表反映不明显。

在贵州省地质调查院 2017 年编制的《贵州省区域地质志》中，根据地质判别，结合遥感解译、地球物理、地球化学资料，按照深部构造控制影响浅部构造理念，根据一线之隔两侧构造线方向决然不同，或构造线方向虽然相同，但遥相呼应不畅通，或构造样式迥然不同，沿隐伏断裂附近地表大多具有与之同方向断续分布的断裂、褶皱或同沉积断裂，隐伏断裂大多贯穿全省，并多是构造分区边界等标志特征，提出了四种判别深部隐伏构造的标志（表 4-2）。

表 4-2　推测深部隐伏断裂标志

序号	推测隐伏断裂标志	地质特征
1	构造变形标志	表层构造景观、变形组合样式、构造发育的密集程度差异分区界线，反映出深部断裂限定表层变形的发展；横跨褶皱枢纽同步急剧起伏、同走向若干断层在窄带范围里列或串列，反映出同构造变形期深部断裂活动影响表层构造变形形态；新构造活动对地形地貌的控制等
2	沉积岩相标志	巨厚地层序列在窄带范围内急速沉积相变，反映同沉积断裂活动
3	地球物理、地球化学标志	重磁及地球化学不同场区分界线；异常梯度带、突变带、错动带（线性、串珠状、放射状）、异常带等，反映出深部隐伏断裂对地球物理、地球化学场的影响和控制
4	岩浆、地震、热泉与矿床标志	侵入岩体呈带状分布、内生热液矿呈带状分布、热泉及地震呈带状分布，反映出隐伏断裂的导岩、导矿、导热等活动

资料来源：贵州省地质调查院，2017

根据构造变形、沉积岩相、地球物理、地球化学、岩浆、地震、温泉和矿床等判别标志，贵州共推测出 10 条隐伏深大断裂。从其展布方向上划分，主要有北东向、北北东向—近南北向和北西向三组，以北东向最为发育，长度从>60km 到大于>520km 不等，分别为：①吼滩断裂；②羊磴—遵义—卫城断裂；③木黄—贵阳—普安断裂；④玉屏—施洞—三都断裂；⑤纳雍—开阳断裂；⑥垭都—紫云断裂；⑦水城—望谟–八茂断裂；⑧龙宫—贞丰断裂；⑨泥凼断裂；⑩杨拱断裂（图 4-22）。沿隐伏深大断裂两侧地层岩性、厚度、剥蚀、沉积岩相具有急变、突变分带，地质构造组合景观差异显著，沿深大断裂发育同走向逆冲推覆断层纵排侧列，断层两侧褶皱变形差异显著。断层一般为地块分界线，沿断层两侧岩浆分布、航磁、重力、莫霍面下降、地球化学异常差异明显。各隐伏深大断裂特征详见表 4-3。

根据地球物理及表层地质特征，贵州隐伏深大断裂其少数在武陵时期已经出现，大多数是雪峰–加里东运动的产物，之后的印支、燕山期多次活动，尤其是喜马拉雅期以来再次复活，沿断裂带多具有汞、锑、金及多金属等热液矿产和温泉、地震等分布（贵州省地质调查院，2017）。说明贵州隐伏深大断裂多为岩石圈断裂，切穿地幔，沟通深部热液，具有导岩、导矿和导热的作用，对贵州地下热矿水的形成具有重要控制作用。

表 4-3　贵州省推测深部隐伏断裂特征*

编号	名称	发育位置及规模	地质学特征	地球物理及地球化学特征
①	吼滩断层	经习水吼滩附近，走向北东，长>60km，两端延入四川省	北西侧为稳定克拉通盆地，白垩系为大型内陆盆地河湖相砂泥岩组合，与下伏地层平行不整合，褶皱变形微弱，多为短轴褶皱，岩层倾角大多≤10°，构造变形时期主要为喜马拉雅期（晚白垩世之后）；南东侧白垩系为山间盆地相磨拉石（主要为砾岩、砂砾岩）组合，上白垩统与下伏地层角度不整合，构造变形主要为燕山期，前上白垩统地层呈中常-紧闭型长条状褶曲。两侧构造变形强度迥异（西弱东强），晚白垩世同沉积活动北西侧相对下陷。该隐伏断裂与北东向四川菱形构造地块的东南边界吻合，北东延入重庆市称七曜山基底断裂，是构造变形景观分区界线及沉积岩相分区界线	该隐伏断裂在重力异常图上表现明显
②	羊磴—遵义—卫城断层	经桐梓县羊磴，遵义市、清镇卫城等地，走向近南北，长大于270km，北端延入重庆市境内	该断层是构造变形景观的分区界线，西侧为宽缓短轴褶曲及北东向S形长条状褶曲分布区，东侧为近南北向宽缓褶曲带与紧密褶曲束相间的类隔槽式褶皱区，两侧构造线大角度相交，遥感影像极为醒目。沿线宽8～10km范围内有3～4个平行排列的紧闭长条形褶曲及纵排侧列的走向逆冲断层，上白垩统被断切。推断为隐伏断层，主要活动时期为燕山期，喜马拉雅期仍有活动	该隐伏断裂带在重力及航磁异常图上反映明显。重力等值线呈南北向展布，在西侧等值线展布方向变化较大，东侧呈南北向展布，较为宽缓。而航磁在北段为正负异常分野边界，且负异常向西呈弧状凸出；中段遵义一带，正异常呈收缩变狭窄状；南段在贵阳一带为明显的正负异常分野边界
③	木黄—贵阳—普安断层	经印江木黄、石阡、贵阳、安顺、普安等地斜贯贵州全境，南延云南师宗，北延湖南慈利，走向北东，长>520km	北段（余庆以北）两侧构造景观差异显著，北西侧为古生代及三叠纪地层组成近南北向中长-紧闭型长条状褶皱区，南东侧为新元古及早古生界组成的宽缓复式褶皱区，地表南北向褶皱于此附近发生转折，或枢纽起伏，地表断续发育有北东向断裂；中段（特别是贵阳—安顺）为三叠系沉积岩相急变带。断续有同走向规模较大的断层发育，平坝以西该隐伏断裂北西侧构造线为北东向，南东侧构造线为南北向和北西向，平坝以东它阻挡了南北向隔槽式褶皱的沟通，两侧南北向褶皱枢纽或倾没或昂起，褶轴亦多转成北东向而呈弧形。南段（镇宁以南）北西向若干褶曲枢纽同步向南东倾俯，普安以南更有同走向大型逆冲断层。综合物化探资料及表层地质特征，推测其为隐伏的岩石圈深大断裂，我们认为主要活动时间为新元古代，晚古生代及其后，余庆—安顺一段大略限定了泥盆系分布区的北界，三叠系相变反映同沉积活动南东侧下陷，对燕山期变形有一定制约，上白垩统被断切且在近旁有同走向褶曲显示其在喜马拉雅期复活	航磁场为贵州一级分区线，其北西部显示为大面积的正值异常，南东部主要表现为负异常，零星产出正异常，反映两侧基底的磁性差异。北西侧为扬子陆块基底，黔西北呈零星产出的正异常可能系二叠系玄武岩分布产出的影响；南东侧显示为负异常，由江南复合造山带裂陷盆地以碎屑岩夹火山碎屑岩沉积建造引起。北邻经秀山的地球物理大剖面解译，金文山等（1997）认为两侧莫霍面深度相差约4km（西侧42km，东侧38km），朱介寿等（2005）确认在松桃西侧有一个电阻率低阻带，从地表向下达80km。南段据地矿部华南地区物探化探遥感编图委员会（1995）黔桂滇重点片综合解译，为居里面陡变带（深30～40km，北西浅），重力等值线同步弯折高低异常带。同时，该带为地球化学急变分区界，北西侧主要是Pb、Zn、Cu异常，南东侧主要是Hg、Sb、As、Au异常；北西侧二叠系玄武岩主要为钙碱性，南东侧二叠系玄武岩及辉绿岩主要为偏碱性。尚见自然重砂木锡矿出土点沿此线分布

续表

编号	名称	发育位置及规模	地质学特征	地球物理及地球化学特征
④	玉屏—施洞—三都断层	经铜仁、玉屏、台江、丹寨、三都及独山基长等地，北东走向，斜贯省境，长>340km	沿该断裂有大的走向逆冲断层纵裂（侧）排列，特别是施洞口断层延长远，断距大，沿线地表有与之同方向的断裂及少量褶曲，两侧褶曲在附近转弯或枢纽起伏。下江群沿此带西侧剥蚀厚度急变，南华系沿此带两侧剥蚀强差显著（西强东弱），早古生代地层沿此带相变化大（西薄东厚）。早古生代主要为台地相—盆地相，北西主要为台地相。南东主要为斜坡—盆地相。东南地区上、下古生界为角度不整合，在三都—杨拱东北长期的相对隆起区，构造变形主要是言峰—加里东期，大片出露新元古界，三叠系较大量剥蚀缺失，石炭系或二叠系可直接覆于罗系白口系之上，上白垩统覆青白口系之上。休罗系直覆于二叠系之上。并有志留、金及多金属等热液矿产沿其近旁分布，李学刚等（2012）认为该断裂是黔东南推覆体也被断切，呈向北西突出的弧形，总体表现为由数条断层组成的叠冲断裂群，主断裂倾向南东，为黔南拗陷和雪峰古陆的分界线。综合地球物理表层地质特征，推测其可能为多期活动的隐伏岩石圈深大断裂，或始于雪峰—加里东期，在南华纪及至早古生代，活动剧烈，南东侧相对上升，尤其在燕山运动时期，表层出现大型逆冲断层，并伴有多种热液成矿作用，喜马拉雅期又有复活	重力异常等值线整体呈北北东向—近南北向，在该带东侧的雷山与西侧麻江间有遥相隔望的圈闭近南北向重力异常，异常展布，表现出一定的变化差异。在凯里—三都—带等值线密集，东侧面较大且等值线西侧向重力梯度带微略斜交，但朱介寿等（2005）据区域物探资料显示与近南北向一致，据朱编制的地壳平均厚度之等厚度图之等厚度带走向一致，据甫勇（1989）地震反射剖面明显反映出该断裂带走向—早期西倾断裂带
⑤	纳雍—开阳断层	经纳雍、开阳等地，近东西走向与垭都—紫云断层和玉屏—施洞—三都断层交汇，长约290km。南向呈凸弧形弯曲，两端分别与垭都—紫云断层和玉屏—施洞—三都断层交汇，长约290km	主要表现为若干近东向左行平移断层断续串列，特别是东段（开阳—余庆）大型重要断层的延伸发育，地表逆冲断层续有东西向断层、褶皱，与之直、斜交的断裂轴转弯或枢纽起伏。它们切割上白垩统，沿线时见热水泉。其活动时期主要为燕山期，性质主要为左行走滑。喜马拉雅和新构造期有再次活动	该隐伏断裂带在重力异常图上反映明显，物探重力等值线沿此地带呈东凸向西弯曲异常

续表

编号	名称	发育位置及规模	地质学特征	地球物理及地球化学特征
⑥	垭都—紫云断层	经赫章垭都、纳雍坐拱、紫云及罗甸云干等地，走向北西，斜贯全省，南段向东弧形弯转又与水城—望谟—八茂断层有交汇趋势，长>350km，地表反映不明显，呈北西走向向南延伸。北西延入四川省，即北西是四川菱形地块的西南边界，是我国西南部的西向鲜水河断裂带一条重要断裂带	主要表现为构造变形景观的分区边界，也是晚古生代沉积岩相急剧相变地带。其南西侧为北西向褶皱带，而北东侧褶皱轴向多向北东、南北，两者大角度斜交。晚古生代南西侧（尤其南段之石炭、二叠纪地层）为斜坡—盆地相，而北东侧主要为台地相。沿线是近代地震多发区，该隐伏断裂对地表北东向断裂有限制作用，尚有规模不大的同生向断层，它们切割上白垩统，同生向断层，它们切割上白垩统。乐光禹等（1994）在贵州广西组成的斜走向亦为北西向。乐光禹又认为是一条十分重要的古断裂构造。控制了黔西北云贵断裂带洞地区铅锌矿床（点）分布产出	该隐伏断裂带在重力及航磁异常图上反映为明显的重力梯度带和航磁异常带（范祥发，1999），据中石化南方公司（2009）地震剖面资料反映隐伏断裂明显。推测古隐伏深大断裂发端或始于加里东期（广西运动），晚古生代同生沉积盆地两侧发生不同的构造变形组合，喜马拉雅期又复活
⑦	水城—八茂断层	经威宁、水城、关岭、望谟及罗甸八茂等地，贯穿黔西南云南走向北西，南段望谟向北东孤形弯转，北西可能又折转南东而广西后似又折转南东而丹断裂相接，地表反映不明显，呈北西走向向南断续延伸，长>450km	该隐伏深大断裂处于晚古生代裂陷槽的中轴部位，浅表裂陷带发育。褶带轴向以穹隆、构造盆地为主，北东侧地表为一系列北西向走向断层，断续有同走向相同，望谟乐康—罗甸罗安一带及威宁等地有二叠纪辉绿岩侵入体大规模出露，煌斑岩侵入或评也与之有关。沿线有黔西北水城树林地区铅锌矿床（点）的分布产出，推测可能为古岩石圈断裂，发端于加里东期（广西运动），晚古生代沉积张性裂陷活动显著，导有基性岩浆上侵，燕山期运动时则其深部不连续界限及地表建造具特色的北西向构造带—紫云断裂带共同构造带	重力等值线整体呈南东向凸出，在水城北以北等值线为北西向，以南侧转为北东—近东西向，航磁方面两侧约为西向，正负异常交织产出，在南侧异常等值线整体呈北东向展布，在北侧则呈北西—近北西向展布

| 130 |

续表

编号	名称	发育位置及规模	地质学特征	地球物理及地球化学特征
⑧	龙宫—贞丰断层	经安顺龙宫及贞丰连环寨及册亨八等地，向北在安顺附近与木黄—渡阳—普安断层交汇，南延入广西，走向近南北，长>160km	沿该断裂地表断续见有南北向褶皱、断裂，或北东、北西向褶皱板纽起伏、弯转现象。大部分区段是三叠系沉积岩相变速相变地带，遥感影像清晰，并断续有走向正断层。安顺—龙宫—镇宁寨役—贞丰连环寨—册亨字寰，三叠系相变急剧，西侧为台地相，东侧为斜坡—盆地相。镇宁寨役—贞丰连环寨区段，若干北西向褶曲横跨此线而板纽同步倾伏。冗渡以南，缺乏表层地质标识，但西侧景观决然不同，东侧东西向褶造线密集于此显眼，西侧则模糊，同时两侧隐伏断裂板纽在此线附近，河流转弯（黔西南与桂西北），表明该隐伏断裂岩层位或许与之有关。发端贞丰附近的煌斑岩位于晚古生代，三叠纪沉积活动东侧相对下陷，时期可能与晚古代—中三叠世的褶曲横跨其位的褶曲板纽同步起伏，燕山期活动导致黄南段断层位同步起伏	在重力及航磁异常图上反映明显，长度>350km。主要是重力梯度带，两侧是不同磁场分区，延深>25km，断裂深至硅基性层，并推测沿断裂带有隐伏基性或超基性岩体，航磁极ΔT化极对比分析断面可能倾向东、10km深度时其位置东偏5～10km
⑨	泥凼断层	经兴义泥凼及册亨县城附近，西进云南，东与水城—望谟—八茂断层交汇，走向近东西，长>160km	主要表现（尤其册亨以西）是构造变形景观分界，隐伏断裂带北侧构造线为北西向，南侧构造线为东西向，也是三叠系沉积岩相急速变化区界，南侧三叠系为斜坡—盆地相区，以陆源碎屑复理石建造为主，近东西向紧闭型长条状褶曲发育，北侧三叠系为北东向相区，主要为碳酸盐岩建造，褶曲大多舒缓开阔，轴向主要为北东或近北东，主要活动期为三叠纪（特别早、中三叠世）同沉积期和影响深度不明，发端时期三叠纪沉积下陷，燕山运动时限制约构造变形组合的发展，并可能与水城—望谟—八茂断层南段联动	重力上罗甸一带北向等值线呈近北东向展布，南侧等值线呈半圈闭状，在望谟以北局部呈现圈闭异常

续表

编号	名称	发育位置及规模	地质学特征	地球物理及地球化学特征
⑩	杨拱断层	经三都杨拱，北西在三都附近与玉屏一施洞一三都断层交接，南东延入广西，走向北西，长>70km	其北东侧，新元古代及下古生代地层大片出露，北东向褶曲规模巨大，枢纽同步向南倾俯；其南两侧，大片出露晚古生代及三叠纪地层，北东向褶曲群单个褶曲规模较小，枢纽同步上扬。两侧上、下古生界均为角度不整合，两侧构造线方向一致，同具"隔槽式"组合，褶曲轴共轴叠加变一连贯，主要是因北东侧和燕山期共轴叠加变形，而南两侧是燕山期变形为主。两侧地层出露及构造组合景观的差异，特别是褶曲枢纽沿北西向一个狭窄地带同步急速俯伏，推测与深部隐伏断层有关。该断层南两侧构造对下陷，在雪峰一加里东期和海西一印支一燕山期强烈构造变动时，它的存在及可动干扰了表层褶皱的发育，致横跨之时枢纽同步起伏	该隐伏断裂带在航磁异常图、重力异常图上反映明显，为一变化梯度带

资料来源：戴传固等，2013；贵州省地质调查院，2017

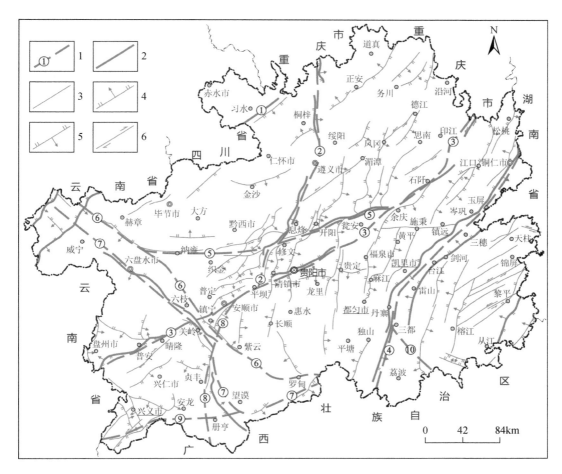

图 4-22　贵州省推测深部隐伏断裂构造分布图

1. 推测隐伏高等级断层及其编号；2. 重要断层；3. 一般断层；4. 正断层；5. 逆断层；6. 平移断层；①-吼滩断层，②-羊磴-遵义-卫城断层，③-木黄-贵阳-普安断层，④-玉屏-施洞-三都断层，⑤-纳雍-开阳断层，⑥-垭都-紫云断层，⑦-水城-望谟-八茂断层，⑧-龙宫-贞丰断层，⑨-泥凼断层，⑩-杨拱断层

资料来源：戴传固等，2013；贵州省地质调查院，2017

（陈正山）

第四节　地下水类型及其富水性

　　根据地层岩性组合特征，贵州地下水可分为碳酸盐岩岩溶水、基岩裂隙水及松散岩类孔隙水三大类型，其中碳酸盐岩岩溶水约占全省地下水天然资源总量的 81%，是最重要的地下水类型。

一、碳酸盐岩岩溶水

碳酸盐岩岩溶水为赋存于可溶岩溶孔、溶隙及溶洞（管道）中的地下水，具有水量丰富，流动快，排泄集中、动态变化大及含水岩组极不均一等特点。根据岩性差异及组合形式，可进一步将含水岩组划分为纯碳酸盐岩、次纯碳酸盐岩和不纯碳酸盐岩。

（一）纯碳酸盐岩岩溶水

纯碳酸盐岩岩溶水分布十分广泛，且水量丰富，最具利用价值。以连续沉积的石灰岩岩组有利于岩溶作用并形成大规模的溶洞–管道系统，其中二叠系吴家坪组、栖霞–茅口组，石炭系黄龙–马平组，寒武系清虚洞组为强含水岩组。以连续沉积白云岩的含水岩组溶孔、溶隙发育，与灰岩含水岩组相比，岩溶景观不突出，管道较为少见，富水性较差，但含水性较均一，代表性的含水岩组有三叠系安顺组、寒武系娄山关组、震旦系灯影组。此外，岩性组合为白云岩、灰岩之间互层或间夹层，兼具石灰岩溶洞–管道水及白云岩溶孔–孔隙水的特点，泉水流量一般小于纯石灰岩含水岩组，大于白云岩含水岩组。

（二）次纯碳酸盐岩岩溶水

次纯碳酸盐岩岩溶水是指间断沉积并以碳酸盐岩为主体，夹有不纯碳酸盐岩或薄层碎屑岩的岩溶水。其以溶隙–溶洞水为主，如分布于黔中及黔西南地区的三叠系法郎组，富含溶隙溶洞水，在台地前缘地带常为溶洞管道水。

（三）不纯碳酸盐岩岩溶水

不纯碳酸盐岩岩溶水指碳酸盐岩与碎屑岩间互层沉积或碳酸盐岩所含泥质等杂质成分较高的岩性组合岩溶水。由于所含碎屑岩夹层、泥质、硅质等不可溶物较多，导致溶蚀程度及富水性较差。

二、基岩裂隙水

基岩裂隙水为赋存于基岩裂隙中的地下水。根据含水层岩性组合特征及地下水赋存特征，我省境内的基岩裂隙水可分为陆源碎屑岩裂隙水、火成岩裂隙水和变质岩裂隙水三个亚类。

（一）陆源碎屑岩裂隙水

贵州省碎屑岩厚度累计大于90%以上的含水岩组主要有第三系至白垩系、侏罗系至上三叠统二桥组、上三叠统火把冲组至赖石科组、中三叠统边阳组至新苑组、下三叠统飞仙关组至上二叠系罗平统宣威组及龙潭组、二叠系阳新统梁山组、下石炭统祥摆组、中下泥盆统火烘组至下泥盆统丹林组、志留系兰多维列统韩家店组至高寨田组、奥陶系中下统湄潭组至同高组、寒武系第二统金顶山组至纽芬兰统牛蹄塘组、震旦系陡山沱组至南华系长安组等十三个含水岩组。陆源碎屑岩含水岩组一般含水贫乏，富水性弱，流量小（多小于

0.5~1L/s）且分布不均，主要的含水岩组为侏罗系至上三叠统二桥组砂岩层。

（二）火成岩裂隙水

贵州火成岩可分为喷出岩和侵入岩，其中喷出岩主要是二叠系峨眉山玄武岩，侵入岩则主要为花岗岩。峨眉山玄武岩地层主要分布于贵州西部，地下水赋存于玄武岩柱状节理、风化裂隙或构造裂隙中，一般流量较小，由于喷发层接触带柱状节理和气孔较为发育，且受构造影响，接触面常形成裂隙或断裂破碎带，有利于地下水的富集。花岗岩地层主要分布于黔东北梵净山区和黔东南黔桂交界九万大山区，地下水赋存于花岗岩风化裂隙中，局部赋存于构造裂隙中，一般埋藏浅，泉水流量小。

（三）变质岩裂隙水

变质岩裂隙水主要分布于黔东南地区，其含水岩组主要为青白口系下江时期白土地组至芙蓉坝组及其相当层位，以及梵净山/四堡时期的梵净山群和四堡群。水量丰富区域在白枝山背斜南端、从江县西南部车加背斜，隐江断层、茅贡断层与寨高断层之间的断块地区。变质岩裂隙水多属近源排泄，其泉水流量一般较小。在降雨量的直接影响下，泉水流量变幅可达10~20倍，甚至干枯，但在植被覆盖率较高的地区，泉水流量变化相对较小且不易干枯。

三、松散岩类孔隙水

松散岩类孔隙水主要指赋存于第四系黏土、亚黏土、砂土、亚砂土、砂砾石等松散堆积层孔隙中的地下水。总体而言，松散盐类孔隙水的富水性主要取决于第四系堆积物的厚度、分布面积大小及补给条件的优劣。贵州地形切割强烈，往往在一些山间河谷盆地的低阶地上才堆积较厚的砂砾石层，当满足地表水源的侧向补给或下浮含水层的顶托补给条件时，这些堆积物中可能埋藏一定水量的孔隙水。

（陈正山）

第五节　地　热　地　质

一、热储单元结构特征

贵州地壳经历了由海向陆的演变过程，形成的碳酸盐岩大致可分为四大套（贵州省地质调查院，2017）。其中，第一套碳酸盐岩组合为新元古代震旦系上统至下古生代寒武系纽芬兰统灯影组地层，岩性主要为结构多样的隐藻白云岩、含磷灰石硅质白云岩，主要分布于黔中和黔北地区的一些背斜核部及近核部，厚度数百米至近千米；第二套碳酸盐岩组合为下古生代寒武系上统顶部至奥陶系下统清虚洞组、高台组、石冷水组、娄山关组、桐梓组和红花园组地层，岩性除底部清虚洞组第一段和顶部红花园组为灰岩外，其余地层均以白云岩为主，夹有石膏层，含硅质条带，地层主要分布于黔北、黔中地区背斜核部和近翼部，厚度约900～2000m；第三套碳酸盐岩组合为上古生代泥盆系中统顶部至上统鸡窝寨组、望城坡组、尧梭组、革老河组以及石炭系下统顶部至二叠系阳新统的摆佐组、黄龙组、马平组、栖霞组及茅口组地层，其中望城坡组和尧梭组（相当层位为高坡场组）主要为白云岩，其余地层均以生物灰岩为主，而在石炭系下统和阳新统底部间夹祥摆组和梁山组碎屑岩，该套碳酸盐岩主要出露于黔中、黔南及黔西地区；第四套碳酸盐岩组合为中生代三叠系下统至上统底部的嘉陵江组、关岭组、杨柳井组、改茶组及法郎组，岩性除顶部改茶组和法郎组为灰岩外，其余地层多为白云岩，其中灰岩多以生物成因为主，白云岩具有多种隐藻白云岩夹石膏层，地层大面积出露于黔西南地区，其次分布于黔中及黔西北地区，厚度约1500m。在四套碳酸盐岩组合地层之间均间隔有陆源碎屑岩，碎屑岩具有保温隔水的作用，构成热储层和盖层相互重叠的地下热水储集结构。根据研究区热储层的水文地质特征及与其上下岩层的叠置关系和岩性组合特征，可将全省热矿水储集结构大致划分为六个储集单元（韩至钧和金占省，1996；杨胜元等，2008；裴永炜等，2015；李强等，2019）。各热矿水储集单元地层分布及其岩性组合变化特征分述如下：

1. 第一储集单元

第一储集单元由新元古代震旦系上统灯影组至寒武系第二统都匀阶金顶山组构成（图4-23）。热储含水层为震旦系灯影组颗粒白云岩、藻屑白云岩，其地层零星出露于大方、金沙、习水、仁怀、息烽、开阳、清镇、瓮安、福泉、黔东北以及黔东南部分地区的隆起构造核部，为一套碳酸盐岩台地相、台地边缘滩礁相及碳酸盐岩缓坡环境沉积，地层由北西向南东逐渐变薄。热储含水层碳酸盐岩小型溶蚀孔洞及裂隙发育，富水性强，是良好的热储含水层，地层厚度一般在250～500m。热储盖层为寒武系牛蹄塘组、明心寺组和金顶山组及其相当层位，地层岩性主要为炭质页岩、砂质、粉砂质页岩夹少量泥质灰岩，地层厚度一般在600～1100m。碎屑岩含水性差、透水性弱，热传导能力低，是良好的保温隔水岩系。第一储集单元热储层主要地层岩性特征如下。

灯影组

第二段：含磷白云岩段，薄至中厚层微-细晶白云岩、含磷质砂（砾）屑白云岩，夹泥硅质、白云质生物屑磷块岩及生物屑磷块岩，时见硅质岩呈团块状、透镜状产出。厚度一般在0～13.5m。

第一段：藻白云岩段，薄层至块状粉-细晶白云岩、淀晶藻席白云岩，常含硅质和普遍含有藻屑、时具水平纹层、硅质条带状构造、栉壳和玛瑙纹结构。总厚达232～500m。在桐梓九坝附近钻孔中，相当本段白云岩中尚见夹石膏层及含石膏白云岩。

下伏为震旦系洋水组、陡山沱组及南华系地层，为一套碎屑岩、变质岩系，厚度近万米，是良好的隔水岩系，构成了第一储集单元的隔水底板。

2. 第二储集单元

第二储集单元由下古生代寒武系第二统都匀阶清虚洞组至志留系兰多维列统马蹄湾阶韩家店组（或高寨田组）及其相当层位构成（图4-23）。热储含水层为寒武系第二统都匀阶清虚洞组至奥陶系下统益阳阶红花园组及其相当层位，其主要分布于黔中、黔北、黔西北及黔东都匀-镇远一线以西的地区，尤以黔北、黔东北地区分布最广，多见于背斜核部及其两翼。其中，黔中、黔北及黔东北地区主要为局限至半局限海台地相沉积，在铜仁—

镇远—都匀一线为台地边缘滩（丘）相沉积，玉屏—丹寨—三都一线为斜坡相沉积，东南隅为广海盆地沉积。热储层岩性为颗粒白云岩、白云岩、白云质灰岩、灰岩，尤以娄山关组白云岩和清虚洞组石灰岩最为重要，岩石小型溶蚀孔洞及裂隙发育，富水性强，是省内一重要热储含水层，地层厚度一般在1000m～1800m。热储盖层主要为奥陶系中下统湄潭

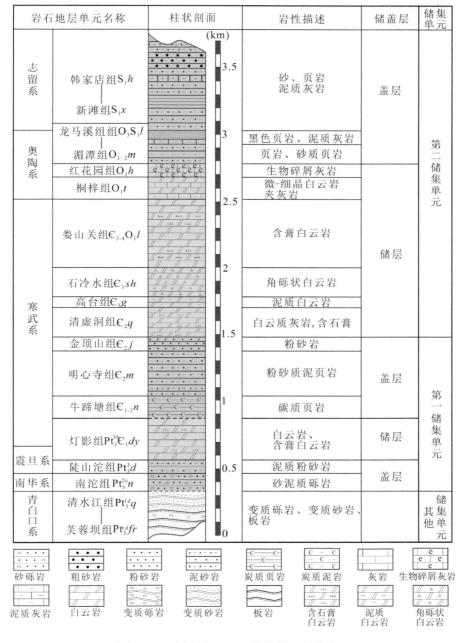

图4-23　研究区第一、二储集单元划分略图

组至志留系兰多维列统马蹄湾阶韩家店组（或高寨田组）及其相当层位，其地层岩性主要为泥页岩、粉砂质页岩、粉砂岩及泥质灰岩，厚度一般在 550～800m。岩石含水性差、透水性弱，热传导能力低，是省内一重要的隔水岩系，具有保温隔水的作用，是第二热储层良好的盖层。第二储集单元热储层主要地层岩性特征如下。

1）红花园组

中至厚层夹薄层微至粗晶生物碎屑灰岩，常含燧石结核或条带，下部偶夹页岩。厚 20～50m。

2）桐梓组

中至厚层夹薄层微至细晶白云岩及细至粗晶灰岩，夹砾屑、鲕豆粒白云岩，常含燧石小团块或结核，顶及下部夹灰、灰绿色页岩或钙质页岩，其下部页岩、钙质页岩习称"桐梓页岩"，为黔北重要的含钾岩层（K_2O 9% 左右）。厚 37～266m。

3）娄山关组

第三段：中厚层至厚层白云岩，以较普遍含有燧石条带或团块为特征，厚 100～200m。

第二段：中厚层至厚层块状粗粒白云岩，晶洞发育，夹角砾状及鲕粒白云岩，常含石膏及盐类，厚 200～800m。

第一段：薄层白云岩为主，夹少量中层白云岩及灰白色燧石条带，底部为薄层石英砂岩或白云质砂岩，厚 100m。

4）石冷水组

上部为薄层白云岩与厚层角砾状白云岩互层，局部具针孔状构造；中部为薄层页片状、蛋壳状白云岩，部分具膏溶晶洞；下部为中厚层微至细粒白云岩夹角砾状白云岩。厚度多在 200～300m，时具假鲕状、豆状及针状构造。

5）高台组

由薄至厚层泥质条带白云岩、白云岩、砂泥质白云岩及粉砂质黏土岩、粉砂岩组成，厚 2～42m。

6）清虚洞组

上部为薄至厚层白云岩夹泥质白云岩，时具黑色硅质岩；中部为厚层豹皮状条带状白云质灰岩；下部为厚层块状灰岩、鲕粒灰岩。厚度 200m 左右。

下伏寒武系牛蹄塘组至金顶山组及其相当层位的碎屑岩，厚度逾千米，是良好的隔水岩系，构成了第二储集单元的隔水底板。

3. 第三储集单元

第三储集单元由泥盆系中统东岗岭阶独山组至石炭系下统大塘阶祥摆组/九架炉组及其相当层位构成（图 4-24）。热储含水层为泥盆系中统独山组鸡泡段、鸡窝寨组，上泥盆统望城坡组/榴江组、尧梭组、高坡场组/融县组/五指山组/革老河组及石炭系下统汤粑沟组，其主要分布于贵州南部和西部地区，以半局限海台地相及台地边缘礁滩相沉积为主。热储地层岩性主要为灰岩、生物屑灰岩、颗粒白云岩及不纯碳酸盐岩夹少量砂页岩等，厚一般在 730m～1700m，含水介质以溶洞、溶蚀裂隙为主，富水性中等，为相对较好的热储含水层；热储盖层为石炭系下统岩关阶至大塘阶祥摆组/九架炉组及其相当层位，其地层岩性主要为砂页岩、致密坚硬石英砂岩、碳质页岩及煤线，厚度一般在数米至五百余米，岩相古地理背景复杂，沉积不连续、不稳定，含水性差、透水性弱，热传导能力低，具有保温隔水的作用，是第三热储层良好的盖层。第三储集单元热储层主要地层岩性特征如下。

1）汤粑沟组

以中厚层至厚层泥晶至细晶灰岩、泥质灰岩为主，层间夹少量砂页岩，局部尚夹燧石灰岩、瘤状灰岩及泥灰岩。厚 0 ~ 294m，一般厚在 100 ~ 150m。

2）革老河组

以中厚层至厚层泥晶至微晶灰岩为主，夹生物屑灰岩、豆石灰岩、泥质灰岩、泥灰岩、黏土（页）岩及少量含燧石灰岩、白云质灰岩和层孔虫灰岩。厚 0 ~ 285m，一般厚在 50 ~ 100m。

3）尧梭组

以中厚层夹薄层及厚层微晶至细晶白云岩为主，上部或顶部为中厚层至厚层泥晶至微晶灰岩、白云质灰岩夹白云岩及泥质灰岩，局部尚夹含燧石白云岩。厚 0 ~ 531m，一般厚在 300 ~ 400m。

4）望城坡组

以中厚层泥晶至微晶灰岩、生物屑灰岩、泥质灰岩及泥灰岩为主，夹白云质灰岩及白云岩。厚 0 ~ 949m，一般厚在 200 ~ 400m。

5）鸡窝寨组

以中厚层至厚层块状泥晶至细晶灰岩、泥质灰岩及白云岩为主，夹泥灰岩及少量层孔虫礁灰岩。厚 0 ~ >386m。

6）独山组鸡泡段

上部为中厚层至厚层泥晶至微晶灰岩，夹生物屑灰岩、泥灰岩及少量中厚层粉砂岩和细粒石英砂岩，厚约 150 ~ 200m。下部为中厚层至厚层泥晶内碎屑灰岩、瘤状灰岩与厚层细砂岩、石英砂岩呈韵律互层，其灰岩与砂岩的厚度一般在 20 ~ 50m 不等。

下伏泥盆系下统丹林组至中统邦寨组及其相当层位碎屑岩夹少量碳酸盐岩，厚度逾 500m，构成了第三储集单元的隔水底板。

4. 第四储集单元

第四储集单元由石炭系下统德坞阶摆佐组至二叠系阳新统罗甸阶梁山组及其相当的层位构成（图 4-24）。热储含水层主要为石炭系下统德坞阶摆佐组、黄龙组及马平组/威宁组，主要分布于贵州省北部、中部、东部沉积台地边缘，属半局限海台地至开阔海台地相沉积。其地层岩性以生物碳酸盐岩为主，厚一般在 1100 ~ 1700m，含水介质以溶洞、溶蚀裂隙为主，富水性中等；热储盖层主要为二叠系船山统平川组/龙吟组至阳新统罗甸阶梁山组，地层岩性为泥页岩、粉砂质泥页岩、石英砂岩夹少量不纯碳酸盐岩及煤层。厚一般在数十米至四百余米，岩相古地理背景复杂，沉积不连续、不稳定，岩石含水性差、透水性弱，热传导能力低，为相对较好的隔水岩系，具有保温隔水的作用，是第四热储层良好的盖层。第四储集单元热储层主要地层岩性特征如下。

1）马平组

厚层块状泥晶至细晶灰岩、泥晶生物屑灰岩，夹含泥质瘤状泥晶灰岩和亮晶蜓灰岩，

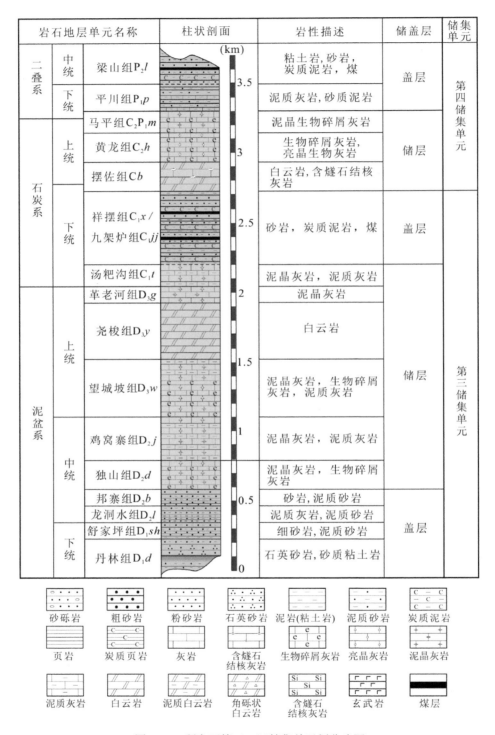

岩石地层单元名称		柱状剖面	岩性描述	储盖层	储集单元
二叠系	中统	梁山组P_2l	(km) 3.5	粘土岩，砂岩，炭质泥岩，煤	盖层	第四储集单元
	下统	平川组P_1p		泥质灰岩，砂质泥岩		
石炭系	上统	马平组C_2P_1m	3	泥晶生物碎屑灰岩	储层	
		黄龙组C_2h		生物碎屑灰岩，亮晶生物灰岩		
		摆佐组Cb		白云岩，含燧石结核灰岩		
	下统	祥摆组C_1x /九架炉组C_1jj	2.5	砂岩，炭质泥岩，煤	盖层	
		汤粑沟组C_1t		泥晶灰岩，泥质灰岩		第三储集单元
泥盆系	上统	革老河组D_3g	2	泥晶灰岩	储层	
		尧梭组D_3y		白云岩		
		望城坡组D_3w	1.5	泥晶灰岩，生物碎屑灰岩，泥质灰岩		
	中统	鸡窝寨组D_2j	1	泥晶灰岩，泥质灰岩		
		独山组D_2d		泥晶灰岩，生物碎屑灰岩		
		邦寨组D_2b	0.5	砂岩，泥质砂岩		
		龙洞水组D_2l		泥质灰岩，泥质砂岩	盖层	
	下统	舒家坪组D_1sh		细砂岩，泥质砂岩		
		丹林组D_1d	0	石英砂岩，砂质粘土岩		

砂砾岩　粗砂岩　粉砂岩　石英砂岩　泥岩(粘土岩)　泥质砂岩　炭质泥岩

页岩　炭质页岩　灰岩　含燧石结核灰岩　生物碎屑灰岩　亮晶灰岩　泥晶灰岩

泥质灰岩　白云岩　泥质白云岩　角砾状白云岩　含燧石结核灰岩　玄武岩　煤层

图4-24　研究区第三、四储集单元划分略图

局部夹燧石灰岩及白云岩，底部 0.5m 至数米常为瘤状灰岩夹页岩。厚 0 ~ 427m，一般厚在 100 ~ 150m。

2）黄龙组

中厚层至厚层块状泥晶生物屑灰岩、生物屑泥晶灰岩及亮晶生物屑灰岩，夹少量燧石灰岩及白云岩。厚 0 ~ 507m，一般厚在 150 ~ 200m。

3）摆佐组

中厚层至厚层块状细至粗晶白云岩，夹厚层粉晶粒屑灰岩、生物介壳灰岩及含燧石结核灰岩。厚 0 ~ 392m，一般厚在 150 ~ 200m。

下伏石炭系下统碎屑岩及少量不纯碳酸盐岩，最大厚度逾 500m，构成了第四储集单元的隔水底板。

5. 第五储集单元

第五储集单元由二叠系阳新统罗甸阶栖霞组至三叠系中统殷坑阶飞仙关组/夜郎组/罗楼组及其相当层位构成（图4-25）。热储含水层主要为二叠系阳新统栖霞组、茅口组及其同时异相的猴子关组。其中，栖霞组、茅口组属半局限浅海台地相碳酸盐岩及浅海台地相碳酸盐岩沉积，主要分布于黔北、黔中、黔南及贵州西部地区，在黔东南地区零星分布，厚度变薄，在紫云至册亨一带为同时异相的台缘礁滩相猴子关组。其栖霞组和茅口组地层岩性主要为泥晶至亮晶灰岩，生物屑灰岩、含燧石灰岩夹豹皮状白云质灰岩及眼球状灰岩等，猴子关组地层岩性主要为一套灰岩及礁灰岩，含水层地层厚度一般在 210 ~ 420m。含水介质以规模相对较大的溶洞（或似层状发育的古岩溶）、溶蚀裂隙为主，富水性中等至强，为省内又一良好的热储含水层；热储盖层主要为二叠系阳新统冷坞阶峨眉山玄武岩、乐平统宣威组/龙潭组/合山组/吴家坪组，以及三叠系下统殷坑阶飞仙关组/夜郎组/罗楼组及其相当层位，其地层岩性主要为块状拉斑玄武岩、砂页岩、泥页岩夹煤层以及钙质页岩和少量不纯碳酸盐岩等，厚度一般在 90 ~ 2600m，岩石含水性差、透水性弱，热传导能力低，为较好的隔水岩系，是省内又一良好的热储盖层。第五储集单元热储层主要地层岩性特征如下：

1）茅口组

茅口组分布范围广泛，岩相古地理背景复杂，岩性变化较大，根据岩相古地理背景及岩性组合变化特征，茅口组主要分为独山-威宁-兴义小区的茅口组（黔南型）和遵义-务川及天柱-黎平小区的茅口组（黔北型）。

（1）独山-威宁-兴义小区的茅口组（黔南型）。

第二段：中及上部为中厚层、厚层泥晶灰岩、生物屑灰岩夹燧石灰岩及硅质岩；下部为中厚层燧石灰岩夹深灰色泥晶灰岩及硅质岩，底部局部夹薄层含锰灰岩。厚 0 ~ 295m，一般厚在 100 ~ 200m。

第一段：中厚层至块状泥晶灰岩、泥晶至微晶生物屑灰岩，中上部局部夹少量叶状藻灰岩、豹皮状白云质灰岩及薄层白云岩。厚 50 ~ 393m，一般厚在 150 ~ 200m。

（2）遵义-务川及天柱-黎平小区的茅口组（黔北型）。

第二段：薄至厚层泥晶燧石灰岩、黑色薄层硅质岩、泥晶至亮晶生物屑灰岩，夹黏土岩及泥灰岩，顶部时夹含锰灰岩及锰矿层。厚 0 ~ 176m，一般厚 60 ~ 100m。

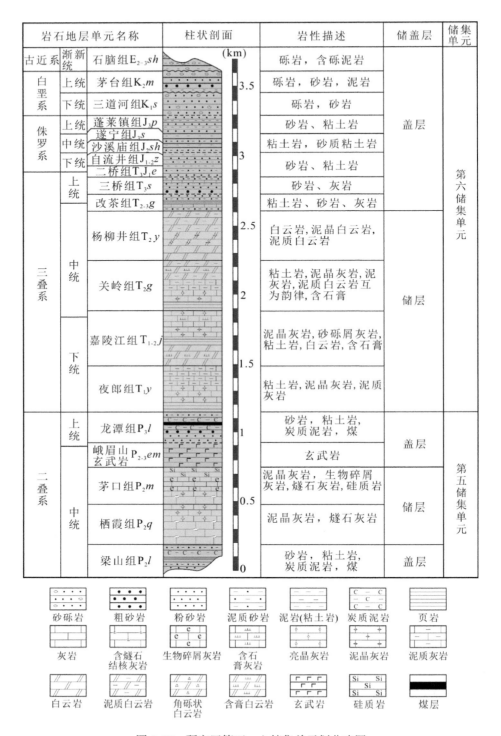

图4-25　研究区第五、六储集单元划分略图

第一段：中厚层、厚层泥晶灰岩、泥晶生物屑灰岩，夹灰黑色中厚层眼球状灰岩、含燧石结核灰岩及泥灰岩，局部尚夹深灰色豹皮状白云质灰岩及薄层白云岩。厚39～246m，一般厚在100～150m。

2）栖霞组

全省栖霞组范围同茅口组，根据岩性变化特征分为独山-威宁-兴义小区栖霞组（黔南型）和遵义-务川及天柱-黎平小区栖霞组（黔北型）。

（1）独山-威宁-兴义小区的栖霞组（黔南型）。

中厚层至厚层泥晶至微晶灰岩、含燧石结核灰岩及生物屑灰岩，上部或顶部常为厚层豹皮状白云质（化）灰岩及细至中晶白云岩，下部多夹泥灰岩及薄层黏土岩。厚126～501m，一般厚在150～250m。

（2）遵义-务川及天柱-黎平小区的栖霞组（黔北型）。

中厚层至厚层微晶至泥晶灰岩、燧石灰岩，夹1～2层中厚层眼球状灰岩、泥质灰岩，偶夹钙质页岩、白云质灰岩或透镜状白云岩。顶部多为10～58m厚的中厚层眼球状灰岩夹泥灰岩。地层厚46～207m，一般厚在100m左右。

3）猴子关组

主要分布于紫云-册亨分区的紫云-猴场-乐旺-罗甸砂厂-坪岩-麻尾及册亨板其-央友-贞丰白层等两片地区，大致可分两段。

第二段：厚层块状亮晶生物屑灰岩、含藻蜓屑灰岩，夹核形石灰岩、泥晶生物屑灰岩、砂屑灰岩及海绵礁灰岩、礁角砾岩等。厚272～765m，一般厚500余米。

第一段：厚层块状泥晶灰岩、泥晶生物屑灰岩，夹较多蜓灰岩及少量泥晶珊瑚灰岩、核形石灰岩及砾屑灰岩。厚127～>392m，一般厚在200～300m。

下伏二叠系船山统至阳新统碎屑岩夹少量不纯碳酸盐岩及煤层，最大厚度逾400m，构成了第五储集单元的隔水底板。

6. 第六储集单元

第六储集单元由三叠系下统大冶组、嘉陵江组/安顺组、关岭组及杨柳井组至古近系地层构成（图4-25）。热储含水层主要为大冶组、嘉陵江组/安顺组、关岭组、杨柳井组及其相当层位，以浅海台地相碳酸盐岩为主，其岩性主要为泥晶灰岩、生物屑灰岩、白云质灰岩及白云岩等，厚一般在550～900m，热储盖层主要为三叠系巴东组、改茶组、边阳组和许满组等至侏罗系、白恶系及古近系地层，其岩性主要为砂岩、粉砂岩、砂砾岩、砂质页岩及泥页岩等，总厚一般在3000～700m，巨厚的碎屑岩含水性差、透水性弱，热传导能力低，为较好的隔水岩系，是省内一良好热储盖层。第六储集单元热储层主要地层岩性特征如下。

1）杨柳井组

第五段：厚层状泥晶灰岩、纹层状灰岩、白云质灰岩，夹似层状白云岩，具水平层理及层纹状构造、鸟眼构造，时具角砾状构造。厚0～162m。

第四段：厚层块状（夹中厚层）泥晶白云岩、细晶白云岩，夹多层盐溶角砾状白云岩，夹层厚0.5～5m不等。厚0～441m。

第三段：薄至中厚层泥晶白云岩、细晶晶洞白云岩，夹厚层泥晶白云岩。底部多为灰色厚层块状白云岩。厚 9 ~ 299m。

第二段：薄层（夹中厚层及厚层）泥晶白云岩，泥质白云岩，夹少量灰色白云质黏土岩。厚 25 ~ 70m，一般厚 50 余米。

第一段：厚层（夹中厚层及块状）泥晶白云岩，晶洞白云岩，夹少量灰色薄层含泥质白云岩。厚 49 ~ 314m，一般厚百余米。

2）关岭组

第二段：薄至中厚层泥晶灰岩、蠕虫状泥质灰岩，夹少量灰色薄层泥质白云岩，中厚层细晶白云岩及泥灰岩，局部夹少量白云质黏土岩。厚 0 ~ 720m，一般厚在 200 余米。

第一段：中厚层黏土岩、粉砂质黏土岩、白云质黏土岩与灰、深灰色薄–中厚层泥晶灰岩、泥灰岩、泥质白云岩呈韵律互层。厚 80 ~ 292m，一般厚 150 ~ 200m。

3）嘉陵江组

第四段：中厚层至厚层（夹厚层）微至中晶白云岩、盐溶角砾状白云岩，夹泥质白云岩、灰色中厚层泥晶灰岩，偶夹白云质黏土岩。角砾状白云岩中常见膏盐假晶、溶孔及层状石膏，时见帐篷构造。厚 45 ~ 246m，一般厚百余米。

第三段：中厚层至厚层（夹厚层）微晶至泥晶灰岩、白云质灰岩及蠕虫状灰岩，夹少量泥质灰岩、砂屑灰岩、鲕粒灰岩及钙质白云岩。厚 71 ~ 273m，一般厚 100 ~ 200m。

第二段：钙质、砂质黏土岩、薄层泥质砂岩、粉砂岩夹中厚层泥晶灰岩、泥灰岩及角砾状灰岩。厚 14 ~ 200m，一般厚数十米。

第一段：薄至中厚层泥晶灰岩、砂砾屑灰岩、夹生物屑灰岩、鲕粒灰岩及泥质灰岩，顶部为厚层白云岩。厚 42 ~ 383m，一般厚 200 余米。

4）安顺组

第三段：中厚层至厚层细至中晶白云岩夹少量中薄层微至细晶白云岩及泥质白云岩，上部或顶部多为厚层溶塌角砾状白云岩，时具膏盐假晶。厚 83 ~ 304m，一般厚在 150 ~ 200m。

第二段：薄层泥晶白云岩、泥质白云岩，夹少量灰色中厚层白云岩、岩溶角砾状灰岩及白云质黏土岩。厚 62 ~ 154m，一般厚百余米。

第一段：中厚层至厚层块状中至细晶白云岩，夹深灰色薄层微至细晶白云岩、灰白色厚层鲕粒白云岩。厚 220 ~ 363m，一般厚在 300 余米。

5）大冶组

第三段：薄层板状细晶至泥晶灰岩、泥质灰岩，夹薄片状灰岩及薄至中厚层微晶灰岩，时夹黏土岩。厚 26 ~ 95m，一般厚 50 余米。

第二段：薄层片状至中厚层细晶至泥晶灰岩、泥质条带灰岩、书页状灰岩，时夹鲕粒灰岩、砾屑灰岩、泥灰岩及黏土岩。厚 164 ~ 556m，一般厚 150 ~ 200m。

第一段：以黏土岩为主，夹少量灰色薄层泥晶灰岩、泥灰岩及个别钙质粉砂岩。厚 48 ~ 76m，一般厚 50m。

下伏二叠系阳新统峨眉山玄武岩、乐平统碎屑岩夹煤层及少量不纯碳酸盐岩，最大厚度逾 2000m，构成了第六储集单元的隔水底板。

除此之外，黔东地区（东部的石阡—余庆—黄平局部地带以及黔东南剑河、雷山、黎平等广大地区）广泛分布新元古代青白口系浅变质陆源硅质碎屑和火山碎屑岩系，其地层包括青白口系下江时期芙蓉坝组至白土地组及其相当层位，以及梵净山/四堡时期的梵净山群和四堡群，岩性以厚块状变质砂岩、变质粉砂岩、变质凝灰岩及变质沉凝灰岩等为主，总厚度>10000m。岩石受区域变质作用和断裂构造影响，成岩裂隙（层间裂隙）和构造裂隙发育，具有良好的富水性。该区热矿水明显受断裂控制，其热储类型属典型的带状热储，即在一定深度范围内，挽近期活动性断裂带及其及影响带是热矿水的主要富集空间，控制了该区地下热矿水的分布。由于该区地下热矿水工作程度和研究程度较低，尚难以进行热储单元的划分，本书中暂称"其他储集单元"，有待今后进一步研究完善。

二、地热异常构造及热显示

贵州构造的基本格架和主要构造面貌定型于燕山期，之后又遭受新生代构造作用的影响。全省境内，除赤水、习水与四川盆地毗邻地区为前陆盆地外，其余绝大部分地区为造山带（王砚耕，1999）。贵州造山带由前陆褶皱—冲断带和右江造山带组成，前者处于贵州东北部地区，是川鄂湘黔巨型前陆褶皱—冲断带的一部分，属造山带的外带，发育典型的侏罗山式褶皱和浅层滑脱构造，后者位于贵州的西南部，是右江造山带的一部分，构造形迹多样（王砚耕，1999；贵州省地质调查院，2017）。贵州的构造形迹虽然多样，总体而言以陆内多层次的大型滑脱构造和侏罗山式褶皱组合样式为特征，属典型的薄皮构造，对贵州温泉的发生、发展和演化具有深刻的控制意义。

（一）区域性多期复活断裂

贵州省温泉的形成大多与断裂构造有关，全省发育的北东向、北北东向—近南北向、北西向及近东西向断裂构造受西部特提斯构造域演化远程效应的影响，再度多次复活，形成区域性多期复活断裂，它们对贵州热矿泉水的生成、地震和地灾的发生、地貌的发育及温泉的出露等具有深远的控制意义，特别是遍布全省的北东向多期复活性断裂构造尤为明显，它频频切断北北东向—近南北向、北西向和近东西向断裂构造，并与之交织成大小不等的菱形或矩形块体，形成网络状构造，在断裂斜交复合部位常有温泉群出露，形成热水富集带（图4-26）。根据温泉的空间分布特点，温泉分布严格受构造控制，具有明显的带状分布特点和线性排列态势，主要出露于北东向断裂带及附近，部分出露于近南北向断裂带，少部分出露于近东西向断裂带，极少数出露于北西向断裂带（卢定彪等，2010）。李强等（2019）根据全省现有温泉资料统计，与北东向活动断层有关的温泉点占43.88%，与北北东向—近南北向活动断层有关的温泉点占25.51%，与北西向活动断层有关的温泉点占4.08%，与近东西向活动断层有关的温泉点占2.04%。数据表明了北东向和北北东向—近南北向断裂具有较高的产出频率，揭示温泉主要受多期复活断裂的控制和影响，尤以北东向断裂最为突显，是贵州主要的导热导水构造。

1. 北东向多期复合断裂

遍布全省，尤以黔中、黔东及黔北地区最为发育，主要表现为区域性大型压扭性左旋平移走滑断裂，包括一条主干断裂和多条次生断裂配套成群出现。断裂贯穿全省，形成一系列北东向断裂带，主要包括遵义枫香走滑断层、德江—纳雍走滑断层、思南—白马洞断裂带、木黄—马厂断裂带及松桃—碧痕营断裂带等。从区域角度分析，北东向断裂一般走向40°～60°，规模大小不等，长度多数在100km以上，总体为倾向南东的高角度逆冲推覆断裂构造，具有等距分布（30～40km出现一个带）、穿切性强、连续性好、沿断裂带水热活动明显之特点。断裂带有历史地震记载，近年来仍有小震发生，断裂带及其附近有温泉分布。根据温泉的空间分布特征，大约形成毕节—仁怀—正安、湄潭—德江—沿河、息烽—思南—印江、碧痕营—石阡—松桃、雷山—剑河等几个北东向温泉带。其温泉多呈泉群出露，特别是在贵阳乌当、铜仁石阡、遵义董公寺等地区分布最为集中，具有水温较高、循环深度较大的特点。著名的剑河温泉、石阡凯峡河温泉、印江县凯望乡温泉、沿河县和平镇崔家村温泉等均出露于北东向活动断裂带上或其次生断裂带上。

以往研究资料表明，北东向断裂，少数可能在雪峰期已经出现（芷江—玉屏断裂、松桃—碧痕营断裂），大多数是加里东运动的产物，之后的印支运动，尤其是燕山期以来的运动中多次复活，在一些地区切割中新生代地层，水热活动明显，是贵州主要的导热、导水断裂（韩至钧等，1996）。

2. 北北东向—近南北向多期复合断裂

遍及全省，是区内又一重要继承性活动断裂。断层形成较早，走向一般在350°～30°，以陡倾正断层为主，单条断层规模一般在100km以下，仅少数达100公里以上，以直线状延伸为主，常被后期北东组断裂错断，并与之成"入"字形相交，少部分呈S形弯曲。温泉沿断裂带呈线性分布，平面上表现为"带状"，在区内形成了息烽—绥阳—道真、石阡—印江、三都—凯里、平里河—贵定等几个北北东向—近南北向温泉带，尤其在北东组活动性断裂与该组断裂斜交复合部位，温泉多呈泉群出露。该组断裂控制的温泉具有水温相对较高、涌水量相对较大、循环深度深的特点。著名的石阡城南温泉、息烽温泉、绥阳水晶温泉等均分布在北北东向—近南北向活动断裂带上或其次生断裂构造带上。

3. 北西向多期复合断裂

分布于威宁—水城—紫云一带，是著名的威宁—紫云构造带，主要包括云水洞断层、李家寨断层、垭都断层及么站断层等。断层形成较晚，挽近期多次复活，沿断裂带地震密集，也是贵州地震多发的断裂带。断裂走向一般在300°～330°，以直线状延伸为主，断层规模在数十公里至数百公里不等，断面近于直立，局部倾向北东，部分倾向南西，倾角多在70°～80°，部分倾角60°～70°，多表现为张扭性左旋走滑断层。温泉仅出露于紫云—水城构造带的主干断层水城—六枝段的断裂带或其次生断裂构造带上，沿活动断层线性展布呈带状，形成关岭—六枝—水城北西向温泉带。该温泉带是区内温泉泉点较少的一类，水温较低、循环深度相对较浅。

4. 近东西向多期复合断裂

主要分布于镇远—大方一带，包括镇远断裂、大方马厂断裂、黄丝断裂和小腮断裂等。断裂走向近东西，以直线状延伸为主，规模在数十公里至近百公里不等，断面近于直立，多倾向南，局部倾向北，倾角多在60°～80°，多表现为张性或张扭性断层。许多研究者认为，该组断裂在广西运动之前即已形成，之后的燕山期、喜山期再度复活，为一多期复活断裂。断裂带有历史地震记载，近年来仍有小震发生，断裂带及其附近有温泉分布，一般出露于近东西向活动断裂带或其次生断裂构造带上。该组断裂在贵州分布相对较少，温泉分布也是区内最少的一类，其温泉水温普遍较低，循环深度相对较浅。

热矿泉出露的构造特点显示，全省地热异常区主要沿北东向、北北东向—近南北向、北西向及近东西向多期复合断裂带分布，明显受多期复活断裂的控制和影响，尤以北东组大型压扭性左旋平移走滑断裂最为明显。多期复活断裂一般属浅层薄皮构造，尚不深切地幔，但它们与贵州隐伏岩石圈深大断裂相交、联合，是地下热能输向地壳浅部和大气降水入渗地下进行对流循环的通道，是形成上升主通道为中心地热场的主控因素，对区内温泉形成和演化具有重要控制意义。

（二）褶皱构造

贵州的褶皱构造以发育规模宏大的侏罗山式褶皱为特征，尤以黔东北地区最为突显，包括了隔槽式、类隔槽式和箱状等多种褶皱型式（王砚耕，1996）（图4-26）。其中以隔槽式最为典型，由一系列宽阔平缓的复背斜和狭窄的复向斜相间平行排布而成，背斜轴部多保存寒武系至奥陶系等地层，向斜核部多保存二叠系、三叠系及少量侏罗系等地层（贵

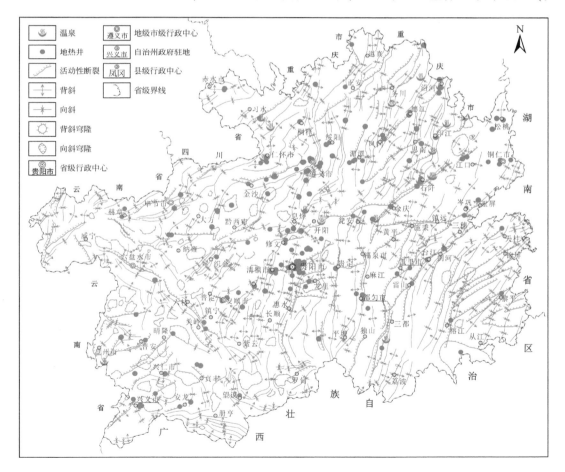

图4-26　贵州省地热异常构造及地热异常显示点分布图

州省地质调查院，2017）。褶皱构造延伸以北北东向—近南北向为主，其次为北东向，少量为北西向，规模一般长数十公里至数百公里，宽数公里至数十公里不等，在很多地区还发育了与褶皱轴大致平行的冲断层及斜切轴线的平移（走滑）断层，破坏了褶皱完整性（韩至钧等，1996；王砚耕，1996）。北东向、北北东向—近南北向褶皱束频频被北东向大型压扭性左旋平移走滑断裂挤压、切割及错断，使之呈 S 形弯曲，并在二者斜交复合部位发生膝状加粗，斜交复合部则是热矿泉水富集的有利空间，也是良好的蓄水构造。

贵州发育的侏罗山式褶皱构造属于浅层构造，不可能构成导热构造，但自古生代以来，贵州发育大量了碳酸盐岩与碎屑岩层交替叠置，以碳酸盐岩占绝对优势。碳酸盐岩是重要的储水层，碎屑岩是良好的隔水保温层，二者组合对热矿泉水的赋存和运移有显著的控制作用。由于造山作用的影响，热水储集层在应力作用下发生褶皱弯曲，从构造形态与地热场的关系来看，由于岩石的导热率具有各向异性，平行层理方向的导热率一般大于垂直层理方向的热导率，当岩层发生褶曲倾角增大时，侧向热导率的影响增强，致使热流向隆起部位偏转（韩至钧等，1996）。因此，在褶皱构造中背斜（隆起）构造是良好的聚热蓄水构造，从而使得贵州的温泉主要分布于背斜构造区而向斜构造区很少见。

挽近期发育的多期复活断裂是载热流体对流的良好通道，当它们与燕山期褶皱束斜切复合时，热流体则向背斜（隆起）构造区运移、聚集，是形成地热异常的主控因素。鉴于此，贵州发育的大型侏罗山式褶皱，是控制全省温泉形成和演化的又一重要因素。

三、岩石圈热结构

前已指出，岩石圈热结构主要包括岩石圈厚度、地壳结构及深部温度分布等特征，研究岩石圈热结构对了解岩石圈热演化及地球热动力学过程具有十分重要的意义。

（一）岩石圈厚度及莫霍面深度

贵州境内的岩石圈属克拉通型陆根状岩石圈，厚度变化主要在 150～250km ［图 4-27（a）］，由东向西逐渐减薄，东、西两边变化陡，中部变化平缓。其中，在三都—天柱—湖南凤凰一带呈现北东向岩石圈增厚圈闭体，在黔西北毕节一带存在一处岩石圈隆升区，安顺—贵阳—铜仁显示为北东向变化宽缓带。在黔西北和黔西南地区沉积盖层为巨厚的古生代至中生代的碳酸盐岩及碎屑岩，其间分布有大面积晚古生代喷溢的峨眉山玄武岩。显然，在增厚的沉积盖层之下上地幔厚度显著低于东部，存在岩石圈拉伸减薄现象，这与峨眉地幔柱的演化作用密不可分。在黔西南地区，由于峨眉地幔柱作用造成陆块裂解从而形成南盘江裂谷盆地，之后的造山运动又使其演化为周缘前陆盆地，沉积了巨厚的中生代复理石建造，致使该区成为热事件频发的地区，地壳稳定性相对较差，活动性断裂相对发育，而在黔西北地区也发育峨眉地幔热柱作用产生的裂陷，并控制了玄武岩浆的喷溢。因此，峨眉地幔柱的演化作用是控制贵州境内东、西岩石圈厚度变化的主要因素。与岩石圈厚度恰好相反，贵州境内地壳厚度由东向西逐渐增厚，其地壳厚度变化在 37～52km，平均 44.5km，也具有东、西两边变化陡，中部变化宽缓的特征 ［图 4-27（b）］。其中岩石圈厚度最大、地壳厚度最小的地区为黔东南的从江，岩石圈厚度最小、地壳厚度最大的地

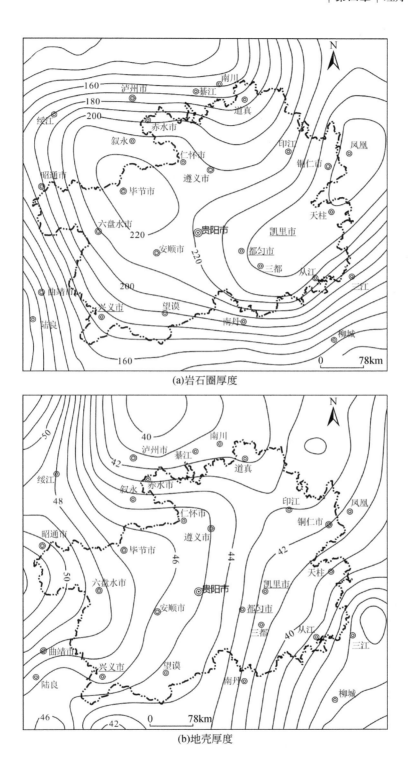

(a)岩石圈厚度

(b)地壳厚度

图 4-27　研究区及邻区热岩石圈厚度及地壳厚度图

资料来源：朱介寿等，2005

区是贵州西部的威宁。大致以望谟—贵阳—遵义一带为界，西部呈开口向西的半环状，致六盘水—遵义—印江一带呈现一条北东向的凹槽，东部则以北东向的陡变带为主。前已指出，贵州西部在古生代至中生代期间沉积了巨厚的碳酸盐岩及碎屑岩，其间还夹有大面积晚古生代喷溢的峨眉山玄武岩。黔东南地区处于江南地轴（或称江南地盾、江南古陆）西南端，出露地层多为构成基底的新元古代浅变质火山–沉积岩系，其中还有超基性–基性以及酸性侵入岩；黔东北梵净山地区也出露了类似的岩石组合。贵州东部分布的沉积岩盖层，多以下古生界碳酸盐岩和少量碎屑岩为主，沉积盖层相对较薄。故沉积盖层的变化是制约和影响地壳厚度变化的主要因素。岩石圈和地壳的厚度都是东、西两边变化陡，很可能与从大兴安岭南延至贵州和从贺兰山南延至贵州的两条近南北向重力梯级带有关，即两条重力梯级带都是深部构造的反映，而中部变化宽缓，可能与黔中隆起的基底性质有关，其固结程度可能相对较高（贵州省区域地质志，2017）。

2017 年版《贵州省区域地质志》给出了贵州省重力推断莫霍面深度图（图4-28），重

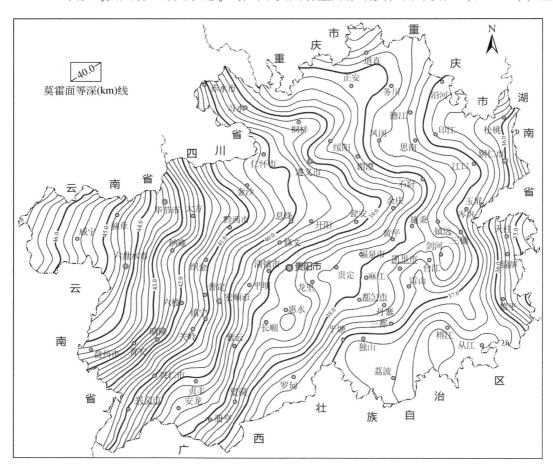

图 4-28　贵州省重力推断莫霍面深度图

资料来源：贵州省地质调查院，2017

力推断莫霍面深度与朱介寿等（2005）给出的地壳厚度图变化趋势较为吻合。由图4-28可知，贵州莫霍面深度主要分布在35~46km，总体呈现由东向西略微倾斜的变化特征。大致以望谟—贵阳—遵义一带以西以及从江—岑巩—松桃一带以东呈现近南北向的陡变带，而中部宽缓且呈向西开口的半环状。在大方—息烽—石阡—江口一带以及仁怀—桐梓—正安一带呈现一条近东西向和北东东向总体向西倾斜的浅凹槽，在黔南的惠水和黔东南的剑河各存在一处明显的莫霍面隆升区。总体而言，莫霍面深度的变化特征不仅与贵州沉积盖层的厚度变化有关，也受到贵州大地构造格局和新构造运动的制约和影响（卢定彪等，2010）。

（二）深部温度

莫霍面温度是地球深部温度的重要组成部分，贵州境内莫霍面温度自东向西逐渐增加，温度最低（不到400℃）为黔东南的从江—天柱一带，温度最高（近750℃）位于西部威宁地区，其中西部毕节以西莫霍面温度呈现近南北向的陡变带，东部从江—天柱—湖南怀化一带则表现为一北东向低温圈闭体，二者之间莫霍面温度变化相对宽缓，在遵义—仁怀—四川叙永可见一北西向的宽缓凹槽［图4-29（a）］。总体而言，贵州莫霍面温度表现为东冷西热，造成这种差异主要是莫霍面深度从东向西略微倾斜导致，而这种差异取决于贵州沉积盖层的厚度变化特征以及特殊的地质构造背景。

朱介寿等（2005）所著《中国华南及东海地区岩石圈三维结构及演化》详细阐述了华南地区10~120km的深部温度分布特征。由图4-29（b）和图4-29（c）可知，在贵州境内不同深度面温度与莫霍面温度变化趋势大致相同，总体呈现为西高、东低，东、西两

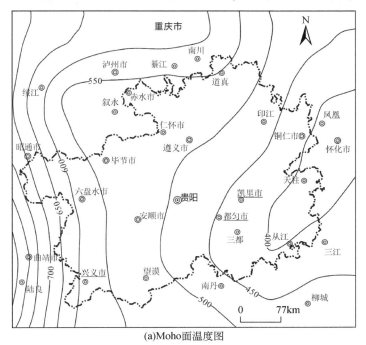

(a)Moho面温度图

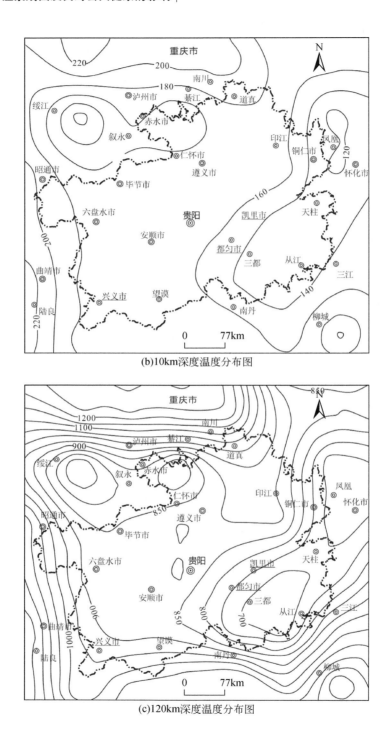

(b)10km深度温度分布图

(c)120km深度温度分布图

图 4-29　贵州及邻区 Moho 面温度、10km 深度温度及 120km 深度温度分布图

资料来源：朱介寿等，2005

边变化相对较陡,中部变化宽缓。其中,三都—天柱—湖南怀化一带和仁怀—四川叙永—四川绥江一带表现为北东向和北西向低温圈闭体。不同深度面温度的变化在 10～120km 深处温度由 140～200℃增至 700～1090℃。总体来看,贵州位于北海-杭州北东向高温异常体与昆明-成都近南北向高温异常体之间,整体为北东向低温异常体,岩石圈的热状态属冷区,其原因与贵州特殊的大地构造背景有关,整个华南地区以扬子克拉通为核心,向四周热状态由冷变热,从热岩石圈厚度分布图来看(图 4-29),华南地区热岩石圈与软流圈界面的总体形态犹如"碗状",贵州处在碗底的东部(朱介寿等,2005;贵州省地质调查院,2017)。

四、地温场特征

(一)地热增温率平面变化特征

地热增温率也称地温梯度,是指地球不受大气温度影响的地层温度随深度增加的增长率。通常用恒温带以下每深入地下 100m 所增加的地温值(℃/100m)来表示。从地表往下,一般将地壳中地温分为可变带、恒温带和增温带三个带,可变带长期受太阳光照辐射的影响,其温度具有昼夜、季节、年份,甚至更长周期性变化,其厚度一般为 15～20m。恒温带温度相对恒定,变化幅度小,厚度一般为 20～30m。增温带温度不受大气温度的影响,随深度增加而升高。不同的地区由于地质构造、地层岩性及地理位置等的不同,地热增温率差异很大。因此,可根据地热钻井井温测量资料对地热增温率进行计算和修正。李强等(2019)收集了贵州省地热井测井资料,并经过筛选,针对地热井勘探工程资料丰富并且测井资料较为齐全、真实可靠的 90 处地热井测井成果资料进行了系统分析,并对测井资料的可靠程度进行定性评价。采用地温梯度公式分别对各地热井地热增温率进行了计算,计算结果针对单井数据异常偏高或偏低的地热井测温点予以剔除且不参与成图,最后结合原石油第八普查大队编制的贵州省地热增温率等值线图和研究区地质构造背景进行了修正,修正后的贵州省地热增温率等值线图详见图 4-30。

$$\delta = \frac{T-t}{(H-h)/100}$$

式中,δ 为地热增温率(℃/100m);T 为热储温度(℃);t 为恒温带温度(℃),取当地年平均气温,在 13～18℃;H 为热储埋深(m);h 为恒温带厚度(m),取 30m。

由图 4-30 可知,研究区地热增温率主要分布于 1.5～3.0℃/100m,平均约为 2.25℃/100m,地热增温率相对较低,这与研究区地质构造背景有关,一是研究区远离板块边缘,无近期岩浆侵入和火山活动,地热系统主要靠正常或偏高的区域大地热流量供热和维持,地热异常区的分布主要与新构造运动或放射性元素的分布有关;二是研究区是典型的喀斯特岩溶分布区,在浅部碳酸盐岩热储系统中,岩溶发育,热水循环交替过程中热量散失快,聚热效应有限,从而导致区内地热增温率相对较低。从地热增温率等值线图还可看出,研究区地热增温率等值线变化趋势总体受区内大地构造单元的控制,具有北东向、北北东向、北西向和东西向变化特征,以北东向为主,与区内地热异常构造方向总体步调一

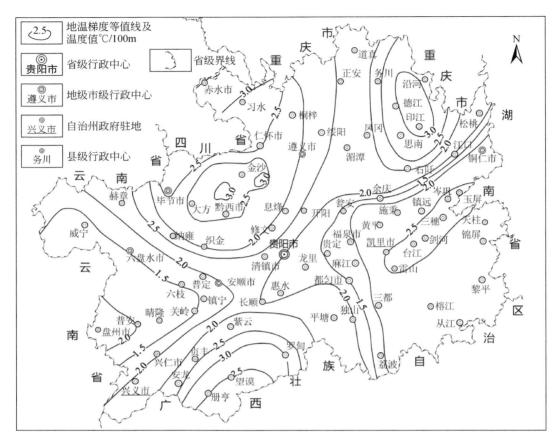

图 4-30　贵州省地热增温率等值线图

资料来源：李强等，2019

致。根据研究区地热增温率等值线变化特征，结合大地构造单元格局，总体上可分为五个区，即毕节—遵义区、石阡—思南—沿河区、都匀—雷山—黎平区、六盘水—兴义区及紫云—望谟—册亨区。其中，毕节—遵义区地温场平面分布特征大致以大方、黔西和金沙为中心，呈北东向展布的椭圆形，地热增温率主要在 2.0～3.0℃/100m，在椭圆形中心地带，受安底穹隆、平寨穹隆及锅厂穹隆等隆起构造的影响，形成地热增温率高值区；石阡—思南—沿河区地温场平面分布特征是以思南、印江及沿河为中心的南北向的椭圆形，地热增温率主要在 2.0～3.0℃/100m，该区发育有北东向思南—白马洞走滑断裂、红石走滑断裂、德江—纳雍走滑断裂等区域活动性走滑断裂束及北北东向石阡断层、塘头断层、沿河断层及杨家寨断层等挽近期活动性断层，在热水深循环沿构造断裂带上涌过程中，由于上升速度快，沿途散热量小，来不及与围岩达到热平衡，因此在活动断裂带附近形成局部热异常区，形成了石阡—思南—沿河地热增温率高值区；都匀—雷山—黎平区地热增温率总体由西向东逐渐升高，地热增温率主要在 1.5～2.5℃/100m，地热增温率总体低于毕节—遵义区和石阡—思南—沿河区。该区在西部的贵定一带出现低值区，地热增温率在 1.5℃/100m 左右，在东部的岑巩、剑河、台江及雷山一带，受挽近期区域活动性断裂革东断层的影响和控制，出现高值区，地热增温率在 2.5℃/100m 左右；六盘水—兴义区总体从西向东地热增温率逐渐升高，地热增温率在 1.5～2.0℃/100m，是五个区中地热增温率总体最低的区域，尤其在六盘水至六枝一带，可能受六盘水断陷盆地保温盖层较薄的影响，形成低值区，地热增温率在 1.5℃/100m 左右；紫云—望谟—册亨区地热增温率总体变化趋势为由北向南逐渐升高，地热增温率在 2.0～3.0℃/100m，该区位于右江成矿带北部，是重要的金矿集聚区，受北东向、北西向及近东西向几组交叉深大断裂的影响和控制，形成地热增温率高值区。

（二）地热增温率垂向变化特征

根据研究区安顺市、遵义市中部、毕节市中东部、黔东南州北西部区块的地热资源整装勘查地热钻井深井地球物理测井成果资料，按钻孔揭露各地层分层深度及其对应井温和地热增温率绘制了研究区地温场的垂向变化特征曲线图（图4-31）。由图4-31可知，钻孔

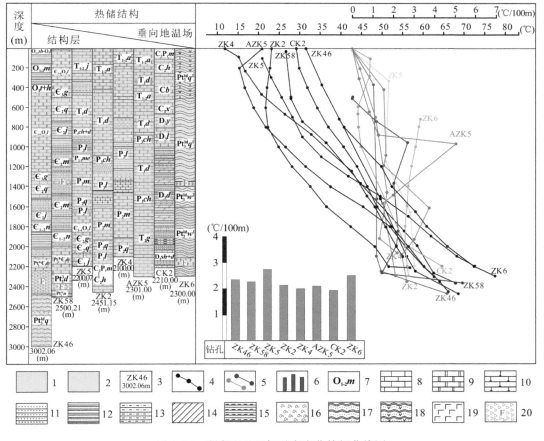

图 4-31　研究区地温场垂向变化特征曲线图

1. 热储含水层；2. 保温盖层；3. 地热井及孔深；4. 钻孔井温曲线；5. 钻孔分层地温梯度曲线；6. 各地热井全孔地温梯度直方图；7. 地层代号；8. 灰岩；9. 白云岩；10. 燧石灰岩；10. 泥岩；12. 页岩；13. 砂岩；14. 第四系；15. 炭质页岩；16. 冰碛砾岩；17. 变质砂岩；18. 变质凝灰岩；19. 峨眉山玄武岩；20. 断层角砾岩

资料来源：陈刚等，2013；2015；刘勇等，2015；高福兴等，2015

揭露的各地层分层深度与井温整体呈现井温随着井深增加而升高的变化趋势，而地热增温率的变化则与储集单元中的热储层和热储盖层有关。由于碳酸盐岩热储层热导率要高于热储盖层碎屑岩，当钻孔揭穿热储盖层和热储层时，热储层的地热增温率总体要高于热储盖层。如 ZK58 揭露第一储集单元热储层震旦系灯影组时，地热增温率为 4.31℃/100m，而热储盖层寒武系牛蹄塘组至金顶山组地热增温率为 2.15℃/100m；ZK5 揭露第二储集单元热储层寒武系清虚洞组至娄山关组时，地热增温率为 3.03℃/100m，而热储盖层二叠系梁山组地热增温率为 2.82℃/100m；ZK2 揭露第四储集单元热储层石炭系黄龙组、马平组时，地热增温率为 2.32℃/100m，而热储盖层二叠系梁山组地热增温率为 1.89℃/100m；AZK5 揭露第六储集单元热储层三叠系关岭组时，地热增温率为 1.93℃/100m，而受断层影响热储盖层为二叠系长兴组，其地热增温率为 1.22℃/100m。从区内地温场垂向变化特征曲线图 4-31 还可看出，当地热钻井揭露断层时，井温和地热增温率都会异常升高。如 ZK46 在热储层 2250m 时，井温为 58.10℃，地热增温率为 1.40℃/100m，当钻进至 2475m 揭露断层时，井温升高至 68.50℃，地热增温率升高至 4.62℃/100m，这也表明了挽近期活动性断裂具有沟通深部热源的作用，是区内热矿水形成的主要导热导水通道。从黔东南州北西部区块 ZK6 揭露的地质构造组合特征也可看出，在钻孔揭露断裂构造带时，井温和地热增温率均异常偏高，且有断层上盘地热增温率要显著高于断层下盘的特征，如雷山县陶尧乡地热井 ZK6 在钻井深度达到 1360m 时揭露断层，在断层上盘 800～1000m 段，其地热增温率为 2.80～3.25℃/100m，而在断层下盘 1300～2300m 段，地热增温率为 2.58～2.76℃/100m，进一步表明区内地温场的变化特征与挽近期活动性深大断裂及其次生断裂密不可分（高福兴等，2015）。当地热钻孔揭穿第一储集单元热储层灯影组进入震旦系上统陡山沱组地层时，由于该段地层含有一定的天然放射性铀元素等，放射性元素的衰变会导致井温和地热增温率异常陡升，如 ZK58 在钻进至陡山沱组时井温变幅异常偏大，地热增温率陡升。

五、大地热流

大地热流是指单位时间内由地球内部传输至地球表面单位面积的热流量，它是地球内部热能向地壳传递在地球表面最直接的显示，也是深部过程与表层地球系统耦合作用的结果。在地热研究中，大地热流是表征地球深部热动力学过程、地壳热状态、地壳和地幔热结构及地温场特征等的一个综合性参数，它不仅应用于区域热状态、矿山热害预防等综合分析，也在地热资源的形成过程与开发利用以及油气成藏过程方面发挥着重要的作用。在一维稳态热传导条件下，大地热流值为地温梯度与岩石热导率的乘积，其计算公式如下：

$$Q = -K dT/dz$$

式中，Q 为大地热流值（mW/m²）；dT/dz 为地温梯度（℃/km）；K 为岩石导热率 ［W/(m·k)］；负号表示地温梯度方向与大地热流方向相反。

根据以上公式，大地热流的测量主要是通过测定地温梯度和岩石热导率，而地温梯度的测量是通过钻井地温测量获得，岩石热导率则是采集相应井段岩样于实验室内测量获取，其计算方法可采用分段法和深度-热阻法（Bullard 法）。其中，分段法适用于地层岩性比较均一，岩石热导率变化不大的热流计算，而深度-热阻法则适用于地层岩性不均一且热导率岩层互层井段的热流计算，当岩石热导率采用厚度加权平均值时，两种方法均适用于热流值的计算（汪集旸等，2015）。

采用以上公式，按照贵州省地热增温率分布值，结合大陆地区平均岩石热导率 $K = 2.5 W/(m \cdot k)$（汪集旸等，2015），初步估算了贵州境内大地热流值的分布情况，得出贵州大地热流值主要在 $37.50 \sim 75.00 mW/m^2$ 之间，平均为 $56.25 mW/m^2$。其中高热流区主要分布于毕节—遵义、石阡—思南—沿河和紫云—望谟—册亨地区，热流最高均达到了 $75.00 mW/m^2$。大地热流的分布不仅与地质构造演化有关，新生代以来，区域活动性断裂及其次生断裂、挠曲等也是引起热流异常高的主要原因。在黔北毕节—遵义地区，自晚古生代中、早期以来，该区相对拱起，致使大部分地区缺失晚古生代泥盆系和石炭系地层，以发育典型的侏罗山式褶皱及其与之配套的压扭性和张性断裂为特征。其中，背斜宽缓，向斜狭窄，单个褶皱形态常呈 S 形弯曲，背斜核部多出露晚古生代地层。由于该区断裂、褶皱发育，致使深部热流向地表传递并向隆起部位聚集从而形成贵州境内的高热流值分布区，如在大方—金沙—遵义地区分布有串珠状的穹隆背斜，致使该区具有异常高的热流显示。在石阡—思南—沿河地区，不仅以发育有典型的侏罗山式褶皱和浅层滑脱构造为特征，该区挽近期北东向、北北东向区域性多期活动性断裂斜交复合，如红石走滑断裂、石阡断裂、思南—白马洞走滑断裂、沿河断裂等，沿断裂带水热活动明显，仅石阡县境内就有 10 余个天然温泉点的分布。因此，断裂构造、褶皱及新构造运动是该区呈现高热流值分布的主要原因。前已指出，受峨眉地幔柱作用的影响，黔西南一带经历了裂陷作用，尔后造山运动又使其向地槽转化，沉积有中生代巨厚浊积岩，发育有挤压型的南北向和东西向构造以及直扭型的北西向反排多字型构造组合，致使该区褶皱发生了不同程度的弯扭和偏转，形态复杂多样，地壳稳定性相对较差，构造热事件频发，在望谟—册亨—贞丰一带尤为明显，也是黔西南地区金矿的主要集聚区。因此，这种复杂特殊的构造条件是造成该区热流值异常高的主要原因。在黔东南地区和西部的六盘水一带大地热流值相对较低，可能与这些区域发育的保温盖层、地质构造和热演化过程均有一定的关系。

大陆地区通过稳态热传导方式传递的大地热流包括地幔热流（q_m）和地壳热流（q_c）两部分，其中地幔热流来源于地球深部，地壳热流来源于铀、钍、钾放射性元素衰变产生的热量（Morgan，1984）。其计算公式如下：

$$q = q_m + q_c = q_m + A \times M$$

式中，q 为大地热流值（mW/m^2）；A 为地壳平均生热率（$\mu W/m^3$）；M 为地壳厚度（km）（Morgan，1984）。

显然，通过地表观测到的大地热流值必须大于地壳平均生热率乘以地壳厚度所获得的大地热流值，只有这样才符合能量守恒定律，因为地表热流还包含有地幔热流（Rudnick et al.，1998）。Jaupart 等（1998）研究表明，大陆地区地幔热流值最小不低于 $9 \sim 15 mW/m^2$，平均 $13 mW/m^2$。鉴于此，朱介寿等（2005）给出了中国大陆地壳平均生热率的上限值，并将华南大陆的地壳平均生热率上限值限定在 $1.3 \mu W \cdot m^{-3}$，其中湘黔桂地区地壳平均生热率上限值为 $0.9 \mu W \cdot m^{-3}$。基于此，结合贵州地壳平均厚度及大地热流值，计算得出贵州境内地壳热流值为 $40.05 mW/m^2$，地幔热流为 $16.20 mW/m^2$，壳幔热流比值为

2.47，岩石圈热结构整体属"热壳冷幔"型。

（陈正山）

第六节 地下热水类型及特征

前面已经指出，根据地下热水所处大地构造位置及其形成的储、盖、通、源（以热源为主导，也包括水源及物质来源）四要素基本特征，地热资源可分为火山型（包括近代火山型和近期岩浆型）、隆起断裂型和沉降盆地型（包括沉积断陷型和沉积坳陷型）三个基本地质成因类型（黄尚瑶等，1986；陈墨香，1992；多吉等，2017）。按水热传输方式，地下热水资源可分为对流型和传导型两种类型；按热储温度可分为高温地热资源（大于150℃）、中温地热资源（90~150℃）和低温地热资源（小于90℃）；按地下热水露头点所处构造部位可分为断裂型、褶皱型、褶皱断裂型和单斜型四种类型（毛健全，1981）；按热储赋存状态可分为层状热储型、带状热储型和混合热储型（兼有层状热储和带状热储特征）三种类型；按热储介质特征又可分为孔隙型、裂隙型和岩溶裂隙型三种类型。

笔者根据以上分类原则和思路，在毛健全和陈阳（1987）、张世从（1994）、杨胜元等（2008）及李强等（2019）等众多学者对贵州地下热水资源的分类研究成果的基础上，结合贵州地下热水资源形成的地质条件，对贵州地下热水资源类型进行归纳和总结。

一、地质成因类型

贵州大地构造位置处于上扬子陆块与江南复合造山带的过渡区，属大陆地壳范畴，据此全省地下热水资源全属板块内部地热区，根据地下热水形成的大地构造环境、地热地质及水文地质条件、地球化学特征等，贵州地下热水资源可分为隆起断裂型和沉降盆地型两个基本类型（表4-4）。按照热水赋存环境的不同，分别属于山间盆地亚型地下热水和沉积坳陷盆地亚型热卤水。

表4-4 研究区地下热水资源类型及特征

地下热水形成条件及特征		隆起断裂型	沉降盆地型
地热地质	大地构造背景	板块内部地热区（带），地壳隆起区	板块内部地热区（带），地壳沉降区
	地质构造条件	断裂比较发育，以发育典型的侏罗山式褶皱和浅层滑脱构造等为特征，热水受挽近期区域性的北东向、北北东向、北西向和近东西向活动断裂控制，以北东向主干断裂最为明显。热水多出露于两组断裂交汇处	位于四川克拉通沉积盆地南部边缘，属中生代大型内陆盆地环境，构造变形比较微弱，仅发育一些小型正断层，褶皱一般比较开阔，又有一些规模不大近东西向的舒缓背向斜，以致地层产状比较平缓，有的甚至水平
	热储	震旦系、寒武系、泥盆系、石炭系、二叠系、三叠系碳酸盐岩；褶皱构造（主要为背斜）；断裂破碎带	二叠系栖霞、茅口组；三叠系飞仙关组、嘉陵江组、关岭组碳酸盐岩，碳酸盐岩夹膏盐层；三叠系二桥组砂岩

地下热水形成条件及特征		隆起断裂型	沉降盆地型
地热地质	盖层	无或薄的第四系沉积物；或古生代至中生代与碳酸盐岩热储相间叠置的碎屑岩	三叠系二桥组砂页岩与含煤组合，厚度300余米；侏罗系自流井组至白垩系嘉定组的红层组合，厚度3000余米
	热源	无近代火山作用和岩浆侵入，由地下水深循环对流传热	无近代火山作用和岩浆侵入，正常增温
	大地热流值（mW/m^2）	变化大，主要为 40~75	主要在 65~75
	地温梯度（℃/100m）	变化大，主要为 1.5~3	主要在 2.5~3
	热储温度（℃）	60~100	50~80
	物质来源	热储围岩水岩反应	热储围岩水岩反应
水文地质	含水层类型	承压水系	自流盆地
	补、径、排条件	现代大气降水补给充足，垂直上升运动为主，在山间盆地或河谷底部相对低洼处，沿断裂涌出地表形成温泉排泄，或在浅部通过人工地热井排泄	古大气降水补给及部分埋藏水，水平径流为主，人工地热井排泄
	水交替速度	强烈	缓慢或停滞
地热特征	地表热显示	一般以温泉出露	无地表显示
	热水温度（℃）	一般在 36~73 之间	多在 40~60
	矿化度（g/L）	多<1，部分在 1~5 之间。	一般在 20~80
	特殊组分	H_2SiO_3、Sr^{2+}、Li^+、F^-	Sr^{2+}、F^-、HBO_2、Br^-、I^-
	气体组分	N_2、H_2S、CO_2、O_2 等，以氮气为主	甲烷、乙烷、H_2S、N_2、CO_2 等，以甲烷为主
	水化学类型	以重碳酸钙镁型、重碳酸·硫酸钙镁型和硫酸钙型为主，有少量氯化钠型	以氯化（钙、钠、镁）型为主，其次为硫酸钠型和重碳酸钠型
类型代表		石阡城南古温泉、息烽温泉、剑河温泉	赤水市旺隆镇龙岩旺 1 井、2 井

（一）隆起断裂型

隆起断裂型系指地壳隆起区（古老褶皱山系、山间盆地）多沿构造断裂带展布的常呈条带状分布的温泉密集带（黄尚瑶等，1983）。贵州构造的基本格架定型于晚中生代，后又遭受新生代构造作用的影响，地壳演化从洋陆转换阶段到板内活动阶段，经历了武陵构造旋回期、雪峰—加里东构造旋回期、海西—印支—燕山构造旋回期及喜马拉雅及新构造旋回期，铸就了现今独具特色而复杂的地质构造面貌。除赤水、习水与四川盆地毗邻地区为前陆盆地外，贵州绝大部分地区处于造山带前陆带位置，由鄂湘黔巨型前陆褶皱—冲断带和右江造山带组成，是板块内部地壳长期的面型隆起区，以发育典型的侏罗山式褶皱和陆内多层次的大型滑脱构造为特征，是较为典型的褶皱山系（王砚耕，1999，戴传固等，2013，戴传固等，2014）。区内断裂构造发育，尤其受特提斯和滨太平洋两大构造域演化的影响，挽近期发育多期活动性断裂，控制了区内地下热水资源的分布，温泉沿构造断裂带呈带状分布，多出露于两条断层交汇处，于地势低洼处（山间盆地、山间洼地、喀斯特负地形、河谷底部及河床阶地等）以温泉形式排泄。

根据地下热水形成的储、盖、通、源四要素基本特征和水文地质地球化学特征，结合大地构造背景，除四川盆地南缘的赤水、习水地区外，贵州地下热水资源属于典型的隆起断裂型地热资源，按照热水出露构造部位，属于山间盆地亚型地下热水资源。

（二）沉降盆地型

沉降盆地型系指地壳沉降区（主要为中、新生代沉积盆地）内沿基地或盖层内构造断裂带展布的地热带或大型自流热水盆地（黄尚瑶等，1983）。沉降盆地型可分为沉积断陷型和沉积坳陷型两类，实际上，多数中、新生代大型沉积盆地具有断坳结合构造盆地的特点。贵州北部的赤水、习水地区位于四川克拉通沉积盆地南部边缘，属于四川中生代大型坳陷盆地的组成部分，面积约3000km²。三叠世晚期至白垩世期间，该区处于大型内陆盆地环境，盆地稳定下沉并连续接受沉积，沉积了厚300余米的二桥组砂页岩与含煤组合以及厚3000余米的侏罗系自流井组至白垩系嘉定组的红层组合。区内地壳活动相对稳定，断裂活动比较微弱，仅发育一些小型正断层，褶皱舒缓宽阔，又有一些规模不大近东西向的舒缓背向斜，地层产状比较平缓，有的甚至水平。断裂通道不发育，地下水在近水平或微倾斜的二叠系栖霞、茅口组碳酸盐岩和三叠系飞仙关组、嘉陵江、关岭组碳酸盐岩、碳酸盐岩夹膏盐层以及三叠系二桥组砂岩中作缓慢运动，地下水与围岩趋于热平衡，水温接近岩层温度，形成与油（气）相伴生的沉积坳陷型热卤水。

二、地热系统类型

地下热水系统系指构成相对独立的热能储存、运移、转换的水热系统。按地质环境和能量传递方式可将地热系统分为对流型地热系统和传导型地热系统两类。

（一）对流类

贵州位于华南板块内，地处欧亚板块之中，远离板块边缘，属于稳定块体，无近代火山作用和岩浆侵入，地壳变形与陆内造山具有前陆褶皱冲断带的诸多特点，属较典型的褶皱山系，发育与褶皱轴（主要是背斜轴）平行的冲断断层，断裂与褶皱一起构成典型的褶皱—推覆构造（张世从，1994；王砚耕，1996）。自新生代以来，欧亚板块为印度板块（包括缅甸板块）、太平洋板块及菲律宾板块所夹持，北边有西伯利亚块体的阻抗，故研究区内发育有北东向、北北东向、北西向和近东西向活动性断裂，尤以北东向和北北东向两大断裂系统最为显著，并切割侏罗山式褶皱冲断带，二者形成网络状构造。活动性断裂带呈现正常或偏高的大地热流值，沿构造断裂带水热活动十分明显，温泉主要出露于两组断裂交汇处。热水主要赋存于碳酸盐岩孔隙、溶隙、岩溶管道以及构造断裂破碎带内，无热储盖层或盖层为薄的第四系沉积物及与碳酸盐岩热储相间的碎屑岩，因此形成的地热系统多为开启型地下热水系统。

热水的形成是大气降水在重力作用下沿断层、裂缝和互相联通的孔隙下渗，在深部由正常或偏高的区域热流供热，深部热水受热膨胀后在密度差和黏度差作用下与浅部冷水发生对流作用，在适当部位（一般为两条断层的交叉处）出露形成温泉。此种类型的热矿水主要伏于上扬子板块东南的褶皱冲断带和四川大型坳陷盆地南缘外带深部的含水层，分布范围较为广泛，具有低孔隙度、低渗透率和补给范围广、循环时间长的特点。陈履安和张世从（1997）采用 ^{14}C 同位素对印江、石阡地区温泉年龄研究，结果表明：印江甲山温泉为 130a，印江凯望温泉为 5700~7800a，石阡关鱼粮温泉为 1700~2400a，石阡施场温泉为 6400~6700a，石阡溪沟温泉为 9300a，石阡城南温泉为 10000~10400a，石阡吴家湾温泉为 9500~9900a，可见热水更新时间多在数千年以上。

总体而言，从补给区到排泄区是在静水压力下形成的一个受迫环流系统，由于没有火山或侵入岩体附加热，地下水在径流过程中靠不断汲取围岩中的热量成为温度不等的热水，热储温度多低于 90℃，部分略高于 90℃，不超过 150℃（表4-4），属于中低温热矿水。据此，笔者认为研究区除四川盆地南缘的赤水、习水地区外，贵州地下热水属于断裂—深循环型中低温热矿水，其形成特征可以归纳为以下几点。

（1）无近代火山和岩浆侵入的附加热，也没有正在冷却中的大型基岩存在，地热系统靠正常或偏高的区域大地热流量供热或维持，通过地下水深循环对流传热，热水循环深度越大，温度越高。

（2）地下热水主要赋存于碳酸盐岩热储、储水构造（主要为背斜）和断层破碎带内。以碳酸盐岩热储为主，在垂向上一般存在一个或多个热水储集单元。

（3）无热储盖层，或盖层为薄的第四系沉积物及与古生代至中生代碳酸盐岩热储相间叠置碎屑岩，地热系统多为开启型地下热水系统。

（4）地下热矿水主要受挽近期北东向、北北东向活动性断裂的控制，以北东向活动断裂为主，温泉多分布于断裂破碎带或两组不同方向断裂交汇部位，在地形高差影响和相应的水力差作用下形成受迫对流的地下热水环流系统。

（5）热矿水多沿断裂破碎带上涌至地表或浅部，常常以温泉的形式在地势相对低洼处（山间盆地、山间洼地、喀斯特负地形、河谷底部及河床阶地等）以温泉的形式排泄。

（6）大地热流一般在 40~75mW/m²。地温梯度一般在 1.5~3℃。值得指出的是，热矿水一般沿陡倾斜断裂地层或近于直立的构造断裂带上涌，由于上升速度快，沿途热交换量小，来不及与围岩达到热平衡，因此在断裂破碎带或两组不同方向断裂交汇部位及其附近会形成局部热异常，其面积多数在 1km² 以内。在热异常中心地温梯度一般要比正常梯度高 2~3 倍以上。

（7）地下热水的深循环周期是一个较长时间且缓慢的过程，一般热矿水更新时间可达数千年或更长。

（8）地下水深循环过程中与热储围岩发生水岩反应，不断萃取热储围岩中的元素，从而形成地下热矿水资源。热矿水矿化度多低于 1g/L，部分在 1~5g/L，特殊组分及离子为

H_2SiO_3、Sr^{2+}、Li^+、F^- 等，气体组分为 N_2、H_2S、CO_2、O_2 等，以氮气为主，水化学类型以重碳酸钙镁型、重碳酸·硫酸钙镁型和硫酸钙型为主，有少量氯化钠型。

（9）泉华沉积多为钙华。

（10）热矿水起源于大气降水。

（二）传导类

贵州赤水、习水境内的含油（气）热卤水田是在地壳稳定下沉过程中地壳坳陷并接受沉积的条件下形成的，无明显的构造变动，也无控制性边界断裂，为连续沉积的克拉通沉积盆地。热卤水赋存于近水平或微倾斜的晚古生代至中生代碳酸盐岩、碳酸盐岩夹膏盐、砂岩含水层内，热储类型为层控热储。热储盖层为厚度 3000 余米的中生代内陆盆地碎屑沉积岩。热卤水来源于古大气降水补给及部分埋藏水，为侧向径流补给，水交替速度缓慢或停滞，在热储层中形成连通的高盐度孔隙水，热卤水年龄数以亿年计。由于这类盆地演化过程十分稳定，区内无近代火山作用和岩浆侵入，地热系统靠正常的大地热流传导供热或维持，地温梯度主要在 $2.5 \sim 3 ℃/100m$，大热流值一般为 $65 \sim 75 mW/m^2$。热流体热储埋深多在 $1500 \sim 3000m$，热卤水在岩石静力压力（总覆盖层）作用下在联通的热储孔隙、裂隙内作缓慢运动，热水与围岩趋于热平衡，水温接近岩层温度，在赤水地区早期施工的多处工业钻孔，孔深多在 $1500 \sim 3000m$，井底温度主要在 $50 \sim 80 ℃$，少数钻孔井底温度略高于 $90 ℃$，表明区内与油（气）伴生的热卤水主要为中低温热矿水，以低温热矿水为主。

此种类型的热卤水主要伏于中生代四川大型克拉通沉积盆地自流系统的内部，具有矿化度高的特点（一般为 $20 \sim 80 g/L$），水化学类型以氯化（钙、钠、镁）型为主，其次为硫酸钠型和重碳酸钠型，为原生封存的含油（气）热卤水田，水热系统具有良好的封闭性，热卤水不参与自然界水的总循环，无地表热显示，属于封闭型隐伏地下热水系统。由于这类地热系统封闭性较好从而限制了热流体的补给，热流体主要靠成岩过程中原始水溶液所补给，储量非常有限，在资源开采过程中很可能会快速锐减甚至枯竭。根据 2017 年《贵州省矿泉水调查评价报告》资料，在赤水坳陷盆地内揭露的 5 个热水钻孔（盐卤水），热矿水动态变化较大，均已断流。因此，针对该类型地下热矿水资源，应合理谨慎开采。

综上，根据赤水、习水地区含油（气）热卤水田形成的储、盖、通、源（以热源为主导，也包括水源及物质来源）四要素基本特征，结合大地构造环境，该区含油（气）热卤水田属于沉积坳陷盆地深埋型中低温热矿水，其形成特征可以简要归纳为以下几点。

（1）盆地稳定下沉并接受沉积，地壳活动相对稳定，无明显的构造变动，断裂通道不发育，也无控制性边界断裂，无岩浆活动。

（2）热储层为二叠系、三叠系碳酸盐岩、碳酸盐岩夹膏盐及三叠系砂岩，地层多呈层状产出，属层控热储，分布面积广泛，通常为数百至数千平方公里，热储埋深多在 $1500 \sim 3000m$。

（3）盖层为晚三叠世至白垩世陆相硅质碎屑岩沉积，厚度达到 3000 余米。

（4）地热系统靠正常的区域大地热流量供热或维持，通过热传导传热，地温梯度多在 $2.5 \sim 3 ℃/100m$，接近或低于地壳正常地温梯度值，热储温度偏低，多形成低温热矿水资源。

（5）热流体在岩石静力压力（总覆盖层）作用下于近水平或微倾斜的含水层中作缓慢运动，一般情况下，热流体与热储围岩趋于热平衡，水温接近岩层温度。

（6）沉积盆地为原生封存的含油（气）热卤水田，热卤水不参与自然界水的总循环，无地表热显示，属于封闭型隐伏地下热水系统。

（7）沉积盆地具有良好的封闭性从而限制了热流体的补给，在资源开发利用过程中可能会导致热流体快速锐减甚至枯竭，应合理谨慎开采。

（8）热流体起源于古沉积水，含水层类型属自流盆地，水交替速度缓慢或停滞，热卤水年龄数以亿年计。

（9）矿化度较高，一般在 20~80g/L，为高矿化度含油（气）盐卤田，水化学类型以氯化（钙、钠、镁）型为主，其次为硫酸钠型和重碳酸钠型，并富含 Sr^{2+}、HBO_2、Br^-、I^-、等离子及特殊组分，气体成分以甲烷为主。

三、按热储赋存状态和热储介质特征划分

根据《地热资源地质勘查规范》（GB/T 11615—2010）的要求，地热储系指埋藏于地下、具有有效空隙和渗透性的地层、岩体或构造带，其中储存的地热流体可供开发利用。地热储按照其赋存状态可分为层状热储、带（隙）状热储及混合型热储（兼具层状和带状）三种类型。其中，层状热储指以传导热为主、分布面积大并具有有效空隙和渗透性的地层构成的热储，泛指沉积盆地型热储。带状热储指以对流传热为主、平面上呈条带状延伸、具有有效空隙和渗透性的断裂带构成的热储。

根据以上理论，结合全省地下热水资源热储产出的形态特征将其分为层状热储型、带（隙）状热储型两个基本类型及二者兼具的混合热储型（图 4-32），各类型特征简述如下：

（一）层状热储型

赤水、习水坳陷盆地含油（气）热卤水田分布于四川中生代大型克拉通沉积盆地的南部边缘，以传导热为主，分布面积广，地下热矿水为典型的封存型热卤水。热储层以晚古生代至中生代碳酸盐岩、碳酸盐岩夹膏盐层为主，部分含水层为砂岩层，呈层状、似层状产出，厚度稳定或呈规则变化。区内仅发育一些小型正断层，褶皱开阔平缓，构造条件比较简单。因此，赤水、习水坳陷盆地含油（气）热卤水属层状热储型地下热矿水资源。

（二）带（隙）状热储型

黔东浅变质岩分布区地处江南复合造山带之榕江加里东褶皱区，区内地下热矿水资源的分布主要受挽近期北东向、北北东向活动性断裂及其次生断裂的控制，热矿水主要赋存于有效空隙和渗透性的断裂带构成的热储内，热储在平面上呈条带状延伸，热储围岩以变质砂岩、变质凝灰岩、凝灰质板岩等铝硅酸盐岩为主，无热储盖层或为薄的第四系沉积物，地面多有温泉出露。地下热水靠正常或偏高的区域大地热流量供热或维持，具有近于垂向补给，深循环对流传热，水温相对较高的特点。热水水温及埋深与构造断裂带紧密相连，受地热增温率的影响相对较小，在一定深度范围内构造断裂带及其影响带是区内热矿

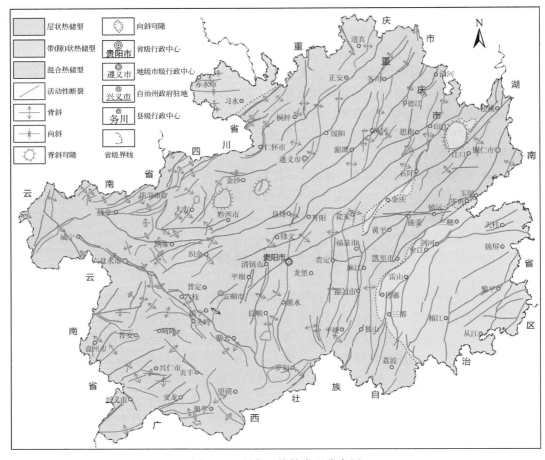

图 4-32　研究区热储类型分布图

水富集的最有利部位。因此，根据黔东变质岩分布区热矿水的热储赋存状态，该区属带状热储型地下热矿水资源。

（三）混合热储型

研究区除赤水、习水克拉通沉积盆地和黔东浅变质岩分布区以外的广大地区，地下热矿水资源的分布不仅受挽近期多期活动性断裂及其次生断裂的控制，也与碳酸盐岩热储的分布密切相关，表现为兼有层状热储和带状热储的特征，彼此存在成生关系，地质构造条件比较复杂。按热矿水的热储赋存状态，属典型的混合热储型地下热水资源。与层状热储型和带状热储型相比较，混合热储型是研究区地下热水资源的主要类型，具有分布面积广，热矿水资源丰富的特点。在研究区内，褶皱构造以发育典型的侏罗山式褶皱为特征，在褶皱（主要为背斜）发育的地区，在一定深度范围内碳酸盐岩热储与断裂构造交织复合部位，往往是地下热水资源富集的最有利部位，温泉多沿断裂构造带分布。值得一提的是，该类型地下热水资源不仅具有补给远、运移时间长、循环深度大的特点，而且具有水温高和流量大的特点。

此外，地热储按照含水介质岩层和岩石结构构造特征，又可将其划分为孔隙型和裂隙型两类，二者结构构造兼有者划为混合性热储，其中孔隙型热储含水介质为砂岩、砾岩、颗粒碳酸盐岩，裂隙型热储含水介质为火成岩、变质岩、致密砂岩、不纯碳酸盐岩（杨胜元等，2008）。基于以上理论，贵州赤水、习水克拉通沉积盆地含油（气）热卤水地热储属于孔隙型，江南复合造山带内的黔东浅变质岩系分布区地热储属于裂隙型，除二者以外的贵州广大地区属于混合性热储。值得一提的是，在实际生产过程中，可根据地热储的结构构造为主导，为便于应用可将上述分类列入某一种类型均可。

四、按地下热水露头点所处构造部位划分

地下热水露头点的分布与地质构造、地层岩性以及地貌条件等密切相关。其中，新生代以来贵州发育的区域性活动断裂及其次生断裂是控制地下热水分布的主导因素，其次为隆起褶皱构造、地层岩性以及碳酸盐岩岩溶孔隙、构造裂隙、溶洞等。

大地构造上，贵州地处上扬子地台西南缘，以陆内多层次的大型滑脱构造和侏罗山式褶皱组合样式为特征，属典型的薄皮构造。其中，褶皱构造以典型的隔槽式褶皱为主，并沿隆起褶皱构造带普遍发育有与之平行的冲断层。全新世末以来，在青藏高原隆升远程效应的影响下，区内发育的北东向、北北东向、北西向及近东西向四组区域性活动走滑断裂束频频切割侏罗山式褶皱冲断带并与之交织成菱形网状，控制了贵州省地下热水资源的分布，于断裂、褶皱带及其二者斜交复合部位广泛有地下热水出露。因此，按照地下热水露头点所处构造部位，贵州地下热水大致可以划分为断裂型、隆起褶皱型、褶皱断裂型、单斜型四种类型（图4-33）。

（一）断裂型

断裂型系指温泉出露于断裂带上。纵观全省，温泉主要沿断裂构造带呈串珠状、带状分布，以至于沿断裂形成地热异常带，其中北东向、北北东向两组断裂对温泉出露和分布的控制最为显著，这两组断裂多以张性、张扭性断层为主，延伸普遍在数十公里至上百公里，温泉沿断裂带成群分布，具有水温高、水量大等特点。值得一提的是，在黔东和黔北地区，天然温泉多出露在这两组断裂带上，断控特征明显，因此断裂型地下热水资源是省内一重要的热矿水资源类型。

例如，石阡县石固乡栏桥村凯峡河溶洞温泉出露于凯峡河左岸距河面约10m的陡崖之下，并于溶洞以潜流排泄至凯峡河，出露地层为第二热储层桐梓组和红花园组，地层岩性为白云岩、白云质灰岩以及生物碎屑灰岩，地层倾向西，倾角45°左右，含水介质溶隙、溶孔、构造裂隙、溶洞、岩溶管道等发育。温泉枯季流量9.8L/s，丰季流量11.6L/s，稳定系数0.84，流量动态变化较稳定，水温38.8℃。大地构造上，凯峡河溶洞温泉位于扬子陆块黔北隆起区凤冈南北向隔槽式褶皱变形区，温泉出露于北东向的红石走滑断裂束上。红石断裂为一压扭性断层，其中在花桥南西段断层倾向北西，倾角在80°左右，在花桥北东段至红石，断层倾向南东，倾角在45°~70°，断距在200~1500m左右，破碎带宽约2m，影响带宽在200~300m，断层破碎带可见挤压拖动挠曲、角砾岩、硅化等，破碎

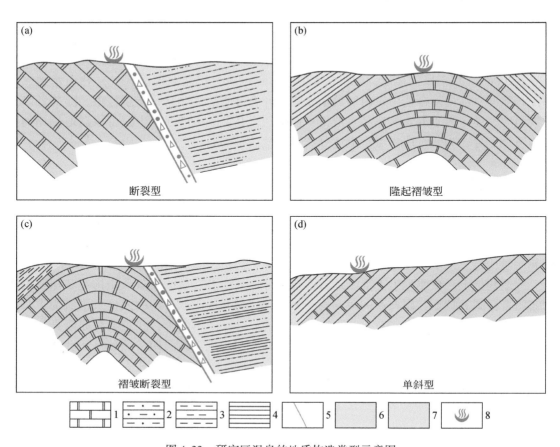

图 4-33　研究区温泉的地质构造类型示意图

1. 白云岩；2. 砂岩；3. 泥岩；4. 页岩；5. 断层；6. 热储含水层；7. 隔水层（盖层）；8. 温泉露头

资料来源：毛健全，1981

带两侧地层可见四组节理裂隙发育，走向分别为 90°、60°、15°、160°。红石走滑断裂束于雪峰期形成，之后长期活动，其中燕山期活动最强，干扰和切断了一系列褶皱构造和断裂，沿断裂带仅于凯峡河至施场一带就有 4 处温泉出露，表明断层至今仍有活动且控制了区域温泉的分布。当大气降水在基岩裸露区沿溶隙、溶孔及构造裂隙等入渗补给，在径流过程中不断吸取围岩中的热量并与之发生水岩作用形成地下热水，在静水压力和热膨胀作用下，沿红石断层上涌至地表出露形成温泉（图 4-34）。

（二）隆起褶皱型

隆起褶皱型指温泉出露于背斜构造核部或倾伏端，被钻孔揭露或沿背斜构造张性裂隙中涌出。这类温泉多以单个温泉的形式出露，除钻孔揭露的热矿水温度较高外，天然温泉普遍在喀斯特负地形、河谷底部及河床阶地等相对低洼处出露，受浅层地下水、河水等混入，一般热水温度较低。

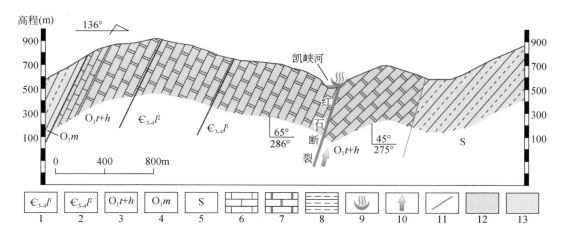

图 4-34　研究区石阡县凯峡河溶洞温泉剖面图

1. 寒武系娄山关组第一段；2. 寒武系娄山关组第二段；3. 奥陶系桐梓组、红花园组；4. 奥陶系湄潭组；
5. 志留系；6. 灰岩；7. 白云岩；8. 黏土岩；9. 温泉；10. 热水运移方向；11. 断层；12. 含水层；13. 隔水层
资料来源：贵州省地质矿产勘查开发局 114 地质大队，2012

（三）褶皱断裂型

背斜构造与断裂构造综合控制温泉的出露是全省热矿水的主要分布形式，这一类温泉往往出露在断层下盘背斜轴部附近或断裂带上。在黔东北地区天然出露的温泉多属于这一类型，温泉多呈泉群出露，具有水温高、水量大之特点。因此褶皱断裂型地下热水资源又是省内一重要的热矿水资源类型。

例如，石阡县城北溪沟温泉出露于城北约 3km 的杜家寨旁侧溪沟中，共有溪沟 1 号、2 号两个温，其中 1 号温泉高出溪沟水面 1m 左右，2 号温泉高出溪沟水面 0.5m 左右，洪水期常被淹没，实测水温均为 30℃。从温泉露头点所处构造部位看，溪沟 1 号温泉位于石阡枢纽断层下盘石阡背斜核部，2 号温泉则出露于石阡枢纽断层带上，可见溪沟温泉的形成与石阡背斜及其与之平行的石阡枢纽断层息息相关。石阡背斜是一走向北北东的狭窄条带状褶皱构造，受与之平行的石阡枢纽断层的破坏和影响，背斜呈 S 形弯曲。背斜核部出露地层为奥陶系桐梓组、红花园组白云岩、白云质灰岩及生物碎屑灰岩，两翼出露地层为中下奥陶统至志留系砂页岩、泥灰岩，背斜两翼不对称，西翼地层倾向 285°～305°，倾角 20°～50°，东翼地层倾向 60°～80°，倾角 15°～40°，受构造应力作用的影响，背斜核部及两翼发育北西西、北北东两组纵横张节理、裂隙，地下热水沿节理、裂隙通道上涌出露地表形成温泉。石阡枢纽断层与石阡背斜形影相伴，走向北北东，被北东组的红石断裂、塘头断裂切断亦呈 S 形弯曲。在石阡以北，断层倾向北西西，倾角在 45～75°。石阡以南，断层倾向南东东，倾角约 70°。断层破碎带及其影响带宽 20～150m，断层破碎带可见断层角砾岩、硅化、挠曲及次生小断层等，地下热水沿断裂带及影响带上涌出露地表形成温泉（图 4-35）。

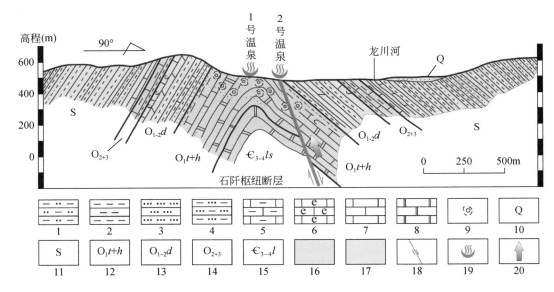

图 4-35　研究区石阡县城北溪沟温泉剖面图

1. 砂页岩；2. 泥岩；3. 砂岩；4. 钙质砂岩；5. 泥灰岩；6. 生物碎屑灰岩；7. 灰岩；8. 白云岩；9. 硅化；
10. 第四系；11. 志留系；12. 奥陶系桐梓组、红花园组；13. 奥陶系大湾组；14. 中上奥陶统；15. 寒武系娄
山关组；16. 含水层；17. 隔水层；18. 断层；19. 温泉；20 热水运移方向

资料来源：张世从和杨剑明，1989

（四）单斜型

单斜型系指温泉出露于背斜构造的翼部，直接受地层岩性及其产状的控制，温泉多出露于深切沟谷热储层与盖层界线附近，这一类温泉一般以单个温泉出露，流量小。

例如，贵州省仁怀市中枢镇盐津桥盐津河温泉位于盐津河河谷右岸，泉点高出盐津河水面约 3m，温泉枯季流量 9.32L/s，丰季流量 13.21L/s，稳定系数 0.72，流量动态变化较稳定，水温 47.1℃。大地构造上，盐津河温泉位于扬子陆块黔北隆起区毕节弧形褶皱带北东向的中枢背斜北西翼，地质构造为单斜构造，温泉出露地层为奥陶系桐梓组、红花园组与寒武系娄山关组的界线附近，地层岩性为白云岩，地层倾向北西西，倾角 40°。温泉的形成主要受地层岩性、产状及地貌的控制和影响。盐津河为一沟谷地貌，地形起伏大，以溶蚀、侵蚀为主，当大气降水沿基岩裸露区节理裂隙、构造裂隙入渗，在深循环过程中不断集聚围岩中的热量从而形成地下热水，热水在地压力作用及热膨胀密度差条件下沿节理、裂隙发生对流循环并向地表运移，因盐津河谷深切，形成负压带，致使地下热水在盐津河右岸涌出地表形成温泉（图 4-36）。

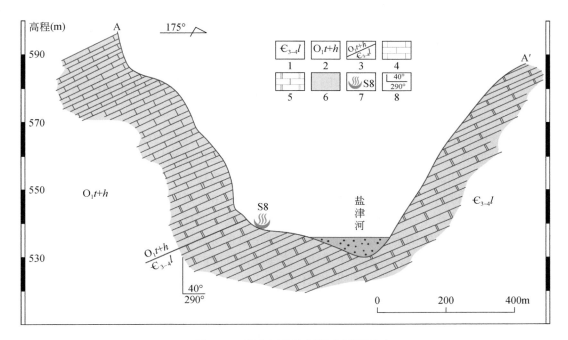

图 4-36　研究区盐津河温泉剖面图

1. 寒武系娄山关组；2. 奥陶系桐梓组、红花园组；3. 奥陶系桐梓组、红花园组与寒武系娄山关组界线；

4. 灰岩；5. 白云岩；6. 含水层；7. 温泉及编号；8 地层产状

资料来源：袁富贵等，1988

（陈正山）

第五章 | 理疗温泉地球化学特征

研究区地处上扬地台西南缘，地层岩性以沉积岩为主，其次为浅变质沉积岩，火成岩和深变质岩很少。特别是震旦纪至三叠纪沉积了大量的海相碳酸盐岩，而前震旦纪以浅变质岩沉积为主，从而使得研究区理疗温泉主要赋存于碳酸盐岩地层之中，少部分赋存于变质砂岩、变质粉砂岩、变质凝灰岩及板岩等地层之中。由于研究区区域性多期复活断裂发育且深切地层，热矿水在深循环过程中围岩环境条件复杂多样，致使区内理疗温泉所含化学组分丰富，具有独特的水文地球化学特征。理疗温泉所含化学组分是地下热水在循环过程中与周围岩石相互作用，元素发生迁移、演变和再分配的结果，是深部水岩反应的综合体现。因此，研究理疗温泉热储围岩地球化学特征及水文地球化学特征对了解区内理疗温泉的形成过程具有重要的意义。

第一节 岩石地球化学

一、样品采集与测试

（一）样品采集

本书研究根据野外地质调查工作及研究区理疗温泉热储层分布特征，选择具有代表性的地热井和热储层岩石剖面，分别采集了碳酸盐岩类热储层（第一、二热储层）、黔东南变质岩分布区带状热储围岩（即铝硅酸盐岩）及赤水、习水二叠至三叠系含天然气热卤水热储层岩石样品，测试其主量组分、微量组分和稀土元素含量，并对岩石样品进行矿物相定量与定性分析测试（X射线衍射，简称XRD）和矿物微区放大分析测试（电子扫描显微镜，简称SEM），旨在分析理疗温泉热储岩石地球化学特征，为研究区内理疗温泉水文地球化学演化过程奠定基础。

其中，第一热储层岩石样品选取绥阳雅泉钻孔（DR34）和息烽温泉（S13）热储层剖面进行采集，共采集岩石样品22组；第二热储层岩石样品选取绥阳水晶温泉附近钻孔、石阡北塔地热井（DR62）和乌当乐湾国际温泉钻孔（DR118）进行采集，共采集岩石样品31组；黔东变质岩分布区热储围岩选取雷山陶尧地热井（DR146）进行采集，共采集岩石样品24组；赤水、习水二叠至三叠系含天然气热卤水热储层岩石样品选取赤水市旺隆镇地热井（DR14）进行采集，共采集岩石样品12组。样品的采集是根据各热储层的岩性变化特征，结合出水段（或有水蚀现象的岩性段）进行采集。根据采样技术要求，样品采集新鲜岩石和钻孔岩屑，每组样品不低于500g。

研究区理疗温泉各热储层岩石样品采样位置及样品编号详见图5-1及图5-2。

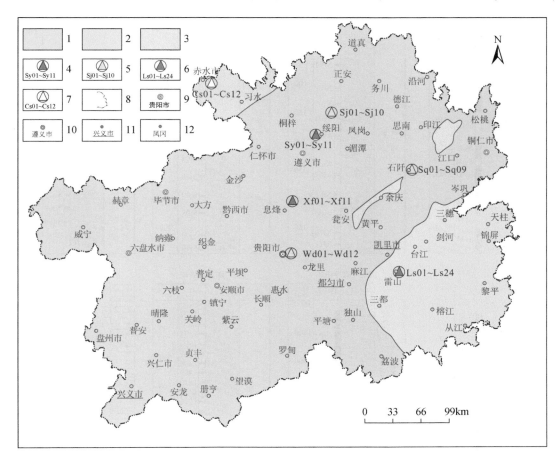

图 5-1　研究区理疗温泉各热储层采样位置分布图

1. 碳酸盐岩热储分布区；2. 黔东南变质岩分布区；3. 赤水、习水二叠至三叠系含天然气热卤水热储分布区；
4. 第一热储层岩石样品采样位置及样品编号；5. 第二热储层岩石样品采样位置及样品编号；6. 赤水、习水二
叠系阳新统至三叠系中统含天然气热卤水热储岩石样品采样位置及样品编号；7. 黔东变质岩分布区带状热储
岩石样品采样位置及样品编号；8. 省界；9. 省级行政中心；10. 地级市级行政中心；11. 自治州政府驻地；
12. 县级行政中心

（二）样品测试

岩石样品主量、微量、稀土元素测试采用电感耦合等离子质谱（ICP-MS）Agilent7500
进行测试，测试单位为北京科荟测试技术有限公司；岩石样品 XRD 使用荷兰 PANalytical
B. V.—帕纳科生产的 X′PertPowder X 射线衍射仪，测试单位为贵州大学非金属矿产资源综
合利用实验室，SEM 测试使用德国蔡司制造的 ΣIGMA+X-Max20 电子扫描显微镜能谱仪，
测试单位为贵州大学化工过程开放实验室。

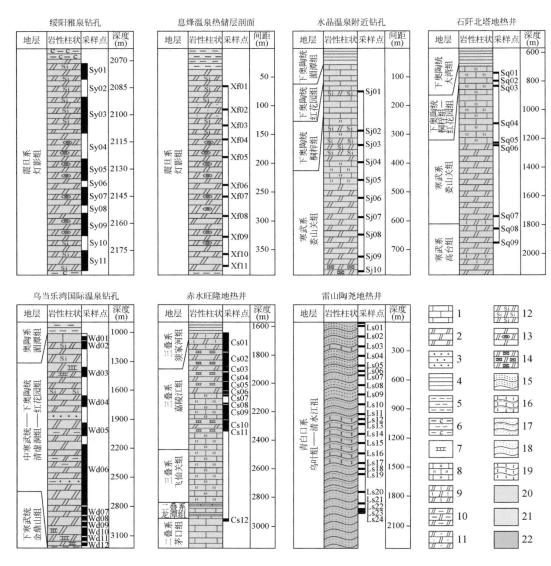

图 5-2　研究区理疗温泉各热储层采集柱状图

1. 灰岩；2. 白云岩；3. 砂岩；4. 页岩；5. 黏土岩（泥岩）；6. 炭质泥岩；7. 石膏；8. 白云质灰岩；9. 灰质白云岩；10. 泥质白云岩；11. 微晶白云岩；12. 硅质白云岩；13. 藻席白云岩；14. 含天青石白云岩；15. 变质砂岩；16. 凝灰质板岩；17. 粉砂质板岩；18. 变质粉砂岩；19. 变质凝灰岩；20. 含水层；21. 隔水层；22. 变质岩

二、矿物岩石特征

　　本书研究根据全省理疗温泉野外地质调查及其各热储层岩石样品采集工作，采用 XRD 和 SEM 分析技术手段对省内理疗温泉热储层岩石矿物特征进行分析，研究各热储层岩石矿物成分及含量变化特征，为研究省内理疗温泉水文地球化学演化过程奠定基础。

（一）研究区碳酸盐岩热储层矿物特征

本书研究采用 XRD 技术对区内碳酸盐岩第一、二热储层岩石样品进行分析。研究区碳酸盐岩第一、二热储层主要为一套半局限至局限海蒸发台地相碳酸盐岩建造，地层岩性以白云岩为主，其次为灰岩及白云质灰岩（图5-3）。由表5-1可知，矿物成分主要以石英、方解石和白云石为主，其次为石膏和天青石。此外，还含有少量长石、菱锶矿，以及高岭石、蒙脱石、伊利石、绿泥石等黏土矿物。其中，白云石多数样品含量在80.0%以上。石英分布不均匀，含量变化大，多数样品含量小于10.0%，部分样品含量在12.5%~88.2%不等。方解石整体含量低，变化大，在碳酸盐岩第一热储层中，含量均小于2.0%，这与第一热储层主要为白云岩相吻合。在碳酸盐岩第二热储层中，方解石绝大多数样品含量均小于5.0%，部分样品含量较高，为8.4%~87.5%不等，这与第二热储顶部桐梓红花园组和底部清虚洞组下部含有灰岩和白云质灰岩相一致。由于石膏和天青石在地层中分布不均匀和易于溶解的原因，本次 XRD 分析仅在样品 Sj07 和 Sj10 检测到石膏，其含量分别为5.0% 和7.0%，而在 Sj10 中检测到了天青石，其含量为49.0%。长石、菱锶矿，以及高岭石、蒙脱石、伊利石、绿泥石等黏土矿物含量相对较低，均在5.0%以内，多数小于1.0%。

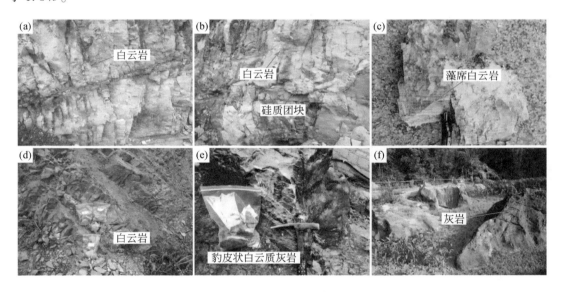

图5-3　研究区碳酸盐岩热储层岩石照片

a. 第一热储层灯影组白云岩；b. 第一热储层灯影组白云岩及硅质团块；c. 第一热储层灯影组藻席白云岩；
d. 第二热储层娄山关组白云岩；e. 第二热储层清虚洞组豹皮状白云质灰岩；f. 第二热储层清虚洞组灰岩

本次研究还采用了 SEM 分析技术对研究区碳酸盐岩第一、二热储层矿物成分进行分析。由图5-4可知，碳酸盐岩第一、二热储层矿物成分主要为白云石、方解石、石英、玉髓、石膏、天青石及少量黏土矿物等。其中，白云石微观形态可见结晶完好的菱面体，结晶大小不一［图5-4（a）、图5-4（e）］。方解石为解理平行菱面体与白云石共生［图5-4（f）、图5-4（g）］。石英呈六方双锥晶体，玉髓呈针状结构与白云石共生［图5-4（h）］。

石膏微观形态为板状及针状，可见少量针状石膏与白云石和方解石共生［图 5-4（b）、图 5-4（c）、图 5-4（i）］。天青石与石膏、白云石共生［图 5-4（j）、图 5-4（k）］。黏土矿物呈鳞片状镶嵌于白云石中并与之共生［图 5-4（d）、图 5-4（l）］。

表 5-1　研究区碳酸盐岩热储层岩石样品 XRD 分析结果

样品编号	热储含水层	分析项目（%）														
		石英	长石	方解石	白云石	石膏	天青石	菱锶矿	高岭石	蒙脱石	伊利石	绿泥石	叶腊石	铁矿物	角闪石	勃姆石
Sj01	$O_1t\text{-}h$	0.6	/	5.1	94.3	/	/	/	/	y	/	/	/	/	y	/
Sj02	$Є_{3\text{-}4}O_1l$	43.3	y	8.2	46.0	/	/	/	y	0.6	0.5	/	y	/	0.4	/
Sj03	$Є_{3\text{-}4}O_1l$	0.8	y	y	99.2	/	/	/	/	/	y	/	/	/	/	y
Sj04	$Є_{3\text{-}4}O_1l$	1.4	0.5	50.9	46.2	/	/	y	/	0.6	0.4	/	/	/	/	y
Sj05	$Є_{3\text{-}4}O_1l$	1.2	0.4	70.8	28.4	/	/	y	y	0.8	0.4	/	/	/	/	y
Sj06	$Є_{3\text{-}4}O_1l$	3.3	0.5	2.0	94.2	/	/	/	/	/	y	/	/	/	/	y
Sj07	$Є_{3\text{-}4}O_1l$	1.0	2.0	/	92.0	5.0	/	/	/	/	/	/	/	/	/	/
Sj08	$Є_{3\text{-}4}O_1l$	3.1	y	8.4	88.5	/	/	/	/	/	y	/	/	/	/	/
Sj09	$Є_{3\text{-}4}O_1l$	2.5	y	31.4	66.1	y	/	/	y	y	/	/	y	/	y	/
Sj10	$Є_{3\text{-}4}O_1l$	/	/	19.0	24.0	7.0	49.0	/	/	/	/	/	/	/	/	/
Sq01	$O_1t\text{-}h$	9.6	/	43.5	46.9	/	/	/	y	y	y	/	/	y	/	/
Sq02	$Є_{3\text{-}4}O_1l$	7.7	y	87.5	4.8	/	/	/	/	0.8	/	/	/	y	/	y
Sq03	$Є_{3\text{-}4}O_1l$	4.3	y	58.1	37.6	/	/	/	/	0.7	y	/	/	y	/	/
Sq04	$Є_{3\text{-}4}O_1l$	0.7	y	y	99.3	/	/	/	/	/	/	/	/	/	/	/
Sq05	$Є_{3\text{-}4}O_1l$	1.0	/	0.4	99.6	/	/	/	/	/	/	/	/	/	/	/
Sq06	$Є_{3\text{-}4}O_1l$	0.4	/	0.3	99.3	/	/	/	y	/	/	/	/	/	/	/
Sq07	$Є_3g$	y	/	/	纯	/	/	/	/	y	y	/	/	/	y	/
Sq08	$Є_3g$	1.7	0.4	0.7	96.4	/	/	/	/	0.8	/	/	/	/	/	/
Wd01	$O_1t\text{-}h$	44.0	0.8	39.5	1.4	/	/	y	1.5	2.3	5.5	2.6	0.6	0.7	1.1	y
Wd02	$O_1t\text{-}h$	43.1	1.3	40.0	y	/	/	y	1.8	2.0	6.0	3.5	/	0.6	1.0	0.7
Wd03	$Є_{3\text{-}4}O_1l$	25.5	0.7	68.9	0.6	/	/	y	1.1	1.0	2.2	y	y	y	y	y
Wd04	$Є_{3\text{-}4}O_1l$	32.1	1.7	60.3	y	/	/	y	1.3	1.2	3.4	y	y	y	y	y
Wd05	$Є_3g\text{-}sh$	6.1	0.7	5.2	85.0	/	/	/	0.8	0.8	1.4	y	/	/	/	/
Wd06	$Є_2q$	1.2	y	1.5	96.7	/	/	/	0.6	/	y	/	/	/	/	/
Wd07	$Є_2q$	0.5	y	0.6	98.9	/	/	/	/	/	y	/	/	/	/	/

续表

样品编号	热储含水层	分析项目（%）														
		石英	长石	方解石	白云石	石膏	天青石	菱锶矿	高岭石	蒙脱石	伊利石	绿泥石	叶腊石	铁矿物	角闪石	勃姆石
Wd08	€$_2$q	0.3	/	0.4	99.3	/	/	/	/	/	/	/	/	/	y	/
Wd09	€$_2$q	0.6	y	0.4	99.0	/	/	/	y	y	y	/	/	y	/	/
Wd10	€$_2$q	1.0	y	0.6	98.4	/	/	/	/	/	/	/	y	y	/	/
Wd11	€$_2$q	3.0	0.6	0.4	94.0	/	/	1.3	y	0.7	y	/	/	/	/	/
Wd12	€$_2$q	2.1	0.6	0.3	96.5	/	/	0.5	y	y	y	/	/	/	y	/
Sy01	Pt$_3^{3b}$€$_1$dy	12.5	0.9	0.8	83.7	/	/	y	0.5	y	0.7	/	y	0.4	0.5	y
Sy02	Pt$_3^{3b}$€$_1$dy	9.8	1.0	y	83.5	/	/	0.5	0.7	0.8	3.6	/	/	0.4	/	y
Sy03	Pt$_3^{3b}$€$_1$dy	88.2	2.1	1.0	4.2	/	/	0.6	0.5	0.6	1.1	/	y	1.3	y	0.4
Sy04	Pt$_3^{3b}$€$_1$dy	1.2	0.5	y	96.7	/	/	y	y	/	0.6	/	y	0.6	y	0.4
Sy05	Pt$_3^{3b}$€$_1$dy	1.3	/	/	98.4	/	/	/	y	y	/	/	/	y	0.3	/
Sy06	Pt$_3^{3b}$€$_1$dy	0.6	/	1.6	97.8	/	/	/	/	y	y	/	/	/	y	/
Sy07	Pt$_3^{3b}$€$_1$dy	0.3	y	0.7	99.0	/	/	/	/	y	/	/	/	/	/	y
Sy08	Pt$_3^{3b}$€$_1$dy	/	/	0.8	99.2	/	/	/	y	/	/	/	/	/	/	/
Sy09	Pt$_3^{3b}$€$_1$dy	/	/	y	纯	/	/	y	/	/	/	/	/	/	/	/
Sy10	Pt$_3^{3b}$€$_1$dy	1.6	/	0.8	97.6	/	/	/	/	y	/	/	/	/	y	/
Sy11	Pt$_3^{3b}$€$_1$dy	21.7	0.5	y	74.6	/	/	/	0.4	0.7	1.5	/	y	0.6	y	y
Xf01	Pt$_3^{3b}$€$_1$dy	0.7	y	/	99.3	/	/	/	/	/	/	/	/	/	/	/
Xf02	Pt$_3^{3b}$€$_1$dy	/	y	y	纯	/	/	/	y	/	/	/	/	/	/	/
Xf03	Pt$_3^{3b}$€$_1$dy	/	y	/	纯	/	/	/	/	/	/	/	/	/	/	/
Xf04	Pt$_3^{3b}$€$_1$dy	/	y	/	纯	/	/	/	/	/	/	/	/	/	/	/
Xf05	Pt$_3^{3b}$€$_1$dy	y		/	纯	/	/	/	/	/	/	/	/	/	/	/
Xf06	Pt$_3^{3b}$€$_1$dy	y	y	y	纯	/	/	/	/	/	/	/	/	y	/	y
Xf07	Pt$_3^{3b}$€$_1$dy	/		/	纯	/	/	/	/	/	/	/	/	/	/	/
Xf08	Pt$_3^{3b}$€$_1$dy				纯	/	/	/	/	/	/	/	/	y	/	/
Xf09	Pt$_3^{3b}$€$_1$dy	4.5	y	y	95.5	/	/	/	/	y	/	/	/	/	/	/
Xf10	Pt$_3^{3b}$€$_1$dy	0.6	/	y	99.4	/	/	/	/	/	y	/	/	/	/	/
Xf11	Pt$_3^{3b}$€$_1$dy	0.3	/	y	99.7	/	/	/	/	/	/	/	/	/	y	/

注："/"表示未检测出矿物含量；"y"表示有，量很少，未参与计算；"纯"表示纯白云岩

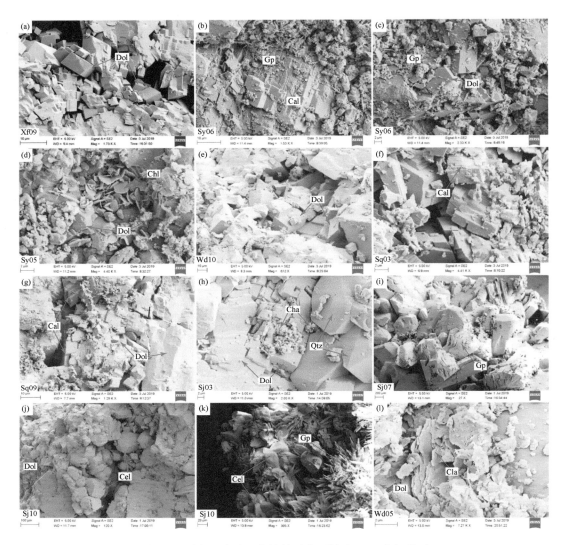

图 5-4　研究区碳酸盐岩热储层岩石样品 SEM 分析结果

Xf09-样品编号；a. 白云石（Dol）；b. 方解石（Cal）+石膏（Gp）；c. 白云石（Dol）+石膏（Gp）；d. 白云石（Dol）+绿泥石（Chl）；e. 白云石（Dol）；f. 方解石（Cal）；g. 白云石（Dol）+方解石（Cal）；h. 白云石（Dol）+石英（Qtz）+玉髓（Cha）；i. 石膏（Gp）；j. 白云石（Dol）+天青石（Cel）；k. 天青石（Cel）+石膏（Gp）；l. 白云石（Dol）+黏土矿物（Cla）

（二）黔东变质岩分布区带状热储围岩矿物特征

黔东变质岩分布区热储类型为带状热储，热储围岩主要为青白口系清水江组变质砂岩、变质凝灰岩及凝灰质板岩（图5-5）。本研究通过 XRD 技术对区内铝硅酸盐岩热储层矿物成分及含量进行分析，由表5-2可知，矿物成分主要以石英和长石为主，其次为高岭石、蒙脱石和伊利石。此外，还含有少量绿泥石、叶蜡石及铁矿物等。其中，石英含量为40.0%～85.1%，平均65.1%；长石含量为8.2%～22.1%，平均11.9%；高岭石含量为

0.8% ~ 13.4%，平均 5.8%；伊利石含量为 5.3% ~ 38.6%，平均 14.7%；蒙脱石含量相对较低，绝大数样品含量为 0.7% ~ 3.1%，平均 1.8%；绿泥石、叶蜡石及铁矿物含量极低。

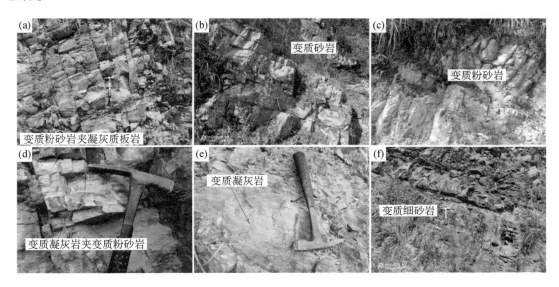

图 5-5　黔东变质岩分布区带状热储围岩清水江组岩石照片

a. 清水江组第一段变质粉砂岩夹凝灰质板岩；b. 清水江组第二段变质砂岩；c. 清水江组第二段变质粉砂岩；
d. 清水江组第二段变质凝灰岩夹变质粉砂岩；e. 清水江组第二段变质凝灰岩；f. 清水江组第三段变质细砂岩

表 5-2　黔东变质岩分布区带状热储围岩清水江组岩石样品 XRD 分析结果

样品编号	热储含水层	分析项目（%）												
		石英	长石	方解石	白云石	菱锶矿	高岭石	蒙脱石	伊利石	绿泥石	叶腊石	铁矿物	角闪石	勃姆石
Ls01	$Pt_3^{1d}q$	57.2	11.8	y	/	y	3.3	/	6.8	/	/	y	y	/
Ls02	$Pt_3^{1d}q$	85.1	8.6	y	/	y	1.0	y	5.3	/	/	/	/	/
Ls03	$Pt_3^{1d}q$	75.7	13.0	y	/	/	4.7	1.3	5.5	/	/	/	/	/
Ls04	$Pt_3^{1d}q$	56.0	22.1	y	/	/	8.6	3.0	10.3	/	/	/	/	/
Ls05	$Pt_3^{1d}q$	56.1	15.7	1.0	y	y	6.2	1.6	19.4	m	y	y	y	y
Ls07	$Pt_3^{1d}q$	65.0	12.7	y	y	y	8.5	2.0	11.8	m	/	y	/	y
Ls08	$Pt_3^{1d}q$	62.5	10.5	y	/	y	8.3	2.5	16.2	m	/	y	y	y
Ls09	$Pt_3^{1d}q$	81.9	8.4	1.0	y	y	2.1	1.3	5.3	/	/	y	/	y
Ls10	$Pt_3^{1d}q$	79.4	8.5	1.0	y	y	3.5	1.4	6.2	y	/	y	/	y
Ls11	$Pt_3^{1d}q$	57.5	9.6	y	y	y	9.6	2.0	20.3	m	/	y	1.0	y
Ls12	$Pt_3^{1d}q$	58.3	13.2	y	y	y	7.4	1.7	19.4	/	/	y	/	/
Ls13	$Pt_3^{1d}q$	63.8	9.8	y	y	y	7.8	1.9	16.7	m	/	/	/	/
Ls14	$Pt_3^{1d}q$	55.2	10.0	y	y	y	12.4	3.1	18.6	m	/	/	0.7	/

续表

样品编号	热储含水层	分析项目（%）												
		石英	长石	方解石	白云石	菱锶矿	高岭石	蒙脱石	伊利石	绿泥石	叶腊石	铁矿物	角闪石	勃姆石
Ls16	$Pt_3^{1d}q$	75.6	8.2	y	y	y	3.6	1.0	11.6	m	/	y	y	/
Ls17	$Pt_3^{1d}q$	73.0	9.5	y	y	y	4.0	1.0	12.5	m	y	/	y	y
Ls18	$Pt_3^{1d}q$	74.7	14.2	y	y	y	1.4	1.0	8.7	y	/	y	y	y
Ls19	$Pt_3^{1d}q$	78.0	13.5	y	y	y	0.8	0.7	7.0	y	/	y	y	y
Ls20	$Pt_3^{1d}w$	78.0	14.2	y	y	y	2.2	y	5.6	y	/	y	y	y
Ls21	$Pt_3^{1d}w$	47.8	15.8	y	y	y	13.4	2.6	20.4	m	/	y	y	y
Ls22	$Pt_3^{1d}w$	51.4	8.7	y	y	y	6.4	2.0	31.5	m	/	y	y	y
Ls23	$Pt_3^{1d}w$	58.8	9.3	y	y	y	5.7	1.6	24.6	m	/	y	/	y
Ls24	$Pt_3^{1d}w$	40.0	14.2	y	y	y	5.5	1.7	38.6	m	y	y	y	/

注："/" 表示未检测出矿物含量；"y" 表示有，量很少，未参与计算；"m" 表示比 y 含量多，未参与计算

本书研究还采用 SEM 分析技术对黔东变质岩分布区带状热储围岩（即铝硅酸盐岩）矿物特征进行分析，由图 5-6 可知，热储围岩矿物成分主要为石英、长石、高岭石、云母、黄铁矿等。其中，石英微观形态呈六方双锥晶体，钙长石微观形态可见两组解理，镶嵌于石英晶体之间 [图 5-6（a）]，钠长石晶屑与鳞片状高岭石共生 [图 5-6（b）]，云母呈片状晶体镶嵌于石英晶体之间 [图 5-6（c）]，黄铁矿呈微粒晶与石英共生 [图 5-6（d）]。此外，可见一些黏土矿物镶嵌于石英晶体之间 [图 5-6（e）、图 5-6（f）]。

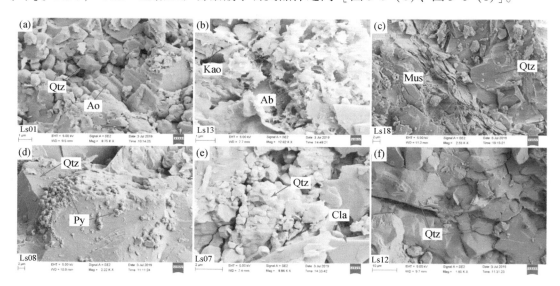

图 5-6　黔东变质岩分布区带状热储围岩清水江组岩石样品 SEM 分析结果

Ls01-样品编号；a. 石英（Qtz）+钙长石（Ao）；b. 钠长石（Ab）+高岭石（Kao）；c. 石英（Qtz）+云母（Mus）；d. 石英（Qtz）+黄铁矿（Py）；e. 石英（Qtz）+黏土矿物（Cla）；f. 石英（Qtz）

（三）赤水、习水二叠系阳新统至三叠系中统热卤水热储层矿物特征

赤水、习水二叠至三叠系含天然气热卤水热储层主要为二叠系阳新统栖霞组、茅口组以及中下三叠统嘉陵江组和三叠系中统关岭组地层。在整个含天然气热卤水热储层中，形成多个沉积旋回，每个旋回系列都由石灰岩→白云岩→硬石膏组成，各热卤水储集层之间，其岩性均以泥灰岩、泥页岩为主夹粉砂岩，隔水性能好，具有含热卤水层多等特点（韩至钧和金占省，1996）。为便于研究赤水、习水二叠系阳新统至三叠系中统热卤水储层岩石矿物特征，本次选取了赤水市旺隆镇地热井（DR14）热储层岩石样品进行研究，其热储层主要为二叠系阳新统茅口组灰岩和中下三叠统嘉陵江组白云岩、灰岩。通过 XRD 技术对该热储层矿物成分进行分析，由表 5-3 可知，其热储层矿物成分主要以白云石、方解石、石膏及石英为主，其次还含有少量的长石、高岭石、蒙脱石、伊利石、绿泥石、菱锶矿及铁矿物等。其中，白云石、方解石和石膏含量变化较大，多数样品白云石含量在 12.0%～52.0%，少数样品含量较低，均小于 2%；绝大多数样品方解石含量在 4.2%～76.0%，部分样品含量极低；多数样品石膏含量在 36.5%～95.2%，少数样品含量较低，均小于 3.0%；石英含量为 3.3%～48.3%，平均 11.58%。长石、高岭石、蒙脱石、伊利石含量相对较低，其中少部分样品长石含量为 0.5%～9.0%，高岭石含量为 0.7%～6.2%，蒙脱石含量为 1.0%～3.4%，伊利石含量为 0.7%～4.2%，而这些矿物在绝大部分样品中含量极低。除此之外，菱锶矿、绿泥石、铁矿物等矿物含量均较低。

表 5-3　研究区赤水、习水二叠系阳新统至三叠系中统热卤水储层岩石样品 XRD 分析结果

样品编号	热储含水层	分析项目（%）														
		石英	长石	方解石	白云石	硬石膏	天青石	菱锶矿	高岭石	蒙脱石	伊利石	绿泥石	叶腊石	铁矿物	角闪石	勃姆石
Cs01	$T_{1-2}j^4$	48.3	1.1	11.3	29.4	y	/	y	3.6	1.3	4.2	y	y	y	0.8	y
Cs02	$T_{1-2}j^4$	25.4	0.5	4.2	28.6	36.5	/	y	1.4	1	1.3	/	0.5	/	0.6	y
Cs03	$T_{1-2}j^3$	4.6	/	y	y	94.7	/	y	0.7	y	/	/	/	/	y	y
Cs04	$T_{1-2}j^3$	3.8	y	y	1.0	95.2	/	y	y	y	y	/	y	/	y	y
Cs05	$T_{1-2}j^3$	6.3	y	y	12.0	81	/	y	y	y	0.7	/	/	/	y	/
Cs06	$T_{1-2}j^3$	3.5	y	y	1.7	94.8	/	y	y	y	/	/	/	/	y	y
Cs07	$T_{1-2}j^3$	4.0	y	71.9	21.6	0.6	/	y	0.8	1.1	/	/	/	/	y	/
Cs08	$T_{1-2}j^3$	6.8	0.6	y	52.0	40.6	/	y	y	y	/	/	/	/	y	/
Cs09	$T_{1-2}j^3$	3.3	0.5	74.0	19.4	2.8	/	y	y	y	/	/	/	/	y	/
Cs10	$T_{1-2}j^2$	5.8	y	5.1	23.2	65.3	/	y	y	y	/	/	/	0.6	y	/
Cs11	$T_{1-2}j^1$	4.6	0.5	76.0	15.8	2.3	/	y	y	y	/	/	/	0.8	y	/
Cs12	P_2m	22.5	9.0	56.6	y	y	/	y	6.2	3.4	1.0	多	y	0.8	0.5	y

注："/"表示未检测出矿物含量；"y"表示有，量很少，未参与计算

三、岩石化学特征

（一）主量化学成分

采用 ICP-MS 法对研究区碳酸盐岩第一、二热储层、黔东变质岩分布区带状热储围岩（即铝硅酸盐岩）以及赤水、习水二叠系阳新统至三叠系中统热卤水热储层主量组分 SiO_2、Al_2O_3、MgO、Na_2O、K_2O、P_2O_5、TiO_2、CaO、TFe_2O_3、MnO 及 LOI 进行检测，分析研究区理疗温泉各热储层岩石地球化学组分特征。由于碳酸盐岩第一、二热储层及赤水、习水二叠系阳新统至三叠系中统热卤水热储层岩性主要为碳酸盐岩，结合本次测试结果表明，其热储层主量组分主要为 SiO_2、MgO、CaO，其次为 Al_2O_3、TFe_2O_3、K_2O 组分，Na_2O、P_2O_5、TiO_2、MnO 组分含量极低，多数样品含量<1% ［附表2，图5-7（a）~图5-7（c）］。其中，碳酸盐岩第一热储层 SiO_2 含量为0.02%~21.77%，平均4.04%；MgO 含量为13.92%~21.70%，平均20.9%；CaO 含量为20.30%~31.23%，平均29.24%；

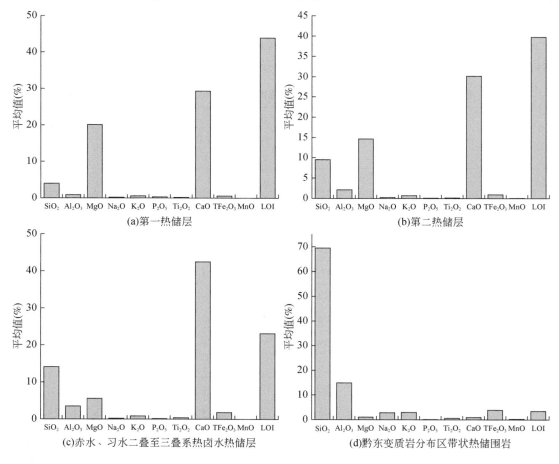

图5-7　研究区理疗温泉各热储层岩石样主量组分含量变化图

Al_2O_3 含量为 0.01% ~3.80%，平均 0.88%；K_2O 含量为 0.07% ~1.55%，平均 0.52%；TFe_2O_3 含量为 0.07% ~1.67%，平均 0.56%。碳酸盐岩第二热储层 SiO_2 含量为 0.50% ~42.19%，平均 9.57%；MgO 含量为 1.64% ~21.64%，平均 14.70%；CaO 含量为 14.75% ~50.73%，平均 30.18%；Al_2O_3 含量为 0.09% ~13.62%，平均 2.17%；TFe_2O_3 含量为 0.04% ~4.97%，平均 0.94%；K_2O 含量为 0.01% ~3.32%，平均 0.71%。赤水、习水二叠系阳新统至三叠系中统热卤水热储层 SiO_2 含量为 4.63% ~33.50%，平均 14.13%；MgO 含量为 2.81% ~10.73%，平均 5.59%；CaO 含量为 17.02% ~68.22%，平均 42.37%；Al_2O_3 含量为 1.02% ~7.88%，平均 3.47%；K_2O 含量为 0.18% ~1.93%，平均 0.84%；TFe_2O_3 含量为 0.59% ~6.46%，平均 1.85%。除此之外，各热储层的烧失量（LOI）相对较高，其中第一热储层 LOI 为 32.26% ~46.72%，平均 43.89%；第二热储层 LOI 为 17.48% ~46.31%，平均 39.72%；赤水、习水下二叠至三叠系热卤水热储层 LOI 为 8.39% ~39.50%，平均 23.16%。与碳酸盐岩热储层不同，黔东变质岩分布区带状热储围岩（即铝硅酸盐岩）为一套浅变质岩系，岩性主要为变质砂岩、变质凝灰岩及凝灰质板岩。由附表 2 和图 5-7（d）可知，铝硅酸盐岩热储层主量组分主要为 SiO_2、Al_2O_3，其次为 Na_2O、K_2O、TFe_2O_3，MgO 和 CaO 含量相对较低，P_2O_5、TiO_2、MnO 组分含量极低，均<1%。其中 SiO_2 含量为 64.98% ~72.76%，平均 69.40%；Al_2O_3 含量为 12.69% ~16.14%，平均 14.87%；Na_2O 含量为 2.01% ~4.84%，平均 2.79%；K_2O 含量为 1.79% ~3.66%，平均 2.89%；TFe_2O_3 含量为 2.40% ~5.17%，平均 3.90%；MgO 含量为 0.51% ~1.71%，平均 1.01%；CaO 含量为 0.46% ~1.67%，平均 0.92%。值得注意的是，相比于碳酸盐岩热储层，黔东地区带状热储围岩（即铝硅酸盐岩）烧失量（LOI）相对较低，为 2.07% ~4.83%，平均 3.40%。

（二）微量化学成分

碳酸盐岩第一热储层以白云岩、硅质白云岩为主。与上地壳对应元素值相比，该储层中较为富集的微量元素有 Mo（平均富集系数 2.51）。而 Be、Ti、V、Cr、Mn、Co、Ni、Cu、Zn、Ga、Rb、Zr、Nb、Sn、Cs、Hf、Ta、Tl、Pb、Th、U 较为亏损 ［图 5-8（a）和附表 3］。碳酸盐岩第二热储层以白云岩、白云质灰岩、硅质白云岩为主。与上地壳对应元素值相比，该储层较为富集的微量元素有 Ti（平均富集系数 1.36）、Mo（平均富集系数 2.38）、Sn（平均富集系数 1.62）。而 Be、V、Cr、Mn、Co、Ni、Cu、Zn、Ga、Rb、Zr、Nb、Cs、Hf、Ta、Tl、Pb、Th、U 较为亏损 ［图 5-8（b）和附表 3］。赤水、习水下二叠统至中上三叠统热卤水热储层以灰岩、白云岩为主。与上地壳对应元素值相比，该储层较为富集的微量元素有 Ti（平均富集系数 4.15）、Mo（平均富集系数 6.08）、Sn（平均富集系数 2.96）、Pb（平均富集系数 1.14）。而 Be、V、Cr、Mn、Co、Ni、Cu、Zn、Ga、Rb、Zr、Nb、Cs、Hf、Ta、Tl、Th、U 较为亏损 ［图 5-8（c）和附表 3］。黔东地区带状热储围岩以变质砂岩、变质凝灰岩、变质粉砂岩为主。与上地壳对应元素值相比，该储层中较为富集的微量元素有 Be（平均富集系数 1.05）、Ti（平均富集系数 6.86）、Zn（平均富集系数 1.18）、Ga（平均富集系数 1.01）、Rb（平均富集系数 1.23）、Zr（平均富集系数 1.04）、Nb（平均富集系数 1.05）、Mo（平均富集系数 4.18）、Sn（平均富集系数 1.29）、

Cs（平均富集系数 1.68）、Ta（平均富集系数 1.06）、Pb（平均富集系数 1.56）、Th（平均富集系数 1.16）、U（平均富集系数 1.11）。而 V、Cr、Mn、Co、Ni、Cu、Tl 较为亏损［图 5-8（d）和附表 3］。各热储层岩石微量元素表现出不同的元素富集、亏损特征，但整体上看碳酸盐岩第一、二热储层及赤水、习水二叠至三叠系热卤水热储层岩石微量元素的富集、亏损情况要显著区别于黔东地区带状热储围岩。

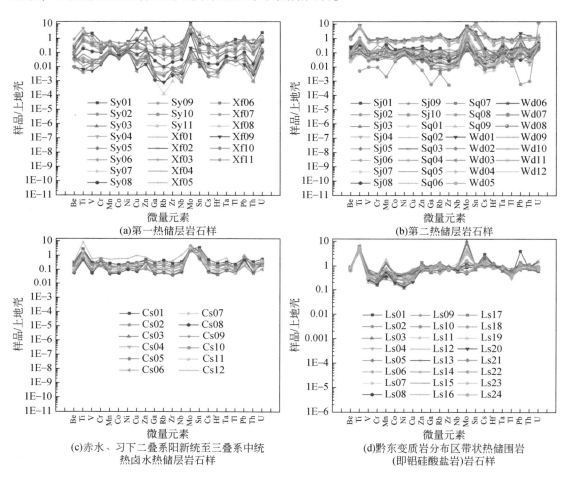

(a)第一热储层岩石样 　　　　　(b)第二热储层岩石样

(c)赤水、习下二叠系阳新统至三叠系中统　　(d)黔东变质岩分布区带状热储围岩
　　热卤水热储层岩石样　　　　　　　　　　（即铝硅酸盐岩）岩石样

图 5-8　研究区理疗温泉不同热储层微量元素上地壳标准化图

（三）稀土化学成分

　　碳酸盐岩第一热储层 ΣREE 含量介于 0.41~111.31μg/g，均值 23.92，其中 LREE 含量为 0.34~101.28μg/g，均值 21.35μg/g；HREE 含量为 0.05~12.98μg/g，均值 2.57μg/g，LREE/HREE 值介于 3.88~16.97，均值 8.35［图 5-9（a）和附表 4］。从稀土元素配分曲线上看，曲线整体趋于平缓，δCe 值为 0.49~0.90，均值 0.67，显示为负 Ce 异常，δEu 值为 0.88~2.35，均值 1.43，显示为正 Eu 异常［图 5-9（a）和附表 4］。碳酸盐岩第二热储层 ΣREE 含量介于 0.20~167.61μg/g，均值 32.49μg/g，其中 LREE 含量为 0.19~

150.40μg/g，均值29.16μg/g；HREE含量为0.01~17.33μg/g，均值3.33μg/g，LREE/HREE值介于7.04~19.00，均值9.00［图5-9（b）和附表4］。从稀土元素配分曲线上看，曲线整体趋于平缓，δCe值为0.72~1.00，均值0.87，显示为负Ce异常，δEu值为0.53~4.69，均值1.04，显示为正Eu异常［图5-9（b）和附表4］。赤水、习水二叠系阳新统至中上三叠系中统热卤水热储层ΣREE含量介于15.08~151.39μg/g，均值53.17μg/g，其中LREE含量为13.26~135.83μg/g，均值47.28μg/g；HREE含量为1.82~15.56μg/g，均值5.90μg/g，LREE/HREE值介于7.18~8.73，均值7.77［图5-9（c）和附表4］。从稀土元素配分曲线上看，曲线整体趋于平缓，δCe值为0.82~0.92，均值0.86，显示为负Ce异常，δEu值为0.88~1.54，均值1.10，显示为正Eu异常［图5-9（c）和附表4］。黔东变质岩分布区带状热储围岩（即铝硅酸盐岩）ΣREE含量介于180.93~248.31μg/g，均值207.80μg/g，其中LREE含量为156.61~220.70μg/g，均值182.10μg/g；HREE含量为21.96~31.12μg/g，均值25.70μg/g，LREE/HREE值介于5.67~9.10，均值7.13［图5-9（d）和附表4］。从稀土元素配分曲线上看，曲线整体左

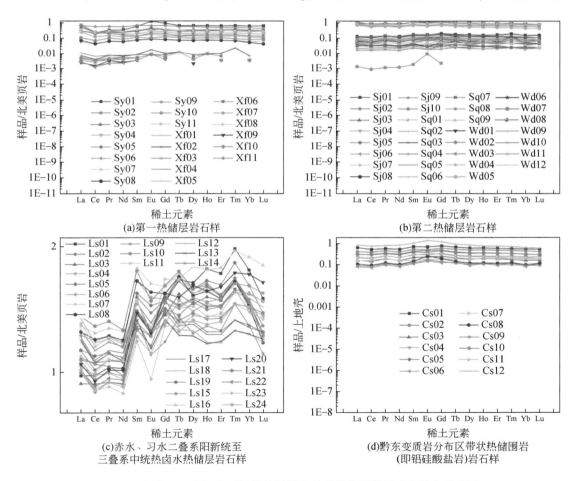

(a)第一热储层岩石样

(b)第二热储层岩石样

(c)赤水、习水二叠系阳新统至
三叠系中统热卤水热储层岩石样

(d)黔东变质岩分布区带状热储围岩
(即铝硅酸盐岩)岩石样

图5-9　研究区理疗温泉不同热储层稀土元素北美页岩标准化分布型式图

倾，δCe 值为 0.91 ~ 0.99，均值 0.94，显示为弱的负 Ce 异常，δEu 值为 0.78 ~ 0.97，均值 0.88，显示为负 Eu 异常 ［图 5-9（d）和附表 4］。

总体上看，黔东变质岩分布区带状热储围岩（即铝硅酸盐岩）ΣREE 含量最高，均值为 207.80μg/g，而碳酸盐岩第一、二热储层及赤水、习水二叠系阳新统至三叠系中统热卤水热储层 ΣREE 则较为相近，分别为 23.92μg/g、32.48μg/g、53.17μg/g。从稀土元素配分模式上看，碳酸盐岩第一、二热储层及赤水、习水二叠系阳新统至三叠系中统热卤水热储层稀土元素配分曲线较为相似，均表现为整体趋于平缓，负 Ce 异常及正 Eu 异常，而黔东变质岩分布区带状热储围岩稀土元素配分曲线则表现整体左倾，弱的负 Ce 异常及负 Eu 异常。此外，各类热储层均表现出轻稀土较重稀土富集，但碳酸盐岩第一、二热储层及赤水、习水二叠系阳新统至三叠系中统热卤水热储层稀土元素分异程度更高，LREE/HREE 分别为 8.35、9.00 及 7.77，而黔东变质岩分布区带状热储围岩分异程度相对较低，LREE/HREE 为 7.13。

（朱立军、陈正山）

第二节　水文地球化学

一、样品采集与测试

（一）样品采集

本书采用了 122 组水质全分析成果资料对区内理疗温泉水文地球化学特征进行分析。其中，有 43 组水样来源于本次理疗温泉调查评价工作采集，其余水样分析资料主要来源于贵州省温泉、地热井历年勘查、评价等报告（附表 5、附表 6 及附表 9）。此外，本次工作还采集了 46 组微量、稀土水样，以分析区内理疗温泉微量、稀土元素特征（附表 7 和附表 8）。各类样品的采集和保存按照《地热资源地质勘查规范》（GB/T 11615—2010）、《食品安全国家标准饮用天然矿泉水检验方法》（GB 8538—2016）的规定执行。其采样流程如下：

水质全分析采集量为 5L，微量和稀土元素采集量分别为 500mL，采样容器选用聚乙烯塑料瓶，采样前将聚乙烯塑料瓶在 10% 硝酸中浸泡 24 小时，然后用去离子水清洗 3 ~ 4 遍，晾干备用。泉水应优先选择在温度最高处采样，样品采集应靠近主泉口、集中冒气泡处或泉的主流带、流动但又不湍急的部位。应避免在静滞的水池中采集。喷泉或自流井的采样，应使用清洁器具将主流导出一部分采集。热矿水钻孔的采样应在抽水经过一段时间后（即至少相当于抽出井筒贮水体积 2 ~ 3 倍的水量后）方可采集。采样时先用蒸馏水润洗采样瓶，再用原水涮洗采样瓶及瓶盖三次，用 45 μm 针头式过滤器过滤，然后将水样缓缓流入瓶中，充满至溢流，瓶内不留空间，盖好瓶盖。现场测定水温（T）、pH、电导率（EC）等参数（测试仪器：pH/ORP/Cond Meter，型号：SX731 Model，厂商：Shanghai San-Xin Instrumentation, Inc.）。样品存于暗箱冷藏带回实验室测试。

（二）样品测试

理疗温泉水质全分析水样采用滴定管、AA6880 原子吸收分光光度计、TU-1900 双光束紫外可见分光光度计、AFS-8530 原子荧光光度计、PinAAcle900Z 无火焰原子吸收分光光度计、AQUION 离子色谱仪、XZ-1I 散射光浊度仪、GWP-9080MBE 隔水式恒温培养箱、SPX-250BⅢ生化培养箱等仪器进行测试，测试单位为贵州黔北建筑实验测试有限公司检测中心；理疗温泉微量、稀土水样采用电感耦合等离子质谱（ICP-MS）进行测试，仪器型号为热电（Thermo Fisher）iCAP RQ，测试单位为贵州同微测试科技有限公司。

水质全分析各指标测定，质量控制采用每批样品应做空白试验，其测定结果应低于方法测定下限；每批样品应至少测定 10% 的平行样（样品数量少于 10 个至少测定 1 个平行样,）两次测定结果不超过 20%；每批样品应至少做 10% 加标回收试验（样品数量少于 10 个至少做 1 个），加标回收率应在 70% ~ 130% 之间；每批样品测定至少做 1 个有证标准物质/有证标准样品；每次样品分析应绘制校正曲线，相关系数应大于或等于 0.999。仪器测试前按照相应标准及 SOP 进行前处理，每次测定均需设置空白及标准曲线，合格后进行检测。采样过程中选用蒸馏水做全程序空白。检出限由实验室的仪器和所使用的方法共同确定。

二、物理性质

理疗温泉的物理性质主要体现在感官性状（色度、浑浊度、肉眼可见物、嗅和味）和温度等诸多方面，其在一定程度上可直观反映热矿水所赋存的围岩背景条件及其受污染程度。故分析理疗温泉的物理性质对研究热矿水水岩作用环境及水质特征具有重要意义。各理疗温泉感官性状及水温详见附表 1 和附表 5。

1. 感官性状

理疗温泉的感官性状包括色度、浑浊度、肉眼可见物、嗅和味四个方面。

1）色度

色度由水中溶解的物质引起，在一定程度上可直观反映水体的天然颜色。在已测定的122 处理疗温泉中，共有 100 处理疗温泉色度低于检出限，占总数的 81.97%，具有水色清澈的特点，其余理疗温泉色度在 12 ~ 90，少部分地热井因含铁质呈淡黄色、黄褐色及红色。此外，在赤水沉积坳陷盆地揭露的封存型热卤水因富含有机质、硫化氢等成分而染色，如赤水旺隆镇揭露的工业矿泉（DR14）色度为 85 度，呈墨绿色。

2）浑浊度

浑浊度是由水中悬浮物和胶体杂质引起，是影响水体透明度的主要原因之一。在已测定 122 处理疗温泉水样中，部分理疗温泉浑浊度低于检出限，检出者浑浊度在 0.01 ~ 130NTU。根据地下质量分类标准，生活饮用水水源要求水色清澈、透明，浑浊度低于3NTU，从 122 处理疗温泉测样看，达到此要求的有 91 处，占总数的 74.59%，其余理疗温泉因含有细小白色、黄色、棕色物质，黄色絮状物，以及淡黄色、黄色、褐色沉淀等而浑浊度在 3.50 ~ 130.00NTU。此外，在赤水红层盆地揭露的工业矿泉因含有机质、硫酸盐、硫化物等悬浮物而浑浊度相对较高，热卤水多呈半透明状态，如赤水旺隆镇揭露的工业矿泉（DR14）浑浊度达到130NTU，呈墨绿色、半透明状态。

3）肉眼可见物

肉眼可见物是指肉眼可以观察到存在于水体中的沉淀物、悬浮物及颗粒物质。从理疗温泉水质测试结果看，除少部分理疗温泉可见少量淡黄色、黄色、黄褐色、红色沉淀，黄色絮状物，细小白色、黄色、棕色颗粒物质等异物外，绝大部分理疗温泉无正常视力可见外来异物。在检测的121处理疗温泉中，无正常视力可见外来异物者共计93处，占总数的76.86%。

理疗温泉属深层地下水，正常情况下，水岩反应是在封闭的高温、高压、还原条件下进行的，从而使得热矿水不同程度地含有有机质、Fe^{2+}、硫化物等成分，当热矿水出露于地表经降温、降压、氧化后，会形成肉眼可见的有色沉淀物、絮状物等物质，尤其在赤水坳陷盆地揭露的工业矿泉最为突出。

4）嗅和味

嗅和味在一定程度上可反映热矿水的水岩作用环境及受污染程度。由于热矿水属于深层地下水，因此绝大多数理疗温泉未受到人类活动的污染而无嗅、无味，仅少部分理疗温泉因富含有机质、矿物质、气体成分等具有一定的嗅味。在已测定的122处理疗温泉中，水样煮沸前后无异臭异味者共计105处，占总数的86.07%，其余水样煮沸有明显铁锈味、H_2S气味等异味。一般情况下，深层地下热矿水的水岩作用过程多在封闭的高温、高压、还原环境下进行，因此容易形成高矿化度、富Fe^{2+}、H_2S等成分的热矿水，当热矿水出露于地表经降温、曝气、氧化后使得热矿水具有铁锈味，但硫化氢气味会明显减弱或很难嗅到。此外，赤水坳陷盆地油（气）田封存型热卤水因含盐度和矿化度高，口感苦涩，又因富含有机质、H_2S气体成分等而具有强烈的H_2S气味，如在赤水旺隆镇揭露的工业矿泉（DR14），泉水口感苦涩、具有强烈异味。

综上，除赤水境内揭露的工业矿泉外，研究区绝大部分理疗温泉无色、无味、透明，具有水色清澈而清冽可口的特点，少部分理疗温泉因富含有机质、矿物质、H_2S气体等成分而使得色度、浑浊度、嗅和味较前者浓。

2. 温度

研究区理疗温泉水温一般在36.0～73.0℃，平均47.2℃（附表1）。在区内203处理疗温泉中，从温度的分布频率来看，45℃>T≥36℃的理疗温泉共有81处，占总数203处的39.90%，73℃>T≥45℃的理疗温泉共计122处，占总数203处的60.10%（图5-10）。按照地质出版社2005年版《地球科学大辞典》依据温度分级对温泉、热泉和沸泉的定义，研究区理疗温泉多属温泉和热泉，暂无沸泉，其水温是人体泡浴的最佳温度。

按理疗温泉所赋存热储层看（图5-11、表5-4），研究区内理疗温泉水温总体特征体现在除第六热储层外，各热储层理疗温泉水温多在45℃～73℃之间，以热泉为主，尤其以第一、二和黔东变质岩分布区带状热储理疗温泉表现最为突出。据不完全统计，第一热储层理疗温泉共计63处，温泉和热泉分别为22处和41处，分别占总数的11.58%和21.58%；第二热储层理疗温泉共计55处，温泉和热泉分别为24处和31处，分别占总数的12.63%和16.32%；第三热储层理疗温泉共计10处，温泉和热泉分别为4处和6处，分别占总数的2.11%和3.16%；第四热储层理疗温泉共计8处，温泉和热泉均为4处，占总数比例均为 2.11%；第五热储层理疗温泉共计 18 处，温泉和热泉均为 9 处，占总数比例均为 4.74%；第六热储层理疗温泉共计 9 处，温泉和热泉分别为 6 处和 3 处，分别占总

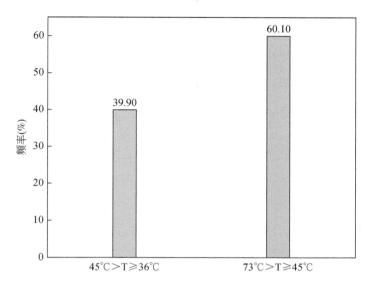

图 5-10 研究区理疗温泉水温分布频率图

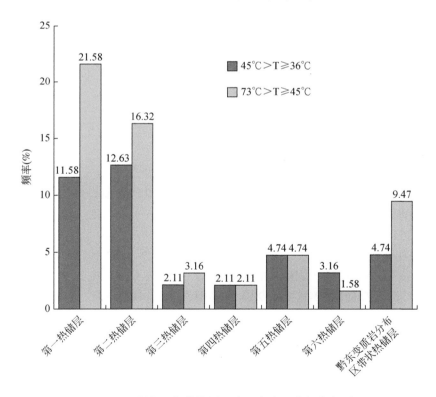

图 5-11 研究区各热储层理疗温泉水温分级直方图

数的 3.16% 和 1.58%；黔东变质岩分布区热储理疗温泉共计 27 处，温泉和热泉分别为 9 处和 18 处，分别占总数的 4.74% 和 9.47%。从理疗温泉数量和水温分布特征来看，第一、二热储层和黔东变质岩分布区带状热储层具有理疗温泉数量多和水温相对较高的特点，表明研究区第一、二和铝硅酸盐岩热储层具有热储层埋藏深度适中，理疗热矿水赋存条件较好和热矿水资源丰富等特征。

表 5-4　研究区理疗温泉水温分级统计一览表

热储含水层	水温 T（℃）/个数/占比%			
	36℃≤T<45℃		45℃≤T<73℃	
	理疗温泉（个）	占比（%）	理疗温泉（个）	占比（%）
第六热储层	6	3.16	3	1.58
第五热储层	9	4.74	9	4.74
第四热储层	4	2.11	4	2.11
第三热储层	4	2.11	6	3.16
第二热储层	24	12.63	31	16.32
第一热储层	22	11.58	41	21.58
黔东变质岩分布区带状热储层	9	4.74	18	9.47
合计	78	41.05	112	58.95

三、水化学特征

（一）主要化学性质

理疗温泉的化学性质在一定程度上反映了热矿水所赋存的围岩环境条件，其化学性质主要体现在酸碱性、矿化度、硬度及侵蚀性等方面。

1. 理疗温泉酸碱性

根据水质测试成果资料，除赤水坳陷盆地工业矿泉外，研究区理疗温泉 pH 为 6.8～9.1，平均 7.6，总体呈中性、弱碱性特点（附表 6）。据不完全统计，pH 在 6.8～8.0 的理疗温泉有 98 处，占总数 121 的 80.99%，属中性水；pH 在 8.1～9.1 的理疗温泉有 23 处，占总数 121 的 19.01%，属弱碱性水（图 5-12）。统计分析表明，研究区理疗温泉酸碱性以中性水为主，其次为弱碱性水。此外，在赤水红层盆地内揭露的工业矿泉（卤水）钻井 DR14，因其热卤水赋存环境较为封闭，并且富含有机质、硫化氢等成分，pH 为 6.3，属弱酸性水。

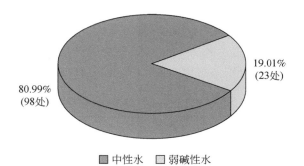

图 5-12　研究区理疗温泉 pH 占比图

　　按理疗温泉所赋存热储层看（图 5-13、表 5-5），研究区理疗温泉的酸碱性特征总体呈第一、二、三、五热储层理疗温泉以中性水为主，仅有少数呈弱碱性水，占比极低，第四、六热储层理疗温泉酸碱性为中性水，未检测到碱性水的存在；而黔东变质岩分布区带状热储理疗温泉酸碱性以弱碱性水为主，仅有少数呈中性水。其中，第一热储层理疗温泉中性水为 38 处，弱碱性水为 4 处，分别占总数的 31.40% 和 3.31%；第二热储层理疗温泉中性水为 30 处，弱碱性水为 2 处，分别占总数的 24.79% 和 1.65%；第三热储层理疗温泉中性水为 4 处，弱碱性水为 1 处，分别占总数的 3.31% 和 0.83%；第四热储层理疗温泉中

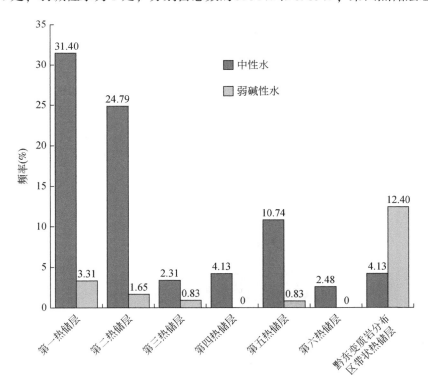

图 5-13　研究区各热储理疗温泉酸碱性直方图

性水为5处，弱碱性水为0处，中性水占总数的4.13%；第五热储层理疗温泉中性水为13处，弱碱性水为1处，分别占总数的10.74%和0.83%；第六热储层理疗温泉中性水为3处，弱碱性水为0处，中性水占总数2.48%；黔东变质岩分布区带状热储理疗温泉中性水为5处，弱碱性水为15处，分别占总数的4.13%和12.40%。

表5-5 研究理疗温泉各热储层pH占比统计表

热储含水层	中性水（pH6.8~8.0）		弱碱性水（pH8.1~9.1）	
	理疗温泉（个）	占比（%）	理疗温泉（个）	占比（%）
第六热储层	3	2.48	0	0.00
第五热储层	13	10.74	1	0.83
第四热储层	5	4.13	0	0.00
第三热储层	4	3.31	1	0.83
第二热储层	30	24.79	2	1.65
第一热储层	38	31.40	4	3.31
黔东变质岩分布区带状热储层	5	4.13	15	12.40
合计	98	80.99	23	19.01

研究区第一至六热储层为碳酸盐岩，而黔东变质岩分布区带状热储层为含钠、钾的铝硅酸盐岩，表明研究区理疗温泉的酸碱性与其所赋存、运移和富集的围岩背景条件密切相关，其热储层岩性特征是控制区内理疗温泉酸碱性变化的主要因素。

2. 理疗温泉矿化度

根据本次理疗温泉调查成果资料，除赤水坳陷盆地油（气）田热卤水外，研究区理疗温泉矿化度（TDS）为188.80~4660.80mg/L，平均1329.56mg/L，其含盐量低，具有低矿化度的特点（附表1）。由图5-14可以看出，研究区矿化度小于1000mg/L的理疗温泉有122处，占总数的69.32%，为淡水；矿化度为1000~3000mg/L的理疗温泉有44处，占总数的25.00%，为微咸水；矿化度为3000~10000mg/L的理疗温泉有10处，占总数的5.68%，为咸水。因此，研究区理疗温泉主要以淡水为主，其次为微咸水，少量为咸水。

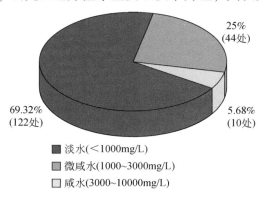

图5-14 研究区理疗温泉矿化度分类占比图

理疗温泉水质为淡水的温泉，其水化学类型多以重碳酸盐型水为主，理疗温泉水质为微咸水和咸水的温泉，其水化学类型多以硫酸盐型和氯化物型水为主，表明研究区理疗温泉矿化度主要受 Ca^{2+}、Mg^{2+}、Na^+、HCO_3^-、SO_4^{2-} 和 Cl^- 等主要离子的影响和控制，与热水所赋存、运移和富集的围岩背景密切相关。根据区内理疗温泉赋存的热储含水地层岩相古地理特征，其热储层中夹膏盐层或盐岩是造成理疗温泉矿化度高的重要因素之一。此外，在赤水红层盆地揭露的 6 个含天然气热卤水钻孔，其矿化度为 53940.00～79246.60mg/L，平均62349.35mg/L，热矿水含盐量极高（附表 1）。赤水境内含天然气热卤水主要赋存于下二叠系阳新统至三叠系中统栖霞组、茅口组、嘉陵江组及关岭组碳酸盐岩及碳酸盐岩夹膏盐地层建造之中，地层中膏盐及盐类等物质的溶解是造成热卤水矿化度高的主要原因。

按理疗温泉所赋存的热储层看（图 5-15、表 5-6），研究区理疗温泉矿化度分布特征总体呈第一、二、三热储层理疗温泉水质具有淡水、微咸水及咸水三种类型，以淡水为主，其次为微咸水及咸水，尤以第一、二热储层最为突出；第四、五、六热储层及黔东变质岩分布区带状热储理疗温泉水质以淡水为主，仅有少数呈微咸水，未检测到咸水的存在。据不完全统计，第一热储层理疗温泉水质为淡水的有 37 处，微咸水有 18 处，咸水有 7 处，分别占总数的 21.64%、10.53%、4.09%；第二热储层理疗温泉水质为淡水的有 28 处，微咸水有 16 处，咸水有 2 处，分别占总数的 16.37%、9.36%、1.17%；第三热储层理疗温泉水质为淡水的有 7 处，微咸水有 1 处，咸水有 1 处，分别占总数的 4.09%、0.58%、0.58%；第四热储层理疗温泉水质为淡水的有 8 处，占总数的 4.68%；第五热储

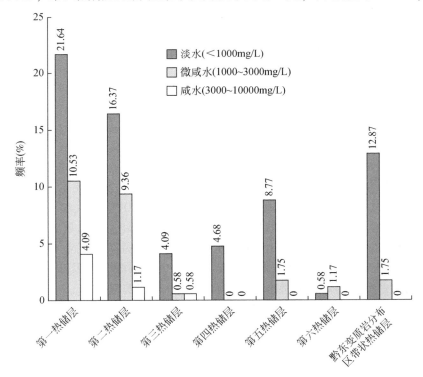

图 5-15　研究区各热储理疗温泉矿化度频率分布图

层理疗温泉水质为淡水的有 15 处，微咸水有 3 处，分别占总数的 8.77%、1.75%；第六热储层理疗温泉水质为淡水的有 1 处，微咸水有 2 处，分别占总数的 0.58%、1.17%；黔东变质岩分布区带状热储理疗温泉水质为淡水的有 22 处，微咸水有 3 处，分别占总数的 12.87%、1.75%。

表 5-6 研究区理疗温泉各热储层矿化度占比统计表

热储含水层	淡水（<1000mg/L）		微咸水（1000~3000mg/L）		咸水（3000~10000mg/L）	
	理疗温泉（个）	占比（%）	理疗温泉（个）	占比（%）	理疗温泉（个）	占比（%）
第六热储层	1	0.58	2	1.17	0	0.00
第五热储层	15	8.77	3	1.75	0	0.00
第四热储层	8	4.68	0	0.00	0	0.00
第三热储层	7	4.09	1	0.58	1	0.58
第二热储层	28	16.37	16	9.36	2	1.17
第一热储层	37	21.64	18	10.53	7	4.09
黔东变质岩分布区带状热储层	22	12.87	3	1.75	0	0.00
合计	118	69.01	43	25.15	10	5.85

研究区第一、二、六热储层理疗温泉主要赋存于震旦系、寒武系、三叠系碳酸盐岩及碳酸盐岩夹膏盐建造之中，第三、四、五热储层理疗温泉主要赋存于碳酸盐岩建造之中，而黔东变质岩分布区带状热储理疗温泉赋存于青白口系含钠、钾的铝硅酸盐岩建造之中，表明研究区理疗温泉的矿化度与其所赋存、运移和富集的围岩环境条件密切相关，其膏盐、盐岩的溶解是造成理疗温泉矿化度高的主要原因。

3. 理疗温泉总硬度

地下水的总硬度一般是由水中所含的钙离子、镁离子决定的，研究区理疗温泉均含有一定量的钙离子、镁离子，且多数为区内理疗温泉的主要阳离子成分，尤以碳酸盐岩六个热储层理疗温泉最为突出。据不完全统计，研究区理疗温泉的总硬度为 5.81 ~ 2351.90mg/L，平均 393.39mg/L，具有极软水、软水、微软水、硬水、极硬水五种类型（附表 6、图 5-16）。其中，极软水有 23 处，占总数的 19.01%，软水有 17 处，占总数的 14.88%，微软水有 35 处，占总数的 28.93%，硬水有 18 处，占总数的 14.05%，极硬水有 28 处，占总数的 23.14%。另外，在赤水红层盆地内揭露的工业矿泉（卤水）钻井 DR14，因其热卤水赋存于下二叠系阳新统至三叠系中统碳酸盐岩及碳酸盐岩夹膏盐建造之中，碳酸盐岩及膏盐溶解使其热卤水硬度极大，为 13532.61mg/L，属极硬水。

从各热储层理疗温泉水质分析成果看（表 5-7），碳酸盐岩第一、二、三、四、五、六热储层理疗温泉具有极软水、软水、微软水、硬水、极硬水五种类型，其中仅有少数呈极软水，占比极低；而黔东变质岩分布区带状热储理疗温泉具有极软水、软水、微软水三种类型，以极软水为主，仅有极少数呈软水和微软水。

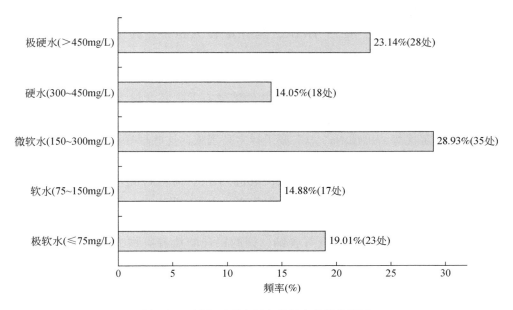

图 5-16　研究区理疗温泉总硬度分类条形图

表 5-7　研究区各热储层理疗温泉总硬度统计表

热储含水层	总硬度（以 CaCO₃ 计）									
	≤75mg/L		75～150mg/L		150～300mg/L		300～450mg/L		>450mg/L	
	理疗温泉（个）	占比（%）	理疗温泉（个）	占比（%）	理疗温泉（个）	占比（%）	理疗温泉（个）	占比（%）	理疗温泉（个）	占比（%）
第六热储层	0	0.00	0	0.00	0	0.00	2	1.65	1	0.83
第五热储层	0	0.00	2	1.65	7	5.79	4	3.31	1	0.83
第四热储层	0	0.00	3	2.48	1	0.83	1	0.83	0	0.00
第三热储层	0	0.00	0	0.00	4	3.31	0	0.00	1	0.83
第二热储层	2	1.65	2	1.65	10	8.26	6	4.96	12	9.92
第一热储层	3	2.48	10	8.26	12	9.92	4	3.31	13	10.74
黔东变质岩分布区带状热储层	18	14.88	1	0.83	1	0.83	0	0.00	0	0.00
合计	23	19.01	18	14.88	35	28.93	17	14.05	28	23.14

（二）主量化学成分特征

1. 主要阴阳离子

理疗温泉的主要化学成分在一定程度反映了其所赋存、运移和富集的围岩背景条件。根据水质全分析统计成果，研究区理疗温泉的主要阴阳离子为 K^+、Na^+、Ca^{2+}、Mg^{2+}、SO_4^{2-}、HCO_3^-、Cl^-（附表 6）。由图 5-17 可知，由于碳酸盐岩类热储层矿物成分主要为白云石和方解石，地层局部夹膏盐层，主要化学成分以 CaO 和 MgO 为主，故绝大多数理疗温泉的离子成分为 Ca^{2+}、Mg^{2+}、HCO_3^-，其含量较为稳定，其中 Ca^{2+} 含量为 3.88 ~ 636.94mg/L，平均 124.72mg/L；Mg^{2+} 含量为 0.47 ~ 184.82mg/L，平均 37.19mg/L；HCO_3^- 含量为 88.17 ~ 1513.27mg/L，平均 253.20mg/L。SO_4^{2-} 离子浓度高，变化范围大，常表现与 Ca^{2+} 离子伴存的特点，可能与地层中膏盐的溶解有关，其含量为 2.56 ~ 2400.00mg/L，平均 390.90mg/L；K^+ 和绝大多数 Na^+、Cl^- 离子浓度低，而在部分理疗温泉中，Na^+、Cl^- 离子浓度占据一定优势，出现 Na^+、Cl^- 离子异常高现象，这些理疗温泉多分布于四川沉积盆地边缘，并多具有与微咸水、咸水伴存的特点，这可能与沉积盆地或深部地层中盐类等矿物溶解有关。其中，K^+ 含量为 0.50 ~ 53.40mg/L，平均 9.17mg/L；Na^+ 含量为 0.70 ~ 1084.00mg/L，平均 94.45mg/L；Cl^- 含量为 0.48 ~ 1059.87mg/L，平均 49.26mg/L。在黔东变质岩分布区带状热储理疗温泉中，由于变质岩类岩石（变质砂岩、变质凝灰岩及板岩等）的矿物以长石、云母、高岭石等含钠、钾的铝硅酸盐岩矿物为主，主要化学成分为 SiO_2、Al_2O_3、Na_2O、K_2O，故理疗温泉离子成分较为单一，阳离子以 Na^+ 离子为主，阴离子以 HCO_3^- 离子为主，二者含量较为稳定（图 5-17）。其中，Na^+ 含量为 45.90 ~ 389.90mg/L，平均 172.83mg/L；HCO_3^- 含量为 92.42 ~ 874.27mg/L，平均 409.91mg/L。而 K^+、Ca^{2+}、Mg^{2+}、Cl^- 及绝大多数 SO_4^{2-} 含量低，仅在少数理疗温泉中 SO_4^{2-} 离子浓度占据一定优势，可能与地层中含硫酸盐沉积物的溶解及硫化物的氧化有关。其中，K^+ 离子浓度为 0.60 ~ 8.10mg/L，平均 2.88mg/L；Ca^{2+} 离子浓度为 1.56 ~ 41.09mg/L，平均 6.95mg/L；Mg^{2+} 离子浓度为 0.01 ~ 15.06mg/L，平均 2.20mg/L；SO_4^{2-} 离子浓度为 4.00 ~ 198.87mg/L，平均 42.09mg/L；Cl^- 离子浓度为 0.96 ~ 34.86mg/L，平均 7.37mg/L。另外，贵州北隅的赤水、习水地区分布的天然气田热卤水 K^+、Na^+、Cl^- 离子含量极高，其次为 Ca^{2+}、Mg^{2+}、SO_4^{2-}、HCO_3^- 离子。根据原贵州省石油勘探赤水指挥部（1998 ~ 2003 年）在赤水旺隆构造、太和构造、五南构造及宝元构造施工的 18 口工业井水质分析资料，结合本次测试的工业矿泉 DR14，$K^+ + Na^+$ 离子含量为 2838.00 ~ 30271.00mg/L，平均 15940.32mg/L；Cl^- 离子含量为 4628.00 ~ 49060.00mg/L，平均 30225.24mg/L；Ca^{2+} 离子含量为 534.00 ~

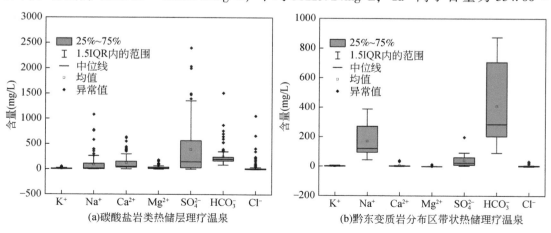

图 5-17　研究区理疗温泉主要离子箱状图

8717.00mg/L，平均为 2394.72mg/L；Mg^{2+} 离子含量为 322.00 ~ 3471.00mg/L，平均 881.24mg/L；SO_4^{2-} 离子含量为 2.00 ~ 3140.00mg/L，平均 1322.58mg/L；HCO_3^- 离子含量为 81.95 ~ 573.00mg/L，平均 323.58mg/L。该区热卤水主要赋存于二叠系阳新统至三叠系中统的栖霞组、茅口组、嘉陵江组及关岭组碳酸盐岩、碳酸盐岩夹膏盐建造之中。根据水质特征，Na/Cl 系数为 0.38 ~ 0.96，平均 0.82；脱硫系数（$SO_4^{2-} \times 100/Cl^-$）为 0.004 ~ 41.13，平均 5.12。在正常情况下，Na/Cl 系数可指示水动力环境，当 Na/Cl 系数 <0.65 时，水动力环境属于"稳定型"；在 0.65 ~ 0.80，水动力环境属于"较稳定型"；在 0.80 ~ 1.00 时，属于相对活跃的缓慢交替带及半开启水动力环境。而脱硫系数（$SO_4^{2-} \times 100/Cl^-$）可有效反映热矿水的氧化/还原环境，当脱硫系数 <1 时为还原环境，1 ~ 4 之间为弱还原环境；4 ~ 40 之间为弱氧化环境；>40 时为氧化环境。可见区内赤水红层盆地热卤水水动力环境多处于稳定型至缓慢交替带之间，氧化还原条件多在还原至弱氧化环境之间。值得注意的是，当地层中有大量膏盐分布时，膏盐的溶解会导致脱硫系数出现异常高现象，此时，脱硫系数对氧化/还原环境的指示作用缺乏有效性。由于区内热卤水的形成过程有大量石膏的参与，故脱硫系数高异常值可能受膏盐溶解的影响而不能有效指示热卤水演化过程的还原/氧化环境，但根据热卤水物理化学性质、形成条件及其具有与油（气）伴生的特点，可以肯定热卤水处于一个相对还原且水动力条件较稳定的环境之中，属于封存型地下热水系统，热卤水基本不参与自然界水的总循环，属于原生封存的油（气）田热卤水。因此，古海水蒸发原生卤水的富集、盐类矿物及膏盐的溶解是造成该区各主要阴阳离子高的主要原因。

按理疗温泉所赋存的热储层及分布特征看，各热储层理疗温泉主要阴阳离子浓度变化特征如下。

1）阳离子特征

图 5-18 和表 5-8 为研究区理疗温泉主要阳离子箱状图及含量统计。由该图、表可知，在碳酸盐岩类热储层理疗温泉中，K^+ 离子浓度总体偏低，其平均含量为 2.46 ~ 11.77mg/L，其中第一、二热储层理疗温泉 K^+ 离子浓度略高于其他几个热储层理疗温泉，可能与热储层中盐类物质的溶解有关。钠离子浓度变化大，其平均含量为 12.13 ~ 170.53mg/L，其中第一、二、五热储层理疗温泉钠离子异常高水样点较多，其 Na^+ 浓度普遍高于第三、四、六热储层理疗温泉，Na^+ 浓度的异常特征可能受地层中盐类等物质的溶解影响和控制。Ca^{2+} 和 Mg^{2+} 在各碳酸盐岩类热储层理疗温泉中的变化趋势极为相似，总体表现为第一、二、六热储层理疗温泉 Ca^{2+}、Mg^{2+} 离子浓度高，而第三、四、五热储层理疗温泉 Ca^{2+}、Mg^{2+} 离子浓度低的特点，其中各热储层 Ca^{2+} 离子平均含量为 53.65 ~ 190.91mg/L，Mg^{2+} 离子平均含量为 17.84 ~ 57.30mg/L，具有 Ca^{2+} 离子浓度略高于 Mg^{2+} 离子浓度的特点，这与各热储层中白云岩与灰岩的比例密切相关，在第一、二、六热储层中，地层岩性以白云岩为主，而在第三、四、五热储层中，石灰岩地层较多。除此之外，钙离子来源还受到地层中膏盐溶解的影响，是造成 Ca^{2+} 离子浓度高于 Mg^{2+} 离子浓度的重要原因之一。在黔东变质岩系分布区带状热储理疗温泉中，具有 Na^+ 浓度高，K^+ 浓度较低，Ca^{2+}、Mg^{2+} 离子浓度极低的特点。其中，Na^+ 含量较为稳定，是铝硅酸盐岩热储层理疗温泉的主要阳离子，其平均含量为 172.83mg/L；而 K^+ 离子平均含量为 2.88mg/L，Ca^{2+} 离子平均含量为 6.95mg/L，Mg^{2+} 离子平均含量为 2.20mg/L。另外，在赤水红层盆地揭露的工业矿泉，热卤水主要赋

存于二叠系阳新统至三叠系中统的栖霞组、茅口组、嘉陵江组及关岭组碳酸盐岩地层中，由于特殊的成矿环境使得热卤水 K^+、Na^+、Ca^{2+}、Mg^{2+} 阳离子浓度相对较高。

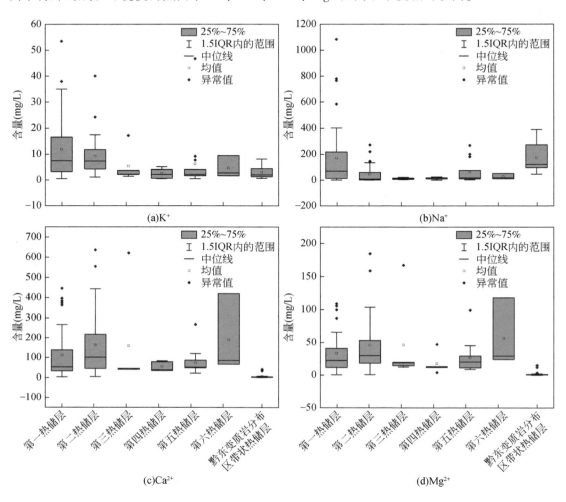

图 5-18　研究区各热储层理疗温泉主要阳离子箱状图

表 5-8　研究区各热储层理疗温泉主要阳离子含量统计表

热储含水层	K^+（mg/L）		Na^+（mg/L）		Ca^{2+}（mg/L）		Mg^{2+}（mg/L）	
	含量	平均值	含量	平均值	含量	平均值	含量	平均值
第六热储层	1.60~9.40	4.57	11.50~51.80	27.23	85.62~420.34	190.91	24.26~118.38	57.30
第五热储层	0.50~46.66	6.18	3.70~268.00	62.48	21.88~268.04	73.03	8.97~99.50	26.65
第四热储层	0.50~5.10	2.46	0.70~24.80	13.02	34.25~82.76	53.65	4.18~47.57	17.84
第三热储层	1.40~17.10	5.28	4.74~22.60	12.13	40.36~621.85	158.41	12.49~167.32	46.66
第二热储层	1.10~40.00	9.22	1.00~272.00	44.42	4.67~636.94	162.46	0.94~184.82	46.17
第一热储层	0.50~53.40	11.77	1.00~1084.00	170.53	3.88~446.17	111.71	0.47~109.07	33.29

热储含水层	K⁺（mg/L）		Na⁺（mg/L）		Ca²⁺（mg/L）		Mg²⁺（mg/L）	
	含量	平均值	含量	平均值	含量	平均值	含量	平均值
黔东变质岩分布区 带状热储层	0.60～8.10	2.88	45.90～389.90	172.83	1.56～41.09	6.95	0.01～15.06	2.20
合计	0.50～53.40	8.13	0.70～1084.00	107.41	1.56～636.94	105.25	0.01～184.82	31.41

2）阴离子特征

图 5-19 和表 5-9 为研究区理疗温泉主要阴离子箱状图及含量统计。由该图、表可知，

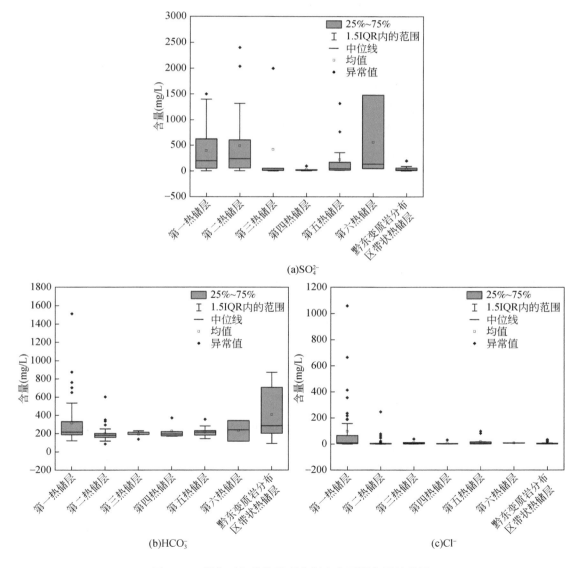

(a)SO_4^{2-}

(b)HCO_3^-

(c)Cl^-

图 5-19 研究区各热储层理疗温泉主要阴离子箱状图

在碳酸盐岩类热储层理疗温泉中，SO_4^{2-}离子浓度变化较大，平均含量为 33.60～557.67mg/L，其中第一、二、六热储层理疗温泉 SO_4^{2-} 离子浓度明显高于第三、四、五热储层理疗温泉，且 SO_4^{2-} 离子浓度与 Ca^{2+} 离子浓度的变化特征极为相似，表现为伴存的特点，揭示热储含水层中膏盐的溶解是决定 SO_4^{2-} 离子浓度变化的主要因素。HCO_3^- 离子含量较高、且较为稳定，是碳酸盐岩类热储层理疗温泉的主要阴离子成分，其来源于碳酸盐岩（白云石、石灰岩）矿物的溶解，平均含量为 194.15～409.91mg/L。由于研究区碳酸盐岩分布面积广泛，理疗温泉中 HCO_3^- 离子丰富，致使理疗温泉含盐量低，也是区内淡温泉分布较多的一个重要原因。Cl^- 离子浓度普遍较低，平均含量为 8.32～97.63mg/L，其中第一、二、五热储层理疗温泉部分水样出现 Cl^- 离子浓度异常高现象，且多数表现与 Na^+ 离子浓度异常高伴存的特点，表明其 Cl^- 离子浓度异常高主要受盐类溶解的影响和控制。在黔东变质岩分布区带状热储理疗温泉中，SO_4^{2-} 离子浓度含量低、变化较大，平均含量为 42.09mg/L，与地层中含硫酸盐沉积物、硫化物的氧化含量密切相关；HCO_3^- 离子浓度较高、且较为稳定，是该区理疗温泉的主要阴离子成分，其来源于热储层中含钠、钾的铝硅酸盐岩矿物的溶解，平均含量为 409.91mg/L；Cl^- 离子浓度普遍低，平均为 7.37。另外，在赤水沉积坳陷盆地揭露的工业矿泉，热卤水主要赋存于二叠系阳新统至三叠系中统碳酸盐岩夹膏盐建造之中，由于特殊的水岩作用环境使得热卤水 Cl^- 离子含量极高，而 SO_4^{2-} 和 HCO_3^- 离子次之。

表 5-9　研究区各热储层理疗温泉主要阴离子含量统计表

热储含水层	SO_4^{2-}（mg/L）		HCO_3^-（mg/L）		Cl^-（mg/L）	
	含量	平均值	含量	平均值	含量	平均值
第六热储层	53.00～1480.00	557.67	117.56～342.89	234.61	7.97～9.37	8.72
第五热储层	16.57～1320.00	222.36	145.83～357.26	216.94	1.89～99.31	19.45
第四热储层	6.00～100.00	33.60	172.52～372.83	228.51	1.42～32.07	8.32
第三热储层	2.56～2000.00	417.91	139.89～232.54	194.15	0.68～39.86	12.89
第二热储层	6.00～2400.00	488.33	88.17～603.83	202.55	0.48～248.06	17.22
第一热储层	4.64～1500.00	398.12	123.23～1513.27	317.91	0.98～1059.87	97.63
黔东变质岩分布区带状热储层	4.00～198.87	42.09	92.42～874.27	409.91	0.96～34.86	7.37
合计	2.56～2400.00	333.25	88.17～1513.27	279.10	0.48～1059.87	42.34

综上，研究区理疗温泉主要阴阳离子浓度变化特征主要受围岩背景条件的影响和控制。在碳酸盐岩类热储层理疗温泉中，由于第一、二、六热储层主要为半局限至局限海台地相沉积，理疗温泉主要赋存于碳酸盐岩夹膏盐建造之中，其碳酸盐岩及膏盐的溶解是造成理疗温泉主要阴阳离子浓度变化的主要原因。而在第三、四、五热储层中，其含水层的沉积环境以开阔海台地相、浅海台地相、台地边缘礁滩相沉积为主，理疗温泉主要赋存于碳酸盐岩建造之中，碳酸盐岩的溶解是控制理疗温泉主要阴阳离子浓度变化的主导因素。在黔东变质岩分布区带状热储理疗温泉中，理疗温泉主要赋存于含钠、钾的铝硅酸盐岩建造之中，铝硅酸盐岩的溶解是造成理疗温泉主要阴阳离子变化的主导因素。在贵州北部赤

水、习水地区的地下热卤水，原生卤水的富集、盐类矿物及膏盐的溶解是造成该区热卤水主要阴阳离子富集的主要原因。

2. 水化学类型及其特征

水化学类型在一定程度上能够反映理疗温泉所赋存、运移及富集的围岩环境条件，它是由理疗温泉所富含的元素和化学组分决定的，其根本原因取决于理疗温泉的构造条件和含水围岩的矿物成分。由于碳酸盐岩类热储层岩石矿物成分主要为方解石（$CaCO_3$）和白云石（$CaMg(CO_3)_2$），热水在深循环过程中高温高压条件下发生水岩反应，溶滤了热储层中的矿物成分，从而形成了富含 Ca^{2+}、Mg^{2+}、SO_4^{2-}、HCO_3^-、Cl^- 等离子的理疗温泉。在黔东变质岩分布区，由于理疗温泉含水围岩主要为含钠、钾的铝硅酸盐岩，水岩反应过程中形成富含 Na^+ 和 HCO_3^- 等离子的理疗温泉。因此，Na^+、Ca^{2+}、Mg^{2+}、SO_4^{2-}、HCO_3^-、Cl^- 等主要阴阳离子是决定研究区理疗温泉水化学类型的主要化学组分。

根据研究区理疗温泉的主要水化学组分，区内理疗温泉的水化学类型可划分为重碳酸盐型、硫酸盐型和氯化物型三个水化学基本类型，以重碳酸盐型为主，其次为硫酸盐型，氯化物型除赤水坳陷盆地热卤水外，数量极少（附表6、图5-20）。除赤水坳陷盆地揭露的工业矿泉外，从已测定的 121 处理疗温泉水质成果资料看，重碳酸盐型共有 74 处，占总数 121 处的 61.16%，硫酸盐型有 42 处，占总数 121 处的 34.71%，氯化物型有 5 处，占总数 121 处的 4.13%（图5-20）。

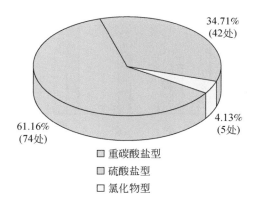

图 5-20　研究区理疗温泉水化学类型占比图

按理疗温泉所赋存热储层看。根据各热储层理疗温泉水化学类型的统计成果（图5-21、表5-10），在碳酸盐岩类热储层理疗温泉中，第一、二热储层理疗温泉水化学类型涵盖了重碳酸盐型、硫酸盐型和氯化物型三种水化学类型，以重碳酸盐型和硫酸盐型为主，其中第一热储层理疗温泉共有重碳酸盐型 21 处，硫酸盐型 16 处，氯化物型 4 处，分别占总数的 17.36%、13.22% 及 3.31%；第二热储层理疗温泉共有重碳酸盐型 13 处，硫酸盐型 19 处，氯化物型 1 处，分别占总数的 10.74%、15.70% 及 0.83%。第三、五、六热储层理疗温泉有重碳酸盐型和硫酸盐型两种水化学类型，以重碳酸盐型为主，其中第三热储层理疗温泉共有重碳酸盐型 4 处，硫酸盐型 1 处，分别占总数的 3.31% 和 0.83%；第五热储层理疗温泉共有重碳酸盐型 9 处，硫酸盐型 5 处，分别占总数的 7.44% 和

4.13%；第六热储层理疗温泉共有重碳酸盐型2处，硫酸盐型1处，分别占总数的1.65%和0.83%。第四热储层理疗温泉仅有重碳酸盐型一种水化学类型，共计5处，占总数的4.13%。在黔东变质岩分布区带状热储理疗温泉中，仅有重碳酸盐型一种水化学类型，共有20处，占总数的16.53%。另外，根据原贵州省石油勘探赤水指挥部（1998～2003年）在赤水坳陷盆地揭露的19口工业井水质分析资料，结合本次测试的工业矿泉DR14，其热卤水水化学类型主要以氯化物型水为主，其次为硫酸盐型和重碳酸盐型，其中，氯化物型水以氯化钙为主，其次为氯化钠和氯化镁；硫酸盐型和重碳酸盐型则主要以硫酸钠和重碳酸钠为主。

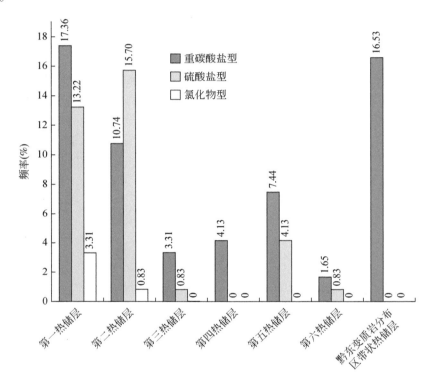

图5-21　研究区各热储层理疗温泉水化学类型占比直方图

表5-10　研究区各热储层理疗温泉水化学类型统计表

热储含水层	重碳酸盐型（个）	占比（%）	硫酸盐型（个）	占比（%）	氯化物型（个）	占比（%）
第六热储层	2	1.65	1	0.83	0	0.00
第五热储层	9	7.44	5	4.13	0	0.00
第四热储层	5	4.13	0	0.00	0	0.00
第三热储层	4	3.31	1	0.83	0	0.00
第二热储层	13	10.74	19	15.70	1	0.83

续表

热储含水层	重碳酸盐型（个）	占比（%）	硫酸盐型（个）	占比（%）	氯化物型（个）	占比（%）
第一热储层	21	17.36	16	13.22	4	3.31
黔东变质岩分布区带状热储层	20	16.53	0	0.00	0	0.00
合计	74	61.16	42	34.71	5	4.13

除赤水、习水地区含油（气）热卤水外，根据研究区理疗温泉主要水化学组分特征，进一步将区内理疗温泉三种水化学类型划分为 27 种水质类型。其中 $HCO_3-Ca \cdot Mg$、$HCO_3 \cdot SO_4-Ca \cdot Mg$、$HCO_3-Na$ 和 $SO_4 \cdot Ca \cdot Mg$、$SO_4 \cdot HCO_3-Ca \cdot Mg$、$SO_4-Ca$ 分布频率较高，占据绝对优势（图 5-22、表 5-11）。

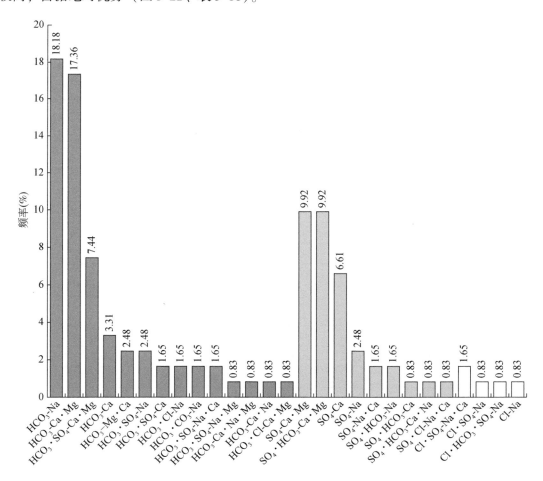

图 5-22 研究区理疗温泉水化学类型分布频率图

表 5-11　研究区理疗温泉水化学类型分布频率统计表

水化学基本类型	水化学类型	理疗温泉（个）	在各种水化学基本类型中占比（%）	在水化学类型中占比（%）	分布地区
重碳酸盐型	HCO_3-Na	22	29.73	18.18	贵阳、铜仁、遵义、黔东南及黔南
	$HCO_3-Ca \cdot Mg$	21	28.38	17.36	贵阳、遵义、铜仁、安顺、黔南及黔西南
	$HCO_3 \cdot SO_4-Ca \cdot Mg$	9	12.16	7.44	贵阳、遵义、安顺、六盘水及黔西南
	HCO_3-Ca	4	5.41	3.31	六盘水、安顺、黔西南
	$HCO_3-Mg \cdot Ca$	3	4.05	2.48	贵阳
	$HCO_3 \cdot SO_4-Na$	3	4.05	2.48	毕节、黔东南
	$HCO_3 \cdot SO_4-Ca$	2	2.70	1.65	遵义、铜仁
	$HCO_3 \cdot Cl-Na$	2	2.70	1.65	遵义、铜仁
	$HCO_3 \cdot CO_3-Na$	2	2.70	1.65	黔东南
	$HCO_3 \cdot SO_4-Na \cdot Ca$	2	2.70	1.65	黔西南、毕节
	$HCO_3 \cdot SO_4-Na \cdot Mg$	1	1.35	0.83	黔南
	$HCO_3-Ca \cdot Na \cdot Mg$	1	1.35	0.83	贵阳
	$HCO_3-Ca \cdot Na$	1	1.35	0.83	贵阳
	$HCO_3 \cdot Cl-Ca \cdot Mg$	1	1.35	0.83	贵阳
硫酸盐型	$SO_4-Ca \cdot Mg$	12	28.57	9.92	贵阳、遵义、铜仁、毕节、黔南及黔西南
	$SO_4 \cdot HCO_3-Ca \cdot Mg$	12	28.57	9.92	贵阳、遵义、铜仁、毕节
	SO_4-Ca	8	19.05	6.61	遵义、铜仁、毕节
	SO_4-Na	3	7.14	2.48	遵义、六盘水
	$SO_4-Na \cdot Ca$	2	4.76	1.65	遵义、黔西南
	$SO_4 \cdot HCO_3-Na$	2	4.76	1.65	贵阳、遵义
	$SO_4 \cdot HCO_3-Ca$	1	2.38	0.83	贵阳
	$SO_4 \cdot HCO_3-Ca \cdot Na$	1	2.38	0.83	黔西南
	$SO_4 \cdot Cl-Na \cdot Ca$	1	2.38	0.83	铜仁
氯化物型	$Cl \cdot SO_4-Na \cdot Ca$	2	40.00	1.65	遵义
	$Cl \cdot HCO_3 \cdot SO_4-Na$	1	20.00	0.83	遵义
	$Cl-Na$	1	20.00	0.83	铜仁
	$Cl \cdot SO_4-Na$	1	20.00	0.83	贵阳

1）重碳酸盐型

重碳酸盐型水是研究区最为重要、分布范围最广、数量最多的一种水化学类型，在研究区遍布全省，水化学类型中占比达到了 61.16%，它的形成与 HCO_3^- 离子浓度有关，从热矿水赋存地质背景看，研究区广泛分布的碳酸盐岩及铝硅酸盐岩的风化溶解是 HCO_3^- 离子的主要来源，尤其区内大量碳酸盐岩的溶解控制了热矿水中 HCO_3^- 离子的来源及浓度，使得区内理疗温泉的主要阴离子以 HCO_3^- 离子为主。

研究区内重碳酸盐型热矿水主要包括十四种水质类型，分别为 HCO_3-Na、HCO_3-Ca·Mg、HCO_3·SO_4-Ca·Mg、HCO_3-Ca、HCO_3-Mg·Ca、HCO_3·SO_4-Na、HCO_3·SO_4-Ca、HCO_3·Cl-Na、HCO_3·CO_3-Na、HCO_3·SO_4-Na·Ca、HCO_3·SO_4-Na·Mg、HCO_3-Ca·Na·Mg、HCO_3-Ca·Na、HCO_3·Cl-Ca·Mg（图5-23）。其中 HCO_3-Na、HCO_3-Ca·Mg 型水分布最广，在研究区热矿水水化学类型中占比分别为18.18%和17.36%，在重碳酸盐型热矿水中占比分别为29.73%和28.38%，该两种类型热矿水主要分布在贵阳、遵义、铜仁、安顺、黔东南、黔南及黔西南地区；其次为 HCO_3·SO_4-Ca·Mg 型水，在研究区热矿水水化学类型中占比7.44%，在重碳酸盐型热矿水中占比12.16%，主要分布于贵阳、遵义、安顺、六盘水及黔西南地区；其余重碳酸盐型热矿水相对较少，在研究区热矿水水化学类型中占比为1.35%～5.41%，在重碳酸盐型热矿水中占比仅为0.83%～3.31%，其分布特征详见表5-11。

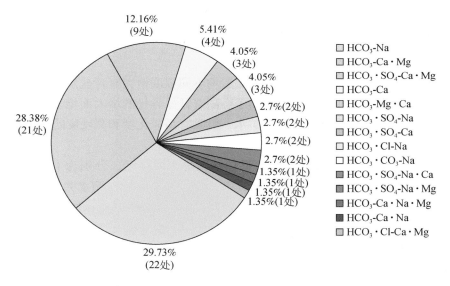

图5-23　研究区理疗温泉重碳酸盐型水中各水质类型占比图

2）硫酸盐型

硫酸盐型水是研究区又一重要的水化学类型，主要包括九种水质类型，分别为 SO_4-Ca·Mg、SO_4·HCO_3-Ca·Mg、SO_4-Ca、SO_4-Na、SO_4-Na·Ca、SO_4·HCO_3-Na、SO_4·HCO_3-Ca、SO_4·HCO_3-Ca·Na、SO_4·Cl-Na·Ca（图5-24）。其中，SO_4-Ca·Mg、SO_4·HCO_3-Ca·Mg 型水分布最广，在研究区热矿水水化学类型中占比均为9.92%，在硫酸盐型热矿水中占比均为28.57%，该两种类型热矿水主要分布于贵阳、遵义、铜仁、毕节、黔南及黔西南地区；其次为 SO_4-Ca 型水，在研究区热矿水水化学类型中占比6.61%，在硫酸盐型热矿水中占比19.05%，主要分布在遵义、铜仁、毕节地区；其余硫酸盐型热矿水相对较少，在研究区热矿水水化学类型中占比为0.83%～2.48%，在硫酸盐型热矿水中占比为2.38%～7.14%，其分布特征详见表5-11。

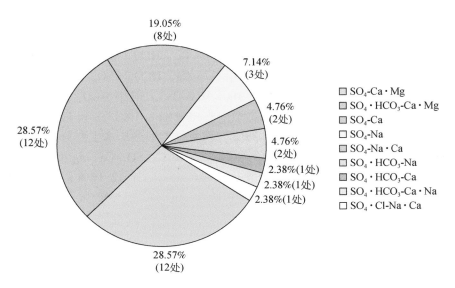

图 5-24　研究区理疗温泉硫酸盐型水中各水质类型占比图

据前文所述，研究区第一、二、六热储层均不同程度地夹有膏盐层，膏盐的溶解是形成硫酸盐型热矿水的主要因素，硫酸根离子会随着膏盐含量的增大而增多，大量膏盐的溶解使得硫酸盐较为富集，此种类型的热矿水一般具有高矿化度和高硬度的特征。

3）氯化物型

由表 5-11 可知，氯化物型热矿水主要包括四种水质类型，分别为 $Cl \cdot SO_4\text{-}Na \cdot Ca$、$Cl \cdot SO_4\text{-}Na$、$Cl \cdot HCO_3 \cdot SO_4\text{-}Na$、$Cl\text{-}Na$。其中，$Cl \cdot SO_4\text{-}Na \cdot Ca$ 型水共有两处，分别为遵义市习水县桑木镇上坝村下坝地热井（DR21）和仁怀市中枢镇盐津桥盐津河温泉（S8），均分布于赤水、习水地区沉积坳陷盆地油（气）田边缘，其形成可能受盐类矿物溶解的影响和控制；$Cl \cdot HCO_3 \cdot SO_4\text{-}Na$ 和 $Cl\text{-}Na$ 型水各为一处，分别为遵义市道真县大磏镇文家坝村红花园地热井（DR1）和铜仁市沿河县和平镇崔家村温泉（S2），二者均分布于四川成盐盆地边缘，其北部有重庆彭水、綦江等岩盐矿和含盐卤水层的分布，盐类矿物的溶解可能是造成这些热矿水化学类型为氯化物型的主要因素；$Cl \cdot SO_4\text{-}Na$ 型水有一处，为贵阳市乌当区新堡乡香纸沟地热井（DR110）。另外，在赤水、习水地区油（气）田揭露的工业矿泉，其热卤水水化学类型以 $Cl\text{-}Ca$ 型水为主，其次为 $Cl\text{-}Na$ 型水和 $Cl\text{-}Mg$ 型水。在赤水、习水地区沉积坳陷盆地内，热储层深埋于地质构造比较封闭的盆地环境中，形成封存型热卤水，这种热卤水的形成不仅有大量膏盐、钠盐等盐类矿物的参与，原生海水的浓缩富集是控制热卤水形成和分布的主要因素，从而形成以氯化物为主的主要热卤水水型。

综上，在三个水化学基本类型中，重碳酸盐型在研究区各热储层理疗温泉中均有发现，尤其在第一、二、五及黔东变质岩分布区带状热储理疗温泉中分布最为广泛；其次为硫酸盐型，除第四热储层和黔东变质岩分布区带状热储理疗温泉未发现外，其他各热储层均有分布，尤以第一、二、五热储层理疗温泉分布最为广泛。氯化物型水极少，除赤水、习水地区沉积坳陷盆地内分布的热卤水外，仅在第一、二热储层中发现，多数分布于沉积盆地边缘，可能与四川成盐盆地、区域性深大断裂及深部含盐地层有关。

（三）微量组分特征

研究区理疗温泉普遍含有偏硅酸（H_2SiO_3）、锶（Sr^{2+}）、锂（Li^+）、氟（F^-）、偏硼酸（HBO_2）、溴（Br^-）、碘（I^-）、总铁（$Fe^{2+}+Fe^{3+}$）等特征性微量组分，尤其是偏硅酸在所有理疗温泉中均有检测到（附表1和附表6）。除此之外，还含有Cu、Zn、Mn、Mo、Cr、Co、Ni、V等微量元素，但含量极低，其中Cu、Cr、Co、Ni、V、Be、Pb、Tl多在ppb（10^{-9}）以下，Zn、Mn、Mo多在0.1ppm（10^{-7}）以下（附表7）。

1. 偏硅酸（H_2SiO_3）

研究区理疗温泉普遍富含偏硅酸，它是理疗温泉中最重要的标性组分。在182处理疗温泉测样中，偏硅酸含量为0.03～79.39mg/L，平均34.33mg/L。其中，偏硅酸浓度>50mg/L的理疗温泉有26处，占总数的14.00%，而偏硅酸浓度≤50mg/L的理疗温泉共计156处，占总数的86%（图5-25）。按照《天然矿水资源地质勘查规范》（GB/T 13727—2016）的规定，其偏硅酸>50mg/L的理疗温泉属于偏硅酸温泉。

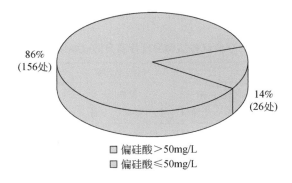

86%
(156处)

14%
(26处)

☐ 偏硅酸>50mg/L
☐ 偏硅酸≤50mg/L

图5-25　研究区理疗温泉偏硅酸浓度占比图

按理疗温泉所赋存热储层看（图5-26和表5-12）。在碳酸盐岩类热储层理疗温泉中，第一热储层理疗温泉偏硅酸含量为0.03～69.92mg/L，平均33.57mg/L；第二热储层理疗温泉偏硅酸含量为11.70～78.28mg/L，平均37.68mg/L；第三热储层理疗温泉偏硅酸含量为14.60～44.32mg/L，平均29.24mg/L；第四热储层理疗温泉偏硅酸含量为11.44～41.51mg/L，平均29.08mg/L；第五热储层理疗温泉偏硅酸含量为13.65～43.74mg/L，平均27.83mg/L；第六热储层理疗温泉偏硅酸含量为16.20～32.04mg/L，平均20.57mg/L，总体特征表现为第一、二热储层理疗温泉偏硅酸含量总体高于第三、四、五热储层理疗温泉。在黔东变质岩分布区带状热储理疗温泉中，偏硅酸含量为24.65～61.54mg/L，平均42.32mg/L，其含量总体高于碳酸盐岩六个热储层。另外，在赤水境内揭露的6个工业矿泉（卤水），偏硅酸含量为16.20～26.00mg/L，平均24.37mg/L，其含量相对较低，尚未达到偏硅酸温泉（附表1）。

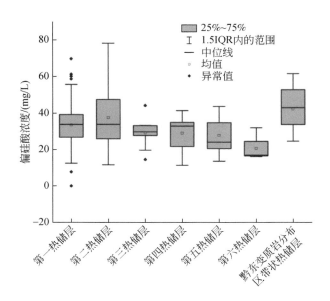

图 5-26　研究区各热储层理疗温泉偏硅酸浓度箱状图

表 5-12　研究区各热储层理疗温泉偏硅酸浓度统计表

偏硅酸 /(mg/L)	热储含水层						
	第一热储层	第二热储层	第三热储层	第四热储层	第五热储层	第六热储层	黔东变质岩分布区带状热储层
含量	0.03~69.92	11.70~78.28	14.60~44.32	11.44~41.51	13.65~43.74	16.20~32.04	24.65~61.54
平均值	33.57	37.68	29.24	29.08	27.83	20.57	42.32

综上，研究区偏硅酸温泉（>50mg/L）主要赋存于隆起（褶皱）断裂型碳酸盐岩第一、二热储层及黔东变质岩分布区带状热储理疗温泉中，尤以黔东地区理疗温泉最为突出。从地理分布特征看，偏硅酸温泉主要分布于黔东、黔北及黔西北地区，与热储层的分布紧密相连。

2. 锶离子（Sr^{2+}）

锶普遍富集于研究区碳酸盐岩类热储层理疗温泉中，是区内理疗温泉的又一重要标性元素。由图 5-27 和表 5-13 可知，在碳酸盐岩类热储层理疗温泉中，在已有分析结果的 101 个测样中，除了 DR98 未检出外，均有检测到，其锶含量为 0.04~31.02mg/L，平均 4.38mg/L。其中，第一热储层理疗温泉锶含量为 0.05~15.00mg/L，平均 3.72mg/L；第二热储层理疗温泉锶含量为 0.04~16.74mg/L，平均 5.88mg/L；第三热储层理疗温泉锶含量为 0.67~5.87mg/L，平均 2.62mg/L；第四热储层理疗温泉锶含量为 0.12~1.69mg/L，平均 0.87mg/L；第五热储层理疗温泉锶含量为 0.14~31.02mg/L，平均 4.94mg/L；第六热储层理疗温泉锶含量为 0.47~4.35mg/L，平均 3.03mg/L。从各热储层理疗温泉锶测定结果看，第一、二、五热储层理疗温泉多出现锶异常高水样点，尤以第一、二热储层理疗温泉最为突出，如 DR6、DR22、DR59、DR74、DR83、DR91、DR118、DR139、DR168、S2、S5、S7、S8 理疗温泉锶含量分别为 14.94mg/L、15.96mg/L、13.24mg/L、16.74mg/L、12.22mg/L、13.15mg/L、11.47mg/L、13.46mg/L、31.02mg/L、13.70mg/L、11.50mg/L、12.28mg/L、15.00mg/L，其含量相对较高。由于第一、二热储层理疗温泉主要赋存于碳酸盐岩夹膏盐建造之中，与石膏相共生的天青石（$SrSO_4$）等含锶矿物的溶解是造成锶异常高的主要原因。在黔东变质岩分布区带状热储理疗温泉中，锶含量普遍较低，多低于 1.00mg/L。在已有分析结果的 20 个测样中，未检出者 2 个，检出者锶含量为 0.05 ~ 2.28mg/L，平均 0.42mg/L。

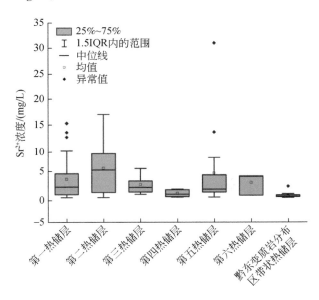

图 5-27　研究区各热储层理疗温泉锶浓度箱状图

表 5-13　研究区各热储层理疗温泉锶浓度统计表

锶（mg/L）	热储含水层						
	第一热储层	第二热储层	第三热储层	第四热储层	第五热储层	第六热储层	黔东变质岩分布区带状热储层
含量	0.05 ~ 15.00	0.04 ~ 16.74	0.67 ~ 5.87	0.12 ~ 1.69	0.14 ~ 31.02	0.47 ~ 4.35	0.05 ~ 2.28
平均值	3.72	5.88	2.62	0.87	4.94	3.03	0.42

　　理疗温泉中锶的分布特征不仅与热储层的成岩环境和分布规律有关，同时也受区域构造条件的制约和影响。在隆起（褶皱）断裂型理疗温泉分布区，大致以红石断裂为界，以东的黔东广大变质岩分布区，理疗温泉锶含量极低，而以西的贵州广大碳酸盐岩分布区，理疗温泉锶含量相对较高，多形成富锶理疗温泉。在碳酸盐岩类热储层中，受与石膏相共生的天青石（$SrSO_4$）等含锶矿物溶解的影响，富锶理疗温泉主要分布于黔北及黔西北地区。

另外，在赤水沉积拗陷盆地含天然气热卤水中，锶浓度较高。在赤水市旺隆镇揭露的工业矿泉 DR14 中，锶浓度达到了 111.47mg/L，其来源不仅与石膏相共生的天青石（$SrSO_4$）等含锶矿物溶解有关，而且与热卤水的形成、演化过程紧密相连，是原生卤水浓缩富集的结果。

3. 氟离子（F^-）

氟在研究区各理疗温泉中均有不同程度的分布，在已测定的 122 个理疗温泉中，有 6 个测样未检出，检出的测样氟含量为 0.10 ~ 14.00mg/L，平均 2.50mg/L（附表6）。其中，在碳酸盐岩类热储层理疗温泉中，第一热储层理疗温泉氟含量为 0.13 ~ 14.00mg/L，平均 3.48mg/L；第二热储层理疗温泉氟含量为 0.10 ~ 3.50mg/L，平均 1.54mg/L；第三热储层理疗温泉氟含量为 0.26 ~ 2.50mg/L，平均 1.40mg/L；第四热储层理疗温泉氟含量为 0.86 ~ 4.00mg/L，平均 2.85mg/L；第五热储层理疗温泉氟含量为 0.40 ~ 3.73mg/L，平均 1.72mg/L；第六热储层理疗温泉氟含量为 1.08 ~ 3.00mg/L，平均 2.04mg/L（表 5-14）。在黔东变质岩分布区带状热储理疗温泉中，氟含量为 0.10 ~ 11.59mg/L，平均 3.03mg/L（表 5-14）。另外，在赤水红层盆地揭露的工业矿泉 DR14，氟含量为 1.00mg/L，与隆起（褶皱）断裂型理疗温泉分布区的氟含量相当。理疗温泉中氟的来源受热储围岩中含氟矿物（萤石等）的影响和控制。

表 5-14　研究区各热储层理疗温泉氟浓度统计表

氟（mg/L）	热储含水层						
	第一热储层	第二热储层	第三热储层	第四热储层	第五热储层	第六热储层	黔东变质岩分布区带状热储层
含量	0.13 ~ 14.00	0.10 ~ 3.50	0.26 ~ 2.50	0.86 ~ 4.00	0.40 ~ 3.73	1.08 ~ 3.00	0.10 ~ 11.59
平均值	3.48	1.54	1.40	2.85	1.72	2.04	3.03

4. 锂离子（Li^+）

研究区理疗温泉中的锂含量普遍较低（附表6）。在碳酸盐岩类热储层理疗温泉中，锂含量除 DR110、DR85、DR50、DR42、DR34、DR26、DR17、DR16、DR2 较高外，分别为 1.00mg/L、1.42mg/L、1.12mg/L、1.13mg/L、1.40mg/L、2.66mg/L、4.50mg/L、4.58mg/L、1.02mg/L，其余锂含量均较低，多数小于 0.1mg/L。在黔东变质岩分布区带状热储理疗温泉中，锂含量为 0.01 ~ 1.21mg/L，平均 0.43mg/L。其中，除 DR41 和 DR29 锂含量大于 1mg/L 外，分别为 1.11mg/L、1.21mg/L，其余锂含量均小于 1mg/L。

5. 偏硼酸（HBO_2）

从研究区理疗温泉测定的水样数据看，除赤水红层盆地揭露的工业矿泉外，理疗温泉偏硼酸含量普遍较低。其中，在本次调查评价的 203 处理疗温泉中，共检测了 170 处，绝大多数理疗温泉偏硼酸含量小于 1mg/L 或低于检出限，占总数的 79.41%；而偏硼酸大于 1mg/L 的共有 35 处，占总数的 20.59%，偏硼酸含量较高者有 DR17 和 DR19 两处，含量分别为 46.77mg/L 和 37.09mg/L，达到偏硼酸理疗温泉指标要求，具有重要的理疗价值（附表1）。从偏硼酸浓度分布特征看，偏硼酸含量高低与氯离子密切相关，多数理疗温泉氯离子高者偏硼酸皆高，尤其在赤水沉积坳陷盆地揭露的工业矿泉，偏硼酸与氯离子的相关性表现较为突出，如在赤水境内揭露的工业矿泉 DR14，氯离子含量为 47661.50mg/L，偏硼酸含量为 16.61mg/L。另外，根据赤水旺隆构造、太和构造、五南构造及宝元构造施工的 16 口工业井水质分析资料（原贵州省石油勘探赤水指挥部，1998～2003），氯离子含量为 4628～49060mg/L，平均 29617.75mg/L，硼（B）含量为 35～302mg/L，平均 127.13mg/L，表明硼的异常与热卤水存在关联，是古海水浓缩富集的结果。

6. 溴和碘（Br^- 和 I^-）

在研究区 203 处理疗温泉中，溴共检测了 159 处，碘共检测了 173 处（附表 1）。除赤水沉积坳陷盆地揭露的工业矿泉外，区内理疗温泉溴和碘含量均较低。其中，仅有 DR4、DR19、DR39 三处理疗温泉溴含量大于 1mg/L，分别为 1.78mg/L、3.43mg/L、1.68mg/L，而碘含量大于 1mg/L 者仅有 DR161 一处，为 2.17mg/L，其余理疗温泉溴和碘含量均在 1mg/L 以下，且多数低于检出限。在赤水红层盆地揭露的工业矿泉，溴和碘含量较高，且溴和碘与氯离子的富集密切相关。根据原贵州省石油勘探赤水指挥部（1998～2003 年）在赤水旺隆构造、太和构造、五南构造及宝元构造施工的 17 口工业井水质分析资料，氯离子含量为 4628～49060mg/L，平均 29204.88mg/L；溴含量为 33～708mg/L，平均 249.88mg/L；碘含量为 6～41mg/L，平均 23.12mg/L，可见溴和碘含量与氯离子存在关联，其中溴氯系数（$Br^- \times 1000/Cl^-$）为 1.88～14.43，平均 7.63，大多数大于海水的溴氯系数 3.4，表明赤水境内所赋存的热卤水为古海水蒸发浓缩的原生海水，海水浓缩富集是造成溴和碘异常高的主要原因。

（四）气体成分

热矿水在上升过程中，由于温度、压力和氧化还原条件的变化，气体成分的溶解和释放会随之发生变化，热水在涌出地表曝气后会释放一定的气体组分。研究区理疗温泉气体成分主要有 H_2S、CO_2、O_2、N_2、H_2、He 等。另外，在赤水沉积坳陷盆地天然气田揭露的工业井，其热卤水除上述气体成分外，以甲烷、乙烷、丙烷、不饱和烃等为主。

从研究区理疗温泉的嗅味看，不少理疗温泉具有不同程度的 H_2S 气味（附表 5）。H_2S 气体浓度不仅与水岩反应的封闭程度有关，与热水温度也存在关联，一般水温越高，H_2S 气味越浓烈。在本次调查评价的 203 处理疗温泉中，H_2S 气体共检测了 143 处，其中有 43 处低于检出限，检出者含量为 0.01～4.12mg/L，表明区内理疗温泉水岩作用环境多数处于还原状态，在开采过程中经降温曝气后有不同程度的 H_2S 气体逸出，从而具有强烈的 H_2S 气味，尤其 DR93、DR117、DR146、DR161 号理疗温泉，H_2S 含量分别为 4.12mg/L、2.38mg/L、2.69mg/L、2.82mg/L，达到了硫化氢理疗温泉标准，具有重要的理疗价值（附表 1）。此外，在赤水红层盆地揭露的工业矿泉，因热卤水矿化度高、富含有机质成分且水岩作用环境较为封闭，在还原状态下硫酸盐会还原成 H_2S、HS^- 组分，从而形成富含 H_2S 气体成分的热卤水。

研究区绝大部分理疗温泉含有二氧化碳（CO_2）气体（附表 1）。在本次调查评价的 203 处理疗温泉中，二氧化碳气体共检测了 179 处，含量为 0.00～84.50mg/L，平均 12.72mg/L，最高为赤水沉积坳陷盆地揭露的工业矿泉，为 84.50mg/L，也表明了热卤水赋存于一个相对封闭还原的环境内。总体而言，研究区理疗温泉虽然普遍含有游离 CO_2，但均未达到碳酸水理疗温泉的标准（$CO_2>500mg/L$）要求。

研究区绝大多数理疗温泉具有间歇性或连续冒泡的特征。根据石阡地区若干热矿水气体成分分析成果（韩至钧等，1996），气体成分主要有 N_2、CO_2、H_2、O_2、H_2S、He 等，其中按体积百分比计算，N_2 为 95.4%~98.3%；CO_2 为 1.50%~2.13%；H_2 为 0.0137%~0.084%；O_2 极微；$H_2S<0.02\%$；He 为 0.064%~0.24%；Ar 未检出，为典型的氮气类型水。可见研究区理疗温泉相对缺氧而又普遍含有游离 CO_2，也表明了区内理疗温泉水岩作用环境是一种相对封闭的还原环境。

此外，在赤水红层盆地天然气田揭露的工业井，热卤水富含天然气成分。根据原贵州省石油勘探赤水指挥部（1995~2004 年）在赤水旺隆构造、太和构造、五南构造及宝元构造施工的 29 口工业井气样分析资料，其主要气体成分（体积百分比）为：甲烷87.60%~98.98%，平均 96.92%；乙烷 0.20%~1.39%，平均 0.40%；丙烷 0.00%~0.13%，平均 0.05%；异丁烷和正丁烷仅有一处检出，含量极微，分别为 0.01% 和0.02%；H_2S 0.00%~0.90%，平均 0.19%；CO_2 0.02%~2.81%，平均 0.31%；氮0.45%~11.19%，平均 2.04%；氦 0.02%~0.20%，平均 0.07%；氢仅有一处检出，含量为 0.05%。可见赤水地区天然气田相当缺氧，热卤水赋存于一个还原体系内。天然气田气体组成特征主要是富有机质储层在缺氧条件下发生有机质降解、脱硝酸、脱硫酸等氧化还原作用，同时消耗体系内氧气的结果。显然，在这种天然气与热卤水共存的高温、高压、封闭环境下，热卤水中溶解甲烷、乙烷、H_2S、CO_2 等气体量是相当大的。

（五）放射性成分

研究区理疗温泉均不同程度地含有铀（^{235}U）、钍（^{232}Th）、镭（^{226}Ra）、氡（^{222}Rn）等放射性物质，它们是水中放射性射线之源，决定了水中放射性成分含量。其中镭和钍由铀衰变而来，钍衰变释放 β-射线和钍射气，镭衰变释放 α-射线并产生氡，氡常温下为气体，衰变时放出 α-射线，半衰期为 3.8d。理疗温泉中适量的氡具有重要的理疗价值，从已测定的 125 处理疗温泉水样看，绝大多数理疗温泉氡含量低于检出限，在检出氡的 42处理疗温泉中，氡含量为 0.01~116Bq/L，其中达到氡温泉标准的有著名的息烽氡温泉（S13）和贵阳市乌当区东风镇头堡村鱼洞峡地热井（DR117）两处，氡含量分别为114.00Bq/L 和 116Bq/L。韩至钧等（1996）对贵州若干热矿水的铀、镭、钍测定结果进行了统计（表5-15），结合本次收集区内热矿水中镭、总 α、总 β 放射性测试成果资料（附表9），铀含量多在 0.006~2.82Bq/L；部分镭水样低于检出限，检出者含量多在0.002~0.28Bq/L，最高可达 87.50Bq/L；钍含量多在 0.00~3.08Bq/L；总 α 放射性共检测了 5 处，其含量分别为 0.10、0.20、0.37、0.52、5.82Bq/L；部分水样总 β 放射性低于检出限，检出者含量多在 0.05~3.51Bq/L。

热矿水中氡的富集程度在一定程度上反映了热储层和热水流经地层中铀、镭含量的高低。研究区理疗温泉主要赋存于碳酸盐岩和变质沉积岩地层之中，据前人研究（袁富贵等，1988；韩至钧等，1996），贵州自雪峰运动以来，处于相对稳定的陆块构造环境中，除青白口系梵净山时期梵净山群存在少量花岗岩侵入体外，其他各地质时期尚未发现花岗岩侵入体，缺乏大量放射性物源的物质基础，故热矿水中放射性物质含量低，放射性弱，一般情况下，温泉泡浴放射性对人体健康没有危害，而部分热矿水氡含量较高，在理疗价值上有一定意义。

表 5-15　贵州若干热矿水放射性元素测定结果表 *

编号	镭（g/L）	钍（mg/L）	铀（mg/L）	编号	镭（g/L）	钍（mg/L）	铀（mg/L）
4	0.28 **	0.15 **	0.25 **	37	0.222 **	0.01 **	未检出
5	0.24 **	1.90 **	2.82 **	39	$0.187 \sim 0.219 \times 10^{-14}$	$<0.3 \times 10^{-8}$	$1.0 \sim 82.5 \times 10^{-4}$
7	0.12 **	/	0.25 **	54	3.57×10^{-12}	$<0.5 \times 10^{-3}$	3.9×10^{-4}
8	0.10 **	0.15 **	0.25 **	55	2.57×10^{-13}	$<5 \times 10^{-4}$	7.8×10^{-4}
9	4×10^{-12}	0.00 **	2.8×10^{-3}	59	/	/	0.006 **
10	87.50 **	0.77 **	0.74 **	63	3.6×10^{-3}	1.2×10^{-3}	2.8×10^{-3}
16	0.22 **	3.08 **	0.25 **	75	7.50×10^{-13}	$<0.5 \times 10^{-3}$	5×10^{-4}
18	1.7×10^{-13}	5×10^{-5}	7.3×10^{-4}	38	0.4×10^{-12}	/	/
20	0.014 **	0.00 **	1.5×10^{-4}	Z8	0.03 **	1.96 **	2.70 **
21	3×10^{-14}	1.4×10^{-4}	9.3×10^{-4}	Z9	0.003 **	0.00 **	1.8×10^{-4}
30	$0.00 \sim 0.163 \times 10^{-14}$	$<3 \times 10^{-4}$	6.20×10^{-4}	Z10	0.00 **	0.00 **	1.0×10^{-4}
31	$0.89 \sim 2.14 \times 10^{-14}$	$3.80 \sim 29.0 \times 10^{-4}$	$5.9 \sim 39.0 \times 10^{-4}$	Z11	0.004 **	0.00 **	0.01 **
32	$2.07 \times 10-14$	9.8×10^{-4}	67.8×10^{-4}	Z16	/	/	/

　* 据 1996 年《贵州水文地质志》；　* * 单位为 Bq/L

（六）稀土元素特征

碳酸盐岩类热储层理疗温泉 ΣREE 含量介于 0.01 ~ 0.88ng/g，均值 0.08ng/g，其中 LREE 含量为 0.004 ~ 0.76ng/g，均值 0.07ng/g；HREE 含量为 0.001 ~ 0.12ng/g，均值 0.01ng/g，LREE/HREE 值介于 2.39 ~ 17.95，均值 6.20［图 5-28（a）、附表 8］。从稀土元素配分曲线上看，曲线整体趋于平缓，δCe 值为 0.19 ~ 1.48，均值 0.62，显示为负 Ce 异常，δEu 值为 0.05 ~ 42.84，均值 14.81，显示为显著正 Eu 异常［5-28（a）和附表 8］。黔东变质岩分布区带状热储理疗温泉 ΣREE 含量介于 0.03ng/g ~ 0.19ng/g，均值 0.06ng/g，其中 LREE 含量为 0.02 ~ 0.17ng/g，均值 0.05ng/g；HREE 含量为 0.003 ~ 0.03ng/g，均值 0.01ng/g，LREE/HREE 值介于 1.04 ~ 8.23，均值 4.17［图 5-28（b）和附表 8］。从稀土元素配分曲线上看，曲线整体趋于平缓，δCe 值为 0.31 ~ 1.01，均值 0.67，显示为负 Ce 异常，δEu 值为 6.81 ~ 34.25，均值 15.86，显示为显著正 Eu 异常［图 5-28（b）和附表 8］。

总体上看，两类热储理疗温泉中稀土元素含量均较低，且均表现出负 Ce 异常及显著的正 Eu 异常特征。但从整体的配分模式上看，碳酸盐岩类储层理疗温泉表现出配分曲线较平缓且更强的轻、重稀土分异特征（LREE/HREE 值为 6.20），这与其对应的热储围岩

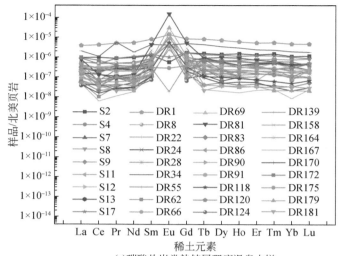

(a)碳酸盐岩类热储层理疗温泉水样

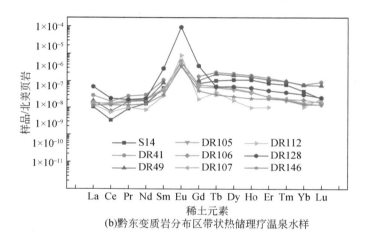

(b)黔东变质岩分布区带状热储理疗温泉水样

图 5-28　研究区理疗温泉水样稀土元素北美页岩标准化分布型式图

稀土元素配分特征相一致。而黔东变质岩分布区铝硅酸盐岩热储层理疗温泉配分曲线稍左倾，轻、重稀土分异程度弱于碳酸盐岩类热储层理疗温泉（LREE/HREE 值为 4.17），并与黔东变质岩分布区带状热储热储围岩（即铝硅酸盐岩）稀土元素配分特征相一致。故在两类热储层理疗温泉中轻、重稀土分异程度存在差异，是因为两者所赋存的围岩背景条件差异导致，而这种差异取决于理疗温泉的构造条件和含水围岩的矿物成分。

四、水质评价

　　理疗温泉的感官性状、一般化学指标、放射性指标、微生物指标等可以反映其水质的基本状况，故理疗温泉泡浴人体健康风险主要受各种组分的影响和控制。本书根据研究区理疗温泉所含有的矿物质、微量元素或其他成分，以及地下水质量的一些常规、非常规指标分析成果，参照地《地下水质量标准》（GB/T 14848—2017）、《生活饮用水卫生标准》（GB 5749—2022）和《食品安全国家标准饮用天然矿泉水》（GB 8537—2018）规范对区内理疗温泉的水质进行评价。

（一）地下水质量评价

根据《地下水质量标准》（GB/T 14848—2017）规范，地下水质量是指物理、化学和生物性质的总和。按照我国地下水质量状况和人体健康风险，参照生活饮用水、工业、农业等用水质量要求，以及各组分含量高低（pH 除外）可将地下水分为五类。

Ⅰ类：地下水化学组分含量低，适用于各种用途；

Ⅱ类：地下水化学组分含量较低，适用于各种用途；

Ⅲ类：地下水化学组分含量中等，以《生活饮用水卫生标准》GB 5749—2022 为依据，主要适用于集中式生活饮用水水源及工农业用水；

Ⅳ类：地下水化学组分含量较高，以农业和工业用水质量要求以及一定水平的人体健康风险为依据，适用于农业和部分工业用水，适当处理后可作为生活饮用水；

Ⅴ类：地下水化学组分含量高，不宜作为生活饮用水水源，其他用水可根据使用目的选用。

根据地下水质量的分类要求，地下水质量指标分为常规指标和非常规指标。其中，常规指标是反映地下水质量基本状况的指标，包括感官性状及一般化学指标、微生物指标、常见毒理学指标和放射性指标；非常规指标是在常规指标上的拓展，根据地区和时间差异或特殊情况确定的地下水质量指标，反映地下水中所产生的主要质量问题，包括比较少见的无机和有机毒理学指标。地下水分类及限值分别见表 5-16 和表 5-17

表 5-16　地下水质量常规指标及限值

序号	指标	Ⅰ类	Ⅱ类	Ⅲ类	Ⅳ类	Ⅴ类
感官性状及一般化学指标						
1	色（铂钴色度单位）	≤5	≤5	≤15	≤25	>25
2	嗅和味	无	无	无	无	有
3	浑浊度/NTU[a]	≤3	≤3	≤3	≤10	>10
4	肉眼可见物	无	无	无	无	有
5	pH	6.5≤pH≤8.5			5.5≤pH<6.5 8.5<pH≤9.0	pH<5.5 或 pH>9.0
6	总硬度（以 $CaCO_3$ 计）（mg/L）	≤150	≤300	≤450	≤650	>650
7	溶解性总固体（mg/L）	≤300	≤500	≤1 000	≤2 000	>2 000
8	硫酸盐（mg/L）	≤50	≤150	≤250	≤350	>350
9	氧化物（mg/L）	≤50	≤150	≤250	≤350	>350
10	铁（mg/L）	≤0.1	≤0.2	≤0.3	≤2.0	>2.0
11	锰（mg/L）	≤0.05	≤0.05	≤0.10	≤1.50	>1.50
12	铜（mg/L）	≤0.01	≤0.05	≤1.00	≤1.50	>1.50

续表

序号	指标	Ⅰ类	Ⅱ类	Ⅲ类	Ⅳ类	Ⅴ类
	感官性状及一般化学指标					
13	锌（mg/L）	≤0.05	≤0.5	≤1.00	≤5.00	>5.00
14	铝（mg/L）	≤0.01	≤0.05	≤0.20	≤0.50	>0.50
15	挥发性酚类（以苯酚计）（mg/L）	≤0.001	≤0.001	≤0.002	≤0.01	>0.01
16	阴离子表面活性剂（mg/L）	不得检出	≤0.1	≤0.3	≤0.3	>0.3
17	耗氧量（COD_{Mn}法，以 O_2 计）（mg/L）	≤1.0	≤2.0	≤3.0	≤10.0	>10.0
18	氨氮（以 N 计）（mg/L）	≤0.02	≤0.10	≤0.50	≤1.50	>1.50
19	硫化物（mg/L）	≤0.005	≤0.01	≤0.02	≤0.10	>0.10
20	钠（mg/L）	≤100	≤150	≤200	≤400	>400
	微生物指标					
21	总大肠菌群（MPN[b]/100mL 或 CFU[c] 100mL）	≤3.0	≤3.0	≤3.0	≤100	>100
22	菌落总数（CFU/mL）	≤100	≤100	≤100	≤1 000	>1 000
	毒理学指标					
23	亚硝酸盐（以 N 计）（mg/L）	≤0.01	≤0.10	≤1.00	≤4.80	>4.80
24	硝酸盐（以 N 计）（mg/L）	≤2.0	≤5.0	≤20.0	≤30.0	>30.0
25	氰化物（mg/L）	≤0.001	≤0.01	≤0.05	≤0.1	>0.1
26	氟化物（mg/L）	≤1.0	≤1.0	≤1.0	≤2.0	>2.0
27	碘化物（mg/L）	≤0.04	≤0.04	≤0.08	≤0.50	>0.50
28	汞（mg/I）	≤0.000 1	≤0.000 1	≤0.001	≤0.002	>0.002
29	砷（mg/L）	≤0.001	≤0.001	≤0.01	≤0.05	>0.05
30	硒（mg/L）	≤0.01	≤0.01	≤0.01	≤0.1	>0.1
31	镉（mg/L）	≤0.000 1	≤0.001	≤0.005	≤0.01	>0.01
32	铬（六价）（mg/L）	≤0.005	≤0.01	≤0.05	≤0.10	>0.10
33	铅（mg/L）	≤0.005	≤0.005	≤0.01	≤0.10	>0.10
34	三氯甲烷（μg/L）	≤0.5	≤6	≤60	≤300	>300
35	四氯化碳（μg/L）	≤0.5	≤0.5	≤2.0	≤50.0	>50.0
36	苯（μg/L）	≤0.5	≤1.0	≤10.0	≤120	>120
37	甲苯（μg/L）	≤0.5	≤140	≤700	≤1 400	>1 400
	放射性指标[d]					
38	总 α 放射性（Bq/L）	≤0.1	≤0.1	≤0.5	>0.5	>0.5
39	总 β 放射性（Bq/L）	≤0.1	≤1.0	≤1.0	>1.0	>1.0

a NTU 为散射浑浊度单位；

b MPN 表示最可能数；

c CFU 表示菌落形成单位；

d 放射性指标超过指导值，应进行核素分析和评价，判定能否饮用

表 5-17 地下水质量非常规指标及限值

序号	指标	I 类	II 类	III 类	IV 类	V 类
	毒理学指标					
1	铍（mg/L）	≤0.0001	≤0.0001	≤0.002	≤0.06	>0.06
2	硼（mg/L）	≤0.02	≤0.10	≤0.50	≤2.00	>2.00
3	锑（mg/L）	≤0.0001	≤0.0005	≤0.005	≤0.01	>0.01
4	钡（mg/L）	≤0.01	≤0.10	≤0.70	≤4.00	>4.00
5	镍（mg/L）	≤0.002	≤0.002	≤0.02	≤0.10	>0.10
6	钴（mg/L）	≤0.005	≤0.005	≤0.05	≤0.10	>0.10
7	钼（mg/L）	≤0.001	≤0.01	≤0.07	≤0.15	>0.15
8	银（mg/L）	≤0.001	≤0.01	≤0.05	≤0.10	>0.10
9	铊（mg/L）	≤0.0001	≤0.0001	≤0.0001	≤0.001	>0.001
10	二氯甲烷（μg/L）	≤1	≤2	≤20	≤500	>500
11	1，2-二氯乙烷（μg/L）	≤0.5	≤3.0	≤30.0	≤40.0	>40.0
12	1，1，1-三氯乙烷（μg/L）	≤0.5	≤400	≤2000	≤4000	>4000
13	1，1，2-三氯乙烷（μg/L）	≤0.5	≤0.5	≤5.0	≤60.0	>60.0
14	1，2-二氯丙烷（μg/L）	≤0.5	≤0.5	≤5.0	≤60.0	>60.0
15	三溴甲烷（μg/L）	≤0.5	≤10.0	≤100	≤800	>800
16	氯乙烯（μg/L）	≤0.5	≤0.5	≤5.0	≤90.0	>90.0
17	1，1-二氯乙烯（μg/L）	≤0.5	≤3.0	≤30.0	≤60.0	>60.0
18	1，2-二氯乙烯（μg/L）	≤0.5	≤5.0	≤50.0	≤60.0	>60.0
19	三氯乙烯（μg/L）	≤0.5	≤7.0	≤70.0	≤210	>210
20	四氯乙烯（μg/L）	≤0.5	≤4.0	≤40.0	≤300	>300
21	氯苯（μg/L）	≤0.5	≤60.0	≤300	≤600	>600
22	邻二氯苯（μg/L）	≤0.5	≤200	≤1000	≤2000	>2000
23	对二氯苯（μg/L）	≤0.5	≤30.0	≤300	≤600	>600
24	三氯苯（总量）（μg/L）[a]	≤0.5	≤4.0	≤20.0	≤180	>180
25	乙苯（μg/L）	≤0.5	≤30.0	≤300	≤600	>600
26	二甲苯（总量）（μg/L）[b]	≤0.5	≤100	≤500	≤1000	>1000
27	苯乙烯（μg/L）	≤0.5	≤2.0	≤20.0	≤40.0	>40.0
28	2，4-二硝基甲苯（μg/L）	≤0.1	≤0.5	≤5.0	≤60.0	>60.0
29	2，6-二硝基甲苯（μg/L）	≤0.1	≤0.5	≤5.0	≤30.0	>30.0
30	萘（μg/L）	≤1	≤10	≤100	≤600	>600
31	蒽（μg/L）	≤1	≤360	≤1800	≤3600	>3600
32	荧蒽（μg/L）	≤1	≤50	≤240	≤480	>480
33	苯并（b）荧蒽（μg/L）	≤0.1	≤0.4	≤4.0	≤8.0	>8.0
34	苯并（a）芘（μg/L）	≤0.002	≤0.002	≤0.01	≤0.50	>0.50

序号	指标	Ⅰ类	Ⅱ类	Ⅲ类	Ⅳ类	Ⅴ类
	毒理学指标					
35	多氯联苯（总量）（μg/L）c	≤0.05	≤0.05	≤0.50	≤10.0	>10.0
36	邻苯二甲酸二（2-乙基己基）酯（μg/L）	≤3	≤3	≤8.0	≤300	>300
37	2,4,6-三氯酚（μg/L）	≤0.05	≤20.0	≤200	≤300	>300
38	五氯酚（μg/L）	≤0.05	≤0.90	≤9.0	≤18.0	>18.0
39	六六六（总量）（μg/L）d	≤0.01	≤0.50	≤5.00	≤300	>300
40	γ-六六六（林丹）（μg/L）	≤0.01	≤0.20	≤2.00	≤150	>150
41	滴滴涕（总量）（μg/L）e	≤0.01	≤0.10	≤1.00	≤2.00	>2.00
42	六氯苯（μg/L）	≤0.01	≤0.10	≤1.00	≤2.00	>2.00
43	七氯（μg/L）	≤0.01	≤0.04	≤0.40	≤0.80	>0.80
44	2,4-滴（μg/L）	≤0.1	≤6.0	≤30.0	≤150	>150
45	克百威（μg/L）	≤0.05	≤1.40	≤7.00	≤14.0	>14.0
46	涕灭威（μg/L）	≤0.05	≤0.60	≤3.00	≤30.0	>30.0
47	敌敌畏（μg/L）	≤0.05	≤0.10	≤1.00	≤2.00	>2.00
48	甲基对硫磷（μg/L）	≤0.05	≤4.00	≤20.0	≤40.0	>40.0
49	马拉硫磷（μg/L）	≤0.05	≤25.0	≤250	≤500	>500
50	乐果（μg/L）	≤0.05	≤16.0	≤80.0	≤160	>160
51	毒死蜱（μg/L）	≤0.05	≤6.00	≤30.0	≤60.0	>60.0
52	百菌清（μg/L）	≤0.05	≤1.00	≤10.0	≤150	>150
53	莠去津（μg/L）	≤0.05	≤0.40	≤2.00	≤600	>600
54	草甘膦（μg/L）	≤0.1	≤140	≤700	≤1400	>1400

a 三氯苯（总量）为1,2,3-三氯苯、1,2,4-三氯苯、1,3,5-三氯苯3种异构体加和；

b 二甲苯（总量）为邻二甲苯、间二甲苯、对二甲苯3种异构体加和；

c 多氯联苯（总量）为PCB28、PCB52、PCB101、PCB118、PCB138、PCB153、PCB180、PCB194、PCB206 9种多氯联苯单体加和；

d 六六六（总量）为α-六六六、β-六六六、γ-六六六、δ-六六六4种异构体加和；

e 滴滴涕（总量）为o, p'-滴滴涕、p, p'-滴滴伊、p, p'-滴滴滴、p, p'-滴滴涕4种异构体加和

1. 研究区理疗温泉常规指标

1）感官性状

从水质测试成果资料看（附表5），在已测定的122处理疗温泉水样中，色度达到Ⅰ至Ⅱ、Ⅲ、Ⅳ、Ⅴ类水质量要求的分别有94、11、3、14处，分别占总数的77.05%、9.02%、2.46%、11.48%；浑浊度达到Ⅰ至Ⅲ、Ⅳ、Ⅴ类水质量要求的分别有91、10、21处，分别占总数的74.59%、8.20%、17.21%；嗅和味达到Ⅰ至Ⅳ、Ⅴ类水质量要求的有105和17处，分别占总数的86.07%、13.93%；肉眼可见物共检测了121处，达到Ⅰ至Ⅳ、Ⅴ类水质量要求的有93处和28处，分别占总检测数的76.86%、23.14%。值得注意的是，赤水红层盆地揭露的工业矿泉呈墨绿色、半透明状态，具有强烈的 H_2S 气味、口

感苦涩等特征，其色度、浑浊度、嗅和味、肉眼可见物指标均在V类水质量要求范围内。

2）一般化学指标

根据水质测试成果资料（附表6），区内理疗温泉 pH 共检测了 122 处，pH 为 6.32 ~ 9.14，平均为 7.63。其中，碳酸盐岩类热储层理疗温泉 pH 为 6.80 ~ 8.44，平均为 7.48，pH 均在 I 至 III 类水质量要求范围内，黔东变质岩分布区带状热储理疗温泉 pH 为 7.60 ~ 9.14，平均为 8.45，pH 指标跨度大，但多数在 I 至 IV 类水质量要求范围内，仅 2 处在 V 类水质量要求范围，在赤水境内揭露的工业矿泉 DR14，pH 为 6.32，属于 IV 类水质量要求范围。

总硬度、钠、硫酸盐、氯化物、硫化物及溶解性总固体（TDS）是研究区理疗温泉的主要化学组分，其含量受围岩背景条件的影响和控制。从水质测试分析成果看（附表1和附表6），在已测定的 101 处碳酸盐岩类热储层理疗温泉中，总硬度达到 I、II、III、IV、V 类水质量要求的分别有 22、34、17、3、25 处，分别占总数的 21.78%、33.66%、16.83%、2.97%、24.75%；钠达到 I、II、III、IV、V 类水质量要求的分别有 74、7、5、10、5 处，分别占总数的 73.27%、6.93%、4.95%、9.90%、4.95%；硫酸盐达到 I、II、III、IV、V 类水质量要求的分别有 31、19、16、4、31 处，分别占总数的 30.69%、18.81%、15.84%、3.96%、30.96%；氯化物达到 I、II、III、IV、V 类水质量要求的分别有 85、6、6、0、4 处，分别占总数的 84.16%、5.94%、5.94%、0.00%、3.96%。在已测定的 20 处黔东变质岩分布区带状热储理疗温泉中，总硬度、钠、硫酸盐和氯化物指标均在 I 至 IV 类水质量要求范围内，其中总硬度达到 I 类水质量要求的有 19 处，达到 II 类水质量要求的有 1 处，分别占总数的 95.00% 和 5.00%；钠达到 I、II、III、IV 类水质量要求的分别有 7、5、1、7 处，分别占总数的 35.00%、25.00%、5.00%、35.00%；硫酸盐达到 I、II、III 类水质量要求的分别有 14、5、1 处，分别占总数的 70.00%、25.00%、5.00%；氯化物含量低，全部在 I 类水质量要求范围内。区内硫化物主要以总硫化氢（H_2S、HS^-）的形式存在，在 143 处理疗温泉水质测样中，总硫化氢部分低于检出限，其中达到 I、II、III、IV、V 类水质量要求的分别有 1、24、6、48、64 处，分别占总数的 0.70%、16.78%、4.20%、33.57%、44.76%。溶解性总固体不仅是理疗温泉的重要理疗组分，也是地下水水质评价的常规指标，在 176 处理疗温泉测样中，溶解性总固体达到 I、II、III、IV、V 类水质量要求的分别有 29、49、44、29、25 处，分别占总数的 16.48%、27.84%、25.00%、16.48%、14.20%。另外，根据原贵州省石油勘探赤水指挥部（1998 ~ 2003）相关资料，分布于赤水沉积坳陷盆地的工业矿泉，总硬度、溶解性总固体、钠、氯化物和绝大多数硫酸盐含量极高，多在 V 类水质量要求范围内。

铁、铜、锰、锌、铝是区内理疗温泉的微量元素，含量较低。从水质测试分析成果资料看（附表1、附表7和附表9），铁共检测了 177 处，达到 I、II、III、IV、V 类水质量要求的分别有 71、18、9、49、30 处，分别占总数的 40.11%、10.17%、5.08%、27.68%、16.95%；铜共检测了 120 处，均在 I、II 类水质量要求范围内，其中达到 I 类水质量要求的有 116 处，占比 96.67%，达到 II 类水质量要求的有 4 处，占比 3.33%；锰、锌、铝分别检测了 122 处，其中锰达到 I 至 II、III、IV、V 类水质量要求的分别有 92、13、16、1 处，分别占总数的 75.41%、10.66%、13.11%、0.82%；铝达到 I、II、III、

Ⅳ、Ⅴ类水质量要求的分别有98、18、3、2、1处，分别占总数的80.33%、14.75%、2.46%、1.64%、0.82%；锌含量低，均在Ⅰ、Ⅱ类水质量要求范围内，其中达到Ⅰ类水质量要求的有120处，占比98.36%，达到Ⅱ类水质量要求的仅有2处，占比1.64%。

挥发酚（以苯酚计）、阴离子合成洗涤剂、耗氧量（以 O_2 计）、氨氮（以 N 计）污染物含量低。从已测定的水质测试成果资料看（附表9），挥发酚共检测了120处，含量均低于检出限0.001或0.002，属于Ⅰ至Ⅲ类水质量要求范围；阴离子合成洗涤剂共检测了81处，仅有1处含量为0.05mg/L，属Ⅱ类水，其余均低于检出限0.05，属于Ⅰ类水；耗氧量共检测了120处，达到Ⅰ、Ⅱ、Ⅲ、Ⅳ、Ⅴ类水质量要求的分别有102、9、1、3、5处，分别占总数的85.00%、7.50%、0.83%、2.50%、4.17%；氨氮共检测了118处，达到Ⅰ、Ⅱ、Ⅲ、Ⅳ、Ⅴ类水质量要求的分别有39、23、39、8、9处，分别占总数的33.05%、19.49%、33.05%、6.78%、7.63%。

3）微生物指标

微生物指标包括总大肠菌群和菌落总数，从区内理疗温泉水质测试结果看（附表9），二者均检测了53处，其中总大肠菌群达到Ⅰ至Ⅲ、Ⅳ、Ⅴ类水质量要求的分别有46、6、1处，分别占总数的86.79%、11.32%、1.89%；菌落总数达到Ⅰ至Ⅲ、Ⅳ、Ⅴ类水质量要求的分别有24、28、1处，分别占总数的45.28%、52.83%、1.89%。

4）毒理学指标

由于理疗温泉属于深层地下水，三氯甲烷、四氯甲烷、苯、甲苯常规毒理学指标对热矿水的影响较小，故本研究主要针对亚硝酸盐（以 N 计）、硝酸盐（以 N 计）、氰化物、氟化物、汞、砷、镉等常规毒理学指标进行评价。从区内理疗温泉水质测试成果资料看（附表1、附表6、附表7和附表9），亚硝酸盐共检测了119处，绝大多数低于检出限，均在Ⅰ至Ⅱ类水质量范围；硝酸盐达到Ⅱ、Ⅲ类水质量要求的仅有2处和1处，其余水样均在Ⅰ类水质量要求范围内；氰化物共检测了118处，含量均低于检出限，属于Ⅰ至Ⅱ类水质量范围；氟化物共检测了122处，达到Ⅰ至Ⅲ、Ⅳ、Ⅴ类水质量要求的分别有36、34、52处，分别占总数的29.51%、27.87%、42.62%；碘化物共检测了118处，绝大多数低于检出限，仅有1处在Ⅳ类水质量要求范围内，其余水样均在Ⅰ至Ⅲ类水质量范围；汞共检测121处，绝大多数低于检出限，其中在Ⅳ、Ⅴ类水质量要求范围的各为3处，其余水样均在Ⅰ至Ⅲ类水质量范围；砷共检测了178处，达到Ⅰ至Ⅱ、Ⅲ、Ⅳ、Ⅴ类质量要求的分别有67、83、20、8处，分别占总数的37.64%、46.63%、11.24%、4.49%；硒共检测了121处，绝大多数低于检出限，各有1处水样在Ⅳ、Ⅴ类水质量要求范围内，其余水样均在Ⅰ至Ⅲ类水质量范围；镉共检测了120处，大部分水样低于检出限，均在Ⅰ至Ⅳ类水质量要求范围，其中达到Ⅰ、Ⅱ、Ⅲ、Ⅳ类水质量要求的分别有84、22、11、3处，分别占总数的70.00%、18.33%、9.17%、2.50%；铬共检测了119处，均在Ⅰ至Ⅲ类水质量要求范围；铅共检测了119处，多数低于检出限，均在Ⅰ至Ⅳ类水质量要求范围，其中达到Ⅰ至Ⅱ、Ⅲ、Ⅳ类水质量要求的分别有108、5、6处，分别占总数的90.76%、4.20%、5.04%。

5）放射性指标

放射性指标包括总 α 放射性和总 β 放射性，从区内理疗温泉水质测试分析成果资料看

（附表9），总α放射性仅检测了5处，含量分别为0.10、0.20、0.37、0.52、5.82Bq/L，其中达到Ⅰ至Ⅱ类水质量要求的有1处，达到Ⅲ类水质量要求的有2处，达到Ⅳ至Ⅴ类水质量要求的有2处；总β放射性共检测了45处，其中达到Ⅰ类水质量要求的有25处，占总数的55.56%，达到Ⅱ至Ⅲ类水质量要求的有16处，占总数的35.56%，达到Ⅳ至Ⅴ类水质量要求的有4处，占总数的8.89%。

综上所述，感官指标除赤水沉积坳陷盆地揭露的工业矿泉全在Ⅴ类水质量要求范围外，其余理疗温泉感官指标多在Ⅰ至Ⅳ类水质量范围，以Ⅰ至Ⅱ类或Ⅰ至Ⅲ类水最多；一般化学指标多在Ⅰ至Ⅲ类水或Ⅰ至Ⅳ类水质量要求范围内，仅少数属Ⅴ类水质量要求范围。其中，部分理疗温泉溶解性总固体、总硫化氢、铁等一般化学指标浓度较高，达到了有关各组分理疗温泉的标准，具有重要的理疗价值；微生物指标主要在Ⅰ至Ⅳ类水质量要求范围内，仅少数属Ⅴ类水质量要求范围，这可能是一些理疗温泉在开采过程中因受人类活动污染和浅层地下水的混合而具有一定的细菌含量，经消毒后可进行泡浴；常规毒理学指标除氟化物稍高外，其余指标含量较低，多在Ⅰ至Ⅲ类质量要求范围。氟是人体必需的微量元素，适量的氟可以促进钙磷代谢，增强骨骼，预防骨质疏松及龋齿等，受地质背景的影响和控制，区内理疗温泉氟含量多数不超10mg/L，故区内理疗温泉泡浴，氟有益而无害；放射性指标多在Ⅰ至Ⅲ类水质量要求范围内，仅少数在Ⅳ至Ⅴ类水质量要求范围，理疗温泉放射性强度与热水流经的岩石放射性物质含量密切相关。由于研究区属于典型的喀斯特岩溶区，缺乏大量的花岗岩分布，因此热矿水中的放射性活性较低，一般对人体健康没有危害。而对于一些有放射性理疗价值的理疗温泉而言，热矿水均不同程度的富含Ra、U、Th、Rn等放射性元素，尤其是息烽温泉，氡（^{222}Rn）的含量最高达到了114Bq/L，达到了氡温泉的标准要求，为贵州省著名的氡温泉，具有重要的理疗价值。

根据地下水质量的分类标准，Ⅰ至Ⅲ类可作为生活饮用水水源，Ⅳ类适当处理后可作为生活饮用水水源，Ⅴ类水则因化学组分含量高，不宜作为生活饮用水水源，其他用水可根据使用目的选用。因此，研究区绝大部分理疗温泉泡浴，一般常规指标对人体健康没有危害，少数在Ⅴ类水质量要求范围的温泉可根据有益化学组分的含量有目的地选用。

2. 研究区理疗温泉非常规指标

与常规毒理学指标类似，二氯甲烷、氯乙烯、乙苯、六六六（总量）等非常规毒理学指标对区内理疗温泉的影响较小，故本次研究仅对铍、钴、钼、铊、硼、锑、钡、镍、银非常规毒理学指标进行评价。在区内理疗温泉水质测试成果中（附表7和附表9），铍、钴、钼、铊分别检测了46处，其中铍和钴含量极低，除1处水样铍含量在Ⅲ类水质量要求范围外，其余水样铍和钴均在Ⅰ至Ⅱ水质量范围；钼达到Ⅰ、Ⅱ、Ⅲ、Ⅳ、Ⅴ类水质量要求的分别有14、26、5、0、1处，分别占总数的30.43%、56.52%、10.87%、0.00%、2.17%；铊含量低，除5处水样在Ⅳ类水质量要求范围外，其余水样均在Ⅰ至Ⅲ水质量范围；硼共检测了118处，达到Ⅰ、Ⅱ、Ⅲ、Ⅳ、Ⅴ类水质量要求的分别有80、15、11、11、1处，分别占总数的67.80%、12.71%、9.32%、9.32%、0.85%；锑共检测了96处，绝大多数低于检出限，其中在Ⅳ、Ⅴ类水质量要求范围的各为1处，其余水样均在Ⅰ至Ⅲ类水质量范围；钡共检测了113处，均在Ⅰ至Ⅳ类水质量要求范围内，其中达到Ⅰ、Ⅱ、Ⅲ、Ⅳ类水质量要求的分别有50、24、34、5处，分别占总数的44.25%、21.24%、

30.09%、4.42%；镍共检测了 116 处，绝大多数低于检出限，其中，有 5 处水样在Ⅲ类水质量要求范围内，有 1 处水样在Ⅳ类水质量要求范围内，其余水样均在Ⅰ至Ⅱ类水质量范围；银共检测了 103 处，含量极低，绝大多数低于检出限，其含量均在Ⅰ至Ⅲ类水质量范围。

综上，研究区绝大部分理疗温泉的非常规毒理学指标主要在Ⅰ至Ⅲ类水质量要求范围内，仅少数在Ⅳ、Ⅴ类水质量要求范围，而在Ⅳ、Ⅴ类水质量要求范围的各毒理学指标浓度含量并不高，多在限值附近，可见研究区理疗温泉泡浴，非常规毒理学指标对人体一般没有危害。

（二）饮用天然矿泉水评价

根据《食品安全国家标准饮用天然矿泉水》（GB 8537—2018）规范的定义，饮用天然矿泉水是指从地下深处自然涌出或经钻井采集的，含有一定量的矿物质、微量元素或其他成分，在一定区域未受污染并采取预防措施避免污染的水源水；在通常情况下，其化学成分、流量、水温等动态指标在天然周期波动范围内相对稳定。

本书参照《食品安全国家标准饮用天然矿泉水》（GB 8537—2018）标准对研究区理疗温泉水质进行评价。

1. 感官要求

感官指标一般包括颜色、透明度、嗅（气味）和口感（味道）。在已测定的 122 处理疗温泉水样中（附表 5），绝大部分理疗温泉无色、无味、透明，少数理疗温泉可见少量黄色絮状物或沉淀等异物，煮沸前后有明显的异味。其中，色度小于 10 度的理疗温泉共计 94 处，占总数的 77.05%，其余理疗温泉色度在 12 ~ 90 度；浑浊度小于 3NTU 或 1NTU 的理疗温泉共计 91 处，占总数的 74.59%，其余理疗温泉浑浊度在 3.50 ~ 130NTU；理疗温泉水样煮沸前后无异臭和味者共计 105 处，占总数的 86.07%，而其他水样有明显臭鸡蛋气味、铁锈味等异味；肉眼可见物共检测了 121 处，水样无正常视力可见外来异物者共计 93 处，占总数的 76.86%，其余水样可见少量淡黄色、黄褐色、红色沉淀等异物。一般情况下，水岩作用环境封闭，矿化度高（大于 1000mg/L）的理疗温泉含 H_2S 较高，并且在还原条件下，某些热矿水富含 Fe^{2+}，当热矿水出露于地表经降温、曝气氧化后，H_2S 气味明显减弱或很难嗅到，而 Fe^{2+} 被氧化为 Fe^{3+} 从而形成淡黄色、黄褐色、红色沉淀物。另外，由于赤水红层盆地揭露的工业矿泉因富含有机质和 H_2S 气体，热卤水含盐度和矿化度较高，故热卤水呈墨绿色和半透明状态，具有强烈的 H_2S 气味，口感苦涩。

综上，除赤水境内揭露的工业矿泉外，研究区绝大部分理疗温泉感官指标不超过饮用天然矿泉水的感官要求（表 5-18），具有水色清澈而透明、无异味且清冽可口的特点，温泉泡浴对人体健康一般没有危害，富含铁质的温泉经处理后可用于理疗温泉泡浴，尤其富含 H_2S 组分的理疗温泉，如 DR93、DR105、DR117、DR146、DR161、DR165、DR174 硫化氢含量分别达到了 4.12mg/L、1.57mg/L、2.38mg/L、2.69mg/L、2.82mg/L、1.63mg/L、1.21mg/L，具有较好的理疗价值，是不可多得的硫化氢温泉。

表5-18 饮用天然矿泉水感官要求

项目	要求	检验方法	备注
色度/度≤	10（不得呈现其他异色）		
浑浊度/NTU≤	1	GB8538	感官要求应符合表中的规定
滋味、气味	具有矿泉水特征性口味，无异味、无异嗅		
状态	允许有极少量的天然矿物盐沉淀，无正常视力可见外来异物		

2. 界限指标

饮用天然矿泉水界限指标包括锂、锶、锌、硒、游离二氧化碳、偏硅酸、溶解性总固体（TDS）七项指标。从研究区理疗温泉水质测试成果看（附表1、附表6、附表7和附表9），相比于饮用天然矿泉水界限指标（表5-19），锂、锶、偏硅酸、溶解性总固体含量相对较高，而锌、硒、游离二氧化碳含量低。其中，在122处理疗温泉水质测样中，锂含量大于0.2mg/L的理疗温泉共有38处，占总数的31.15%，其余理疗温泉锂含量较低，部分低于检出限；锶是区内理疗温泉的一种标性元素，含量普遍较高，锶浓度大于0.2mg/L的理疗温泉共有110处，占总数的90.16%，尤以碳酸盐岩类热储层理疗温泉最为富集，锶含量多在1mg/L以上，其余理疗温泉锶含量低，部分低于检出限；锌含量极低，均低于0.2mg/L，部分低于实验室检出限；硒共检测了121处，含量较低，绝大多数低于实验室检出限，其中浓度大于0.01mg/L者仅3处，占总数的2.48%；游离二氧化碳在区内理疗温泉中含量较低，在179处理疗温泉测样中，二氧化碳含量在0.00～84.50mg/L，最高者为赤水红层盆地揭露的工业矿泉，含量为84.50mg/L。偏硅酸是区内理疗温泉的一重要化学组分，在已测定的182处理疗温泉水样中，各理疗温泉均有检测到，含量相对较高，浓度大于25mg/L者共有137处，占总数的75.27%，由于浓度高而具有重要的理疗价值；在已测定的176处理疗温泉水样中，溶解性总固体含量在188.88～4660.80mg/L，其中，浓度大于1000mg/L的共有54处，占总数的30.68%，此浓度的溶解性总固体不仅是饮用天然矿泉水的重要矿物质成分，也是理疗温泉的重要理疗组分，具有重要的理

表5-19 界限指标

项目	要求	检验方法	备注
锂（mg/L）≥	0.2		
锶（mg/L）≥	0.20（含量在0.20～0.40mg/L时，水源水水温应在25℃以上）		
锌（mg/L）≥	0.2		
硒（mg/L）≥	0.01	GB8538-2022	应有一项或一项以上指标符合表中的规定
游离二氧化碳（mg/L）≥	250		
偏硅酸（mg/L）≥	25.0（含量在25.0～30.0mg/L时，水源水水温应在25℃以上）		
溶解性总固体（mg/L）≥	1000		

疗价值。另外，在赤水红层盆地揭露的6口工业矿泉，溶解性总固体含量极高，其含量为53940.00～79246.60mg/L。

综上，研究区理疗温泉锂、锶、锌、硒、偏硅酸、溶解性总固体不仅达到饮用天然矿泉浓度，浓度较高的锶、偏硅酸、溶解性总固体还具有重要的理疗价值，而赤水坳陷盆地油（气）田热卤水因盐度极高主要作为工业矿泉使用。

3. 限量指标

本书将已测定的水质分析成果资料与饮用天然矿泉水限量指标进行比较（附表6、附表7、附表9和表5-20），在已测定的122处理疗温泉水样中，氟化物（以 F^- 计）含量大于1.5mg/L共有72处，占总数的59.02%，其含量主要位于0.00～14.00mg/L；锰含量除赤水境内揭露的工业矿泉 DR14 相对较高（为1.84mg/L）外，其余理疗温泉含量均低于0.4mg/L，且部分低于实验室检出限。镍共检测了116处，仅有1处含量大于0.02mg/L，为0.04mg/L；锑共检测了96处，仅有2处含量大于0.005mg/L，分别为0.007mg/L 和0.07mg/L；钡共检测了113处，有6处含量大于0.7mg/L，最高为1.11mg/L；溴酸盐共检测了56处，仅有1处含量大于0.01mg/L，为0.06mg/L；硼酸盐（以 B 计）共检测了118处，有1处含量大于5mg/L，为46.77mg/L；耗氧量（以 O_2 计）共检测了120处，有9处含量大于2mg/L，最高为赤水红层盆地揭露的工业矿泉 DR14，其含量为67.09mg/L；

表5-20　限量指标

项目	要求	检验方法	备注
硒（mg/L）	0.05		
锑（mg/L）	0.005		
铜（mg/L）	1		
钡（mg/L）	0.7		
总铬（mg/L）	0.05		
锰（mg/L）	0.4		
镍（mg/L）	0.02		
银（mg/L）	0.05		
溴酸盐（mg/L）	0.01		
硼酸盐（以 B 计）（mg/L）	5	GB8538-2022	限量指标应符合表中规定
氟化物（以 F^- 计）（mg/L）	1.5		
耗氧量（以 O_2 计）（mg/L）	2		
挥发酚（以苯酚计）（mg/L）	0.002		
氰化物（以 CN^- 计）（mg/L）	0.01		
矿物油（mg/L）	0.05		
阴离子合成洗涤剂（mg/L）	0.3		
^{226}Ra 放射性（Bq/L）	1.1		
总β放射性（Bq/L）	1.5		

总 β 放射性共检测了 45 处，有 2 处含量大于 1.5Bq/L，分别为 1.64Bq/L 和 3.51Bq/L。另外，根据区内理疗温泉的水质测试成果，硒、铜、总铬、银、挥发酚（以苯酚计）、氰化物（以 CN^- 计）、矿物油、阴离子合成洗涤剂及 ^{226}Ra 放射性含量均低于饮用天然矿泉水限量指标要求，且大部分水样低于实验室检出限。

水质分析成果表明，绝大部分理疗温泉的限量指标未超过饮用天然矿泉水限量指标要求，超过限量指标者含量并不高，多在限量值附近，可见区内理疗温泉泡浴限量指标对人体健康一般没有危害。

4. 微生物限量

饮用天然矿泉水微生物限量指标包括大肠菌群、粪链球菌、铜绿假单胞菌和产气荚膜梭菌四项（表 9）。在饮用天然矿泉水中，微生物限量要求极为严格，要求在同一批次采集的 5 件样品中，微生物限量要求不得检出（表 5-21）。从区内理疗温泉水质测试结果看，大肠菌群共检测了 53 处，其中有 13 处被检测到，大肠菌群含量多在 1~6MPN/100mL，最高者为 S10，达到了 1600MPN/100mL；粪链球菌共检测了 34 处，仅有 4 处被检测到，粪链球菌含量为 1~16CFU/250mL；铜绿假单胞菌共检测了 36 处，检出者有 6 处，铜绿假单胞菌含量在 300~6000CFU/250mL；产气荚膜梭菌共检测了 34 处，仅有 2 处检测到，含量分别为 1CFU/50mL 和 13CFU/50mL。水质测试分析结果表明，区内大部分理疗温泉的微生物限量指标未超过饮用天然矿泉水微生物限量标准，而少数理疗温泉有一定的细菌含量，可能与温泉的采排过程有关。

一般而言，理疗温泉属于深层地下水，主要以天然温泉或人工地热井的形式出露，故绝大多数理疗温泉未受到人类活动的污染从而微生物限量指标不超过饮用天然矿泉水标准，但也有一些理疗温泉在开采过程中因受人类活动污染和浅层地下水的混合而微生物限量超标，须经消毒处理后方可泡浴。

表 5-21 微生物限量

项目	采样方案[a] 及限量			检验方法	备注
	n	c	m		
大肠菌群（MPN/100mL）[b]	5	0	0	GB8538 -2022	微生物限量应符合表中的规定
粪链球菌（CFU/250mL）	5	0	0		
铜绿假单胞菌（CFU/250mL）	5	0	0		
产气荚膜梭菌（CFU/50mL）	5	0	0		

a 样品的采样及处理按 GB4789.1 执行；

b 采用滤膜法时，则大肠菌群项目的单位为 CFU/100mL

总体而言，研究区除赤水沉积坳陷盆地揭露的工业矿泉呈墨绿色、半透明状态、具有强烈的 H_2S 气味，以及口感苦涩外，绝大部分理疗温泉无色透明，水色清澈而具有良好的外观，无异臭和味而清冽可口，感官指标多达到饮用天然矿泉水标准，仅少数理疗温泉因富含 H_2S 和铁等组分而具有明显臭鸡蛋气味、铁锈味等异味，低价铁氧化后会形成淡黄色、黄褐色、红色等沉淀物，经过滤处理后可进行温泉泡浴。绝大多数理疗温泉重金属、污染物限量指标和微生物限量未超过饮用天然矿泉水限量标准，重金属限量超标者多在饮用天然矿泉水限值附近，一般不影响理疗温泉泡浴，而少数理疗温泉具有一定的细菌含量，须经消毒后方可泡浴。值得注意的是，大部分理疗温泉中富含的锂、锶、偏硅酸、溶解性总固体等组分，其含量不仅达到了饮用天然矿泉水标准，浓度较高者还具有重要的理疗价值。

因此，研究区理疗温泉一般不超过饮用天然矿泉水的限量指标，可以直接泡浴，对人体健康一般没有危害，仅少部分理疗温泉因含有沉淀异物或有一定的细菌含量，须经过滤消毒处理后方可泡浴。

五、动态变化特征

在理疗温泉勘查、开采过程中，应系统监测热矿水水温、水量和水质的动态变化特征，及时掌握理疗温泉天然动态和开采动态变化规律，为理疗温泉资源的评价、规划、管理及开发利用有关的环境地质问题提供基础资料。

研究表明（张世从和陈履安，1992；韩至钧和金占省，1996；陈履安和张世从，1997），区内理疗温泉的形成过程是大气降水入渗，经深部增温，与热储围岩发生强烈的水岩反应，并沿裂隙涌出或人工开采排泄，具有补给范围广、运移途径长、循环时间久的特点。因此，研究区理疗温泉水温、水量、水压和水质一般比较稳定。

根据《贵州省遵义中部地热水资源整装勘查》、《贵州省毕节市中东部地热水资源整装勘查》及《贵州省安顺市地热水资源整装勘查》成果资料，在 2012～2015 年，贵州省地质矿产勘查开发局和贵州省有色金属和核工业地质勘查局在整装勘查区分别对典型的、具代表性的温泉和地热井进行了地热水动态长期观测，并掌握了勘查区地热水资源的动态变化特征。本文根据整装勘查成果，采用其中的 8 个观测点资料对区内理疗温泉的水温、水量和水质动态变化特征进行分析，为研究区理疗温泉的勘查、开发、规划和管理提供科学支撑。

各观测点类型、位置、观测项目详见表 5-22，就其动态变化特征分述如下。

表 5-22　研究区温泉、地热井动态长观站建设及观测点基本情况统计表

长观站类型		位置	观测项目				
			气温（℃）	水温（℃）	流量（l/s）	水位（m）	压力表（MPa）
温泉	原 S8 *	遵义市桐梓县马鬃乡小坝村楠木园温泉	√	√	√		
	原 S6 **	金沙县岩孔镇街口温泉	√	√	√		
	HW1 ***	关岭县上关镇洛哨村乐安温泉	√	√	√		
	HW2 ***	关岭县白水镇红岩村郎宫温泉	√	√	√		
地热井	DR43 *	遵义市汇川区董公寺镇水井湾（浩鑫温泉）地热井	√	√			√
	DR68 **	毕节市金沙县西洛街道办申家街地热井	√	√			√

*遵义中部地热水资源整装勘查成果；**毕节市中东部地热水资源整装勘查成果；***安顺市地热水资源整装勘查成果

（一）动态类型

根据贵州省遵义中部地区、毕节市中东部地区和安顺地区地热水资源整装勘查成果资料，研究区热矿水动态类型主要为稳定型和较稳定型。

（二）动态变化特征

从贵州省遵义中部地热水资源整装勘查、毕节市中东部地热水资源整装勘查和安顺市地热水资源整装勘查成果看，研究区理疗温泉动态长观数据显示，地热井水温、水量、水位和水质稳定，动态变幅极小，热矿水动态变化特征属于稳定型，而温泉动态变化特征根据其所处地质构造部位及出露地层层位，具有稳定型和较稳定型两种特征。其中，温泉受到浅层地下水混入影响小，水温、水量、水位和水质稳定，动态变幅极小，则此类温泉的动态变化特征属于稳定型，若温泉受到浅层地下水混入影响较大，水温和水量变化较大，二者呈负相关关系，但水质稳定，水中的主要离子浓度均在正常的变化范围内，这类温泉动态变化特征属于较稳定型。

1. 稳定型动态变化特征

以关岭县上关镇洛哨村乐安温泉（HW1）、遵义市汇川区董公寺镇水井湾（浩鑫温泉）地热井（DR43号）及毕节市金沙县西洛街道办申家街地热井（DR68）为例。

（1）关岭县上关镇洛哨村乐安温泉（HW1号）动态变化特征（图5-29）。

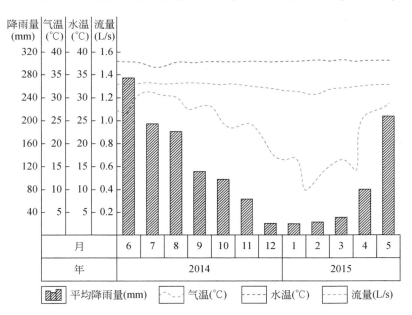

图5-29　关岭县上关镇乐安温泉（HW1）动态变化曲线图

水温：在近一个水文年中，乐安温泉水温恒定在37.8℃左右。

流量：最大流量出现在7月，流量1.332L/s，最小流量出现在2月，流量1.235L/s，最大变幅0.01L/s。

水质：丰水期理疗温泉主要离子 K^+、Na^+、Ca^{2+}、Mg^{2+}、SO_4^{2-}、HCO_3^- 离子含量分别为 1.80mg/L、4.10mg/L、62.24mg/L、25.16mg/L、45.00mg/L、220.62mg/L；枯水期理疗温泉主要离子 K^+、Na^+、Ca^{2+}、Mg^{2+}、SO_4^{2-}、HCO_3^- 离子含量分别为 2.30mg/L、2.00mg/L、76.59mg/L、28.97mg/L、57.00mg/L、281.18mg/L。丰、枯水期水质均为 $HCO_3-Ca\cdot Mg$ 型水，除 HCO_3^- 浓度个别异常外，其余离子浓度均在正常的变化范围内。

（2）遵义市汇川区董公寺镇水井湾（浩鑫温泉）DR43 号地热井动态变化特征（图5-30）。

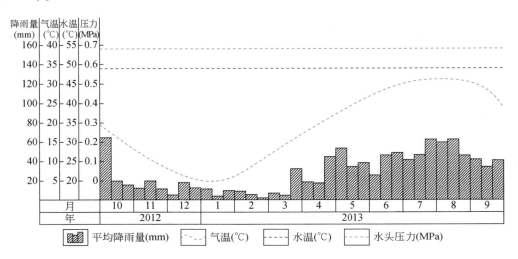

图5-30　水井湾地热井（DR43）动态变化曲线图

水温：自流水温总体稳定在 49℃，由于受气候影响其水温最大与最小值动态变幅为 0.2℃。

水压：天然自流状态下，在近一个水文年内该地热井水头压力恒定，均在 0.68MPa。

水质：丰水期理疗温泉主要离子及组分 K^+、Na^+、Ca^{2+}、Mg^{2+}、SO_4^{2-}、HCO_3^-、偏硅酸、硫化物含量分别为 3.75mg/L、26.00mg/L、31.63mg/L、9.11mg/L、35.00mg/L、172.26mg/L、10.40mg/L、0.31mg/L；枯水期理疗温泉主要离子及组分 K^+、Na^+、Ca^{2+}、Mg^{2+}、SO_4^{2-}、HCO_3^-、偏硅酸、硫化物含量分别为 2.67mg/L、21.66mg/L、33.21mg/L、9.59mg/L、33.00mg/L、165.63mg/L、11.96mg/L、0.41mg/L。丰、枯水期水质均为 $HCO_3-Ca\cdot Na$ 型水，总体上各离子浓度变幅均在正常的变化范围内。

（3）毕节市金沙县西洛街道办申家街 DR68 号地热井动态变化特征（图5-31）。

水温：一个水文年中，自流状态下总体稳定在 44℃，由于受气候影响其水温最大与最小值动态变幅为 0.6℃。

水压：天然状态下，在近一个水文年内该地热井水头压力恒定，均在 0.26MPa。

水质：丰水期理疗温泉主要离子及组分 K^+、Na^+、Ca^{2+}、Mg^{2+}、SO_4^{2-}、HCO_3^-、Cl^-、锶、偏硅酸含量分别为 15.00mg/L、115.0mg/L、44.48mg/L、22.08mg/L、100.00mg/L、387.74mg/L、41.32mg/L、3.14mg/L、16.69mg/L；枯水期理疗温泉主要离子及组分 K^+、Na^+、Ca^{2+}、Mg^{2+}、SO_4^{2-}、HCO_3^-、Cl^-、锶、偏硅酸含量分别为 19.90mg/L、144.80mg/L、69.19mg/L、

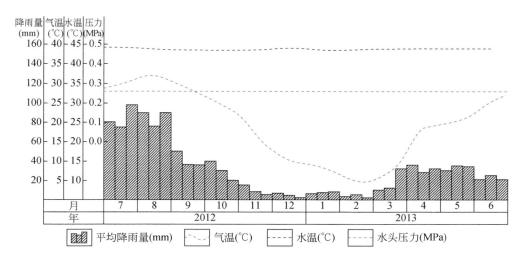

图 5-31　金沙西洛 DR68 号地热钻孔动态变化曲线图

23.47mg/L、220.00mg/L、398.60mg/L、41.32mg/L、2.34mg/L、18.20mg/L。丰、枯水期水质均为 $HCO_3 \cdot SO_4 - Na$ 型水，除 SO_4^{2-} 浓度个别异常外，总体上各主要离子浓度变幅均在正常的变化范围内。

2. 较稳定型动态变化特征

以金沙县岩孔镇街口温泉（原 S6 号）、遵义市桐梓县马鬃乡小坝村楠木园温泉（原 S8 号）及关岭县白水镇红岩村郎宫温泉（HW2 号）为例。

（1）金沙县岩孔镇街口温泉（原 S6 号）动态变化特征（图 5-32）。

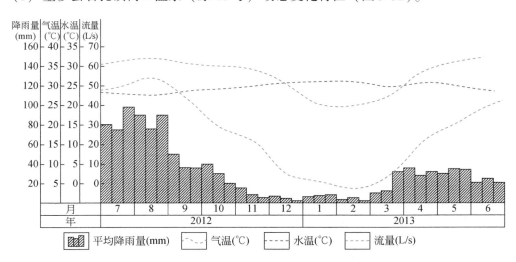

图 5-32　岩孔街口温泉（原 S6 号）动态变化曲线图

水温：一个水文年中，岩孔街口温泉最高水温和最低水温分别为 26.1℃ 和 22.5℃，动态变幅达 3.60℃，其水温变化与当月降雨量大小有一定关系。

水量：一个水文年中，岩孔街口温泉最小流量值和最大流量值分别为 40.1L/s 和 65.6L/s，动态变幅值达 25.5L/s。其流量变化与当月降雨量大小密切相关，由于降雨充沛，大气降水入渗补给并大量混合于温泉之中是造成流量变化的主要因素。

水质：丰水期理疗温泉主要离子及组分 K^+、Na^+、Ca^{2+}、Mg^{2+}、SO_4^{2-}、HCO_3^-、锶、偏硅酸、硫化物含量分别为 1.70mg/L、9.00mg/L、47.43mg/L、30.30mg/L、80.00mg/L、188.9mg/L、0.58mg/L、18.36mg/L、0.00mg/L；枯水期理疗温泉主要离子及组分 K^+、Na^+、Ca^{2+}、Mg^{2+}、SO_4^{2-}、HCO_3^-、锶、偏硅酸、硫化物含量分别为 2.30mg/L、12.90mg/L、60.13mg/L、19.48mg/L、86.00mg/L、182.30mg/L、0.32mg/L、13.00mg/L、0.06mg/L。丰、枯水期水质均为 $HCO_3 \cdot SO_4 - Ca \cdot Mg$ 型水，总体上温泉中各离子浓度变幅均在正常的变化范围内。

（2）遵义市桐梓县马鬃乡小坝村楠木园温泉（原S8号）动态变化特征（图5-33）。

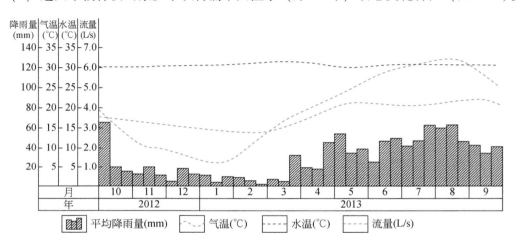

图 5-33　楠木园温泉（原S8号）动态变化曲线图

水温：一个水文年中，楠木园温泉最高水温和最低水温分别为 31.50℃ 和 30.00℃，动态变幅达 1.50℃。其水温变化与当月降雨量大小关系密切。

水量：一个水文年中，楠木园温泉最小流量值和最大流量值分别为 2.75l/s 和 4.00l/s，动态变幅值达 1.65l/s。其流量变化与当月降雨量大小密切相关，由于降雨充沛，大气降水入渗补给并大量混合于温泉之中是造成流量变化的主要因素。

水质：丰水期理疗温泉主要离子及组分 K^+、Na^+、Ca^{2+}、Mg^{2+}、SO_4^{2-}、HCO_3^-、偏硅酸、硫化物含量分别为 3.50mg/l、1.75mg/L、47.45mg/L、26.37mg/L、29.60mg/L、245.13mg/L、9.10mg/L、0.03mg/L；枯水期理疗温泉主要离子及组分 K^+、Na^+、Ca^{2+}、Mg^{2+}、SO_4^{2-}、HCO_3^-、偏硅酸、硫化物含量分别为 2.33mg/L、1.00mg/L、49.82mg/L、25.89mg/L、22.00mg/L、255.07mg/L、17.16mg/L、0.03mg/L。丰、枯水期水质均为 $HCO_3 - Ca \cdot Mg$ 型水，总体上温泉中各离子浓度变幅均在正常的变化范围内。

（3）关岭县白水镇红岩村郎宫温泉（HW2号）动态变化特征（图5-34）。

水温：一个水文年中，郎宫温泉最高水温和最低水温分别为 28.20℃ 和 26.10℃，动态变幅达 2.10℃。其水温变化与当月降雨量大小关系密切。

水量：一个水文年中，最小流量值和最大流量值分别为 1.627l/s 和 2.311l/s，动态变幅值达 0.684l/s。其流量变化与当月降雨量大小密切相关，由于降雨充沛，大气降水入渗补给从而使得浅层地下水得到有效补给，大量浅层地下水与温泉混合是造成流量变化的主要因素。

水质：丰水期理疗温泉主要离子及组分 K^+、Na^+、Ca^{2+}、Mg^{2+}、SO_4^{2-}、HCO_3^-、偏硅酸含量分别为 0.30mg/L、0.50mg/L、60.36mg/L、32.60mg/L、10.00mg/L、329.42mg/L、3.90mg/L；枯水期理疗温泉主要离子及组分 K^+、Na^+、Ca^{2+}、Mg^{2+}、SO_4^{2-}、HCO_3^-、偏硅酸含量分别为 0.70mg/L、1.10mg/L、93.07mg/L、28.47mg/L、70.00mg/L、330.62mg/L、5.56mg/L。丰、枯水期水质均为 HCO_3-$Ca \cdot Mg$ 型水，除 SO_4^{2-}、HCO_3^- 浓度异常外，温泉中各离子浓度变幅均在正常的变化范围内。

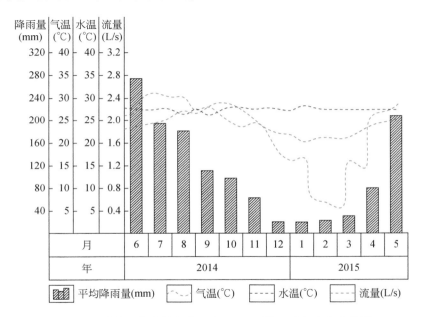

图 5-34　关岭县白水镇郎宫温泉（HW2 号）动态变化曲线图

3. 动态成因分析

1）稳定型动态成因分析

根据研究区理疗温泉地质成因和动态观测成果资料，区内理疗温泉的动态类型以稳定型为主要类型。由于研究区理疗温泉以地热井为主，属于深层地下热水，热矿水多赋存于完整的热水储集单元内，拥有厚度巨大的储层、盖层及隔水底板，在水文系统下具有补给距离远、运移途径长和循环时间久的特点，从而使得热矿水的动态特征受大气降水的多寡、季节性气温的变化影响极微，其理疗温泉水温、水量、水位稳定，水质中各种化学组分含量的变化均在正常值范围内。

2）较稳定型动态成因分析

根据动态观测成果资料，较稳定型仅分布于少数天然出露的温泉之中，其动态成因与温泉出露的地层、所处构造部位及地形地貌等条件有关。天然温泉的形成是热矿水运移过程中在遇阻水断层或江、河、溪沟等深切峡谷时受阻出露形成天然露头的温泉，故天然温泉受潜水或地表水的混入作用较强，尤其在丰水期，降雨量丰富，造成大量的冷水混合于温泉水之中，从而造成温泉水水量增大、水温降低、部分水化学指标发生变化等。如上述分析的金沙县岩孔镇街口温泉、桐梓县马鬃乡小坝村楠木园温泉和关岭县白水镇红岩村郎宫温泉，热水赋存于碳酸盐岩地层之中，受构造作用的影响，基岩破碎，裂隙发育，浅层地下水混合作用较强，尤其在丰水期，大量冷水的混入作用造成了泉水水量增大、水温降低。但从上述水质分析数据看，水质变化均在较为正常的范围内。

（陈正山）

|第六章| 理疗温泉水文地球化学演化过程

第一节 主要水化学组分水文地球化学过程

一、常量组分水文地球化学过程

（一）碳酸盐岩类热储理疗温泉常量组分水文地球化学过程

利用水化学中的主要组分及参数之间的相关性分析可以初步解读控制该水化学特征的水文地球化学过程（Chihi et al., 2015；Voutsis et al., 2015；Li et al., 2017；Liu et al., 2017；Yang et al., 2017；Qiu et al., 2018；Xiao et al., 2018；Li et al., 2019；Houria et al., 2020）。根据研究区理疗温泉水化学测试分析结果，以下内容按照化学组分不同分析了各自的来源与控制反应。

1. 溶解性总固体

理疗温泉中溶解性总固体（TDS）一般受理疗温泉各离子组分浓度的控制。图6-1 展示的是碳酸盐岩类热储层理疗温泉各主要离子与 TDS 变化的相关性散点图，可以得知，其

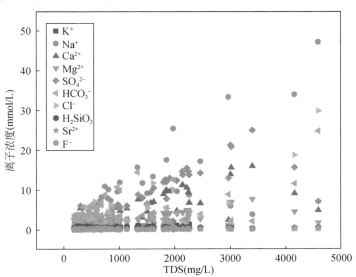

图6-1 研究区碳酸盐岩类热储层理疗温泉主要离子浓度与溶解性总固体散点图

理疗温泉水化学类型中的主要阴阳离子是控制 TDS 趋势变化的主要原因。其中，Ca^{2+}、SO_4^{2-} 离子和部分异常高的 Na^+、Cl^- 离子随 TDS 升高显著升高，相关性较好。Mg^{2+} 和 HCO_3^- 离子随 TDS 增加上升趋势缓慢，相关性一般。K^+、H_2SiO_3、Sr^{2+}、F^- 和低的 Na^+、Cl^- 离子随 TDS 增加基本保持不变，与 TDS 相关性不明显。结果表明，在碳酸盐岩类热储层理疗温泉中，Ca^{2+}、SO_4^{2-} 离子和异常高的 Na^+、Cl^- 离子对 TDS 的形成具有较大的贡献作用，是控制 TDS 变化的主要因素，其次为 Mg^{2+} 和 HCO_3^- 离子，而 K^+、H_2SiO_3、Sr^{2+}、Li^+、F^- 和低的 Na^+、Cl^- 离子对 TDS 的贡献相对较弱。

2. Ca^{2+}、Mg^{2+} 离子

水岩作用过程中，矿物与热水之间的反应平衡状态可通过各矿物的饱和指数（SI）进行判断（马瑞，2007；Tichomirowa et al., 2010；肖琼，2012；Liu et al. 2017）。PHREEQC 是专门用于水文地球化学模拟的一款软件，采用 PHREEQC 软件对区内碳酸盐岩类热储层理疗温泉矿物饱和指数进行计算（附表 10），以研究水岩作用过程中的矿物的溶解和沉淀平衡状态以及各种化学反应。矿物饱和指数（SI）的定义如下：

$$SI = \lg(IAP/KT)$$

式中，IAP 为水样中矿物反应的相关离子活度积；KT 为水样在测定温度（T）条件下矿物反应的热力学平衡常数。

当 SI>0 时，表示水岩作用过程中矿物溶解反应处于过饱和状态；SI＝0 时，表示水岩作用过程中矿物溶解反应处于平衡状态；SI<0 时，表示水岩作用过程中矿物溶解反应处于未饱和状态，矿物溶解仍在继续。

由于碳酸盐岩类热储层矿物成分以白云石和方解石为主，通过 PHREEQC 软件计算，方解石和白云石矿物饱和指数（Saturation Index，SI）基本都介于 0～1，说明两种矿物的溶解过程基本完成且达到饱和状态。碳酸盐岩含水层水化学中的 Ca^{2+}、Mg^{2+} 和 HCO_3^- 离子较多。图6-2（a）和图6-2（b）是这三种离子与方解石和白云石 SI 的散点图，由图可知，热矿水中三种离子浓度与 SI_Calcite（方解石矿物饱和指数）和 SI_Dolomite（白云石矿物饱和指数）相关性一般，但随着二者矿物饱和指数（SI）的增加，各主要离子浓度均有所增加，说明这三种离子来源仍然和白云石和方解石有关。

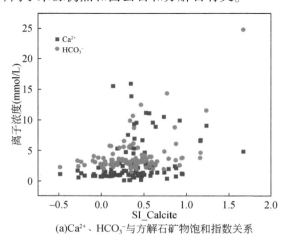

(a)Ca^{2+}、HCO_3^- 与方解石矿物饱和指数关系

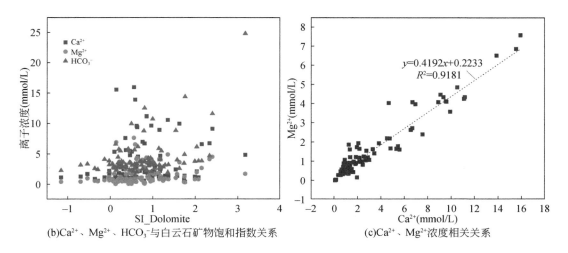

(b)Ca²⁺、Mg²⁺、HCO₃⁻与白云石矿物饱和指数关系　　　　(c)Ca²⁺、Mg²⁺浓度相关关系

图 6-2　研究区碳酸盐岩类热储层理疗温泉 Ca²⁺浓度与方解石矿物饱
和指数散点图；Ca²⁺、Mg²⁺、HCO₃⁻浓度与白云石矿物饱和指数散点图；
Ca²⁺与 Mg²⁺浓度相关性图

其中，和白云石的相关性要好于方解石，这可能是由于区内碳酸盐岩含水层岩性含有较多的白云石，这一点也可以被图 6-2（c）所证明，其 Ca²⁺和 Mg²⁺离子的相关性非常好（$R^2=0.9181$），说明白云石的溶解占据主导地位，是控制 Ca²⁺和 Mg²⁺离子的主要因素。

碳酸盐岩地层中，Ca²⁺离子不仅可来源于方解石和白云石的溶解，同时也可来自膏盐、萤石等矿物的溶解（马瑞，2007；肖琼，2012）。因此，对于 Ca²⁺离子来源，可以通过矿物溶解反应式，结合离子相关性进行判断。图 6-3（a）和图 6-3（b）展示了 HCO₃⁻和 Ca²⁺、Mg²⁺离子的摩尔浓度比值散点分布情况，如果该比值是 2，则证明风化过程主要是由方解石造成的［式（6-1）］，如果比值是 4，则证明是由白云石造成的［式（6-2）］。由图 6-3（a）可知，研究区碳酸盐岩类热储层理疗温泉水样主要分布于白云石（Dolomite）线与方解石（Calcite）线之间及其附近，说明区内碳酸盐岩含水层中两种矿物组分同时存在，XRD 和 SEM 也同样证明了这一点（图 5-4 和表 5-1）。值得注意的是，有部分水样点位于白云石线之上和方解石线之下，尤以第一、二热储层理疗温泉水样点最为显著，方解石线以下的点说明了 Ca²⁺离子的过剩，原因将在后续小节里作讨论。

$$方解石（Calcite）：CaCO_3+CO_2+H_2O=Ca^{2+}+2HCO_3^- \tag{6-1}$$

$$白云石（Dolomite）：CaMg（CO_3）_2+2CO_2+2H_2O=Ca^{2+}+Mg^{2+}+4HCO_3^- \tag{6-2}$$

3. SO₄²⁻ 离子

通常情况下，地下水中 SO₄²⁻ 离子潜在来源比较广泛，主要有来自于地层中膏盐和其他含硫酸盐沉积物的溶解，也可能来源于天然硫及硫化物的氧化（肖琼，2012；李学先，2018；李强等，2019）。根据碳酸盐岩 6 个热储层的岩相古地理特征，第一、二、六热储层以半局限至局限海台地相碳酸盐岩沉积为主，地层含有大量膏盐层，前述 XRD 和 SEM 分析结果也证明了这一点。而第三、四、五热储层以开阔海台地相、浅海台地相、台地边缘礁滩相碳酸盐岩沉积为主，半局限海台地相沉积有限，地层多缺乏膏盐的分布。因此，

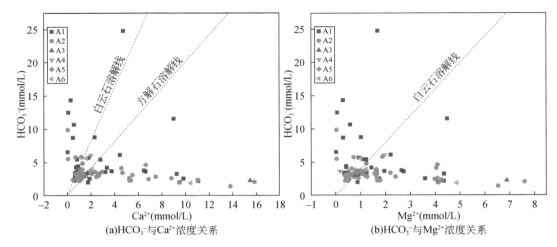

图 6-3   研究区碳酸盐岩类热储层理疗温泉 HCO_3^- 与 Ca^{2+}、Mg^{2+} 浓度散点图

A1：第一热储层理疗温泉；A2：第二热储层理疗温泉；A3：第三热储层理疗温泉；
A4：第四热储层理疗温泉；A5：第五热储层理疗温泉；A6：第六热储层理疗温泉

区内碳酸盐岩第一、二、六热储层理疗温泉 SO_4^{2-} 离子可能主要源于石膏的溶解，而第三、四、五热储层理疗温泉 SO_4^{2-} 离子可能有其他来源。

矿物饱和指数被广泛应用于验证矿物的溶解过程（Tichomirowa et al., 2010；Liu et al., 2017），通过 PHREEQC 软件对区内碳酸盐岩类热储层理疗温泉矿物饱和指数进行计算（附表 10）。石膏矿物饱和指数（SI_Gypsum）基本介于 -3.75 ~ 0.04，平均 -1.61。说明区内碳酸盐岩类热储层理疗温泉水岩反应过程中石膏处于非饱和状态，石膏溶解仍在继续。

采用相关性分析和矿物饱和指数对区内碳酸盐岩热储层理疗温泉 SO_4^{2-} 离子来源进行分析。图 6-4（a）为 SO_4^{2-} 与 Ca^{2+} 离子的散点图，从图中可以发现，二者的相关性很好（R^2 = 0.8924）。又如图 6-4（b）所示，这两个离子浓度与 SI_Gypsum 相关性也非常好（R^2 = 0.911，0.8122），说明 SO_4^{2-} 和 Ca^{2+} 离子有共同来源，且随着石膏的溶解，两个离子浓度不断增加。结合区域地质背景分析，可以推断，在碳酸盐岩第一、二、六热储层理疗温泉中，SO_4^{2-} 离子的主要来源即是石膏的风化溶解 [式（6-3）]，同时石膏的溶解也是 Ca^{2+} 离子的一个重要来源。对于碳酸盐岩第三、四、五热储层理疗温泉，SO_4^{2-} 离子可能具有多种来源，地层中其他含硫酸盐沉积物的溶解及硫化物的氧化对 SO_4^{2-} 的贡献可能占据一定的优势（韩至钧等，1996）。另外，赤水、习水地区二叠至三叠系含天然气热卤水热储层嘉陵江组和关岭组富含多层石膏，石膏的溶解是热卤水硫酸盐的主要来源。在赤水境内揭露的工业矿泉 DR14，其石膏矿物饱和指数（SI_Gypsum）为 -2.93，表明水岩反应过程中石膏处于非饱和状态，石膏溶解仍在继续。

$$石膏（Gypsum）: CaSO_4 + 2H_2O = Ca^{2+} + SO_4^{2-} + 2H_2O \tag{6-3}$$

4. Na^+、Cl^- 离子

由附表 6 可知，在碳酸盐岩类热储层理疗温泉中，S2、S4、S8、DR1、DR2、DR16、DR17、DR21、DR26、DR34、DR36、DR42、DR50、DR68、DR78、DR85 水样还存在 Na^+、

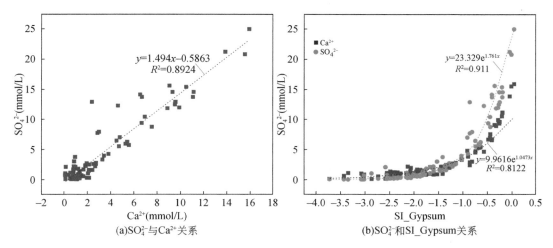

(a)SO$_4^{2-}$与Ca^{2+}关系   (b)SO$_4^{2-}$和SI_Gypsum关系

图6-4   研究区碳酸盐岩类热储层理疗温泉 SO$_4^{2-}$ 与 Ca^{2+}、SI_Gypsum 散点图

Cl$^-$离子异常高特征，并多具有与微咸水、咸水伴存的特点，这可能与地层中盐类等矿物的溶解有关。而 DR45、DR59、DR60、DR66、DR69、DR70、DR73、DR77、DR81、DR110、DR170、DR175 水样具有 Na$^+$离子浓度异常高的特点，本节重点对这一"异常"做讨论。

地下水中的 Na$^+$、K$^+$、Cl$^-$离子一般来源于盐类矿物的溶解，也可来源于铝硅酸盐岩矿物的风化溶解。如果主要阴阳离子均来自于岩层的风化溶解，则两组数据：Na+K/Cl，Ca+Mg/SO$_4$+HCO$_3$ 的毫克当量比值应该等于 1，即落在 $y=x$ 线上（Han et al.，2013；Voutsis et al.，2015；Liu et al.，2017）。如图6-5（a）和图6-5（b）所示，研究区碳酸盐岩类热储层理疗温泉水样点均落在 y=x 线附近。其中，Na+K/Cl 的毫克当量比值偏向于阳离子组合一方，大部分水样点完全落在了右下区，说明 Na$^+$离子明显偏多。Ca+Mg/SO$_4$+HCO$_3$ 的毫克当量比值主要偏向于阴离子组合一方，有部分水样点完全落在了右下区，说明这些点 Ca^{2+}或 Mg^{2+}离子明显偏少。图6-5（c）是另外一种判别方法（Liu et al.，2017），同样证明了部分水样中的主要阴阳离子差的不平衡，均表明除了风化过程外，碳酸盐岩类热储层理疗温泉在形成过程中还存在其他的反应和成因机制。

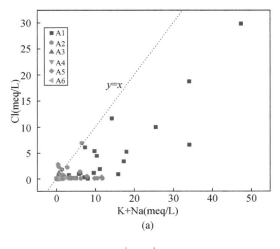

(a)

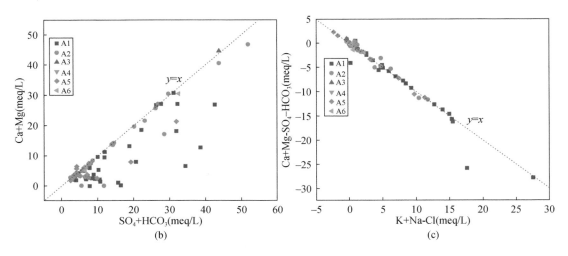

图6-5　研究区碳酸盐岩热储层理疗温泉主要阴阳离子电荷平衡图

A1：第一热储层理疗温泉；A2：第二热储层理疗温泉；A3：第三热储层理疗温泉；
A4：第四热储层理疗温泉；A5：第五热储层理疗温泉；A6：第六热储层理疗温泉

就以上结果做两种潜在可能原因的讨论。

1）受区域地质背景控制

根据图6-5几组离子的浓度比值分析，造成研究区碳酸盐岩类热储层理疗温泉 Na^+、Cl^- 离子异常的原因可能与地质背景有关。一种可能是研究区碳酸盐岩类热储层多属半局限至局限海台地相碳酸盐岩沉积，尤以第一、二热储层最为典型，在台地上相对低洼区域有利于浓缩古卤水的聚集，在强烈的蒸发作用下会形成岩盐矿，如务川、湄潭地区已施工钻孔揭露第二热储层娄山关组（$\in_{3-4}O_1l$）有 2~5m 厚的岩盐层（王津义等，2007）（图6-6）。因此，碳酸盐岩热储层中局部含岩盐层可能是造成 Na^+、Cl^- 离子异常的原因之一［式（6-4）］。另一种可能是研究区位于四川成盐盆地东南部（图6-6），在成盐盆地边缘上相对开放的理疗温泉点可能会受到岩盐矿溶解［式（6-4）］和残余古卤水混合的影响，从而造成 Na^+、Cl^- 离子异常（韩至钧等，1996；林耀庭和何金权，2003；王淑丽等，2012；龚大兴，2016；王淑丽等，2016）。由图6-6可知，区内碳酸盐岩类热储层理疗温泉 S2、S4、S8、DR1、DR2、DR21、DR42、DR68、DR78、DR85 水样点北西邻有云南威信、盐津，四川兴文、长宁、卢县、自贡、犍为，贵州赤水天然气热卤水矿田，重庆彭水、綦江、江津、永川等岩盐矿和含盐卤水层的分布（图6-6）。因此，可以推断，造成这些水样点 Na^+、Cl^- 离子含量异常高，并且水质多呈微咸水、咸水的原因可能是受氯化物溶解和残余古卤水的控制。在贵州赤水天然气热卤水矿田揭露的工业矿泉 DR14，Na^+、Cl^- 离子极高，其主要原因就是热卤水的浓缩和聚集。

$$岩盐（Halite）：NaCl = Na^+ + Cl^- \tag{6-4}$$

除此之外，DR66、DR69、DR70、DR77、DR81 水样点南东邻为黔东南变质砂岩、变质凝灰岩及凝灰质板岩等变质岩分布区，其地层岩石主要矿物成分为长石、云母、蒙脱石、绿泥石等含钠、钾的铝硅酸盐矿物（韩至钧和金占省，1996；覃永军，2015；贵州省地质调查院，2017），断层破碎带卷入这些富钠铝硅酸盐矿物的溶解可能是造成这些水样点 Na$^+$ 离子异常高的主要原因。

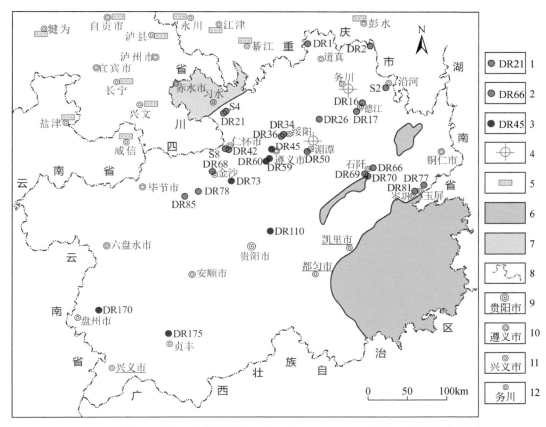

图 6-6　研究区碳酸盐岩类热储层理疗温泉 Na$^+$、Cl$^-$ 离子异常高水样点分布图

1. Na$^+$、Cl$^-$ 离子含量异常高水样点；2. 碳酸盐岩区与黔东变质岩区接触带附近，Na$^+$ 离子含量异常高水样点；
3. 碳酸盐岩区 Na$^+$ 离子含量异常高水样点；4. 热储层中揭露盐矿层的钻孔；5. 盐矿；6. 黔东变质岩分布区；
7. 贵州赤水天然气热卤水矿田分布区；8. 省界；9. 省政府驻地；10. 市政府驻地；11. 自治州政府驻地；
12. 县政府驻地

2）黏土矿物阳离子交换反应

当热储层中有黏土矿物或类黏土矿物存在时，Ca^{2+} 离子会发生阳离子交换反应（Li et al.，2016；Ren et al.，2020）。造成上述不同的水化学类型的原因还可能在于黏土矿物的存在，发生了阳离子交换吸附反应［式（6-5）］，从而使得原先存在于岩层中的 Na$^+$ 溶解到热矿水中，而部分 Ca^{2+} 被吸附到黏土矿物中去，一方面导致了 Ca^{2+} 离子与主要碳酸盐岩矿物 SI 相关性变差，另一方面导致了图 6-5 的偏向性结果。前述 XRD 和 SEM 分析结果同样表明了碳酸盐岩热储层中含有部分黏土矿物［表 5-1 和图 5-4（d）、图 5-4（1）］。但从分析结果来看，黏土矿物的含量并不高，因此这类反应相对微弱。从 Na$^+$ 离子异常高水样点分布特征看（图 6-6），DR45、DR60、DR73、DR85、DR110、DR170、DR175 水样更多可能是受黏土矿物阳离子交换反应的影响和控制。

典型黏土矿物阳离子交换吸附反应（Clay mineral）：

$$2NaX+Ca^{2+}=CaX_2+2Na^+ \qquad (6-5)$$

（二）黔东变质岩分布区带状热储理疗温泉常量组分水文地球化学过程

1. 溶解性总固体

研究区黔东变质岩分布区带状热储理疗温泉中溶解性总固体（TDS）主要受各离子组分浓度的控制。图6-7为黔东变质岩分布区理疗温泉各主要离子与TDS变化的相关性散点图。由图可知，该区理疗温泉 Na^+ 和 HCO_3^- 离子随着TDS的富集显著升高，其余的 K^+、Ca^{2+}、Mg^{2+}、SO_4^{2-}、Cl^-、H_2SiO_3、Sr^{2+}、Li^+、F^- 随TDS增加基本保持不变，与TDS相关性不明显，揭示了在黔东变质岩分布区理疗温泉中，Na^+ 和 HCO_3^- 离子对TDS贡献较大，是控制TDS变化的主要因素，而 K^+、Ca^{2+}、Mg^{2+}、SO_4^{2-}、Cl^-、H_2SiO_3、Sr^{2+}、Li^+、F^- 对TDS的贡献相对较弱。这与黔东变质岩分布区理疗温泉单一的水化学类型（HCO_3 - Na）有关，水中主要的阴阳离子为 Na^+、HCO_3^- 离子，其余离子含量均较低。

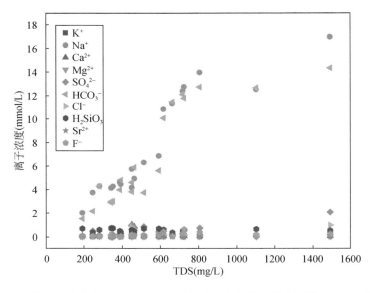

图6-7 黔东变质岩分布区理疗温泉主要离子浓度与溶解性总固体（TDS）散点图

2. 主要阴阳离子

在黔东变质岩分布区带状热储理疗温泉中，主要阴阳离子为 K^+、Na^+、Ca^{2+}、Mg^{2+}、HCO_3^-、SO_4^{2-}、Cl^-。其水化学类型为 HCO_3 - Na 型，揭示 Na^+、HCO_3^- 离子在理疗温泉中占主导地位。在热矿水水岩反应过程中，可通过 $[Na^+]$ ／ $[Ca^{2+}]$ 和 $[Mg^{2+}]$ ／ $[Ca^{2+}]$ 毫克当量比值对体系中的离子来源进行初步判断。由图6-8（a）可知，黔东变质岩分布区理疗温泉 $[Na^+]$ ／ $[Ca^{2+}]$ 比值较大且远大于1，但 $[Mg^{2+}]$ ／ $[Ca^{2+}]$ 比值总体相对较小，揭示在水岩反应过程中，含钠矿物溶解对黔东变质岩分布区理疗温泉的贡献远大于含钙、镁矿物的溶解。图6-8（b）为 $[Ca^{2+}+Mg^{2+}]$ 与 $[HCO_3^-+SO_4^{2-}]$ 散点图。一般情况下，当 $[Ca^{2+}+Mg^{2+}]$ ／ $[HCO_3^-+SO_4^{2-}]$ ＝1，其离子主要为碳酸盐岩风化溶解而来。可以看出在黔东变质岩分布区理疗温泉中 $[Ca^{2+}+Mg^{2+}]$ / $[HCO_3^-+SO_4^{2-}]$ 比值远小于 1 且在靠近 $[HCO_3^-+SO_4^{2-}]$ 一侧呈垂直分布，说明 Ca^{2+}、Mg^{2+} 与 HCO_3^-、SO_4^{2-} 离子有不同源，含钙、镁的矿物不是控制该区理疗温泉中 HCO_3^- 和 SO_4^{2-} 离子浓度的主要矿物，存在其他来源。图 6-8（c）为 $[Ca^{2+}+Mg^{2+}]$ 与 $[HCO_3^-]$ 散点图，水样点均落在 $[Ca^{2+}+Mg^{2+}]/[HCO_3^-]=1$ 的右下方 HCO_3^- 区域，且偏离幅度较大，进一步说明了碳酸盐岩矿物的溶解对黔东变质岩分布区带状热储理疗温泉的离子贡献较弱，存在其他类型矿物的溶解。

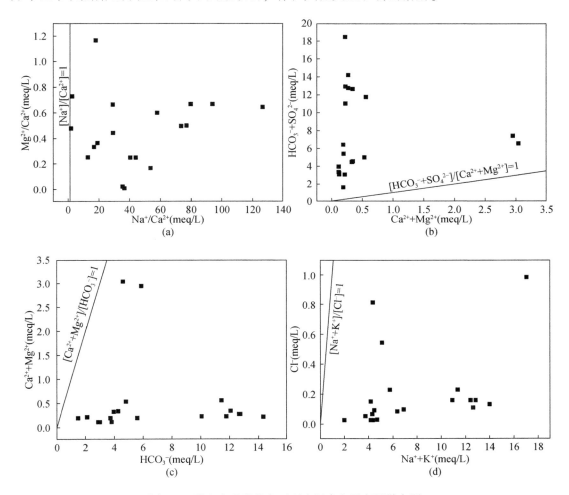

图 6-8　黔东变质岩分布区理疗温泉主要离子散点图

　　Na^+、K^+ 离子的来源一般有两种，一种为长石、云母、蒙脱石、高岭石等含钠、钾的铝硅酸盐岩矿物的风化溶解；另一种主要源于氯化物盐类的风化溶解（韩至钧等，1996）。如果 Na^+、K^+ 离子来源于氯化物盐类的溶解，则 $[Na^++K^+]/[Cl^-]=1$。由图 6-8（d）可知，黔东变质岩分布区带状热储理疗温泉水样点均落在 $[Na^++K^+]/[Cl^-]=1$ 线的右下方 Na^++K^+ 区域，且偏离幅度较大，说明 Na^+、K^+ 离子主要不是来源于氯化物盐类的风化溶解，有其他来源。

黔东变质岩分布区带状热储理疗温泉含水围岩主要为青白口系地层，岩性主要为变质砂岩、变质凝灰岩及凝灰质板岩。XRD 和 SEM 分析及前人研究成果证实了其矿物成分主要为石英（SiO_2）、长石（如 Albite：$NaAlSi_3O_8$）、云母（如白云母：$K\{Al_2[AlSi_3O_{10}](OH)_2\}$）、蒙脱石（$(Na,Ca)_{0.3}(H_2O)_n\{(Al,Mg)_2[(Si,Al)_4O_{10}](OH)_2\}$）、高岭石（$Al_4[Si_4O_{10}](OH)_4$）等含钠、钾的铝硅酸盐矿物（韩至钧等，1996；贵州省地质调查院，2017；李超等，2020）。因此，在水岩反应过程中，理疗温泉的化学组分主要受含钠、钾铝硅酸盐矿物的溶解控制。铝硅酸盐岩矿物的风化溶解反应化学方程式主要包括如下反应。

（1）石英、长石溶解反应化学方程式：

$$SiO_2（石英）+2H_2O = H_4SiO_4 \tag{6-6}$$

$$NaAlSi_3O_8（钠长石）+8H_2O = Na^+ + Al(OH)_4^- + 3H_4SiO_4 \tag{6-7}$$

$$KAlSi_3O_8（钾长石）+8H_2O = K^+ + Al(OH)_4^- + 3H_4SiO_4 \tag{6-8}$$

$$CaAl_2Si_2O_8（钙长石）+8H_2O = Ca^{2+} + 2Al(OH)_4^- + 2H_4SiO_4 \tag{6-9}$$

（2）长石反应生成的 Al^{3+} 和 H_4SiO_4 会继续反应，产生三水铝石、高岭土、钙蒙脱石等次生矿物：

$$Al^{3+} + 6H_2O = 3Al(OH)_3 \cdot 3H_2O（三水铝石）+3H^+ \tag{6-10}$$

$$Al(OH)_3.3H_2O + H_4SiO_4 = 0.5Al_2SiO_5(OH)_4（高岭石）+5.5H_2O \tag{6-11}$$

$$7Al_2Si_2O_5(OH)_4 + 8H_4SiO_4 + Ca^{2+} = 2H^+ + 23H_2O + CaAl_{14}Si_{22}O_{10}(OH)_2（钙蒙脱石） \tag{6-12}$$

（3）高岭石、钙蒙脱石、云母、伊利石溶解反应化学方程式：

$$Al_2Si_2O_5(OH)_4（高岭石）+6H^+ = H_2O + 2H_4SiO_4 + 2Al^{3+} \tag{6-13}$$

$$Ca_{0.165}Al_{2.33}Si_{3.67}O_{10}(OH)_2（钙蒙脱石）+12H_2O$$
$$= 0.165Ca^{2+} + 2.33Al(OH)_4^- + 3.67H_4SiO_4 + 2H^+ \tag{6-14}$$

$$KAl_3Si_3O_{10}(OH)_2（云母）+10H^+ = K^+ + 3Al^{3+} + 3H_4SiO_4 \tag{6-15}$$

$$K_{0.6}Mg_{0.25}Al_{2.3}Si_{3.5}O_{10}(OH)_2（伊利石）+11.2H_2O$$
$$= 0.6K^+ + 0.25Mg^{2+} + 2.3Al(OH)_4^- + 3.5H_4SiO_4 + 1.2H^+ \tag{6-16}$$

根据黔东变质岩分布区带状热储理疗温泉热储围岩矿物特征及上述反应式可知，含钠、钾铝硅酸盐矿物（长石、云母、蒙脱石、高岭石、伊利石等）的风化溶解是控制区内理疗温泉主要离子 K^+、Na^+、Ca^{2+}、Mg^{2+}、HCO_3^-、SO_4^{2-}、Cl^- 来源的主导因素。根据 XRD+SEM 分析显示，钠长石在热储围岩矿物中占主导地位，其溶解度大。PHREEQC 软件计算了钠长石的矿物饱和指数（SI_Albite）介于 $-3.08 \sim 0.56$，平均 -1.65（附表 11），说明钠长石矿物溶解反应处于非饱和状态，矿物溶解仍在继续。由图 6-9（a）和图 6-9（b）可知，Na^+ 与 HCO_3^- 有较好的相关性（$R^2 = 0.9501$），并且 Na^+ 离子随钠长石溶解逐渐富集。因此可以推断，黔东变质岩分布区理疗温泉热储围岩钠长石的溶解是控制其水化学类型（HCO_3-Na 型水）的主要因素，这与前人研究相一致（班文韬等，2018；何维和顾尚义，2018；李超等，2020）。除此之外，XRD+SEM 分析显示黔东变质岩分布区理疗温泉热储围岩中方解石、白云石含量极低，未发现石膏。因此，低浓度的 K^+、Ca^{2+}、Mg^{2+} 来源于含量相对较低的钾长石、钙长石、钙蒙脱石、萤石及云母、伊利石等的溶解，这些矿物本身含量很低或难溶，从而使得 K^+、Ca^{2+}、Mg^{2+} 含量相对较低，也或者存在其他化学反应过程导致 K^+、Ca^{2+}、Mg^{2+} 的损失（李霄等，2014）。上述研究已指出，一般情况下，地下水中 SO_4^{2-} 离子潜在来源比较广泛，除了来源于地层中膏盐的溶解外，还可能有深部来源以及地层中黄铁矿和菱铁矿等矿物的风化溶解。研究区不存在岩浆活动，热储围岩也不具备石膏来源，而 XRD+SEM 分析显示地层中含有黄铁矿，因此可以推断 SO_4^{2-} 离子主要来源于黄铁矿的溶解，反应式如下：

$$FeS_2 + H_2O + O_2 = Fe^{2+} SO_4^{2-} + H^+ \qquad (6-17)$$

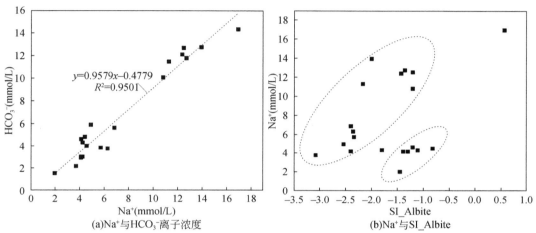

(a)Na^+ 与 HCO_3^- 离子浓度　　　　　(b)Na^+ 与 SI_Albite

图 6-9　黔东变质岩分布区理疗温泉 Na^+ 与 HCO_3^- 离子浓度散点图和 Na^+ 与 SI_Albite 散点图

二、微量组分水文地球化学过程

1. 锶（Sr^{2+}）

研究区碳酸盐岩类热储层理疗温泉普遍富含锶，锶是理疗温泉中的一重要标性元素，平均含量达到 4.38mg/L，具有潜在的理疗价值。在黔东变质岩分布区理疗温泉中，锶含量普遍较低，多在 1.00mg/L 以下，可能与该区理疗温泉热储围岩含锶矿物贫乏有关。因此，本研究仅对区内碳酸盐岩类热储层理疗温泉锶的水文地球化学过程进行分析，对黔东变质岩分布区理疗温泉锶的演化不作过多讨论。

锶以不同类型的含锶矿物赋存于碳酸盐岩热储层中，在理疗温泉中锶以 Sr^{2+} 的形式存在，Sr^{2+} 的形成与演化与碳酸盐岩类热储层理疗温泉水文地球化演化密不可分。在碳酸盐岩地层中，锶一般以天青石（$SrSO_4$）和菱锶矿（$SrCO_3$）的独立矿物存在（张保建，2011）。锶和钙同属第二主族元素，由于 Sr^{2+} 和 Ca^{2+} 的离子半径较为接近，且电荷数相等。因此，锶常与石膏（$CaSO_4$）、方解石（$CaCO_3$）、萤石（CaF_2）、文石等矿物共生，或类质同象于这些矿物之中（韩至钧等，1996）。研究区碳酸盐岩热储层受其成岩环境的影响，常常富含石膏、天青石、菱锶矿、萤石等矿物，尤以第一、二、六热储层最为突显。从前文 XRD 和 SEM 分析结果看［表 5-1 和图 5-4（j）、图 5-4（k）］，研究区碳酸盐岩热储层中含锶矿物以天青石和菱锶矿为主。其中，天青石主要与石膏共生，其分布主要受岩相古地理的影响和控制，含量相对较高，而菱锶矿分布于各碳酸盐岩地层之中，但含量相对较少。通过 PHREEQC 软件对区内碳酸盐岩类热储层理疗温泉天青石和菱锶矿的矿物饱和指数进行计算（附表 10），天青石矿物饱和指数（SI_Celesti）介于 $-4.97 \sim 0.08$，平均为 -1.45，菱锶矿矿物饱和指数（SI_Stronti）介于 $-3.21 \sim 0.55$，平均为 -0.84。结果表明绝大部分天青石和菱锶矿矿物溶解反应处于非饱和状态，矿物溶解仍在继续。图 6-10（a）和图 6-10（b）为 Sr^{2+} 与 SO_4^{2-}、SI_Celesti 相关性图，由图可知，在碳酸盐岩类热储层理疗温泉中，随着 SO_4^{2-} 浓度升高，Sr^{2+} 浓度具有一定的富集趋势，反映出二者具有一定的相关性，揭示 Sr^{2+} 可能来源于天青石的溶解，而 Sr^{2+} 与 SI_Celesti 的相关性极好（$R^2 = 0.8613$），随着天青石的溶解，Sr^{2+} 显著升高，进一步表明了碳酸盐岩热储层理疗温泉 Sr^{2+} 主要源于天青石的溶解。值得注意的是，SO_4^{2-} 与 Sr^{2+} 离子二者具有一定的相关性，但相关性不显著，其原因可能受 SO_4^{2-} 离子来源的影响。据前文所述，研究区碳酸盐岩类热储层理疗温泉 SO_4^{2-} 主要来源于石膏的溶解，天青石的贡献相对较少，尤其在碳酸盐岩第一、二、六热储层中含有大量石膏，石膏的溶解提供了大量的 SO_4^{2-} 离子，从而影响了 SO_4^{2-} 与 Sr^{2+} 的相关性。图 6-10（c）为 Sr^{2+} 与 HCO_3^- 相关性散点图，二者相关性不明显，但有一定相关性，随着 HCO_3^- 浓度的升高，Sr^{2+} 浓度有所提高，揭示 Sr^{2+} 的另一来源可能为菱锶矿的溶解，而 Sr^{2+} 与 SI_Stronti 的相关性较好（$R^2 = 0.5232$），随着菱锶矿的溶解，Sr^{2+} 浓度逐渐升高，进一步表明了 Sr^{2+} 的另外一个来源为菱锶矿的溶解［图 6-10（d）］。注意到 HCO_3^- 与 Sr^{2+} 离子相关性不明显，其原因主要是碳酸盐岩热储层理疗温泉 HCO_3^- 离子的来源以方解石和白云石的溶解为主，菱锶矿溶解贡献较小，从而影响了二者的相关性。研究区理疗温泉中锶除了来源于含锶矿物天青石和菱锶矿的溶解外，还可能来源于与之类质同象的萤石、文石、重晶石等矿物的溶解，但与之相比，天青石和菱锶矿的溶解是占绝对优势的 Sr^{2+} 的主要来源。

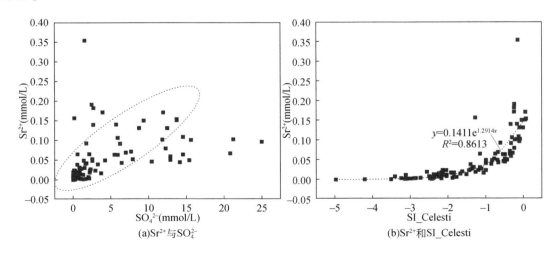

(a)Sr^{2+} 与 SO_4^{2-} (b)Sr^{2+} 和 SI_Celesti

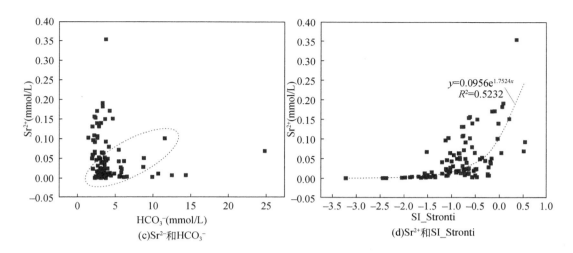

图 6-10 研究区碳酸盐岩类热储层理疗温泉水样 Sr^{2+} 与 SO_4^{2-}、SI_Celesti、HCO_3^- 和 SI_Stronti 散点图

在碳酸盐岩类热储层中，锶浓度变化与地层中含锶矿物的分布密切相关，在第一、二、六热储层中，由于热储层沉积环境以半局限至局限海台地相沉积为主，理疗温泉主要赋存于碳酸盐岩夹膏盐建造之中，而与石膏相共生的天青石（$SrSO_4$）等含锶矿物的溶解是其理疗温泉富锶的重要原因之一。由于以半局限至局限海台地相沉积为主的第一、二热储层主要分布于黔北及黔西北地区，故黔北及黔西北地区是贵州最主要富锶理疗温泉的集聚区。

另外，在赤水红层盆地揭露的工业矿泉 DR14，Sr^{2+} 含量较高，浓度达到了 111.47mg/L，其来源与热卤水围岩背景条件密切相关。在赤水沉积坳陷盆地碳酸盐岩热储中，主要赋水地层嘉陵江组和关岭组沉积环境具有开阔台地相→局限台地相→蒸发台地相组成的多个旋回，每个旋回都由石灰岩→白云岩→硬石膏组成。因此，在封存条件下，大量与石膏相共生的天青石（$SrSO_4$）等含锶矿物溶解是沉积坳陷盆地含天然气热卤水富锶的主要原因，并且锶的来源还可能与热卤水的形成、演化有关，具有古沉积海水浓缩富集的来源。

根据碳酸盐岩分布区理疗温泉热储层岩石矿物特征，含锶矿物以天青石为主，菱锶矿含量较少，而天青石主要与热储层中石膏共生，当热矿水作用于石膏层时，石膏和天青石同时溶解，二者溶解都会产生部分相同的离子，按理会产生同离子效应，石膏的溶解会抑制天青石的溶解，但二者的矿物饱和指数计算结果表明，矿物的溶解远未达到溶解饱和状态，SO_4^{2-} 离子浓度未达到发生同离子效应而抑制天青石溶解的程度。故与石膏共生的天青石矿物溶解是控制碳酸盐岩类热储层理疗温泉 Sr^{2+} 离子来源及浓度变化的主要因素，同时也是碳酸盐岩热储层理疗温泉中 SO_4^{2-} 离子的一个来源。

综上，在碳酸盐岩类热储层理疗温泉中，Sr^{2+} 离子主要来源于热储层中天青石、菱锶矿的溶解，其次为锶与之类质同象的萤石、文石、方解石等矿物的溶解。与石膏共生的天青石矿物的溶解是控制区内理疗温泉中 Sr^{2+} 浓度变化及分布规律的主导因素。

2. 偏硅酸（H_2SiO_3）

偏硅酸是研究区理疗温泉的一种重要标性元素，一般来源于含二氧化硅矿物的溶解，由于含二氧化硅矿物广泛分布于各类地层岩石之中，故偏硅酸在区内各理疗温泉中均有检测到。根据研究区各赋水地层岩石矿物特征，偏硅酸的来源一般有两种：一是来源于 SiO_2 的多型变体–石英、鳞石英、方石英、玉髓和无定形二氧化硅 SiO_2（a）等的溶解；二是来源于结晶岩类矿物和黏土类矿物含钠、钾、钙、镁的铝硅酸盐岩矿物的溶解。在碳酸盐岩类热储层理疗温泉中，热储层普遍富含肉红色、灰黑色的燧石条带和燧石团块，尤以第一、二、五热储层最为突出。从 XRD 和 SEM 分析结果看 [表 5-1 和图 5-4（h）]，碳酸盐岩各热储层中含 SiO_2 矿物多以石英为主，其化学组分 SiO_2 含量平均在 7.47%。故在碳酸盐岩类热储层理疗温泉的水岩反应过程中，石英的溶解是占绝对优势的偏硅酸的主要来源。在黔东变质岩分布区理疗温泉中，热储围岩主要为变质砂岩、变质凝灰岩及凝灰质板岩等。由前文 XRD 和 SEM 分析结果可知（表 5-2 和图 5-6），热储围岩主要矿物成分为石英和钠长石、钾长石、钙长石、云母、蒙脱石、高岭石、伊利石等铝硅酸盐岩矿物，故石英和含钠、钾的铝硅酸盐矿物的溶解是黔东变质岩分布区理疗温泉偏硅酸的主要来源。各类含二氧化硅矿物的溶解反应式如下。

石英的溶解反应为

$$SiO_2（石英）+2H_2O = H_4SiO_4（原硅酸） \qquad (6-18)$$

原硅酸脱水反应为

$$H_4SiO_4（原硅酸）= H_2O+H_2SiO_3（偏硅酸） \qquad (6-19)$$

含钠、钾的铝硅酸盐矿物的溶解（以钠长石为例）反应为

$$Na_2Al_2Si_6O_{16}（钠长石）+2H_2O+2CO_2 = 2Na^+ +2HCO_3^- +H_2Al_2Si_2O_8（高岭石）+4SiO_2$$
$$H_2Al_2Si_2O_8（高岭石）+2H_2O = Al_2O_3 \cdot 3H_2O+2SiO_2 \qquad (6-20)$$

原硅酸是一种四元弱酸，也称正硅酸，是 SiO_2 的水合物。在水岩反应过程中，随着体系中硅酸浓度的增加和其他物理化学条件的变化，正硅酸会脱水形成偏硅酸，或以二聚、三聚……多聚硅酸形式存在（韩至钧和金占省，1996；）。

本书研究采用 PHREEQC 软件对研究区理疗温泉中潜在的含 SiO_2 矿物石英、玉髓、无定形 SiO_2（a）以及铝硅酸盐岩矿物钠长石的矿物饱和指数进行计算。由附表 10 可知，在碳酸盐岩类热储层理疗温泉中，石英矿物饱和指数（SI_Quartz）为 $-0.23 \sim 0.70$，平均 0.28；玉髓矿物饱和指数（SI_Chalced）为 $-0.61 \sim 0.31$；平均 -0.08；无定形 SiO_2（a）矿物饱和指数 [SI_SiO$_2$（a）] 为 $-1.40 \sim -0.48$，平均 -0.85。结果表明碳酸盐岩类热储层理疗温泉在水岩反应过程中有少量石英和部分玉髓处于溶解未饱和状态，无定形 SiO_2（a）完全处于溶解未饱和状态，即溶解仍在继续。图 6-11（a）~图 6-11（c）为研究区理疗温泉水样中偏硅酸与 SI_Quartz、SI_Chalced、SI_SiO$_2$（a）相关性图。由图可知，在碳酸盐岩类热储层理疗温泉中，偏硅酸与 SI_Quartz、SI_Chalced、SI_SiO$_2$（a）相关性较好（$R^2 = 0.6436$；$R^2 = 0.7327$；$R^2 = 0.8154$），表明随着石英、玉髓和无定形 SiO_2（a）的溶解，偏硅酸浓度逐渐富集，得出偏硅酸来源于含 SiO_2 矿物石英、玉髓和无定形 SiO_2（a）溶解的结论。值得注意的是，相比之下，偏硅酸与 SI_Chalced、SI_SiO$_2$（a）的相关性略好于与 SI_Quartz 的相关性，这可能是多数玉髓和无定形 SiO_2（a）溶解未达到饱和状态的缘故。但从 XRD 和 SEM 分析结果看 [表 5-1 和图 5-4（h）]，碳酸盐岩类热储层含 SiO_2 矿物主要是石英。故石英的溶解是控制碳酸盐岩类热储层理疗温泉偏硅酸来源的主导因素。另外，在赤水

沉积坳陷盆地揭露的工业矿泉 DR14，偏硅酸含量为 16.20mg/L，热储层主要含 SiO$_2$ 矿物是石英，因此石英的溶解是赤水地区沉积坳陷盆地热卤水偏硅酸的主要来源。

在黔东变质岩分布区带状热储理疗温泉中，石英矿物饱和指数（SI_Quartz）为 0.11 ~ 0.51，平均 0.36；玉髓矿物饱和指数（SI_Chalced）为 −0.25 ~ 0.13，平均 −0.01；无定形 SiO$_2$（a）矿物饱和指数 [SI_SiO$_2$（a）] 为 −1.01 ~ −0.66，平均 −0.78（附表 11）。结果表明黔东变质岩分布区理疗温泉在水岩反应过程中石英完全处于过饱和状态，部分玉髓处于未饱和状态，无定形 SiO$_2$（a）完全处于溶解未饱和状态，即溶解仍在继续。由图 6-11（abc）可知，偏硅酸与 SI_Quartz、SI_Chalced、SI_SiO$_2$（a）相关性较好（$R^2 = 0.4226$；$R^2 = 0.5119$；$R^2 = 0.6066$），表明随着石英、玉髓和无定形 SiO$_2$（a）的溶解，偏硅酸浓度逐渐富集，揭示偏硅酸来源于含 SiO$_2$ 矿物石英、玉髓和无定形 SiO$_2$（a）的溶解。但从前文 XRD 和 SEM 分析结果看（表 5-2 和图 5-6），黔东变质岩分布区理疗温泉热储围岩的矿物成分主要是石英，石英含量平均高达 65.05%，是所有矿物中含量最高的一种，其化学组分平均为 69.40%，表明石英的溶解是偏硅酸的重要来源。另外，由上述含钠、钾的铝硅酸盐岩矿物的溶解反应式可知，偏硅酸的另一来源主要为钠长石、钾长石、钙长石、蒙脱石、高岭石及伊利石等铝硅酸盐岩矿物的风化溶解。据前文所述，黔东变质岩分布区理疗温泉热储围岩主要为含钠、钾的铝硅酸盐岩，其中钠长石的溶解是理疗温泉中的主要水化学组分来源，从而形成了 Na–HCO$_3$ 为主要类型的理疗温泉。由附表 11 可知，钠长石矿物饱和指数（SI_Chalced）为 −3.08 ~ 0.56，平均 −1.65，表明绝大多数钠长石也处于溶解未饱和状态，即溶解仍在继续。图 6-11（d）为偏硅酸与 SI_Albite 相关性图，二者相关性较好，随着钠长石的溶解，偏硅酸不断富集，表明含钠、钾的铝硅酸盐岩矿物的溶解是黔东变质岩分布区理疗温泉偏硅酸的又一个重要来源。由前文可知，含钠、钾的铝硅酸盐岩矿物溶解是控制黔东变质岩分布区理疗温泉主要化学组分水文地球化学过程的主导因素，尽管石英在热储围岩中含量较高，但受其溶解度的影响，在水岩反应过程中容易达到过饱和（SI_Quartz>0）状态，加之大量含钠、钾铝硅酸盐岩矿物的溶解，形成的偏硅酸向水中迁移和分配，抑制了石英的溶解（同离子效应），因此石英的溶解对黔东变质岩分布区理疗温泉中偏硅酸的来源贡献较为有限，偏硅酸主要源于含钠、钾铝硅酸盐岩矿物的溶解。

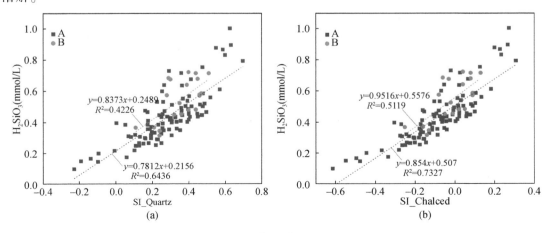

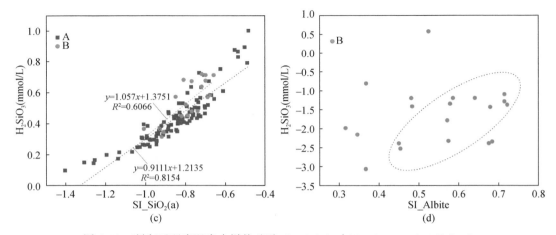

图 6-11　研究区理疗温泉水样偏硅酸（H_2SiO_3）与 SI_Quartz、SI_Chalced、

SI_SiO_2（a）及 SI_Albite 相关性图

A：碳酸盐岩类热储层理疗温泉水样；B：黔东变质岩分布区理疗温泉水样

综上，在碳酸盐岩类热储层理疗温泉中，偏硅酸（H_2SiO_3）主要来源于热储层石英矿物的溶解；在黔东变质岩分布区理疗温泉中，偏硅酸（H_2SiO_3）主要源于热储围岩含钠、钾铝硅酸盐岩矿物的溶解，其次为石英矿物溶解来源。

3. 氟（F^-）

地下热矿水中的氟离子一般来源于热储层中含氟矿物的溶解，含氟矿物主要有萤石（CaF_2）、氟磷灰石［$Ca_5(PO_4)_3F$］、氟镁石（MgF_2）、冰晶石（Na_3AlF_6）、黑云母、角闪石、电器石、黄玉等，氟以不同的矿物形态存在于各类热储围岩之中。由于氟化合物的溶解度序列为 $NaF>ZnF_2 \cdot H_2O>AlF_3>FeF_2>CuF_2>PbF_2>SrF_2>MgF_2>CaF_2$，故在研究区各类热储围岩的沉积与成岩过程中，体系中的氟必然以溶解度最小的萤石矿物共同沉积于热储层之中，因此可以推断含氟矿物在各类热储围岩中主要以萤石（CaF_2）形式存在（韩至钧和金占省，1996）。鉴于此，各类热储围岩中萤石的溶解是研究区理疗温泉中 F^- 的主要来源。其反应式如下：

$$CaF_2(萤石) = Ca^{2+} + 2F^- \tag{6-21}$$

图 6-12（a）和图 6-12（b）为 F^- 与 Ca^{2+}、SI_Fluorit 相关性图，由图可知，在碳酸盐岩类热储层理疗温泉中，随着 Ca^{2+} 浓度升高，F^- 浓度具有一定的富集趋势，反映出二者具有一定的相关性，揭示 F^- 可能来源于萤石的溶解，而 F^- 与 SI_Fluorit 的相关性较好（$R^2 = 0.9005$），随着萤石的溶解，F^- 显著升高，从而可以推断碳酸盐岩热储层理疗温泉中 F^- 主要源于萤石的溶解。注意到 Ca^{2+} 与 F^- 离子二者具有一定的相关性，但相关性不显著，其原因可能受 Ca^{2+} 离子具有多来源的影响。从图 6-12（a）还可看出，在黔东变质岩分布区理疗温泉中，Ca^{2+} 与 F^- 不具相关性，可能是由于热储围岩主要为含钠、钾的铝硅酸盐岩，理疗温泉中 Ca^{2+} 离子含量极低，体系中大量 Na^+ 离子的存在会促进 Ca^{2+} 离子发生阳离子交换反应，Ca^{2+} 离子被 Na^+ 离子置换出来，从而使得体系中 Ca^{2+} 与 F^- 不具相关性。值得注意的是，理疗温泉水样点呈垂向分布，说明 F^- 来源比较单一，可能与萤石的溶解有关。由

图6-12（b）可知，黔东变质岩分布区理疗温泉中 F⁻ 与 SI_ Fluorit 相关性较好（$R^2 =$ 0.8423），随着萤石的溶解，F⁻离子浓度逐渐富集，揭示黔东变质岩分布区理疗温泉中氟来源于地层中萤石溶解。

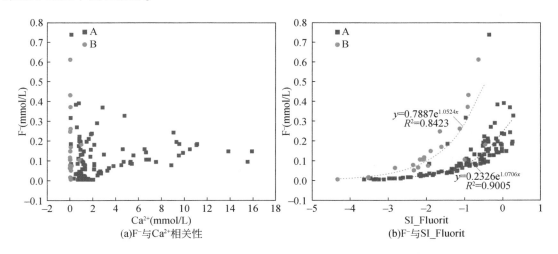

图6-12　研究区理疗温泉水样中 F⁻ 与 Ca²⁺、SI_ Fluorit 相关性图
A：碳酸盐岩类热储层理疗温泉水样；B：黔东变质岩分布区理疗温泉水样

在碳酸盐岩类热储层中，萤石常与方解石、白云石以及石膏共生，当热水作用于这些矿物时，萤石也随之溶滤形成 Ca²⁺、F⁻离子进入水体。方解石、白云石以及石膏的溶解也会使得大量的 Ca²⁺离子向水中迁移和分配，根据同离子效应，Ca²⁺离子的增加会抑制萤石（CaF_2）的溶解，但萤石和石膏的矿物饱和指数计算结果表明，二者的溶解远未达到溶解饱和，石膏乃至白云石、方解石溶解的 Ca²⁺离子浓度远未达到发生同离子效应而抑制萤石溶解的程度，萤石的溶解更达不到抑制石膏溶解的效应。相反，在一定范围内，体系中 Ca²⁺和 SO₄²⁻离子浓度达到一定程度时会对萤石的溶解起促进的盐效应作用（韩至钧和金占省，1996）。另外，当体系中存在 Na⁺离子时，Na⁺离子会与 Ca²⁺离子发生阳离子交换反应，Ca²⁺离子被 Na⁺离子置换出来，形成溶解度较高的氟化合物（NaF），从而使萤石得以快速溶解，尤其在黔东变质岩分布区理疗温泉中，大量 Na⁺离子的存在会促进萤石的溶解反应。故研究区理疗温泉 F⁻离子主要来源于萤石的溶解，而体系中的 Ca²⁺、SO₄²⁻、Na⁺离子都会对萤石的溶解起到一定的促进作用。

4. 硫化氢（H_2S）

在研究区理疗温泉采样过程中，多数理疗温泉具有浓烈的硫化氢气味，表明热矿水中有 H_2S 气体逸出。从研究区各热储层岩相古地理分布特征看，碳酸盐岩第一、二、六热储层沉积环境多以半局限—局限海台地相沉积为主，地层岩性组合特征总体表现为碳酸盐岩夹膏盐建造，水岩反应过程中，大量膏盐的溶解使得 SO₄²⁻离子向水体中迁移和富集，致使热矿水水化学类型以 SO₄- Ca 型水为主。而第三、四、五热储层沉积环境则以开阔台地相带和台盆相沉积为主，局部为半局限海台地相沉积，地层岩性组合特征总体表现为碳酸盐岩建造，热矿水水化学类型以 HCO₃·SO₄- Ca·Mg 和 HCO₃- Ca·Mg 为主。在黔东变质岩分布区，广泛分布青白口系浅变质陆源硅质碎屑和火山碎屑岩系，热储围岩不具备石膏来源，地层中硫化物矿物（如黄铁矿）的溶解是热矿水中 SO_4^{2-} 离子的主要来源。通常情况下，在封闭性较好的还原环境中，由于微生物的脱硫作用，硫酸盐会被还原为 H_2S 气体。研究区理疗温泉主要赋存于构造裂隙和碳酸盐岩热储层中，水岩作用环境多处于半开放到封闭的环境。因此，当水岩反应环境相对封闭时，水体由氧化环境向还原环境转化，在有机质的参与下，厌氧细菌脱硫作用将热矿水中的硫酸盐分解为 H_2S 气体，从而形成硫化氢温泉。由此可见，在贵州广大碳酸盐岩分布区，H_2S 组分主要来源于地层中膏盐的溶解、转化和富集，在黔东变质岩分布区 H_2S 组分则来源于硫化物矿物的溶解、转化和富集。显然，根据区内膏盐建造特征，硫化氢温泉主要赋存于第一、二、六热水储集单元之中。

5. 氡（^{222}Rn）

研究区理疗温泉均不同程度的含有氡（^{222}Rn）组分。氡（^{222}Rn）为铀系衰变的中间产物镭（^{226}Ra）衰变而来，理疗温泉中氡含量的高低在一定程度上反应了热矿水流经岩石中铀和镭含量的高低（姚在永等，1982；韩至钧等，1996）。研究区除新元古代梵净山群存在少量花岗岩侵入体外，各地质历史时期尚未发现花岗岩侵入，缺乏花岗岩放射性物源的物质基础。但在震旦系陡山沱组和寒武系牛蹄塘组地层中均不同程度地含有天然放射性铀元素等，放射性元素的衰变会造成局部地区地下热矿水中富集氡，如著名的息烽氡温泉，氡含量达到了114Bq/L，具有一定的理疗价值。

6. 偏硼酸（HBO_2）、溴（Br^-）、碘（I^-）

分布于四川克拉通沉积盆地南部边缘，位于贵州西北隅的赤水、习水地区地下热卤水普遍富含偏硼酸（HBO_2）、溴（Br^-）、碘（I^-）组分，水化学类型主要为氯化物型，且随着 Cl^- 离子浓度的富集，HBO_2、Br^-、I^- 组分浓度均呈上升趋势，可见偏硼酸（HBO_2）、溴（Br^-）、碘（I^-）组分含量与氯离子存在一定的正相关性关系，溴氯系数（$Br^- \times 1000/Cl^-$）平均为7.63，总体大于海水的溴氯系数3.4，说明区内热卤水主要来源于原生古海水，热卤水中 HBO_2、Br^-、I^- 组分主要来源于古海水的蒸发、浓缩和富集。除此之外，分布于四川盆地边缘的一些地下热矿水，含有较高的 Na^+、Cl^- 离子，如沿河县和平镇崔家村温泉（S2）和习水县桑木镇上坝村下坝地热井（DR21）的水化学类型分别为 $Cl-Na$ 和 $Cl \cdot SO_4-Na \cdot Ca$ 型，部分地热井不仅 Na^+、Cl^- 离子浓度较高，而且热矿水中富含 HBO_2，如德江烧鸡湾地热井（DR17）水化学类型为 $HCO_3 \cdot Cl-Na$ 型，HBO_2 含量为46.77mg/L，德江伟才学校地热井（DR16）水化学类型为 $SO_4 \cdot Cl-Na \cdot Ca$ 型，HBO_2 含量为16.20mg/L，这些地热井热储层多为局限蒸发台地相沉积，由此可见，造成热矿水 Na^+、Cl^- 离子异常高和富含 HBO_2 组分的原因主要是受四川成盐盆地的影响和地层中残余古卤水以及岩盐矿溶解的控制。

（陈正山）

第二节　稀土元素水文地球化学过程指示意义

稀土元素（REEs）主要包括镧系元素，由于地球化学性质较为相似且稳定性好，这一独特的性质使其被广泛运用于追索物质来源和演化过程示踪研究（Bhatia et al.，1985；Richard et al.，1990；John et al.，2007；殷晓曦等，2017）。REEs 在岩浆热液作用、风化过程以及低温水岩相互作用过程中是可溶和可迁移的（罗建美等，2007；蓝先洪等，2014；樊连杰等，2018），并受到环境中 pH 值、氧化还原条件、吸附/解吸与络合过程的影响（Wood，1990；Tang et al.，2006）。

一、REEs 分异特征指示意义

在络合过程方面，REEs 与 HCO_3^- 在进行络合反应时轻稀土元素（LREEs）主要以 $LnCO_3^+$ 形式存在，而重稀土元素（HREEs）主要以 $Ln(CO_3)_2^-$ 形式存在（郭华明等，2010；谢先军等，2012）。由于两种稀土元素络合物所带电荷性质不同，在其与含水介质的吸附作用过程中造成 LREEs 与 HREEs 的分异。在酸性热矿水中，HREEs 相对 LREEs 会优先沉淀，从而导致 HREEs 亏损而 LREEs 富集，LREE/HREE 增大（殷晓曦等，2017）。随着 pH 的增加，含水介质中矿物表面负电荷会上升（Yan et al.，2013；郑天亮等，2017），从而吸附更多的 $LnCO_3^+$ 离子使其在热矿水中含量降低，LREE/HREE 逐渐降低。碳酸盐岩类热储层理疗温泉 pH 为 6.32～8.44，平均 7.47，属酸–中性水，而黔东变质岩分布区带状热储理疗温泉 pH 为 7.60～9.14，平均 8.45，属中–碱性水。因此，碳酸盐岩热储层理疗温泉中 LREE/HREE 高于黔东变质岩分布区带状热储理疗温泉的分异特征可能受到了不同酸碱条件的影响。此外，当热矿水中出现高含量的 HCO_3^- 时，其会优先与 HREEs 形成稳定的络合物，从而导致热矿水中 HREEs 含量上升，进而 LREE/HREE 降低（Sholkocitz et al.，1994；谢先军等，2012）。本书中碳酸盐岩储层理疗温泉 HCO_3^- 为 81.95～1513.27mg/L，平均 251.52mg/L；黔东变质岩分布区理疗温泉 HCO_3^- 为 92.42～874.27mg/L，平均 409.91mg/L。因此，理疗温泉中 HCO_3^- 离子浓度也是影响碳酸盐岩热储层理疗温泉与黔东变质分布区带状热储层（即铝硅酸盐岩）理疗温泉稀土元素分异差别的原因之一。

二、Ce 异常特征及其指示意义

本书中碳酸盐岩类热储层理疗温泉以及黔东变质岩分布区带状热储理疗温泉均表现出负的 Ce 异常特征。当 pH 上升，Ce^{3+} 可在氧化条件下转变为 Ce^{4+}，Ce^{4+} 优先与金属氧化物胶体结合进入颗粒物相，或以 CeO_2 形式从水中沉淀下来，因此导致水体中呈现出 Ce 负异常特征（Koeppenkastrop et al.，1991，1993；王志山等，2019）。然而，通过将 Ce 异常值与 pH、氧化还原敏感元素（U、Mo）相关性对比可知，它们之间并不呈现出显著的相关性（图6-13）表明 pH 及环境的氧化还原性并不是造成负 Ce 异常的主要因素，Ce 负异常可能是由于对原岩或沉积物的继承造成的。

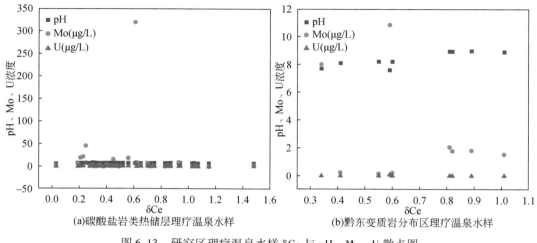

图 6-13　研究区理疗温泉水样 δCe 与 pH、Mo、U 散点图

三、Eu 异常特征及其指示意义

本书中碳酸盐岩类热储层理疗温泉以及黔东变质岩分布区带状热储理疗温泉均表现出显著的正 Eu 异常特征。在强还原环境下，Eu 是镧系元素中唯一能以 +2 价形态存在的元素（Lee et al.，2003；谢先军等，2012）。因此，强还原环境下，Eu^{2+} 会与其他 REEs 分离。通过将 Eu 异常值与氧化还原敏感元素（U、Mo）相关性对比可知，它们之间并不呈现出显著的相关性（图 6-14），表明环境的氧化还原性并不是造成 Eu 异常的主要因素。由于 Eu^{2+} 与 Sr^{2+} 化学性质相似，在还原状态下，Eu^{2+} 相对于其他稀土元素更易与 Sr^{2+} 在长石相中发生类质同象替换（Banks et al.，1999；谢先军等，2012），因此理疗温泉中正 Eu 异常可能与含水介质中长石矿物的溶解有关。

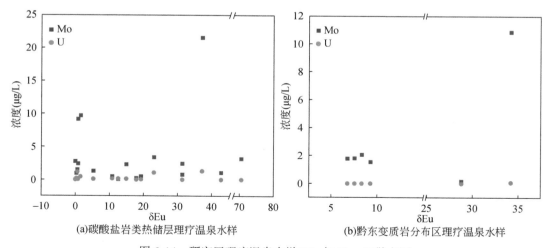

图 6-14　研究区理疗温泉水样 δEu 与 Mo、U 散点图

（陈正山）

第三节　同位素水文地球化学示踪

一、样品采集与测试

（一）样品采集

在原岩石主量、微量、稀土采样点分别采集区内理疗温泉热储层岩石样品，并选择典型理疗温泉采集水样，分别测试^{13}C、^{87}Sr/^{86}Sr、^{34}S 同位素。以地质学、水文地质学、同位素水文学等理论为基础，运用碳、锶、硫同位素技术示踪区内理疗温泉的水文地球化学演化过程。

1. 岩石样采集

岩石样品共采集了 89 组，其中绥阳雅泉（DR34）11 组、息烽温泉（S13）热储层剖面 11 组、绥阳水晶温泉附近钻孔 10 组、石阡北塔地热井（DR62）9 组、乌当乐湾国际温泉（DR118）12 组、雷山陶尧地热井（DR146）24 组，以及赤水市旺隆镇地热井（DR14）12 组。样品的采集是根据各热储层的岩性变化特征，结合出水段（或有水蚀现象岩性段）进行采集。根据采样技术要求，样品采集新鲜岩石和钻孔岩屑，每组样品不低于 500g。

2. 水样采集

水样共采集了 52 组，其中碳酸盐岩第一热储层理疗温泉 14 组、第二热储层理疗温泉 15 组、第三热储层理疗温泉 3 组、第四热储层理疗温泉 2 组、第五热储层理疗温泉 5 组、第六热储层理疗温泉 1 组，黔东变质岩分布区带状热储理疗温泉 11 组，以及赤水、习水二叠至三叠系含天然气热卤水 1 组。

根据《地热资源地质勘查规范》（GB/T 11615—2010）及《食品安全国家标准饮用天然矿泉水检验方法》（GB 8538—2016）水样采样技术要求，^{13}C、^{87}Sr/^{86}Sr、^{34}S 同位素采集量分别为 500mL，采样容器选用聚乙烯瓶，采样前将聚乙烯瓶在 10% 硝酸中浸泡 24 小时，然后用去离子水清洗 3~4 遍，晾干备用。采样时先用蒸馏水润洗采样瓶，再用原水涮洗采样瓶及瓶盖三次，用 45 μm 针头式过滤器过滤，然后将水样缓缓流入瓶中，充满至溢流，瓶内不留空间，盖好瓶盖。其中，^{13}C 样品采集时，取完样品立即加入 3~5 滴 HgCl 溶解，以抑制微生物污染；^{87}Sr/^{86}Sr 采集时，加入 1~2ml 稀盐酸酸化保护样品；^{34}S 采集加入 1~2ml 稀盐酸酸化样品，并加入 5~7 滴 HgCl 溶解，以抑制微生物污染。样品存于暗箱冷藏带回实验室测试。

（二）样品测试

岩样测试^{13}C 和^{87}Sr/^{86}Sr 同位素，水样测试^{13}C、^{87}Sr/^{86}Sr、^{34}S 同位素。在水样中，^{13}C 同位素测试了 52 件，^{87}Sr/^{86}Sr 测试了 51 件，^{34}S 同位素测试了 47 件。

样品采用 Neptune plus MC-ICP-MS 仪器测试，测试单位为北京科荟测试技术有限公司。

二、碳同位素

（一）碳同位素特征

碳有 ^{12}C 和 ^{13}C 两个稳定同位素，在地壳中的平均丰度为 98.892% 和 1.108%。在自然界中受生物作用的影响，碳同位素会发生动力分馏和同位素交换反应（陈骏和王鹤年，2004）。地下水中溶解的无机碳组成形式主要以游离 H_2CO_3、游离 CO_2、HCO_3^- 和 CO_3^{2-} 为主，来源比较复杂，主要有大气碳库、土壤碳库和碳酸盐岩碳库，除此之外还可能有地幔碳库来源。碳来源途径不同，其同位素组成特征差异明显，因此碳同位素（$\delta^{13}C$）常被用于示踪地下水水文地球化学演化过程（赵慧，2009；黄奇波，2012；孙红丽，2015）。研究表明，源于大气输入 CO_2 的 $\delta^{13}C_{CO_2}$ 值为 $-7‰$，海相石灰岩的 $\delta^{13}C$ 值接近于 0，陆相碳酸盐岩的 $\delta^{13}C$ 值在 $-2‰ \sim -10‰$，源于生物成因的 $\delta^{13}C_{CO_2}$ 值为 $-22‰ \sim -25‰$（顾慰祖等，2011）。有机物来源的 $\delta^{13}C_{CO_2}$ 值为 $-10‰ \sim -35‰$（袁建飞，2013）。来源于地幔的 $\delta^{13}C_{CO_2}$ 值为 $-4.7‰ \sim -8.0‰$（Pineau et al.，1976；Moore et al.，1977）。

（二）碳同位素分布特征及碳源分析

根据区内理疗温泉化学组分分析结果，碳酸盐岩类热储层理疗温泉水样 pH 为 6.32 ~ 8.44，黔东变质岩分布区带状热储理疗温泉水样 pH 为 7.60 ~ 9.14。理论上弱碱性环境下（pH<10）水中不会存在游离 H_2CO_3 和 CO_3^{2-}，水中的无机碳主要以 HCO_3^- 形式存在，因此本研究中理疗温泉 $\delta^{13}C_{DIC}$ 主要为 $\delta^{13}C_{HCO_3}$（以下用 $\delta^{13}C$ 表示）（袁道先等，2003）。

从各热储层理疗温泉 $\delta^{13}C$ 同位素测试分析成果看（表 6-1 和表 6-2），在碳酸盐岩类热储层理疗温泉中，水样 $\delta^{13}C$ 值为 $-14.44‰ \sim 1.22‰$，平均 $-6.62‰$，岩样 $\delta^{13}C$ 值为 $-13.75‰ \sim -7.85‰$，平均 0.13‰；在黔东变质岩分布区带状热储理疗温泉中，水样 $\delta^{13}C$ 值为 $-19.32‰ \sim -8.61‰$，平均 $-12.72‰$，岩石样 $\delta^{13}C$ 值为 $-20.29‰ \sim -1.55‰$，平均 $-12.58‰$。另外，在赤水红层盆地揭露的工业矿泉 DR14，其 $\delta^{13}C$ 值为 3.15‰，岩石样 $\delta^{13}C$ 值为 $-1.79‰ \sim 2.05‰$，平均 $-0.07‰$。测试结果表明，研究区理疗温泉 $\delta^{13}C$ 组成可能受到多个碳源以及水文地球化学综合作用的影响。值得注意的是，相比于黔东变质岩分布区带状热储理疗温泉，碳酸盐岩类热储层理疗温泉 $\delta^{13}C$ 明显偏重，这可能受水岩作用围岩背景条件的影响和控制。由于碳酸盐岩类热储层岩石样 $\delta^{13}C$ 均值分别为 0.13‰ 和 $-0.07‰$，且大部分值在 0‰徘徊，二者均与文献内容相符合（顾慰祖等，2011），属于典型的海相沉积碳酸盐岩来源，其 $\delta^{13}C$ 同位素明显偏重，这可能是造成碳酸盐岩类热储层理疗温泉 $\delta^{13}C$ 偏重的主要原因。

表 6-1 研究区理疗温泉 $\delta^{13}C_{HCO_3^-}$ 及 $\delta^{13}C_{CO_2}$ 值计算结果

理疗温泉编号	热储含水层	$\delta^{13}C_{V\text{-}PDB}‰$	$\delta^{13}C_{CO_2}$	理疗温泉编号	热储含水层	$\delta^{13}C_{V\text{-}PDB}‰$	$\delta^{13}C_{CO_2}$
DR14	$T_{1-2}j$	3.15	−2.71	DR139	$\epsilon_{3-4}O_1l\text{-}\epsilon_1t\text{-}h$	−3.99	−8.89
DR167	T_2g	−7.40	−13.01	S8	$Pt_3^{3b}\text{-}\epsilon_1dy$	−9.96	−16.14
S17	$P_2q\text{-}m$	−6.38	−13.33	S11	$Pt_3^{3b}\text{-}\epsilon_1dy$	−10.29	−17.24
DR168	$P_2q\text{-}m$	−8.48	−15.44	S13	$Pt_3^{3b}\text{-}\epsilon_1dy$	−8.25	−14.04
DR170	$P_2q\text{-}m$	−1.72	−7.03	DR1	$Pt_3^{3b}\text{-}\epsilon_1dy$	−0.46	−6.71
DR175	$P_2q\text{-}m$	−7.38	−13.84	DR16	$Pt_3^{3b}\text{-}\epsilon_1dy$	−5.15	−11.14
DR184	$P_2q\text{-}m$	1.22	−5.45	DR34	$Pt_3^{3b}\text{-}\epsilon_1dy$	−2.79	−7.92
DR156	C_2P_1m、$P_2q\text{-}m$	0.11	−5.36	DR55	$Pt_3^{3b}\text{-}\epsilon_1dy$	−0.43	−7.09
DR172	$C_2h\text{-}C_2P_1m$	−1.14	−7.59	DR81	$Pt_3^{3b}\text{-}\epsilon_1dy$	−14.44	−20.95
DR150	$D_2d\text{-}D_3gp$	−10.77	−16.89	DR83	$Pt_3^{3b}\text{-}\epsilon_1dy$、$\epsilon_2q\text{-}\epsilon_{3-4}O_1l$	−5.04	−11.34
DR164	$D_3C_1wz\text{-}C_1m$	−2.35	−9.31	DR86	$Pt_3^{3b}\text{-}\epsilon_1dy$	−4.85	−10.58
DR179	D_3r	−0.03	−5.16	DR90	$Pt_3^{3b}\text{-}\epsilon_1dy$	−12.38	−19.10
S2	$O_1t\text{-}h$	−9.25	−15.78	DR91	$Pt_3^{3b}\text{-}\epsilon_1dy$	−6.38	−12.63
S4	$\epsilon_{3-4}O_1l$	−8.25	−15.06	DR121	$Pt_3^{3b}\text{-}\epsilon_1dy$	−5.63	−10.43
S7	$O_1t\text{-}h$	−9.96	−16.14	DR124	$Pt_3^{3b}\text{-}\epsilon_1dy$、$\epsilon_{3-4}O_1l$	−10.19	−16.18
S9	$O_1t\text{-}h$	−5.91	−11.96	S14	$Pt_3^{1d}q$	−11.87	−18.19
S12	$\epsilon_2q\text{-}O_1t\text{-}h$	−5.50	−12.39	DR41	$Pt_3^{1d}q$	−12.58	−18.96
DR8	$\epsilon_{3-4}O_1l\text{-}O_1t\text{-}h$	−11.68	−17.93	DR49	$Pt_3^{1d}q$	−12.67	−19.03
DR24	$\epsilon_2q\text{-}\epsilon_{3-4}O_1l$	−11.44	−18.01	DR93	$Pt_3^{1d}q$	−9.71	−15.56
DR22	$\epsilon_2q\text{-}\epsilon_{3-4}O_1l$	−10.21	−16.74	DR105	$Pt_3^{1d}q$	−15.02	−21.03
DR28	$\epsilon_2q\text{-}\epsilon_{3-4}O_1l$	−10.10	−16.44	DR106	$Pt_3^{1d}q$	−15.42	−21.66
DR62	$\epsilon_2q\text{-}O_1t\text{-}h$	−5.77	−12.48	DR107	$Pt_3^{1d}q$	−15.16	−21.69
DR66	$\epsilon_{3-4}O_1l\text{-}O_1t\text{-}h$	−5.91	−12.64	DR112	$Pt_3^{1d}q$	−8.61	−14.93
DR69	$\epsilon_3g\text{-}O_1t\text{-}h$	−5.22	−11.57	DR128	$Pt_3^{1d}q$	−10.34	−16.13
DR118	$\epsilon_2q\text{-}\epsilon_{3-4}O_1l$	−11.97	−17.03	DR146	$Pt_3^{1d}q$	−19.32	−25.63
DR120	$\epsilon_{3-4}O_1l$	−9.13	−15.89	DR165	$Pt_3^{1d}q$	−9.24	−14.69

表 6-2　研究区理疗温泉热储层岩石样品 $\delta^{13}C_{V\text{-}PDB}$‰ 测试分析结果

样品编号	热储含水层	$\delta^{13}C_{V\text{-}PDB}$‰	样品编号	热储含水层	$\delta^{13}C_{V\text{-}PDB}$‰	样品编号	热储含水层	$\delta^{13}C_{V\text{-}PDB}$‰
Cs01	$T_{1-2}j^4$	1.56	Sq09	$\text{Є}_3 g$	0.03	Xf07	$Pt_3^{3b}\text{-}\text{Є}_1 dy$	3.97
Cs02	$T_{1-2}j^4$	0.84	Wd01	$O_1 t\text{-}h$	1.24	Xf08	$Pt_3^{3b}\text{-}\text{Є}_1 dy$	4.59
Cs03	$T_{1-2}j^3$	−0.30	Wd02	$O_1 t\text{-}h$	1.11	Xf09	$Pt_3^{3b}\text{-}\text{Є}_1 dy$	7.85
Cs04	$T_{1-2}j^3$	−0.14	Wd03	$\text{Є}_{3-4}O_1 l$	0.91	Xf10	$Pt_3^{3b}\text{-}\text{Є}_1 dy$	5.02
Cs05	$T_{1-2}j^3$	−1.76	Wd04	$\text{Є}_{3-4}O_1 l$	0.02	Xf11	$Pt_3^{3b}\text{-}\text{Є}_1 dy$	2.58
Cs06	$T_{1-2}j^3$	−1.41	Wd05	$\text{Є}_3 g\text{-}sh$	−0.14	Ls01	$Pt_3^{1d}q$	−7.65
Cs07	$T_{1-2}j^3$	−0.41	Wd06	$\text{Є}_2 q$	−0.30	Ls02	$Pt_3^{1d}q$	−7.12
Cs08	$T_{1-2}j^3$	−1.07	Wd07	$\text{Є}_2 q$	−1.31	Ls03	$Pt_3^{1d}q$	−7.01
Cs09	$T_{1-2}j^3$	1.55	Wd08	$\text{Є}_2 q$	−0.92	Ls04	$Pt_3^{1d}q$	−8.85
Cs10	$T_{1-2}j^2$	0.02	Wd09	$\text{Є}_2 q$	−1.07	Ls05	$Pt_3^{1d}q$	−13.80
Cs11	$T_{1-2}j^1$	−1.79	Wd10	$\text{Є}_2 q$	−0.87	Ls06	$Pt_3^{1d}q$	−16.10
Cs12	$P_2 m$	2.05	Wd11	$\text{Є}_2 q$	−0.37	Ls07	$Pt_3^{1d}q$	−14.20
Sj01	$O_1 t\text{-}h$	−11.22	Wd12	$\text{Є}_2 q$	−1.14	Ls08	$Pt_3^{1d}q$	−14.74
Sj02	$\text{Є}_{3-4}O_1 l$	−13.75	Sy01	$Pt_3^{3b}\text{-}\text{Є}_1 dy$	−1.99	Ls09	$Pt_3^{1d}q$	−13.29
Sj03	$\text{Є}_{3-4}O_1 l$	−0.75	Sy02	$Pt_3^{3b}\text{-}\text{Є}_1 dy$	1.67	Ls10	$Pt_3^{1d}q$	−11.52
Sj04	$\text{Є}_{3-4}O_1 l$	−1.97	Sy03	$Pt_3^{3b}\text{-}\text{Є}_1 dy$	0.35	Ls11	$Pt_3^{1d}q$	−19.27
Sj05	$\text{Є}_{3-4}O_1 l$	−1.33	Sy04	$Pt_3^{3b}\text{-}\text{Є}_1 dy$	1.42	Ls12	$Pt_3^{1d}q$	−16.32
Sj06	$\text{Є}_{3-4}O_1 l$	−1.71	Sy05	$Pt_3^{3b}\text{-}\text{Є}_1 dy$	1.48	Ls13	$Pt_3^{1d}q$	−19.86
Sj07	$\text{Є}_{3-4}O_1 l$	−0.97	Sy06	$Pt_3^{3b}\text{-}\text{Є}_1 dy$	0.95	Ls14	$Pt_3^{1d}q$	−19.52
Sj08	$\text{Є}_{3-4}O_1 l$	−0.63	Sy07	$Pt_3^{3b}\text{-}\text{Є}_1 dy$	1.66	Ls15	$Pt_3^{1d}q$	−20.29
Sj09	$\text{Є}_{3-4}O_1 l$	−2.19	Sy08	$Pt_3^{3b}\text{-}\text{Є}_1 dy$	1.74	Ls16	$Pt_3^{1d}q$	−19.71
Sj10	$\text{Є}_{3-4}O_1 l$	−2.00	Sy09	$Pt_3^{3b}\text{-}\text{Є}_1 dy$	2.03	Ls17	$Pt_3^{1d}q$	−16.75
Sq01	$O_1 t\text{-}h$	−3.37	Sy10	$Pt_3^{3b}\text{-}\text{Є}_1 dy$	1.88	Ls18	$Pt_3^{1d}q$	−10.23
Sq02	$\text{Є}_{3-4}O_1 l$	−1.05	Sy11	$Pt_3^{3b}\text{-}\text{Є}_1 dy$	−2.75	Ls19	$Pt_3^{1d}q$	−9.85
Sq03	$\text{Є}_{3-4}O_1 l$	−2.18	Xf01	$Pt_3^{3b}\text{-}\text{Є}_1 dy$	1.69	Ls20	$Pt_3^{1d}w$	−10.60
Sq04	$\text{Є}_{3-4}O_1 l$	−0.73	Xf02	$Pt_3^{3b}\text{-}\text{Є}_1 dy$	3.95	Ls21	$Pt_3^{1d}w$	−10.54
Sq05	$\text{Є}_{3-4}O_1 l$	−0.83	Xf03	$Pt_3^{3b}\text{-}\text{Є}_1 dy$	3.48	Ls22	$Pt_3^{1d}w$	−9.87
Sq06	$\text{Є}_{3-4}O_1 l$	−0.28	Xf04	$Pt_3^{3b}\text{-}\text{Є}_1 dy$	3.49	Ls23	$Pt_3^{1d}w$	−1.55
Sq07	$\text{Є}_3 g$	1.13	Xf05	$Pt_3^{3b}\text{-}\text{Є}_1 dy$	5.58	Ls24	$Pt_3^{1d}w$	−3.25
Sq08	$\text{Є}_3 g$	−1.49	Xf06	$Pt_3^{3b}\text{-}\text{Є}_1 dy$	4.13			

当达到同位素交换反应平衡时，重碳酸盐（HCO_3^-）与气相 CO_2 中的碳稳定同位素 $\delta^{13}C$ 含量与绝对温度 T 之间存在如下关系（Denies，et al.，1974）：

$$\delta^{13}C_{HCO_3^-}-\delta^{13}C_{CO_2}=-4.54+1.099\times10^6/T^2 \tag{6-22}$$

根据理疗温泉水温（T）和 $\delta^{13}C_{HCO_3^-}$ 值，计算出参与水岩反应气相 CO_2 中的碳稳定同位素 $\delta^{13}C_{CO_2}$ 值，从而判断理疗温泉中碳来源。根据 $\delta^{13}C_{CO_2}$ 计算结果（表6-1），在碳酸盐岩六个热储层理疗温泉中，参与水岩反应气相 CO_2 的 $\delta^{13}C_{CO_2}$ 值为 $-20.95‰\sim-5.16‰$，平均 $-12.82‰$；在黔东变质岩分布区带状热储层理疗温泉中，参与水岩反应气相 CO_2 的 $\delta^{13}C_{CO_2}$ 值为 $-25.65‰\sim-14.69‰$，平均 $-18.86‰$。另外，在赤水境内揭露的工业矿泉 DR14，其参与水岩反应气相 CO_2 的 $\delta^{13}C_{CO_2}$ 值为 $-2.71‰$。计算结果表明，参与水岩反应的气相 CO_2 可能有大气成因、生物成因、有机物来源及地幔成因。其中，生物成因和有机物来源可归为土壤 CO_2，主要包括土壤植物根系呼吸、微生物作用及有机质降解产生。结合区域地质条件和岩石地球化学特征，土壤 CO_2 是区内理疗温泉的一个主要碳来源，与围岩中的碳酸盐岩的溶解共同成为地下热矿水中 $\delta^{13}C$ 的主要来源。

区内理疗温泉水岩作用的主要反应式如下。

碳酸盐岩类热储层理疗温泉水岩相互作用主要反应式：

$$CaCO_3(方解石)+CO_2+H_2O=Ca^{2+}+2HCO_3^- \tag{6-23}$$

$$CaMg(CO_3)_2(白云石)+2CO_2+2H_2O=Ca^{2+}+Mg^{2+}+4HCO_3^- \tag{6-24}$$

黔东变质岩分布区带状热储理疗温泉水岩相互作用主要反应式（以钠长石为例）：

$$Na_2Al_2Si_6O_{16}(钠长石)+2H_2O+2CO_2=2Na^++2HCO_3^-+H_2Al_2Si_2O_8(高岭石)+4SiO_2 \tag{6-25}$$

综合参与水岩反应的气相 CO_2 与上述反应式，碳酸盐岩类热储层理疗温泉水岩反应主要来源于气相 CO_2 作用于碳酸盐岩，理疗温泉中 $\delta^{13}C_{HCO_3^-}$ 为气相 CO_2 与围岩碳酸盐岩共同溶解来源 [式（6-23）和式（6-24）]。一般情况下，土壤 CO_2 对地下水中 HCO_3^- 浓度的影响较小，但对水中 $\delta^{13}C$ 同位素的影响较大，碳酸盐岩的溶解不仅会增加地下水 HCO_3^- 的浓度，也会改变水中 $\delta^{13}C$ 同位素的值。由于碳源来源不同，$\delta^{13}C$ 同位素差别较大，因此可采用 $\delta^{13}C$ 同位素示踪地下水碳源的来源和演化，并指示地下水系统的地质环境（赵慧，2009）。根据以上理论，当水岩反应环境相对开放时，区内理疗温泉中 $\delta^{13}C_{HCO_3^-}$ 主要受气相 CO_2 的控制，当水岩反应环境相对封闭时，理疗温泉中 $\delta^{13}C_{HCO_3^-}$ 主要受碳酸盐岩的溶解的控制，换言之，水岩环境越封闭，水岩作用越强烈，$\delta^{13}C_{HCO_3^-}$ 越富集（赵慧，2009；孙红丽，2015）。由 [式（6-23）] 和 [式（6-24）] 可知，碳酸盐岩类热储层理疗温泉中 $\delta^{13}C_{HCO_3^-}$ 主要来源于气相 CO_2 作用于碳酸盐岩，其理疗温泉中的 $\delta^{13}C_{HCO_3^-}$ 主要受气相 CO_2 和碳酸盐岩溶解双重控制。而黔东变质岩分布区带状热储理疗温泉中 $\delta^{13}C_{HCO_3^-}$ 主要来源于气相 CO_2 作用于铝硅酸盐岩，其理疗温泉中的 $\delta^{13}C_{HCO_3^-}$ 主要来源于 CO_2 的溶解 [式（6-25）]。这就是相比于黔东变质岩分布区带状热储理疗温泉 $\delta^{13}C_{HCO_3^-}$ 组成，碳酸盐岩类热储层理疗温泉 $\delta^{13}C_{HCO_3^-}$ 明显偏重的主要原因。尤其是在赤水沉积坳陷盆地碳酸盐岩热储中，工业矿泉（DR14）$\delta^{13}C$ 值为 3.15‰，相对于隆起断裂型理疗温泉，其热卤水 $\delta^{13}C$ 明显偏重，这是因为沉积坳陷盆地型热矿水属封存型热卤水，水岩作用环境较为封闭，水岩作用强烈，从而使得其热储层碳酸盐岩的溶解对热卤水中 $\delta^{13}C$ 的贡献占据绝对优势，从而导致 $\delta^{13}C$ 值偏重。这也从另外一个角度证明了研究区碳酸盐岩类热储层理疗温泉的水岩作用过程主要为碳酸盐岩热储层的风化溶解，而黔东变质岩分布区带状热储理疗温泉的水岩作用过程主要为含钠、钾铝硅酸盐岩的风化溶解。

三、锶同位素

（一）锶同位素特征

锶属于碱土金属元素，共有 16 种同位素，大多为放射性同位素。常见的稳定同位素主要有 4 种，为 ^{84}Sr、^{86}Sr、^{87}Sr、^{88}Sr，其在地壳中的丰度分别为 0.56%、9.86%、7.02%、82.56%。在地质演化过程中，放射性 ^{87}Rb 经 β 衰变后形成 ^{87}Sr，$^{87}Sr/^{86}Sr$ 不会发生质量分馏，是地质历史演化的有效示踪剂。鉴于此，地质学中的锶同位素组成通常是指 $^{87}Sr/^{86}Sr$ 比值。由于 $^{87}Sr/^{86}Sr$ 不受同位素质量分馏影响，在地下水水岩作用过程中，不同的含水地层 Sr 含量和 $^{87}Sr/^{86}Sr$ 比值不同，水岩反应溶滤进入水体的 Sr 含量和 $^{87}Sr/^{86}Sr$ 比值存在差异，并且锶同位素分馏 $^{87}Sr/^{86}Sr$ 比值通常与它所接触的岩石和矿物的 $^{87}Sr/^{86}Sr$ 比值类似（周爱国等，2005）。因此，锶同位素组成已被广泛应用于地下水水岩作用过程示踪、判断物源及分析地下水成因等方面（Vilomet et al.，2001；马瑞，2007；Wu et al.，2009；Guo et al.，2010；肖琼，2012；袁建飞，2013；Pinti et al.，2013；孙红丽，2015；顾晓敏，2018）。全球水体中锶同位素的组成揭示了由碳酸盐岩和硅酸盐岩风化而来的 $^{87}Sr/^{86}Sr$ 比值不同（Shand et al.，2009），从而可根据 $^{87}Sr/^{86}Sr$ 比值判断水岩作用过程中溶质的来源。前人研究表明，来自于碳酸盐岩风化的 $^{87}Sr/^{86}Sr$ 比值在 0.706~0.709，平均值为 0.708，来自于硅酸盐岩风化的 $^{87}Sr/^{86}Sr$ 比值一般在 0.716~0.720，平均值为 0.718（Palmer et al.，1992；Katz et al.，1996；Galy et al.，1999）。因此，锶同位素组成是地下水水文地球化学演化过程的有效示踪剂。

（二）研究区理疗温泉及其热储层 Sr 含量与同位素特征

根据研究区理疗温泉 $^{87}Sr/^{86}Sr$ 同位素测试分析结果（表6-3、表6-4），在碳酸盐岩类热储层理疗温泉中，第一热储层理疗温泉水样 Sr 含量为 0.05~15.00mg/L，平均 3.72mg/L，$^{87}Sr/^{86}Sr$ 比值为 0.709039~0.720574，平均 0.711745；岩石样 Sr 含量为 30.23~392.44μg/g，平均 128.05μg/g，$^{87}Sr/^{86}Sr$ 比值为 0.708854~0.719905，平均 0.712335。第二热储层理疗温泉水样 Sr 含量为 0.04~16.74mg/L，平均 5.88mg/L，$^{87}Sr/^{86}Sr$ 比值为 0.708116~0.724122，平均 0.710349；岩石样 Sr 含量为 52.97~7345.76μg/g，平均 569.31μg/g，$^{87}Sr/^{86}Sr$ 比值为 0.708982~0.719108，平均 0.710716。第三热储层理疗温泉水样 Sr 含量为 0.67~5.87mg/L，平均 2.62mg/L，$^{87}Sr/^{86}Sr$ 比值为 0.707837~0.708041，平均 0.707909。第四热储层理疗温泉水样 Sr 含量为 0.12~1.69mg/L，平均 0.87mg/L，$^{87}Sr/^{86}Sr$ 同位素仅测试 2 件水样，$^{87}Sr/^{86}Sr$ 比值分别为 0.707485 和 0.707784。第五热储层理疗温泉水样 Sr 含

量为 0.14 ~ 31.02mg/L，平均 4.94mg/L，^{87}Sr/^{86}Sr 比值为 0.707427 ~ 0.708456，平均 0.707742。第六热储层理疗温泉水样 Sr 含量为 0.47 ~ 4.35mg/L，平均 3.03mg/L，^{87}Sr/^{86}Sr 同位素仅测试 1 件水样，^{87}Sr/^{86}Sr 比值为 0.70779。在黔东变质分布区带状热储理疗温泉中，水样 Sr 含量为 0.05 ~ 2.28mg/L，平均 0.42mg/L，^{87}Sr/^{86}Sr 比值为 0.710502 ~ 0.731587，平均 0.719611；岩石样 Sr 含量为 69.66 μg/g ~ 190.38 μg/g，平均 105.12 μg/g，^{87}Sr/^{86}Sr 比值为 0.724177 ~ 0.757823，平均 0.737960。另外，在赤水红层盆地揭露的工业矿泉 DR14，Sr 含量为 111.47mg/L，^{87}Sr/^{86}Sr 比值为 0.717461；岩石样 Sr 含量为 1297.60 ~ 4637.24 μg/g，平均 2136.89 μg/g，^{87}Sr/^{86}Sr 比值为 0.707992 ~ 0.709888，平均 0.708569。

表6-3 研究区理疗温泉水样^{87}Sr/^{86}Sr 比值与测试误差结果表

理疗温泉编号	热储含水层	^{87}Sr/^{86}Sr	2s	理疗温泉编号	热储含水层	^{87}Sr/^{86}Sr	2s
DR14	$T_{1-2}j$	0.717461	0.000005	DR139	$\epsilon_{3-4}O_1l\text{-}O_1t\text{-}h$	0.70927	0.000006
DR167	T_2g	0.70779	0.000005	S8	$Pt_3^{3b}\text{-}\epsilon_1dy$	0.709269	0.000005
S17	$P_2q\text{-}m$	0.708456	0.000004	S11	$Pt_3^{3b}\text{-}\epsilon_1dy$	0.711153	0.000004
DR168	$P_2q\text{-}m$	0.707734	0.000006	S13	$Pt_3^{3b}\text{-}\epsilon_1dy$	0.710649	0.000009
DR170	$P_2q\text{-}m$	0.707657	0.000005	DR16	$Pt_3^{3b}\text{-}\epsilon_1dy$	0.711916	0.000004
DR175	$P_2q\text{-}m$	0.707438	0.000005	DR34	$Pt_3^{3b}\text{-}\epsilon_1dy$	0.720574	0.000006
DR184	$P_2q\text{-}m$	0.707427	0.000006	DR55	$Pt_3^{3b}\text{-}\epsilon_1dy$	0.712833	0.000006
DR156	C_2P_1m、$P_2q\text{-}m$	0.707485	0.000005	DR81	$Pt_3^{3b}\text{-}\epsilon_1dy$	0.717894	0.000008
DR172	$C_2h\text{-}C_2P_1m$	0.707784	0.000006	DR83	$Pt_3^{3b}\text{-}\epsilon_1dy$、$\epsilon_2q\text{-}\epsilon_{3-4}O_1l$	0.709787	0.000006
DR150	$D_2d\text{-}D_3gp$	0.707849	0.000005	DR86	$Pt_3^{3b}\text{-}\epsilon_1dy$	0.710615	0.000006
DR164	$D_3C_1wz\text{-}C_1m$	0.708041	0.000006	DR90	$Pt_3^{3b}\text{-}\epsilon_1dy$	0.709415	0.000006
DR179	D_3r	0.707837	0.000005	DR91	$Pt_3^{3b}\text{-}\epsilon_1dy$	0.71036	0.000007
S2	$O_1t\text{-}h$	0.710144	0.000005	DR121	$Pt_3^{3b}\text{-}\epsilon_1dy$	0.709183	0.000007
S4	$\epsilon_{3-4}O_1l$	0.709459	0.000006	DR124	$Pt_3^{3b}\text{-}\epsilon_1dy$、$\epsilon_{3-4}O_1l$	0.709039	0.000005
S7	$O_1t\text{-}h$	0.709136	0.000005	S14	$Pt_3^{1d}q$	0.719614	0.000007
S9	$O_1t\text{-}h$	0.709881	0.000006	DR41	$Pt_3^{1d}q$	0.722097	0.000009
S12	$\epsilon_2q\text{-}O_1t\text{-}h$	0.709373	0.000006	DR49	$Pt_3^{1d}q$	0.721474	0.000007
DR8	$\epsilon_{3-4}O_1l\text{-}O_1t\text{-}h$	0.709292	0.000006	DR93	$Pt_3^{1d}q$	0.713565	0.000006
DR22	$\epsilon_2q\text{-}\epsilon_{3-4}O_1l$	0.709132	0.000006	DR105	$Pt_3^{1d}q$	0.718989	0.000018
DR24	$\epsilon_2q\text{-}\epsilon_{3-4}O_1l$	0.709227	0.000007	DR106	$Pt_3^{1d}q$	0.719008	0.000019

续表

理疗温泉编号	热储含水层	$^{87}Sr/^{86}Sr$	2s	理疗温泉编号	热储含水层	$^{87}Sr/^{86}Sr$	2s
DR28	$\epsilon_2 q$-$\epsilon_{3-4}O_1 l$	0.709311	0.000007	DR107	$Pt_3^{1d}q$	0.718942	0.000018
DR62	$\epsilon_2 q$-$O_1 t$-h	0.709192	0.000006	DR112	$Pt_3^{1d}q$	0.710502	0.000007
DR66	$\epsilon_{3-4}O_1 l$-$O_1 t$-h	0.710452	0.000006	DR128	$Pt_3^{1d}q$	0.722471	0.000008
DR69	$\epsilon_3 g$-$O_1 t$-h	0.724122	0.000007	DR146	$Pt_3^{1d}q$	0.731587	0.000013
DR118	$\epsilon_2 q$-$\epsilon_{3-4}O_1 l$	0.708116	0.000005	DR165	$Pt_3^{1d}q$	0.717477	0.000007
DR120	$\epsilon_{3-4}O_1 l$	0.709127	0.000003				

表 6-4　研究区理疗温泉热储层岩石样$^{87}Sr/^{86}Sr$比值与测试误差结果表

样品编号	热储含水层	$^{87}Sr/^{86}Sr$	2σ	样品编号	热储含水层	$^{87}Sr/^{86}Sr$	2σ	样品编号	热储含水层	$^{87}Sr/^{86}Sr$	2σ
Cs01	$T_{1-2}j^4$	0.709888	0.000007	Sq09	$\epsilon_3 g$	0.709107	0.000006	Xf07	$Pt_3^{3b}\epsilon_1 dy$	0.710453	0.000011
Cs02	$T_{1-2}j^4$	0.709523	0.000008	Wd01	$O_1 t$-h	0.717695	0.000007	Xf08	$Pt_3^{3b}\epsilon_1 dy$	0.708898	0.000010
Cs03	$T_{1-2}j^3$	0.708440	0.000007	Wd02	$O_1 t$-h	0.716592	0.000007	Xf09	$Pt_3^{3b}\epsilon_1 dy$	0.708942	0.000009
Cs04	$T_{1-2}j^3$	0.708314	0.000007	Wd03	$\epsilon_{3-4}O_1 l$	0.713604	0.000007	Xf10	$Pt_3^{3b}\epsilon_1 dy$	0.709084	0.000009
Cs05	$T_{1-2}j^3$	0.708813	0.000008	Wd04	$\epsilon_{3-4}O_1 l$	0.715318	0.000007	Xf11	$Pt_3^{3b}\epsilon_1 dy$	0.709147	0.000010
Cs06	$T_{1-2}j^3$	0.708411	0.000007	Wd05	$\epsilon_3 g$-sh	0.719108	0.000006	Ls01	$Pt_3^{1d}q$	0.724906	0.000006
Cs07	$T_{1-2}j^3$	0.708355	0.000007	Wd06	$\epsilon_2 q$	0.711965	0.000006	Ls02	$Pt_3^{1d}q$	0.726756	0.000006
Cs08	$T_{1-2}j^3$	0.708388	0.000006	Wd07	$\epsilon_2 q$	0.710108	0.000007	Ls03	$Pt_3^{1d}q$	0.724177	0.000007
Cs09	$T_{1-2}j^3$	0.708314	0.000007	Wd08	$\epsilon_2 q$	0.709999	0.000007	Ls04	$Pt_3^{1d}q$	0.726558	0.000007
Cs10	$T_{1-2}j^2$	0.708384	0.000007	Wd09	$\epsilon_2 q$	0.710419	0.000007	Ls05	$Pt_3^{1d}q$	0.726705	0.000007
Cs11	$T_{1-2}j^1$	0.708003	0.000006	Wd10	$\epsilon_2 q$	0.708982	0.000007	Ls06	$Pt_3^{1d}q$	0.734269	0.000007
Cs12	$P_2 m$	0.707992	0.000006	Wd11	$\epsilon_2 q$	0.709061	0.000008	Ls07	$Pt_3^{1d}q$	0.736683	0.000007
Sj01	$O_1 t$-h	0.709924	0.000009	Wd12	$\epsilon_2 q$	0.709040	0.000006	Ls08	$Pt_3^{1d}q$	0.742081	0.000006
Sj02	$\epsilon_{3-4}O_1 l$	0.709554	0.000009	Sy01	$Pt_3^{3b}\epsilon_1 dy$	0.714772	0.000007	Ls09	$Pt_3^{1d}q$	0.731490	0.000007
Sj03	$\epsilon_{3-4}O_1 l$	0.709159	0.000006	Sy02	$Pt_3^{3b}\epsilon_1 dy$	0.715173	0.000007	Ls10	$Pt_3^{1d}q$	0.738943	0.000006
Sj04	$\epsilon_{3-4}O_1 l$	0.709248	0.000005	Sy03	$Pt_3^{3b}\epsilon_1 dy$	0.711122	0.000006	Ls11	$Pt_3^{1d}q$	0.737981	0.000007
Sj05	$\epsilon_{3-4}O_1 l$	0.709726	0.000006	Sy04	$Pt_3^{3b}\epsilon_1 dy$	0.715452	0.000008	Ls12	$Pt_3^{1d}q$	0.736286	0.000007
Sj06	$\epsilon_{3-4}O_1 l$	0.709269	0.000006	Sy05	$Pt_3^{3b}\epsilon_1 dy$	0.715517	0.000007	Ls13	$Pt_3^{1d}q$	0.740100	0.000007
Sj07	$\epsilon_{3-4}O_1 l$	0.709166	0.000006	Sy06	$Pt_3^{3b}\epsilon_1 dy$	0.712246	0.000007	Ls14	$Pt_3^{1d}q$	0.741483	0.000008
Sj08	$\epsilon_{3-4}O_1 l$	0.709514	0.000005	Sy07	$Pt_3^{3b}\epsilon_1 dy$	0.712981	0.000007	Ls15	$Pt_3^{1d}q$	0.744440	0.000009

样品编号	热储含水层	$^{87}Sr/^{86}Sr$	2σ	样品编号	热储含水层	$^{87}Sr/^{86}Sr$	2σ	样品编号	热储含水层	$^{87}Sr/^{86}Sr$	2σ
Sj09	$\epsilon_{3-4}O_1 l$	0.709550	0.000005	Sy08	$Pt_3^{3b}\epsilon_1 dy$	0.713674	0.000007	Ls16	$Pt_3^{1d}q$	0.752323	0.000008
Sj10	$\epsilon_{3-4}O_1 l$	0.709130	0.000006	Sy09	$Pt_3^{3b}\epsilon_1 dy$	0.714783	0.000008	Ls17	$Pt_3^{1d}q$	0.757823	0.000008
Sq01	$O_1 t\text{-}h$	0.709732	0.000007	Sy10	$Pt_3^{3b}\epsilon_1 dy$	0.716724	0.000007	Ls18	$Pt_3^{1d}q$	0.734907	0.000007
Sq02	$\epsilon_{3-4}O_1 l$	0.709648	0.000007	Sy11	$Pt_3^{3b}\epsilon_1 dy$	0.719905	0.000009	Ls19	$Pt_3^{1d}q$	0.740313	0.000007
Sq03	$\epsilon_{3-4}O_1 l$	0.709577	0.000007	Xf01	$Pt_3^{3b}\epsilon_1 dy$	0.710608	0.000010	Ls20	$Pt_3^{1d}w$	0.742993	0.000009
Sq04	$\epsilon_{3-4}O_1 l$	0.709379	0.000007	Xf02	$Pt_3^{3b}\epsilon_1 dy$	0.712229	0.000011	Ls21	$Pt_3^{1d}w$	0.740813	0.000009
Sq05	$\epsilon_{3-4}O_1 l$	0.709620	0.000008	Xf03	$Pt_3^{3b}\epsilon_1 dy$	0.712079	0.000011	Ls22	$Pt_3^{1d}w$	0.748982	0.000010
Sq06	$\epsilon_{3-4}O_1 l$	0.709482	0.000007	Xf04	$Pt_3^{3b}\epsilon_1 dy$	0.709341	0.000009	Ls23	$Pt_3^{1d}w$	0.736930	0.000009
Sq07	$\epsilon_3 g$	0.709276	0.000006	Xf05	$Pt_3^{3b}\epsilon_1 dy$	0.709395	0.000005	Ls24	$Pt_3^{1d}w$	0.743106	0.000009
Sq08	$\epsilon_3 g$	0.710247	0.000006	Xf06	$Pt_3^{3b}\epsilon_1 dy$	0.708854	0.000011				

　　从分析结果看（图6-15），研究区理疗温泉 Sr 含量和$^{87}Sr/^{86}Sr$ 比值具有明显的分带性。其中，碳酸盐岩 6 个热储层理疗温泉具有较高的 Sr 含量和较低的$^{87}Sr/^{86}Sr$ 比值，而黔东变质岩分布区带状热储理疗温泉具有较低的 Sr 含量和较高的$^{87}Sr/^{86}Sr$ 比值，表明二者水岩作用分别受不同地球化学背景的影响和控制。在同一含水层中，岩样和水样 Sr 含量和$^{87}Sr/^{86}Sr$ 比值具有较高的一致性，并且岩样$^{87}Sr/^{86}Sr$ 比值明显高于水样，说明理疗温泉中锶同位素分馏受热水与热储围岩反应的控制。一般情况下，在岩石风化溶解过程中，受同位素分馏作用的影响，含水围岩的$^{87}Sr/^{86}Sr$ 比值会高于水溶液的$^{87}Sr/^{86}Sr$ 比值，这是造成同一热储层岩样$^{87}Sr/^{86}Sr$ 比值明显高于水样的主要原因。另外，在赤水沉积坳陷盆地揭露的工业矿泉 DR14，水样具有较高的锶含量和$^{87}Sr/^{86}Sr$ 比值，而岩样具有较高的锶含量和较低的$^{87}Sr/^{86}Sr$ 比值，这可能与其独特的水岩作用环境以及热卤水的演化过程有关。

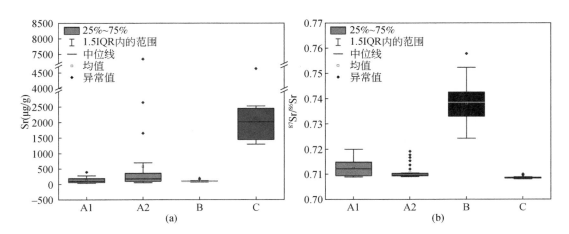

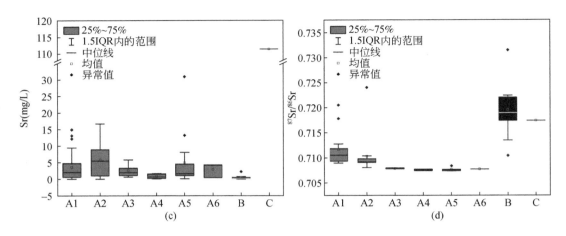

图 6-15　研究区理疗温泉热储层岩样和水样 Sr 含量和^{87}Sr/^{86}Sr 比值箱状图

A1：第一热储层理疗温泉；A2：第二热储层理疗温泉；A3：第三热储层理疗温泉；A4：第四热储层理疗温泉；
A5：第五热储层理疗温泉；A6：第六热储层理疗温泉；B：黔东变质岩分布区带状热储理疗温泉；C：赤水沉积
坳陷盆地地热卤水；a 和 b 为岩样；c 和 d 为水样

由图 6-16（a）可知，研究区理疗温泉热储层岩石样^{87}Sr/^{86}Sr 比值具有明显的分带性。其中，碳酸盐岩类热储层^{87}Sr/^{86}Sr 比值主要位于 0.708 ~ 0.720，体现了碳酸盐岩溶蚀（风化）特征。而在黔东变质岩分布区，理疗温泉热储围岩^{87}Sr/^{86}Sr 比值总体大于 0.720，体现了硅酸盐岩溶蚀（风化）特征。图 6-16（b）展示了区内理疗温泉水样^{87}Sr/^{86}Sr 比值与 1/Sr 的关系，在碳酸盐岩类热储层理疗温泉中，第一、二热储层理疗温泉水样^{87}Sr/^{86}Sr 比值略高于第三、四、五、六热储层理疗温泉水样，但总体位于碳酸风化溶解值（0.708）附近，揭示碳酸盐岩类热储层理疗温泉的水岩反应主要为碳酸盐岩的风化溶解。值得注意

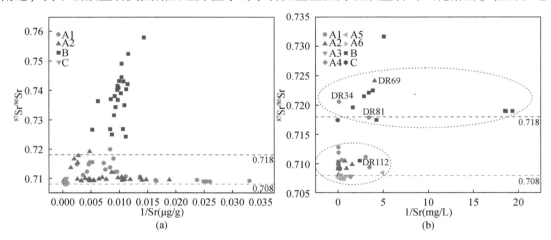

图 6-16　研究区理疗温泉岩石样和水样^{87}Sr/^{86}Sr 比值与 1/Sr 散点图

A1：第一热储层理疗温泉；A2：第二热储层理疗温泉；A3：第三热储层理疗温泉；A4：第四热储层理疗温泉；
A5：第五热储层理疗温泉；A6：第六热储层理疗温泉；B：黔东变质岩分布区带状热储理疗温泉；C：赤水沉积
坳陷盆地地热卤水；a 为岩样；b 为水样

的是，有三个水样异常点 DR34、DR69 和 DR81 的 $^{87}Sr/^{86}Sr$ 比值较高，位于硅酸盐岩风化溶解值（0.718）附近。据前文所述，这三个水样具有异常高的 Na^+ 离子浓度，水岩反应存在黏土矿物或类黏土矿物的离子交换作用，并且 DR69 和 DR81 理疗温泉位于研究区碳酸盐岩分布区与黔东变质岩分布区交接带附近，其钻孔资料显示，二者热储类型是典型的复合型热储，断裂构造卷入的含钠、钾铝硅酸盐岩参与水岩反应是造成三件水样 $^{87}Sr/^{86}Sr$ 比值异常高的主要原因。在黔东变质砂岩、变质凝灰岩（即铝硅酸盐岩）分布区理疗温泉中，水样 $^{87}Sr/^{86}Sr$ 比值大部分位于硅酸盐岩风化溶解值（0.718）附近，揭示其理疗温泉水岩作用主要受铝硅酸盐岩风化溶解的控制。其中，水样 DR112 的 $^{87}Sr/^{86}Sr$ 比值接近于碳酸盐岩风化溶解值，这可能是受其地质背景的影响和控制。由于 DR112 理疗温泉也位于碳酸盐岩分布区和铝硅酸盐岩分布区接触带附近，推测碳酸盐岩风化溶解是造成 DR112 水样 $^{87}Sr/^{86}Sr$ 比值异常的主要原因。

综上，研究区理疗温泉含水介质中 Sr 含量和 $^{87}Sr/^{86}Sr$ 比值分布特征表明了碳酸盐岩类热储层理疗温泉的水岩作用过程主要为碳酸盐岩热储层的风化溶解，而黔东变质岩分布区理疗温泉的水岩作用过程主要受含水围岩铝硅酸酸盐岩风化溶解的影响和控制。

（三）锶同位素水文地球化学演化示踪

早在 1948 年，Wickma 已证实铷很难进入碳酸盐岩晶格中，因此碳酸盐岩铷含量极低（沈渭洲，1987；马瑞，2007）。放射性铷经 β 衰变后形成 ^{87}Sr，半衰期为 48.8Ga（刘英俊等，1984）。因此，碳酸盐岩中 $^{87}Sr/^{86}Sr$ 比值普遍较低。与碳酸盐岩不同，铷的物理化学性质与 K 极为相似，以至于铷在富含长石、云母和黏土矿物（高岭石、蒙脱石、伊利石等）的铝硅酸盐岩中比较富集（Neumann and Dreiss，1995；马瑞，2007），从而使得 $^{87}Sr/^{86}Sr$ 比值在硅酸盐岩中比较高。这就是上述碳酸盐岩类热储层理疗温泉具有较高的 Sr 含量和较低的 $^{87}Sr/^{86}Sr$ 比值，而黔东变质岩分布区带状热储理疗温泉具有较低的 Sr 含量和较高的 $^{87}Sr/^{86}Sr$ 比值的主要原因。在水岩反应过程中，锶同位素分馏是伴随着放射性铷衰变而来的。因此，在热水流经的硅酸盐岩地层中，随着水岩反应程度的提高，各离子浓度增大，$^{87}Sr/^{86}Sr$ 比值富集程度就越高，相反，在热水流经的碳酸盐岩地层中，随着水岩反应程度的提高，$^{87}Sr/^{86}Sr$ 比值则越来越低。

图 6-17 为研究区理疗温泉 $^{87}Sr/^{86}Sr$ 比值与天青石矿物饱和指数（SI_Celesti）、菱锶矿矿物饱和指数（SI_Stronti）、TDS、$\delta^{18}O$ 散点图。上述章节已揭示了赋存于碳酸盐岩类热储层理疗温泉中的锶主要来源于天青石的溶解，其次为菱锶矿的溶解。由图 6-17（a）和图 6-17（b）可知，在碳酸盐岩类热储层理疗温泉中，随着水岩反应程度的提高，天青石和菱锶矿溶解反应越来越接近于平衡状态（SI=0），$^{87}Sr/^{86}Sr$ 比值随之逐渐降低，尤以第一、二热储层表现最为突出，这是因为第一、二热储层富含石膏，存在大量与石膏伴生的天青石矿物，XRD 和 SEM 测试结果也证明了这一点。因此，$^{87}Sr/^{86}Sr$ 同位素与 SI_Celesti、SI_Stronti 相关性反映了碳酸盐岩类热储层理疗温泉的水岩反应过程主要为碳酸盐岩的风化溶解，Sr 主要源于天青石的溶解，其次为菱锶矿的溶解。通常情况下，水岩反应越强烈，TDS 越富集，$\delta^{18}O$ 的"正漂移"越明显。由图 6-17（c）可知，随着 TDS 的富集，碳酸盐岩类热储层理疗温泉 $^{87}Sr/^{86}Sr$ 比值逐渐降低，而黔东变质岩分布区带状热储理疗温

泉^{87}Sr/^{86}Sr 比值越来越高。图6-17 （d） 也揭示了随着 δ^{18}O 的 "正漂移"，碳酸盐岩类热储层理疗温泉^{87}Sr/^{86}Sr 比值有微弱的降低趋势，而黔东变质岩分布区带状热储理疗温泉^{87}Sr/^{86}Sr 比值也有所提高。TDS、δ^{18}O 与^{87}Sr/^{86}Sr 同位素相关性特征表明了区内理疗温泉的水岩反应过程主要发生于热储层中，受不同地质背景的控制。基于^{87}Sr/^{86}Sr 比值与 SI_Celesti、SI_Stronti、TDS 和 δ^{18}O 的相关性，揭示了研究区碳酸盐岩类热储层理疗温泉的水岩反应过程主要为碳酸盐岩的风化溶解，而黔东变质岩分布区带状热储理疗温泉的水岩反应过程主要为铝硅酸盐岩的风化溶解，并且天青石等富锶矿物的溶解反应是造成碳酸盐岩类热储层理疗温泉富 Sr 的一个主要因素，主要体现在第一、二热储层理疗温泉中，分析与上述研究理论内容相一致。

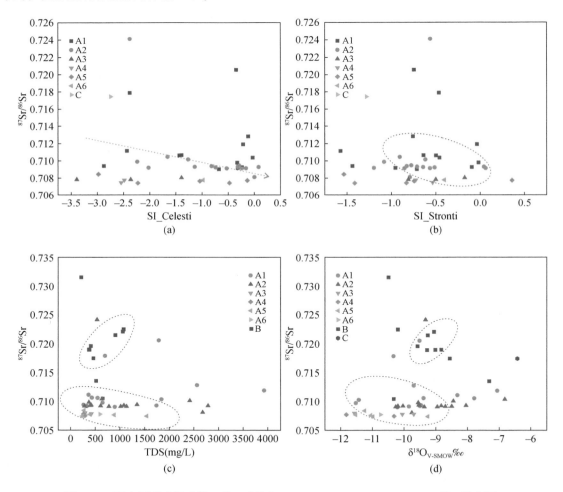

图 6-17　研究区理疗温泉^{87}Sr/^{86}Sr 比值与 SI_Celesti、SI_Stronti、TDS、δ^{18}O 散点图

A1：第一热储层理疗温泉；A2：第二热储层理疗温泉；A3：第三热储层理疗温泉；A4：第四热储层理疗温泉；A5：第五热储层理疗温泉；A6：第六热储层理疗温泉；B：黔东变质岩分布区带状热储理疗温泉；C：赤水沉积坳陷盆地热卤水

图 6-18 为 $^{87}Sr/^{86}Sr$ 比值与 Mg^{2+}/Ca^{2+}、Ca^{2+}/SO_4^{2-} 相关性图。由图可知，研究区理疗温泉 $^{87}Sr/^{86}Sr$ 同位素分布特征较好地揭示了碳酸盐岩类热储层理疗温泉的水岩反应主要发生在碳酸盐岩地层中，而黔东变质岩分布区带状热储理疗温泉的水岩反应主要发生在铝硅酸盐岩地层中，这与二者热储围岩密切相关。在碳酸盐岩含水层中，Mg^{2+}/Ca^{2+} 的比值是方解石和白云石溶解的良好指标剂，比值为 1，表示白云石溶解来源，比值接近 0 则表示方解石溶解来源（Liu et al.，2017；Liu et al.，2019）。由图 6-18（a）可知，碳酸盐岩类热储层理疗温泉大部分水样点位于 0.3 ~ 0.7（Mg^{2+}/Ca^{2+}）之间，揭示白云石和方解石的溶解共同控制了碳酸盐岩类热储层理疗温泉的水文地球化学过程。值得注意的是，碳酸盐岩各热储层水样点发生了明显的分异，其中第一、三、四、六热储层理疗温泉水样点向白云石溶解方向靠近，而第二、五热储层理疗温泉水样点向方解石溶解方向靠近，这与前者以白云岩为主，而后者以灰岩为主或不同程度地夹有石灰岩密切相关。在富含石膏的地层中，当大部分石膏溶解时，Ca^{2+}/SO_4^{2-} 比值接近 1。由图 6-18（b）可知，研究区碳酸盐岩类热储层理疗温泉大部分水样点位于 1（Ca^{2+}/SO_4^{2-} 比值）附近，而黔东变质岩分布区带状热储理疗温泉没有这一特征，表明大量石膏的溶解发生在碳酸盐岩类热储层理疗温泉的水岩反应过程中，尤以第一、二、六热储层理疗温泉最为显著，前述 XRD+SEM 也证明了这一点。

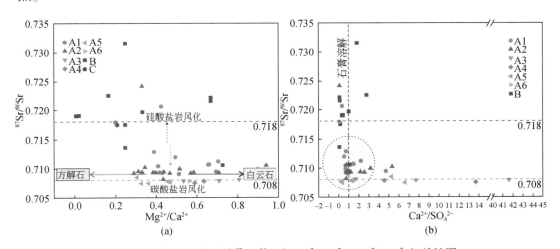

图 6-18　研究区理疗温泉 $^{87}Sr/^{86}Sr$ 与 Mg^{2+}/Ca^{2+}、Ca^{2+}/SO_4^{2-} 相关性图

A1：第一热储层理疗温泉；A2：第二热储层理疗温泉；A3：第三热储层理疗温泉；A4：第四热储层理疗温泉；
A5：第五热储层理疗温泉；A6：第六热储层理疗温泉；B：黔东变质岩分布区带状热储理疗温泉；C：赤水沉积坳陷盆地热卤水

四、硫同位素

（一）硫同位素特征

自然界中硫有 ^{32}S（95.02%）、^{33}S（0.75%）、^{34}S（4.21%）、^{36}S（0.02%）四种稳定同

位素，硫同位素（$\delta^{34}S$）组成是采用丰度较高的$^{34}S/^{32}S$进行表示。天然硫共有-2、-1、0、+4、+6多个价态，不同的氧化还原环境以不同的价态存在。在地下热矿水中硫以SO_4^{2-}、H_2S、HS^-等硫酸盐和硫化物形式存在。地下热矿水的水岩反应过程通常是发生在地下几千米的封闭环境中，伴随着氧化还原条件的变化、微生物及生物化学反应的参与，使得硫同位素发生热力学分馏和动力分馏，在这一过程中硫酸盐和硫化物中的$\delta^{34}S$也会发生同位素交换反应和重新组合，从而导致$\delta^{34}S$富集（马瑞，2007；赵慧，2009；孙红丽，2015）。因此，硫同位素（$\delta^{34}S$）被广泛用于地下热水的水文地球化学演化过程研究（马瑞，2007；赵慧，2009；肖琼，2012；孙红丽，2015；郎旭娟，2016）。硫的化学组分来源比较广泛，主要有三个方面的来源（陈骏等，2004）：①大气圈、水圈和生物圈，主要包括气溶胶中硫酸盐、气态的H_2S和SO_2、生物体合成的有机硫化合物和水体中氧化还原形成的硫酸盐和硫化物。②各类陨石地外物质来源。③各类地球岩石，主要包括火成岩、变质岩、沉积岩和化石燃料。地下热矿水中硫的化学组分主要受含水围岩的控制（马瑞，2007；肖琼，2012），也可能会受到来源于大气圈、水圈、生物圈和地幔物质的影响。通常情况下，大气中硫酸盐中$\delta^{34}S$值变化于-2‰~15‰，现代海水硫酸盐中的$\delta^{34}S$值约20‰，淡水中$\delta^{34}S$值变化于-20‰~30‰，火山硫酸盐岩中$\delta^{34}S$值处于5‰~15‰（顾慰祖等，2011）。海相蒸发岩（石膏、硬石膏）$\delta^{34}S$值为10‰~30‰（Claypool et al.，1980）。变质岩中$\delta^{34}S$值约-20‰~20‰（陈骏等，2004）。沉积硫化物（如黄铁矿、硫锰矿等）氧化$\delta^{34}S$值一般为负（Bottrell et al.，2008）。生物硫$\delta^{34}S$值以负为特征。地幔$\delta^{34}S$值为0±3‰（陕亮等，2009）。煤中总硫$\delta^{34}S$平均值为-7.52‰（洪业汤等，1992），贵州地区煤的$\delta^{34}S$平均值为-5.85‰（倪建宇和洪业汤，1999）。研究区属于内陆地区，热矿水硫组分不存在火山活动和海水硫酸盐的影响。因此，大气降水和热储层中各种含硫矿物是热矿水中硫组分的可能来源。换言之，区内理疗温泉中的硫主要来源于沉积层的溶滤作用。本次测试结果显示，区内理疗温泉中硫组分主要以SO_4^{2-}为主，硫化物含量较低，所以本研究中硫同位素为SO_4^{2-}的$\delta^{34}S$值。

（二）硫同位素分布特征及指示意义

从研究区理疗温泉$\delta^{34}S$同位素测试分析结果看（表6-5），受理疗温泉中硫酸盐含量的影响，在黔东变质岩分布区带状热储理疗温泉中，第一热储层理疗温泉有2件水样未检测出$\delta^{34}S$值，第二、三热储层理疗温泉各有1件水样未检测出$\delta^{34}S$值。在黔东变质岩分布区带状热储理疗温泉中，仅有两件水样检测出$\delta^{34}S$值。另外，在赤水红层盆地揭露的工业矿泉DR14也未检测出$\delta^{34}S$值。由于黔东变质岩分布区带状热储理疗温泉和赤水沉积坳陷盆地揭露的工业矿泉DR14硫同位素测试结果不理想，因此在结果分析中不进行过多讨论。研究区$\delta^{34}S$同位素测试结果详见表6-5。

测试数据表明，第一热储层理疗温泉水样$\delta^{34}S$值为19.26‰~36.34‰，平均30.96‰；第二热储层理疗温泉水样$\delta^{34}S$值为0.24‰~39.74‰，平均29.78‰；第三热储层理疗温泉两件水样$\delta^{34}S$分别为-4.03‰和2.08‰；第四热储层理疗温泉两件水样$\delta^{34}S$值分别为9.05‰和5.14‰；第五热储层理疗温泉三件水样$\delta^{34}S$值分别为-2.07‰、6.80‰和38.04‰；第六热储层理疗温泉仅有一件水样，$\delta^{34}S$值为22.05‰；黔东变质岩分布区带状热储理疗温泉两件水样 $\delta^{34}S$ 值分别为 21.64‰ 和 31.03‰。

表 6-5 研究区理疗温泉水样 $\delta^{34}S$ 值测试结果

理疗温泉编号	热储含水层	$\delta^{34}S_{CDT}$‰	理疗温泉编号	热储含水层	$\delta^{34}S_{CDT}$‰	理疗温泉编号	热储含水层	$\delta^{34}S_{CDT}$‰
DR14	$T_{1-2}j$	/	DR22	ϵ_2q-$\epsilon_{3-4}O_1l$	35.16	DR81	Pt_3^{3b}-ϵ_1dy	/
DR167	T_2g	22.05	DR24	ϵ_2q-$\epsilon_{3-4}O_1l$	33.23	DR83	Pt_3^{3b}-ϵ_1dy、ϵ_2q-$\epsilon_{3-4}O_1l$	33.58
S17	P_2q-m	6.8	DR28	ϵ_2q-$\epsilon_{3-4}O_1l$	33.87	DR86	Pt_3^{3b}-ϵ_1dy	25.41
DR170	P_2q-m	38.04	DR62	ϵ_2q-O_1t-h	0.24	DR90	Pt_3^{3b}-ϵ_1dy	/
DR184	P_2q-m	−2.07	DR66	$\epsilon_{3-4}O_1l$-O_1t-h	16.19	DR91	Pt_3^{3b}-ϵ_1dy	33.02
DR156	C_2P_1m、P_2q-m	5.14	DR69	ϵ_3g-O_1t-h	/	DR124	Pt_3^{3b}-ϵ_1dy、$\epsilon_{3-4}O_1l$	36.34
DR172	C_2h-C_2P_1m	9.05	DR118	ϵ_2q-$\epsilon_{3-4}O_1l$	39.74	S14	$Pt_3^{1d}q$	21.64
DR150	D_2d-D_3gp	−0.43	DR120	$\epsilon_{3-4}O_1l$	37.04	DR41	$Pt_3^{1d}q$	/
DR164	D_3C_1wz-C_1m	2.08	DR139	$\epsilon_{3-4}O_1l$-O_1t-h	39.6	DR49	$Pt_3^{1d}q$	/
DR179	D_3r	/	S8	Pt_3^{3b}-ϵ_1dy	33.76	DR105	$Pt_3^{1d}q$	/
S2	O_1t-h	32.74	S11	Pt_3^{3b}-ϵ_1dy	19.26	DR106	$Pt_3^{1d}q$	/
S4	$\epsilon_{3-4}O_1l$	38.08	S13	Pt_3^{3b}-ϵ_1dy	27.52	DR107	$Pt_3^{1d}q$	/
S7	O_1t-h	32.38	DR1	Pt_3^{3b}-ϵ_1dy	33.98	DR112	$Pt_3^{1d}q$	31.03
S9	O_1t-h	20.11	DR16	Pt_3^{3b}-ϵ_1dy	31.82	DR128	$Pt_3^{1d}q$	/
S12	ϵ_2q-O_1t-h	29.08	DR34	Pt_3^{3b}-ϵ_1dy	35.98	DR146	$Pt_3^{1d}q$	/
DR8	$\epsilon_{3-4}O_1l$-O_1t-h	29.44	DR55	Pt_3^{3b}-ϵ_1dy	29.92			

注："/" 表示未检测出 $\delta^{34}S_{CDT}$‰

将研究区理疗温泉水样 $\delta^{34}S$ 同位素投于 $\delta^{34}S$ 与 $1/SO_4^{2-}$ 关系图上（图6-19），由图可知，碳酸盐岩第一、二、六热储层理疗温泉水样除了 DR62（$\delta^{34}S=0.24$‰）偏低外，其余水样均落在海相蒸发岩石膏、硬石膏溶解 $\delta^{34}S$ 值范围内，显示其硫酸盐来源于海相蒸发岩石膏、硬石膏的溶解，来源比较单一。据前文所述，由于第一、二、六热储层主要为半局限至局限海台地相沉积，理疗温泉主要赋存于碳酸盐岩夹膏盐建造之中，石膏的溶解是其理疗温泉中硫酸盐的主要来源。值得注意的是，碳酸盐岩第三、四、五热储层水样除了 DR170（$\delta^{34}S=38.04$‰）偏高外，其余水样 $\delta^{34}S$ 值均较低，为 −2.07‰ ～ 9.05‰，显示其硫酸盐有多种来源。由于碳酸盐岩第三、四、五热储层以开阔海台地相、浅海台地相、台地边缘礁滩相沉积为主，地层中缺乏膏盐的分布，结合研究区地质背景及水样中硫同位素 $\delta^{34}S$ 值的变化特征，其理疗温泉中硫酸盐的主要来源应为热储层中可溶性硫酸盐和硫化物溶解来源。除此之外，注意到黔东变质岩分布区带状热储理疗温泉两件水样点 $\delta^{34}S$ 值位于变质岩 $\delta^{34}S$ 值附近，这与该区理疗温泉热储围岩为变质砂岩、变质凝灰岩及凝灰质板岩等密切相关。

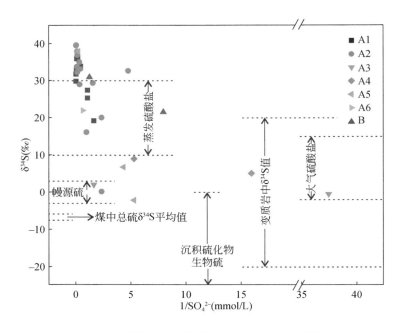

图 6-19 研究区理疗温泉 $\delta^{34}S$ 与 $1/SO_4^{2-}$ 关系图

A1：第一热储层理疗温泉；A2：第二热储层理疗温泉；A3：第三热储层理疗温泉；A4：第四热储层理疗温泉；
A5：第五热储层理疗温泉；A6：第六热储层理疗温泉；B：黔东变质岩分布区带状热储理疗温泉

有研究显示，寒武系和震旦系石膏硫同位素偏正（唐俊林等，2020）。注意到碳酸盐岩第一、二、六热储层理疗温泉中有大量水样 $\delta^{34}S$ 值偏重，这可能是蒸发膏盐层在形成过程中以及后期参与的水岩相互作用发生了 ^{34}S 富集。碳酸盐岩第一、二、六热储层在晚震旦世—寒武纪纽芬兰世、寒武纪都匀晚期和台江—牛车河期、三叠纪巢湖（奥伦）期—关刀（安尼）早期沉积环境主要以半局限–局限海台地相沉积为主，强烈的蒸发作用使得大量膏盐层形成，与此同时，在有机质的参与下，厌氧细菌脱硫作用将水中的硫酸盐分解为 H_2S 和 CO_2，硫同位素发生动力分馏，形成的 H_2S 的 ^{34}S 较为富集（马瑞，2007；赵慧，2009；肖琼，2012；孙红丽，2019），有利于膏盐层 ^{34}S 的富集和偏重。研究区大部分 $\delta^{34}S$ 值偏重的水样点主要位于半局限～局限海台地相区，揭示了膏盐层的 ^{34}S 富集是热矿水中 ^{34}S 富集的主要原因之一。厌氧细菌脱硫（有机质参与）反应式如下（肖琼，2012）：

$$CaSO_4 + CH_4 = CaCO_3 + H_2S + H_2O \tag{6-26}$$

（CH_4 代表有机化合物）

$$CaSO_4 + 2C + 2H_2O = Ca(HCO_3)_2 + H_2S \tag{6-27}$$

$$2Ca(HCO)_3 = 2CaCO_3 + CO_2 + H_2O \tag{6-28}$$

在水岩反应过程中，硫酸盐（石膏、硬石膏）溶解进入水体。在相对封闭的还原环境下，厌氧微生物还原热矿水中硫酸盐形成硫化物（H_2S）发生硫同位素动力分馏，导致 ^{34}S 不断富集。在热矿水沿通道上升过程中，氧化还原条件发生了变化，环境趋向于氧化，此时硫化物会被氧化成硫酸盐，发生硫同位素动力分馏。根据硫同位素动力分馏原理，硫化物氧化形成的硫酸盐，反应物和生成物的 $\delta^{34}S$ 值比较接近（马瑞，2007），以至于 H_2S 氧化为 SO_4^{2-} 时 $\delta^{34}S$ 值变化不大。因此，在热矿水深循环过程中，水岩作用环境越封闭，水岩反应越强烈，硫同位素（^{34}S）越富集。这也从另外一个角度证明了强烈的水岩相互作用是导致区内理疗温泉 $\delta^{34}S$ 值偏重的一个重要原因。

（三）硫同位素水文地球化学示踪

研究表明，地史上海相蒸发膏盐层的 $\delta^{34}S$ 值在寒武纪出现最高峰值，达到 32‰（Krouse et al.，1991）。在富含石膏地层的水岩反应过程中，当大部分石膏溶解时，Ca^{2+}/SO_4^{2-} 比值接近 1。由图 6-20（a）可知，区内碳酸盐岩第一、二、六热储层理疗温泉大部分水样点位于 Ca^{2+}/SO_4^{2-} 等于 1 线和寒武系石膏峰值线附近，而第三、四、五热储层理疗温泉水样点无此分布规律。结合前述碳酸盐岩热储层的成岩环境和岩石矿物特征，说明大量的膏岩溶解发生在第一、二、六热储层理疗温泉的水岩作用过程中，是其理疗温泉硫酸盐的主要来源。由于第三、四、五热储层中缺乏石膏的分布，其理疗温泉硫酸盐来源应为其他可溶性硫酸盐和硫化物的溶解。通常在没有外部因素的影响下，在水流路径上，随着

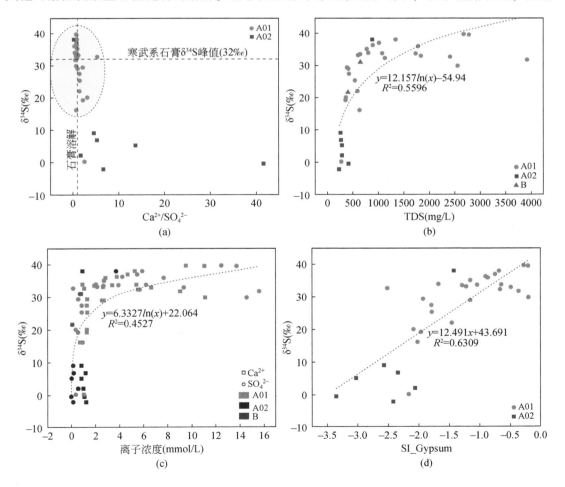

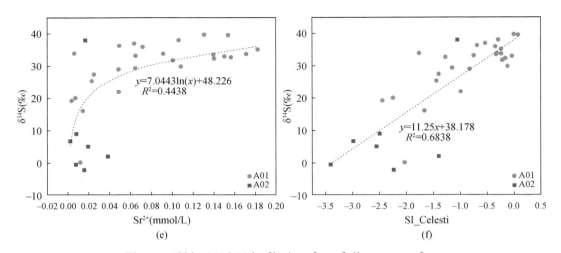

图 6-20　研究区理疗温泉 δ^{34}S 与 Ca^{2+}/SO$_4^{2-}$ 值、TDS、Ca^{2+}、

SO$_4^{2-}$、SI_Gypsum、Sr^{2+}、SI_Celesti 相关性散点图

A01：第一、二、六热储层理疗温泉；A02：第三、四、五热储层理疗温泉；

B：黔东变质岩分布区带状热储理疗温泉

水岩作用程度的提高，TDS 越富集。图 6-20（b）展示了区内理疗温泉水样的 δ^{34}S 值与 TDS 相关性，二者相关性较好（$R^2 = 0.5596$），揭示了水岩作用越强烈，^{34}S 越富集。膏盐层的溶解会使得热水中 Ca^{2+}、SO$_4^{2-}$ 大量富集。图 6-20（c）为 δ^{34}S 值与 Ca^{2+}、SO$_4^{2-}$ 浓度相关性图，二者相关性好（$R^2 = 0.4527$），尤以第一、二、六热储层理疗温泉水样最为显著，这与其热储层富含石膏密切相关，说明石膏溶解，使得大量的 Ca^{2+}、SO$_4^{2-}$ 离子向溶液中转移，导致 ^{34}S 不断富集。图 6-20（d）也进一步证明了，随着水岩作用程度的提高，石膏矿物溶解反应越来越接近于平衡状态（SI = 0），^{34}S 值越来越富集，二者相关性较好（$R^2 = 0.6309$），尤以第一、二、六热储层理疗温泉水样相关性较为突显，揭示了石膏的溶解是区内理疗温泉硫同位素（^{34}S）富集的主导因素。图 6-20（e）为 δ^{34}S 值与 Sr^{2+} 浓度相关性图，二者相关性好（$R^2 = 0.4438$），尤以第一、二、六热储层理疗温泉水样最为显著，这与热储层中富含与石膏相共伴生的天青石矿物的溶解密切相关。在水岩作用过程中，随着大量石膏参与水岩反应，也伴随着与之共伴生的天青石矿物的溶解，使得大量的 Sr^{2+} 离子向溶液中转移，同时伴随着 ^{34}S 同位素不断富集。图 6-20（f）也进一步证明了，随着水岩作用程度的提高，与石膏共伴生的天青石矿物的溶解反应越来越接近于平衡状态（SI = 0），^{34}S 值越来越富集，二者相关性较好（$R^2 = 0.6838$），尤以第一、二、六热储层理疗温泉水样相关性较为突显，揭示伴随着天青石矿物的溶解，^{34}S 同位素越来越富集。

采用多种同位素信息叠加技术手段，可以有效反映地下热水的水文地球化学演化机理（肖琼，2012；孙红丽，2015）。图 6-21（a）为 ^{87}Sr/^{86}Sr ~ δ^{34}S 同位素关系图，由图可知，碳酸盐岩类热储层理疗温泉水样点主要位于 ^{87}Sr/^{86}Sr 值等于 0.708 附近，揭示其理疗温泉水岩反应过程主要为碳酸盐岩的风化溶解。另外，大部分水样点 δ^{34}S 偏重，位于寒武系石膏峰值线附近，说明石膏的溶解发生在碳酸盐岩类热储层理疗温泉的水岩反应过程中。图

6-21（a）还展示了随着水岩作用程度的提高，^{34}S 不断富集，^{87}Sr/^{86}Sr 值有降低趋势，尤以第一、二、六热储层理疗温泉水样最为突显。结合区内理疗温泉热储层特征，揭示了碳酸盐岩热储层理疗温泉的水岩反应过程为碳酸盐岩的风化溶解，同时也表明了在第一、二、六热储层理疗温泉的水岩反应过程中有大量的石膏参与。在碳酸盐岩水岩反应过程中，当水岩作用环境越封闭，水岩反应越强烈，来源于生物成因和有机物分解的 CO_2 含量逐渐降低，CO_2 提供的贫 $\delta^{13}C_{CO_2}$ 比例逐渐减少，而碳酸盐岩矿物溶解提供的富 $\delta^{13}C$ 比例越来越高，逐渐取代 CO_2 来源成为 $\delta^{13}C_{HCO_3^-}$ 的主要来源（孙红丽，2015）。因此，水岩作用环境越封闭，水岩反应越强烈，$\delta^{13}C_{HCO_3^-}$ 越富集。由图 6-21（b）可知，$\delta^{34}S$ 与 $\delta^{13}C_{HCO_3^-}$ 具有明显的正相关关系，随着 ^{34}S 的富集，$\delta^{13}C_{HCO_3^-}$ 也随之富集和偏重，表明碳酸盐岩类热储层理疗温泉的水岩作用发生在碳酸盐岩矿物的溶解过程中，这就从碳硫同位素的角度证明并揭示了碳酸盐岩类热储层理疗温泉的水岩反应过程受其热储层岩石矿物风化溶解的控制。

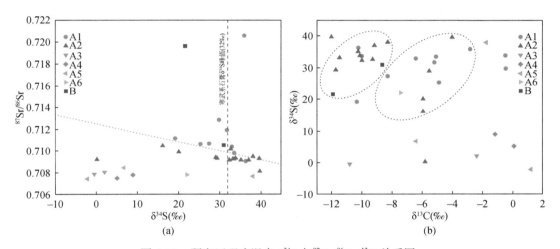

图 6-21 研究区理疗温泉 $\delta^{34}S$ 与 ^{87}Sr/^{86}Sr、^{13}C 关系图

A1：第一热储层理疗温泉；A2：第二热储层理疗温泉；A3：第三热储层理疗温泉；A4：第四热储层理疗温泉；
A5：第五热储层理疗温泉；A6：第六热储层理疗温泉；B：黔东变质岩分布区带状热储理疗温泉

（陈正山）

第四节 水岩反应实验模拟

一、实验方案

（一）实验目的

通过水岩反应实验，测定不同时间和温度下水样 H_2SiO_3、Sr^{2+} 浓度及 pH，研究 H_2SiO_3、Sr^{2+} 释放量、pH 随时间变化规律以及温度对 H_2SiO_3、Sr^{2+} 释放量和释放迁移规律的影响，以探索研究区理疗温泉深部水岩作用的影响机制。

（二）实验材料及装置

实验选取碳酸盐岩第一、二热储层及黔东变质岩分布区带状热储围岩（即铝硅酸盐岩）岩样进行水岩反应实验。其中，第一热储层选取息烽温泉热储层剖面，采集样品 XF-01、XF-04、XF-05、XF-08、XF-09；第二热储层选取石阡北塔地热井热储层岩屑样，采集样品 SQ-01、SQ-02、SQ-03、SQ-09、SQ-10；黔东变质岩分布区带状热储围岩选取剑河温泉热储围岩剖面，采集样品 QS1-1、QS1-2、QS2-2、QS2-4、QS3-1，各岩石样品岩性特征详见表6-6和图6-22。

表 6-6 水岩反应实验样品采集统计表

样品编号	热储层	取样位置	取样孔深（m）	热储含水层	地层岩性
XF-01	第一热储层	息烽温泉热储层剖面	/	灯影组（$Pt_3^{3b}\text{-}\epsilon_1dy$）	硅质白云岩
XF-04			/	灯影组（$Pt_3^{3b}\text{-}\epsilon_1dy$）	藻席白云岩
XF-05			/	灯影组（$Pt_3^{3b}\text{-}\epsilon_1dy$）	藻席白云岩
XF-08			/	灯影组（$Pt_3^{3b}\text{-}\epsilon_1dy$）	白云岩
XF-09			/	灯影组（$Pt_3^{3b}\text{-}\epsilon_1dy$）	藻席硅质白云岩
SQ-01	第二热储层	石阡北塔地热井	741.10～742.8	桐梓红花园组（O_1t+h）	白云质灰岩
SQ-02			795.75～798.15	娄山关组（$\epsilon_{3\text{-}4}l$）	灰岩
SQ-03			830～835.30	娄山关组（$\epsilon_{3\text{-}4}l$）	白云质灰岩
SQ-09			1819.18～1823.15	高台组（ϵ_3g）	灰质白云岩
SQ-10			1915.30～1917.50	高台组（ϵ_3g）	白云岩
QS1-1	黔东变质岩分布区带状热储层	剑河温泉热储围岩剖面	/	清水江组第一段（$Pt_3^{1d}q^1$）	变质砂岩夹层凝灰质板岩
QS1-2			/	清水江组第一段（$Pt_3^{1d}q^1$）	变质砂岩
QS2-2			/	清水江组第二段（$Pt_3^{1d}q^2$）	变质砂岩
QS2-4			/	清水江组第二段（$Pt_3^{1d}q^2$）	变质层凝灰岩夹变质砂岩
QS3-1			/	清水江组第三段（$Pt_3^{1d}q^3$）	变质细砂岩

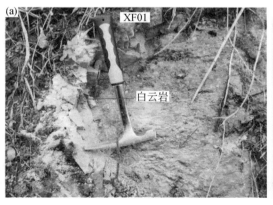

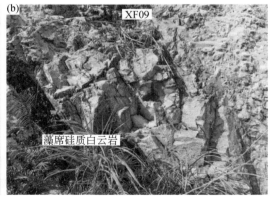

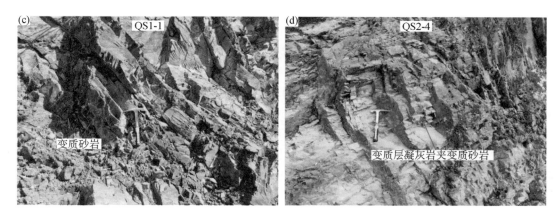

图 6-22 水岩反应实验样品采集照片

样品处理采用清水洗净晾干，通过岩石破碎机将岩石粉碎，过筛后制备成 200 目岩石粉末［图 6-23（a）~图 6-23（c）］。实验装备选用水浴恒温振荡器［图 6-23（d）］。

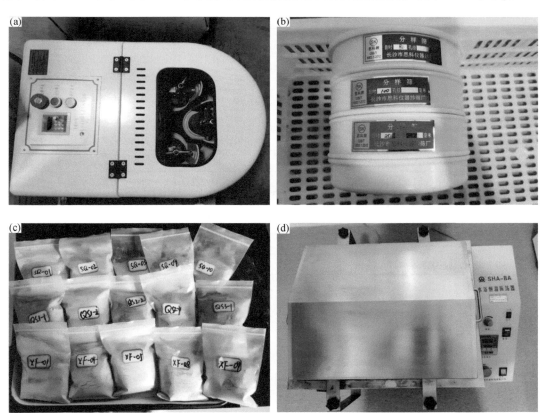

图 6-23 水岩反应实验样品加工及水岩反应设备图
a：球磨机；b：分样筛；c：样品岩石粉末；d：水浴恒温振荡器

（三）实验方法

取各热储层岩样粉末，每件样品称 100 克，平均分成 4 份，分别放入聚四乙烯瓶反应壶中，依据《固体废物浸出毒性浸出方法水平振荡法》（HJ557-2010）规范，按水岩比 10∶1（250mL/25g），每份加入 250ml 去离子水（pH＝6.8～7.0），后盖上瓶盖，在常压下设计温度 20℃、40℃、60℃、90℃，反应时间设定 21d（表6-7）。取样时间分别为 1d、5d、9d、13d、17d、21d，静止后每次分取 15mL 进行测试，测定 pH、H_2SiO_3、Sr^{2+} 浓度，并向反应容器中注入相同体积的去离子水，达到原水位。检测依据：《食品安全国家标准饮用天然矿泉水检验方法》（GB 8538—2016）。检测设备：PHS-3C 型精密酸度计、GGX-9 型原子吸收分光光度仪、TU-1900 双光束紫外可见分光光度计。

表 6-7　水岩反应实验方法一览表

热储层	样品编号	质量	温度（℃）	方式
第一热储层	XF–01	4 份，每份 25mg	20，40，60，90	250ml 去离子水浸泡，静止
	XF–04	4 份，每份 25mg	20，40，60，90	250ml 去离子水浸泡，静止
	XF–05	4 份，每份 25mg	20，40，60，90	250ml 去离子水浸泡，静止
	XF–08	4 份，每份 25mg	20，40，60，90	250ml 去离子水浸泡，静止
	XF–09	4 份，每份 25mg	20，40，60，90	250ml 去离子水浸泡，静止
第二热储层	SQ-01	4 份，每份 25mg	20，40，60，90	250ml 去离子水浸泡，静止
	SQ-02	4 份，每份 25mg	20，40，60，90	250ml 去离子水浸泡，静止
	SQ-03	4 份，每份 25mg	20，40，60，90	250ml 去离子水浸泡，静止
	SQ-09	4 份，每份 25mg	20，40，60，90	250ml 去离子水浸泡，静止
	SQ-10	4 份，每份 25mg	20，40，60，90	250ml 去离子水浸泡，静止
黔东变质岩分布区带状热储层	QS1-1	4 份，每份 25mg	20，40，60，90	250ml 去离子水浸泡，静止
	QS1-2	4 份，每份 25mg	20，40，60，90	250ml 去离子水浸泡，静止
	QS2-2	4 份，每份 25mg	20，40，60，90	250ml 去离子水浸泡，静止
	QS2-4	4 份，每份 25mg	20，40，60，90	250ml 去离子水浸泡，静止
	QS3-1	4 份，每份 25mg	20，40，60，90	250ml 去离子水浸泡，静止

二、实验结果分析

（一）H_2SiO_3、Sr^{2+} 释放量及 pH 随时间（t）变化关系

1. H_2SiO_3 释放量随时间（t）变化关系

根据实验数据绘制出不同温度下偏硅酸释放量随时间的变化线性图（表6-8 和图6-24）。由表6-8 和图6-24 可知，在 20℃、40℃、60℃、90℃时，第一热储层样品第 1 天 H_2SiO_3 累计释放量平均为 96.16mg/kg、96.72mg/kg、98.36mg/kg、100.76mg/kg，到

第 21 天平均达到了 220.82mg/kg、221.93mg/kg、223.97mg/kg、222.95mg/kg，经计算 H_2SiO_3 累计释放速率分别为 10.52mg/（kg·d）、10.57mg/（kg·d）、10.67mg/（kg·d）、10.62mg/（kg·d）；第二热储层样品第 1 天 H_2SiO_3 累计释放量平均为 124.38mg/kg、124.86mg/kg、127.14mg/kg、129.18mg/kg，到第 21 天平均达到了 274.78mg/kg、277.16mg/kg、278.77mg/kg、277.99mg/kg，经计算 H_2SiO_3 累计释放速率分别为 13.08mg/（kg·d）、13.20mg/（kg·d）、13.27mg/（kg·d）、13.24mg/（kg·d）；黔东变质岩分区带状热储围岩样品第 1 天 H_2SiO_3 累计释放量平均为 56.95mg/kg、57.52mg/kg、59.60mg/kg、62.52mg/kg，到第 21 天平均达到了 152.59mg/kg、154.18mg/kg、156.20mg/kg、156.22mg/kg，经计算 H_2SiO_3 累计释放速率分别为 7.27mg/（kg·d）、7.34mg/（kg·d）、7.44mg/（kg·d）、7.44mg/（kg·d）。

表 6-8　水岩反应实验 H_2SiO_3 累计释放量统计表

岩石样品	水岩反应温度（℃）	H_2SiO_3 平均累计释放量（mg/kg）					
		1d	5d	9d	13d	17d	21d
第一热储层 XF-01、XF-04、XF-05、XF-08、XF-09 岩样	20	96.16	120.81	145.11	170.04	194.48	220.82
	40	96.72	121.46	148.20	171.67	196.20	221.94
	60	98.36	123.48	149.50	173.53	198.55	223.97
	90	100.76	126.35	109.42	173.03	197.89	222.95
第二热储层 SQ-01、SQ-02、SQ-03、SQ-09、SQ-10 岩样	20	124.38	154.80	186.26	216.86	245.94	274.78
	40	124.86	155.07	188.03	218.07	247.89	277.16
	60	127.14	156.75	189.86	219.73	249.68	278.77
	90	129.18	159.85	141.26	218.84	249.41	277.99
黔东变质岩分布区带状热储层 QS1-1、QS1-2、QS2-2、QS2-4、QS3-1 岩样	20	56.95	74.58	92.25	112.44	131.96	152.59
	40	57.52	74.93	92.94	114.19	132.79	154.18
	60	59.60	77.08	95.05	115.41	134.68	156.20
	90	62.52	80.41	65.31	115.53	135.37	156.22

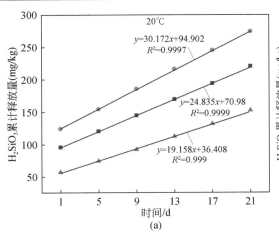

(a)

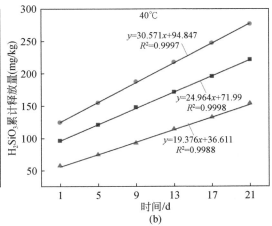

(b)

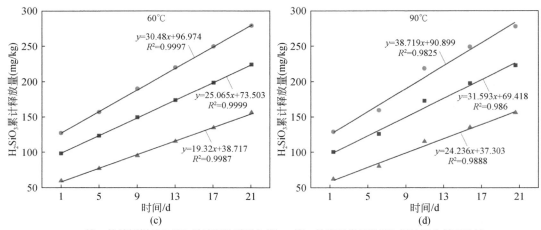

图 6-24　水岩反应实验中不同温度下 H_2SiO_3 累计释放量随时间变化线性图

　　根据水岩反应实验测定数据，各热储层岩石样品水岩浸泡过程中 H_2SiO_3 的释放规律，整体呈现偏硅酸累计释放量随着时间的累计迅速增加的规律，各热储层岩石样品 H_2SiO_3 累计释放量变化趋势一致，始终保持 H_2SiO_3 累计释放量在增大的趋势，表明 H_2SiO_3 未达到溶解平衡，溶解仍在继续。利用水岩反应实验在不同温度下 H_2SiO_3 累计释放曲线，建立线性拟合方程，对 H_2SiO_3 析出释放特性进行分析（表 6-9 和图 6-24）。通过拟合结果发现，各热储层 H_2SiO_3 累计释放曲线符合线性规律，不同热储层岩石样品线性拟合略有不同，说明不同热储层岩样水岩作用过程略有差异。总体而言，在不同的温度下，随着时间的累计，H_2SiO_3 累计释放量逐渐增加，线性拟合方程相关系数 R^2 均大于 0.9860，相关性好。相关显著性水平分析表明，在 0.01 水平上 F 检验相关性显著，揭示 H_2SiO_3 在未达到溶解平衡之前，溶解释放速度较快，累计释放量增加幅度较大。值得注意的是，水岩反应实验过程中，黔东变质岩分布区带状热储围岩样品 H_2SiO_3 累计释放量明显低于碳酸盐岩第一、二热储层样品，原因可根据碳酸盐岩第一、二热储层岩石样品地球化学组分进行分析，样品中 CaO、MgO 含量较高，在 CO_2 参与下相对易溶于水，与岩样中游离的 Si 发生了较强的阳离子交换吸附作用，水解析出可溶 SiO_2 与 H_2O 结合以 H_2SiO_3 的形式富集于水溶液中，从而使得其水溶液中 H_2SiO_3 累积释放量相对较高。

表 6-9　水岩反应实验 H_2SiO_3 累计释放量线性方程统计表

岩石样品	水岩反应温度（℃）	方程	相关系数 R^2
第一热储层 XF-01、XF-04、XF-05、XF-08、XF-09 岩样，H_2SiO_3 累计释放量取各样品平均值。	20	$y=24.835x+70.98$	0.9999
	40	$y=24.964x+71.99$	0.9998
	60	$y=25.065x+73.503$	0.9999
	90	$y=31.593x+69.418$	0.9860

岩石样品	水岩反应温度（℃）	方程	相关系数 R^2
第二热储层 SQ-01、SQ-02、SQ-03、SQ-09、SQ-10 岩样，H_2SiO_3 累计释放量取各样品平均值。	20	$y = 30.172x + 94.902$	0.9997
	40	$y = 30.571x + 94.847$	0.9997
	60	$y = 30.48x + 96.974$	0.9997
	90	$y = 38.719x + 90.899$	0.9825
黔东变质岩分布区带状热储层 QS1-1、QS1-2、QS2-2、QS2-4、QS3-1 岩样，H_2SiO_3 累计释放量取各样品平均值。	20	$y = 19.158x + 36.408$	0.999
	40	$y = 19.376x + 36.611$	0.9988
	60	$y = 19.32x + 38.717$	0.9987
	90	$y = 24.236x + 37.303$	0.9888

2. Sr^{2+} 释放量随时间（t）变化关系

根据实验数据绘制出不同温度下 Sr^{2+} 释放量随时间的变化线性图（表 6-10 和图 6-25）。由表 6-10 和图 6-25 可知，在 20℃、40℃、60℃、90℃时，第一热储层样品第 1 天 Sr^{2+} 累计释放量平均为 0.96mg/kg、1.10mg/kg、1.20mg/kg、1.34mg/kg，到第 21 天平均达到了 2.01mg/kg、2.14mg/kg、2.38mg/kg、3.45mg/kg，经计算 Sr^{2+} 累计释放速率分别为 0.096mg/（kg·d）、0.102mg/（kg·d）、0.113mg/（kg·d）、0.164mg/（kg·d）；第二热储层样品第 1 天 Sr^{2+} 累计释放量平均为 0.44mg/kg、0.58mg/kg、0.74mg/kg、1.02mg/kg，到第 21 天平均达到了 1.11mg/kg、1.32mg/kg、1.68mg/kg、2.29mg/kg，经计算 Sr^{2+} 累计释放速率分别为 0.053mg/（kg·d）、0.063mg/（kg·d）、0.080mg/（kg·d）、0.109mg/（kg·d）；黔东变质岩分布区带状热储围岩样品在整个水岩反应实验过程中 Sr^{2+} 累计释放量均小于 0.1mg/kg，这可能是因为黔东变质岩分布区带状热储围岩贫含锶矿物的原因。因此，本次水岩反应实验仅对碳酸盐岩第一、二热储层样品中 Sr^{2+} 释放量随时间（t）变化关系进行讨论。

表 6-10　水岩反应实验 Sr^{2+} 累计释放量统计表

岩石样品	水岩反应温度（℃）	Sr^{2+} 平均累计释放量（mg/kg）					
		1d	5d	9d	13d	17d	21d
第一热储层 XF-01、XF-04、XF-05、XF-08、XF-09 岩样	20	0.96	1.08	1.26	1.51	1.73	2.01
	40	1.10	1.33	1.56	1.81	2.04	2.14
	60	1.20	1.39	1.59	1.84	2.07	2.38
	90	1.34	1.54	1.77	2.04	2.29	3.45
第二热储层 SQ-01、SQ-02、SQ-03、SQ-09、SQ-10 岩样	20	0.44	0.57	0.68	0.84	0.94	1.11
	40	0.58	0.71	0.86	1.06	1.26	1.32
	60	0.74	0.92	1.12	1.28	1.43	1.68
	90	1.02	1.28	1.45	1.77	2.01	2.29

岩石样品	水岩反应温度（℃）	Sr²⁺平均累计释放量（mg/kg）					
		1d	5d	9d	13d	17d	21d
黔东变质岩分布区带状热储层 QS1-1、QS1-2、QS2-2、QS2-4、QS3-1 岩样	20	<0.1	<0.1	<0.1	<0.1	<0.1	<0.1
	40	<0.1	<0.1	<0.1	<0.1	<0.1	<0.1
	60	<0.1	<0.1	<0.1	<0.1	<0.1	<0.1
	90	<0.1	<0.1	<0.1	<0.1	<0.1	<0.1

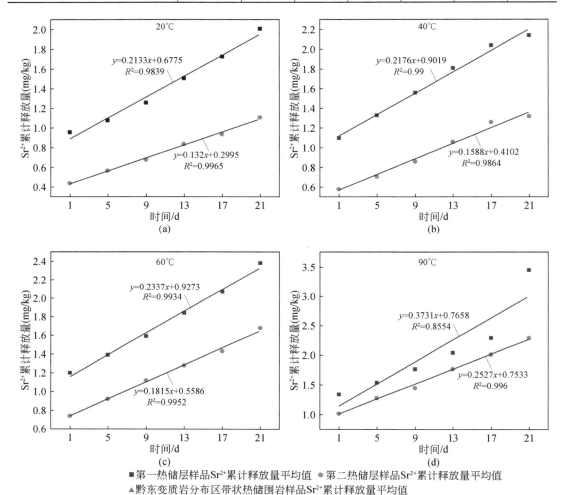

图 6-25　不同温度下水岩反应实验中 Sr²⁺ 累计释放量随时间变化线性图

　　根据水岩反应实验测定数据，碳酸盐岩第一、二热储层岩样水岩反应过程中 Sr²⁺ 的释放迁移规律，整体呈现 Sr²⁺ 累计释放量随时间不断增大的规律，增加速度较快。并且两热储层岩样 Sr²⁺ 累计释放量变化趋势一致，呈逐渐增加趋势，表明通过水岩反应实验，将不难溶解的锶矿物溶于水中，Sr²⁺ 未达到溶解平衡，溶解仍在继续。其中，第一热储层 Sr²⁺ 累积释放量略高于第二热储层，可能原因是岩石中所含锶元素的量存在差异。利用水岩反应实验在不同温度下 Sr^{2+} 累计释放曲线，建立线性拟合方程，对 Sr^{2+} 析出释放特性进行分析（表6-11和图6-25）。线性拟合结果表明，两热储层 Sr^{2+} 的累计释放量随时间的变化趋势呈正相关关系，符合线性相关，两热储层岩样线性拟合略有不同，说明两热储层岩样水岩作用过程略有差异。总体而言，在不同的温度下，随着时间的累积，Sr^{2+} 累计释放量在不断增大，线性拟合方程相关系数除第一热储层岩样在 $90℃$ 时 $R^2 = 0.8554$ 外，其余岩样相关系数 R^2 均大于 0.9839，相关性好。相关显著性水平分析表明，在 0.01 水平上 F 检验相关性显著，揭示 Sr^{2+} 在未达到溶解平衡之前，溶解释放速度较快，累计释放量呈线性增加，增幅较大。

表6-11　水岩反应实验 Sr^{2+} 累计释放量线性方程统计表

岩石样品	水岩反应温度（℃）	方程	相关系数 R^2
第一热储层 XF-01、XF-04、XF-05、XF-08、XF-09 岩样	20	$y = 0.2133x + 0.6775$	0.9839
	40	$y = 0.2176x + 0.9019$	0.99
	60	$y = 0.2337x + 0.9273$	0.9934
	90	$y = 0.3731x + 0.7658$	0.8554
第二热储层 SQ-01、SQ-02、SQ-03、SQ-09、SQ-10 岩样	20	$y = 0.132x + 0.2995$	0.9965
	40	$y = 0.1588x + 0.4102$	0.9864
	60	$y = 0.1815x + 0.5586$	0.9952
	90	$y = 0.2527x + 0.7533$	0.996

碳酸盐岩中，锶、钙常会以类质同象的形成相互替换，其岩石中方解石、白云石与 CO_2 和 H_2O 反应生成 Ca^{2+}，Sr^{2+} 将替换 Ca^{2+} 溶于水中，由于碳酸盐岩矿物与 CO_2 和 H_2O 反应会生成 HCO_3^- 和 CO_3^{2-}，Sr^{2+} 会与 HCO_3^- 和 CO_3^{2-} 络合呈 $SrHCO_3^+$ 和 $SrCO_3^0$，从而使溶液中锶以 Sr^{2+} 及络合物 $SrHCO_3^+$、$SrCO_3^0$ 胶体形式存在，最后溶液中锶会趋于稳定状态（康厚军，2006；王蕾等，2013）。反应方程式如下。

方解石（Calcite）：$CaCO_3 + CO_2 + H_2O = Ca^{2+} + 2HCO_3^-$ （6-29）

白云石（Dolomite）：$CaMg(CO_3)_2 + 2CO_2 + 2H_2O = Ca^{2+} + Mg^{2+} + 4HCO_3^-$ （6-30）

$Sr^{2+} + HCO_3^- = SrHCO_3^+$ （6-31）

$Sr^{2+} + CO_3^{2-} = SrCO_3^0$ （6-32）

因此，本次利用水岩反应实验对理疗温泉中 Sr^{2+} 特征组分影响性研究表明，含锶矿物在未达到溶解平衡之前，溶解累积释放量呈线性增加趋势，溶解增幅较大。同时也揭示了在区域地下水系统中，地下热水在补给、径流、排泄过程中不断与富锶含水围岩发生水岩相互作用，有利于 Sr^{2+} 的释放并溶于水中，从而形成富锶热矿水。

3. pH 随时间（t）变化关系

根据实验数据绘制出不同温度下 pH 随时间的变化曲线图（表6-12和图6-26）。由表6-12和图6-26可知，在 $20℃$、$40℃$、$60℃$、$90℃$ 温度下，pH 随时间的变化规律，整体呈现出先升高，后下降，随后又升高和下降的波状起伏变化趋势，波动幅度较小。其中，在不同的温度下，第1天、第5天、第9天、第13天、第17天、第21天，第一热储层岩样

pH 平均为 8.09、8.19、8.10、8.16、8.13、8.13，第二热储层岩样 pH 平均为 8.14、8.17、8.14、8.18、8.15、8.17，黔东变质岩分布区带状热储围岩岩样 pH 平均为 7.52、7.59、7.50、7.59、7.55、7.53。第一、二热储层岩样水岩浸出溶液 pH 呈中偏弱碱性，黔东变质岩分布区带状热储围岩岩样水岩浸出溶液 pH 呈中性，这是因为在常压下，在整个水岩反应实验过程中均有 CO_2 参与水岩反应，CO_2 对碳酸盐岩的溶蚀作用会产生 HCO_3^- 从而使水溶液偏碱性。CO_2 参与各热储层水岩反应方程式如下。

$$方解石（Calcite）：CaCO_3+CO_2+H_2O=Ca^{2+}+2HCO_3^- \tag{6-33}$$

$$白云石（Dolomite）：CaMg（CO_3）_2+2CO_2+2H_2O=Ca^{2+}+Mg^{2+}+4HCO_3^- \tag{6-34}$$

$$钠长石（Albite）：Na_2Al_2Si_6O_{16}+CO_2+H_2O=2Na^++CO_3^{2-}+4SiO_2+H_2Al_2SiO_8 \tag{6-35}$$

$$H_2O=H^++OH^- \tag{6-36}$$

表 6-12 水岩反应实验 pH 累计释放量统计表

岩石样品	水岩反应温度（℃）	水岩浸出溶液中 pH 平均值					
		1d	5d	9d	13d	17d	21d
第一热储层 XF-01、XF-04、XF-05、XF-08、XF-09 岩样	20	8.14	8.16	8.14	8.17	8.11	8.10
	40	8.10	8.18	8.09	8.17	8.14	8.14
	60	8.07	8.20	8.08	8.15	8.15	8.16
	90	8.05	8.21	8.08	8.14	8.13	8.12
第二热储层 SQ-01、SQ-02、SQ-03、SQ-09、SQ-10 岩样	20	8.18	8.20	8.19	8.18	8.15	8.18
	40	8.15	8.16	8.14	8.14	8.13	8.14
	60	8.13	8.17	8.10	8.15	8.19	8.16
	90	8.09	8.15	8.13	8.23	8.14	8.19
黔东变质岩分布区带状热储层 QS1-1、QS1-2、QS2-2、QS2-4、QS3-1 岩样	20	7.55	7.61	7.54	7.62	7.53	7.54
	40	7.53	7.60	7.50	7.60	7.54	7.55
	60	7.51	7.58	7.47	7.57	7.59	7.51
	90	7.47	7.56	7.48	7.58	7.55	7.53

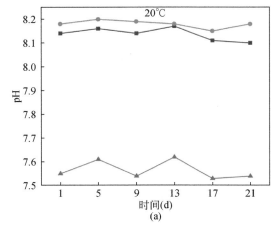
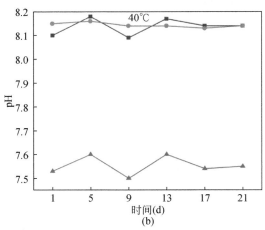

(a)　　　　　　　　　　　(b)

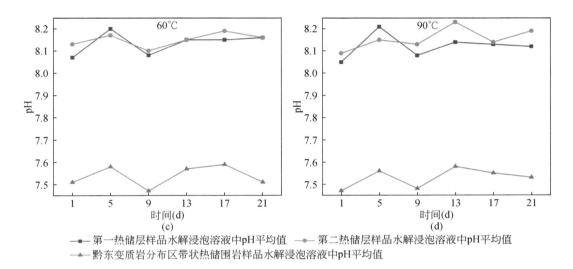

第一热储层样品水解浸泡溶液中pH平均值　　第二热储层样品水解浸泡溶液中pH平均值
黔东变质岩分布区带状热储围岩样品水解浸泡溶液中pH平均值

图6-26　不同温度下水岩反应实验溶液中 pH 随时间变化曲线

（二）温度对水岩作用影响实验

利用温度对理疗温泉特征组分（H_2SiO_3、Sr^{2+}）水岩作用影响实验，研究 H_2SiO_3 和 Sr^{2+} 的释放量及其释放规律，探索不同温度条件下的水岩相互作用变化规律。

1. 温度对 H_2SiO_3 释放量的影响

根据实验数据绘制出不同温度下偏硅酸释放量曲线图（图6-27）。由图可知，在 20℃、40℃、60℃、90℃温度下，H_2SiO_3 的累计释放量随着温度的递增缓慢增加，增加速度滞缓，增幅较小，趋于平缓，各热储层岩样 H_2SiO_3 累计释放量变化趋势一致，始终保持随着温度的增加缓慢增加的趋势。在水岩反应实验至第 1 天和第 5 天时，在 40 ~ 90℃温度下，偏硅酸累计释放量有小幅提高，但增幅较小，在第 9 天、第 13 天、第 17 天、第 21 天时，此种现象不明显。因此，可以得出，在 90℃以下的温度条件下，温度对偏硅酸的释放具有一定的促进作用，但是影响释放速率有限。

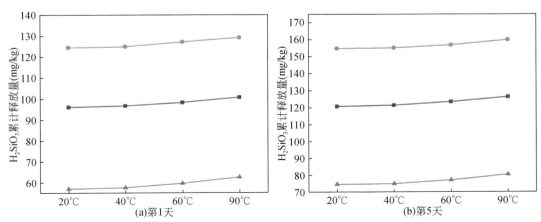

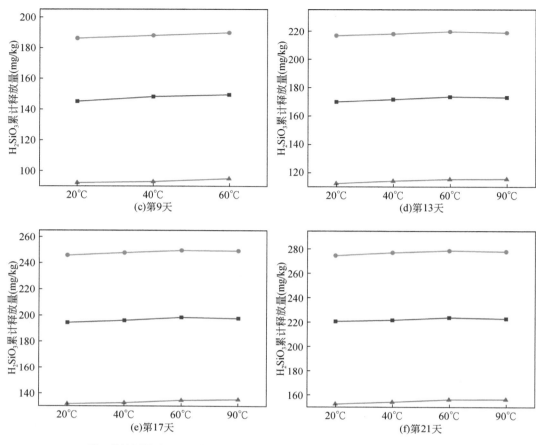

图6-27　水岩反应实验溶液中 H_2SiO_3 随温度变化曲线

2. 温度对 Sr^{2+} 释放量的影响

根据实验数据绘制出不同温度下 Sr^{2+} 释放量曲线图（图6-28）。由图可知，在20℃、40℃、60℃、90℃温度下，Sr^{2+} 的累计释放量随着温度的增高逐渐增加，两热储层岩样 Sr^{2+} 累计释放量变化趋势一致，始终保持 Sr^{2+} 累计释放量在增大的趋势，表明水岩浸出过程中温度对 Sr^{2+} 的释放影响较大。其中，第一热储层水岩反应浸泡过程中，水岩反应至第1天时，Sr^{2+} 的累计释放量随着温度的增高呈不断增长趋势；水岩反应至第5天、第9天、第13天、第17天时，Sr^{2+} 的累计释放量在20～40℃增速相对较快，在40～60℃释放量增速开始减缓。随后60～90℃又开始逐渐增大，速度由小变大；水岩反应至第21天时，Sr^{2+} 的累计释放量表现为20～60℃增长相对滞缓，而60～90℃释放量迅速增加，增加速度较快。第二热储层水岩反应浸泡过程中，在20～60℃时，Sr^{2+} 的累计释放量基本表现为匀速增长的趋势，而60～90℃释放量迅速增加，释放速度较快，增长幅度较大。水岩反应实验至第21天时，在60℃与90℃温度下，第一热储层的水岩浸出速率分别为0.11mg/（kg·d）

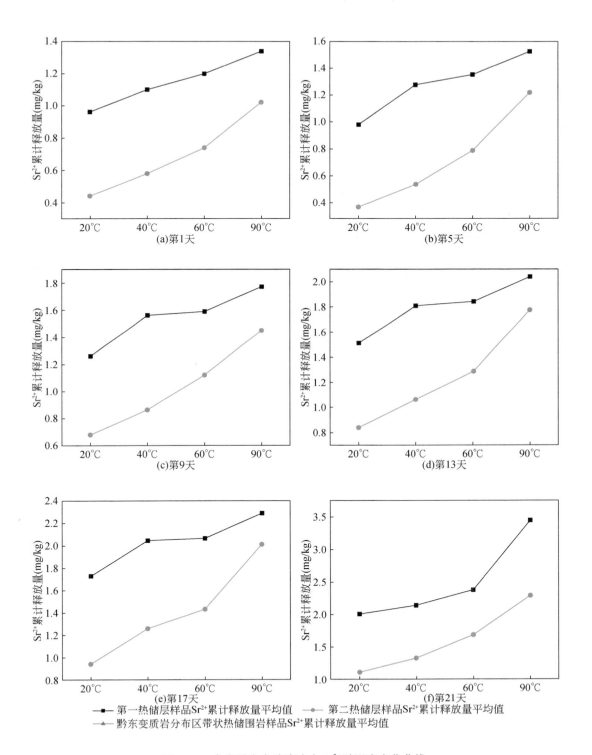

图 6-28　水岩反应实验溶液中 Sr^{2+} 随温度变化曲线

和 0.16mg/（kg·d），第二热储层水岩浸出速率分别为 0.08mg/（kg·d）和 0.11mg/（kg·d），表明温度与 Sr^{2+} 释放量呈正相关关系，在温度梯度增加条件下，温度越高，累计释放量越大。因此，可以判断，温度对 Sr^{2+} 的释放有较好的促进作用，特别是当水岩作用温度大于 60℃时，Sr^{2+} 释放速率会有较大的提高。

（陈正山）

第五节　水岩反应数值模拟

一、模拟的必要性和软件选择

研究区理疗温泉水文地球化学演化过程已经通过 XRD+SEM、矿物饱和指数法、相关性分析、微量、稀土、同位素分析以及水岩反应实验的验证，并结合地质背景进行了讨论。然而理疗温泉在形成过程中，水岩相互作用是一个非常复杂的过程，它是热矿水在径流过程中发生的一系列水岩反应的结果。

理疗温泉的水化学组分主要源于热矿水在径流过程中溶滤了围岩的各种矿物组分。水流路径越长，水岩反应越充分，水化学组分浓度就越高。在水岩反应过程中，热储围岩矿物的溶解和沉淀遵循溶解性原则（舒勤峰等，2013；顾晓敏，2018），从而可以在热水径流路径上选取两个点，沿着水流方向分别设置为水岩反应的起点和终点，在水流路径上根据两点间的物理化学组分变化规律，模拟和分析热矿水径流过程中的水岩反应过程。水岩反应水文地球化学模拟是一种研究热水在流动过程中发生水岩相互作用的水文地球化学过程的方法，它可以定量模拟水岩作用的天然过程。因此，本书研究很有必要对区内理疗温泉选取适合的水流路径进行水岩反应水文地球化学模拟，以揭示并验证前述水岩反应的理论研究。

PHREEQC 软件是由美国地质调查局开发的一款专门用于水文地球化学模拟的软件，它是以化学、热力学为理论基础，根据已有的水化学组分，依据潜在的水岩反应来计算溶液中的化学组分和质量迁移，用于解决某一水化学体系中的水文地球化学过程（王思琪，2017；顾晓敏，2018）。它包括正向水文地球化学模拟和反向水文地球化学模拟，采用的理论主要包括电子守恒定律、质量守恒定律和矿物溶解、沉淀平衡理论等（王思琪，2017；顾晓敏，2018）。

目前，基于 PHREEQC 的反向模拟已经是一项广泛被应用到水文地球化学研究中的前沿技术，诸多相关研究中已经明确了该技术对于证明元素来源与反应路径的可靠性（Parkhurst，1997；Parkhurst and Appelo，1999；Sharif et al.，2008；Liu et al.，2017）。结合上述理疗温泉水样和热储层矿物组分分析结果，本书研究采用 PHREEQC 反向模拟技术，进一步揭示并验证研究区理疗温泉主要离子及组分的来源反应。

二、反应路径的确定

基于 PHREEQC 的反向水文地球化学模拟，其基本原理是在同一水文地质单元中，沿水流的补给、径流和排泄路径分别设置水岩反应的起点和终点，依据两点间的水文地球化学组分变化特征来模拟水流路径上所发生的水岩反应过程。由于研究区理疗温泉主要赋存于碳酸盐岩和含钠、钾的铝硅酸盐岩建造之中。因此，区内理疗温泉的水岩反应模拟主要包括碳酸盐岩类热储层和黔东变质岩分布区带状热储围岩（即铝硅酸盐岩）的水岩反应过程。

根据研究区理疗温泉的水文地质及水化学组分特征，本研究分别选取了息烽温泉、石阡地区温泉、习水桑木镇两岔河温泉和上坝村下坝地热井、剑河温泉进行水岩反应模拟，以揭示并验证区内理疗温泉的水文地球化学演化过程。由图 6-29（a）可知，息烽温泉分布于洋水背斜西翼，地质构造复杂，区内发育挽近期北北东向岩脚活动断层和朝阳活动断层，二者与黑滩河断层、石头田断层等横向断层结环，形成复杂的地垒式断块，控制了息烽温泉的出露。其中，岩脚断层发育于洋水背斜北西翼近轴部，走向30°左右，倾向南东，倾角大于50°，两盘出露地层为青白口系清水江组至寒武系娄山关组地层，为一大型压扭性左旋平移走滑断层。贵州省地矿局114地质大队通过息烽温泉多年观测成果资料及岩脚断层南东侧磷矿矿坑排水水量、水温及采掘巷道深度等相关资料对比分析，认为该断层具压性阻水性质，加之青白口系清水江组的厚大隔水层阻隔，构成了息烽温泉地热区热水系统南东侧边界。黑滩河断层位于洋水背斜北西倾伏端，为一条走向北西，倾向北东约45°，倾角30°~60°的压型逆冲断层，断层北东盘抬升，发育青白口系浅变质岩和震旦系碎屑岩构成厚大的隔水阻水层，水文地质特征表现为阻水性质，贵州省地矿局114地质大队通过钻孔也验证了其断层的阻水性质，因此黑滩河断层构成息烽温泉地热区热水系统的北东边界。前人通过水文地质调查、地球化学等分析认为，息烽温泉源于大气降水补给，补给区位于西南面的开阳县白马洞热水至双水洋桥一带，接受补给的热流体沿岩脚断裂下盘自南西向北东径流，并在息烽温泉处受黑滩河断裂阻隔而沿断层下盘上升出露成泉（宋小庆等，2014；吉勤克补子，2015）。关于石阡地区温泉热水系统的研究，张世从和陈履安（1992）以及陈履安和张世从（1997）通过水文地球化学及 ^{14}C 等同位素研究，结合该区水文地质条件，揭示了石阡地区温泉的水流方向主要从北东向南西方向径流和排泄。近年来，石阡地区温泉的勘查研究表明，受区域水文地质条件、地形地貌特征和构造条件的控制，地下热水的补给、径流和排泄路径主要为北东至南西向［图6-29（b）］。习水县桑木镇河坝村两岔河温泉 S4 和习水县桑木镇上坝村下坝地热井 DR21 均位于挽近期北东向桑木活动断层南东盘，前者热储层为第二热储娄山关组，后者热储层为第一热储灯影组。其中，两岔河温泉 S4 出露海拔标高为577m，位于下坝地热井 DR21 北东东方向约2km处，而下坝地热井 DR21 井口海拔标高为777m，井深为1900m，二者由断裂联通，因此可以判断 S4 与 DR21 同属一热水系统，且水流方向自 S4 向 DR21 径流［图6-29（c）］。剑河县剑河温泉主要出露于崇梭溪背斜核部，主要受北东向革东断裂的控制，其热储类型为带状热储，热矿水以垂向对流为主，其中剑河1号地热井（DR106）钻井深度为100m，剑河3

号地热井（DR107）钻井深度为242m，足见热水运移方向为剑河1号地热井向剑河3号地热井方向径流［图6-29（d）］。

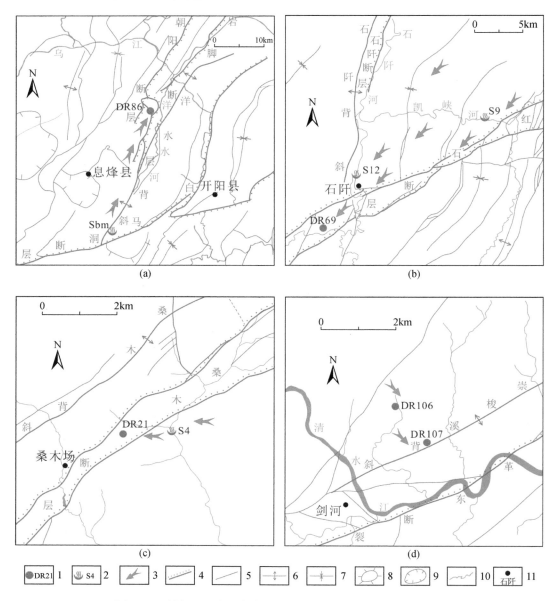

(a)

(b)

(c)

(d)

| ●DR21 1 | ♨ S4 2 | ✦ 3 | ⋯⋯ 4 | —— 5 | ↕ 6 | ✕ 7 | ◯ 8 | ⬭ 9 | ⌇ 10 | 石阡 11 |

图6-29　研究区理疗温泉水岩反应模拟水流路径及水样分布图

1. 地热井位置及编号；2. 温泉位置及编号；3. 热水径流方向；4. 挽近期活动断层；5. 断层；
6. 背斜；7. 向斜；8. 穹隆背斜；9. 盆状向斜；10. 河流；11. 地名

根据研究区理疗温泉可能的水岩反应相，分别对不同的热水系统设置水岩反应路径。其中，息烽温泉西南侧白马洞一带的开阳县双流镇白马村白马峪温泉Sbm（起点）与息烽县息烽温泉疗养院地热井DR86（终点），命名为反应路径Ⅰ；石阡县花桥镇凯峡河施场温泉 S9（起点）与城南古温泉 S12（终点），命名为反应路径 Ⅱ；习水县桑木镇河坝村两岔河温泉 S4（起点）和习水县桑木镇上坝村下坝地热井 DR21（终点），命名为反应路径 Ⅲ；石阡县花桥镇凯峡河施场温泉 S9（起点）和石阡县中坝镇江坡地热井 DR69（终点），命名为反应路径 Ⅳ；剑河县剑河温泉 1 号地热井 DR106（起点）和剑河县剑河温泉 3 号地热井 DR107（终点），命名为反应路径 Ⅴ。根据各理疗温泉水化学组分特征，反应路径 Ⅰ 和 Ⅱ 用以验证研究区碳酸盐岩类热储层理疗温泉主要水化学组分的水岩反应过程，反应路径 Ⅲ 和 Ⅳ 用以验证碳酸盐岩类热储层理疗温泉 Na^+、Cl^- 离子异常高水样点的水岩反应过程，反应路径 Ⅴ 用以验证黔东变质岩分布区带状热储理疗温泉主要水化学组分的水岩反应过程。各反应路径水样的主要水化学组分详见表 6-13。

表 6-13　研究区理疗温泉水岩反应模拟水样水化学组分一览表

样品编号	采样位置	pH	水温（℃）	化学组分（mg/L）									
				K^+	Na^+	Ca^{2+}	Mg^{2+}	SO_4^{2-}	HCO_3^-	Cl^-	H_2SiO_3	Sr^{2+}	F^-
Sbm	开阳县双流镇白马村白马峪温泉	7.60	25.2	0.60	1.60	44.52	23.88	22.40	228.59	1.89	12.15	0.06	0.10
DR86	息烽县息烽温泉疗养院地热井	7.71	54.0	3.50	13.30	54.32	21.65	86.00	191.01	4.82	52.65	2.01	1.40
S9	石阡县花桥镇凯峡河施场温泉	7.63	49.0	1.40	3.10	53.08	16.61	40.00	195.94	1.87	67.69	0.63	0.10
S12	石阡县城南温泉古井	7.30	36.9	5.70	7.40	109.41	29.06	248.00	182.88	2.78	33.99	4.26	0.75
DR69	石阡县中坝镇江坡地热井	8.27	44.5	1.90	272.00	4.67	0.94	100.00	603.83	2.89	26.00	0.24	3.50
S4	习水县桑木镇河坝村两岔河温泉	7.17	38.1	13.30	59.50	212.61	40.47	570.00	160.20	78.61	61.84	9.32	1.68
DR21	习水县桑木镇上坝村下坝地热井	7.50	37.3	7.40	167.00	72.77	21.29	220.00	124.09	217.94	24.71	2.07	2.30
DR106	剑河县剑河温泉 1 号地热井	8.94	46.1	1.70	95.00	2.33	0.03	12.00	176.28	5.31	55.71	0.05	2.00
DR107	剑河县剑河温泉 3 号地热井	8.96	41.8	1.80	98.00	2.33	0.01	16.00	182.58	0.96	55.71	0.05	2.00

三、可能的矿物相化学反应

理疗温泉水化学组分来源于水岩反应过程中一系列参与反应的矿物溶解总和。因此，水岩反应模拟的关键是确定可能参与反应的矿物相以及反应过程中的产物。根据研究区理疗温泉热储层的岩石矿物特征，可知碳酸盐岩类热储层岩性以白云岩为主，夹有灰岩及白云质灰岩，含硅质团块，夹多层石膏及少量黏土岩。主要矿物成分有白云石、方解石、石英、玉髓、石膏、天青石、菱锶矿、岩盐、萤石、磷灰石及黏土矿物等。黔东变质岩分布区带状热储围岩为青白口系浅变质砂岩、变质凝灰岩及凝灰质板岩，主要矿物成分有石英、云母、钠长石、钾长石、钙长石、钙-蒙脱石、高岭石、伊利石、萤石及黄铁矿等。因此，碳酸盐岩类热储层理疗温泉水岩反应主要包括白云石、方解石、石英、玉髓、石膏、天青石、菱锶矿、岩盐、萤石等矿物的溶解反应；黔东变质岩分布区带状热储理疗温泉的水岩反应主要包括长石、石英、萤石等矿物的溶解反应，其中长石在水岩反应过程中会生成三水铝石、高岭石、蒙脱石等次生矿物，以至于次生矿物的溶解也发生在该区理疗温泉的水岩反应过程中。鉴于此，铝硅酸盐岩热储层理疗温泉选取石英、钠长石、钾长石、钙长石、高岭石、伊利石、萤石作为可能反应的矿物相。由于区内理疗温泉水岩反应过程处于半开放到封闭的环境，CO_2 气体和 H_2O 也作为可能的反应项考虑。据前文所述，区内热矿水在运移过程中存在阳离子交替吸附作用。因此，本次在水岩反应模拟中加入了 NaX、CaX_2 两种交替项（代替典型黏土矿物相）。研究区理疗温泉可能的矿物相反应化学方程式如下（表 6-14 和表 6-15）。

表 6-14　研究区碳酸盐岩类热储层理疗温泉矿物相溶解反应化学方程式

矿物	化学式	溶解反应化学方程式
方解石	$CaCO_3$	$CaCO_3 = CO_3^{2-} + Ca^{2+}$
白云石	$CaMg(CO_3)_2$	$CaMg(CO_3)_2 = Ca^{2+} + Mg^{2+} + 2CO_3^{2-}$
石膏	$CaSO_4 \cdot 2H_2O$	$CaSO_4 \cdot 2H_2O = Ca^{2+} + SO_4^{2-} + 2H_2O$
盐岩	$NaCl$	$NaCl = Na^+ + Cl^-$
石英	SiO_2	$SiO_2 + 2H_2O = H_4SiO_4$
天青石	$SrSO_4$	$SrSO_4 = Sr^{2+} + SO_4^{2-}$
菱锶矿	$SrSCO_3$	$SrSCO_3 = Sr^{2+} + CO_3^{2-}$
萤石	CaF_2	$CaF_2 = Ca^{2+} + 2F^-$
NaX	NaX	$Na^+ + X^- = NaX$
CaX_2	CaX_2	$Ca^{2+} + 2X^- = CaX_2$
$CO_2(g)$	$CO_2(g)$	$CO_2(g) = CO_2(a)$
$H_2O(g)$	$H_2O(g)$	$H_2O(g) = H_2O(a)$

表 6-15　黔东变质岩分布区热储理疗温泉矿物相溶解反应化学方程式

矿物	化学式	溶解反应化学方程式
石英	SiO_2	$SiO_2 + 2H_2O = H_4SiO_4$
钠长石	$NaAlSi_3O_8$	$NaAlSi_3O_8 + 8H_2O = Na^+ + Al(OH)_4^- + 3H_4SiO_4$
钾长石	$KAlSi_3O_8$	$KAlSi_3O_8 + 8H_2O = K^+ + Al(OH)_4^- + 3H_4SiO_4$
钙长石	$CaAl_2Si_2O_8$	$CaAl_2Si_2O_8 + 8H_2O = Ca^{2+} + 2Al(OH)_4^- + 2H_4SiO_4$

矿物	化学式	溶解反应化学方程式
高岭石	$Al_2Si_2O_5(OH)_4$	$Al_2Si_2O_5(OH)_4+6H^+=H_2O+2H_4SiO_4+2Al^{3+}$
伊利石	$K_{0.6}Mg_{0.25}Al_{2.3}Si_{3.5}O_{10}(OH)_2$	$K_{0.6}Mg_{0.25}Al_{2.3}Si_{3.5}O_{10}(OH)_2+11.2H_2O=$ $0.6K^++0.25Mg^{2+}+2.3Al(OH)_4^-+3.5H_4SiO_4+1.2H^+$
萤石	CaF_2	$CaF_2=Ca^{2+}+2F^-$
$CO_2(g)$	$CO_2(g)$	$CO_2(g)=CO_2(a)$
$H_2O(g)$	$H_2O(g)$	$H_2O(g)=H_2O(a)$

长石反应生成的 Al^{3+} 和 H_4SiO_4 会继续反应，产生三水铝石、高岭土、钙蒙脱石等次生矿物：

$$Al^{3+}+6H_2O=3Al(OH)_3\cdot3H_2O(三水铝石)+3H^+ \tag{6-37}$$

$$Al(OH)_3\cdot3H_2O+H_4SiO_4=0.5Al_2SiO_5(OH)_4(高岭石)+5.5H_2O \tag{6-38}$$

$$7Al_2Si_2O_5(OH)_4+8H_4SiO_4+Ca^{2+}=2H^++23H_2O+CaAl_{14}Si_{22}O_{10}(OH)_2(钙蒙脱石) \tag{6-39}$$

四、模拟结果与分析

本研究采用 PHREEQC 2.8 软件对区内理疗温泉的水岩反应进行模拟，将区内理疗温泉选定的反应路径起点和终点水样水化学组分输入 PHREEQC 2.8 软件相应模块，并且输入相应的矿物后运行模型。PHREEQC 软件应用遵循质量守恒和电荷守恒原理，并且水岩反应过程是在水流路径上发生的一系列的矿物溶解反应的总和，涉及到的反应项较多，因此模型模拟结果往往具有多解性。在不确定度参数值允许范围内（<0.09），需要不断调整输入水样水化学组分的不确定度参数，以达到输出的模型数量最小化，并结合地质条件和各种矿物水解反应规律，对模型模拟结果进行最符合实际的分析和解释。

本次水岩反应模拟分析各反应路径输入组分的不确定参数详见表6-16。

表6-16 研究区理疗温泉反应路径输入水样水化学组分的不确定参数值

起点	终点	反应路径	不确定度参数
Sbm	DR86	Ⅰ	0.020
S9	S12	Ⅱ	0.020
S4	DR21	Ⅲ	0.005
S9	DR69	Ⅳ	0.020
DR106	DR107	Ⅴ	0.015

根据输入的反应路径起点和终点水样水化学组分及调整好的不确定参数，研究区理疗温泉水岩反应模拟结果如下。

（一）碳酸盐岩类热储层理疗温泉水岩反应模拟

1. 主要水化学组分水岩反应过程模拟

本书研究在息烽温泉和石阡地区温泉热水系统水流路径上分别设置水岩反应路径Ⅰ和Ⅱ，其中，反应路径Ⅰ选取理疗温泉水样点 Sbm（起点）和 DR86（终点）两个，反应路径Ⅱ选取理疗温泉水样点 S9（起点）和 S12（终点）两个，采用 PHREEQC 2.8 软件进行水岩反应模拟计算，以揭示并验证碳酸盐岩类热储层理疗温泉主要水化学组分演化过程。

1）反应路径Ⅰ理疗温泉主要水化学组分水岩反应过程模拟

反应路径Ⅰ上的两个理疗温泉水样点热储层均为碳酸盐岩第一热储层。根据热储层岩石矿物特征，设置潜在反应相包括：方解石、白云石、石膏、天青石、石英、萤石矿物的溶解反应。做置信度为 98.00% 的水岩反应模拟计算，PHREEQC 得出两个结果模型（表6-17）。从结果模型中可知，碳酸盐岩第一热储层理疗温泉模拟输出的模型反应过程基本与前文分析一致，由于碳酸盐岩热储层矿物主要为方解石和白云石，由模拟结果可以看出方解石的溶解发生在理疗温泉的形成过程中，输出的两个模型都印证了这一点，其溶解转换的量平均值为 2.580×10^{-4} mol/L，为所有溶解过程中转换量最大的一种矿物组分。天青石和萤石的溶解也比较清晰明朗，天青石的溶解转换摩尔量平均为 1.875×10^{-5} mol/L，萤石的溶解转换摩尔量为 8.256×10^{-6} mol/L，二者相比于方解石的溶解转换摩尔量要少得多，这与地层中这两种矿物含量相对较少相吻合。注意到白云石和石膏处于沉淀过程，这可能与特殊的水岩作用环境有关，在特定的物理化学条件下使得二者的溶解处于过饱和状态。另外，两个结果模型中，石英矿物的沉淀过程也清晰可见，这与石英的溶解度有关，石英属于难溶矿物，在水岩反应过程中易于饱和，这与前文所述区内理疗温泉石英矿物饱和指数 SI_Quartz>0，处于溶解过饱和状态相一致。两个结果模型中，Model B 没有反映出萤石的溶解过程，相比之下，Model A 能更加准确地反映出实际的水岩反应过程。

表 6-17　研究区碳酸盐岩类热储层理疗温泉 Sbm 与 DR86 主要水化学组分水岩反应模拟结果

水岩反应路径	置信度	矿物名称	化学式	矿物溶解或沉淀转换量（mol/L）	
				Model A	Model B
反应路径Ⅰ；起点（Sbm）；终点（DR86）	98.00%	方解石	$CaCO_3$	1.820×10^{-4}	3.339×10^{-4}
		白云石	$CaMg(CO_3)_2$	-4.232×10^{-3}	-5.817×10^{-3}
		石膏	$CaSO_4 \cdot 2H_2O$	-3.925×10^{-4}	-7.465×10^{-4}
		天青石	$SrSO_4$	1.931×10^{-5}	1.818×10^{-5}
		石英	SiO_2	-1.760×10^{-4}	-4.402×10^{-4}
		萤石	CaF_2	8.256×10^{-6}	/
		$CO_2(g)$	$CO_2(g)$	-9.120×10^{-3}	-1.241×10^{-2}
		$H_2O(g)$	$H_2O(g)$	-2.415×10^2	-3.331×10^2

注：表中"正值"表示矿物溶解量；"负值"表示矿物沉淀量；"/"表示矿物不参加反应

综上，模拟结果均较好地揭示并验证了前述分析的内容和结果。

2）反应路径 Ⅱ 理疗温泉主要水化学组分水岩反应过程模拟

反应路径 Ⅱ 上的两个理疗温泉水样点热储层均为碳酸盐岩第二热储层。根据热储层岩石矿物特征，设置潜在反应相包括：方解石、白云石、石膏、天青石、石英、萤石矿物的溶解反应。做置信度为 98.00% 的水岩反应模拟计算，PHREEQC 得出三个结果模型（表6-18）。由模拟结果可知，碳酸盐岩第二热储层理疗温泉模拟输出的模型反应过程基本上与前述分析一致，由于热储层岩性主要为白云岩，所以主要反应是白云石的溶解，方解石的溶解基本上没有发生在热矿水的形成过程中，输出的模型 Model A 较好地印证了这一点。石膏的溶解也比较清晰明朗，从结果模型中可知，石膏的溶解转换摩尔量略高于白云石，两种矿物是所有溶解过程中转换量最大的矿物组分（白云石溶解转换摩尔量：$3.748 \times 10^{-4} mol/L$；石膏平均溶解转换摩尔量：$1.593 \times 10^{-3} mol/L$），得出了硫酸根和部分钙离子是来自于石膏的结论，能够从模拟的角度验证前文讨论的理论内容。天青石和萤石的溶解也清晰可见，二者溶解转换摩尔量相比白云石和石膏要少得多（天青石平均：$2.666 \times 10^{-5} mol/L$；萤石平均：$1.250 \times 10^{-6} mol/L$），这与地层中这两种矿物含量相对较少相一致。石英沿反应路径出现沉淀现象，这是因为石英属难溶矿物，反应过程中很容易达到饱和，这与前述石英处于溶解过饱和状态（SI_Quartz>0）相吻合。三个模型相比较，Model B 未反映出白云石的溶解，Model C 未反映出萤石的溶解，而 Model A 中各种矿物的反应比较齐全，说明 Model A 能相对较准确地反映出实际水岩反应过程，能够从模拟角度验证前文讨论的理论内容。

综上，模拟结果均较好地揭示并验证了前文所述内容和结果。

表6-18　研究区碳酸盐岩类热储层理疗温泉 S9 与 S12 主要水化学组分水岩反应模拟结果

水岩反应路径	置信度	矿物名称	化学式	矿物溶解或沉淀转换量（mol/L）		
				Model A	Model B	Model C
反应路径 Ⅱ；起点（S9）；终点（S12）	98.00%	方解石	$CaCO_3$	-1.343×10^{-3}	-1.441×10^{-3}	-1.951×10^{-3}
		白云石	$CaMg(CO_3)_2$	3.748×10^{-4}	/	-1.521×10^{-3}
		石膏	$CaSO_4 \cdot 2H_2O$	2.026×10^{-3}	1.811×10^{-3}	9.422×10^{-4}
		天青石	$SrSO_4$	3.764×10^{-5}	3.234×10^{-5}	1.001×10^{-5}
		石英	SiO_2	-6.381×10^{-4}	-1.099×10^{-3}	-3.042×10^{-3}
		萤石	CaF_2	1.382×10^{-5}	1.117×10^{-5}	/
		$CO_2(g)$	$CO_2(g)$	-4.627×10^{-3}	-1.350×10^{-3}	-5.066×10^{-3}
		$H_2O(g)$	$H_2O(g)$	-1.327×10	-4.267×10	-1.666×10^2

注：表中"正值"表示矿物溶解量；"负值"表示矿物沉淀量；"/"表示矿物不参加反应

2. Na^+、Cl^- 离子浓度异常高水样点的水岩反应过程模拟

根据前文讨论理论依据，在反应路径上选取 Na^+、Cl^- 离子浓度异常高的水样点，分别就钠盐（Halite-NaCl）、黏土矿物对水化学类型的影响和含钠、钾等铝硅酸盐岩矿物、黏土矿物对水化学类型的影响进行验证模拟。

1）钠盐（Halite-NaCl）及黏土矿物对水岩反应的影响

在习水县桑木镇河坝村两岔河温泉及上坝村下坝地热井热水系统水流路径上设置水岩反应路径 Ⅲ，选取水样点 S4（起点）和 DR21（终点）两个，采用 PHREEQC 2.8 软件进行水岩反应模拟计算，以揭示并验证碳酸盐岩类热储层理疗温泉 Na^+、Cl^- 离子异常高水样点水文地球化学演化过程。

反应路径Ⅲ上的两个理疗温泉水样点热储层为碳酸盐岩第一、二热储层。据前文所述，造成 S4 和 DR21 两个水样点 Na^+、Cl^- 离子异常高的主要原因是钠盐（Halite-NaCl）溶解和阳离子交换吸附反应，结合研究区第一、二热储层岩石矿物特征，设置潜在反应相主要包括：方解石、白云石、石英、天青石、萤石、钠盐（Halite-NaCl）矿物的溶解和黏土矿物相（NaX，CaX₂）的置换反应。做置信度为 99.50% 的水岩反应模拟计算，PHREEQC 得出一个结果模型（表 6-19）。根据结果模型可知，模型的反应过程基本上与前述分析一致，由于碳酸盐岩第一、二热储层岩石矿物成分主要为方解石和白云石，主要反应是方解石和白云石的溶解，其溶解转换的量分别为 4.770×10^{-5} mol/L 和 2.300×10^{-4} mol/L。萤石的溶解也比较清晰明朗，溶解转换的量为 4.251×10^{-5} mol/L。石英在水流路径上发生微弱的溶解反应，溶解转换的量为 1.241×10^{-5} mol/L，是所有矿物中溶解量最小的矿物，这与石英溶解度有关，在高温封闭的水岩反应条件下会发生微弱的水岩作用，得出偏硅酸是来自于石英的结论，这与之前的分析也是一致的。值得注意的是，有关特殊水化学类型的解释，前文分析中提到了钠盐的溶解是造成 Na^+、Cl^- 离子异常高的主要原因。根据模拟结果可知，结果模型反映出钠盐在溶解的过程，可以直接证明 Na^+ 和 Cl^- 离子的来源主要是钠盐溶解，溶解转换的量在 5.284×10^{-3} mol/L，为所有溶解过程中转换量最大的一种矿物组分，因此很容易形成 Na–Cl 为主要类型的热矿水，能够从模拟角度验证上述讨论的理论内容。上述分析中还提到了黏土矿物的置换反应是造成 Na^+ 离子异常高的原因之一，本次模拟结果模型反映出 NaX 在溶解，Na 离子被 Ca 置换出来，从而形成了 Na^+ 离子较高的热矿水，这就从模拟的角度揭示并验证了前文讨论的黏土矿物置换反应的内容。水岩反应过程中，钠盐的溶解和阳离子交换反应会在体系内产生同离子效应，从而促进了方解石和白云石的溶解，这可能是方解石和白云石的溶解反应同时处于未饱和状态的原因之一。

表 6-19 研究区碳酸盐岩类热储层理疗温泉 Na^+、Cl^- 离子异常高水样 S4 与 DR21 水岩反应模拟结果

水岩反应路径	置信度	矿物名称	化学式	矿物溶解或沉淀转换量（mol/L）
				Model A
反应路径Ⅲ；起点（S4）；终点（DR21）	99.50%	方解石	$CaCO_3$	4.770×10^{-5}
		白云石	$CaMg(CO_3)_2$	2.300×10^{-4}
		天青石	$SrSO_4$	-2.285×10^{-5}
		石英	SiO_2	1.241×10^{-5}
		萤石	CaF_2	4.251×10^{-5}
		钠盐	$NaCl$	5.284×10^{-3}
		NaX	NaX	1.144×10^{-3}
		CaX_2	CaX_2	-5.718×10^{-4}
		$CO_2(g)$	$CO_2(g)$	4.992×10^{-4}
		$H_2O(g)$	$H_2O(g)$	3.390×10

注：表中"正值"表示矿物溶解量；"负值"表示矿物沉淀量；"/"表示矿物不参加反应

综上，模拟计算结果模型表明，研究区碳酸盐岩类热储层理疗温泉 Na^+、Cl^- 离子异常高的主要原因是受钠盐的溶解和黏土矿物阳离子交换吸附反应的控制。但前文 XRD+SEM 分析结果显示，碳酸盐岩类热储层中黏土矿物含量相对较少，因此钠盐的溶解是造成理疗温泉中 Na^+、Cl^- 离子异常高的主导因素，这就从模拟的角度揭示并验证了前文讨论的理论内容。

2）含钠、钾的铝硅酸盐岩矿物溶解对水岩反应的影响

在石阡地区温泉热水系统水流路径上设置水岩反应路径Ⅳ，选取水样点 S9（起点）和 DR69（终点）两个，采用 PHREEQC 2.8 软件进行水岩反应模拟计算，以揭示并验证碳酸盐岩类热储层理疗温泉 Na^+ 离子异常高水样点水文地球化学演化过程。

反应路径Ⅳ上的两个理疗温泉水样点热储层均为碳酸盐岩第二热储层。据前文所述，含钠、钾的铝硅酸盐矿物的溶解和阳离子交换吸附反应可能是造成 DR69 水样 Na^+ 离子异常高的主要原因。结合区内第二热储层岩石矿物特征，设置潜在反应相主要包括：方解石、白云石、石膏、天青石、萤石、钠长石等矿物的溶解和黏土矿物相（NaX，CaX_2）的置换反应。做置信度为 98.00% 的水岩反应模拟计算，PHREEQC 得出两个结果模型（表 6-20）。从结果模型看，模型的反应过程基本与前述分析一致，由于碳酸盐岩第二热储层岩石矿物成分主要为方解石和白云石，模拟结果均反映出方解石的溶解发生在理疗温泉的形成过程中，输出的两个模型都印证了这一点，其溶解转换的量平均值在 4.486×10^{-3} mol/L，为碳酸盐岩类岩石矿物溶解过程中转换量最大的一种矿物组分。在水岩反应路径上，石膏的溶解也比较清晰明朗，溶解转换的量接近于方解石，平均值在 2.078×10^{-4} mol/L，得出硫酸根和部分钙离子主要来自于石膏溶解的结论，这与之前的分析也是一致的。萤石的溶解也清晰可见，溶解转换的量平均值在 8.690×10^{-5} mol/L，表明氟离子主要来自于地层中萤石的溶解，这就从模拟的角度揭示并验证了前文所述内容和结果。此外，注意到白云石与天青石发生沉淀现象，二者沉淀过程可能受局部地质条件的影响和控制，使得水岩反应程度相对较高，溶解反应处于过饱和状态，从而发生沉淀现象。前文有关特殊水化学类型的解释提到了含钠、钾铝硅酸盐岩矿物的溶解是造成 Na^+ 离子异常高的原因之一，由表 6-20 可知，Model A 反映出了钠长石在溶解的过程，其溶解转换的量为 2.474×10^{-5} mol/L，可以直接证明钠长石的溶解是 Na^+ 离子来源的途径之一，钠长石矿物的溶解易于形成富含 Na^+ 离子的热矿水，从而形成 Na^+ 离子异常高的水样点，模拟结果与前文分析一致。前文分析中还提到了黏土矿物的置换反应是造成 Na^+ 离子异常高的一个重要原因，本次模拟的两个结果模型均反映出 NaX 在溶解，Na 离子被 Ca 置换出来，从而形成了富含 Na^+ 离子的热矿水，这就从模拟的角度揭示并验证了阳离子交换吸附反应是造成区内 Na^+ 离子异常高的原因之一。两个结果模型中，Model B 没有反映出钠长石的溶解过程，相比之下，Model A 能更加准确地反映出实际的水岩反应过程。

综上，含钠、钾的铝硅酸盐岩矿物溶解和黏土矿物阳离子交换吸附反应是造成区内碳酸盐岩类热储层理疗温泉 Na^+ 离子异常高的又一重要原因，这就从模拟的角度揭示并验证了前文所讨论的理论内容。

表 6-20　研究区碳酸盐岩类热储层理疗温泉 Na$^+$ 异常高水样 S9 与 DR70 水岩反应模拟结果

水岩反应路径	置信度	矿物名称	化学式	矿物溶解或沉淀转换量（mol/L）	
				Model A	Model B
反应路径Ⅳ；起点（S9）；终点（DR69）	98.00%	方解石	$CaCO_3$	$4.480×10^{-3}$	$4.492×10^{-3}$
		白云石	$CaMg(CO_3)_2$	$-1.328×10^{-3}$	$-1.328×10^{-3}$
		石膏	$CaSO_4 \cdot 2H_2O$	$2.078×10^{-4}$	$2.078×10^{-4}$
		天青石	$SrSO_4$	$-1.169×10^{-5}$	$-1.169×10^{-5}$
		萤石	CaF_2	$8.690×10^{-5}$	$8.690×10^{-5}$
		钠长石	$NaAlSi_3O_8$	$2.474×10^{-5}$	/
		钾长石	$KAlSi_3O_8$	$-2.474×10^{-5}$	/
		NaX	NaX	$1.190×10^{-2}$	$1.192×10^{-2}$
		CaX_2	CaX_2	$-5.949×10^{-3}$	$-5.961×10^{-3}$
		CO_2（g）	CO_2（g）	$1.499×10^{-3}$	$1.512×10^{-3}$
		H_2O（g）	H_2O（g）	$-5.612×10$	$-5.612×10$

注：表中"正值"表示矿物溶解量；"负值"表示矿物沉淀量；"/"表示矿物不参加反应

（二）黔东变质岩分布区带状热储理疗温泉水岩反应模拟

在剑河温泉热水系统水流路径上设置水岩反应路径Ⅴ，选取剑河温泉水样点 DR106（起点）和 DR107（终点）两个，采用 PHREEQC 2.8 软件进行水岩反应模拟计算，以揭示并验证黔东变质岩分布区带状热储理疗温泉主要水化学组分演化过程。由于黔东变质岩分布区理疗温泉热储围岩主要为变质砂岩、变质凝灰岩及凝灰质板岩等，矿物成分主要为含钠、钾的铝硅酸盐岩矿物。因此设置潜在反应相包括：石英、钠长石、钾长石、钙长石、高岭石、伊利石和萤石矿物的溶解反应。做置信度为 98.50% 的水岩反应模拟计算，PHREEQC 得出了四个结果模型（表 6-21）。从结果模型中可知，黔东变质岩分布区带状热储理疗温泉模拟输出的模型反应过程基本与前文分析一致。由于区内铝硅酸盐岩热储围岩矿物成分主要为长石和石英，其次为高岭石、伊利石等次生矿物。由模拟结果可以看出长石（钠长石、钾长石、钙长石）的溶解发生在理疗温泉的形成过程中，输出的四个模型基本都印证了这一点。其中，钠长石溶解转换摩尔量平均为 $2.516×10^{-3}$ mol/L，为所有溶解过程中转换量最大的一种矿物组分，其次为钾长石和钙长石，溶解转换摩尔量平均值为 $3.473×10^{-5}$ mol/L 和 $4.176×10^{-6}$ mol/L，得出了黔东变质岩分布区带状热储理疗温泉主要水化学组分来源于长石溶解的结论。次生矿物伊利石的溶解也清晰可见，其溶解转换摩尔量平均为 $7.536×10^{-7}$ mol/L，远低于长石矿物溶解转换的量，这与地层中次生矿物伊利石含量及其溶解度均有一定的关系。从结果模型还可以看出，萤石的溶解也比较清晰明朗，输出的四个模型都较好地印证了这一点，其溶解转换摩尔量平均为 $3.912×10^{-5}$ mol/L，得出了氟离子主要来自于萤石溶解的结论。另外，结果模型还反映出石英和黏土矿物高岭石处于沉淀过程，这与矿物的溶解度有关，二者均属难溶矿物，在水岩反应过程中易于饱和发生沉淀。尽管石英在黔东变质岩分布区带状热储围岩中的含量较高，但受其溶解度的限制和长石类易溶矿物的影响，在理疗温泉的形成过程中，沿运移路径出现沉淀现象，如前文所述区内理疗温泉石英矿物饱和指数 SI_Quartz>0，处于溶解过饱和状态，这也揭示了石英的溶解对区内变质岩分布区理疗温泉中偏硅酸的来源贡献有限。四个模型相比较，Model B 未反映出钾长石和伊利石的溶解，Model C 未反映出伊利石的溶解，Model D 未反映出钾长石的溶解，而 Model A 中各种矿物的反应比较齐全，说明 Model A 能相对较准确地反映出实际水岩反应过程，能够从模拟角度验证前文讨论的理论内容。

表 6-21　黔东变质岩分布区带状热储理疗温泉 DR106 与 DR107 主要水化学组分水岩反应模拟结果

水岩反应路径	置信度	矿物名称	化学式	矿物溶解或沉淀转换量（mol/L）			
				Model A	Model B	Model C	Model D
反应路径V；起点（DR106）；终点（DR107）	98.50%	石英	SiO_2	-4.984×10^{-3}	-4.090×10^{-3}	-4.090×10^{-3}	-4.984×10^{-3}
		钠长石	$NaAlSi_3O_8$	2.746×10^{-3}	2.283×10^{-3}	2.251×10^{-3}	2.784×10^{-3}
		钾长石	$KAlSi_3O_8$	3.783×10^{-5}	/	3.163×10^{-5}	/
		钙长石	$CaAl_2Si_2O_8$	4.604×10^{-6}	3.747×10^{-6}	3.747×10^{-6}	4.604×10^{-6}
		高岭石	$Al_2Si_2O_5(OH)_4$	-1.397×10^{-3}	-1.145×10^{-3}	-1.145×10^{-3}	-1.397×10^{-3}
		伊利石	$K_{0.6}Mg_{0.25}Al_{2.3}Si_{3.5}O_{10}(OH)_2$	7.536×10^{-7}	/	/	7.536×10^{-7}
		萤石	CaF_2	4.313×10^{-5}	3.510×10^{-5}	3.510×10^{-5}	4.313×10^{-5}
		CO_2（g）	CO_2（g）	2.472×10^{-3}	2.031×10^{-3}	2.031×10^{-3}	2.472×10^{-3}
		H_2O（g）	H_2O（g）	4.548×10	3.701×10	3.701×10	4.548×10

注：表中"正值"表示矿物溶解量；"负值"表示矿物沉淀量；"/"表示矿物不参加反应

综上，黔东变质岩分布区带状热储理疗温泉水岩反应模拟较好地揭示并验证了前述分析的内容和结果。

（陈正山）

|第七章| 理疗温泉成因

第一节　热矿水起源及其循环

一、样品采集与测试

（一）样品采集

本书选择研究区内典型理疗温泉采集水样，分别测试 D、^{18}O、氚（T）、^{14}C 同位素，以地质学、水文地质学、同位素地球化学等理论为基础，运用 H-O、氚（T）、^{14}C 同位素技术示踪区内理疗温泉的起源及循环特征，为研究区内理疗温泉的形成机理奠定基础。

本次共采集理疗温泉水样 52 组，其中碳酸盐岩第一热储层 14 组、第二热储层 15 组、第三热储层 3 组、第四热储层 2 组、第五热储层 5 组、第六热储层 1 组，黔东变质岩分布区带状热储理疗温泉 11 组，以及赤水、习水二叠至三叠系含天然气热卤水 1 组。

根据《地热资源地质勘查规范》（GB/T 11615—2010）及《食品安全国家标准饮用天然矿泉水检验方法》（GB 8538—2016）水样采样技术要求，^{14}C 分析采集量为 50L，H-O、氚（T）同位素采集量分别为 500mL，采样容器选用聚乙烯瓶，采样前将聚乙烯瓶在 10% 硝酸中浸泡 24 小时然后用去离子水清洗 3～4 遍，晾干备用。采样时先用蒸馏水润洗采样瓶，再用原水涮洗采样瓶及瓶盖三次，用 45μm 针头式过滤器过滤，然后将水样缓缓流入瓶中，充满至溢流，瓶内不留空间，盖好瓶盖。样品存于暗箱冷藏带回实验室。

（二）样品测试

水样测试 H-O、T、^{14}C 同位素。其中，H-O 同位素测试了 52 件，氚（T）同位素测试了 45 件，^{14}C 同位素测试了 43 件。

H-O 同位素测试采用 253plus（主仪器）仪器测试，测试单位为北京科荟测试技术有限公司，其中 δD 和 δ^{18}O 使用 V-SMOW 作为标准，精度为 ±0.2‰；^{14}C 样品加工采用干燥箱在 60℃ 低温下烘干成固体，固体重量不低于 40g，样品加工单位为贵州黔北建筑实验测试有限公司检测中心；氚和 ^{14}C 在超低本底液体闪烁谱仪上完成，测试单位为自然资源部地下水科学与工程重点实验室的。

二、热矿水起源

（一）补给来源

因氢氧稳定同位素在中低温热矿水中相对较为稳定，分析 δD 和 $\delta^{18}O$ 同位素组成对于示踪水循环过程有重要的指示意义。全球水在蒸馏、凝聚循环过程中，会产生同位素分馏，使得大气降水的 δD 和 $\delta^{18}O$ 之间具有线性关系。1961 年，Craig 求得全球大气降水线方程（Craig，1961）：

$$\delta D = 8\delta^{18}O + 10 \tag{7-1}$$

在全球水循环过程中，不同地区环境变化条件存在差异，气、液相同位素分馏不平衡，使得大气降水线会有不同程度的偏移（尹观等，2001；Qian et al.，2014）。刘进达等分析了 1985～1993 年 20 多个大气降水同位素监测站数据，求得中国西南大气降水线方程（刘进达和赵迎昌，1997）：

$$\delta D = 7.54\delta^{18}O + 4.84 \tag{7-2}$$

朱磊等（2014）研究了中国西南地区大气降水中氢氧同位素组成特征，建立了研究区贵阳地区大气降水线方程：

$$\delta D = 8.82\delta^{18}O + 22.07 \tag{7-3}$$

根据研究区理疗温泉氢氧同位素测试分析结果（表 7-1），在碳酸盐岩类热储层理疗温泉中，δD 值的分布范围为 $-84.17‰\sim-44.89‰$，平均 $-64.21‰$，$\delta^{18}O$ 值的分布范围为 $-11.82‰\sim-6.82‰$，平均 $-9.62‰$；在黔东变质岩分布区带状热储理疗温泉中，δD 值的分布范围为 $-69.78‰\sim-55.38‰$，平均 $-60.39‰$，$\delta^{18}O$ 值的分布范围为 $-10.49‰\sim-7.31‰$，平均 $-9.26‰$。另外，在赤水红层盆地揭露的工业矿泉 DR14，δD 值为 $-51.9‰$，$\delta^{18}O$ 值为 $-6.42‰$。由 $\delta D\sim\delta^{18}O$ 关系图可知（图 7-1），研究区理疗温泉 δD 和 $\delta^{18}O$ 值均在全球大气降水线、中国西南大气降水线及当地大气降水线附近，表明区内理疗温泉均为大气降水补给。

表 7-1 研究区理疗温泉 H-O 同位素、补给高程及氘过量参数一览表

理疗温泉编号	热储含水层	$\delta D_{V\text{-}SMOW}$ ‰	$\delta^{18}O_{V\text{-}SMOW}$ ‰	过量参数 (d)	补给高程 (m)	理疗温泉编号	热储含水层	$\delta D_{V\text{-}SMOW}$ ‰	$\delta^{18}O_{V\text{-}SMOW}$ ‰	过量参数 (d)	补给高程 (m)
DR14	$T_{1-2}j$	−51.91	−6.42	4.72	835.00	DR139	$\text{\textInverted}_{3-4}O_1l\text{-}O_1t\text{-}h$	−66.29	−10.19	23.56	1388.23
DR167	T_2g	−75.88	−10.74	18.85	1756.96	S8	$Pt_3^{3b}\text{-\textInverted}_1dy$	−64.15	−9.50	19.63	1305.64
S17	$P_2q\text{-}m$	−79.45	−11.25	19.75	1894.22	S11	$Pt_3^{3b}\text{-\textInverted}_1dy$	−53.30	−8.31	19.98	888.60
DR168	$P_2q\text{-}m$	−81.20	−11.53	20.49	1961.54	S13	$Pt_3^{3b}\text{-\textInverted}_1dy$	−58.67	−9.38	24.07	1094.90
DR170	$P_2q\text{-}m$	−77.94	−11.05	19.55	1836.26	DR1	$Pt_3^{3b}\text{-\textInverted}_1dy$	−67.04	−10.31	23.94	1416.79
DR175	$P_2q\text{-}m$	−63.30	−9.25	18.29	1273.08	DR16	$Pt_3^{3b}\text{-\textInverted}_1dy$	−64.16	−7.06	−1.88	1306.20

理疗温泉编号	热储含水层	δD_{V-SMOW} ‰	$\delta^{18}O_{V-SMOW}$ ‰	过量参数 (d)	补给高程 (m)	理疗温泉编号	热储含水层	δD_{V-SMOW} ‰	$\delta^{18}O_{V-SMOW}$ ‰	过量参数 (d)	补给高程 (m)
DR184	P_2q-m	−76.97	−10.98	19.90	1798.74	DR34	Pt_3^{3b}-ϵ_1dy	−63.18	−9.51	20.73	1268.53
DR156	C_2P_1m、P_2q-m	−70.11	−10.31	20.84	1535.01	DR55	Pt_3^{3b}-ϵ_1dy	−64.61	−9.69	20.84	1323.64
DR172	C_2h-C_2P_1m	−84.17	−11.82	20.06	2075.93	DR81	Pt_3^{3b}-ϵ_1dy	−57.94	−10.33	33.13	1066.80
DR150	D_2d-D_3gp	−66.09	−9.69	19.36	1380.36	DR83	Pt_3^{3b}-ϵ_1dy、ϵ_2q-$\epsilon_{3-4}O_1l$	−80.70	−11.52	20.89	1942.20
DR164	D_3C_1wz-C_1m	−81.92	−11.57	20.16	1989.11	DR86	Pt_3^{3b}-ϵ_1dy	−51.40	−7.78	17.18	815.52
DR179	D_3r	−70.82	−10.05	17.78	1562.46	DR90	Pt_3^{3b}-ϵ_1dy	−59.42	−9.46	23.98	1123.67
S2	O_1t-h	−51.97	−8.44	22.49	837.50	DR91	Pt_3^{3b}-ϵ_1dy	−81.98	−11.43	18.87	1991.71
S4	$\epsilon_{3-4}O_1l$	−63.19	−9.53	20.88	1268.85	DR121	Pt_3^{3b}-ϵ_1dy	−66.14	−9.84	20.66	1382.38
S7	O_1t-h	−55.98	−8.95	22.97	991.53	DR124	Pt_3^{3b}-ϵ_1dy、$\epsilon_{3-4}O_1l$	−67.32	−10.20	22.60	1427.78
S9	O_1t-h	−54.45	−9.55	29.78	932.66	S14	$Pt_3^{1d}q$	−60.31	−9.57	24.11	1158.26
S12	ϵ_2q-O_1t-h	−52.06	−8.04	18.82	840.84	DR41	$Pt_3^{1d}q$	−55.38	−9.05	24.42	968.63
DR8	$\epsilon_{3-4}O_1l$-O_1t-h	−66.39	−10.03	22.09	1391.80	DR49	$Pt_3^{1d}q$	−57.71	−9.25	23.90	1057.90
DR22	ϵ_2q-$\epsilon_{3-4}O_1l$	−63.19	−9.36	19.39	1268.98	DR93	$Pt_3^{1d}q$	−59.48	−7.31	5.04	1126.05
DR24	ϵ_2q-$\epsilon_{3-4}O_1l$	−56.58	−8.49	18.32	1014.69	DR105	$Pt_3^{1d}q$	−59.47	−9.01	20.03	1125.73
DR28	ϵ_2q-$\epsilon_{3-4}O_1l$	−55.55	−8.82	22.23	975.00	DR106	$Pt_3^{1d}q$	−59.81	−8.82	17.98	1138.79
DR62	ϵ_2q-O_1t-h	−54.05	−8.69	22.63	917.30	DR107	$Pt_3^{1d}q$	−60.84	−9.27	20.94	1178.43
DR66	$\epsilon_{3-4}O_1l$-O_1t-h	−44.89	−6.82	15.25	564.87	DR112	$Pt_3^{1d}q$	−67.63	−10.32	23.37	1439.55
DR69	ϵ_3g-O_1t-h	−63.23	−9.32	18.93	1270.49	DR128	$Pt_3^{1d}q$	−58.34	−10.19	31.52	1082.33
DR118	ϵ_2q-$\epsilon_{3-4}O_1l$	−66.75	−9.75	19.24	1405.75	DR146	$Pt_3^{1d}q$	−69.78	−10.49	22.74	1522.29
DR120	$\epsilon_{3-4}O_1l$	−67.83	−10.26	22.70	1447.44	DR165	$Pt_3^{1d}q$	−55.52	−8.55	19.86	973.97

一般情况下，当地下水的温度越高、所处环境越封闭、滞留时间越长时，水-岩同位素交换反应就越强烈，因此水-岩同位素交换反应的结果常常使地下水的 $\delta^{18}O$ 值显著增大。由图7-1可知，区内理疗温泉与全球大气降水线和中国西南地区大气降水线对比，并没有发现有明显的 ^{18}O 漂移现象，但是与贵阳大气降水线对比，大部分理疗温泉的 ^{18}O 多数发生了明显的氧右漂移，表明热储流体与岩石之间的反应较为强烈。

大部分造岩矿物中 H 含量较低，因此，地热水中的 D 几乎不与围岩中的 D 发生交换，由此可选择氘过量参数 $d=\delta D-8\delta^{18}O$ 来定义 $\delta^{18}O$ 同位素交换程度的衡量指标（Dansgaard，

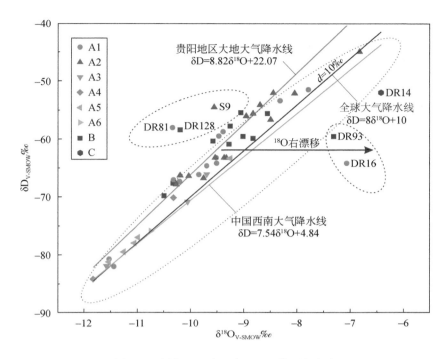

图 7-1　研究区理疗温泉 δD ~ δ^{18}O 关系图

A1：第一热储层理疗温泉；A2：第二热储层理疗温泉；A3：第三热储层理疗温泉；A4：第四热储层理疗温泉；A5：第五热储层理疗温泉；A6：第六热储层理疗温泉；B：黔东变质岩分布区带状热储理疗温泉；C：赤水沉积坳陷盆地热卤水

1964；马致远，2004；肖琼，2012)。由贵阳大气降水 δD-δ^{18}O 线性关系可知，其氘过量参数 $d=22.07‰$（Craig 全球大气降水线 $d=10‰$）。本次根据贵阳大气降水线方程对区内理疗温泉氘过量参数进行计算。由表 7-1 可知，在碳酸盐岩类热储层理疗温泉中，氘过量参数 $d=-1.88‰ \sim 33.13‰$，平均为 20.47‰；在黔东变质岩分布区带状热储理疗温泉中，氘过量参数 $d=5.04‰ \sim 31.52‰$，平均为 21.27‰。另外，在赤水境内揭露的工业矿泉 DR14，氘过量参数 $d=4.72‰$。从计算结果看，区内理疗温泉氘过量参数平均值总体小于 22.07‰，表明区内理疗温泉相对于当地大气降水线发生明显的 δ^{18}O 右漂移。通常情况下，在地下水水岩相互作用过程中，水岩作用环境越封闭，水岩反应越强烈，δ^{18}O 同位素交换程度就越高，从而使得氘过量参数值越低，δ^{18}O 的右漂移幅度越大。由图 7-1 可知，研究区 DR16、DR93 和 DR14 理疗温泉氘过量参数值较低，分别为 -1.88‰、5.04‰ 及 4.72‰，发生了明显的 ^{18}O 右漂移现象，表明其水岩作用环境封闭，水岩反应强烈。据前文所述，DR14 属四川成盐盆地边缘封存型热卤水，而受残余古卤水混合的影响，DR16 具有异常高的 Na$^+$、Cl$^-$ 离子特征，反映二者的水岩作用环境封闭、水岩反应强烈是造成 δ^{18}O 右漂移的主要因素。值得注意的是，研究区 DR81、S9 和 DR128 理疗温泉氘过量参数值较高，分别为 33.13‰、29.78‰ 和 31.52‰，发生了 δ^{18}O 的左漂移，造成这种现象的原因，一种可能是理疗温泉受区内纬度、地表温度、降雨量和高程的影响，这些因素会导致热水 δD‰ 和 δ^{18}O‰ 发生分异（肖琼，2012）。然而，发生 δ^{18}O 左漂移的理疗温泉分别位于研究区不同地区，说明这些因素影响较小。另一种可能是水岩作用环境不封闭，热储温度低，水岩作用弱，从而对同位素交换促进作用小（Pastorelli et al.，2000）。由于碳酸盐岩类热储层岩溶孔隙、裂隙发育，加之受断层影响，易于形成相对开放的环境。而在黔东变质岩分布区理疗温泉中，其热储类型为带状热储，受断裂控制，容易形成相对开放的环境，因此造成这些理疗温泉 $\delta^{18}O$ 左漂移的主要原因应是水岩作用环境不封闭。总体而言，研究区理疗温泉水岩作用环境为半开放到封闭，水岩作用总体较为强烈。

水–岩反应程度可通过水化学组分变化特征反映出来，图 7-2 为研究区理疗温泉 $\delta^{18}O$ 同位素与水温、矿化度（TDS）、Na^+、Ca^{2+}、SO_4^{2-}、Cl^- 的散点图。由图 7-2（a）可知，随着水温的升高，区内理疗温泉 $\delta^{18}O$ 同位素出现一定的富集趋势，揭示温度越高水岩作用越强烈。一般地下水在没有外部 TDS 的影响下，水岩作用越强烈，TDS 越富集。图 7-2（b）可以看出区内理疗温泉 TDS 与 $\delta^{18}O$ 具有一定的正相关性，揭示随着理疗温泉水岩作用程度的提高，$\delta^{18}O$ 同位素交换程度越高，TDS 越富集。图 7-2（c）表明，碳酸盐岩类热储层理疗温泉异常高的 Na^+ 离子和黔东变质岩分布区带状热储理疗温泉中的 Na^+ 离子均与 $\delta^{18}O$ 具有一定相关性，随着水岩作用程度的提高，$\delta^{18}O$ 同位素富集程度越高，Na^+ 离子浓度越高。图 7-2（d）和图 7-2（e）显示，在富含 Ca^{2+}、SO_4^{2-} 离子的碳酸盐岩类热储层理疗温泉中，随着水岩作用程度的提高，Ca^{2+} 和 SO_4^{2-} 离子出现一定的富集趋势，$\delta^{18}O$ 同位素富集程度越高，反映水岩作用越来越强烈。区内理疗温泉物理化学组分与 $\delta^{18}O$ 的富集关系体现了热水径流过程中与围岩中的碳酸盐岩矿物（方解石、白云石、石膏）及铝硅酸盐岩类矿物等发生一定程度的水岩作用，其理疗温泉与围岩矿物产生氢氧稳定同位素交换

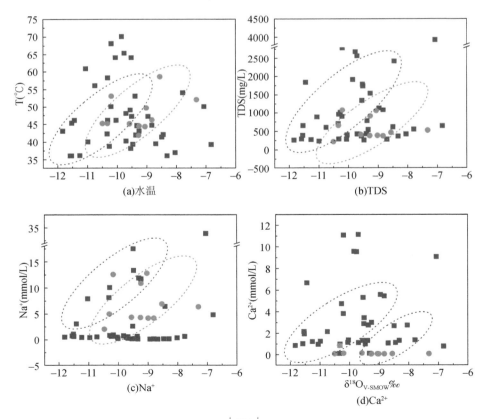

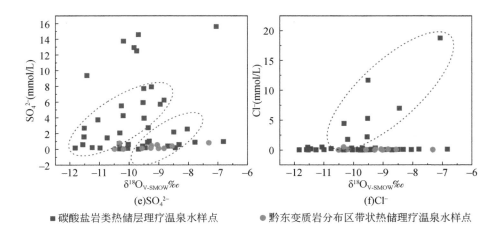

图 7-2 研究区理疗温泉水样 $\delta^{18}O$ 与水温、TDS、Na^+、Ca^{2+}、SO_4^{2-}、Cl^-散点图

的主要反应式如下。

碳酸盐岩（白云石为例）：$CaMg(CO_3)_2^{18}O_2 + 2H_2O = CaMg(CO_3)_2 + 2H_2^{18}O$ (7-4)

膏盐岩（石膏为例）：$CaSO_3^{18}O + H_2O = CaSO_4 + H_2^{18}O$ (7-5)

硅酸盐岩（钠长石为例）：$NaAlSi_3^{18}O_8 + H_2O = NaAlSi_3O_8 + H_2^{18}O$ (7-6)

热矿水中 Cl^- 离子一般相对比较稳定，Cl^- 离子的变化主要受水岩作用的控制，由图 7-2（f）可知，在 Cl^- 离子异常高的几个理疗温泉水样中，随着 $\delta^{18}O$ 同位交换程度的提高出现富集趋势，体现了深部水–岩反应程度较为强烈。

综上所述，影响 $\delta^{18}O$ 右漂移的主要因素为：在深部高温热储环境中，热水与围岩矿物发生强烈的水–岩交换反应。

（二）补给高程

研究区各理疗温泉之间纬度、气温、降雨量差异较小，因此高程效应是导致 H-O 同位素差异的主要因素。根据同位素高程效应，1984 年，于津生研究西藏东部大气降水 H-O 同位素组成，提出川黔藏地区的高程效应估算公式（Yu et al.，1984）：

$$\delta D = -0.026H - 30.2 \tag{7-7}$$

依据该公式，计算出研究区碳酸盐岩类热储层理疗温泉的补给高程为 564.87 ~ 2075.93m，平均为 1348.35m，黔东变质岩分布区带状热储理疗温泉的补给高程为 968.63 ~ 1522.29m，平均为 1161.08m。另外，在赤水境内揭露的工业矿泉 DR14，其补给高程为 835.00m（表 7-1）。区内各理疗温泉的补给高程与温泉所处区域海拔较为接近，具有西高东低的变化特征，与贵州海拔变化特征较为一致，表明各理疗温泉补给区与温泉所处区域海拔密切相关。

综上，研究区理疗温泉的补给高程平均在 1161.08 ~ 1348.35m 之间，与贵州省平均海拔（约 1100m）较为接近，揭示理疗温泉的补给区主要位于省内海拔相对较高的山区。

（三）补给区温度

补给区温度的推算对研究热矿水的循环特征具有重要意义。Dansgaard（1964）研究了北半球高纬度地区大气降水中的氧同位素与年平均气温的关系，建立了 $\delta^{18}O$ 与年平均气温的线性方程式：

$$\delta^{18}O = 0.69t - 13.6 \tag{7-8}$$

1975 年，Yurtsever 研究了北半球大气降水氧同位素组成和平均温度之间的关系，建立了 $\delta^{18}O$ 与平均气温的线性方程式：

$$\delta^{18}O = (0.521 \pm 0.014)t - (14.96 \pm 0.21) \tag{7-9}$$

周训等（2010）建立了中国大气降水氢同位素组成与平均温度的线性方程式：

$$\delta^{18}D = 3t - 92 \tag{7-10}$$

本书分别运用式（7-8）、式（7-9）、式（7-10）对研究区理疗温泉补给区温度进行计算。其中式 7-8 计算结果用 t_1 表示，式 7-9 计算结果用 t_2 表示，式 7-10 计算结果用 t_3 表示。由表 7-2 可知，区内碳酸盐岩类热储层理疗温泉补给区温度 t_1 为 2.58 ~ 9.83℃，平均 5.62℃，t_2 为 6.03 ~ 15.63℃，平均 10.06℃，t_3 为 2.61 ~ 15.70℃，平均 8.91℃；黔东地区变质岩分布区带状热储理疗温泉补给区温度 t_1 为 4.51 ~ 9.11℃，平均 6.29℃，t_2 为 8.58 ~ 14.67℃，平均 10.94℃，t_3 为 7.41 ~ 12.21℃，平均 10.54℃。在赤水红层盆地揭露的工业矿泉 DR14 补给区温度 $t_1 = 10.40$℃，$t_2 = 16.39$℃，$t_3 = 13.36$℃。以上数据表明，各理疗温泉补给区温度较为接近，应为同一气候环境下补给。张世从和陈履安（1992）以及陈履安等（1997）对贵州石阡地区热矿水同位素地球化学进行研究，推算出补给区温度为 8℃，补给区为一个较寒冷的气候环境，可能是第四纪赤土冰期大气降水补给。本次补给区温度计算结果与前人报道的较为接近，因此可以推断研究区理疗温泉补给时期应为一个较寒冷的气候环境，采用 t_1、t_2、t_3 平均值进行表示，补给区温度大约在 5.86 ~ 10.37℃。

表 7-2 研究区理疗温泉补给区温度计算结果表 （单位：℃）

理疗温泉编号	热储含水层	补给区温度 (t_1)	补给区温度 (t_2)	补给区温度 (t_3)	理疗温泉编号	热储含水层	补给区温度 (t_1)	补给区温度 (t_2)	补给区温度 (t_3)
DR14	$T_{1-2}j$	10.40	16.39	13.36	DR139	$\text{\euro}_{3-4}O_1l\text{-}O_1t\text{-}h$	4.95	9.16	8.57
DR167	T_2g	4.14	8.10	5.37	S8	$Pt_3^{3b}\text{-}\text{\euro}_1dy$	5.94	10.48	9.28
S17	$P_2q\text{-}m$	3.41	7.13	4.18	S11	$Pt_3^{3b}\text{-}\text{\euro}_1dy$	7.67	12.77	12.90
DR168	$P_2q\text{-}m$	3.00	6.58	3.60	S13	$Pt_3^{3b}\text{-}\text{\euro}_1dy$	6.12	10.71	11.11
DR170	$P_2q\text{-}m$	3.69	7.50	4.69	DR1	$Pt_3^{3b}\text{-}\text{\euro}_1dy$	4.76	8.92	8.32
DR175	$P_2q\text{-}m$	6.30	10.96	9.57	DR16	$Pt_3^{3b}\text{-}\text{\euro}_1dy$	9.48	15.16	9.28
DR184	$P_2q\text{-}m$	3.79	7.63	5.01	DR34	$Pt_3^{3b}\text{-}\text{\euro}_1dy$	5.92	10.45	9.61
DR156	C_2P_1m、$P_2q\text{-}m$	4.76	8.92	7.30	DR55	$Pt_3^{3b}\text{-}\text{\euro}_1dy$	5.67	10.12	9.13

理疗温泉编号	热储含水层	补给区温度(t_1)	补给区温度(t_2)	补给区温度(t_3)	理疗温泉编号	热储含水层	补给区温度(t_1)	补给区温度(t_2)	补给区温度(t_3)
DR172	$C_2h-C_2P_1m$	2.58	6.03	2.61	DR81	$Pt_3^{3b}-\epsilon_1dy$	4.75	8.90	11.35
DR150	D_2d-D_3gp	5.67	10.12	8.64	DR83	$Pt_3^{3b}-\epsilon_1dy$、$\epsilon_2q-\epsilon_{3-4}O_1l$	3.02	6.61	3.77
DR164	$D_3C_1wz-C_1m$	2.94	6.50	3.36	DR86	$Pt_3^{3b}-\epsilon_1dy$	8.44	13.79	13.53
DR179	D_3r	5.15	9.43	7.06	DR90	$Pt_3^{3b}-\epsilon_1dy$	6.01	10.57	10.86
S2	O_1t-h	7.47	12.51	13.34	DR91	$Pt_3^{3b}-\epsilon_1dy$	3.14	6.77	3.34
S4	$\epsilon_{3-4}O_1l$	5.90	10.42	9.60	DR121	$Pt_3^{3b}-\epsilon_1dy$	5.45	9.82	8.62
S7	O_1t-h	6.74	11.53	12.01	DR124	$Pt_3^{3b}-\epsilon_1dy$、$\epsilon_{3-4}O_1l$	4.93	9.14	8.23
S9	O_1t-h	5.87	10.38	12.52	S14	$Pt_3^{1d}q$	5.84	10.34	10.56
S12	ϵ_2q-O_1t-h	8.06	13.29	13.31	DR41	$Pt_3^{1d}q$	6.60	11.35	12.21
DR8	$\epsilon_{3-4}O_1l-O_1t-h$	5.17	9.46	8.54	DR49	$Pt_3^{1d}q$	6.30	10.95	11.43
DR22	$\epsilon_2q-\epsilon_{3-4}O_1l$	6.14	10.74	9.60	DR93	$Pt_3^{1d}q$	9.11	14.67	10.84
DR24	$\epsilon_2q-\epsilon_{3-4}O_1l$	7.40	12.41	11.81	DR105	$Pt_3^{1d}q$	6.65	11.41	10.84
DR28	$\epsilon_2q-\epsilon_{3-4}O_1l$	6.93	11.79	12.15	DR106	$Pt_3^{1d}q$	6.93	11.79	10.73
DR62	ϵ_2q-O_1t-h	7.11	12.03	12.65	DR107	$Pt_3^{1d}q$	6.27	10.92	10.39
DR66	$\epsilon_{3-4}O_1l-O_1t-h$	9.83	15.63	15.70	DR112	$Pt_3^{1d}q$	4.76	8.91	8.12
DR69	ϵ_3g-O_1t-h	6.21	10.83	9.59	DR128	$Pt_3^{1d}q$	4.94	9.16	11.22
DR118	$\epsilon_2q-\epsilon_{3-4}O_1l$	5.57	9.99	8.42	DR146	$Pt_3^{1d}q$	4.51	8.58	7.41
DR120	$\epsilon_{3-4}O_1l$	4.83	9.01	8.06	DR165	$Pt_3^{1d}q$	7.32	12.31	12.16

三、热矿水滞留时间

（一）氚同位素估算热矿水年龄

氚（T）是氢的一个短寿命放射性同位素，半衰期为 12.43 年（Unterweger et al., 1980）。在自然界中，氚由宇宙射线中的中子通量轰击 ^{14}N 而形成。反应式为

$$_{7}^{14}N + _{0}^{1}n \rightarrow _{6}^{12}C + _{1}^{3}H \tag{7-11}$$

由 ^{14}N 演变形成的氚与大气中的氧结合形成水：$^3H+O_2 \rightarrow {}^3HO_2 \rightarrow {}^1H^3HO$。因此，氚广泛参与自然界现代水的循环，可标记地下的水循环过程。

1952 年之后，由于大量热核爆炸实验研究，使得大量的氚进入大气中，破坏了自然界氚浓度平衡，它对全球水的污染长达 40 年。从 20 世纪 90 年代之后，大部分由热核爆炸实验研究产生的氚被冲刷下来，目前大气降水中的氚浓度已接近自然水平，但是现今受核电站微小的释放影响，大气降水中的氚已无法恢复到 1952 年之前的自然水平（Ian et al.，1999）。考虑到氚受混合作用的影响，利用氚精确估算地下水年龄已不大可能。Ian 等（1999）研究总结了大陆区地下水氚标记特征，可通过地下水中氚含量定性推断地下水的滞留时间（表 7-3）。

表 7-3　大陆地区地下水氚（T）含量定性推论区间　　　　　　（单位：TU）

定性推论滞留时间	氚（T）
次现代–1952 年之前的补给	<0.8TU
次现代和最近补给之间混合	0.8 ~ 4TU
现代（5–10 年）	5 ~ 15TU
存在残余"爆炸"^{3}H	15 ~ 30TU
相当一部分补给来自 20 世纪 60 年代或 70 年代	>30TU
主要为 60 年代补给	>50TU

资料来源：Ian et al.，1999

由表 7-4 可知，研究区理疗温泉多数水样氚含量小于 1TU，显示补给来源为 1952 年之前的次现代水。其中，在碳酸盐岩类热储层理疗温泉中，水样 S8、S11、S13、DR24、DR28、DR66 氚含量为 1.5 ~ 3.2TU，显示理疗温泉为次现代水与最近补给之间的混合，这可能是碳酸盐岩类热储层岩溶孔隙、裂隙发育，热矿水在上升过程中受到浅层地下水的混合所致。在黔东变质岩分布区带状热储理疗温泉中，水样氚含量均小于 1TU，显示理疗温泉均为 1952 年之前的次现代水补给。另外，在赤水红层盆地揭露的工业矿泉 DR14 氚含量小于 1TU，表明其封存热卤水未受到现代水的混合影响。

综上，根据氚含量综合推断研究区理疗温泉补给来源为 1952 年之前的次现代水，其年龄大于 69 年。

表 7-4　研究区理疗温泉氚测试结果及混合比计算结果表

理疗温泉编号	热储含水层	氚活度（TU）	古水比例（%）	现代水比例（%）	理疗温泉编号	热储含水层	氚活度（TU）	古水比例（%）	现代水比例（%）
DR14	$T_{1-2}j$	<1.0	>99.32	<0.68	S11	Pt_3^{3b}-$\in_1 dy$	2.0	95.89	4.11
DR167	T_2g	<1.0	>99.32	<0.68	S13	Pt_3^{3b}-$\in_1 dy$	1.8	96.58	3.42
S17	P_2q-m	<1.0	>99.32	<0.68	DR1	Pt_3^{3b}-$\in_1 dy$	<1.0	>99.32	<0.68
DR170	P_2q-m	<1.0	>99.32	<0.68	DR34	Pt_3^{3b}-$\in_1 dy$	<1.0	>99.32	<0.68
DR184	P_2q-m	<1.0	>99.32	<0.68	DR55	Pt_3^{3b}-$\in_1 dy$	<1.0	>99.32	<0.68
DR156	C_2P_1m、P_2q-m	<1.0	>99.32	<0.68	DR81	Pt_3^{3b}-$\in_1 dy$	<1.0	>99.32	<0.68

理疗温泉编号	热储含水层	氡活度（TU）	古水比例（%）	现代水比例（%）	理疗温泉编号	热储含水层	氡活度（TU）	古水比例（%）	现代水比例（%）
DR172	C_2h-C_2P_1m	<1.0	>99.32	<0.68	DR83	Pt_3^{3b}-ϵ_1dy、ϵ_2q-$\epsilon_{3-4}O_1l$	<1.0	>99.32	<0.68
DR150	D_2d-D_3gp	<1.0	>99.32	<0.68	DR86	Pt_3^{3b}-ϵ_1dy	<1.0	>99.32	<0.68
DR164	D_3C_1wz-C_1m	<1.0	>99.32	<0.68	DR90	Pt_3^{3b}-ϵ_1dy	<1.0	>99.32	<0.68
DR179	D_3r	<1.0	>99.32	<0.68	DR91	Pt_3^{3b}-ϵ_1dy	<1.0	>99.32	<0.68
S2	O_1t-h	<1.0	>99.32	<0.68	DR121	Pt_3^{3b}-ϵ_1dy	<1.0	>99.32	<0.68
S4	$\epsilon_{3-4}O_1l$	<1.0	>99.32	<0.68	DR124	Pt_3^{3b}-ϵ_1dy、$\epsilon_{3-4}O_1l$	<1.0	>99.32	<0.68
S7	O_1t-h	<1.0	>99.32	<0.68	S14	$Pt_3^{1d}q$	<1.0	>99.32	<0.68
DR8	$\epsilon_{3-4}O_1l$-O_1t-h	<1.0	>99.32	<0.68	DR41	$Pt_3^{1d}q$	<1.0	>99.32	<0.68
DR22	ϵ_2q-$\epsilon_{3-4}O_1l$	<1.0	>99.32	<0.68	DR49	$Pt_3^{1d}q$	<1.0	>99.32	<0.68
DR24	ϵ_2q-$\epsilon_{3-4}O_1l$	1.5	97.60	2.40	DR105	$Pt_3^{1d}q$	<1.0	>99.32	<0.68
DR28	ϵ_2q-$\epsilon_{3-4}O_1l$	1.8	96.58	3.42	DR106	$Pt_3^{1d}q$	<1.0	>99.32	<0.68
DR66	$\epsilon_{3-4}O_1l$-O_1t-h	3.2	91.78	8.22	DR107	$Pt_3^{1d}q$	<1.0	>99.32	<0.68
DR69	ϵ_3g-O_1t-h	<1.0	>99.32	<0.68	DR112	$Pt_3^{1d}q$	<1.0	>99.32	<0.68
DR118	ϵ_2q-$\epsilon_{3-4}O_1l$	<1.0	>99.32	<0.68	DR128	$Pt_3^{1d}q$	<1.0	>99.32	<0.68
DR120	$\epsilon_{3-4}O_1l$	<1.0	>99.32	<0.68	DR146	$Pt_3^{1d}q$	<1.0	>99.32	<0.68
DR139	$\epsilon_{3-4}O_1l$-O_1t-h	<1.0	>99.32	<0.68	DR165	$Pt_3^{1d}q$	<1.0	>99.32	<0.68
S8	Pt_3^{3b}-ϵ_1dy	1.7	96.92	3.08					

（二）氚同位素估算古水与现代水的混合比例

氚不仅可用于定性估算热矿水年龄，而且可以根据热矿水中的氚含量简单估算1952年前"古水"与"现代水"的混合比例。

在已知理疗温泉中氚的含量和理疗温泉附近地表水中的氚含量时，可根据公式粗略估算温泉"古水"与"现代水"混合比例。计算公式如下：

$$\alpha = \frac{T_3 - T_2}{T_1 - T_2} \times 100\% \tag{7-12}$$

式中，T_3 为理疗温泉混合热水氚含量；T_2 为1952年古水中氚含量，取值0.8TU；T_1 为理疗温泉附近地表水中氚的含量，取值30TU（毛健全和陈阳，1987）；α 为理疗温泉混合热水中现代水所占的比例。根据计算结果不难看出，研究区理疗温泉主要来源于1952年之前的古水，受现代水混合的影响较小（表7-4）。

（三）^{14}C 同位素估算热矿水年龄

Munnich（1957）首次提出采用 ^{14}C 同位素测定地下水年龄，其原理是含 ^{14}C 的地下水在与外界停止碳交换之后距离现今的衰变年龄。目前，^{14}C 同位素是地下热水年龄测定常用的方法之一（陈履安和张世从，1997；顾晓敏，2018），其半衰期为5730a。然而采用 ^{14}C 同位素正确测定地下水的年龄比较困难，原因是可能受大气 CO_2 和碳酸盐岩溶解无机碳的影响，以及人工核爆产生 ^{14}C 的影响等，使得地下水原始碳的含量难以确定。因此，^{14}C 同位素测定地下水年龄必须确定地下水中总溶解无机碳的 ^{14}C 原始浓度，并采用以下公式进行年龄校正（陈履安和张世从，1997；Clark，2006）。

$$t = 8267\ln(A_T/A_{样}) \tag{7-13}$$

式中，t 为地下水年龄；A_T 为地下水中初始 ^{14}C 浓度；$A_{样}$ 为实测地下水 ^{14}C 值。

前人通过研究提出了6种校正模型：分别为统计学方法（Vogel 法）、化学稀释校正模型（Tamers）、同位素混合模型（Pearson）、同位素混合-交换校正模型（Gonfiantinie）、化学稀释-同位素交换校正模型（Mook）、化学稀释-同位素交换综合校正模型（Fontes 和 Garnier）。刘存富（1990）以河北平原为例对以上六种校正方法原理、计算方法以及应用条件进行研究，并简化公式如下。

1）统计学方法

该统计方法由 Vogel 提出，他通过在西欧和南非地区大量的水样分析得出 ^{14}C 的初始含量。根据研究区实际情况，灰岩区 A_T 取值50（mod），变质岩区 A_T 取值90（mod）。

2）化学稀释校正模型

该模型由 Tamers 提出，他指出大气降水或地表水渗入地下时，水中的 CO_2 与 $CaCO_3$ 反应生成 HCO_3^-，其中一半来源于土壤，一半来源于碳酸盐岩溶解，所以 ^{14}C 受到稀释，需要对地下水中的 ^{14}C 初始含量进行校正。

$$A_T = \frac{a + 1/2b}{a+b} \times 100\% \,(\text{mod}) \tag{7-14}$$

式中，a 为留在水中生成平衡 CO_2 浓度；b 为溶解后生成 HCO_3^- 离子浓度。

3）同位素混合模型

该模型由 Pearson 提出，主要考虑土壤中 CO_2 和固体碳酸盐之间 ^{13}C 的混合作用，基本上不考虑同位素交换过程。

$$A_T = \frac{\delta^{13}C_T}{-25} \times 100\% \tag{7-15}$$

式中，$\delta^{13}C_T$ 为地下水样品中无机碳 ^{13}C 浓度。

4）同位素混合-交换校正模型

该模型由 Gonfiantinie 提出，该方法考虑了土壤中的 CO_2 与固态碳酸盐两个碳源之间的混合，也考虑到了土壤中 CO_2 与水中 HCO_3^- 之间碳同位素交换反应。

$$A_T = \frac{\delta^{13}C_T}{-25 - \varepsilon_{\pm CO_2 - HCO_3^-}} \times 100\% \tag{7-16}$$

式中，$\varepsilon_{\pm CO_2-HCO_3^-}$ 为富集系数，$\varepsilon_{\pm CO_2-HCO_3^-}=-9.483T-1+23.89$，绝对温度 $T=273+t$，t 为水样实测温度（℃）

5）化学稀释–同位素交换校正模型

该方法由 Mook 综合了 Tamers 模型和 Pearon 模型，全面考虑了土壤中 CO_2 和总溶解无机碳 ^{13}C 同位素交换反应。

$$A_T=\frac{1}{a+b}\left\{\frac{(a+b)\delta^{13}C^T-(a+0.5b)\delta^{13}C_{\pm CO_2}-0.5b\delta^{13}C_{CaCO_3}}{0.5(\delta^{13}C_{\pm CO_2}-\delta^{13}C_{CaCO_3})-\varepsilon_{\pm CO_2-HCO_3^-}}\right.$$
$$\left.\times[0.5(A_{\pm CO_2}-A_{CaCO_3})]+(a+0.5b)A_{\pm CO_2}+0.5bA_{CaCO_3}\right\} \qquad (7\text{-}17)$$

式中，$\delta^{13}C_{\pm CO_2}$ 为土壤中 CO_2 中 ^{13}C 的浓度，经验值 $\delta^{13}C_{\pm CO_2}=-25‰$（PDB）；$\delta^{13}C_{CaCO_3}$ 为碳酸盐岩矿物中 ^{13}C 的浓度，经验值 $\delta^{13}C_{\pm CaCO_3}=0‰$（PDB）；$A_{\pm CO_2}$ 为土壤中 CO_2 中 ^{13}C 的放射性比度，经验值 $A_{CO_2}=100‰$（mod）；A_{CaCO_3} 为碳酸盐岩矿物中 ^{13}C 的放射性比值，经验值 $A_{CaCO_3}=0‰$（mod）。

6）化学稀释–同位素交换综合校正模型

该模型由 Fontes 和 Garnier 提出，不仅考虑化学稀释作用，也考虑了同位素交换反应，特别之处在于将地下水中总溶解无机碳分为土壤 CO_2 起源（活碳）和矿物溶解起源（死碳 C_M）两种。

$$A_T=\frac{1}{C_T}\left\{\frac{C_T\delta^{13}C_T-C_M^-\delta^{13}C_M(C_T-C_M)\delta^{13}C_{\pm CO_2}}{\delta^{13}C_{\pm CO_2}-\varepsilon_{\pm CO_2-HCO_3^-}-\delta^{13}C_M}(A_{\pm CO_2}-0.2\varepsilon_{\pm CO_2}-A_M)+[(C_T-C_M)A_{\pm CO_2}+C_MA_M]\right\}$$
$$(7\text{-}18)$$

式中，C_M 为死碳浓度，$mC_M=mCa^{2+}+mMg^{2+}-mSO_4^{2-}+\dfrac{mNa^{2+}+mK^+-mCl^--mNO_3^-}{2}$，或者 $mC_M=\dfrac{T_{AC}}{2}$（T_{AC} 为总碱度）。

本书研究根据参数经验取值及区内理疗温泉实测参数值进行校正（表7-5）。

表 7-5　研究区理疗温泉水样 ^{14}C 年龄校正参数测试结果

理疗温泉编号	热储含水层	现代碳（pmc）	$\delta^{13}C_{V\text{-}PDB}$（‰）	CO_2（mmol/L）	HCO_3^-（mmol/L）	总碱度（mg/L）
DR167	T_2g	7.03	−7.40	0.31	3.99	199.59
S17	$P_2q\text{-}m$	21.76	−6.38	0.16	3.03	151.58
DR170	$P_2q\text{-}m$	23.71	−1.72	0.21	2.58	128.85
DR184	$P_2q\text{-}m$	4.65	1.22	0.31	3.13	156.64
DR156	C_2P_1m、$P_2q\text{-}m$	9.37	0.11	0.18	3.23	161.69
DR172	$C_2h\text{-}C_2P_1m$	14.37	−1.14	0.13	2.83	141.48
DR150	$D_2d\text{-}D_3gp$	4.96	−10.77	0.18	3.81	190.72

理疗温泉编号	热储含水层	现代碳（pmc）	$\delta^{13}C_{V\text{-}PDB}$（‰）	CO_2（mmol/L）	HCO_3^-（mmol/L）	总碱度（mg/L）
DR164	$D_3C_1wz\text{-}C_1m$	10.50	-2.35	0.10	3.13	156.64
DR179	D_3r	6.09	-0.03	0.19	3.13	156.64
S2	$O_1t\text{-}h$	10.42	-9.25	0.32	2.25	112.48
S4	$\text{\textepsilon}_{3-4}O_1l$	.17.73	-8.25	0.21	2.63	131.38
S7	$O_1t\text{-}h$	10.15	-9.96	0.41	3.11	155.33
DR8	$\text{\textepsilon}_{3-4}O_1l\text{-}O_1t\text{-}h$	32.69	-11.68	0.17	3.20	160.06
DR22	$\text{\textepsilon}_2q\text{-}\text{\textepsilon}_{3-4}O_1l$	12.94	-10.21	0.22	3.33	166.75
DR24	$\text{\textepsilon}_2q\text{-}\text{\textepsilon}_{3-4}O_1l$	31.15	-11.44	0.25	3.28	164.22
DR28	$\text{\textepsilon}_2q\text{-}\text{\textepsilon}_{3-4}O_1l$	38.58	-10.10	0.15	2.30	115.16
DR66	$\text{\textepsilon}_{3-4}O_1l\text{-}O_1t\text{-}h$	9.60	-5.91	0.17	5.78	289.24
DR69	$\text{\textepsilon}_3g\text{-}O_1t\text{-}h$	41.65	-5.22	0.28	9.90	495.20
DR118	$\text{\textepsilon}_2q\text{-}\text{\textepsilon}_{3-4}O_1l$	2.76	-11.97	0.26	1.97	98.53
DR120	$\text{\textepsilon}_{3-4}O_1l$	3.51	-9.13	0.28	3.43	171.80
DR139	$\text{\textepsilon}_{3-4}O_1l\text{-}O_1t\text{-}h$	6.23	-3.99	0.23	2.37	118.75
S8	$Pt_3^{3b}\text{-}\text{\textepsilon}_1dy$	14.83	-9.96	0.07	4.24	212.23
S11	$Pt_3^{3b}\text{-}\text{\textepsilon}_1dy$	40.85	-10.29	0.10	3.28	164.22
S13	$Pt_3^{3b}\text{-}\text{\textepsilon}_1dy$	28.87	-8.25	0.14	2.99	149.73
DR1	$Pt_3^{3b}\text{-}\text{\textepsilon}_1dy$	3.64	-0.46	0.21	4.44	160.06
DR34	$Pt_3^{3b}\text{-}\text{\textepsilon}_1dy$	6.68	-2.79	0.43	5.45	272.86
DR55	$Pt_3^{3b}\text{-}\text{\textepsilon}_1dy$	5.19	-0.43	0.21	2.22	111.17
DR81	$Pt_3^{3b}\text{-}\text{\textepsilon}_1dy$	1.61	-14.44	0.01	6.57	328.45
DR83	$Pt_3^{3b}\text{-}\text{\textepsilon}_1dy$、$\text{\textepsilon}_2q\text{-}\text{\textepsilon}_{3-4}O_1l$	9.97	-5.04	0.12	2.58	128.85
DR86	$Pt_3^{3b}\text{-}\text{\textepsilon}_1dy$	2.86	-4.85	0.14	3.13	156.64
DR90	$Pt_3^{3b}\text{-}\text{\textepsilon}_1dy$	6.02	-12.38	0.22	3.11	155.33
DR91	$Pt_3^{3b}\text{-}\text{\textepsilon}_1dy$	20.17	-6.38	0.28	3.64	181.90
DR124	$Pt_3^{3b}\text{-}\text{\textepsilon}_1dy$、$\text{\textepsilon}_{3-4}O_1l$	3.77	-10.19	0.04	3.69	184.44
S14	$Pt_3^{1d}q$	23.86	-11.87	0.19	4.28	214.25
DR41	$Pt_3^{1d}q$	5.52	-12.58	0.00	11.78	589.19

续表

理疗温泉编号	热储含水层	现代碳（pmc）	$\delta^{13}C_{V\text{-}PDB}$（‰）	CO_2（mmol/L）	HCO_3^-（mmol/L）	总碱度（mg/L）
DR49	$Pt_3^{1d}q$	2.13	-12.67	0.00	10.06	503.49
DR105	$Pt_3^{1d}q$	2.02	-15.02	0.02	2.99	149.73
DR106	$Pt_3^{1d}q$	5.21	-15.42	0.00	2.89	144.57
DR107	$Pt_3^{1d}q$	12.65	-15.16	0.00	2.99	149.73
DR112	$Pt_3^{1d}q$	11.07	-8.61	0.09	5.88	294.30
DR128	$Pt_3^{1d}q$	4.56	-10.34	0.09	12.68	634.16
DR146	$Pt_3^{1d}q$	6.05	-19.32	0.00	1.52	75.80
DR165	$Pt_3^{1d}q$	3.09	-9.24	0.06	5.61	280.43

由表 7-6 可知，统计学方法和化学稀释校正模型校正结果都比较合理，而同位素混合模型、同位素混合-交换校正模型、化学稀释-同位素交换校正模型、化学稀释-同位素交换综合校正模型校正结果偏小，且部分样品校正结果为负数，显然与实际情况不相符。因此本次 ^{14}C 校正年龄采用统计学方法和化学稀释校正模型校正结果平均值表示。

如表 7-6 所示，碳酸盐岩类热储层理疗温泉水样 ^{14}C 同位素校正年龄为 1622a ~ 28410a，平均 13605a；黔东变质岩分布区理疗温泉水样 ^{14}C 同位素校正年龄为 8716a ~ 28985a，平均 20437a。其中，碳酸盐岩类热储层理疗温泉水样 S11（1791a）、S13（4721a）、DR8（3712a）、DR24（4193a）、DR28（2389a）、DR69（1622a）年龄相对年轻，反映大气降水补给渗入具有较短的渗流途径或较快的流速，热水滞留时间短，这可能与碳酸盐岩溶洞、溶蚀裂隙发育密切相关。在距今 1.8 万年前后为第四纪末次冰期发育时期，而距今 1 万 ~ 1.5 万年为大理冰期，气候严寒偏干（刘东生，1986），大约距今 0.8 万 ~ 1 万年前后为第四纪最后一个冰期（赤土冰期）（陈履安和张世从，1997）。根据 ^{14}C 同位素测年结果，研究区理疗温泉应为晚更新世气候较为寒冷的大气降水补给。

表 7-6　研究区理疗温泉水样 ^{14}C 年龄校正结果

理疗温泉编号	热储含水层	统计学方法与化学稀释校正模型平均年龄（a）	统计学方法（a）	化学稀释校正模型（a）	同位素混合模型（a）	同位素混合-交换校正模型（a）	化学稀释-同位素交换校正模型（a）	化学稀释-同位素交换综合校正模型（a）
DR167	T_2g	16505	16219	16790	11890	13707	5693	/
S17	$P_2q\text{-}m$	7079	6878	7279	1312	3931	/	/
DR170	$P_2q\text{-}m$	6467	6168	6765	<0	<0	/	/
DR184	$P_2q\text{-}m$	19989	19635	20343	/	/	/	/
DR156	C_2P_1m、$P_2q\text{-}m$	14054	13843	14265	/	/	/	/

理疗温泉编号	热储含水层	统计学方法与化学稀释校正模型平均年龄（a）	统计学方法（a）	化学稀释校正模型（a）	同位素混合模型（a）	同位素混合-交换校正模型（a）	化学稀释-同位素交换校正模型（a）	化学稀释-同位素交换综合校正模型（a）
DR172	$C_2h\text{-}C_2P_1m$	10485	10308	10662	<0	<0	/	/
DR150	$D_2d\text{-}D_3gp$	19284	19102	19465	17871	19989	16274	/
DR164	$D_3C_1wz\text{-}C_1m$	13027	12902	13152	<0	1698	/	/
DR179	D_3r	17631	17405	17856	<0	<0	/	/
S2	$O_1t\text{-}h$	13449	12965	13933	10479	12842	4536	/
S4	$\epsilon_{3\text{-}4}O_1l$	8864	8571	9157	5138	7669	<0	/
S7	$O_1t\text{-}h$	13637	13182	14092	11305	13459	7872	/
DR8	$\epsilon_{3\text{-}4}O_1l\text{-}O_1t\text{-}h$	3712	3513	3911	2953	5151	2012	/
DR22	$\epsilon_2q\text{-}\epsilon_{3\text{-}4}O_1l$	11419	11175	11663	9502	11869	6595	/
DR24	$\epsilon_2q\text{-}\epsilon_{3\text{-}4}O_1l$	4193	3912	4473	3177	5569	1621	/
DR28	$\epsilon_2q\text{-}\epsilon_{3\text{-}4}O_1l$	2389	2144	2633	380	2635	<0	/
DR66	$\epsilon_{3\text{-}4}O_1l\text{-}O_1t\text{-}h$	13759	13643	13875	7455	9937	/	/
DR69	$\epsilon_3g\text{-}O_1t\text{-}h$	1622	1511	1732	<0	<0	/	/
DR118	$\epsilon_2q\text{-}\epsilon_{3\text{-}4}O_1l$	24401	23948	24854	23593	25090	22889	15046
DR120	$\epsilon_{3\text{-}4}O_1l$	22261	21961	22560	19363	21868	13349	/
DR139	$\epsilon_{3\text{-}4}O_1l\text{-}O_1t\text{-}h$	17561	17217	17904	7780	9189	/	/
S8	$Pt_3^{3b}\text{-}\epsilon_1dy$	10114	10047	10180	8172	10326	5979	/
S11	$Pt_3^{3b}\text{-}\epsilon_1dy$	1791	1671	1910	59	2683	<0	/
S13	$Pt_3^{3b}\text{-}\epsilon_1dy$	4721	4540	4901	1107	3035	<0	/
DR1	$Pt_3^{3b}\text{-}\epsilon_1dy$	21840	21660	22019	<0	<0	/	/
DR34	$Pt_3^{3b}\text{-}\epsilon_1dy$	16930	16641	17218	4237	5777	/	/
DR55	$Pt_3^{3b}\text{-}\epsilon_1dy$	19067	18727	19407	<0	<0	/	/
DR81	$Pt_3^{3b}\text{-}\epsilon_1dy$	28410	28404	28416	29594	31948	30608	23899
DR83	$Pt_3^{3b}\text{-}\epsilon_1dy$、$\epsilon_2q\text{-}\epsilon_{3\text{-}4}O_1l$	13509	13330	13688	5814	8045	/	/
DR86	$Pt_3^{3b}\text{-}\epsilon_1dy$	23827	23654	23999	15826	17716	/	/
DR90	$Pt_3^{3b}\text{-}\epsilon_1dy$	17764	17501	18026	17424	19902	16724	/
DR91	$Pt_3^{3b}\text{-}\epsilon_1dy$	7789	7505	8072	1941	4139	<0	/

理疗温泉编号	热储含水层	统计学方法与化学稀释校正模型平均年龄（a）	统计学方法（a）	化学稀释校正模型（a）	同位素混合模型（a）	同位素混合-交换校正模型（a）	化学稀释–同位素交换校正模型（a）	化学稀释–同位素交换综合校正模型（a）
DR124	Pt_3^{3b}-$\in_1 dy$、$\in_{3-4}O_1 l$	21414	21370	21458	19682	21723	17978	/
S14	$Pt_3^{1d}q$	8716	10975	6457	5690	7929	4931	<0
DR41	$Pt_3^{1d}q$	20648	23077	18218	18273	20544	18323	4820
DR49	$Pt_3^{1d}q$	28520	30949	26090	26203	28466	26305	13593
DR105	$Pt_3^{1d}q$	28985	31387	26582	28044	30101	29037	24480
DR106	$Pt_3^{1d}q$	21125	23555	18695	20429	22623	21693	17237
DR107	$Pt_3^{1d}q$	13792	16221	11362	12954	15326	14283	8874
DR112	$Pt_3^{1d}q$	14956	17324	12588	9387	11622	4806	/
DR128	$Pt_3^{1d}q$	22256	24656	19855	18228	20155	16837	/
DR146	$Pt_3^{1d}q$	19890	22319	17460	21059	23294	23340	21742
DR165	$Pt_3^{1d}q$	25488	27873	23102	20516	22244	18435	/

四、热储温度及温标理论

热储温度估算对于理疗温泉资源的勘查、开发利用和评价具有重要指导意义。在水文地质调查过程中，测得的理疗温泉温度往往是井口温度，相对于深部热储温度会有所降低。因此，需要采用一些地球化学指标对深部热储温度进行估算（孙红丽，2015）。水岩作用过程中，当矿物的溶解和沉淀达到水岩平衡状态时，在热流体上升过程中随着温度的下降，某些化学组分含量几乎不变或变化极小，故建立热流体化学组分与温度化学反应方程式，就可作为地热流体地温计对热储温度进行估算（孙红丽，2015；闫佰忠，2016；顾晓敏，2018）。基于地球化学温标对热储温度估算方法是目前对热储温度研究的主要方法。

理论上，反应平衡产物浓度只与理疗温泉有关的化学组分都可以作为地球化学温标，然而，热水在上升的过程中，会受到多种因素的控制，反应平衡状态会受到破坏从而发生新的化学反应（孙红丽，2015；闫佰忠，2016）。Fournier（1977）提出以下假设，如果反应条件越接近假设，估算的热储温度就越接近实际温度。Fournier（1977）提出的假设：①水岩反应过程中，反应物充足；②在热储温度下水岩反应达到平衡状态（包括水–岩之间和各热流体间）；③水岩反应只受温度控制；④热流体上升过程中水岩平衡状态不被破坏，且不受浅层地下水的混合。通常情况下，热流体上涌过程会受到浅层地下水的混合，破坏水岩平衡状态，地球化学温标的各化学组分会发生新的反应，从而计算的热储温度与真实温度之间存在一定的误差（Fournier，1977；孙红丽，2015）。因此，在热储度估算之前需要进行水岩平衡状态判断，筛选出最符合条件的地球化学温标，并检验估算的热储温度，进一步降低误差，使热储温度估算更接近真实温度。

五、水岩平衡状态判断

从上述热储温度和温标理论可知，任何地球化学温标在使用之前都必须进行水岩平衡状态判断，以确保该温标对热流体的热储温度估算是否合适。目前对于水岩平衡状态的判断方法较多，常用的有 SiO_2 判断溶解度曲线法、Na-K-Mg 三角图解法、矿物饱和指数 SI 值判断法等方法（孙红丽，2015；闫佰忠，2016；宋小庆等，2019）。鉴于此，本文根据区内水化学组分特征，选择 SiO_2 判断溶解度曲线法、Na-K-Mg 三角图解法和矿物饱和指数 SI 值判断法对区内理疗温泉水岩平衡状态进行判断，据此对区内理疗温泉的热储温度进行估算。

（一）SiO_2 判断溶解度曲线法

自然界中，水岩反应溶解 SiO_2 的来源比较广泛，主要有石英、玉髓和无定形二氧化硅 SiO_2（a）。SiO_2 的溶解与温度具有特定的函数关系，不同的含 SiO_2 矿物溶解度有差异，因此可以通过各种含 SiO_2 矿物的溶解曲线对区内理疗温泉化学组分中 SiO_2 的来源进行判断。将研究区理疗温泉水样投于 SiO_2 溶解度曲线图上。由图 7-3 可知，水样点主要位于玉髓溶解曲线附近及其与石英和 α-方石英溶解曲线之间。其中，碳酸盐岩类热储层理疗温泉小部分水样点落于石英溶解曲线上及其附近，大部分点位于玉髓溶解曲线附近及其与 α-方石英和石英溶解曲线之间，黔东变质岩分布区带状热储理疗温泉水样主要落于玉髓溶解曲线附近及其与石英溶解曲线之间。另外在赤水沉积坳陷盆地揭露的工业矿泉水样也主要位于玉髓溶解曲线与石英溶解曲线之间。总体而言，研究区理疗温泉 SiO_2 溶解平衡主要受控于石英和玉髓的溶解，揭示石英和玉髓温标都可能适用于区内理疗温泉热储温度估

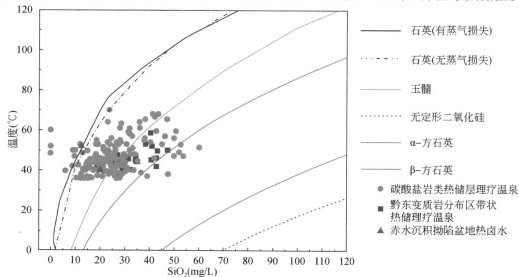

图 7-3　研究区理疗温泉 SiO_2 含量与温度关系图

算。然而，石英和玉髓温标哪个更适合，还需要进一步判断石英和玉髓的溶解平衡状态。除此之外，石英的溶解度大于玉髓，SiO_2 的溶解度会随着理疗温泉溶解性总固体（TDS）的增大而减小。区内理疗温泉的 TDS 相对较高，TDS 大于 1000mg/L 的水样点占比达到 30.68%，尤以碳酸盐岩类热储层理疗温泉大于 1000/L 的水样点较多。因此本研究中的 SiO_2 温标可能选择石英更为合适。

（二）Na-K-Mg 三角图解

Giggenbach 于 1988 年基于 Na、K、Mg 含量及其与温度相关的反应过程，提出将 Na-K-Mg 三角图解对水-岩反应平衡状态进行判断，并将 Na-K-Mg 三角图分为"非平衡区"、"局部平衡区"和"完全反应平衡区"三个区域。其中，Na、K、Mg 与温度有关的反应过程如下：

$$K-长石+Na^+ = Na-长石+K^+ \tag{7-19}$$

$$2.8K-长石+1.6H_2O+Mg^{2+} = 0.8 云母 + 0.2 绿泥石 + 5.4SiO_2 + 2K^+ \tag{7-20}$$

$$2Na-长石+0.8K-长石+1.6H_2O+2Mg^{2+} = 0.8 云母 + 0.2 绿泥石 5.4SiO_2 + 2Na^+ \tag{7-21}$$

式（7-19）、式（7-20）、式（7-21）反映了 Na、K、Mg 随温度变化的反应过程。在一定的温度下，当式（7-19）、式（7-20）、式（7-21）反应达到平衡时，Na、K、Mg 达到饱和状态，Na 就会达到最大转化量，此时，水-岩反应达到完全反应平衡状态。当热矿水在上升过程中温度发生变化时，水-岩反应平衡状态也会随之被破坏，此时水岩平衡状态处于非平衡状态。随着反应的进程，水岩反应达到新的平衡状态时，水岩平衡状态就处于部分平衡状态。将区内理疗温泉的 Na、K、Mg 含量按式（7-22）、式（7-23）、式（7-24）进行转换后投图（图 7-4）。

$$S = C_{Na}/1000 + C_K/100 + (C_{Mg})^{1/2} \tag{7-22}$$

$$\% - Na = C_{Na}/100S \tag{7-23}$$

$$\% - Mg = 100(C_{Mg})^{1/2}/S \tag{7-24}$$

由图 7-4 可知，研究区理疗温泉大部分水样点落于非平衡区域，仅有极少数水样点落在局部平衡区域，表明研究区理疗温泉的水岩反应尚未达到平衡状态，水岩溶解反应仍在继续。其中，碳酸盐岩类热储层理疗温泉仅有 2～3 个水样点落在局部平衡区域，剩余水样点均落在 Mg 离子右下角非平衡区域，且大部分水样点位于 Mg 离子右下角顶点处，属于未成熟水，处于水-岩作用的初始阶段，表明水岩溶解反应仍在进行。造成这种现象的原因有两种可能，一是碳酸盐热储层岩溶、裂隙、孔隙发育，加之断层活动影响，构造裂隙发育，故碳酸盐岩类热储层理疗温泉水岩作用环境不封闭，水岩反应过程中会有未成熟的浅层地下水混入，从而使得其水岩作用多处于初始阶段。二是可能与补给距离有关，据前文所述，研究区理疗温泉的补给区主要位于区内海拔相对较高的山区，表明补给距离有限，地热流体循环快，从而使得水样多落于未成熟水区域。在黔东变质岩分布区带状热储理疗温泉中，水样投点跨度大，多数水样点落在局部平衡区域内或靠近局部平衡区域，而部分水样点位于非平衡区域内。相比于碳酸盐岩类热储层理疗温泉，水岩作用程度有所提高，但仍未达到水岩反应平衡状态，属于未成熟水，水岩溶解反应仍在继续。由于黔东变

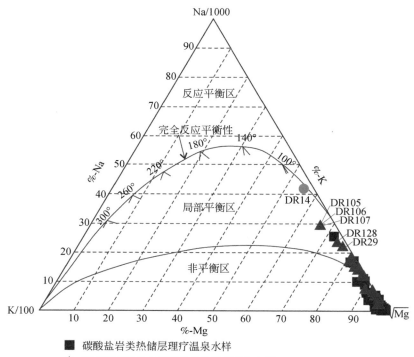

图 7-4　研究区理疗温泉 Na-K-Mg 三角平衡图解

资料来源：Giggenbach，1988

质岩分布区理疗温泉热储类型属于带状热储，理疗温泉主要赋存于断层破碎带内，受断层的控制，断层不仅是储热蓄水构造，也是沟通深部热源的通道从而使得这类理疗温泉水岩作用温度较高，水岩反应强烈。如 DR29、DR128、DR105、DR106、DR107 理疗温泉主要分布于区域活动性深大断裂红石断裂、施洞口断裂以及革东断裂带上，故水岩作用强烈，水岩反应平衡状态达到了局部平衡。另外，黔东变质岩分布区带状热储理疗温泉以对流循环为主，断层沟通深部，这可能使得这种类型的热水混入了深层地层水，使得水岩作用程度相对提高。值得注意的是，在赤水沉积坳陷盆地揭露的工业矿泉 DR14，其水样落于局部平衡区域内，并靠近水岩反应平衡区，水岩反应程度较高。由于赤水境内工业矿泉属于封存型热卤水，受浅层地下水的影响较小，地热流体循环慢，故水岩作用环境封闭是造成该区水岩反应程度相对较高的主要原因。

综上，研究区理疗温泉的水岩作用尚未达到反应平衡状态，属于未成熟水。因此，阳离子温标用于估算区内理疗温泉的热储温度误差较大，不适合用于区内理疗温泉热储温度估算。

（三）矿物饱和指数 SI 值判断法

矿物饱和指数（SI）可以表征地下热水对热储围岩中某种矿物的溶解能力，当 SI>0

时，表示水岩作用过程中矿物溶解反应处于过饱和状态，当 SI＝0 时，表示水岩作用过程中矿物溶解反应处于平衡状态，当 SI<0 时，表示水岩作用过程中矿物溶解反应处于未饱和状态，矿物溶解仍在继续。因此，地下热水水岩反应过程中，热储围岩矿物与热水之间的反应平衡状态可通过各矿物的饱和指数（SI）进行判断（马瑞，2007；肖琼，2012）。

根据研究区理疗温泉水化学组分和热储围岩矿物特征，本书研究中碳酸盐岩类热储层理疗温泉选取方解石、白云石、石膏、石英、玉髓、无定形二氧化硅 SiO_2（a）、天青石、盐岩、萤石、菱锶矿、高岭石、钙蒙脱石、伊利石矿物；黔东变质岩分布区带状热储理疗温泉选取钠长石、钾长石、钙长石、石英、玉髓、SiO_2（a）、萤石、高岭石、钙蒙脱石、伊利石、云母、方解石矿物，采用 PHREEQC 软件计算这些矿物的饱和指数（SI）。由图 7-5（a）和附表 10 可知，在碳酸盐岩类热储层理疗温泉中，大部分水样方解石、白云石矿物溶解反应处于过饱和状态，少数水样处于未饱和状态；石膏、无定形二氧化硅、天青石、盐岩矿物基本未达溶解平衡，处于未饱和状态，矿物溶解仍在继续；玉髓、萤石、菱锶矿、高岭石、钙蒙脱石、伊利石矿物部分处于溶解未饱和状态，部分处于过饱和状态；石英矿物部分基本已达溶解平衡，多数处于溶解过饱和状态。由图 7-5（b）和附表 11 可知，在黔东变质岩分布区铝硅酸盐岩热储层理疗温泉中，钠长石、钾长石、钙长石、无定形二氧化硅、萤石、钙蒙脱石、伊利石矿物基本处于溶解未饱和状态，矿物溶解仍在继续；玉髓、高岭石矿物部分处于溶解未饱和状态，部分处于过饱和状态；石英、云母和方解石矿物部分基本已达溶解平衡，多数处于过饱和状态。受石膏、萤石、钙长石、钙蒙脱石、方解石矿物溶解平衡状态的影响，研究区理疗温泉不适宜采用 Ca^{2+} 型温标计算热储温度。而区内理疗温泉无定型二氧化硅和部分玉髓均处于未饱和状态。鉴于此，无定向二氧化硅温标也不适宜区内理疗温泉热储温度估算，玉髓温标可作为参考方法进行比较。研究区理疗温泉石英矿物部分基本达溶解平衡，多数处于过饱和状态，因此石英温标是区内理疗温泉热储温度估算的理想地温计。

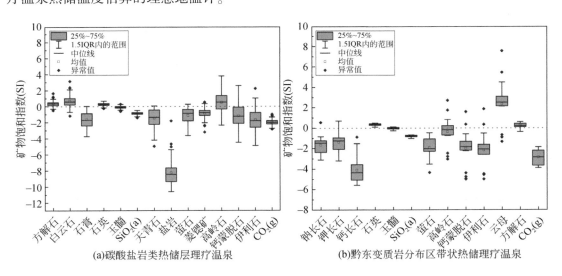

图 7-5　研究区理疗温泉矿物溶解饱和指数箱状图

六、热储温度估算

（一）平衡矿物法估算热储温度

前人研究发现，在平衡温度下，平衡矿物具有达到饱和状态的特征（Reed and Spycher，1984），因此，可采用多矿物平衡图解来判断热水与矿物之间的化学反应平衡状态（柴蕊等，2010；郎旭娟，2016；顾晓敏，2018；宋小庆等，2019）。其方法是将矿物饱和指数与温度的函数绘制成曲线，当多种矿物在一较小范围同时收敛并接近平衡时，则可认为这些矿物与热水之间达到了溶解平衡，此时的矿物溶解平衡温度可认为是热储温度（李明礼等，2015；郎旭娟，2016；顾晓敏，2018；宋小庆等，2019）。

本书研究中碳酸盐岩类热储层理疗温泉选取常见矿物 SiO_2（a）、玉髓、石英、方解石、石膏、天青石、萤石和菱锶矿，黔东变质岩分布区带状热储理疗温泉选取常见矿物 SiO_2（a）、玉髓、石英、钠长石、钾长石、钙长石和萤石。分别绘制水样中各矿物的饱和指数（SI）与水温（T）关系图。由图 7-6 可知，研究区理疗温泉矿物的饱和指数（SI）

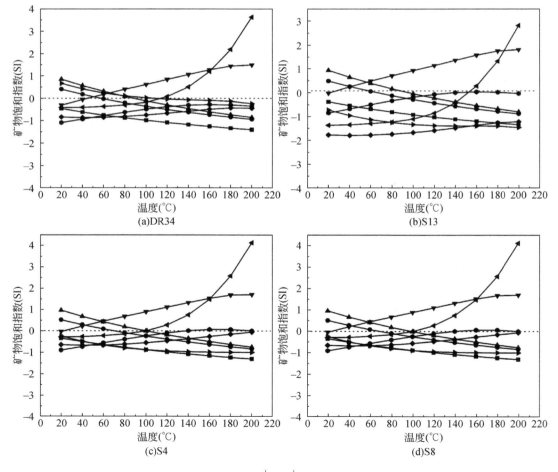

(a)DR34

(b)S13

(c)S4

(d)S8

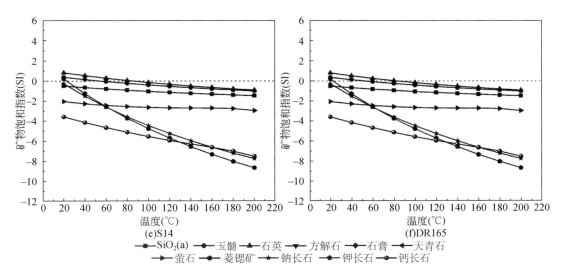

图 7-6　研究区理疗温泉水样多矿物 SI-T 图

与水温（T）关系图中玉髓和石英在一较小范围收敛并趋于平衡。可以根据玉髓和石英推测碳酸盐岩类热储层理疗温泉 DR34 水样热储温度为 58～88℃；S13 水样热储温度为 66～97℃；S4 水样热储温度为 72～100℃；S8 水样热储温度为 70～100℃。根据玉髓和石英推测黔东变质岩分布区理疗温泉 S14 水样热储温度为 54～84℃；DR165 水样热储温度为 53～85℃。

综上，平衡矿物法估算碳酸盐岩类热储层理疗温泉热储温度为 58～100℃，黔东变质岩分布区带状热储理疗温泉热储温度为 53～85℃。通过平衡矿物法得出的热储温度收敛范围比较大，需要进一步采用热储温标进行估算。

（二）地热温标法估算热储温度

地热温标目前常用的有阳离子温标和二氧化硅温标，阳离子温标主要包括 Na-K 温标、K-Mg 温标、Na-K-Ca 温标等（Fournier and Truesdell, 1973；Fournier, 1979；Giggenbach, 1988）。由 Na-K-Mg 三角平衡图解可知，研究区理疗温泉大部分点都落在非平衡区，仅少数水样点落在局部平衡区内，属于未成熟水，因此不能采用阳离子温标进行估算热储温度。

本书选用二氧化硅温标对区内理疗温泉进行热储温度估算，水溶液中溶解的 SiO_2 的来源比较广泛，主要有石英、α-方石英、β-方石英、玉髓和无定形二氧化硅 SiO_2（a）。因此，常用的二氧化硅温标有石英温标、α-方石英温标、β-方石英温标、玉髓温标、无定形二氧化硅温标，其计算公式如下：

（1）石英温标-无蒸汽损失（Fournier），适用范围 0～250℃。

$$T = \frac{1309}{5.19 - \lg SiO_2} - 273.15 \tag{7-25}$$

（2）石英温标-最大蒸汽损失 100℃（Fournier）适用范围 0～250℃。

$$T = \frac{1522}{5.75 - \lg SiO_2} - 273.15 \tag{7-26}$$

（3）α-方石英温标。

$$T = \frac{1000}{4.78 - \lg SiO_2} - 273.15 \tag{7-27}$$

（4）β-方石英温标。

$$T = \frac{781}{4.51 - \lg SiO_2} - 273.15 \tag{7-28}$$

（5）玉髓温标–无蒸汽损失，适用范围 0~250℃。

$$T = \frac{1032}{4.69 - \lg SiO_2} - 273.15 \tag{7-29}$$

（6）无定形二氧化硅温标。

$$T = \frac{731}{4.52 - \lg SiO_2} - 273.15 \tag{7-30}$$

式中，当 pH<7 时，二氧化硅温标不适用，当 pH>8.5 时，要进行水中 H_4SiO_4 形式的 SiO_2 含量的计算，SiO_2 质量浓度单位为 mg/L。

由区内理疗温泉 SiO_2 含量与温度关系图可知（图7-3），水样点主要位于玉髓溶解曲线附近及其与石英和α-方石英溶解曲线之间，并且区内理疗温泉水温最高为73.0℃，低于当地降水沸点。因此，本文采用石英温标–无蒸汽损失［式（7-25）］、α-方石英温标［式（7-27）］、玉髓温标–无蒸汽损失［式（7-29）］对区内理疗温泉的热储温度进行估算。其中，"$T_{井口}$"为水样井口实测温度，T_1 为［式（7-25）］式估算结果，T_2 为式［式（7-27）］估算结果，T_3 为式［式（7-29）］估算结果。由图7-7和表7-7可知，区内理疗温泉热储温度估算结果表明，α-方石英温标估算的热储温度为 4.12~60.15℃，平均为 26.96℃，在统计的109处理疗温泉中，仅有11个水样高于实测井口温度。热水在上升过程中，由于物理化学条件的改变，一般会有一定的热量损失，故热储温度要高于井口温度。显然，α-方石英温标不合适用于区内理疗温泉热储温度估算。研究区理疗温泉玉髓温标估算结果为 20.32~81.45℃，平均为 45.18℃，估算的热储温度最高仅为 81.45℃，且仅有部分水样高于井口实测温度，大部分水样低于井口实测温度。显然，玉髓温标也不适合用于区内理疗温泉热储温度估算，结合附表10和附表11可知，当玉髓矿物饱和指数 SI 值<0 时，玉髓溶解反应处于未饱和状态，估算的热储温度基本小于井口温度，出现较大偏差，当玉髓矿物饱和指数 SI 值>0 时，玉髓溶解反应处于过饱和状态时，估算的热储温度基本大于井口温度，故采用玉髓温标估算热储温度时，要同时兼顾玉髓矿物饱和指数 SI 值的变化情况。由附表10和附表11可知，研究区理疗温泉石英矿物饱和指数（SI）除碳酸盐岩类热储层理疗温泉个别水样 SI 值<0 外，其余水样 SI 值均>0，表明石英溶解反应处于过饱和状态，故采用石英温标估算区内理疗温泉热储温度具有较好的可靠性。与α-方石英温标和玉髓温标相比，石英温标估算结果均高于水样井口实测温度。其中碳酸盐岩类热储层理疗温泉热储温度估算结果为52.75~110.69℃，平均为74.32℃。黔东变质岩分布区带状热储理疗温泉热储温度估算结果为 61.45~104.79℃，平均86.67℃。估算结果与平衡矿物法估算热储温度较为接近，考虑到热水在开采过程中会有一定的热能损失，石英

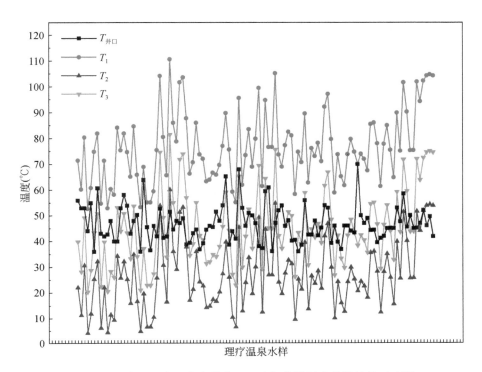

图 7-7　研究区理疗温泉水样井口温度与热储温度估算结果对比图

注：$T_{井口}$ 为水样井口实测温度；T_1 为石英温标-无蒸气损失热储温度估算结果；T_2 为 α-石英温标热储温度估算结果；T_3 为玉髓温标-无蒸气损失热储温度估算结果

温标估算结果可近似为热储温度的大致范围。此外，由表 7-7 可知，碳酸盐岩类热储层理疗温泉与黔东变质岩分布区带状热储理疗温泉的热储温度估算结果相比较，碳酸盐岩类热储层理疗温泉热储温度波动幅度较大，黔东变质岩分布区带状热储理疗温泉热储温度比较集中，这与碳酸盐岩类热储层有关，碳酸盐岩热储层溶蚀孔隙、裂隙及溶洞较为发育，加之断层影响，热储层封闭程度变化较大，从而造成热储温度波动幅度较大。

综上，本书以石英温标估算结果作为研究区理疗温泉的热储温度。

表 7-7　研究区理疗温泉热储温度估算结果

理疗温泉编号	热储含水层	SiO₂（mg/L）	井口温度 $T_{井口}$（℃）	T_1（℃）	T_2（℃）	T_3（℃）
DR167	T_2g	24.65	56.00	71.48	21.99	39.74
S18	$P_2q\text{-}m$	15.00	42.70	52.97	4.33	20.54
DR59	$P_2q\text{-}m$	18.41	53.00	60.35	11.34	28.16
DR115	$P_2q\text{-}m$	14.91	44.00	52.75	4.12	20.32
DR116	$P_2q\text{-}m$	30.77	53.00	80.45	30.63	49.16
DR134	$P_2q\text{-}m$	18.69	55.00	60.92	11.89	28.75

理疗温泉 编号	热储含 水层	SiO_2 （mg/L）	井口温度 $T_{井口}$ （℃）	T_1 （℃）	T_2 （℃）	T_3 （℃）
DR168	$P_2q\text{-}m$	26.85	36.00	74.88	25.26	43.31
DR170	$P_2q\text{-}m$	31.93	60.80	82.00	32.12	50.79
DR175	$P_2q\text{-}m$	15.82	43.00	54.84	6.11	22.47
DR176	$P_2q\text{-}m$	24.60	42.00	71.41	21.92	39.67
DR178	$P_2q\text{-}m$	18.46	48.00	60.46	11.45	28.28
DR181	$P_2q\text{-}m$	17.39	40.00	58.27	9.36	26.01
DR184	$P_2q\text{-}m$	33.65	40.00	84.20	34.25	53.12
DR156	C_2P_1m、$P_2q\text{-}m$	31.93	58.20	82.00	32.12	50.79
DR157	C_2P_1m、$P_2q\text{-}m$	27.22	52.90	75.43	25.79	43.88
DR161	C_2P_1m、$P_2q\text{-}m$	26.78	53.90	74.79	25.17	43.21
DR172	$C_2h\text{-}C_2P_1m$	20.98	43.00	65.25	16.01	33.24
DR148	D_2d	21.40	50.30	66.01	16.74	34.03
DR150	$D_2d\text{-}D_3gp$	34.09	48.00	84.76	34.79	53.71
DR164	$D_3C_1wz\text{-}C_1m$	15.19	36.00	53.42	4.75	21.00
DR179	D_3r	23.15	64.00	69.03	19.63	37.18
S2	$O_1t\text{-}h$	27.22	42.00	75.43	25.79	43.88
S3	$O_1t\text{-}h$	52.72	52.80	104.29	53.85	74.55
S4	$\text{€}_{3\text{-}4}O_1l$	47.57	38.10	99.50	49.15	69.40
S5	$O_1t\text{-}h$	60.22	51.50	110.69	60.15	81.45
S7	$O_1t\text{-}h$	49.93	47.10	101.75	51.35	71.81
S9	$O_1t\text{-}h$	52.07	49.00	103.71	53.28	73.93
S10	$\text{€}_{3\text{-}4}O_1l\text{-}O_1t\text{-}h$	36.65	38.80	87.86	37.80	56.99
S12	$\text{€}_2q\text{-}O_1t\text{-}h$	26.15	36.90	73.83	24.24	42.20
DR2	€_3g	16.00	45.50	55.26	6.50	22.90
DR3	$\text{€}_{3\text{-}4}O_1l\text{-}O_1t\text{-}h$	16.00	36.00	55.26	6.50	22.90
DR8	$\text{€}_{3\text{-}4}O_1l\text{-}O_1t\text{-}h$	18.00	46.00	59.53	10.56	27.31
DR22	$\text{€}_2q\text{-}\text{€}_{3\text{-}4}O_1l$	21.28	41.90	65.79	16.53	33.80
DR24	$\text{€}_2q\text{-}\text{€}_{3\text{-}4}O_1l$	30.85	41.30	80.57	30.74	49.28
DR27	$\text{€}_2q\text{-}\text{€}_{3\text{-}4}O_1l$	29.60	48.00	78.85	29.08	47.48
DR28	$\text{€}_2q\text{-}\text{€}_{3\text{-}4}O_1l$	35.15	44.60	86.06	36.05	55.08
DR62	$\text{€}_2q\text{-}O_1t\text{-}h$	21.65	39.40	66.44	17.16	34.49

理疗温泉编号	热储含水层	SiO_2 (mg/L)	井口温度 $T_{井口}$ (℃)	T_1 (℃)	T_2 (℃)	T_3 (℃)
DR63	$\epsilon_{3-4}O_1l$-O_1t-h	24.22	43.10	70.79	21.32	39.02
DR65	$\epsilon_{3-4}O_1l$-O_1t-h	35.15	44.60	86.06	36.05	55.08
DR66	$\epsilon_{3-4}O_1l$-O_1t-h	25.07	39.20	72.15	22.63	40.45
DR69	ϵ_3g-O_1t-h	20.00	44.50	63.44	14.29	31.37
DR70	$\epsilon_{3-4}O_1l$-O_1t-h	20.34	46.00	64.07	14.89	32.02
DR74	$\epsilon_{3-4}O_1l$-O_1t-h	21.82	45.50	66.74	17.44	34.80
DR82	ϵ_2q-O_1t-h、P_2q-m	21.40	51.50	66.01	16.74	34.03
DR96	ϵ_2q-$\epsilon_{3-4}O_1l$	23.57	48.00	69.73	20.31	37.91
DR117	$\epsilon_{3-4}O_1l$	28.37	54.00	77.12	27.41	45.65
DR118	ϵ_2q-$\epsilon_{3-4}O_1l$	38.35	65.30	89.84	39.72	59.09
DR120	$\epsilon_{3-4}O_1l$	27.38	38.70	75.68	26.03	44.15
DR123	ϵ_2q-$\epsilon_{3-4}O_1l$	17.92	43.90	59.36	10.40	27.13
DR136	$\epsilon_{3-4}O_1l$	16.00	41.00	55.26	6.50	22.90
DR139	$\epsilon_{3-4}O_1l$-O_1t-h	43.72	68.00	95.65	45.39	65.28
DR151	ϵ_2q-O_1t-h	19.26	53.00	62.03	12.95	29.91
S8	Pt_3^{3b}-ϵ_1dy	53.78	47.10	105.25	54.79	75.58
S11	Pt_3^{3b}-ϵ_1dy	26.78	36.00	74.79	25.17	43.21
S13	Pt_3^{3b}-ϵ_1dy	45.19	53.00	97.15	46.86	66.89
S15	Pt_3^{3b}-ϵ_1dy	21.00	36.90	65.29	16.05	33.28
DR1	Pt_3^{3b}-ϵ_1dy	25.93	46.00	73.50	23.92	41.85
DR6	Pt_3^{3b}-ϵ_1dy	33.13	51.00	83.55	33.62	52.43
DR16	Pt_3^{3b}-ϵ_1dy	23.15	50.00	69.04	19.64	37.19
DR17	Pt_3^{3b}-ϵ_1dy	30.30	47.00	79.82	30.01	48.49
DR21	Pt_3^{3b}-ϵ_1dy	19.01	37.30	61.54	12.48	29.39
DR26	Pt_3^{3b}-ϵ_1dy	42.90	59.50	94.80	44.56	64.38
DR36	Pt_3^{3b}-ϵ_1dy	28.00	61.00	76.58	26.89	45.09
DR37	Pt_3^{3b}-ϵ_1dy	28.00	36.10	76.58	26.89	45.09
DR42	Pt_3^{3b}-ϵ_1dy	28.50	45.90	77.30	27.59	45.85
DR43	Pt_3^{3b}-ϵ_1dy	26.04	52.00	73.66	24.08	42.02

续表

理疗温泉编号	热储含水层	SiO_2（mg/L）	井口温度 $T_{井口}$（℃）	T_1（℃）	T_2（℃）	T_3（℃）
DR45	Pt_3^{3b}-$\mathcal{C}_1 dy$	23.15	53.90	69.03	19.63	37.18
DR50	Pt_3^{3b}-$\mathcal{C}_1 dy$	32.35	48.10	82.55	32.65	51.37
DR53	Pt_3^{3b}-$\mathcal{C}_1 dy$	17.46	40.50	58.42	9.50	26.16
DR55	Pt_3^{3b}-$\mathcal{C}_1 dy$	31.28	40.20	81.14	31.29	49.89
DR68	Pt_3^{3b}-$\mathcal{C}_1 dy$	19.69	42.50	62.86	13.74	30.76
DR71	Pt_3^{3b}-$\mathcal{C}_1 dy$	24.22	38.60	70.79	21.32	39.02
DR73	Pt_3^{3b}-$\mathcal{C}_1 dy$	38.15	56.00	89.60	39.49	58.84
DR77	Pt_3^{3b}-$\mathcal{C}_1 dy$	27.71	42.50	76.16	26.48	44.64
DR78	Pt_3^{3b}-$\mathcal{C}_1 dy$	25.71	48.00	73.15	23.59	41.49
DR81	Pt_3^{3b}-$\mathcal{C}_1 dy$	29.15	42.20	78.22	28.47	46.81
DR83	Pt_3^{3b}-$\mathcal{C}_1 dy$、$\mathcal{C}_2 q$-$\mathcal{C}_{3-4} O_1 l$	24.43	45.20	71.14	21.66	39.38
DR86	Pt_3^{3b}-$\mathcal{C}_1 dy$	40.50	54.00	92.23	42.05	61.64
DR87	Pt_3^{3b}-$\mathcal{C}_1 dy$	26.12	39.80	73.79	24.21	42.16
DR90	Pt_3^{3b}-$\mathcal{C}_1 dy$	30.22	39.30	79.70	29.90	48.37
DR91	Pt_3^{3b}-$\mathcal{C}_1 dy$	17.75	46.00	59.01	10.06	26.77
DR95	Pt_3^{3b}-$\mathcal{C}_1 dy$	19.13	46.00	61.78	12.71	29.64
DR97	Pt_3^{3b}-$\mathcal{C}_1 dy$	26.15	46.00	73.83	24.24	42.20
DR103	Pt_3^{3b}-$\mathcal{C}_1 dy$	30.22	44.00	79.70	29.90	48.37
DR110	Pt_3^{3b}-$\mathcal{C}_1 dy$	26.78	43.30	74.79	25.17	43.21
DR121	Pt_3^{3b}-$\mathcal{C}_1 dy$	23.78	70.00	70.09	20.65	38.28
DR124	Pt_3^{3b}-$\mathcal{C}_1 dy$、$\mathcal{C}_{3-4} O_1 l$	26.23	50.00	73.96	24.36	42.33
DR125	Pt_3^{3b}-$\mathcal{C}_1 dy$	24.98	47.00	72.02	22.50	40.31
DR135	Pt_3^{3b}-$\mathcal{C}_1 dy$	22.26	49.00	67.52	18.19	35.61
S14	$Pt_3^{1d} q$	34.28	45.00	85.00	35.03	53.96
DR29	$Pt_3^{1d} q$	38.69	45.50	90.22	40.10	59.50
DR38	$Pt_3^{1d} q$	27.08	50.00	75.23	25.59	43.67
DR40	$Pt_3^{1d} q$	27.14	45.00	75.33	25.68	43.77
DR41	$Pt_3^{1d} q$	34.72	44.20	85.53	35.54	54.52

续表

理疗温泉编号	热储含水层	SiO_2 (mg/L)	井口温度 $T_{井口}$ (℃)	T_1 (℃)	T_2 (℃)	T_3 (℃)
DR49	$Pt_3^{1d}q$	35.15	44.40	86.06	36.05	55.08
DR79	$Pt_3^{1d}q$	28.99	39.50	78.00	28.26	46.58
DR80	$Pt_3^{1d}q$	18.96	41.20	61.45	12.39	29.30
DR92	$Pt_3^{1d}q$	28.85	42.00	77.81	28.07	46.37
DR93	$Pt_3^{1d}q$	50.48	52.00	102.26	51.85	72.36
DR106	$Pt_3^{1d}q$	52.74	46.10	104.32	53.88	74.58
DR105	$Pt_3^{1d}q$	53.27	49.60	104.79	54.34	75.09
DR107	$Pt_3^{1d}q$	52.74	41.80	104.32	53.88	74.58
DR112	$Pt_3^{1d}q$	27.23	45.10	75.46	25.81	43.91
DR114	$Pt_3^{1d}w$	20.75	45.00	64.83	15.61	32.80
DR128	$Pt_3^{1d}q$	38.42	53.00	89.91	39.79	59.16
DR146	$Pt_3^{1d}q$	50.11	45.10	101.91	51.52	71.99
DR152	$Pt_3^{1d}p$	42.40	47.00	94.28	44.05	63.82
DR154	$Pt_3^{1d}q$	27.00	47.60	75.11	25.48	43.55
DR165	$Pt_3^{1d}q$	49.85	58.50	101.67	51.28	71.73

七、热储埋深及循环深度

(一)热储埋深

热储埋深的估算对理疗温泉勘查和开发具有重要的指导意义，根据热储温度、补给区温度以及地热增温率可以大致估算研究区理疗温泉的热储埋深（孙红丽，2015）。其计算公式如下：

$$H = (T - T_0)/\Delta T \tag{7-31}$$

式中，H 为热储埋深；T 为热储温度，本次研究采用石英温标估算的热储温度；T_0 为补给区温度，采用上述计算平均值8.52℃；ΔT 为地热增温率，取研究区平均值2.25℃/100m。

根据以上参数进行热储埋深估算（表7-8），结果表明研究区理疗温泉热储埋深为1965.71~4540.80m，平均3025.30m。其中，碳酸盐岩类热储层理疗温泉热储埋深为1965.71~4540.80m，平均2924.58m，黔东变质岩分布区带状热储理疗温泉热储埋深为3252.47~4278.78m，平均3473.52m，二者相比较，前者热储埋深变化较大，这与碳酸盐岩类热储层具有多个含水层有关。

表 7-8　研究区理疗温泉热储埋深和循环深度估算结果表

理疗温泉编号	热储含水层	热储埋深（m）	循环深度（m）	理疗温泉编号	热储含水层	热储埋深（m）	循环深度（m）
DR167	T_2g	2798.33	2540.07	S15	Pt_3^{3b}-$\in_1dy$	2522.98	2264.75
S18	P_2q-m	1975.38	1717.21	DR1	Pt_3^{3b}-$\in_1dy$	2887.83	2629.57
DR59	P_2q-m	2303.69	2045.49	DR6	Pt_3^{3b}-$\in_1dy$	3334.59	3076.28
DR115	P_2q-m	1965.71	1707.54	DR16	Pt_3^{3b}-$\in_1dy$	2689.71	2431.47
DR116	P_2q-m	3197.06	2938.77	DR17	Pt_3^{3b}-$\in_1dy$	3168.78	2910.49
DR134	P_2q-m	2328.90	2070.70	DR21	Pt_3^{3b}-$\in_1dy$	2356.49	2098.28
DR168	P_2q-m	2949.55	2691.28	DR26	Pt_3^{3b}-$\in_1dy$	3834.69	3576.34
DR170	P_2q-m	3265.67	3007.38	DR36	Pt_3^{3b}-$\in_1dy$	3025.08	2766.80
DR175	P_2q-m	2058.87	1800.69	DR37	Pt_3^{3b}-$\in_1dy$	3025.08	2766.80
DR176	P_2q-m	2795.04	2536.79	DR42	Pt_3^{3b}-$\in_1dy$	3057.07	2798.79
DR178	P_2q-m	2308.49	2050.28	DR43	Pt_3^{3b}-$\in_1dy$	2895.18	2636.92
DR181	P_2q-m	2211.22	1953.02	DR45	Pt_3^{3b}-$\in_1dy$	2689.14	2430.90
DR184	P_2q-m	3363.60	3105.30	DR50	Pt_3^{3b}-$\in_1dy$	3290.19	3031.89
DR156	C_2P_1m、P_2q-m	3265.67	3007.38	DR53	Pt_3^{3b}-$\in_1dy$	2217.65	1959.46
DR157	C_2P_1m、P_2q-m	2973.98	2715.72	DR55	Pt_3^{3b}-$\in_1dy$	3227.74	2969.45
DR161	C_2P_1m、P_2q-m	2945.45	2687.18	DR68	Pt_3^{3b}-$\in_1dy$	2415.16	2156.95
DR172	C_2h-C_2P_1m	2521.12	2262.90	DR71	Pt_3^{3b}-$\in_1dy$	2767.51	2509.26
DR148	D_2d	2554.91	2296.69	DR73	Pt_3^{3b}-$\in_1dy$	3603.54	3345.21
DR150	D_2d-D_3gp	3388.45	3130.14	DR77	Pt_3^{3b}-$\in_1dy$	3006.17	2747.90
DR164	D_3C_1wz-C_1m	1995.38	1737.21	DR78	Pt_3^{3b}-$\in_1dy$	2872.54	2614.28
DR179	D_3r	2689.14	2430.90	DR81	Pt_3^{3b}-$\in_1dy$	3097.77	2839.49
S2	O_1t-h	2973.98	2715.72	DR83	Pt_3^{3b}-$\in_1dy$、$\in_2q$-$\in_{3-4}O_1l$	2782.97	2524.72
S3	O_1t-h	4256.63	3998.23	DR86	Pt_3^{3b}-$\in_1dy$	3720.56	3462.22
S4	$\in_{3-4}O_1l$	4043.58	3785.21	DR87	Pt_3^{3b}-$\in_1dy$	2900.93	2642.67
S5	O_1t-h	4540.80	4282.38	DR90	Pt_3^{3b}-$\in_1dy$	3163.64	2905.35
S7	O_1t-h	4143.39	3885.01	DR91	Pt_3^{3b}-$\in_1dy$	2243.91	1985.71
S9	O_1t-h	4230.76	3972.37	DR95	Pt_3^{3b}-$\in_1dy$	2367.16	2108.95
S10	$\in_{3-4}O_1l$-O_1t-h	3526.08	3267.75	DR97	Pt_3^{3b}-$\in_1dy$	2902.50	2644.24
S12	$\in_2q$-O_1t-h	2902.50	2644.24	DR103	Pt_3^{3b}-$\in_1dy$	3163.64	2905.35
DR2	$\in_3g$	2077.30	1819.12	DR110	Pt_3^{3b}-$\in_1dy$	2945.45	2687.18

续表

理疗温泉编号	热储含水层	热储埋深 (m)	循环深度 (m)	理疗温泉编号	热储含水层	热储埋深 (m)	循环深度 (m)
DR3	$\text{Є}_{3-4}O_1l\text{-}O_1t\text{-}h$	2077.30	1819.12	DR121	$Pt_3^{3b}\text{-}\text{Є}_1dy$	2736.26	2478.02
DR8	$\text{Є}_{3-4}O_1l\text{-}O_1t\text{-}h$	2267.05	2008.86	DR124	$Pt_3^{3b}\text{-}\text{Є}_1dy$、$\text{Є}_{3-4}O_1l$	2908.24	2649.98
DR22	$\text{Є}_2q\text{-}\text{Є}_{3-4}O_1l$	2545.14	2286.91	DR125	$Pt_3^{3b}\text{-}\text{Є}_1dy$	2822.25	2564.00
DR24	$\text{Є}_2q\text{-}\text{Є}_{3-4}O_1l$	3202.12	2943.83	DR135	$Pt_3^{3b}\text{-}\text{Є}_1dy$	2622.16	2363.92
DR27	$\text{Є}_2q\text{-}\text{Є}_{3-4}O_1l$	3125.95	2867.67	S14	$Pt_3^{1d}q$	3399.08	3140.77
DR28	$\text{Є}_2q\text{-}\text{Є}_{3-4}O_1l$	3446.16	3187.84	DR29	$Pt_3^{1d}q$	3631.23	3372.90
DR62	$\text{Є}_2q\text{-}O_1t\text{-}h$	2574.34	2316.11	DR38	$Pt_3^{1d}q$	2964.85	2706.58
DR63	$\text{Є}_{3-4}O_1l\text{-}O_1t\text{-}h$	2767.51	2509.26	DR40	$Pt_3^{1d}q$	2969.23	2710.96
DR65	$\text{Є}_{3-4}O_1l\text{-}O_1t\text{-}h$	3446.16	3187.84	DR41	$Pt_3^{1d}q$	3422.73	3164.42
DR66	$\text{Є}_{3-4}O_1l\text{-}O_1t\text{-}h$	2828.19	2569.94	DR49	$Pt_3^{1d}q$	3446.16	3187.84
DR69	$\text{Є}_3g\text{-}O_1t\text{-}h$	2441.02	2182.81	DR79	$Pt_3^{1d}q$	3088.14	2829.86
DR70	$\text{Є}_{3-4}O_1l\text{-}O_1t\text{-}h$	2469.11	2210.89	DR80	$Pt_3^{1d}q$	2352.47	2094.27
DR74	$\text{Є}_{3-4}O_1l\text{-}O_1t\text{-}h$	2587.59	2329.36	DR92	$Pt_3^{1d}q$	3079.44	2821.17
DR82	$\text{Є}_2q\text{-}O_1t\text{-}h$、$P_2q\text{-}m$	2554.91	2296.69	DR93	$Pt_3^{1d}q$	4166.12	3907.73
DR96	$\text{Є}_2q\text{-}\text{Є}_{3-4}O_1l$	2720.47	2462.23	DR106	$Pt_3^{1d}q$	4257.74	3999.34
DR117	$\text{Є}_{3-4}O_1l$	3048.74	2790.47	DR105	$Pt_3^{1d}q$	4278.78	4020.38
DR118	$\text{Є}_2q\text{-}\text{Є}_{3-4}O_1l$	3614.08	3355.75	DR107	$Pt_3^{1d}q$	4257.74	3999.34
DR120	$\text{Є}_{3-4}O_1l$	2985.10	2726.83	DR112	$Pt_3^{1d}q$	2975.00	2716.73
DR123	$\text{Є}_2q\text{-}\text{Є}_{3-4}O_1l$	2259.37	2001.17	DR114	$Pt_3^{1d}w$	2502.46	2244.24
DR136	$\text{Є}_{3-4}O_1l$	2077.30	1819.12	DR128	$Pt_3^{1d}q$	3617.20	3358.87
DR139	$\text{Є}_{3-4}O_1l\text{-}O_1t\text{-}h$	3872.37	3614.01	DR146	$Pt_3^{1d}q$	4150.87	3892.49
DR151	$\text{Є}_2q\text{-}O_1t\text{-}h$	2378.43	2120.22	DR152	$Pt_3^{1d}p$	3811.54	3553.19
S8	$Pt_3^{3b}\text{-}\text{Є}_1dy$	4298.92	4040.52	DR154	$Pt_3^{1d}q$	2959.76	2701.49
S11	$Pt_3^{3b}\text{-}\text{Є}_1dy$	2945.45	2687.18	DR165	$Pt_3^{1d}q$	4139.88	3881.49
S13	$Pt_3^{3b}\text{-}\text{Є}_1dy$	3939.28	3680.91				

（二）循环深度

理疗温泉是大气降水入渗地下进行深流循环加热后上升至地表形成的。深循环是理疗温泉获得热能的前提条件。一般情况下，地热增温率是热矿水深循环加热的主要控制因素，假设热矿水深循环过程中只单纯的受地热增温率的控制，则可以运用下列公式大致估算热矿水的循环深度，其计算公式如下（周训等，2010；孙红丽，2015）：

$$Z = G(T_Z - T_0) + Z_0 \tag{7-32}$$

式中，Z 为热水循环深度；T_Z 为热储温度，本次研究采用石英温标估算的热储温度；T_0 为研究区多年平均气温，取值 15℃；G 为地热增温级，44.44m/℃；Z_0 为恒温带深度，取 30m。

根据以上公式估算（表 7-8），研究区理疗温泉的循环深度为 1707.54~4282.38m，平均 2767.03m。其中，碳酸盐岩类热储层理疗温泉循环深度为 1707.54~4282.38m，平均 2666.31m，黔东变质岩分布区带状热储理疗温泉循环深度为 2094.27~4020.38m，平均 3215.20m，二者相比较，前者循环深度变化较大，这与碳酸盐岩类热储层具有多个含水层有关。值得注意的是，研究区理疗温泉热储循环深度与热储埋深较为接近，表明循环深度受热储埋深的影响和控制。

（陈正山）

第二节　理疗温泉成因机理

贵州理疗温泉以中、低温热矿水为主，理疗温泉的形成是在独特的地质环境条件下发生的一系列复杂的水文地球化学及地质演化过程，一般要具备构造通道、热源、热水储和盖层、水源及提供形成矿水的物源几个基本条件。本书在区内理疗温泉的地质地球化学特征及水文地球化学演化过程研究的基础上对研究区理疗温泉形成的基本地质条件、物质组分和能量来源途径进行归纳总结，为研究区内理疗温泉的形成过程和构建典型理疗温泉成因模式奠定基础。

一、热储层和盖层

（一）热储层

贵州碳酸盐岩不仅具有分布面积广、地层累计厚度大的特征，发育的四套碳酸盐岩地层之间均间隔有碎屑岩，碎屑岩与碳酸盐岩上下叠置，形成六个碳酸盐岩热储层，组成多元热水储结构。碳酸盐岩热储层矿物成分以碳酸盐岩类矿物方解石、白云石为主，其次还含有石英、玉髓、石膏、天青石、菱锶矿、黏土矿物等矿物。尤其第一、二、六热储层成岩环境以半局限至局限海台地相沉积为主，形成含盐岩地层和含膏白云岩地层。这些矿物溶解反应为理疗温泉的形成提供了充足的物源基础。受地质构造运动的影响，区内褶皱、断裂发育，使得具脆性的碳酸盐岩形成大量裂隙，后经地下水运移和长期的溶蚀作用，形成大量的溶孔、溶隙、溶洞和岩溶管道，为理疗温泉的形成提供了良好的赋存空间和运移通道。其热储层与断裂构造交织复合部位，是热矿水富集最有利的部位。

黔东变质岩分布区理疗温泉严格受挽近期活动断裂及其次生断裂的影响和控制，热储层沿断层破碎带呈带状分布，热储围岩主要为变质砂岩、变质凝灰岩及凝灰质板岩等含钠、钾的铝硅酸盐岩，矿物成分以石英、长石为主，其次为高岭石、蒙脱石和伊利石，含有少量绿泥石、铁矿物、叶腊石等，水岩反应过程中这些矿物为该区理疗温泉提供了充足的物质基础。受断裂构造的影响，断裂破碎带及断层两盘构造裂隙发育，断裂构造带及其影响带是热矿水富集的最有利部位。

赤水二叠系阳新统至三叠系中统含天然气热卤水层，受成岩环境的影响和控制，在整个含天然气热卤水热储层中，形成多个沉积旋回，每个旋回系列都由石灰岩→白云岩→硬石膏组成，各热卤水储集层之间，地层岩性均以泥灰岩、泥页岩为主，夹粉砂岩，隔水性能好，具有含热卤水层多等特点。由于赤水沉积坳陷盆地热储层深埋于地质构造比较封闭的环境中，碳酸盐岩矿物、膏盐及其共伴生天青石、含盐岩层以及原生卤水层都是该区热卤水形成的物质基础。该区构造不发育，埋藏于红层盆地以下的碳酸盐岩是含天然气热卤水层的赋水有利空间。

（二）盖层

各碳酸盐岩热储层间隔的碎屑岩主要为页岩、砂质、粉砂质页岩夹少量泥质灰岩等，厚度多大于500m。碎屑岩富水性弱、导水性差，热传导能力低，具有保温隔水的作用，他们不仅是各热储层的保温盖层，同时也是相邻热储层的隔水底板。在地质历史演化过程中，当盖层被剥蚀殆尽时，热储层暴露于地表，由于散热作用和浅层地下水的混入对热矿水的形成起到破坏作用，则很难形成理疗温泉，可见盖层对理疗温泉的形成和演化具有不可或缺的作用，只有热储层和盖层在有利构造条件配合下，才能形成有经济价值的理疗温泉。

二、构造通道

在热矿水的成因演化过程中，构造通道无疑是最重要的条件之一，它不仅是大气降水入渗地下和地球内部热能向地壳浅部输送的通道，也是热矿水对流循环和富集的场所，热水的形成往往围绕构造通道为中心的地热场进行演化和富集。

大地构造上，我国位于欧亚板块的东部，被印度板块、太平洋板块和菲律宾海板块所夹持。新生代以来，我国西南侧和东侧发生了重大的构造事件，塑造了我国的地质构造特点及其在全球范围所处的大地构造环境（陈墨香和邓孝，1995）。在西南侧，印度板块向北与欧亚大陆板块碰撞，形成藏南聚敛型大陆边缘构造活动带，造成青藏高原持续隆升，发育一系列逆冲推覆构造；在东南侧，菲律宾海板块与欧亚大陆板块碰撞，形成我国台湾东侧的聚合碰撞边界，造成我国台湾中央山脉迅速隆起成高山，发育以北北东向为主，其次为南北向、北西向的三组活动断裂（何春荪，1986；陈默香和邓孝，1995）。我国大陆在印度板块、菲律宾海板块的碰撞和相互作用影响下，由于北边有西伯利亚板块的阻抗，使得大陆内部各板块之间动力学过程发生重大变革，从而塑造了我国特殊的构造样式和大地构造格局（马杏垣，1987；陈墨香和邓孝，1995）。贵州地处大陆板块内部，地质构造特点严格受我国大地构造格局的影响和控制。

贵州在已知的地质历史时期内，基本上处于欧亚板块之中，经历了武陵、雪峰、广西、印支、燕山、喜马拉雅和新构造运动的强烈改造。其中，海西—印支—燕山构造运动奠定了区内现今主要地质基础和地质构造面貌，发育典型构造样式有侏罗山式褶皱、逆冲推覆断层、浅层滑脱构造和平行走滑断裂等。新生代以来，受我国东南侧和西南侧发生的两大碰撞构造事件的影响，贵州活动断裂主要有北东向、北北东向、北西向和近东西向四组。其中，北东向和北北东向两大走滑断裂系统分布广，规模大（延伸数十公里至数百公里不等），活动性强且断层面倾角陡，倾向变化大，有时倾向南东，有时倾向北西，但断裂总体倾向南东，由南东向北西推覆，形成波状起伏的高角度压扭性走滑断裂，与水热活动关系十分密切，沿活动断裂带常有温泉出露。如红石走滑断裂在花桥西南段倾向北西，倾角约80°，在红石至花桥段倾向南东，倾角40°~70°，致使断层西南端上盘下降，北东端上盘上升，形成北西盘往南西扭动，南东盘往北东扭动的枢纽断层，沿走滑断裂带有多处温泉出露（如凯峡河溶洞温泉和施场温泉等）。总体而言，区内活动性断裂具有等距分布、连续性好、贯穿性强、水热活动特征十分明显的特点，断裂明显切割先存断裂、褶皱和地质体，与先期构造具有明显的继承叠加关系，具有多期复活的特点（韩至钧和金占省，1996）。

从区内不同方向的活动断裂分布特征看，多期复活断裂相互交接、联合，或切穿形成若干个大小不等的棱块状构造，热矿水主要出露于断裂斜交复合部位，表明区内热矿水受多期复活断裂的控制是明显的，尤其沿北东向、北北东向多期复活走滑断裂束，热矿水具有显著的线性排列态势分布特征，揭示热矿水的成因演化受区内新生代以来发育的多期复活走滑断裂的控制和约束。多期复活走滑断裂束多为浅层构造，本身尚不深切地幔，但它们与贵州隐伏深大断裂带交织复合，尤其与贵州南北向和东西向的一级隐伏断裂带（赫章-纳雍-普安-兴义隐伏断裂带、松桃-玉屏-榕江隐伏断裂带以及余庆-贵阳-纳雍隐伏断裂带）斜交复合或重接，这些隐藏伏深大断裂已深切地幔，是地球深部地幔热能向浅部输送的主要构造通道，也是深部热源与浅层构造联通的纽带。当大气降水沿构造裂隙入渗地下，经深循环获得深部热能加热后在静水压力和冷、热水密度差引起的浮升力作用下沿陡倾斜断裂带上涌至浅部或出露于地表形成温泉。由此可见，区内多期复活走滑断裂不仅是水热运移的通道，也是重要的水热储集层，尤其是断裂斜交复合部位，断裂破碎带体积较大，是聚热储水的有利空间，从而形成围绕断裂破碎带为中心的地热异常区。如分布于黔东南变质岩区的剑河温泉和雷山陶尧地热井，其严格受区内北北东向革东多期复活走滑断裂的控制和约束。因此，贵州北东向、北北东向、北西向和近东西向的多期复活断裂具有良好的导热、导水作用，它不仅是地球深部热能向浅部输送和大气降水入渗地壳内部进行对流循环的通道，也是热矿水富集的重要场所，是主宰区内热矿水发生、发展和演化的关键因素。

研究区褶皱构造为典型的侏罗山式褶皱，走向多为北北东向。褶皱束常被北东向走滑断裂错断，使其呈S形弯曲。在褶皱核部、翼部及转折端受张引力影响，构造裂隙发育，是热矿水有利的储存空间。

三、热源

热源是热矿水成因演化的基本条件和关键控制因素，故了解地球内热作用及其内热损耗过程等对区内热矿水成因热源条件分析具有十分重要的意义。本书从大地构造格局、地热地质条件、水文地球化学等诸多方面探讨区内热矿水成因热源问题，以对热矿水成因演化的热源条件进行量化约束。

地球是一个巨大的热库，地球内部的热量即为地球内热，地球内部的生热主要有地球形成演化过程的重力位能转储于地核的热和集中分布于上地幔和地壳中的放射性同位素铀、钍、钾等放射性衰变产生的热，其次还有潮汐摩擦热、化学反应热（主要为硫化矿物与地下水接触发生化学反应释放出的热）等（黄尚瑶等，1983；汪集旸等，2015）。地球内热的损耗是地球内热传至地表后散失，热量的散失主要有地表热流、火山活动、地震、温泉和地热能等。据汪集旸等所著《地热学及其应用》估计了全球年平均散热量，其中大地热流流出热量为 14.6×10^{20} J/a；火山喷发为 3.0×10^{19} J/a；地震释放为 7.0×17^{17} J/a；温泉和地热带为 2.0×10^{18} J/a。由此可见，虽然大地热流流出热量极为缓慢，但是由于散热面积极大，使其成为地球内热损耗最多的散失形式。

温泉作为地球内热散失的一种重要表现形式，其水热活动的热源主要来自于地球深部，通常为岩浆热源、放射性热源和地球深部传导热源；除此之外，还有地震和断层活动摩擦释放的热、化学反应热和有机质降解产生的热等，但后者对温泉的成因演化热源的贡献位居次要地位。热水活动的热源来源一般受特定的大地构造背景控制，在板块边缘地带，那里有近期岩浆侵入和火山喷发作用，来自地幔深处的炽热岩浆能够形成强大的附加热源，从而形成一些高温水热系统。我国地处地中海—喜马拉雅缝合线型地热带与环太平洋地热带之西太平洋岛弧型地热带的结合部位，形成了陆—陆碰撞型藏南—川西—滇西水热活动密集带和岛弧型台湾水热活动密集带两大高温水热活动带，受年轻浅层侵入岩或壳内局部熔融活动或炽热岩浆囊的附加热作用，地表水热活动格外强烈，可见大量沸泉、喷气孔、冒气孔、间歇泉、沸喷泉和水热爆炸等，水热蚀变发育，泉华主要有硫华、硅华和钙华等，热矿水水化学类型一般为硫酸盐型和氯化物型，矿化度相对较高，部分热泉 pH 较低，如我国台湾大屯火山地热区热水的矿化度达到了 $5 \sim 12$g/L，pH<3，具有十分强烈的腐蚀性（陈墨香和邓孝，1995），热水中常常富含偏硼酸、锂、锶、砷等微量元素，如西藏羊八井富含 B、Li、Sr 等微量元素，研究表明这些微量元素与深部岩浆热源有直接的关系（多吉，2003）。在板内地热带，由于远离板块边缘，浅部无岩浆或近代火山附加热源，除板块内部会存在一些热点、热柱附加"点热源"而分布有高温地热资源外，大部分热水活动主要靠正常或偏高的区域大地热流量供热或维持，主要形成一些中低温地热资源（汪集旸，1996）。

贵州地处上扬子地台西南部，远离板块边缘，属于板内地热带分布区，无近期岩浆侵入和火山活动。陈墨香和邓孝（1995）根据高温水热区与晚新生代火山相背离的事实，指出火山并不是形成高温水热系统的唯一必要条件，火山与热泉的关系要看火山喷发的时代、规模及类型，只有近期喷发的消减型和扩张型的酸性火山才可能与高温水热系统存在密切关系，而晚新生代及其之前喷发的火山，尤其是板内型基性火山，其岩体余热早已散失殆尽，不太可能构成地热成因热源，与水热活动关系不大，如云南腾冲热海高温地热田，该区第三纪之前的岩浆作用和上新世以来喷发的火山都不可能形成其水热活动的热源，而后续的浅层岩浆侵入形成的岩浆囊才是该区水热活动的最直接热源（佟伟等，1989；廖志杰等，1989）。贵州省地质调查院（2017）编制的《贵州省区域地质志》描述了贵州最年轻的岩浆活动为古近系云煌岩、斜云煌岩。该岩浆活动发生于喜马拉雅及新构造旋回，规模较小，主要分布于镇宁、望谟、贞丰三县交界处及台江、雷山等县境内。从岩浆活动的时代、规模以及分布区域来看，区内岩浆活动与热矿水的成因热源没有多大联系。从水热活动及水化学特征看，区内热矿水主要沿北东向、北北东向活动断裂呈带状分布，部分沿北西向和近东西向活动断裂分布，热水主要沿断裂上涌在地势低洼处（如深切河谷底部）溢出，水温多在 36.0 ~ 73.0℃，水化学类型以硫酸盐型和重碳酸盐型为主，其次为少量的氯化物型，矿化度除赤水红层盆地内揭露的工业矿泉（卤水）相对较高外，矿化度一般低于 0.5g/L，CO_2 多在 0.00 ~ 84.50mg/L，H_2S 一般为 0.01 ~ 4.12mg/L，热矿水含有锶、偏硼酸、锂等微量元素。根据区内热矿水或热储层^{87}Sr/^{86}Sr、^{34}S 同位素组成特征以及水文地球化学、XRD+SEM 分析、离子相关性分析、矿物饱和指数法（SI）和基于 PHREEQC 的反向模拟研究，结合地质背景揭示了区内热矿水的^{34}S 同位素组成不具有火山硫特征，热水中硫酸盐和硫化物的来源主要为热储层中膏盐层的溶解，锶、偏硼酸、锂等微量元素主要来源于热储围岩中残余古卤水或含锶矿物的溶解。由此可见，研究区缺乏岩浆活动和火山作用形成的沸泉、沸喷泉、间歇泉等高温水热现象，也不具备岩浆侵入和火山作用形成的 $HCO_3 \cdot Cl\text{-}Na$、$Cl\text{-}Na$、$Cl \cdot SO_4\text{-}Na$ 型高矿化度和高 CO_2、H_2S 等气体组分的热矿水，由此可以推断，研究区不具备岩浆热源条件。研究表明，放射性元素铀、钍、钾在大陆地壳上部的酸性岩浆中最为富集（如花岗岩），酸性岩浆放射性元素衰变产生的热占地球放射性元素总生热量的 70%（汪集晹等，2015）。研究区除新元古代梵净山群有少量花岗岩侵入外，其他各地质历史时期地层主要以沉积碳酸盐岩建造和陆源碎屑岩建造为主，未发现花岗岩侵入，缺少酸性岩浆活动形成的高放射物质基础，因此放射性生热对区内热矿水热源的贡献不大。值得一提的是，区内第一储集单元盖层寒武系牛蹄塘组和隔水底板震旦系陡山沱组地层富含有天然放射性铀元素等，放射性元素衰变产生的热会给第一、二热储层热矿水供热，如息烽温泉水温常年稳定在 53℃，水温位居全省天然温泉之冠，同时富含放射性氡组分，这可能是地层中放射性元素衰变产生的影响。除此之外，受青藏高原隆升及挤出构造远程效应的影响，研究区活动性断裂极为发育，沿断裂带多有小震发生，因此断层摩擦热和地震释放的热可能也会对区内热矿水的形成和演化进行加热。另外，在各地质历史演化时期，各地层中无不存在着化学反应，故化学反应释放的热量也可能成为水热活动的一部分热源。但总体而言，研究区地层中富含的天然放射性元素衰变产生的热、断层摩擦生热、地震释放的热以及地层中的化学反应释放的热可能会造成区内局部的地热异常，但是相对地球深部传导热源，这些供热是很微小的，对区内热矿水热源的贡献不大。

综上，研究区不具备岩浆热源和酸性岩浆放射性热源条件，水热活动的热源主要源于地球深部传导热提供，主要靠正常或偏高的区域大地热流量供热或维持。而北东向、北北东向、北西向以及近东西向的多期复合断裂常与深切地幔的隐伏深大断裂交织复合或重接，是地球深部热流向浅部传递的直接通道，是热源主要来源途径。

四、物质成分来源

研究区理疗温泉的 H-O、氚（T）同位素、^{14}C 同位素组成特征表明，理疗温泉起源于大气降水入渗补给，补给区主要位于省内海拔相对较高的山区，补给高程平均在 1161.08 ~ 1348.35m，热矿水滞留时间约 1 ~ 2 万年，补给区温度约在 5.86 ~ 10.37℃，应为晚更新世气候较为寒冷的次现代水补给。氚过量参数 d 值和 $\delta^{18}O$ 漂移特征证明区内理疗温泉的水岩作用环境为半开放到封闭，水岩作用总体较为强烈。

热矿水物质成分来源于大气降水入渗补给，在深循环过程中与热储围岩发生强烈的水岩反应，经历了溶滤、混合、脱气、氧化还原、离子交换吸附作用过程等，萃取了热储层中丰富的化学元素，从而形成富含各种化学组分的理疗温泉，主要化学组分有 K^+、Na^+、Ca^{2+}、Mg^{2+}、SO_4^{2-}、HCO_3^-、Cl^-，微量元素及有益组分主要有偏硅酸（H_2SiO_3）、锶（Sr^{2+}）、锂（Li^+）、氟（F^-）、偏硼酸（HBO_2）、溴（Br^-）、碘（I^-）、总铁（Fe^{2+} + Fe^{3+}）、硫化氢（H_2S）和氡（^{222}Rn）等。

现将贵州热矿水中各主要离子及组分的迁移、转化和富集规律描述如下。

（1）钙和镁：Ca^{2+}、Mg^{2+} 离子是碳酸盐岩类热储层理疗温泉的主要阳离子，主要源于携带 CO_2 气体的地下水在运移过程中溶滤了碳酸盐类岩石（石灰岩、白云岩）矿物方解石、白云石进入水体，并以 Ca^{2+}、Mg^{2+}、Ca（HCO_3）$_{2(aq)}$ 和 Mg（HCO_3）$_{2(aq)}$ 的形式存在。在富含石膏的热储层中，石膏的溶解是 Ca^{2+} 离子的另一个重要来源，尤其是在半局限至局限海台地相沉积的碳酸盐岩热储层，理疗温泉赋存于碳酸盐岩夹石膏层之中，石膏的溶解使得大量 Ca^{2+} 离子向水中迁移，以 Ca^{2+}、SO_4^{2-} 和 $CaSO_{4(aq)}$ 与 Ca（SO_4）$_4^{2-}$ 络合物型体存在，Ca^{2+}、Mg^{2+} 离子相关性与石膏矿物饱和指数（SI）、水岩反应模拟、硫同位素组成均证明了这一点。另外，当热储层中存在含钙的铝硅酸盐岩矿物和斜钙长石类矿物时，钙离子可能来自于这类矿物，但居次要地位，黔东变质岩分布区理疗温泉主要来自于这类矿物，故 Ca^{2+} 离子含量极少。

（2）钠和钾：Na^+、K^+ 离子一般有两种来源，一是氯化物盐类的溶解，二是含钠、钾的铝硅酸盐岩的溶解。在碳酸盐岩类热储层理疗温泉和赤水沉积坳陷盆地内分布的热卤水中，K^+、Na^+ 离子来源主要属于前者。由于盐类矿物的可溶性远大于含钠、钾的铝硅酸盐岩矿物，从而使得前者 K^+、Na^+ 离子一般高于后者。另外，除赤水、习水地区热卤水中 Na^+ 离子较高外，在碳酸盐岩类热储层理疗温泉中，有部分水样具有异常高的 Na^+ 分布，其原因有二，一是氯化物的溶解或受残余古卤水的影响；二是热储层中含有黏土矿物或类黏土矿物，从而发生了 Na^+ 离子与 Ca^{2+} 离子之间的阳离子交换吸附反应。

（3）重碳酸根离子（HCO_3^-）：HCO_3^- 离子是研究区理疗温泉的主要阴离子，主要来源于携带 CO_2 气体的地下水在运移过程中溶滤了各类热储层岩石矿物进入水体。在碳酸盐岩类热储层理疗温泉中，HCO_3^- 主要来源于 CO_2 溶蚀碳酸盐类岩石（石灰岩、白云岩）而来，Ca^{2+}、Mg^{2+}、HCO_3^- 离子相关性和方解石、白云石矿物饱和指数（SI）以及水岩反应模拟均证明了这一点。在黔东变质岩分布区理疗温泉中,由 CO_2 参与的含钠、钾的铝硅酸盐岩矿物的溶解是 HCO_3^- 离子的主要来源。

(4) 硫酸根离子（SO_4^{2-}）：SO_4^{2-} 也是研究区碳酸盐岩类热储层理疗温泉的主要阴离子成分,^{34}S 同位素、XRD+SEM、离子相关性与 SI 和反向模拟技术均证明了研究碳酸盐岩热储层理疗温泉的 SO_4^{2-} 离子来源于热储层中石膏、硬石膏的溶解,尤其在碳酸盐岩第一、二、六热储层理疗温泉中,受成岩环境的影响和控制,地层中富含石膏,石膏的溶解是 SO_4^{2-} 离子的主要来源。此外,SO_4^{2-} 离子的另一个来源为含硫酸盐沉积物的溶解及硫化物的氧化,但居次要地位,而在黔东变质岩分布区理疗温泉中,SO_4^{2-} 离子主要来源于此类。

(5) 氯离子（Cl^-）：理疗温泉属于深层地下水,Cl^- 离子一般来源于氯化物盐类的溶解。在赤水、习水坳陷盆地揭露的工业矿泉,Cl^- 离子主要来源于古沉积海水的浓缩富集而含量极高。在隆起断裂型理疗温泉中,除部分碳酸盐岩类热储层理疗温泉 Cl^- 离子含量较高外,其余理疗温泉 Cl^- 离子含量均较低,这与热储层中氯化物盐类的含量有关。一般 Cl^- 离子含量较高者,常形成与高异常 Na^+ 离子伴存的特点,表明区内热矿水中 Cl^- 离子来源主要与钠盐的溶解有关。

(6) 偏硅酸（H_2SiO_3）：理疗温泉偏硅酸含量与热储层中含 SiO_2 矿物的多少有关,由于含 SiO_2 矿物广泛分布于各热储层中,故区内各理疗温泉中偏硅酸均有检测到。在研究区理疗温泉各热储层中,含 SiO_2 矿物主要为 SiO_2 的多型变体–石英、鳞石英、方石英、玉髓和无定形二氧化硅 SiO_2 (a) 等。此外,在黔东变质岩分布区带状热储围岩中,含 SiO_2 矿物还包括了含钠、钾的铝硅酸盐岩矿物。本研究笔者采用了 XRD+SEM、SI 计算结合离子相关性分析和水岩反应模拟技术的方法揭示了碳酸盐岩类热储层理疗温泉偏硅酸主要来源于热储层中石英矿物的溶解;黔东变质岩分布区带状热储理疗温泉偏硅酸主要源于热储围岩含钠、钾的铝硅酸盐岩矿物的溶解,其次为石英矿物的溶解。

(7) 锶（Sr^{2+}）：研究区大致以红石断裂为界,以西的广大碳酸盐岩分布区,热矿水锶含量相对较高,多形成富锶热矿水,而以东的黔东广大变质岩分布区,热矿水锶含量较低。热矿水中锶主要来源于含锶矿物的溶解,在碳酸盐岩类热储层中,锶一般以天青石和菱锶矿的独立矿物存在,又因锶与钙离子半径相近,且电荷数相等,故锶常与石膏、方解石、萤石、文石等矿物共生,或类质同象赋存于这些矿物之中（韩至钧和金占省,1996）。本文采用 $^{87}Sr/^{86}Sr$ 同位素、XRD+SEM、离子相关性与 SI、以及水岩反应模拟技术等多维水文地球化学方法证实了碳酸盐岩类热储层理疗温泉 Sr^{2+} 主要来源于热储层中天青石溶解,其次为锶与之类质同象的萤石、文石、方解石等矿物的溶解。由于天青石的分布受热储层岩相古地理的影响和控制,故以半局限至局限海台地相沉积为特征的第一、二、六热储层理疗温泉因热储层富含天青石而热矿水较为富锶。另外,在赤水红层盆地揭露的工业矿泉,锶不仅来源于沉积古海水的蒸发、浓缩和富集,而且在三叠系中下统的嘉陵江组和中统的关岭组热储层中富含有与石膏共伴生的天青石矿物,天青石的溶解是热卤水中富锶的主要原因。

(8) 氟（F^-）：地下热矿水中的氟一般来源于萤石、氟磷灰石、氟镁石、冰晶石、黑云母、角闪石等含氟矿物的溶解,而萤石矿物在这些常见含氟矿物中的溶解度最小,故萤石的溶解是区内理疗温泉中氟的主要来源。本文采用了 SI 计算结合离子相关性分析和水岩反应模拟技术的方法证明了区内理疗温泉的氟主要来源于热储层中萤石矿物的溶解。萤石多与地层中白云岩及含膏白云岩共生，根据萤石及其与之共生的白云石、石膏等矿物饱和指数计算结果，体系中的 Ca^{2+}、SO_4^{2-}、Na^+ 离子不仅没有达到发生同离子效应而抑制萤石溶解的程度，而且各离子对萤石的溶解起到一定的促进作用。

（9）硫化氢（H_2S）：地下热矿水中的 H_2S 组分一般来源于热水中硫酸盐的分解。在晚震旦世—寒武系纽芬兰世、寒武纪都匀晚期和台江—牛车河期、三叠世关刀期，贵州范围内大部区域沉积环境为半局限—局限海台地相沉积，总体表现为局限海台地相碳酸盐岩夹膏盐建造，膏盐的溶解使得大量 SO_4^{2-} 离子向水体中迁移和富集，热矿水水化学类型以 SO_4-Ca 型水为主。当沉积环境由局限海台地相—半局限海台地相带—开阔台地相带—台盆相带过渡时，总体表现为碳酸盐岩夹膏盐建造—碳酸盐岩建造过渡，水化学类型则由 SO_4-Ca→HCO_3·SO_4-Ca·Mg→HCO_3-Ca·Mg 过渡。在黔东变质岩分布区，地层为一套青白口系变质砂岩、变质凝灰岩及凝灰质板岩等变质岩系，缺乏石膏来源，因此热矿水中的硫酸盐主要来源于地层中硫化物矿物（如黄铁矿）的溶解。地下热矿水在深大断裂带和碳酸盐岩热储中深循环增温，当热水循环空间较为封闭时，水岩反应环境由氧化环境向还原转化，在有机质的参与下，厌氧细菌脱硫作用将热矿水中的硫酸盐分解为 H_2S 气体。于此可见，地下热矿水中的 H_2S 组分主要来源于水体中硫酸盐的分解、转化和富集。

（10）氡（^{222}Rn）：放射性元素铀衰变会产生镭和钍，其中镭衰变释放 α-射线产生氡，因此地下热矿水中的氡主要来源于地层中放射性元素的衰变。地层中的铀放射性元素一般富集于花岗岩体内，贵州仅在新元古代梵净山群发现少量花岗岩，其余各地质历史时期尚不存在花岗岩侵入体，说明区内缺乏花岗岩放射性物质基础。在震旦系陡山沱组和寒武系牛蹄塘组地层中均不同程度地含有天然放射性铀元素等，当地下热矿水沿构造裂隙流经这些地层时，铀放射性元素的衰变是区内地下热矿水中氡的主要来源。

（11）偏硼酸（HBO_2）、溴（Br^-）、碘（I^-）：地下热矿水中的偏硼酸（HBO_2）、溴（Br^-）、碘（I^-）离子及组分一般来源于沉积盆地深埋型热卤水。贵州西北隅的赤水、习水克拉通沉积坳陷盆地位于四川盆地南部边缘，地下热卤水资源普遍含有 HBO_2、Br^-、I^- 离子及组分，水化学类型以氯化物型为主，且随着 Cl^- 离子浓度的增加，HBO_2、Br^-、I^- 离子及组分浓度均有所增加，表明热卤水中 HBO_2、Br^-、I^- 离子及组分主要来源于古海水的蒸发、浓缩和富集。在四川盆地边缘的一些地热井，热矿水中含有较高的 Na^+、Cl^- 离子和 HBO_2 组分，如德江烧鸡湾地热井（DR17）和德江伟才学校地热井（DR16）水化学类型分别为 HCO_3·Cl–Na 型和 SO_4·Cl–Na·Ca 型，HBO_2 浓度高达 46.77mg/L 和 16.20mg/L，造成热矿水 Na^+、Cl^- 离子异常高和富含 HBO_2 组分的原因有两点：一是受四川盆地热卤水的影响，在成盐盆地边缘上相对开放的区域可能会受到岩盐矿溶解和残余古卤水混合的影响，二是该区在晚震旦世—寒武系纽芬兰世时期沉积环境为局限蒸发台地相，热储层中残余古卤水浓缩和盐类矿物的溶解是造成 Na^+、Cl^- 离子和 HBO_2 组分富集的主要原因。

基于以上，研究区理疗温泉的物质组分主要来源于热矿水所赋存的各热储层矿物岩石的溶解。其中，碳酸盐岩类热储层理疗温泉的物质组分主要来源于碳酸盐岩矿物方解石、白云石的溶解，其次为石英、玉髓、石膏、天青石、萤石、菱锶矿及盐岩等矿物的溶解；黔东变质岩分布区理疗温泉物质组分主要来源于含钠、钾的铝硅酸盐岩矿物的溶解。除此之外，赤水、习水地区沉积坳陷盆地油（气）田热卤水物质组分不仅来源于热储层岩石矿物的溶解，原生沉积古海水蒸发浓缩也是热卤水物质成分来源的主要途径之一。

（朱立军、陈正山）

第三节　理疗温泉成因模式

一、深循环对流型中、低温热矿水

　　贵州地处华南板块内部，热矿水全属板块内部地下热水资源，除与四川盆地毗邻的赤水、习水地区为沉降区外，其余绝大部分地区属于地壳隆起区，造山带分布面积约占全省土地总面积的 98.30%，地下热矿水资源地质成因类型为隆起（褶皱）断裂型，基本类型属于深循环对流型中低温热矿水资源，其赋存规律、演化过程和富集机制严格受贵州大地构造格局和地质构造特点的影响和控制。贵州省是我国重要的岩溶山地分布区，碳酸盐岩地层的累计厚度达 2 万米，分布面积约占全省国土面积的 61.9%，发育的四大套碳酸盐岩与其相间叠置的陆源碎屑岩组合形成了区内六个热水储集单元，它们不仅为贵州省热矿水富集提供良好空间，也为贵州理疗温泉的发育提供了充足的物质条件。贵州省地质构造特点和其所处板块构造部位是贵州热矿水形成和演化的关键因素。大地构造上，贵州位于西部特提斯构造域和东部滨太平洋构造域的交汇部位，以发育陆内多层次大型滑脱构造、逆冲推覆构造和侏罗山式褶皱组合样式为特征，构造形迹以北东向、北北东向和近东西向为主。新生代以来，在印度板块、菲律宾海板块与欧亚大陆板块碰撞的背景下，贵州发育北东向、北北东向、北西向和近东西向的多期复活断裂，这些断裂与先期断裂具有明显的继承、叠加和改造的关系，其中以北东向多期复活断裂分布最为广泛，它频频切割北北东向、近东西向和北西向活动断裂，并与之交切形成若干个大小不等的菱形网格块体，在断裂斜交复合部位常有大量热矿泉成群出露，表明区内活动性断裂是深部热能向浅部输送和浅部冷水向深部加热对流循环的通道，控制了贵州地下热矿水资源的分布。在褶皱构造中，尤其是背斜构造，在引张力作用下，产生的纵弯裂隙和虚脱空间，是地下热矿水资源集聚的理想场所。由于层状地层导热率具有各向异性，顺地层层理方向的导热率要大于垂直于地层层理方向的导热率，从而使得大地热流向背斜隆起的地方聚集。由此可见，背斜构造对地下热水资源的形成和富集起关键作用。贵州褶皱构造以隔槽式为主，普遍发育与褶皱构造轴线平行的冲断层，同时褶皱构造带还被多期复活断裂切割并与之交织呈菱形网络，于斜交复合部位广泛有温泉出露。于此表明，贵州发育的侏罗山式褶皱是重要的蓄水构造，对贵州热矿水的形成和演化意义重大。热源在地下热矿水资源形成的基本要素中占主导地位，是地下热水形成和演化的必要条件。贵州水热活动的热源主要为地球深部地慢热源和地壳中铀、钍、钾放射性元素衰变产生的热量提供，无近代火山作用和岩浆侵入附加热作用，热矿水的形成主要靠正常或偏高的区域大地热流量供热或维持。区内发育的一级隐伏深大断裂已深切地幔，它们是地球深部壳、慢热能向浅部输送的直接通道，并在地壳浅部与多期复活断裂斜交或重接，从而沿断裂带形成地热异常区，塑造了贵州热矿水资源的地理分布格局。热流体是热矿水有益组分迁移、转化和富集的主要载体，研究区 δD 和 $\delta^{18}O$ 同位素组成特征表明，热流体起源于大气降水补给，热流体在深循环过程中与热储围岩发生强烈的水岩作用，在一定的物理、化学条件下溶解了岩石中的各种化学成分从而形成热矿水。本书结合地质背景，采用了水文地球化学、XRD+SEM、离子相关性分析、矿物饱和指数、$^{87}Sr/^{86}Sr$、^{34}S 同位素和基于 PHREEQC 的反向模拟等多维技术手段，揭示了研究区热矿水的水化学组分主要来源于热储围岩岩石矿物的溶解，热储围岩的岩石矿物成分对热矿水水化学类型和有益组分的来源起主导作用。在区内广大碳酸盐岩分布区，热储围岩主要为碳酸盐岩，热储层主要矿物成分为白云石、方解石、含 SiO_2 矿物（石英、玉髓、方石英和无定形 SiO_2（a）等）、石膏及其共伴生矿物天青石、萤石以及菱锶矿、铁矿物等矿物。当携带由生物成因或有机质降解产生的 CO_2 的浅层地下水入渗碳酸盐岩热储层并与之发生强烈的水岩反应，白云石、方解石、石膏及萤石的溶解使得大量的 Ca^{2+}、Mg^{2+}、SO_4^{2-} 及 HCO_3^- 离子向水中迁移和分配，水化学类型以 HCO_3-$Ca \cdot Mg$、$HCO_3 \cdot SO_4$-$Ca \cdot Mg$ 和 SO_4-Ca 型水为主，而天青石、萤石、菱锶矿、含 SiO_2 矿物［石英、玉髓、方石英和无定形 SiO_2（a）等］以及铁矿物等的溶解使得热矿水富含偏硅酸、锶、氟、铁等微量组分，形成以偏硅酸温泉为主导的理疗温泉，局部形成铁温泉。在富含膏盐的地层中，当热水深循环至深部相对封闭环境时，水体由氧化环境向强还原环境转化，在有机质的参与下，厌氧细菌脱硫作用将热矿水中的硫酸盐分解为 H_2S 气体，从而形成硫化氢温泉，故硫化氢温泉主要赋存于埋藏深、封闭条件好的含膏盐热水储集单元内。此外，受四川成盐盆地及热储层中黏土矿物或类黏土矿物阳离子交换反应的控制，少部分碳酸盐类热储层理疗温泉以高矿化度的 $HCO_3 \cdot Cl$-Na、$SO_4 \cdot Cl$-$Na \cdot Ca$、SO_4-Na、Cl-Na 型水为特征，并富含偏硼酸和锂等组分，形成具有特色的偏硼酸温泉。赋存于第一、二储集单元中的热矿水，由于震旦系上统陡山沱组和寒武系牛蹄塘组地层含有一定量的天然放射性铀元素等，放射性元素的衰变是热矿水中氡的主要来源，故在局部地区会形成氡温泉，如著名的息烽温泉。从各热储层岩相古地理的分布特征看，在晚震旦世—寒武系纽芬兰世、寒武纪都匀晚期和台江—牛车河期、三叠世关刀期，震旦系灯影组、寒武系清虚洞组—娄山关组和三叠系嘉陵江—关岭组等层位沉积环境主要为半局限–局限海台地相沉积，地层岩性组合特征总体表现为半局限–局限海台地相咸化白云岩夹膏盐层，故第一、二、六热水储集单元热矿水水化学类型以 SO_4-Ca 型水为主，当沉积环境由局限海台地相—半局限海台地相带—开阔台地相带—台盆相带过渡时，地层岩性组合特征也随之由相咸化白云岩夹膏盐层—灰岩、生物碎屑灰岩—泥灰岩过渡，水化学类型则由 SO_4-Ca→$HCO_3 \cdot SO_4$-$Ca \cdot Mg$→HCO_3-$Ca \cdot Mg$ 过渡，故第三、四、五热水储集单元热矿水水化学类型以 $HCO_3 \cdot SO_4$-$Ca \cdot Mg$ 和 HCO_3-$Ca \cdot Mg$ 为主。在黔东变质岩分布区，广泛分布新元古界青白口系浅变质陆源硅质碎屑和火山碎屑岩系，地层岩性为变质砂岩、变质粉砂岩、变质凝灰岩及凝灰质板岩等，矿物成分主要为石英、钾长石、钠长石、钙长石、云母、高岭石、蒙脱石、伊利石和黄铁矿等，含有少量绿泥石、叶腊石和铁矿物。当携带由生物成因或有机质降解产生的 CO_2 的浅层地下水入渗构造裂隙并与构造带岩层发生强烈的水岩反应，其中石英和含钠、钾的铝硅酸盐岩矿物（钾长石、钠长石、钙长石、云母、蒙脱石等）的溶解是该区热矿水水化学组分的主要来源，尤以钠长石的溶解为主导，故该区热矿水水化学类型以 HCO_3-Na 型水为主，热矿水中普遍含有偏硅酸组分，主要形成偏硅酸理疗温泉。此外，由于研究区变质岩地层不具备石膏来源，地层中黄铁矿等矿物的溶解是热矿水中硫酸盐的主要来源，当热矿水深循环至相对封闭的环境时，水体环境由氧化向强还原转化，在微生物脱硫作用下硫酸盐分解成 H_2S 气体，从而形成硫化氢理疗温泉，故该区硫化氢温泉主要赋存于由深大断裂控制的热水区。

综上，可将贵州理疗温泉的成因模式总结如下。

大气降水在补给区沿基岩裸露区裂隙网络、断裂破碎带或碳酸盐岩孔隙、裂隙、溶洞入渗地下，在地形高差和地下水重力驱动作用下向下缓慢渗透至地下深处，来自于地幔深处的热流和地壳中铀、钍、钾等放射性元素衰变产生的热量从底部供热。地下水在缓慢径流过程中不断吸收围岩中的热量并与之发生强烈的水岩反应，致使分散在围岩中的有用成分向水中迁移和富集，从而形成温度不等的热矿水。在热背景相同的条件下，热矿水的温度取决于地下水循环的深度，深度越深，水温越高。由于地下水加热后会发生热膨胀使其密度变小，故深部温度较高的热矿水与浅部温度低的地下水在密度差的作用下发生热对流，迫使热矿水沿构造通道（一般为两组断裂交汇部位）或碳酸盐岩溶孔、溶隙、溶洞和岩溶管道上涌，在遇阻水断裂或江、河、溪沟等深切峡谷时出露为天然温泉，部分热矿水深循环进入隐伏型碳酸盐岩热储层中，在上覆隔热保温盖层的埋藏和压实下，形成相对封闭的地下热矿水库（一般为背斜构造），后经人工钻孔揭露后进行排泄。

在贵州广大碳酸盐岩分布区和黔东变质岩分布区，分别选取石阡地区理疗温泉和剑河理疗温泉的成因模式为例作剖析，以阐述贵州碳酸盐岩分布区和变质岩分布区深循环对流型中低温热矿水的成因模式。

1. 石阡地区理疗温泉成因模式

石阡地区位于武陵山脉主峰梵净山西南缘，地下热矿水资源十分丰富，共有 13 处天然出露温泉和 8 处人工施地热井。天然温泉多以泉群的形式出露，具有分布广、泉眼多、流量大、水质优等特点。热矿水普遍含有偏硅酸、锶、氡、硒等有益组分，理疗温泉类型以偏硅酸温泉为主。大地构造上，石阡地处扬子陆块黔北隆起区西南部凤冈南北向隔槽式褶皱变形区，以普安–贵阳–梵净山北（印江木黄）断裂为界，南东紧邻江南复合造山带黔南坳陷区北西部铜仁复式褶皱变形区。区内发育有多期复活的北东向红石走滑断裂束和北北东向的石阡枢纽性断层。其中，红石走滑断裂束走向北东，贯穿全区，连续性好，是区内规模最大的活动性断裂，在花桥至石阡段倾向北西，倾角约 80°，花桥至红石段倾向南东，倾角 40~70°，断层南东盘相对北西盘具有逆时针旋转扭动的特征，断距在 200~1500m。断裂带及其影响带地层节理裂隙发育，宽度在 200~300m，可见岩层挤压拖动挠曲，断裂面具波状起伏的压扭性特征，断层角砾岩发育、局部可见硅化现象。根据区域地质构造特点，红石走滑断裂束是雪峰运动的产物，之后长期活动，尤其是燕山运动以来，断裂多次复活，干扰和切断了一系列断裂和褶皱，沿断裂带水热活动十分明显，在凯峡河至施场一带就有 4 处温泉出露，表明北东向的红石走滑断裂束是深部热能向浅部输送和浅部冷水向深部加热对流循环的通道，控制了区内地下热矿水资源的分布。石阡枢纽断层走向北北东，与石阡背斜形影相随，被北东向多期复活的红石走滑断裂干扰和切断，呈 S 形弯曲。断层在石阡以北倾向北西西，倾角在45°～70°，在石阡以南，断层倾向南东东，倾角约为70°，断层总体表现为张性正断层，具有枢纽断层的特点。断裂带及影响带宽在20～50m，可见断层角砾岩，方解石胶结，局部可见硅化现象，表明断层活动十分强烈。沿断裂带出露多处温泉，如著名的城南古温泉就出露于石阡断裂带上，说明挽近期以来断裂仍有活动，是控制区内地下热矿水资源分布的又一重要活动性断层。区内的褶皱构造主要有石阡背斜、坪地向斜及熊家槽背斜等，向斜褶皱形态舒缓，背斜紧密狭窄。其中，石阡背斜是区内重要的蓄水构造，背斜走向北北东，受断层破坏，背斜轴呈S形弯曲，轴部出露寒武系地层，两翼主要分布奥陶系、志留系地层。背斜两翼接近于对称，西翼产状20°～40°，东翼产状25°～35°。沿背斜轴部走向发育与之平行的石阡纵张断层，于断层与背斜核部交汇部位有多处温泉出露，表明石阡背斜是区内地下热矿水资源富集的良好空间。石阡地区地下热矿水热源与贵州水热活动的热源一致，主要靠地球深部地幔热源和地壳中铀、钍、钾放射性元素衰变产生的热量提供或维持。从构造分布特征看，红石断裂北东端在铜仁一带与南北向松桃—玉屏—榕江一级隐伏断裂带大致呈40°角斜交，西南端在余庆至黄平一带与东西向余庆—贵阳—纳雍一级隐伏断裂带大约呈45°角斜交。显然，北东向多期复活的红石走滑断裂束是连接深部与浅部热能输送的通道，对石阡地区地下热矿水资源形成和演化的控制是明显的。石阡地区除缺失泥盆系和石炭系地层外，从震旦系至三叠系均有出露。从断裂、褶皱构造及地层岩性组合特征看，区内地下热矿水主要赋存于第一热储层震旦系灯影组、第二热储层寒武系清虚洞组至奥陶系桐梓组红花园组和构造裂隙内。由于在晚震旦世—寒武纪纽芬兰世时期，该区沉积环境为台地边缘斜坡相，震旦系灯影组厚0～131m，地层厚度变化较大，岩性为白云岩夹炭质页岩及硅质页岩，故第一热储层灯影组对热矿水的形成和富集意义不大，地下热矿水资源主要赋存于第二热储层内及构造裂隙中，热储盖层为奥陶系、志留系泥页岩和砂质泥岩等，具有良好的隔水保温作用。前文采用水文地球化学、XRD+SEM、离子相关性分析、矿物饱和指数、$^{87}Sr/^{86}Sr$、^{34}S同位素和基于PHREEQC的反向模拟技术手段研究表明，石阡地区地下热矿水起源于大气降水，热矿水在深循环过程中与热储围岩发生强烈的水岩反应，热矿水水化学组分主要来源于热储围岩中白云石、方解石、含SiO_2矿物［石英、玉髓、方石英和无定形$SiO_2(a)$等］、石膏及其共伴生矿物天青石、萤石以及菱锶矿等矿物的溶解，有益组分以偏硅酸、锶、硫化氢为特色。张世从和陈履安（1992）、陈履安和张世从（1997）从地形地势、地质构造和岩相古地理特征将石阡地区热矿水分为三个区：Ⅰ区主要分布于石阡断层北段袍木寨背斜一带，热储岩相为半局限海台地相咸化白云岩夹石膏层建造，Ⅲ区主要分布于红石走滑断裂束北东段上，热储层沉积环境由半局限海台地相向台缘滩（丘）相过渡，岩相则由含膏白云岩建造向灰岩建造过渡，Ⅱ区主要位于石阡县城一带，为红石断裂与石阡断裂交会部位（图7-8）。根据地形地势、地质构造和岩相的差异，Ⅰ区和Ⅲ区地下热矿水沿石阡断裂及红石断裂向南西方向径流，于Ⅱ区断裂斜交复合部位汇合。各区沉积建造特征表明，Ⅰ区具有相对较高的矿化度、Sr^{2+}、SO_4^{2-}离子浓度和较低的HCO_3^-离子浓度，水化学类型为SO_4-Ca型水，Ⅲ区具有相对较低的矿化度、Sr^{2+}、SO_4^{2-}离子浓度和较高的HCO_3^-离子浓度，水化学类型为HCO_3-Ca·Mg型水，Ⅱ区热矿水矿化度、Sr^{2+}、SO_4^{2-}和HCO_3^-离子浓度则介于二者之间，水化学类型为HCO_3·SO_4-Ca·Mg型水（张世从和陈履安，1992；陈履安和张世从，1997），本书采用 PHREEQC 的反向模拟技术也证实了这一点。从 ^{14}C 同位素年龄看，Ⅰ区和Ⅲ区热矿水较Ⅱ区更年轻，结合 δD、δ^{18}O 同位素特征，进一步证实了石阡地区热矿水是从石阡北东补给并向南西方向径流和排泄（陈履安等 1997）。由此可见，石阡地区热矿水的补给、径流和排泄条件为：大气降水由武陵山脉主峰梵净山一带沿基岩裸露区和构造裂隙带入渗地下补给，地下水沿构造带向南西部的石阡地区径流并不断加热循环，于断裂斜交复合部位排泄形成温泉（图7-8）。

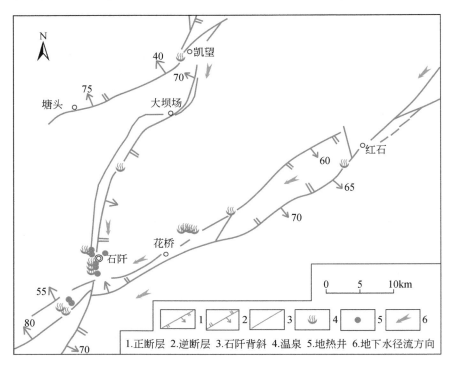

图 7-8　石阡地区热矿水分布图（据张世从和陈履安，1992；陈履安等，1997）

综上，石阡地区热矿水成因模式可总结如下（图7-9）。

大气降水由武陵山脉主峰梵净山一带沿碳酸盐岩基岩裸露区和断裂破碎带入渗地下补给，地下水在地形高差和压力差作用下，沿红石走滑断裂、石阡断裂破碎带和碳酸盐岩岩溶含水层（主要为寒武系清虚洞组至奥陶系红花园组）向海拔较低的石阡地区缓慢径流和向下渗透进行深循环 [图7-9（a）]。由于北东向多期复活的红石走滑断裂与贵州深切地幔的一级深大断裂斜交或重接，又干扰和切断北北东向的石阡背斜和石阡断裂，一起构成了地球深部热流向地壳浅部传输的断裂网络通道。地下水在缓慢径流过程中不断吸取来自地球深部地幔的热量和地壳放射性元素衰变产生的热并与热储围岩发生强烈的水岩反应，致使热储围岩中的有益元素向水中迁移和分配，形成温度不等的热矿水。沿红石断裂和石阡断裂带，热矿水循环的深度越大，水温越高。由图7-9（b）可知，深部热矿水与浅部下渗的冷水在密度差作用下发生对流循环，迫使热矿水沿红石断裂和石阡断裂带上涌，于断裂带或两大断裂交汇部位出露形成温泉，如石阡城南古温泉，或侧向扩散至半封闭的石

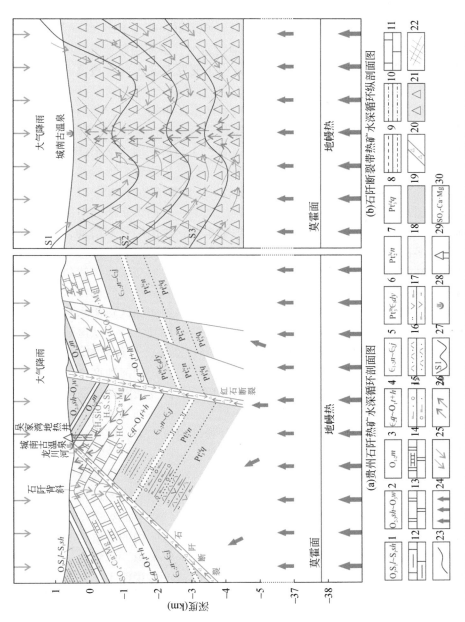

(a)贵州石阡热矿水深循环剖面图

(b)石阡断裂带裂带热矿水深循环纵剖面图

图7-9　贵州石阡地区热矿水成因模式图

1.龙马溪组至石牛栏组；2.十字铺组至五峰组；3.湄潭组；4.清虚洞组至桐梓红花园组；5.牛蹄塘组至金顶山组；6.灯影组；7.南沱组；8.清水江组；9.粘土岩；10.砂质粘土岩；11.灰岩；12.泥质灰岩；13.白云岩；14.含石膏白云岩；15.含砾砂质板岩；16.变质凝灰岩；17.凝灰质板岩；18.含水层；19.隔水层；20.断层；21.断裂破碎带；22.风化裂隙；23.地质界线；24.大地热流；25.地下冷水流向；26.地下水深循环流向；27.地下水深循环流线及编号；28.温泉；29.地热井；30.水化学类型

阡背斜构造中形成地下热水库，后经人工施工地热井揭露进行排泄，如吴家湾地热井［图7-9（a）］。

2. 剑河理疗温泉成因模式

剑河温泉位于黔东南州剑河县城北东侧约 4km 处，水温近 50℃，热矿水富含 H_2SiO_3、H_2S 等有益组分，水化学类型为 HCO_3-Na 型水。大地构造上，剑河温泉地处江南复合造山带榕江加里东褶皱区之榕江开阔复式褶皱变形区，区内主要发育北东向崇梭溪背斜构造和多期复活的革东断裂。其中，崇梭溪背斜走向北东，向南西倾伏，于背斜核部附近发育与之平行的革东纵张断裂，背斜核部出露地层为青白口系清水江组第三段，北西翼分布南华系南沱组至寒武系杷榔组地层，南东翼分布清水江组第一段至第二段地层。背斜两翼大致对称，地层产状多在 15°~25°。背斜核部纵张裂隙发育，于与革东断裂交汇部位是热矿水活动和富集的有利空间。革东断裂走向北东，斜贯全区，与崇梭溪背斜形影相伴，为一张性正断层，断层倾向北西，倾角约为 50°。断裂规模较大，断距多在 1000m 以上，沿断裂带可见透镜断块、断层角砾、拖拉褶曲和硅化、千枚化现象。根据革东断裂对区域地质构造的影响和控制，革东断裂形成于雪峰期，此后的加里东期、燕山期长期活动，尤其自喜马拉雅期以来，断裂多次活动，干扰和切断一系列断裂和褶皱，是区域上规模较大的多期复活断裂，具有贯穿性强、连续性、水热活动明显的特征，于断裂与崇梭溪背斜核部交会部位出露剑河温泉，说明断裂近期仍有活动，是深部热能向浅部输送和浅部冷水向深部加热对流循环的通道，控制了剑河地区地下热矿水资源的分布。剑河地区热矿水热源与贵州水热活动的热源一致，主要靠正常或偏高的区域大地热流量供热或维持。从区域构造分布特征看，革东断裂北东端与南北向松桃-玉屏-榕江一级隐伏断裂带大致呈 50°角斜交，说明多期复活的革东断裂是沟通深部热源的主要通道——导热构造，对剑河地区地下热矿水资源的演化和富集具有重要作用。区内出露地层主要为青白口系浅变质陆源硅质碎屑和火山碎屑岩系，地层含水性差，说明区内的构造裂隙是热矿水的主要活动空间，热储围岩主要为变质砂岩、变质粉砂岩、变质凝灰岩、凝灰质板岩及粉砂质板岩等，矿物成分以石英和含钠、钾的铝硅酸盐岩矿物为主。前文采用水文地球化学、XRD+SEM、离子相关性分析、矿物饱和指数、$^{87}Sr/^{86}Sr$ 同位素和基于 PHREEQC 的反向模拟技术手段研究表明，当携带 CO_2 的地下水在深循环过程中吸取了围岩中的热量并与其发生强烈的水岩反应，致使易溶的 K^+、Na^+ 离子向水体转移和分配，从而形成 HCO_3-Na 型热矿水，而含 SiO_2 矿物的溶解则是有益组分偏硅酸的主要来源，尤其以含钠、钾的铝硅酸盐岩矿物的溶解为主导。除此之外，地层中含天然放射性铀元素等的衰变是热矿水中氡的主要来源，而氧化还原环境的变化和硫化物矿物的溶解则控制了 H_2S 有益组分的分布，也进一步说明了革东断裂切割深度大，深部封闭条件好，是热矿水赋存和活动的良好空间。

基于以上分析，剑河理疗温泉成因模式可总结如下（图7-10）。

大气降水沿基岩裸露区岩石风化裂隙网络和断裂破碎带入渗补给，在地形高差和重力作用下，地下水沿革东断裂下渗进行深循环［图7-10（a）］。由于多期复合的革东断裂与贵州深切地幔的一级深大断裂斜交，一起构成了地球深部热流向地壳浅部传输的断裂通道。地下水在缓慢向下渗透过程中不断吸取热储围岩中的热量并溶解了热储围岩中的有益组分形成温度不等的热矿水。显然，地下水循环深度越大，水温越高。由图7-10（b）可

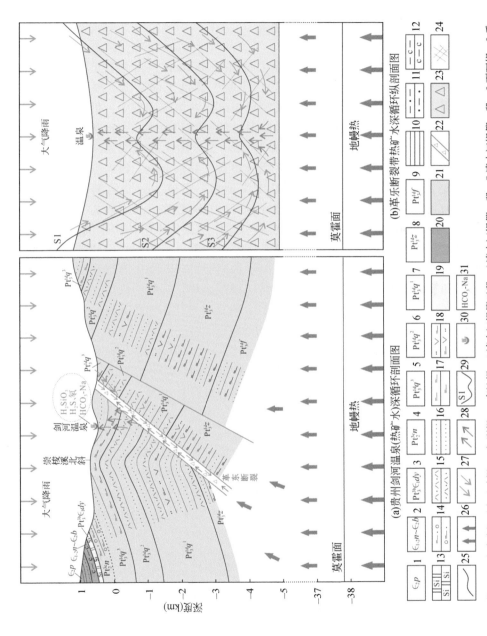

(a)贵州剑河温泉(热矿)水深循环剖面图

(b)革乐断裂带热矿水深循环纵剖面图

1.把榔组；2.牛蹄塘组至变马冲组；3.灯影组；4.南沱组；5.清水江组第三段；6.清水江组第二段；7.清水江组第一段；8.再瓦组；9.番召组；10.页岩；11.砂质页岩；12.炭质页岩；13.硅质白云岩；14.含砾砂质板岩；15.变质砂岩；16.变质凝灰岩；17.板岩；18.凝灰质板岩；19.碳酸盐岩；20.黏土岩；21.变质岩；22.断层；23.断裂裂隙；24.风化裂隙；25.地质界限；26.大气热流；27.地下冷水流向；28.地下热水流向；29.地下水深循环流线及编号；30.温泉；31.水化学类型

图7-10 贵州剑河温泉成因模式图

知，地下水在深部加热后在密度差作用下与浅部冷水发生热对流作用，迫使热矿水沿革东断裂带上涌，并于崇梭溪背斜核部地势低洼处沿纵张裂隙出露形成温泉［图7-10（a）］。

二、沉积盆地深埋型中、低温热卤水

黔北赤水、习水地区位于四川盆地南部边缘，面积约3000km²，占全省土地总面积的1.70%。区内无地表热显示，地下热矿水资源隐伏于晚三叠世至白垩世巨厚沉积盖层之下，热矿水地质成因类型为沉降盆地型，基本类型属于沉积盆地深埋型中、低温热卤水资源，其赋存规律、成因机制受中生代四川沉积坳陷盆地的影响和控制。大地构造上，该区地处扬子陆块赤水克拉通盆地区（赤水平缓褶皱变形区），区内出露地层为二叠系栖霞组至白垩系嘉定组，其中在习水以西的广大地区广泛分布有三叠系上统二桥组、侏罗系自流井组、沙溪庙组、遂宁组、蓬莱镇组和白垩系嘉定组地层，主要为一套河湖相碎屑岩沉积，地层岩性主要为灰色、青灰色、浅灰色、紫红色岩屑石英砂岩、长石砂岩、砂质泥页岩夹黑色页岩等，厚度在3000m以上，具有隔热隔水的作用，是区内热卤水的良好盖层。区内天然气、热卤水主要赋存于盖层之下的二叠系栖霞组、茅口组碳酸盐岩建造和三叠系嘉陵江组、关岭组碳酸盐岩夹膏盐建造之中，热卤水水化学类型以氯化物型（主要包括氯化钠型、氯化钙型和氯化镁型）为主，其次还包含硫酸钠型和重碳酸钠型等，在油气资源勘探的数十口油气井中，热卤水普遍含有偏硅酸（H_2SiO_3）、锶（Sr^{2+}）、偏硼酸（HBO_2）、溴（Br^-）和碘（I^-）、硫化氢（H_2S）等离子及组分。

从地质构造特点看，区内断裂和褶皱构造活动比较微弱，地层产状比较平缓，有的甚至水平。其中，向斜褶皱形态宽阔，背斜形态舒缓，褶皱轴向以近东西向为主，其次为北西向。规模较大的背斜有近东西向的旺隆背斜、北西向的官渡背斜和宝源穹隆背斜，它们是区内含天然气热卤水的主要聚存空间。区内断裂构造不发育，仅有一些小型正断层分布。赤水沉积坳陷盆地热源受四川沉积坳陷盆地的控制，四川盆地为稳定下沉并接受沉积的盆地，断裂构造活动较弱，无岩浆活动，于此盆地内热卤水水热活动靠正常的大地热流传导供热或维持。由于岩石热性质在纵向上和横向上具有不均一性，平行于地层层理方向的岩石热导率要比垂直于地层层理方向的要高，致使深部较均一的大地热流向地壳浅部传导过程中再次分配，向背斜构造拱起部位聚集。因此，背斜构造是热卤水积聚的理想场所。根据四川沉积坳陷盆地热卤水的形成特点和区内热卤水 δD、$\delta^{18}O$ 同位素组成特征，热卤水来源于大气降水和原生埋藏古卤水补给。其中，大气降水主要沿盆地边缘向下渗透补给，并与赋存于储层岩石孔隙、缝隙和溶蚀孔洞中的原生埋藏古卤水混合，在上覆巨厚沉积层的压力作用下发生缓慢的水平运移，充分吸收岩石热量并与之发生强烈的水岩反应，将分散于岩石中的元素富集起来使其矿化度不断增高，加热富集后的热卤水由于热膨胀作用向背斜核部散发和聚存，后经人工钻孔揭露后进行排泄（图7-11）。由于沉积坳陷盆埋藏深、封闭性好，大气降水的补给较为有限，因此在热卤水开采过程中容易造成资源枯竭，如20世纪七八十年代在赤水旺隆背斜施工的一些油气资源勘探井，热卤水均已断流。

根据赤水、习水地区热卤水的赋存和富集规律，热卤水中的物质组分来源不仅与原生埋藏的古卤水有关，也是后期热卤水水岩反应的产物。早中三叠世时期，四川盆地范围内海水时进时退，致使嘉陵江组、关岭组沉积环境在开阔台地、局限台地和蒸发台地间交替变化，沉积了一套咸化白云岩夹石膏层地层，到了三叠世晚期，四川盆地的沉积环境从海相转变为陆相沉积，沉积了巨厚陆相碎屑岩覆盖于碳酸盐岩及蒸发岩之上，使得残留古海水得以保存。因此，热卤水中的偏硼酸（HBO_2）、溴（Br^-）和碘（I^-）等离子及组分主要来源于经蒸发、浓缩的古海水，而石膏及其共伴生矿物（如天青石）的溶解是热卤水中钙、硫酸盐和锶的主要来源。前已指出，该区热卤水 Na/Cl 系数为 0.38 ~ 0.96，平均0.82；脱硫系数（$SO_4^{2-} \times 100/Cl^-$）为 0.004 ~ 41.13，平均5.12，说明热卤水水岩反应环境处于一个相对还原的环境，在此环境下，热卤水中溶解的硫酸盐经微生物脱硫作用分解成 H_2S 气体，故石膏的溶解也是热卤水中 H_2S 组分的主要来源。

综上，黔北赤水、习水地区地下热矿水资源为原生封存的油（气）田热卤水，它们基本不参与自然界水的总循环，属于封存型地下热水系统，其成因模式基本上可用"层控热储—侧向径流补给—大地热流供热"进行概括（陈墨香，1994）（图7-11）。

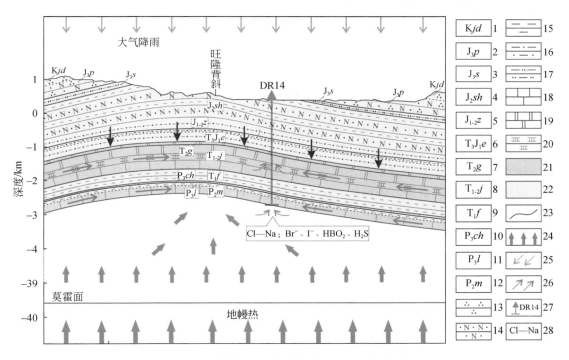

图 7-11　贵州赤水旺隆背斜热卤水成因模式图

1. 嘉定组；2. 蓬莱镇组；3. 遂宁组；4. 沙溪庙组；5. 自流井组；6. 二桥组；7. 关岭组；8. 嘉陵江组；9. 飞仙关组；10. 长兴组；11. 龙潭组；12. 茅口组；13. 石英砂岩；14. 长石砂岩；15. 泥岩；16. 砂质泥岩；17. 粉砂质泥岩；18. 灰岩；19. 白云岩；20. 石膏沉积层；21. 热储含水层；22. 热储盖层；23. 地层界线；24. 大地热流；25. 大气降水；26. 地下热水流向；27. 地热井及编号；28. 水化学类型

（朱立军、陈正山）

第八章 | 理疗温泉泡浴行为与人群健康的关联性

温泉泡浴是利用温泉资源促进健康的最直接方式。关于温泉泡浴预防和治疗疾病的说法由来已久，尤其是存在自涌温泉水的地区，自古就有流传泡浴温泉治愈皮肤病、预防疾病的说法，当地自发形成独特的温泉泡浴行为习惯和文化。由于理疗温泉富含对人体有益的矿物元素，其温度和物理刺激理疗作用可对泡浴个体的健康产生影响（Chen et al.，2021），温泉周边居民泡浴行为不仅使其从中健康受益，长期的温泉泡浴行为也促进当地人群养成良好的卫生习惯，对当地公共卫生也产生积极作用。

温泉产业发展具有大健康产业属性（杨敬源和张爱华，2021）。温泉地区居民传统泡浴行为习惯形成独特的温泉文化，吸引了大量外地游客尝试泡浴体验，也促进温泉产业的发展。近年来，温泉泡浴被温泉企业打造成为康养、理疗的旅游项目，在当前人民群众物质消费需求激增、健康理念更迭和健康消费能力增长的背景下，温泉旅游项目也逐渐成为市场的热点，温泉康养价值通过人们容易接受的方式逐渐发挥出来。温泉资源与旅游、地方特色文化的融合发展也带动了健康相关产业，还促进了温泉地区周边的经济发展，以温泉为载体的大健康产业逐渐发展起来，温泉泡浴行为对人群健康的直接或间接影响也通过温泉产业的发展而释放出来。

随着人们对健康概念理解的不断深入，对健康评价从单一生理健康逐步转为多维角度，健康不仅是躯体健康，还包括心理、社会适应能力。既往人们对温泉泡浴行为对人体的影响重点在关注疾病康复的价值，而现代温泉产业开发不仅是洗浴，还包括了休闲娱乐，甚至商务、交流、康养等功能。温泉泡浴行为对人群健康产生了综合的积极作用，尤其是调节人群身心健康，增加人们参与户外活动，促进人际交往，对人体生存质量的提升也可能具有重要价值，通过温泉泡浴行为促进人群的健康水平。

然而，尽管温泉对人群健康具有重要作用，国内仍缺乏温泉泡浴对人群健康的影响的大样本、系统、综合性的观察性研究。贵州省作为温泉资源丰富的地区之一，温泉地区居民有长期温泉泡浴习惯，这为探索温泉泡浴行为与人群健康的关联研究提供了天然研究场所。为此，课题组在贵州典型温泉地区开展现场流行病学调查，调查对象为贵州省典型温泉地区（绥阳汇善谷温泉、息烽温泉、剑河温泉、石阡佛顶山温泉、贵阳乌当贵御温泉）周边 30～65 岁的居民，调查内容包括一般人口学资料，温泉泡浴情况、慢性病患病和生存质量等（具体方法见本书第二章第二节）。本章节主要介绍温泉泡浴行为与其健康的关联性，包括贵州省典型温泉地区居民温泉泡浴行为与慢性病、温泉泡浴行为与肥胖、温泉泡浴行为与生存质量以及温泉泡浴行为与骨质疏松风险等的关联，为温泉的开发和利用提供科学依据。

第一节　理疗温泉泡浴行为与慢性病的关联性

近几十年来，威胁中国人群健康的危险因素和疾病谱发生了重要转变，慢性非传染性疾病（以下简称"慢性病"）已经成为导致中国人群死亡和疾病负担的重要公共卫生问题，也对社会经济可持续发展构成威胁。根据中国全年龄组人群主要疾病导致的死亡、伤残调整寿命年际变化的调查显示（李立明，2017），相比同期传染病、孕产期疾病与营养不良疾病死亡和疾病负担年龄标化率的显著下降，慢性病的下降幅度并不明显。《2020 年中国居民营养与慢性病状况报告》（人民网，2020）也显示，2019 年我国因慢性病导致死亡人数占全部死亡人数的比例为 88.5%，居民疾病死亡率排名前三位的疾病分别是恶性肿瘤、脑血管疾病和心脏病。慢性病已成为影响我国居民健康的主要疾病，其防控形势十分严峻。

慢性病发病隐匿，病因复杂，并呈现病程长、预后差等特点，其防治任务长期而艰巨。慢性病防控主要是针对慢性病发生的危险因素进行干预，主要是针对可改变的行为因素。目前，公认导致慢性病发生最重要和可改变的行为危险因素有：吸烟、过量饮酒、不健康的膳食习惯、少体力活动等，这些危险因素可进一步通过影响机体代谢性、生理学改变，如：高血压、超重、高血脂、高血糖等，从而增加慢性病流行的风险。此外，工作环境和居住环境中某些暴露因素也会影响慢性病的流行。近年来，随着温泉资源的开发利用不断发展，温泉泡浴成为人们喜爱的一种活动，温泉水的成分和对健康的影响也受到关注，温泉泡浴行为对人体健康效应研究也成为研究热点，本节主要概述温泉泡浴行为对慢性病的作用，以及探讨贵州省典型温泉地区居民温泉泡浴行为与慢性病关系。

一、温泉泡浴行为与慢性病

温泉水疗是一种临床常用的自然因子疗养方式，可通过静水压力、化学成分、温热效应等多元化途径作用于疗养者，促进人体新陈代谢，调节呼吸、免疫、循环、神经等系统功能，产生保健康复作用（马一岚，2006a，2006b）。此外，相关报道显示，温泉泡浴能够有效缓解水疗者的身心压力，舒缓肌肉酸痛，改善精神面貌，在实际应用过程中温泉水疗可通过机械力学效用、温度刺激、化学物质作用等方式调节疗养者健康状态，增加肌肉、韧带舒张性，有效扩张人体末梢血管，促进血液循环，对脑血管疾病（吴淑贞等，2003）、风湿性关节炎（杨志国等，2018；白瑞雪和赵勇，2017；Nishikawa，2019）、腰椎疾病（胡德永，2007）、皮肤相关疾病（李波，2012）、高血压（周波等，2020）、糖尿病（郑莹等，2018）等慢性疾病均有一定的辅助疗效。

二、贵州省典型温泉地区居民温泉泡浴行为与慢性病关系

本次基于贵州省典型温泉地区 30 ~ 65 岁居民温泉泡浴行为与健康的调查结果（调查方法详见本书第二章第二节），分析温泉泡浴行为与慢性病的关联，共纳入符合要求的对象 3708 人。泡浴温泉泡浴行为分为：有无温泉泡浴（有温泉泡浴行为指既往或现在泡过

温泉，无温泉泡浴行为指从未泡温泉）、温泉泡浴频率（从不泡浴、1~6 次/年、7~11 次/年、1~3 次/月、1~5 次/周、几乎每天）、温泉泡浴时段和时长、温泉泡浴场所、温泉泡浴季节、温泉泡浴添加物质情况等，慢性非传染性疾病患病为调查对象自报经正规医疗机构确诊的疾病情况。

（一）贵州省典型温泉地区居民温泉泡浴行为特征

对贵州省典型温泉地区 30~65 岁居民的调查显示，有温泉泡浴行为者占 71.3%，平均温泉泡浴年限 10（3，20）年，76.3% 的温泉泡浴行为者中近 1 年来温泉泡浴≤6 次/年，其次有 9.7% 的居民每周温泉泡浴 1~5 次。温泉泡浴在性别、温泉泡浴时间段和时长、泡浴季节等方面均存在差异。不同性别居民温泉泡浴比例存在差异，男性中有温泉泡浴行为的占 79.3%，女性有温泉泡浴行为的占 64.9%。温泉泡浴时间段中 30.7% 的居民选择晚上泡温泉，37.6% 的居民温泉泡浴时长多为 21~40 分钟。年轻人选择晚上温泉泡浴比例较高，更多老年人温泉泡浴时间不固定。选择冬季温泉泡浴的居民最多，占 87.7%。冬季温泉泡浴者中男性人群比例高于女性，而冬季温泉泡浴者无明显年龄差异。绝大部分温泉泡浴者选择纯温泉水泡浴（88.5%），且 82.1% 的居民不使用温泉泡浴其他设施，21.5% 和 17.9% 的居民温泉泡浴添加其他物质和使用温泉设施，其中以添加中药者（11.5%）和使用汗蒸者（10.5%）相对最多。女性选择温泉泡浴汤池中添加花瓣、牛奶、精油、中药的比例高于男性人群。

（二）贵州省典型温泉地区居民慢性病患病情况

1. 贵州省典型温泉地区居民慢性病疾病谱

贵州省典型温泉地区居民自报慢性病患病率为 522‰，单病种前 5 顺位分别是腰椎间盘疾病（119.7‰）、高血压（118.1‰）、泌尿系统结石（80.6‰）、颈椎间盘疾病（53.7‰）和骨质增生（44.5‰）（图 8-1）。

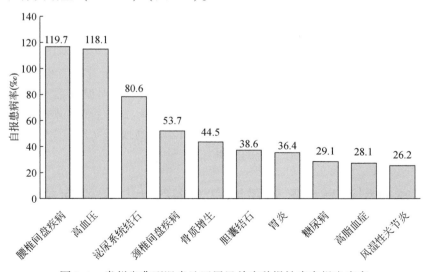

图 8-1　贵州省典型温泉地区居民单病种慢性病自报患病率

2. 贵州省典型温泉地区居民不同性别、年龄、民族慢性病患病情况

贵州省典型温泉地区居民男性慢性病患病率512.7‰，女性慢性病患病率529.6‰（$\chi^2 =$ 1.044，$P=0.307$）；汉族居民慢性病患病率540.3‰，高于少数民族慢性病患病率488.4‰（$\chi^2 =9.225$，$P=0.002$）；年龄越大慢性病患病率越高（$\chi^2 =221.292$，$P<0.001$）（图8-2 ~ 图8-4）。

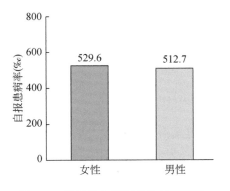

图8-2 贵州省典型温泉地区不同性别居民慢性病患病率

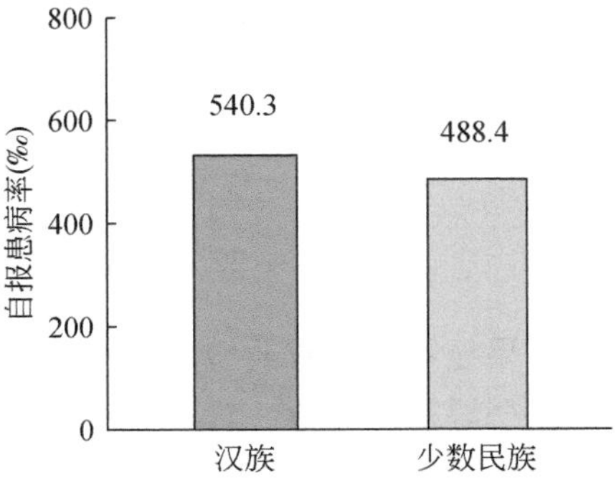

图8-3 贵州省典型温泉地区不同民族居民慢性病患病率

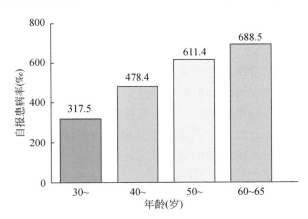

图8-4 贵州省典型温泉地区不同年龄居民慢性病患病率

（三）贵州省典型温泉地区居民温泉泡浴行为与慢性病的关联性

贵州省温泉地区30 ~ 65岁居民温泉泡浴者慢性病患病率（509.5‰）低于从未泡浴者（553.6‰），差异有统计学意义（$\chi^2 =5.918$，$P=0.015$）（图8-5）。以是否患慢性病为应变量（赋值：患病=1，未患病=0），分别以是否温泉泡浴（赋值：泡浴=1，从未泡浴=0）和温泉泡浴频率（从不泡浴=0，1–6次/年=2，7–11次/年=3，1–3次/月=4，1–5次/周=5，几乎每天=6）为自变量，控制性别、年龄、民族、吸烟情况和饮酒情况后进行多因素二分类非条件logistic回归分析，发现每年温泉泡浴7 ~ 11次者与从不泡浴者相比，温泉泡浴与慢性病呈负关联（OR=0.551，95% CI：0.345 ~ 0.879）。

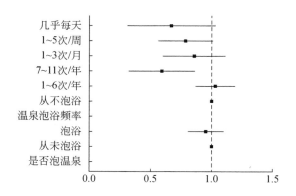

图 8-5　30～65 岁居民温泉泡浴行为与慢性病的关联

本调查结果显示贵州省典型温泉地区当地居民温泉泡浴较普及，但温泉利用频率仍不高。贵州省典型温泉地区 30～65 岁居民自报慢性病总患病率为 522‰，标准化后低于国内其他地区的报道（潘雅洁，2017；蔡江敏和水克冬，2019）。本次调查显示典型温泉地区居民高血压（118.1‰）排第 2 位，糖尿病（29.1‰）排第 8 位，且患病率均低于 2018 年全国水平（国家卫生健康委员会，2020），调查结果一定程度上提示温泉泡浴与高血压、糖尿病可能存在关联。

随着工业化、城镇化、人口老龄化进程不断加快，居民生活方式、生态环境、食品安全等问题均对慢性病产生影响，慢性病是当今造成重大社会经济负担，耗费大量的卫生资源和社会资源的重要原因，甚至存在阻碍经济积极增长和社会发展的风险，慢性病也成为人类健康最重要的威胁，不仅可影响患者生存质量，也是导致劳动能力丧失、工作质量下降以及残疾，甚至发生死亡的重要原因。由于慢性病影响因素众多，慢性病的流行特点为患病率高，病程长，主要是通过危险因素的干预以及改善健康生活行为达到预防的目的。尽管本次分析尚未发现温泉泡浴与慢性病关联性，但是在分析温泉泡浴频率与慢性病关联发现，与从不泡浴者作为参比，每年温泉泡浴 7～11 次者温泉泡浴与慢性病患病呈负关联，提示适当的温泉泡浴频率可能对慢性病有保护作用。由于本研究对象年龄为 30～65 岁，今后研究中可扩大年龄范围，获取更为精准人群温泉泡浴信息进一步分析温泉泡浴行为与慢性病的关联。同时，本次分析是基于现况调查研究的结果，泡浴行为与慢性病的关系不能获得直接的因果关联，且慢性病患病信息采用自报方式收集，结果可能存在回忆偏倚，因此，温泉泡浴行为与慢性病的关系还需要进一步研究的证据。

鉴于健康产业前景和消费市场巨大，温泉资源的开发利用前景较好，大众康养理念及消费水平逐步提高，温泉产业发展也逐渐从洗浴为主的休闲活动向健康疗养转变，温泉泡浴作为大众喜欢的体验活动，如能将温泉产业和慢性病管理相结合，从而探索新的慢性病干预模式，进而达到综合防治人群慢性病的效果，形成以"温泉服务"为核心的大健康特色产业，也可促进温泉产业可持续发展。

（蒋芝月、杨敬源）

第二节　理疗温泉泡浴行为与生存质量的关联性

随着我国公共卫生事业发展，传染病的发生和死亡率逐渐下降，慢性病成为影响人群健康的主要原因，慢性病不仅降低人群预期寿命，还影响患者躯体功能和生存质量，如：高血压、糖尿病等慢性病不仅损害患者躯体健康，还对患者心理状态，甚至社会功能造成影响。因此，评价人群健康的影响因素时不仅需要考虑生存时间，还应考虑生存状态。生存质量又被称为生活质量、生命质量，最初作为一个社会学概念，用来宏观评估不同国家社会发展水平，也逐渐被引入健康领域，主要是指个体的生理、心理、社会关系和环境等四个方面的主观感受，可反映了多种因素影响的健康相关生存质量（Almasloukh，2021），这一概念的出现使人们对健康的关注从单一躯体维度逐渐向多维度转变（Chung，1997）。温泉泡浴行为一直被认为是一种有益于健康的休闲活动，由此可推测：温泉泡浴行为也可能对人群生存质量产生积极的正向影响。国内关于一般人群的温泉泡浴行为与其生存质量的关系还缺乏系统的大样本研究，本节主要基于贵州典型温泉地区调查结果探讨温泉泡浴行为与生存质量的关联，为探索温泉泡浴行为对健康的影响提供参考。

一、贵州省典型温泉地区居民温泉泡浴行为与生存质量

本次基于贵州省典型温泉周边 30～65 岁的居民温泉泡浴行为及生存质量调查结果进行分析（方法详见本书第二章第二节），生存质量测量采用了世界卫生组织（WHO）生存质量量表简表（简称 WHO-QOL-Brief），该量表已被多个研究证实其具有良好的信度和效度（Skevington，2004；Cheung，2019），本次对观察对象的生存质量调查结果进行分类计算，获得对象自我评价、健康状况满意度、生理领域、心理领域、社会关系领域和环境等领域得分，得分越高，该领域的生存质量越好。

符合本次纳入标准的对象共 3708 人，对象基本情况见表 8-1，其中男性 1648 人，占 44.40%，女性 2060 人，占 55.60%。文化程度以小学、初中文化人数最多为（1585 人，占 42.75%）；患有慢性疾病的共 1941 人，占人群百分比为 52.35%。

表 8-1　观察对象的一般人口学特征

变量	总人数	是否泡浴		χ^2/t 值	P 值
	(n = 3708)	否	是		
年龄（岁）		51.23±8.30	49.13±8.99	3.3	<0.01
性别				59.01	<0.01
男	1648（44.40%）	702	946		
女	2060（55.60%）	1139	921		
文化程度				257.91	<0.01
文盲、半文盲	1113（30.00%）	764	349		
小学、初中	1585（42.75%）	724	861		

变量	总人数	是否泡浴		χ^2/t 值	P 值
	（$n=3708$）	否	是		
高中及以上	1010（27.24%）	353	657		
是否患慢性病				15.21	<0.01
否	1767（47.65%）	818	949		
是	1941（52.35%）	1023	918		
婚姻状况				0.58	0.46
单身	337（9.1%）	174	163		
在婚	3371（90.90%）	1667	1704		

有泡浴行为和无泡浴行为居民生存质量得分情况的比较见表 8-2。结果显示，有泡浴习惯的居民的健康状况满意度评分（3.54±0.85）显著高于没有泡浴习惯的人群（3.37±0.87）（$P<0.01$），同时，温泉泡浴人群组在生存质量的生理领域评分（15.52±2.04）和社会关系领域评分（15.28±1.83）显著高于不泡浴人群的生理领域（14.80±2.25）和社会关系领域评分（14.97±1.96）（P 值均<0.01）。

表 8-2　有温泉泡浴行为与无温泉泡浴行为人群生存质量比较（$x\pm s$，分）

项目	是否泡浴	$x\pm s$	t 值	P 值
生命质量自我评价	否	3.37±0.70	−0.15	0.51
	是	3.52±0.70		
健康状况满意度	否	3.37±0.87	−0.61	<0.01
	是	3.54±0.85		
生理领域	否	14.80±2.25	−0.71	<0.01
	是	15.52±2.04		
心理领域	否	13.60±1.71	−0.55	0.06
	是	14.15±1.81		
社会关系领域	否	14.97±1.96	−0.31	<0.01
	是	15.28±1.83		
环境领域	否	12.28±1.70	−0.65	0.42
	是	12.93±1.78		

二、贵州省典型温泉地区居民温泉泡浴行为频率与生存质量的关联性

以人群在不同领域的生存质量得分三分位数将其分为三个等级，采用有序 Logistic 回归分析比较泡温泉频率与人群生存质量之间的关联，并将年龄、性别、文化程度、婚姻状况及是否患慢性病等变量进行赋值后纳入模型，赋值情况见表 8-3。

表 8-3　观察对象温泉泡浴频率与生存质量现状分析的变量赋值

变量	变量赋值
性别	1＝男；2＝女
文化程度	1＝文盲、半文盲；2＝小学、初中；3＝高中及以上
婚姻状况	1＝单身；2＝在婚
是否患慢性病	1＝否；2＝是
泡浴频率	1＝从不泡浴；2＝<1 次/月；3＝≥1 次/月

　　Logistic 回归结果显示，人群温泉泡浴行为的频率与其生存质量的生理、心理等领域存在关联（$P<0.05$）。在生存质量的生理领域中（表 8-4），与每月泡温泉次数≥1 次的人群相比，从不泡浴人群生存质量得分较低（OR＝0.65，95% CI：0.55~0.78），每月泡温泉次数<1 次的人群生存质量得分也较低（OR＝0.80，95% CI：0.68~0.93），提示每月泡温泉次数较多的人群在生存质量的生理领域得分较高。在生存质量中的心理领域中（表 8-5），与每月泡温泉次数≥1 次的人群相比，从不泡浴的人群生存质量得分较低（OR＝0.67，95% CI：0.56~0.79），但每月温泉次数<1 次的人群生存质量得分与每月泡温泉次数≥1 次的人群无显著差异。提示每月泡温泉次较多的人群生存质量得分相对较高。

表 8-4　温泉泡浴行为与生存质量生理领域得分关系的有序 Logistic 回归分析

变量	β	s_β	Wald χ^2	P 值	OR（95% CI）
反应变量 Y					
常数项 1	−1.58	0.21	25.66	<0.01	
常数项 2	1.03	0.21	24.39	<0.01	
解释变量 X					
泡浴频率					
从不泡浴	−0.42	0.09	21.05	0.01	0.65（0.55~0.78）
<1 次/月	−0.23	0.08	8.04	0.01	0.80（0.68~0.93）
≥1 次/月					1
年龄（岁）	−0.01	0.01	12.88	0.05	0.99（0.98~1.00）
性别					
男	−0.02	0.07	1.25	0.26	0.98（0.86~1.11）
女					1
婚姻状况					
单身	−0.05	0.11	0.2	0.66	0.95（0.77~1.18）
在婚					1
文化程度					
文盲、半文盲	−0.73	0.95	59.55	<0.01	0.48（0.40~0.58）
小学、初中	−0.18	0.78	5.13	0.02	0.84（0.72~0.98）

续表

变量	β	s_β	Wald χ^2	P 值	OR（95% CI）
高中及以上					1
是否患慢病					
否	1.27	0.07	318.57	<0.01	3.34（2.92~3.81）
是					1

有研究显示，温泉泡浴对慢性病患者的生存质量有显著提升（Verhagen，2015；Morer，2017；Fern and Gonzalez，2021），如温泉泡浴对银屑病患者的病情有一定改善作用，能提高银屑病患者生存质量（Tabolli，2009），温泉水中的浮力和压力能够放松肌肉和关节，能够缓解骨关节疾病患者的疼痛感（Kulisch，2014），对类风湿性关节炎患者有改善作用。温泉泡浴还可以改善人体睡眠质量，让人得到充分休息（Oyama，2013；Yang，2018）对亚健康人群有调理作用（刘玉珍，2013），因此，温泉泡浴可能对一般人群的生存质量也有一定的促进作用，本次基于贵州典型温泉地区开展了温泉泡浴行为与其生存质量关联的调查分析结果也验证了这一假设。这也可能是因为随着贵州省温泉产业的不断发展，很多温泉开发的项目地区环境优美，人们在环境优美且服务设施先进环境中进行温泉泡浴，使泡浴者获得较好感受和体验，间接促进了体验者生存质量的提升。

表 8-5　温泉泡浴行为与生存质量心理领域关系的有序 Logistic 回归分析

变量	β	s_β	Wald χ^2	P 值	OR（95% CI）
反应变量 Y					
常数项 1	-1.25	0.2	37.57	<0.01	
常数项 2	0.67	0.2	10.85	<0.01	
解释变量 X					
泡浴频率					
从不泡浴	-0.41	0.09	82.46	0.01	0.67（0.56~0.79）
<1 次/月	-0.13	0.79	2.56	0.11	0.80（0.76~1.03）
≥1 次/月					1
年龄（岁）	0.01	0.01	0.69	0.41	1.00（0.99~1.01）
性别					
男	0.05	0.06	0.64	0.42	1.05（0.93~1.20）
女					1
婚姻状况					
单身	-0.07	0.11	0.47	0.49	0.93（0.75~1.15）
在婚					

续表

变量	β	s_β	Wald χ^2	P 值	OR （95% CI）
文化程度					
文盲、半文盲	-0.83	0.92	82.45	<0.01	0.44 （0.36～0.52）
小学、初中	-0.43	0.77	31.18	<0.01	0.65 （0.56～0.76）
高中及以上					1
是否患慢病					
否	0.57	0.06	77.26	<0.01	1.76 （1.55～2.00）
是					1

本节基于温泉地区居民的调查结果显示，有泡浴行为的居民的生存质量高于没有泡浴行为的人；进一步分析温泉泡浴频率与生存质量关系的结果提示，温泉泡浴行为频率与其生存质量的生理领域和心理领域评价得分存在关联性，该结果为温泉理疗泡浴可进一步提升生存质量提供了重要线索。但由于本次分析方法为横断面调查，温泉泡浴行为与生存质量的因果关联仍无法确定，需今后开展前瞻性随访研究和随机对照试验进行深入研究进一步证实。

（马欣茹、杨敬源）

第三节　理疗温泉泡浴行为与肥胖的关联性

肥胖是一种以体内脂肪过度蓄积和体重超常为特征的慢性代谢性疾病，是引起高血压、糖尿病、心脑血管病、肿瘤等慢性非传染性疾病的危险因素和病理基础。世界卫生组织明确认定肥胖已是全球最大的慢性疾病，是影响健康的第五大危险因素（陈灏珠等，2018）。中国居民超重肥胖形势严峻，根据《中国居民营养与慢性病状况报告（2020年）》显示，中国成年居民超重率和肥胖率分别为34.3%和16.4%（国务院新闻办公室，2020）；肥胖患病率和流行情况还存在年轻化的倾向。徐莉娜等研究者发现，贵州省18岁及以上成年人超重率为24.6%，肥胖率为7.0%；男、女超重率分别为23.8%、25.3%，男、女肥胖率分别为5.9%、8.0%，女性略高于男性。城、乡居民超重率分别为28.5%、23.3%，城、乡居民肥胖率分别为9.3%、6.2%，城市略高于农村（徐莉娜等，2015）。2020年张晓琴等研究者发现从1993至2015年贵州省成年人中心性肥胖率由1993年的5.3%上升至2015年的32.9%，年平均增长率为8.7%（张晓琴等，2020）。因此，应针对重点人群积极采取综合措施预防和控制肥胖，减少肥胖对健康的危害。

温泉水不仅对高血压、糖尿病等慢性病有一定的疗效，还有助于减轻焦虑、急躁等负面情绪，从而提高睡眠质量，通过自生的物理效应和化学效应给人体健康带来积极影响（冯艳红等，2019）。目前，肥胖的防治主要以疾病的三级预防为基本原则，通过积极的生活方式干预阻止体脂量的进一步增加，通过膳食管理联合减重治疗的方式，实现减轻体脂量或改善肥胖相关并发症、预防疾病进一步发展（王友发，2022）。针对个体肥胖的控制手段大多为饮食控制、运动及相关理疗较为常见，有研究报道温泉水疗作为理疗的一种形式，对个体减轻体脂量有一定的积极作用（韩令力等，2017）。贵州省有着丰富的地热（温泉）资源，本节主要讨论温泉泡浴行为对肥胖的作用，以及贵州省温泉地区居民自发温泉泡浴行为与肥胖的关联性，为温泉地区人群的健康促进和温泉资源的开发利用提供参考。

一、温泉泡浴行为对肥胖的改善作用

肥胖属于慢性、易复发、进行性疾病状态，由多层次、多方面的政策、环境、经济、社会和行为因素共同驱动（Wang et al.，2021）。目前普遍认为与生物医学因素（如：遗传、膳食、生活行为方式、心理因素以及职业、文化程度、社会经济、健康素养、疾病状况、用药情况等个体因素）、环境驱动因素（如环境污染、城市化、食品系统与环境、城市规划与建筑环境等）和更远端的系统动力因素（如政治、经济、社会及文化等）等在很大程度上影响个体的行为，从而影响超重、肥胖的发生（王友发，2022）。由于温泉特殊的理化性质及其对人体的影响，很早以前就用于治疗疾病，并把温泉作为水疗及养生的天然资源。有研究报道显示温泉水疗对单纯性肥胖的疗效显著（范业忠和孙江华，1997），是有效的改善肥胖状况和长时间维持减肥后效果的方式（Hanh et al.，2012）。温泉泡浴行为对肥胖的预防作用体现在其生物学作用、个人行为因素以及运动方式等方面，其综合作用可调节内分泌，降低血脂达到减脂减重的目的。

（一）温泉泡浴的生物学作用有利于个体减脂减重

温泉泡浴能促进机体血液循环加速体内代谢，增加能量消耗，温泉水的温热效应有助于促进皮肤温度和核心体温升高，激活自主神经系统，交感神经系统、下丘脑-垂体-肾上腺激素轴和肾素-血管紧张素-醛固酮系统，各系统的激活可导致心率加快，心输出量增加，皮肤血流量增加。在细胞水平上，促使急性全身热疗诱导离散的代谢变化，使胰岛素敏感性增加，改变各种内皮依赖性血管舒张代谢通路，从而加快新陈代谢，加速体内脂肪的分解和废物的排泄，从而有效地降低体重。其次，温泉泡浴时水流、静水压、动水压可对机体产生机械刺激效应，其机械作用可调节植物神经、中枢神经的平衡，增强心脏的搏出量和每分输出量，使心跳变缓脉搏减慢，从而改善局部神经营养，促进淋巴液回流和血液循环，加强机体适应性调节功能，有助于促进机体的营养和加速能量代谢，达到减脂减重的目的。再次，温泉水的化学效应有利于调节机体电解质和酸碱平衡。温泉水中含有丰富的微量元素和矿物质，易于通过角质层、毛囊皮脂腺、汗腺管三大途径进入人体，从而调节机体电解质和酸碱平衡（韩令力等，2017）。国外有研究报道显示，经过两周时间的温泉水疗可对脂肪细胞因子瘦素和脂联素的血浆水平有所影响，虽然对瘦素的作用尚不明，但脂联素显著降低，从而提高胰岛素敏感性（Hanh，et al.，2012）。此外，有研究报道，温泉泡浴后受试者体内蛋白质水平增高，脂肪水平降低，而水分、无机盐含量及肌肉量无明显改变（王绍林等，2008）。

（二）温泉泡浴与水中运动相结合有助于促进个体减脂减重

单纯性肥胖发病的原因从本质上讲是人体热量摄入超过机体的消耗，过多的热量在体内转变为脂肪大量储存造成的（范业忠和孙江华，1997）。适宜运动被广泛认为是一种合理而有效的防肥减肥手段之一。运动减肥，主要是通过运动减去体内多余的脂肪，而非单纯的减轻体重，随着运动时间的延长，脂肪供能比例明显提高（王传军，2011）。水中运动是利用水的浮力进行辅助或抗阻力训练的一种治疗和健身方法，在温泉中运动，当肢体浮起在水面做水平运动时，肢体受到向上的浮力支撑，其受重力下垂的力则被抵消；当肢体的运动方向与浮力的方向相反时，浮力就成为肢体活动的一种阻力，这时的肌肉活动，就相当于抗阻运动（丛芳等，2020）。因此，温泉泡浴的同时，科学合理的运动不但可有效提升机体新陈代谢，而且还可以使皮肤和组织营养得到改善，降低末梢神经兴奋度。另外，温泉水还可以有效起到活血化瘀的效果，继而舒缓运动后神经兴奋，调节运动疲劳，促进血液循环，加速毒素排出，使得机体恢复原有平衡状态（林璟，2018；袁丹，2020；张宁平，2021）。故如果能够在运动的过程中借助温泉的生物学作用，使肥胖患者体内脂肪的动员加速，便可达到在泡浴和运动中减脂消脂的目的。

二、贵州省典型温泉地区居民温泉泡浴行为与肥胖的关联性

（一）贵州省典型温泉地区不同特征人群肥胖的检出情况

本次基于贵州省典型温泉地区居民温泉泡浴行为及健康相关因素的调查结果（调查方法详见本书第二章第二节），分析肥胖的检出率及与泡浴行为的关联性，共纳入符合本研究的对象共3708人，对象基本情况见表8-6，采用体重指数（body mass index，BMI）作为测量指标，其中，有超重、肥胖的共2029人，占54.7%；体重指数（BMI）在24.0～27.9之间的超重人群有1472人，超重率39.7%；BMI≥28.0的肥胖人群有558人，肥胖率15.0%；以上地区居民超重、肥胖率均超过贵州省（超重率24.6%和肥胖率7.0%）平均水平（徐莉娜等，2015），在肥胖人群中，男性肥胖者有237人，男性肥胖检出率为14.4%；女性肥胖者有321人，女性肥胖检出率为15.6%，女性略高于男性。不同年龄组中，以40岁年龄组（占16.3%）所占比重最大，高于30岁（占14.4%）和50岁（占14.3%）年龄组。

表8-6　贵州省典型温泉地区不同特征人群肥胖的检出情况

基本特征		人数	非肥胖	肥胖	χ^2	P
性别	男性	1648	1411 (85.6)	237 (14.4)	1.034	0.309
	女性	2060	1739 (84.4)	321 (15.6)		
年龄组（岁）	30～	652	558 (85.6)	94 (14.4)	2.717	0.257
	40～	765	1144 (83.7)	223 (16.3)		
	50～	922	1448 (85.7)	241 (14.3)		

基本特征		人数	非肥胖	肥胖	χ^2	P
文化程度	文盲/半文盲	1113	926 (83.2)	187 (16.8)	8.241	0.221
	小学	628	530 (84.4)	98 (15.6)		
	初中	957	818 (85.5)	139 (14.5)		
	高中	260	228 (87.7)	32 (12.3)		
	中专或中技	228	204 (89.5)	24 (10.5)		
	大专	279	238 (85.3)	41 (14.7)		
	本科及以上	243	206 (84.8)	37 (15.2)		
运动情况	无/偶尔	2378	2027 (85.2)	351 (14.8)	0.431	0.512
	经常运动	1330	1123 (84.4)	207 (15.6)		
温泉泡浴	否	2054	1740 (84.7)	314 (15.3)	0.205	0.651
	是	1654	1410 (85.2)	244 (14.8)		
过去6月, 一日三餐是否规律	是	2486	2132 (85.8)	354 (14.2)	3.86	0.049
	否	1222	1018 (83.3)	204 (16.7)		

注: 括号中数据单位为%

(二) 贵州省典型温泉地区居民温泉泡浴行为与肥胖的关联性

1. 贵州省典型温泉地区不同特征人群温泉泡浴行为比较

从整体来看, 温泉泡浴行为在不同特征人群中的分布有所不同, 男性泡浴多于女性, 但差异无统计学意义。同时, 30 岁年龄组, 文化程度在大专和本科及其以上经常运动的人群有较高比例的泡浴行为 (表8-7)。

表8-7 贵州省典型温泉地区不同特征人群温泉泡浴情况比较

基本特征		人数	未泡浴	有泡浴	χ^2	P
性别	男性	1648	896 (54.4)	752 (45.6)	1.261	0.261
	女性	2060	1158 (56.2)	902 (43.8)		
年龄组 (岁)	30 ~	652	271 (41.6)	381 (58.4)	87.906	<0.001
	40 ~	1367	727 (53.2)	640 (46.8)		
	50 ~	1689	1056 (62.5)	633 (37.5)		
文化程度	文盲/半文盲	1113	834 (74.9)	279 (25.1)	345.271	<0.001
	小学	628	385 (61.3)	243 (38.7)		
	初中	957	467 (48.8)	490 (51.2)		
	高中	260	100 (38.5)	160 (61.5)		
	中专或中技	228	83 (36.4)	145 (63.6)		
	大专	279	98 (35.1)	181 (64.9)		
	本科及以上	243	87 (35.8)	156 (64.2)		

续表

基本特征		人数	未泡浴	有泡浴	χ^2	P
运动情况	无/偶尔	2378	1476 (62.1)	902 (37.9)	119.557	<0.001
	经常运动	1330	578 (43.5)	752 (56.5)		
过去6月，一日三餐是否规律	是	2486	1284 (51.6)	1202 (48.4)	42.806	<0.001
	否	1222	770 (63.0)	452 (37.0)		

注：未泡浴是指从不泡浴以及过去有泡浴，但现在不泡；有泡浴是指有温泉泡浴行为，泡浴频率≥1次/年。括号中数据单位为%，余同

2. 贵州省典型温泉地区居民温泉泡浴行为与肥胖的关联性分析

有研究显示（袁丹，2020），不同年龄段、不同性别人群在温泉泡浴行为上有所不同。本研究通过对性别、年龄进行分层分析后发现，女性不同年龄组人群在温泉泡浴行为方面有所不同，在30岁年龄组中，女性有肥胖人群温泉泡浴行为比例较低（表8-8）。

表8-8 女性不同年龄肥胖人群温泉泡浴行为的分层分析

年龄组（岁）	是否肥胖	人数	未泡浴	有泡浴	χ^2	P
30~	否	160	134 (83.8)	26 (16.3)	4.627	0.031
	是	213	194 (91.1)	19 (8.9)		
40~	否	416	346 (83.2)	70 (16.8)	0.897	0.344
	是	349	299 (85.7)	50 (14.3)		
50~	否	582	478 (82.1)	104 (17.9)	1.013	0.314
	是	340	288 (84.7)	52 (15.3)		

将是否有肥胖作为应变量，采用非条件二分类Logistic回归分析女性温泉泡浴与肥胖的相关因素（表8-9），结果显示在控制不同文化程度、不同运动情况及过去6月，一日三餐是否规律等因素后发现，女性30岁年龄组温泉泡浴与肥胖之间存在负关联（OR = 0.515，95% CI：0.272~0.975）；而男性人群中，没有发现泡浴行为与肥胖之间的关联。

表8-9 女性温泉泡浴与肥胖的关联性分析

年龄组	模型	β	S.E	Wald χ^2	P	OR	95% CI
30~39岁	模型1	-0.648	0.322	4.507	0.034*	0.505	(0.269, 0.949)
	模型2	-0.66	0.325	4.121	0.042*	0.517	(0.273, 0.977)
	模型3	-0.662	0.325	4.145	0.042*	0.516	(0.273, 0.976)
	模型4	-0.663	0.326	4.152	0.042*	0.515	(0.272, 0.975)
40~49岁	模型1	-0.19	0.201	0.895	0.344	0.827	(0.557, 1.226)
	模型2	0.003	0.212	0	0.989	1.003	(0.662, 1.519)
	模型3	-0.057	0.215	0.069	0.792	0.945	(0.620, 1.439)
	模型4	-0.042	0.216	0.038	0.846	0.959	(0.628, 1.463)

年龄组	模型	β	S. E	Wald χ^2	P	OR	95% CI
50~59岁	模型1	−0.186	0.186	1.011	0.315	0.83	(0.577, 1.194)
	模型2	−0.129	0.2	0.413	0.521	0.879	(0.594, 1.302)
	模型3	−0.129	0.202	0.411	0.522	0.879	(0.592, 1.305)
	模型4	−0.125	0.202	0.38	0.538	0.883	(0.594, 1.312)

注：模型1：是否有温泉泡浴；模型2：是否有温泉泡浴+不同文化程度；模型3：是否有温泉泡浴+不同文化程度+不同运动情况；模型4：是否有温泉泡浴+不同文化程度+不同运动情况+过去6月，一日三餐是否规律

基于贵州省典型温泉地区居民的现况调查结果显示，当地肥胖检出率相对较高，30-39岁年龄组女性自发泡浴行为与肥胖存在负关联，提示温泉泡浴行为可能对部分肥胖人群具有减脂减重作用。但由于本次分析为现况研究，温泉泡浴行为对肥胖的影响是否存在因果关联仍需进一步研究。同时，相关文献资料仍提示温泉可能存在减脂功能，如温泉泡浴与传统减肥减脂手段结合，科学合理开发个性化减脂减重项目，发展个性化温泉泡浴健身运动，可对人群健康可产生的综合影响。

（胡瑾、杨敬源）

第四节　温泉泡浴行为与骨质疏松风险的关联性

骨质疏松症（Osteoporosid，OP）是最常见的骨骼疾病，是一种以骨量低、骨组织微结构损坏，导致骨脆性增加、易发生骨折为特征的全身性骨病，主要特征为骨矿物质含量低下、骨结构破坏、骨强度降低和易发生骨折（Consensus Development Conference，1993）。疼痛、驼背、身高降低和骨折是骨质疏松症的主要表现。骨质疏松是严重影响居民生命健康，给患者、患者家庭及社会造成负担的一种疾病之一。有研究显示，骨质疏松发病率已经跃居世界各种常见病的第7位，据世界卫生组织估计，全球骨质疏松患者可达到2亿，到2025年，骨质疏松引起的经济负担将增加25%。因此，探讨骨质疏松风险的影响因素十分重要，尤其是可干预的生活行为。贵州省温泉资源丰富，温泉地区居民常有泡浴行为习惯，温泉泡浴行为习惯可增加户外活动时间，尤其是冬季的温泉泡浴。温泉泡浴是否与骨质疏松风险存在关联但还缺乏相应证据。本节主要介绍我国骨质疏松症的流行情况，贵州典型温泉地区居民骨质疏松风险及与温泉泡浴的关系。

一、我国居民骨质疏松症流行状况

2018年我国开展了首次基于社区人群的大规模多中心中国居民骨质疏松症流行病学调查，调查结果显示，骨质疏松症已经成为我国50岁以上人群的重要健康问题，中老年女

性骨质疏松问题尤为严重。我国 40～49 岁人群骨质疏松症患病率为 3.2%，其中男性为 2.2%，女性为 4.3%，城市地区为 3.5%，农村地区为 3.1%。50 岁以上人群骨质疏松症患病率为 19.2%，其中男性为 6.0%，女性为 32.1%，城市地区为 16.2%，农村地区为 20.7%。65 岁以上人群骨质疏松症患病率达到 32.0%，其中男性为 10.7%，女性为 51.6%，城市地区为 25.6%，农村地区为 35.3%。低骨量也称骨量减少，是指骨密度有所降低，但尚未达到骨质疏松的程度，如不加以干预，有可能发展为骨质疏松，面临骨折的风险。我国低骨量人群庞大，是骨质疏松症的高危人群。我国 40～49 岁人群低骨量率达到 32.9%，其中男性为 34.4%，女性为 31.4%，城市地区为 31.2%，农村地区为 33.9%。50 岁以上人群低骨量率为 46.4%，其中男性为 46.9%，女性为 45.9%，城市地区为 45.4%，农村地区为 46.9%（图 8-6～图 8-8）（国家卫生健康委，2018）。

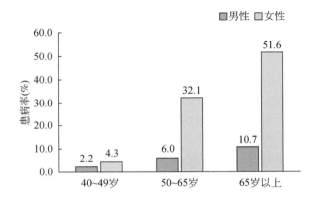

图 8-6　不同年龄组不同性别人群骨质疏松症患病率

注：图中数据来源于 2018 年中国骨质疏松症流行病学调查结果

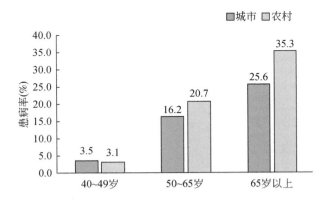

图 8-7　我国不同年龄组城市和农村人群骨质疏松患病情况

注：图中数据来源于 2018 年中国骨质疏松症流行病学调查结果

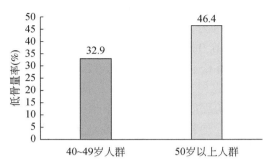

图 8-8 我国不同年龄人群低骨量情况分布

注：图中数据来源于 2018 年中国骨质疏松症流行病学调查结果

二、贵州省典型温泉地区居民骨质疏松风险筛查结果分析

骨质疏松初期通常没有明显的表现，被称为"寂静的疾病"或"静悄悄的流行病"，但随着病情进展，骨量不断丢失，骨微结构破坏、患者会出现骨痛、脊柱变形甚至发生骨质疏松性骨折等后果。骨质疏松症是可防可治的慢性病，对个体进行骨质疏松风险评估，早期识别有骨质疏松的人，及时给予干预，对骨质疏松早期预防及有效降低骨质疏松发生及其危害有重要作用。国际骨质疏松基金会（International Osteoporosis Foundation，IOF）骨质疏松风险一分钟测试题是一个简便、快速自我进行骨质疏松风险筛查的工具，根据对测试题回答是或否来初筛可能具有骨质疏松风险的人群，回答"是"的条目越多骨质疏松风险越大。项目组对贵州省典型温泉地区的 3708 例居民为调查对象，其中男性 1648 人，女性 2060 人，调查对象平均年龄为 48 岁，调查对象中具有骨质疏松风险的人数为 2403，占总调查人数的 64.81%。男性有骨质疏松风险的 1434 人，占 87.4%，女性 969 人，占 47.1%。不同年龄人群骨质疏松风险存在差异，随年龄增加而增加。60 岁及以上的人骨质疏松风险最高，占 94.2%，30 ~ 39 岁人群骨质疏松风险阳性的有 1572 人，占 52.0%，40 ~ 59 岁人群有骨质疏松风险的有 1572 人，占 63.4%，见图 8-9，图 8-10（杨婷婷等，2021）。

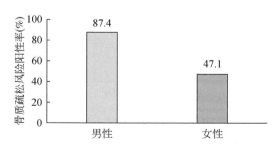

图 8-9 贵州典型温泉地区不同性别居民骨质疏松风险阳性率

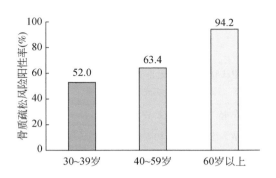

图 8-10 贵州典型温泉地区不同年龄组骨质疏松风险阳性率

贵州温泉地区居民骨质疏松风险因素存在性别差异。男性居民骨质疏松风险主要来源于目前或曾经吸烟、经常大量饮酒、阳痿、性欲减退，具备以上风险来源的男性居民分别占 76.2%、15.6%、13.0%；其次实际年龄超过 60 岁，不饮用牛奶且未服用任何钙补充剂，父母曾被诊断有骨质疏松或曾在轻摔后骨折是骨质疏松风险来源因素，服用类固醇类药物（例如可的松）连续超过 3 个月，每天运动量少于 30 分钟，每天从事户外活动时间少于 10 分钟，又没有服用维生素 D 补充剂也是温泉地区男性骨质疏松风险的来源因素。实际年龄超过 60 岁、不饮用牛奶且未服用任何钙补充剂、45 岁或以前便已停经、父母有骨质疏松或骨折是贵州温泉地区女性居民骨质疏松风险的主要来源，女性居民具备以上四个风险来源因素的占比分别为 45.8%、9.0%、9.0%、8.3%。其次，目前或曾经吸烟、服用类固醇类药物（例如可的松）连续超过 3 个月、您成年后因为轻摔而造成骨折、经常大量饮酒、每天运动量少于 30 分钟，每天从事户外活动时间少于 10 分钟，且又没有服用维生素 D 补充剂也是骨质疏松风险的来源因素，见表 8-10。

表 8-10 贵州典型温泉地区 30~65 岁居民 IOF 测试情况

	条目内容	回答"是"	
		男（%）	女（%）
不可控因素	1. 您的父母曾被诊断有骨质疏松或曾在轻摔后骨折？	147（8.9）	172（8.3）
	2. 您的父母中有一人有驼背？	136（8.3）	155（7.5）
	3. 您的实际年龄超过 60 岁？	206（12.5）	252（12.2）
	4. 您成年后是否因为轻摔而造成骨折？	83（5）	86（4.2）
	5. 您是否经常摔倒（去年超过一次），或因为身体较虚弱而担心摔倒？	37（2.2）	48（2.3）
	6. 您 40 岁后的身高是否减少超过 3cm？	73（4.4）	97（4.7）
	7. 是否体质量过轻（BMI 值少于 19kg/m²）？	45（2.7）	57（2.8）
	8. 您是否曾服用类固醇类药物（例如可的松）连续超过 3 个月？	31（1.9）	70（3.4）
	9. 您是否患有类风湿关节炎？	36（2.2）	52（2.5）

条目内容	回答"是"	
	男（%）	女（%）
不可控因素 10. 您是否被诊断出有甲状腺功能亢进或是甲状旁腺功能亢进、1型糖尿病、克罗恩病或乳糜泻等胃肠疾病或营养不良？	33（2.0）	44（2.1）
11. 女士回答：您是否在45岁或以前便已停经？		185（9.0）
12. 女士回答：除了怀孕、绝经或子宫切除外，您是否曾停经超过12个月？		30（1.5）
13. 女士回答：您是否在50岁前切除卵巢而没有接受激素替代疗法？		14（0.7）
14. 男士回答：您是否曾出现过阳痿、性欲减退或其他与雄激素水平低有关的症状？	214（13.0）	
可控因素（生活方式） 15. 您是否经常大量饮酒？	257（15.6）	31（1.5）
16. 您目前或曾经吸过香烟？	1256（76.2）	76（3.7）
17. 您每天运动量少于30min？	25（1.5）	25（1.2）
18. 您是否避免乳制品或对乳制品过敏，又没有服用任何钙补充剂？	175（10.6）	185（9.0）
19. 您每天从事户外活动时间是否少于10min，又没有服用维生素D补充剂？	14（0.8）	9（0.4）
结果判断	上述问题，只要有其中一题回答结果为"是"，即为阳性，提示存在骨质疏松的风险，并建议进行骨密度检查或FRAX风险评估	

在骨质疏松风险来源因素中，一些是可控因素，如平时生活中经常大量饮酒、吸烟、每天运动量少于30分钟、不摄入乳制品又没有服用任何钙补充剂、每天从事户外活动时间是否少于10min，又没有服用维生素D补充剂。这些因素是我们可改变的生活方式，通过改变生活方式，降低骨质疏松风险。

三、贵州省典型温泉地区居民温泉泡浴行为与骨质疏松风险的关联性

贵州温泉地区进行温泉泡浴的人群骨质疏松风险阳性率低于未泡浴者，见表8-11。贵州省温泉资源丰富，温泉地区部分居民存在温泉泡浴习惯，温泉泡浴习惯可能会影响或改变其健康相关行为，进而影响骨质疏松风险。也有研究表明，进行露天温泉浴在太阳紫外线照射下，人体皮肤中的7-脱氢胆固醇产生前维生素D_3，在肝肾中羟化酶作用下产生活性维生素D（Holick，2007）提高机体对磷、钙吸收，进而降低骨质疏松风险。

表 8-11　贵州省典型温泉地区居民温泉泡浴行为与骨质疏松风险关系

变量		男性			女性		
		骨质疏松风险 阳性人数（%）	χ^2	P	骨质疏松风险 阳性人数（%）	χ^2	P
温泉 泡浴	不泡	806（56.2）	17.3	<0.001	581（60.0）	10.8	0.001
	泡	628（43.8）			388（40.0）		

　　根据贵州省典型温泉地区居民温泉泡浴行为与骨质疏松风险调查结果分析显示，贵州典型温泉地区居民骨质疏松风险较高，男性高于女性，且随年龄增长骨质疏松风险增加，有温泉泡浴行为的人群中骨质疏松风险阳性率低于没有温泉泡浴行为人群。由于现况研究方法的局限性，温泉泡浴行为与骨质疏松风险的关联仍需要进一步研究。但鉴于降低骨质疏松风险主要是针对可改变的因素，建议应养成良好生活方式，规律运动、适量补充维生素 D、尽量避免或少用影响骨代谢的药物，增加户外活动，如温泉泡浴，从而降低人群骨质疏松风险。

　　综上，本章基于贵州省典型温泉地区居民温泉泡浴行为与健康的调查结果分析显示，与无温泉泡浴行为人群相比，具有温泉泡浴行为习惯的居民的慢性病率相对较低、生存质量相对较高、骨质疏松风险相对较低，且生存质量部分领域得分与泡浴次数存在关联性，每年温泉泡浴 7~11 次者温泉泡浴者较从不泡浴者患慢性病风险低，部分人群（30 岁女性）也显示了泡浴行为与肥胖存在负关联。但由于这些研究结果基于现况研究的方法，方法学的局限性导致无法推断温泉泡浴行为对健康影响的因果关联，温泉泡浴行为对健康的影响的证据仍需要前瞻性调查研究或实验性研究进一步证实。尽管如此，从现代健康理念来说，温泉泡浴行为可促进人群增加户外活动，尤其是在冬季，且贵州省温泉开发项目多半位于环境优美地区，温泉泡浴设施先进，适合不同的人群体验，包括老年人群、慢性病患者等，在优美的环境中体验温泉泡浴可使体验者身心愉悦，温泉泡浴也逐渐成为人们喜爱的休闲活动，温泉泡浴对健康影响是综合作用，温泉泡浴行为与人群健康之间存在重要的间接关联，温泉产业与其他健康产业的融合可推进我国和我省大健康产业发展。

（杨婷婷、杨敬源）

第九章 | 理疗温泉与心血管功能调节

心血管疾病（cardiovascular diseases，CVD）是因血液黏稠、血压升高、动脉粥样硬化等多种因素所导致的心脏及全身组织发生的缺血性或出血性疾病。据《中国心血管病报告2018》报告显示，我国CVD死亡率占居民全部死因的40%以上，位居各类疾病之首（胡盛寿等，2019）。《中国心血管健康与疾病报告2019》亦指出，我国CVD患病率及死亡率目前仍处于不断上升阶段，CVD死亡仍占我国城乡居民总死亡原因第一位，疾病负担日渐加重，提示CVD的防治不容忽视（国家心血管病中心，2020）。多项人群流行病学及临床研究均显示，高血压是CVD的首要危险因素，长期高血压可导致动脉血管壁变硬及增厚，造成管腔变细，进而影响心脏和其他器官组织血液供应，增加心脏负荷，进一步可致高血压性心脏病、心力衰竭等严重威胁生命的疾病（李清霖和张宇清，2020）。研究显示，无论从全球范围还是我国范围来看，高血压均是成年人群较为常见的健康问题。据世界卫生组织（World Health Organization，WHO）估计，全球30~79岁成年人群中约有12.8亿人患高血压，其中约46%高血压患者并不知道自己患有高血压，且仅21%血压控制良好（WHO，2022）。与此相似，中国居民营养与慢性病状况报告（2020年）发布的数据显示，我国18岁以上人群高血压患病率从1991年的13.6%上升至27.5%；且值得注意的是，高血压患者血压控制情况不佳，控制率仅为11.0%，治疗控制率为34.9%（国家卫生健康委疾病预防控制局，2020）。贵州省调查数据亦显示，2013年全省18岁及以上居民高血压患病率为29.5%，且随年龄增长而逐渐升高，高血压控制率仅为2.4%（贵州省疾病预防控制中心，2021）。除高血压外，血脂升高亦被证实是CVD、2型糖尿病、肥胖、慢性肾病等疾病的重要危险因素，目前已成为重大的全球公共卫生问题，严重影响人群健康（Găman et al.，2021）。中国居民营养与慢性病状况报告显示，我国人群血脂水平逐步升高，血脂异常患病率明显增加，2020年中国成人血脂异常患病率高达35.6%（国家卫生健康委疾病预防控制局，2020）。此外，2020年高胆固醇血症患病率较2015年亦显著增加（国家卫生计生委，2015；国家卫生健康委疾病预防控制局，2020）。中国冠心病风险预测及管理研究显示，我国人群血清胆固醇水平的升高将导致2010−2030年期间心血管病患病率增加约920万（Moran et al.，2010）。此外，我国儿童青少年高胆固醇血症患病率也明显升高，预示未来中国血脂异常及与其相关的疾病患病率将持续增加（丁文清等，2015）。因此，如何有效地预防血压和血脂升高对CVD的早期预防及控制具有重要意义。

温泉是因特殊地质条件而自然形成的一类地热水资源，贵州省地处我国西南，属于典型喀斯特地貌，具有丰富的温泉资源（罗腾等，2020）。温泉因其水质温度高，且富含矿物质成分、微量元素等特点，其对不同类型亚健康、亚临床人群的康复疗养或辅助治疗作用引起国内外广泛关注（刘玉珍，2013；窦秀波等，2018）。已有研究发现温泉泡浴对皮肤病、骨关节疾病等均有一定的辅助理疗功效（张洋等，2020；黄俊懿等，2017；周爽和宋艳萍，2020；Moufarrij et al.，2014；Huang et al.，2018；Yang et al.，2018）。值得注意的是，近年来我国及日本等有限的报道探讨了温泉泡浴对人群（尤其是血压正常高值或轻度高血压人群）血压水平的影响（Kubota et al.，1997；Oyama et al.，2013；Morioka et al.，2014；吕晓鹏等，2016；刘洪珍等，2017；张洋等，2017），亦有少数研究报道了温泉泡浴对人群心率及心血管功能的调节作用（郑洲等，2017；杨成鹏等，2018），以及对血脂指标异常升高的改善作用（郑洲等，2017；刘明辉和杜金辉，2019）。但不同地区、不同类型温泉在所含矿物质含量等方面均有较大差异，其理疗功效也各不相同。此外，目前关于我国贵州地区温泉泡浴对人群心血管功能及体征的理疗功效报道甚少。本章侧重介绍了贵州典型理疗温泉泡浴行为和泡浴干预对血压、血脂和心血管功能的影响。

（王大朋）

第一节　温泉泡浴行为与血压的关联性

数据显示，我国及贵州省成年人群高血压防治工作均面临患病率上升，治疗率和控制率较低等问题（国家卫生健康委疾病预防控制局，2020；贵州省疾病预防控制中心，2021），因此，持续开展研究探索高血压一级预防（病因预防）策略的进一步完善具有重要而深远的社会意义。目前，有关高血压患者温泉泡浴理疗效果的文献较多，但均为小样本研究，对于专题了解居民日常温泉泡浴行为与高血压患病关联的研究较少。因此，开展大样本人群观察性研究，分析居民日常生活中温泉泡浴行为与高血压患病的关联，对后续探索和完善高血压一级预防策略有重要意义。本书基于项目组前期地质学调研结果，在贵州省五个典型温泉（详见本书第二章第二节）周边地区采用自行设计的调查问卷进行人群横断面调查。调查问卷内容包括调查人群基本情况、疾病史和健康状况（含体重、身高、腰围、血压）、温泉泡浴情况等（王子云等，2021）。相关指标定义如表9-1所示（王子云等，2021）。

表 9-1　研究中关键指标的定义

指标	定义
温泉泡浴	根据既往日常温泉泡浴行为，将调查对象分为不泡温泉、偶尔泡温泉（有温泉泡浴行为、但泡浴频率<每月1次）和经常泡温泉（泡浴频率≥每月1次）三组
高血压患病率	患者自我报告的经医疗机构诊断的高血压疾病史，即自我报告的患病率
睡眠质量问题	采用中文版匹兹堡睡眠质量指数（PSQI）评估被调查对象过去1个月的睡眠状况，PSQI总分>7分被判定为存在睡眠质量问题（刘贤臣等，1996）

调查项目研究方案经贵州医科大学附属医院伦理委员会批准，参与调查的居民均签署了知情同意书。研究对象入选标准包括：①上述温泉周边地区居住或工作并自愿参与调查的居民；②年龄在30~65岁。排除标准为排除患有严重身体疾病和精神疾病、不能理解和完成本研究的居民。最终，剔除不合格问卷后，3708名合格调查对象纳入统计分析。其中，既往温泉泡浴行为界定为从不泡浴、偶尔泡浴和经常泡浴的居民数量分别1064人、

1808 人和 836 人。

一、不同温泉泡浴行为与人群高血压患病率的关联性

如图 9-1 所示，从不泡浴、偶尔泡浴和经常泡浴人群高血压患病率分别为 13.3%、11.4% 和 10.8%，3 组人群患病率差异不具有统计学意义，$\chi^2 = 3.225$（$P = 0.199$）。

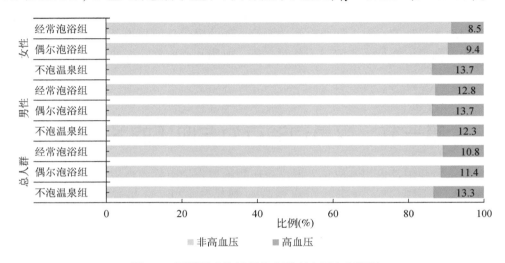

图 9-1　不同温泉泡浴行为人群高血压患病情况

世界卫生组织及我国调查数据显示，成年人群高血压患病率男性高于女性。基于高血压防控中应考虑性别差异的影响，且本书中男性、女性高血压患病率分别为 13.2% 和 10.7%，男性高于女性，$\chi^2 = 5.230$（$P = 0.022$）。因此，本书按性别进行分层分析，发现女性人群中，不泡浴组、偶尔泡浴组和经常泡浴人群高血压的患病率分别为 13.7%、9.4% 和 8.5%，差异具有统计学意义，$\chi^2 = 10.460$（$P = 0.005$）；男性人群中，不同温泉泡浴行为组人群高血压患病率无统计学意义，$\chi^2 = 0.514$（$P = 0.773$）。

如上可见，单因素分析显示，女性人群中有温泉泡浴行为者高血压患病率更低，提示温泉泡浴行为与女性人群高血压患病风险关联更强。为排除高血压常见混杂因素的干扰，本研究进一步使用二分类非条件 logistics 回归模型分析了人群高血压患病情况与人口学特征和健康行为的关联。如图 9-2 所示，校正了年龄、肥胖、运动锻炼、高血压家族史等多个因素后，温泉泡浴行为与高血压患病的关联性在男性人群中不显著，而女性人群温泉泡浴行为与高血压患病呈现负关联关系，偶尔泡浴组、经常泡浴组人群高血压患病风险低于不泡温泉组，OR 分别为 0.692 和 0.594。

一般认为，温泉泡浴主要通过温泉水的热效应、化学效应和机械效应辅助调节成年人群的血压（柴光德等，2015）。贵州温泉水温较高，人体接受适宜温度的热水浴时，副交感神经兴奋，血管扩张、血流加快，心脏负荷下降，血压下降（唐桥梁等，2001；王绍林等，2010）。此外，贵州温泉水中微量元素丰富，如绥阳水晶温泉中锶和偏硅酸的含量分别达 6.09mg/L 和 50.42mg/L；石阡温泉中镁含量达 24.69mg/L 等（宋小庆等，2014；孟

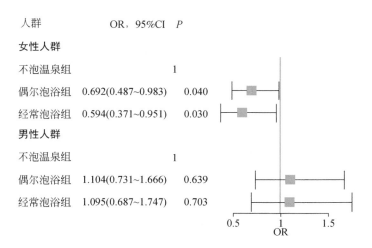

<table>
人群	OR，95%CI	P
女性人群		
不泡温泉组	1	
偶尔泡浴组	0.692(0.487~0.983)	0.040
经常泡浴组	0.594(0.371~0.951)	0.030
男性人群		
不泡温泉组	1	
偶尔泡浴组	1.104(0.731~1.666)	0.639
经常泡浴组	1.095(0.687~1.747)	0.703
</table>

图 9-2　温泉泡浴行为与人群高血压患病关联性分析

注：校正了调查地点、年龄、BMI、中心性肥胖、吸烟、饮酒、家族史、咸味偏好、久坐时间和运动等混杂因素

凡涛和杨元丽，2015；肖欣等，2015；陈履安，2016）。温泉水中丰富的微量元素可能在一定程度上增强了温泉泡浴血压调控效果。有文献报道，与单纯的纯水热浴相比，温泉水浴血压调节效果更佳（Erceg-Rukavina and Stefanovski，2014）。事实上，温泉泡浴作为居民常见一种休闲娱乐方式，规律温泉泡浴还可调节泡浴者的心理健康、降低精神紧张程度（Yang et al.，2018）、改善焦虑（Bernard et al.，2021）和抑郁症状（Fraioli et al.，2013）。这些在一定程度也可减少高血压的发生，因为精神紧张（Liu et al.，2017）、焦虑（Lim et al.，2021）、抑郁（Meng et al.，2012）等均是高血压的危险因素。

　　本书研究显示温泉泡浴与高血压患病关联性在女性人群中差异更为显著，提示温泉泡浴与高血压的关联性可能存在一定程度的性别差异。Maeda 等（2018）在日本开展的观察性研究亦发现，规律的温泉泡浴行为能在一定程度上预防女性人群高血压的发生。此外，meta 分析结果（周璐等，2018）显示，肥胖是高血压患病的危险因素（OR>1）。文献调研也显示，温泉泡浴或能改善泡浴人群的肥胖状况（体重、BMI、腰围）（Hanh et al.，2012；Rość et al.，2015；Yang et al.，2018；Schnebelen-Berthier et al.，2019）。例如，Hanh 等（2012）研究发现 3 周温泉泡浴干预能使 BMI 指数降低 1.91kg/m²。减重功效或也在一定程度提示了温泉泡浴行为可能对高血压产生一定预防效果。重庆一项 500 名亚健康人群的温泉泡浴干预研究（Yang et al.，2018）显示温泉泡浴组人群腰围显著下降，且此改变在女性人群中更为显著，这也部分解释了温泉泡浴行为与高血压关联存在性别差异的可能原因。

二、不同睡眠质量女性人群温泉泡浴行为与高血压患病率的关联性

　　研究显示，睡眠质量问题是高血压患病的常见危险因素之一，如失眠人群高血压患病风险较非失眠人群高 21%（Li et al.，2021）。而睡眠质量问题也是女性常见的健康问题，本研究中，女性人群过去一个月睡眠质量问题自我报告率为 30.6%。有调查发现，对于农

村地区的成年人群，睡眠质量问题的 PSQI 指数越高，其与高血压的关联程度越强（Zhang et al., 2019）。因此，本研究对女性人群进行了进一步分层分析，结果显示（图9-3），在有睡眠质量问题的女性中，不同温泉泡浴行为人群的高血压患病率分别为21.3%、13.1%、13.0%，差异具有统计学意义，$\chi^2 = 7.456$（$P = 0.024$）；而无睡眠质量问题的女性人群中，不同温泉泡浴行为亚组间高血压患病率差异则无统计学意义，$\chi^2 = 0.884$（$P = 0.643$）。

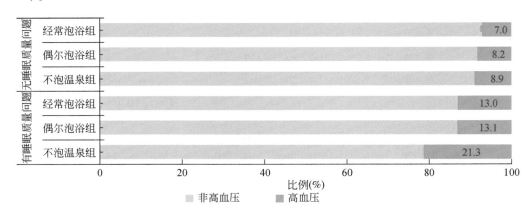

图 9-3　有无睡眠质量问题女性人群不同温泉泡浴行为组高血压患病率情况

进一步多因素分析结果显示（图9-4），按是否有睡眠质量问题分组并校正年龄、肥胖、运动锻炼、高血压家族史等多个因素后，温泉泡浴与高血压患病的关联性在有睡眠质量问题组的关联性更强，OR 值分别为 0.571 和 0.406，但这种关联性在无睡眠质量问题人群中不具有统计学意义，提示有睡眠质量问题的女性人群温泉泡浴的受益或更高。

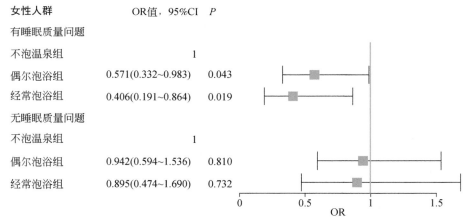

图 9-4　温泉泡浴行为与不同睡眠质量女性人群高血压患病关联性分析

注：校正了调查地点、年龄、BMI、中心性肥胖、吸烟、饮酒、家族史、咸味偏好、久坐时间和运动等混杂因素

结合睡眠质量问题分组结果可以看出，温泉泡浴对有睡眠质量问题的女性人群保护效果更好。既往干预研究显示，温泉泡浴后人群睡眠质量问题显著改善，如PSQI评分降低、失眠症状减轻（Yang et al.，2018；Koçak et al.，2020）。此外，本书研究结果在一定程度上也解释了温泉泡浴行为与高血压关联性的性别差异。文献显示，女性人群比男性对睡眠障碍问题更易感（张斌和荣润国，2007；丁翠路等，2020）；研究还发现相较于男性人群，女性人群睡眠质量相关问题与高血压关联性更为显著（Wu et al.，2019）。

本节研究基于大样本人群观察性调查发现：温泉周边居民高血压自报患病率相对较低，日常温泉泡浴行为与高血压患病率呈负相关；温泉泡浴行为与高血压患病率关联性存在一定性别差异（女性人群中较显著）；温泉泡浴行为对存在睡眠质量问题的女性人群高血压患病风险的预防效果更佳。本书研究尚存在以下局限性：①本研究在调查中未能连续测量温泉地区居民的血压值，尚不能全面反映温泉地区居民高血压患病特征。②本研究虽观察到温泉泡浴与高血压患病存在一定性别差异，但横断面研究的因果关联结论仍需前瞻性队列研究加以论证，以更全面深入评价温泉泡浴对人群高血压的预防作用。

（王子云）

第二节　理疗温泉泡浴干预与血脂调节

为探讨贵州省典型温泉泡浴对血脂升高的改善作用，本书研究根据项目组地质学调研结果选择了贵州省三种主要温泉类型，即淡温泉、温矿泉和偏硅酸温泉的典型温泉点开展温泉泡浴理疗功效研究。根据以下纳入排除标准选取温泉点所在地区的189名血脂升高居民作为观察对象，其中男性90例，女性99例，平均年龄（48.02±7.43）岁。纳入标准：在调查点周边地区居住和工作、年龄30~65岁、知情同意、能够按本研究要求进行规范泡浴（每天1次，每周5次，每次40~50min）、持续温泉泡浴4~5周的血脂升高志愿者，其中血脂升高的判断标准为根据《中国成人血脂异常防治指南（2016年修订版）》（以下简称指南）（中国成人血脂异常防治指南修订联合委员会，2016）满足以下4项中任意1项者：①血清总胆固醇（TC）≥5.2mmol/L，②空腹低密度脂蛋白胆固醇（LDL-C）≥3.4mmol/L，③空腹非高密度脂蛋白胆固醇（non-HDL-C）≥4.1mmol/L（non-HDL-C＝TC-HDL-C），④甘油三酯（TG）≥1.7mmol/L。排除标准：患有不适合温泉泡浴的慢性非传染性疾病人群，包括高血压、糖尿病、传染性皮肤病、心脑血管疾病等；过去1年有外伤或手术史、或传染病史者；泡浴期间服用任何可能影响血脂的药物或食物的人群；问卷和体检数据不完整者。通过检测观察对象泡浴前后血清中血脂指标TC、TG、LDL-C及HDL-C水平，分析温泉泡浴对调查对象血脂升高的好转率、各异常血脂指标水平及其好转率的影响，并比较三类温泉对上述指标影响的差异，探讨贵州省典型温泉泡浴对人群血脂升高的改善作用（马璐等，2021a，2021b）。

一、温泉泡浴对血脂升高的改善作用

血脂升高通常指血清中胆固醇和（或）甘油三酯水平异常升高，可继发肥胖、动脉硬化、糖尿病、高血压及冠心病等多种慢性疾病（Lu et al.，2018；肖裕芳，2020；Epingeac et al.，2020；Munteanu et al.，2020），对血脂升高患者（特别是血脂边缘升高者）开展早期干预及针对性治疗对预防慢性病发生至关重要。血脂升高的治疗方法主要分为药物治疗法和非药物治疗法，考虑到降脂药物对机体的副作用，目前针对没有其他基础疾病的血脂升高患者，首先推荐开展如饮食治疗和改善生活方式等成本/效益比和风险/获益比较好的非药物治疗措施（中国成人血脂异常防治指南修订联合委员会，2016）。温泉泡浴是一种临床常用的非药物理疗方法，可通过温度效应、机械力学效应及化学效应等多途径作用达到保健康复及辅助治疗慢性疾病的目的（耿晓东等，2015；陈履安，2016；刘明辉和杜金辉，2019）。本研究为探讨贵州省典型温泉泡浴对血脂升高的调节作用，按照指南纳入了血脂边缘升高和血脂升高人群作为观察对象，并以指南中规定的血脂合适水平（同时满足 $TC<5.2mmol/L$、$LDL-C<3.4mmol/L$、$non-HDL-C<4.1mmol/L$、$TG<1.7mmol/L$）作为判断泡浴后血脂升高是否好转的标准，通过分析发现温泉泡浴后观察对象血脂升高好转率为 34.9% ［图 9-5（a）］，初步提示贵州省典型温泉泡浴对血脂升高有一定改善作用。此外，指南指出血脂异常的治疗宗旨是防控动脉粥样硬化性心血管疾病（atherosclerotic cardiovascular disease，ASCVD），降低心肌梗死、冠心病、缺血性卒中等动脉粥样硬化性疾病的发生危险。现有研究发现血清中 TC、TG、LDL-C、non-HDL-C 的异常升高均是动脉粥样硬化的危险因素（Baigent et al.，2005；Miller et al.，2011；Stone et al.，2014；Jacobson et al.，2015），因此纠正上述血脂指标异常升高是预防上述疾病的关键，更是调脂治疗的目标。为进一步探讨温泉泡浴对上述血脂指标异常的调节作用，本研究将观察对象分为 TC 异常人群（$TC≥5.2mmol/L$，145 人）、TG 异常人群（$TG≥1.7mmol/L$，148 人）、LDL-C 异常人群（$LDL-C≥3.4mmol/L$，113 人）及 non-HDL-C 异常人群（$non-HDL-C≥4.1mmol/L$，112 人），结果发现温泉泡浴后各血脂指标异常人群中对应血脂指标的水平较泡浴前均显著降低（$P<0.05$）（图 9-6）；分别以 $TC<5.2mmol/L$、$TG<1.7mmol/L$、$LDL-C<3.4mmol/L$、$non-HDL-C<4.1mmol/L$ 作为其好转的标准，发现泡浴后 TC、TG、LDL-C 及 non-HDL-C 好转率分别为 68.3%、73.6%、77.0%、65.2% ［图 9-5（b）~ 图 9-5（e）］。以往研究也发现温泉泡浴可降低人群血清 TG、TC 水平，其可能是因为温泉的温热效应可通过扩张血管，促进体内脂肪、碳水化合物等物质的代谢，从而发挥降血脂作用（郑洲等，2017；刘明辉和杜金辉，2019）。除 TG、TC 外，本研究还发现温泉泡浴对异常升高的 LDL-C 及 non-HDL-C 有改善作用。大量临床研究证实，降低血清 LDL-C 水平，可稳定、延缓或消退动脉粥样硬化病变，并能显著减少 ASCVD 的发生率、致残率和死亡率；而清除 non-HDL-C 可减少高 TG 血症患者体内残粒脂蛋白的堆积，抑制其致动脉粥样硬化的作用，故国内外血脂异常防治指南均提倡以 LDL-C 和 non-HDL-C 作为调脂治疗的主要干预靶点，通过降低血清 LDL-C、non-HDL-C 水平来防控 ASCVD 危险（中国成人血脂异常防治指南制订联合委员会，2007；Stone et al.，2014；Rabar et al.，2014；胡大一，2015）。综合上述结果提示温泉泡浴可能可作为控制血脂的非药物辅助干预措施。

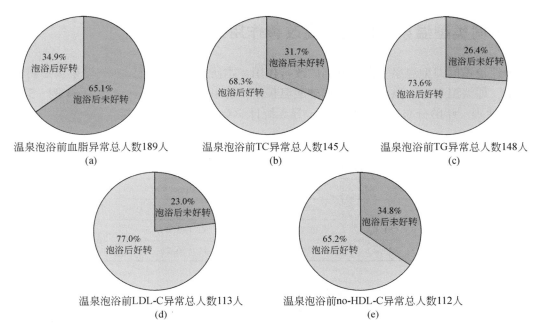

温泉泡浴前血脂异常总人数189人

(a)

温泉泡浴前TC异常总人数145人

(b)

温泉泡浴前TG异常总人数148人

(c)

温泉泡浴前LDL-C异常总人数113人

(d)

温泉泡浴前no-HDL-C异常总人数112人

(e)

图9-5 温泉泡浴对血脂升高及各异常血脂指标好转率的影响

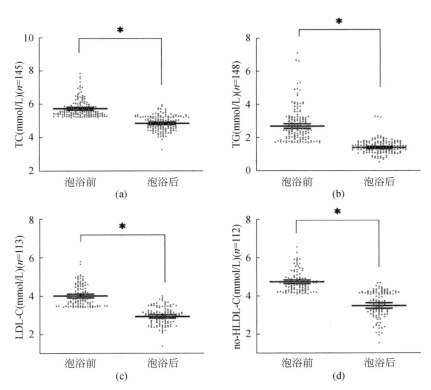

图9-6 温泉泡浴对各异常血脂指标水平的影响

注：＊表示两组比较有统计学意义，$P<0.05$

二、不同类型温泉对血脂升高改善作用的比较

为评价不同类型温泉对血脂升高的改善作用，本研究按观察对象泡浴温泉类型将其分为 3 组，即淡温泉组、温矿泉组和偏硅酸温泉组，各组观察对象人数依次为 64 例、52 例、73 例，性别、年龄分布在三类温泉间差异无统计学意义（$P>0.05$）（表 9-2）。

表 9-2　三种类型温泉观察对象年龄、性别分布情况

变量	淡温泉（$n=64$）	温矿泉（$n=52$）	偏硅酸温泉（$n=73$）	F/χ^2	P 值
年龄（岁，$x\pm s$）	48.89±7.84	48.35±7.63	47.01±6.90	1.16	0.316
性别（n,%）					
男性	33（51.6）	25（48.1）	32（43.8）	0.823	0.663
女性	31（48.4）	27（51.9）	41（56.2）		

研究分别分析了三类温泉对血脂升高及各血脂指标异常的改善作用，发现淡温泉、温矿泉及偏硅酸温泉泡浴后观察对象血脂升高好转率分别为 15.6%、40.4% 和 47.9% ［图 9-7（a）］；三类温泉泡浴后，各血脂指标异常人群血清中 TC、TG、LDL-C 及 non-HDL-C 水平均较泡浴前显著降低（$P<0.05$）（图 9-8），且各血脂指标异常的好转率均超过 50% ［图 9-7（b）～图 9-7（e）］。研究结果显示三类温泉泡浴均可改善血清 TC、TG、LDL-C 及 non-HDL-C 的异常升高，发挥降血脂作用，提示温度效应可能是三类温泉发挥调脂功能的共同机制之一。温泉的温度效应是其发挥理疗功效的基础，适当的水温可通过保持汗腺和毛孔通畅、扩张血管、促进水中有益矿物质进入机体等途径增加机体新陈代谢，动员脂质分解，辅助血脂调节功能的改善（柴光德等，2015）。

除温度效应外，温泉中的矿物质也被认为是其调节机体功能的关键因素，且不同类型温泉因所含矿物质类型及含量等方面的差异，其理疗功效各不相同（杨丹，2014）。因此研究进一步对比分析了三类温泉对血脂升高改善作用的差异，发现温矿泉和偏硅酸温泉泡浴后观察对象血脂升高好转率均显著高于淡温泉（$P<0.05$）［图 9-7（a）］，通过比较三类温泉对异常血脂指标水平及其好转率的影响发现，温矿泉和偏硅酸温泉泡浴后 TG 的降低程度及异常 TG 的好转率均显著高于淡温泉（$P<0.05$）［图 9-9（b）、图 9-7（c）］，提

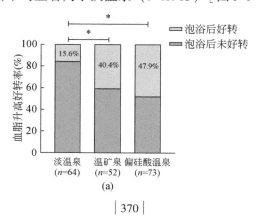

(a)

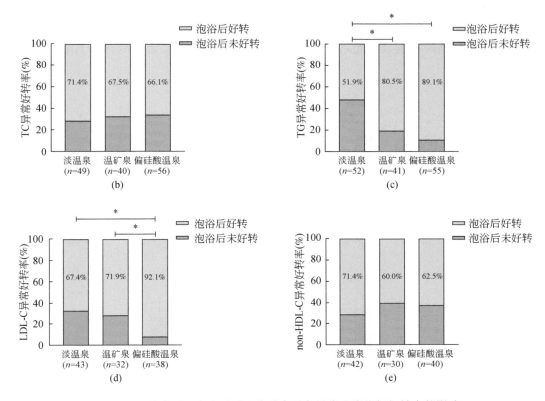

图 9-7 三种类型温泉泡浴对血脂升高及各异常血脂指标好转率的影响

注：＊表示两组比较有统计学意义，$P<0.05$

示温矿泉和偏硅酸温泉对血脂升高的改善作用优于淡温泉，且这可能与温矿泉和偏硅酸温泉泡浴能够更显著地降低血清 TG 的异常升高有关。项目组地质调研结果显示，贵州省典型温矿泉和偏硅酸温泉中富含锌、镁、钾、钠等矿物质（Chen et al., 2021）。近年研究发现机体镁、锌等元素水平的降低与血脂异常的发生密切相关，补充上述矿物质对血脂异常有显著的改善作用（Wolide, 2017；Skalnaya et al., 2018；Knez et al., 2020）。相关机制研究结果也证实，锌络合物可通过直接抑制催化 TG 水解的限速酶-激素敏感性脂肪酶的活性，从而有效抑制 TG 堆积（Nakayama et al., 2008）。镁是多种脂质代谢酶的辅助因子，可调节脂肪酶的活性，镁离子缺乏或低血 Mg 浓度是高脂血症的主要危险因素，卵磷脂胆固醇酰基转移酶和脂蛋白脂肪酶可在镁离子的辅助作用下激活，进而降低 TG 水平（Inoue et al., 2005）。此外，本节研究结果还发现除 TG 外，三类温泉对血清中 LDL-C 异常升高的改善作用也存在差异，偏硅酸温泉泡浴后血清 LDL-C 的降低程度及异常 LDL-C 的好转率均显著高于其他两类温泉（$P<0.05$）[图 9-9（c）、图 9-7（d）]。项目组地质调研结果显示，除锌、镁等矿物质外，贵州省典型偏硅酸温泉中还富含锶和偏硅酸盐（Chen et al., 2021）。锶是机体必需微量元素，因其易附着于动脉内壁的性质而发挥保护血管内膜、防止脂质侵入和动脉硬化的功能（周锦铭，1992）；偏硅酸盐也被证实可减低血管内皮细胞 LDL-C 堆积，抑制 LDL-C 氧化，阻止血管炎症的发生（黄伟等，2012）。综合上述结果提

示贵州省典型温矿泉和偏硅酸温泉对血脂升高有更显著的改善作用可能与其富含丰富的锌、镁、锶、偏硅酸盐等元素密切相关，且其对血清 TG、LDL-C 异常升高具有更显著的改善作用也提示这两类温泉可能对高甘油三酯血症和高 LDL-C 血症的改善有更好的辅疗功效。

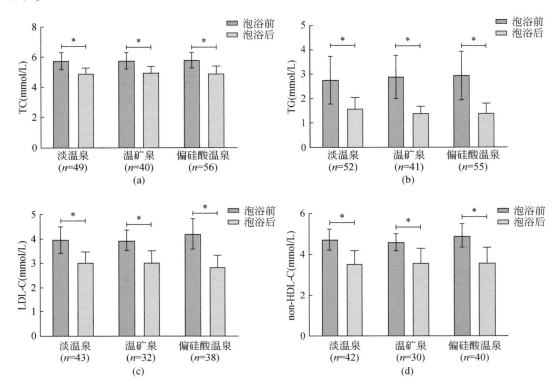

图 9-8　三种类型温泉泡浴对各异常血脂指标水平的影响

注：＊表示两组比较有统计学意义，$P<0.05$

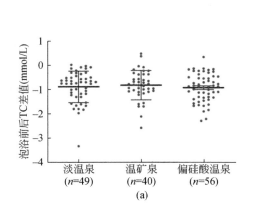

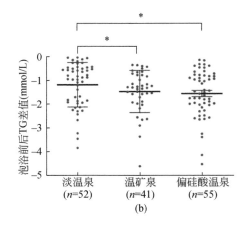

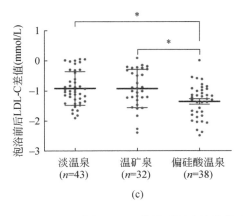 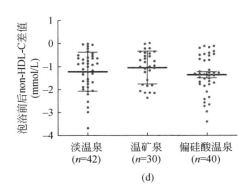

图9-9　三种类型温泉泡浴前后各异常血脂指标水平改变情况比较

注：＊表示两组比较有统计学意义，$P<0.05$

本节研究发现贵州省三种类型温泉泡浴对血脂升高均有一定改善作用，其中温矿泉和偏硅酸温泉可能因其对血清 TG、LDL-C 的异常升高有更显著的降低作用而发挥相对更好的调脂功效，其结果为了解及针对性开发利用贵州省不同类型温泉的理疗功效提供了科学依据，也为血脂异常新辅助干预措施的开发提供了线索。但本研究亦具有一定局限性，如研究是在贵州省三种主要温泉类型的典型温泉点开展的，虽然研究结果显示了贵州省三种类型温泉泡浴对血脂升高的改善作用及其干预效果差异，但由于研究样本量及研究时间的限制，总体结果尚需要扩大样本量加以验证，长期效果有待进一步观察。此外，需进一步揭示温泉泡浴对不同程度血脂升高的改善作用机制，为从医学角度深化指导泡浴、改善血脂异常提供科学依据。

（马　璐）

第三节　理疗温泉泡浴与心血管功能调节

为进一步从量化角度探讨贵州典型温泉泡浴对人群血压、心率及心血管功能指标的理疗改善作用，本研究在项目组前期地质学调研结果基础上，以贵州省五个典型温泉地区（详见本书第二章第二节）人群为调查对象，根据前期温泉泡浴行为与流行病学调查及泡浴干预前体检结果，结合纳入及排除标准，选择符合要求的 302 名志愿者（男性 131 人，女性 171 人，平均年龄 47.2±5.2 岁）参与为期 4~5 周的温泉泡浴干预（每天 1 次，每周5 次，每次 40~50min）。纳入标准详见第二章第二节。排除标准为：①患有不适宜温泉泡浴的慢性非传染性疾病人群，包括高血压、脑卒中、心脏病、冠心病、慢性肺炎、糖尿病及其并发症等；②过去 1 年有传染病史者；③过去 1 年有外伤或手术史者；④平时饮用温泉水者；⑤泡浴期间服用或外用任何可能影响血压的药物或食物的人群。通过检测纳入对象泡浴前后血压、心率、高血压及心肌功能相关血清学指标水平变化，分析贵州典型温泉泡浴对调查对象心血管相关功能及体征的改善作用（王大朋等，2021）。

一、理疗温泉泡浴与血压调节

高血压是目前全球范围内最常见的慢性病之一，也是心脑血管疾病最主要的危险因素。美国高血压学会将高血压定义为由多种病因引起并处于不断进展状态的一种心血管综合征，其可导致心脏、血管的功能与结构发生改变（Karamat et al.，2016；Diemer et al.，2017）。2012–2015 年全国高血压抽样调查结果显示，我国高血压患病率呈逐年上升趋势，成人高血压（收缩压/舒张压≥140/90mmHg）粗患病率约为 27.9%（Wang et al.，2018）。由此可见，高血压的早期预防对有效防控各类心脑血管疾病尤为重要。血压正常高值是指介于正常血压和高血压之间血压范围，《中国高血压防治指南 2010》将其定义为收缩压 120～139mmHg 或舒张压 80～89mmHg（中国高血压防治指南修订委员会，2011）。血压正常高值是一种常见的亚健康状态，该类人群继发高血压及各类心脑血管疾病的风险远高于正常血压人群。据报道，血压从 115/75mmHg 开始，收缩压每升高 20mmHg 或舒张压每升高 10mmHg，心脑血管疾病死亡的风险即增加一倍（Lewington et al.，2002）。因此，对血压正常高值人群的早期健康管理十分必要。目前，针对血压正常高值人群的控制手段包括饮食控制（刘丽君，2019）、中医理疗（中华中医药学会心血管病分会，2019）等方式，而温泉泡浴作为理疗的有效类型，其针对血压正常高值人群的理疗功效研究报道甚少。本研究以贵州典型温泉地区 302 名志愿者为观察对象，对其进行为期 4～5 周的泡浴干预，结果发现，温泉泡浴可明显降低观察人群的收缩压及舒张压水平（图 9-10）。进一步对血压正常高值（收缩压 120～139mmHg，或舒张压 80～89mmHg）人群进行分析发现：泡浴前有 217 人处于血压正常高值，占比 71.85%，泡浴后有 158 人处于血压正常高值，占比52.32%，血压正常高值人群较泡浴前显著减少 [图 9-11 (a)]；具体分析显示泡浴前 217名血压正常高值人群在泡浴后有 155 人出现不同程度降低（下降率 71.43%），其中泡浴前收缩压正常高值人群 191 人，泡浴后有 135 人出现不同程度降低（下降率 70.68%），泡

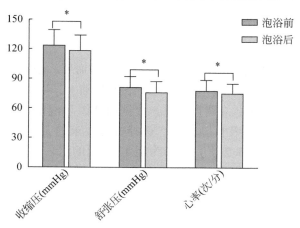

图 9-10　温泉泡浴对人群血压、心率的影响

注：＊表示两组比较有统计学意义，$P<0.05$

浴前舒张压正常高值人群 171 人，泡浴后有 120 人出现不同程度降低（下降率 70. 18%）[图9-11（b）]，表明温泉泡浴可一定程度改善血压正常高值人群血压水平。与本书研究发现相一致，前期小样本人群观察发现，温泉泡浴可有效降低高血压人群血压水平，具有一定辅助治疗作用，其机制可能与温泉温热效应、矿物质化学效应及机械力学效应有关（柴光德等，2013；吕晓鹏等，2016）。

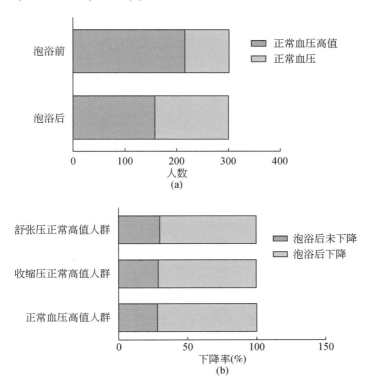

图 9-11　温泉泡浴对血压正常高值人群及血压值下降率的影响

二、理疗温泉泡浴与心率调节

心率加快是高血压常见的伴随症状，近年来高血压伴心率加快人群的心率管理问题日益受到关注。在法国开展的 10 万人流行病学调查发现，未经治疗的高血压人群平均心率较正常血压人群相比增加 6 次/min（Morcet et al., 1999）。我国学者 2014 年对 21 个城市 11. 5 万例高血压人群的横断面调查研究发现，该人群静息心率超过 80 次/min 者占比高达 38. 2%（孙宁玲等，2015）。与我国研究结果相一致，在意大利高血压人群中开展的调查亦发现有 30% 以上人群静息心率超过 80 次/min（Palatini, 2011）。既往研究发现，温泉泡浴人群静息心率具有一定调节作用（吕晓鹏等，2016；杨成鹏等，2018）；最新研究亦显示静息心率加快是血压正常高值进一步进展为高血压的独立危险因素（姬蕊丽，2021）。本研究对 302 人心率进行分析显示泡浴前有 130 人心率超过 80 次/min，35 人超过 90 次/

min，泡浴后心率超过 80 次/min 人数下降至 82 人（下降率 36.92%），心率超过 90 次/min 人数下降至 24 人（下降率 31.43%）［图 9-12（a）］；具体分析显示泡浴前心率超过 80 次/min 的 130 人在泡浴后有 107 人心率出现不同程度降低（下降率 82.31%），泡浴前心率超过 90 次/min 的 35 人在泡浴后有 32 人心率出现不同程度降低（下降率达 91.43%）［图 9-12（b）］，结果表明温泉泡浴对心率偏高的人群具有一定理疗改善效果。

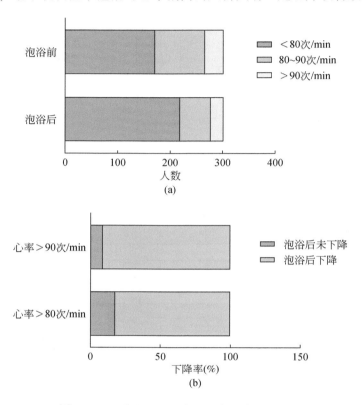

图 9-12　温泉泡浴对心率及心率下降率的影响

三、理疗温泉泡浴与心血管功能调节

肾素–血管紧张素–醛固酮系统（renin aniotension aldosterone system，RAAS）由一系列激素及相应酶组成，其可通过对血容量和外周阻力的调控，调节人体血压平衡，进而维持机体内环境稳定。血清或血浆血管紧张素、肾素活性和醛固酮水平现已成为高血压分型、诊断、治疗及研究的重要参考指标（Hall，2003；党爱民和陈炳伟，2012）。心肌酶谱（肌酸激酶、乳酸脱氢酶、α-羟丁酸脱氢酶）是反映心脏功能的重要血清学指标，在正常人群中心肌酶谱表达水平普遍较低，当患者心脏功能受到损伤时，心肌酶谱水平则会明显上升（Khera，2020）。然而，温泉泡浴是否可改善人群心血管功能目前尚未见相关报道。本研究在发现温泉泡浴可降低血压正常高值人群的血压和心率基础上，同步探讨了对其心血管功能的影响。对 302 人高血压血清学相关指标（肾素活性、血管紧张素、醛固酮、醛固酮/肾素活性比）进行配对 T 检验分析显示：温泉泡浴对人群血清肾素活性、醛固酮水平未见明显影响，而对血管紧张素、醛固酮/肾素活性比则有明显降低作用（P<0.05），表明温泉泡浴降低血压正常高值人群收缩压或舒张压水平可能与其降低了血清血管紧张素水平有关 [图9-13（a）]。进一步对302人心肌功能血清学相关指标（肌酸激酶、乳酸脱氢酶、α-羟丁酸脱氢酶）进行配对 T 检验分析显示：温泉泡浴对人群血清肌酸激酶水平有明显降低作用，而对血清乳酸脱氢酶、α-羟丁酸脱氢酶水平则未见显著影响 [图9-13（b）]。肌酸激酶作为组织细胞能量代谢主要的调节酶，其血清水平升高与高血压进展密切相关（高莹，2014）。有研究发现血压正常高值人群血清肌酸激酶水平明显升高，呼吁应加强对该类人群的早期健康管理，以降低心血管疾病发病风险（王凌玲等，2014）。

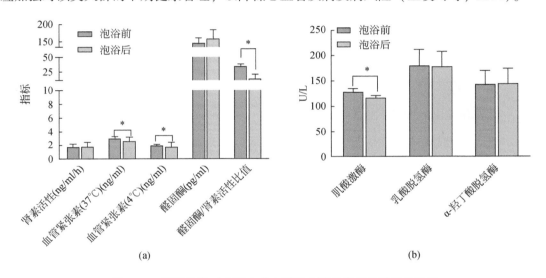

图9-13　温泉泡浴对血清中高血压及心肌功能相关指标的影响

注：＊表示两组比较有统计学意义，P<0.05

研究已知，血压长期升高会对机体心脏功能产生不利影响，导致心慌、心悸、头晕等心血管相关亚临床症状，增加相关心血管疾病发病风险（He and Chen，2012；Wu et al.，2013）。本书研究发现温泉泡浴对血压正常高值人群心慌/心悸、头晕/头痛等心血管相关亚临床症状有明显改善作用。结果分析显示：泡浴前有60人存在轻度、6人存在中度心慌/心悸症状，泡浴后轻度心慌/心悸症状人群下降至18人，中度下降至2人 [图9-14（a）]；泡浴前有72人存在轻度、6人存在中度头晕/头痛症状，泡浴后轻度头晕/头痛症状人群下降至24人，中度下降至0人 [图9-14（b）]；泡浴前有88人存在轻度、5人存在中度咳嗽/咳痰症状，泡浴后轻度咳嗽/咳痰症状人群下降至17人，中度下降至0人 [图9-14（c）]；泡浴前有68人存在轻度、3人存在中度盗汗症状，泡浴后轻度盗汗症状人群下降至16人，中度下降至2人 [图9-14（d）]。

本节研究提供了一定证据显示温泉泡浴可有效降低人群血压、静息心率水平，能一定程度改善心血管功能相关指标及体征，提示温泉泡浴对血压正常高值人群的健康管理以及心血管疾病的预防具有积极效果。但本研究尚存在一定局限性：如人群血压及静息心率影

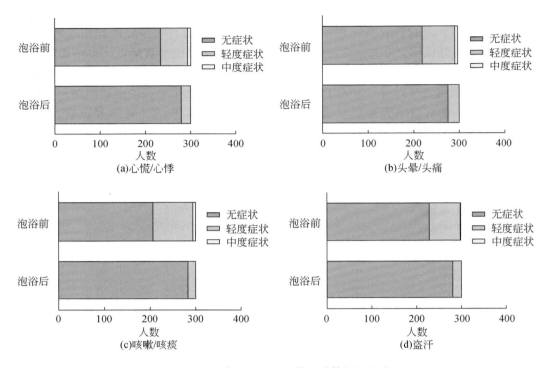

图 9-14　温泉泡浴对心血管相关体征的影响

响因素复杂，年龄、职业、吸烟、饮酒等因素均对研究结果可能产生影响；此外，温泉泡浴亦存在诸多不可控因素，加之本研究样本量及温泉泡浴周期有限，所得结果尚需进一步扩大人群样本进行验证。

　　综上，本章基于贵州典型理疗温泉泡浴行为和泡浴干预对血压、血脂和心血管功能的影响分析结果显示：温泉泡浴行为与高血压患病率呈负相关，且对存在睡眠质量问题的人群高血压患病风险的预防效果更佳；温泉泡浴干预对血脂升高、血压正常高值及静息心率过快均有降低作用，且能一定程度改善心血管功能相关指标及体征。上述研究结果提示，在温泉资源丰富的地区，培育和烘托科学温泉泡浴的文化，并辅之以其他健康生活方式，对有效预防心血管疾病和辅助调节心血管功能具有重要意义。

（王大朋）

第十章 理疗温泉与骨关节疾病

　　骨关节疾病是发病率较高的一种关节疾病，又称为骨关节炎，是由多种因素引起关节软骨纤维化、皲裂、溃疡、脱失而导致的以关节疼痛为主要症状的退行性疾病。骨关节疾病病因尚不明确，其发生与年龄、肥胖、炎症、创伤及遗传因素等有关。病理特点为关节软骨变性破坏、软骨下骨硬化或囊性变、关节边缘骨质增生、关节囊挛缩、韧带松弛或挛缩、肌肉萎缩无力等（骨关节炎诊疗指南，2018年版）。骨关节疾病包括膝骨关节炎、类风湿骨关节炎、滑膜炎、颈椎病、腰椎病、肩周炎等，临床表现有关节疼痛、关节僵硬、关节肿大、骨摩擦音（感）、关节无力以及活动障碍等，严重者出现关节功能减退甚至丧失，严重影响患者生活质量。

　　随着人类预期寿命延长和人口老龄化加剧，骨关节疾病患病率呈逐渐上升之势，世界卫生组织（WHO）数据显示，目前全球有超过3.55亿骨关节疾病患者，我国约有1.22亿骨关节疾病患者，发病率约为13%，50岁以上人群中半数患骨关节疾病，65岁以上人群中90%女性和80%男性患骨关节疾病，严重影响社会经济的发展，被WHO称为"不死的癌症"，已成为全球主要的公共卫生问题之一（Safiri et al.，2020，Zeng et al.，2020）。骨关节疾病是一种缓慢发展的关节疾病，早期症状轻微易被忽视，如果不及时治疗，随着病程的发展可出现关节受损、关节功能障碍、关节畸形，甚至导致残疾，给患者、家庭和社会带来巨大的经济负担。据报道，骨关节疾病已成为全球第四大致残的疾病（张莹莹等，2021）。因此，骨关节疾病的早期防治对促进人群健康具有重要的社会意义。

　　由于骨关节疾病发病机制不清，目前尚无治愈手段，主要防治目标是控制缓解关节疼痛，改善关节功能和生活质量，尽可能避免治疗的毒副作用。常见的治疗方法包括药物治疗、手术治疗以及康复治疗。药物治疗主要是控制关节疼痛，常用药物包括可待因、昔布类药物、芬太尼、吗啡、非甾体抗炎药和糖皮质激素等，但多数药物都具有不良反应（郭斌生等，2018）。关节镜下清创术是骨关节疾病最常用的手术治疗方式，可有效缓解患者关节疼痛，但手术治疗大多只能暂时缓解病情，如关节镜下手术可为膝骨关节疾病患者提供短期的（小于等于1年）症状缓解，并不能根治（张贵华等，2018）。康复治疗是目前保守治疗关节疼痛的有效方法之一，有药物离子导入、超短波、中低频电疗、蜡疗、功能训练和温泉理疗等方式（李宽俊等，2017），其中，温泉理疗属常见的一种康复治疗。

　　温泉因富含对人体健康有益的适量矿物元素、放射性元素、气体组分和适宜的水温，使其具有独特的理疗、康养和保健功效（陈正山等，2021）。研究表明，温泉泡浴对骨关节疾病具有良好的理疗效果，能显著缓解关节疼痛、肿胀、僵硬等症状（马璐等，2021）。贵州独特而复杂的喀斯特地质结构为温泉的形成与储存提供了良好的水文地质条件，全省温泉资源丰富质优，种类多样（陈正山等，2021），不同类型的温泉因所含理疗组分的差异其理疗效果也各不相同。目前关于不同类型温泉与骨关节疾病的关联性缺乏人群大样本研究证据，在一定程度上限制了温泉理疗价值的开发和利用。本章侧重介绍了贵州典型理疗温泉地区居民泡浴行为对骨关节疾病患病率的影响，同时采用统一的温泉泡浴模式对具有骨关节疾病相关症状及体征的人群进行干预，通过观察人群温泉泡浴干预前后关节疼痛、晨僵及活动受限等主观指标以及血清中类风湿关节炎特异性诊断客观指标（抗角蛋白抗体、抗核周因子抗体及抗环瓜氨酸多肽抗体）的变化情况，分析探讨贵州省三种典型温泉（淡温泉、温矿泉和偏硅酸温泉）理疗效果的差异，为进一步研究温泉泡浴的理疗功效和贵州省温泉康养产业的开发提供科学依据。

（李　军）

第一节　温泉泡浴行为与骨关节疾病的关联性

近年来，将温泉水疗法应用于骨关节康复的相关研究较多，但骨关节疾病与温泉地区人群自发的温泉泡浴行为的关联研究较少，尤其是基于自然人群的大样本调查研究更为少见。为此，本次研究采用横断面调查，研究对象选取贵州省典型温泉地区 30~65 岁的常住居民（详见本书第二章第二节），共纳入 3708 人合格对象进行分析。调查工具为《贵州省温泉地区居民健康调查》调查问卷，内容包括调查对象一般基本情况、骨关节疾病患病现状、温泉水泡浴情况及健康相关行为等。将温泉水泡浴情况按频率分为 4 组，包括"从不泡温泉"、"过去泡，现在不泡"（过去一年不泡浴）、"偶尔泡浴"（有温泉泡浴行为，但泡浴频率<每月 1 次）、"经常泡浴"（每月泡≥1 次）。本节主要介绍贵州典型温泉地区居民罹患骨关节疾病的情况及与温泉泡浴之间的关联，为温泉地区骨关节疾病的防控以及贵州省地热水资源的开发利用提供参考依据。

一、贵州省温泉地区居民骨关节疾病流行情况

本次共调查 3708 名居民，罹患骨关节疾病者共 794 人，患者自报且经正规医疗机构确诊的患病率为 21.41%，高于我国人群骨关节疾病的总患病率（15%）（廖德发，2017）（图 10-1）。其中，男性患病 288 人，男性患病率为 17.48%；女性患病 506 人，女性患病

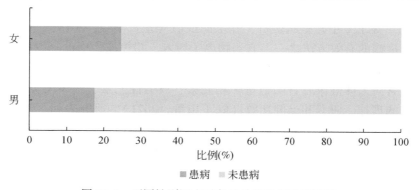

图 10-1　不同性别调查对象骨关节疾病患病情况

率为 24.56%，女性患病率高于男性（$\chi^2 = 27.329$，$P < 0.001$）。这种由于性别引起的差异原因尚不明确，或许与女性雌激素有关，但也有研究持不同的观点，报道认为女性激素降低的研究并未显示一致性的结论，且女性接受雌激素替代治疗对降低骨关节炎的发生并未取得显著疗效（田雪秋等，2018）。

本次调查发现，不同年龄段居民骨关节疾病患病率之间存在差异，60~65 岁年龄段的人群患病率最高，为 32.60%；最低为 30~40 岁年龄段，为 8.44%，而且随着年龄的增长骨关节疾病的患病率呈现上升的趋势（$\chi^2 = 130.265$，$P < 0.001$），图 10-2 所示。不同文化程度、不同职业调查对象骨关节疾病患病率存在差异，吸烟者骨关节疾病患病率 22.76% 高于不吸烟者 19.09%（$\chi^2 = 6.887$，$P = 0.009$）。几乎所有国内外关于骨关节疾病的流行病学调查研究均显示骨关节疾病的发病率随着年龄增长而增长，高龄被公认是骨关节疾病发病的主要危险因素之一（贺倩倩等，2018）。随年龄的增长，软骨细胞对刺激修复的生长因子等的敏感性开始下降，软骨内糖基化终产物的累积也开始影响软骨细胞的合成和修复功能。另外，年龄的增长还有可能伴有肌力的下降和本体感觉敏感性的下降。这些关节保护机制的退行性改变和关节软骨的减少，进一步增加了骨关节炎的风险（Garstang et al.，2006）。

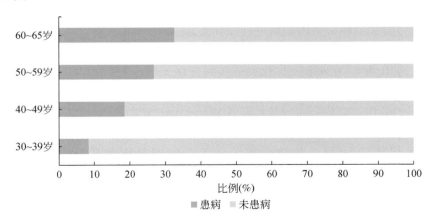

图 10-2　不同年龄段调查对象骨关节疾病患病情况

二、温泉泡浴行为与骨关节疾病的关联性

1. 温泉泡浴行为与骨关节疾病患病情况

3708 名调查对象中，"从不泡温泉"有 1064 人（28.70%）、"过去泡，现在不泡"温泉的有 990 人（26.70%）、"偶尔泡浴"有 1115 人（30.10%）、"经常泡浴"有 539 人（14.50%）。各组中的骨关节疾病患病率分别为："从不泡温泉"为 26.60%、"过去泡，现在不泡温泉"为 23.43%、"偶尔泡浴"为 17.31%、"经常泡浴"为 15.96%，如图 10-3。

温泉泡浴与骨关节疾病关系的单因素分析结果显示：温泉泡浴频率与骨关节疾病之间有差异，进一步两两比较发现，"经常泡浴"的骨关节疾病患病率分别与"从不泡温泉"

（$P<0.001$，$\alpha=0.0083$）、"过去泡，现在不泡温泉"（$P=0.001$，$\alpha=0.0083$）的患病率比较均有差异。

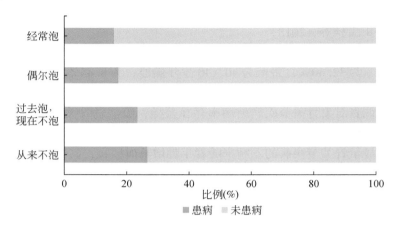

图 10-3　不同温泉泡浴频率调查对象骨关节疾病患病情况

2. 温泉泡浴行为与骨关节疾病的关联性分析

本书研究以骨关节疾病为因变量进行二分类 logistic 分析，结果显示，以"从不泡温泉组"作为参照，"偶尔泡浴"（$OR=0.578$，$95\%\,CI$：$0.470\sim0.710$）和"经常泡浴"（$OR=0.524$，$95\%\,CI$：$0.401\sim0.685$）与骨关节疾病存在关联；在控制性别、年龄、职业、文化程度、吸烟后，"偶尔泡浴"（$OR=0.793$，$95\%\,CI$：$0.631\sim0.996$）和"经常泡浴"（$OR=0.713$，$95\%\,CI$：$0.536\sim0.948$）与骨关节疾病的关联依然存在。

由图 10-4 所示，温泉泡浴频率与骨关节疾病存在关联，在调整相关因素后，与"从不泡温泉"组相比，"经常泡浴"组的骨关节疾病患病率低 10.64%。这与王信昌（2000）、喻有德（2007）和王曙晖（2020）等的研究结果相似，分析其原因可能与温泉水疗法能辅助治疗骨关节疾病（Forestier et al.，2016；柴光德等，2011；张洋等，2020）有关。其作用的机理可能为：①温热效应。温泉水合适的温度可提高副交感神经的兴奋性，促进胆碱能效应（张洋等，2020），扩张毛细血管，加速血液循环，降低肌张力，增强肌腱组织的延展性，改善关节胶着现象，缓解肌肉痉挛，从而减轻关节疼痛（Silva et al.，2008）、帮助关节功能恢复。②机械刺激（王绍林等，2004）。温泉密度高，浮力大，泡浴时水流不仅可以对关节进行按摩，还能帮助患者依托水的浮力减轻体质量，使骨、关节负重得以减小，从而达到减轻关节损伤的目的。同时，加上静水压的作用，化学感受器反应增强，全身血液和淋巴循环加强，导致血管扩张，肌肉痉挛松弛，有利于减轻关节的疼痛，改善晨僵和关节活动受限等。③化学作用（陈怡妙等，2021）。温泉水中含有丰富的矿物质和微量元素，其成分和人体的离子相似，借助适宜的水温，它们更容易被人体吸收。进入体内后，这些矿物质和微量元素凭借自身的物化运动，通过刺激人体的自主神经，调节内分泌及免疫系统，促进新陈代谢。如钙离子有收敛的作用（王悠等，2015），钠离子能形成覆膜保温（刘玉珍等，2013），硫化氢能改善微循环（王悠等，2015），多种元素共同作用还可使皮肤散热减少（陈怡妙等，2021），细胞活力增加，达到消炎、镇痛、缓解症状等目的。

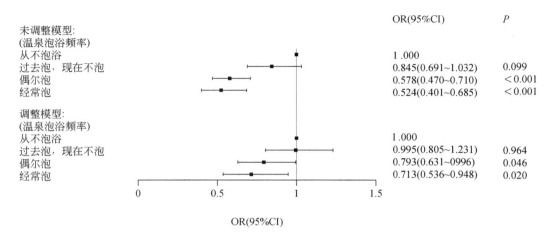

图 10-4　贵州省典型温泉地区调查对象温泉泡浴与骨关节疾病多因素分析

　　综上所述，与国内外相关研究相比，本研究选取贵州省典型温泉地区 30～65 岁人群，样本量较大，研究发现调查对象自报骨关节疾病的患病率较高为 21.41%，女性、高龄为骨关节疾病患病的高危人群，温泉水泡浴频次与骨关节患病率之间存在负向关联，经常温泉泡浴可能在一定程度上降低骨关节疾病的罹患风险。因此，加大对贵州省地热水资源的利用，可能对骨关节疾病的预防和控制具有重要作用。本研究尚存在的一定的局限性，所采用的横断面调查研究，其结果仅提示温泉泡浴与骨关节疾病的患病率之间存在统计学上的负向关联，难以确定二者间的因果关系，需进一步前瞻性研究或实验性研究证实。

（刘丽、杨敬源）

第二节　理疗温泉泡浴对居民骨关节疾病
相关症状与体征的改善作用

　　为探讨温泉泡浴对骨关节疾病相关症状及体征的改善作用，本书研究在项目组前期 3739 名居民流行病学调查及 311 名居民健康体检基础上，以淡温泉、温矿泉和偏硅酸温泉三种类型温泉点所在的地区作为调查点开展温泉泡浴对居民骨关节疾病相关症状及体征的理疗功效研究。本研究已通过贵州医科大学伦理委员审查及批准，所有观察对象均签订书面知情同意书。

　　本书根据以下纳入和排除标准选择有骨关节疾病相关症状或体征，且泡浴期间未服用缓解疼痛药物的居民 160 人（男性 60 人，女性 100 人，平均年龄 48.27±7.54 岁）进行温泉泡浴干预，其中淡温泉 60 人、温矿泉 39 人、偏硅酸温泉 61 人。观察对象纳入标准：年龄在 30～65 岁范围内；临床医生询查、体检人群自述具有关节疼痛临床症状的人群；所有观察对象均自愿全程参与温泉泡浴干预，且温泉泡浴干预期间不服用缓解疼痛的药物。排除标准：具有感染性疾病、传染性皮肤病、糖尿病、心脑血管疾病、高血压等不适合进行温泉泡浴干预的相关疾病人群。

以面对面问卷调查的方式，收集观察对象温泉泡浴干预前后骨关节（颈肩部、腰背部、上下肢骨关节）疼痛评分：关节疼痛评分按照 WHO 疼痛分级标准进行评估，将疼痛分为 4 级，0 级（无疼痛）：0 分，无疼痛；1 级（轻度疼痛）：1–3 分，平卧时无疼痛，翻身咳嗽时有轻度疼痛，但可以忍受，睡眠不受影响；2 级（中度疼痛）：4–6 分，静卧时痛，翻身咳嗽时加剧，不能忍受，睡眠受干扰，要求用镇痛药；3 级（重度疼痛）：7–10 分，静卧时疼痛剧烈，不能忍受，睡眠严重受干扰，需要用镇痛药（陈军和王江林，2019）。通过评估温泉泡浴前后观察对象关节疼痛评分、晨僵及活动受限的改善作用，分析温泉泡浴对关节疼痛的缓解效果（秦旭等，2021）。

一、温泉泡浴对关节疼痛、晨僵及活动受限的改善作用

关节疼痛包括骨性关节炎引起的疼痛、关节术后疼痛、创伤后引起的疼痛、关节炎性疾病（例如类风湿性关节炎、银屑病关节炎）以及因痛风和尿酸盐结晶体沉积等而引发的多种类型疼痛（中国疼痛医学杂志，2016），是骨关节疾病的早期症状，若不及时治疗可导致骨关节疾病加重，严重影响患者生活质量。因此，关节疼痛的早期防治对于促进人群健康具有重要意义（连勇等，2018）。康复治疗是目前保守治疗关节疼痛常规有效方法之一，温泉浴是具有物理化学双重意义的康复疗法（李宽俊，2017）。本研究首先综合分析了贵州省三种典型特色温泉-淡温泉、温矿泉、偏硅酸温泉泡浴干预前后有骨关节疼痛者占总体调查研究对象的比例，结果发现，泡浴干预前有 160 人具有不同程度的骨关节疼痛，占比 51.45%，泡浴干预后仅有 67 人尚有骨关节疼痛症状，占比 21.54%，有骨关节疼痛症状人群较干预前明显减少。同时发现，泡浴干预后观察对象骨关节疼痛评分分值较泡浴干预前明显降低，提示温泉泡浴可一定程度有效缓解骨关节疾病的疼痛症状（图 10-5）。进一步分析发现，有骨关节疼痛症状的 160 人经泡浴干预后，骨关节疼痛症状消失 93 人，占比 58.125%；骨关节疼痛评分较干预前降低 65 人，占比 40.625%；骨关节疼痛评分无变化 2 人，占比 1.25%，骨关节疼痛缓解总有效率为 98.75%，提示温泉泡浴可明显改善骨关节疾病患者骨关节疼痛程度（图 10-5）。除关节疼痛外，晨僵、骨关节活动受限也是骨关节病常见的临床体征。本研究纳入的 160 人中，有骨关节晨僵体征者 11 人，经泡浴干预后骨关节晨僵体征消失 9 人，骨关节晨僵症状评分较泡浴前降低 2 人；有骨关节活动受限者 4 人，经泡浴干预后骨关节活动受限消失 2 人，骨关节活动受限评分较干预前降低 2 人，提示温泉泡浴可明显改善骨关节疾病患者晨僵及骨关节活动受限程度（图 10-6）。有研究表明，温泉泡浴对骨关节炎（黎英，2007）、类风湿性关节炎（王兆贤等，2018；王曙晖等，2020）、颈椎疼痛（周爽和宋燕萍，2020）、腰腿疼痛（裴金雪等，2020）、腰椎间盘突出（宋燕萍等，2020）等多种因素引起的关节疼痛、关节活动受限等均有较好的缓解效果，与本研究结果一致。其原因可能是当身体浸入温泉水中时，由于浮力作用，关节、肢体受力减小，同时温热水可加快局部血液循环，加快关节腔内代谢，促进炎性吸收、炎性因子的消除，可以促进肌肉放松，改善肌张力，增加身体的舒适度及减

轻疼痛程度（杨长生等，2008；陈莹，2013；王悠等，2015）；另外，静水压作用和水的液体微粒运动，对人体有摩擦作用，且在水的浮力作用下，人体在水中的运动较轻快，活动容易完成，有利于关节的功能锻炼，缓解活动受限症状，亦可放松肌肉，达到改善痉挛、减轻疼痛、按摩、消肿、止痛的作用（黎英，2007；白瑞雪和赵勇等，2017；王兆贤等，2018；王曙晖等，2020；周爽和宋燕萍，2020；裴金雪等，2020；宋燕萍等，2020；）。

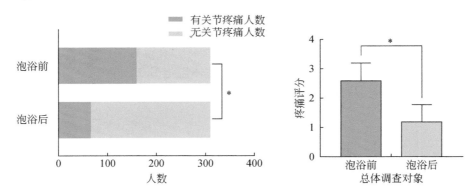

图 10-5　总体调查对象泡浴干预前后骨关节疼痛人数及评分的变化情况

注：＊表示两组比较有统计学意义，$P<0.05$

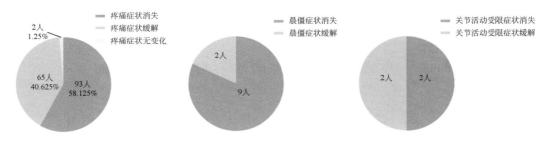

图 10-6　总体调查对象泡浴干预后骨关节疼痛、晨僵及活动受限症状缓解情况

二、不同类型温泉泡浴对关节疼痛的改善作用比较

为进一步探讨不同类型温泉泡浴对关节疼痛的改善作用，本研究分别对三种类型温泉泡浴对关节疼痛的改善作用分析发现，三种类型温泉泡浴干预后观察对象骨关节疼痛评分均明显降低，提示三种类型温泉泡浴对关节疼痛均有明显的改善作用（图10-7）。其中温矿泉泡浴干预前后骨关节疼痛评分差值最大，明显高于偏硅酸温泉泡浴干预前后骨关节疼痛评分差值（图10-8）；进一步分析发现，三种类型温泉泡浴干预后骨关节疼痛评分均以0、1 低分值为主，均较泡浴前分值明显降低，但参与偏硅酸温泉泡浴的有骨关节疼痛者大部分疼痛程度较轻，评分分值以 1 分为主，而参与温矿泉泡浴的有骨关节疼痛者疼痛程度较重，评分分值以 3 分为主（图10-9），这可能是温矿泉泡浴干预前后骨关节疼痛评分

差值明显高于偏硅酸温泉的主要原因。贵州省典型偏硅酸温泉中偏硅酸含量>50mg/L，偏硅酸中的硅是人体必需微量元素之一，具有改善血管弹性、增加皮肤弹性、促进骨骼发育等作用（Jugdaohsingh et al.，2002；Van et al.，2000）。贵州典型温矿泉水中溶解的各种离子、分子、化合物等总固体含量>1000mg/L，含有丰富的钙、镁、氡、钠、硫和锶等对人体有益微量元素。温泉泡浴时，温泉水中的离子可附着在皮肤表面被机体吸收，同时在水温的作用下，机体离子通道畅通，经皮肤吸收的离子可能进入关节腔，刺激机体发生化学反应（Fioravanti et al.，2011；Karacolle et al.，2011；王悠等，2015）。锶参与骨的形成，对骨关节病、骨关节损伤后运动障碍有康复作用（肖欣等，2015）；氡元素有放射治疗作用，可以增强细胞活力，促进新陈代谢，并具有消炎、镇痛的作用；温泉中钙、镁、锌、钠、硫等物质被机体吸收后，可影响体表散热，使体温上升2℃左右，且多种元素共同作用能增强组织新陈代谢，从而产生镇痛、消炎和减轻症状的作用（何梅芳等，2011；王悠等，2015）。

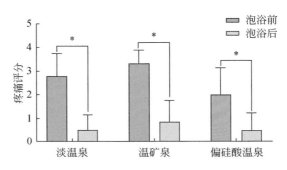

图 10-7　三种类型温泉泡浴干预前后骨关节疼痛程度评分的变化情况

注：＊表示两组比较有统计学意义，$P<0.05$

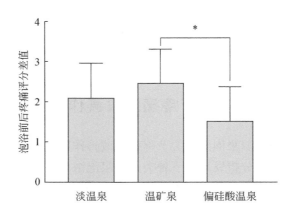

图 10-8　三种类型温泉泡浴干预前后骨关节疼痛评分差值比较

注：＊表示两组比较有统计学意义，$P<0.05$

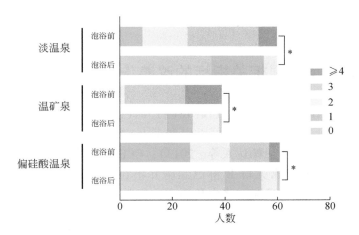

图 10-9　三种类型温泉泡浴干预前后骨关节疼痛评分分布的变化情况

注：＊表示两组比较有统计学意义，$P<0.05$

　　综上所述，本书研究发现贵州省三种类型温泉泡浴均可能通过温泉水温度、浮力、压力、化学成分等因素的综合作用，改善关节疼痛、晨僵及活动受限程度。本研究为了解贵州省理疗温泉类型对骨关节疾病相关症状与体征改善作用及其后续开发利用提供了参考依据。但限于研究筛选的存在骨关节疾病相关症状或体征且符合温泉泡浴干预纳入和排除标准的居民人数有限，且观察对象尚存在吸烟、饮酒、职业、健康状况差异等，对干预效果可能产生混杂因素影响，故其结果尚需进一步增加观察对象、控制混杂因素等进行验证。

（王祺、李军）

第三节　理疗温泉泡浴对骨关节病
患者类风湿相关指标的影响

　　类风湿关节炎（Rheumatoid Arthritis，RA）是一种以侵蚀性、对称性多关节炎为主要临床表现的慢性、全身性自身免疫性疾病，其病因与确切发病机制至今不明。基本病理改变为关节滑膜的慢性炎症、血管翳形成，初期主要表现为关节疼痛、晨起关节不灵活，后期可致关节畸形及功能丧失，并伴有骨和骨骼肌的萎缩，是造成人类丧失劳动力和致残的主要原因之一（王涛，2020）。因此，RA 的早期防治意义重大。

　　有报道显示，温泉泡浴是辅助治疗 RA 的一种常规有效的康复治疗手段，可有效缓解 RA 的临床症状，但目前研究主要是通过观察 RA 患者关节疼痛症状、体征等主观指标来进行评价温泉泡浴的理疗效果，缺乏客观的、特异性的实验室检测指标及系统研究。为了从客观的角度探讨贵州省典型温泉泡浴对具有骨关节疼痛相关症状或体征观察对象的理疗作用（观察对象纳入和排除标准同本章第二节），本研究在项目组前期流行病学调查和人群体检的基础上，以淡温泉、温矿泉和偏硅酸温泉三种类型温泉点所在的地区作为调查点，通过检测观察对象温泉泡浴干预前后血清中抗角蛋白抗体（AKA）、抗核周因子抗体

（APF）及抗环瓜氨酸多肽抗体（CCP）的水平，分析温泉泡浴对类风湿相关指标的改善作用（秦旭等，2021）。

一、温泉泡浴对类风湿相关指标的改善作用

类风湿相关指标 AKA、APF 及 CCP 是 RA 特异性诊断指标，AKA 是一种不溶性的纤维蛋白，国内外研究证实，AKA 不仅可以出现于 RA 疾病的早期阶段，甚至可以出现于 RA 临床症状发生之前若干年（杨达人等，2013）；CCP 抗体是由 RA 患者 B 淋巴细胞自发分泌，而其他疾病患者和正常人群 B 淋巴细胞并不自发分泌 CCP 抗体（Kastbom et al.，2004）；APF 是一种抗人颊黏膜细胞浆内角质蛋白颗粒的抗体，其在 RA 患者血清中检出率高、特异性强，且其特异性随血清稀释倍数的增加而增加，极少见于其他风湿免疫病人（余东阳等，2017；刘伯让等，2014）。由于 AKA、APF 及 CCP 具有高特异性和高阳性预测值的特点，能早期发现潜在 RA 患者（张程等，2019；黄蓉等，2020），因此，上述三种类风湿相关指标更能准确的反应出 RA 的病程进展状态。

本研究发现，贵州省典型温泉泡浴干预后，总体观察对象 AKA、CCP 抗体水平均明显降低（图 10-10）。相关研究显示，温泉泡浴可在一定程度上提高或提升个体的心理状态、生理状态和社会适应性，令心灵和身体达到和谐平衡的状态，在一定程度上起到缓解疲惫、紧张的肌肉神经状态（韩令力等，2017）；其次，温泉泡浴具备物理疗法和运动疗法的双重效果，温泉通过水温、浮力、压力、化学成分等因素综合作用，具有温暖经络、活血化瘀、舒活筋骨和祛风除湿等作用（武亮，2014；王曙晖等，2020）；温泉水温刺激对机体产生的热效应可引起神经内分泌反应，促进人体末梢血管充分扩张和血液循环，降低神经系统兴奋性，产生镇痛、抗炎等反应（张锋等，2015），由此推测，观察对象血清中类风湿相关指标 AKA 和 CCP 水平的改善可能与上述原因有关。

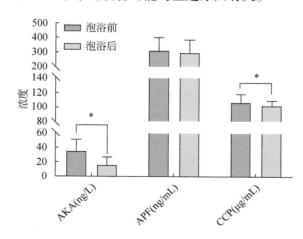

图 10-10　三种类型温泉泡浴干预前后总体观察对象 AKA、APF 及 CCP 抗体水平比较

注：* 表示两组比较有统计学意义，$P<0.05$

二、不同类型温泉泡浴对类风湿相关指标的改善作用

贵州典型温泉是地下水与变质岩和碳酸盐岩等岩石相互作用而形成，含有偏硅酸、一定的溶解性总固体（Soluble total solids，TDS）、适宜的温度和浮力效应等对骨关机疾病有益的理疗组分，丰富的温泉资源为贵州省温泉产业的发展提供了重要基础。TDS 主要受理疗温泉中各离子组分浓度的控制，理疗温泉中 Ca^+、SO_4^{2-}、Na^+ 和 HCO_3^- 对 TDS 形成的贡献较大，是控制 TDS 变化的主要因素，而 K^+、Ca^{2+}、Mg^{2+}、Cl^-、H_2SiO_3、Sr^{2+}、Li、F 对 TDS 的贡献相对较弱；偏硅酸的溶解度会随着温泉水中 TDS 增大而减小；水中的偏硅酸一般来源于高温高压下含 SiO_2 矿物的溶解和含钾、钠、铝、硅酸盐岩矿物的溶解，在地下水与岩石作用过程中偏硅酸不断富集，是温泉水中偏硅酸的主要来源。由于 TDS 对偏硅酸的溶解度产生抑制作用，而淡温泉偏硅酸和 TDS 含量均较低，因此，三种类型温泉在理疗组分方面有明显的区别，其理疗效果亦可能不尽相同。

为评价贵州省三种类型温泉泡浴干预对观察对象类风湿相关指标的改善作用，本研究首先分析了三种类型温泉泡浴干预观察对象年龄、性别的差异，结果均无统计学意义（均 $P>0.05$）（表 10-1）。

表 10-1　三种类型温泉泡浴干预观察对象年龄、性别一般情况

指标	总体观察（$n=160$）	淡温泉（$n=60$）	温矿泉（$n=39$）	偏硅酸温泉（$n=61$）	检验统计量	P
年龄 $\bar{x}\pm s$	48.27 ± 7.54	47.70 ± 9.10	50.79 ± 5.67	47.21 ± 6.57	$F=2.44$	0.90
性别 n（%）						
男	60（37.50%）	28（46.67%）	10（25.64%）	22（36.07%）	$\chi^2=4.54$	0.10
女	100（62.50%）	32（53.33%）	29（74.36%）	39（63.93%）		

淡温泉泡浴干预对类风湿相关指标 AKA、APF 及 CCP 抗体水平的影响结果发现，淡温泉仅能改善观察对象血清中类风湿相关指标 AKA 的水平（图 10-11），原因可能是淡温泉对机体的理疗作用主要为温度效应。

温矿泉泡浴干预对类风湿相关指标 AKA、APF 及 CCP 抗体水平的影响结果发现，温矿泉泡浴干预后 AKA、APF 及 CCP 抗体水平均明显降低（图 10-12）。贵州省典型温矿泉水中溶解的各种离子、分子、化合物等总固体含量>1000mg/L，有研究显示，温矿泉水中含有 Ca^{2+}、Mg^{2+}、Na^+、K^+、HCO_3^-、CO_3^{3-}、SO^{4-}、Cl^- 等离子（段媛媛等，2011），温泉泡浴时，在水温作用下机体离子通道畅通，温泉水中的离子可能进入到关节腔或附着在皮肤表面被机体吸收，刺激机体发生化学反应（王悠等，2015；Fioravanti et al.，2011）。由此推测温矿泉对观察对象血清中类风湿相关指标 AKA、APF 及 CCP 抗体的改善可能与温泉水中的温度效应和溶解性总固体等理疗组分有关。

偏硅酸温泉泡浴干预对类风湿相关指标 AKA、APF 及 CCP 抗体水平的影响结果发现，偏硅酸温泉泡浴干预后 AKA 及 CCP 抗体水平明显降低（图 10-13）。贵州省典型偏硅酸温

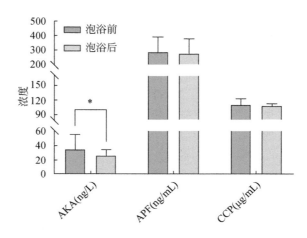

图 10-11　淡温泉泡浴干预前后 AKA、APF 及 CCP 抗体水平比较

注：＊表示两组比较有统计学意义，$P<0.05$

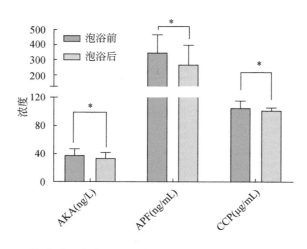

图 10-12　温矿型温泉泡浴干预前后 AKA、APF 及 CCP 抗体水平比较

注：＊表示两组比较有统计学意义，$P<0.05$

泉中偏硅酸含量>50mg/L，偏硅酸中的硅是人体必需微量元素之一，具有恢复血管弹性、增加皮肤弹性、促进骨骼发育等作用（Fioravanti et al.，2011）。由此推测偏硅酸温泉观察对象血清中类风湿相关指标 AKA、CCP 抗体的改善原因可能是水温和硅离子对机体的共同作用。上述结果提示温泉泡浴干预在改善类风湿特异性指标方面，其理疗效果可能存在差异，温矿泉泡浴理疗效果相对优于偏硅酸温泉，偏硅酸温泉泡浴理疗效果相对优于淡温泉。

综上所述，贵州省典型温泉泡浴干预可不同程度地改善类风湿特异性诊断指标 AKA、APF 和 CCP 抗体水平，表明温泉泡浴干预特别是温矿泉可能对类风湿关节炎患者有良好的理疗效果。由于本研究温泉泡浴干预样本量有限，人群存在吸烟、饮酒、职业、差异化健

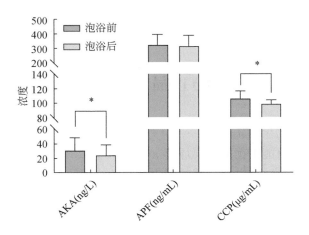

图 10-13　偏硅酸温泉泡浴干预前后 AKA、APF 及 CCP 抗体水平比较

注：＊表示两组比较有统计学意义，$P<0.05$

康状况等混杂因素，这些因素使温泉泡浴理疗效果外推时需谨慎。今后需进一步增加样本量，尽量匹配观察对象的各项影响因素，使三类温泉观察对象干预前具有更好的可比性，以探索不同类型温泉温泉间的差异化理疗功效，进一步验证本研究结果。

综上，本章通过对贵州省典型温泉地区大样本人群流行病学调查发现，贵州省骨关节疾病的患病率较高，女性、高龄为高危人群，经常泡温泉可一定程度降低骨关节疾病的罹患风险。通过系统、规范的实验研究发现贵州省淡温泉、温矿泉和偏硅酸温泉三种类型温泉泡浴干预均可不同程度改善关节疼痛、晨僵及活动受限程度；在改善类风湿特异性诊断指标抗体水平上，温矿泉理疗效果相对优于偏硅酸温泉，偏硅酸温泉相对优于淡温泉。本研究结果进一步证实了温泉泡浴具有改善骨关节疾病的理疗功效，为促进贵州温泉康养产业开发和利用提供了科学依据。

（秦　旭、李　军）

第十一章 | 理疗温泉与睡眠和焦虑改善

睡眠是人体最基本的生理需求之一，良好的睡眠既是补充能量和消除疲劳的重要途径，又是调节各项生理机能平衡的重要环节（Lin et al.，2016；徐小茹等，2018）。良好的睡眠通常表现为入睡快、睡得熟、夜间睡眠无惊梦及睡醒后精力充沛、无疲劳感，而睡眠质量差通常有夜间睡眠时间缩短、白天小睡频率增加、起夜次数增加和深度睡眠减少等表现（Li et al.，2018）。睡眠质量差不仅会影响机体的生理功能，也与多种心理和神经精神疾病的发生发展密切相关，如抑郁、焦虑和帕金森病等（Betts et al.，2013；Pud et al.，2012；Bohnen and Hu，2019）。此外，还有研究显示睡眠不足会诱导大脑淀粉样斑块的形成，进而诱发老年痴呆（Busche et al.，2015），还会导致人体多种基因功能发生改变，从而影响机体新陈代谢、炎症和免疫调节等功能（Möller-Levet et al.，2013）。因此，改善睡眠障碍、提升睡眠质量对维持机体健康非常重要。

焦虑是指个人对即将来临的、可能会造成的危险或威胁所产生的紧张、不安、忧虑、烦恼等不愉快的复杂情绪状态（Kandola and Stubbs，2020），尤其当人们面对生活中的诸多压力及疾患等情况时易引起焦虑（冯淑仙，2021）。2019年国家卫生健康委员会发布的数据显示，我国焦虑障碍患病率为4.98%，其发病风险与我国经济社会高速发展及公众工作生活节奏显著加快有关。此外，有学者研究发现，焦虑与睡眠质量密切相关，焦虑引起的紧张和激动情绪可导致睡眠质量下降甚至失眠，而睡眠质量下降又会加重焦虑（Cox and Olatunji，2016）。因此，睡眠质量差与焦虑往往相互伴随并形成恶性循环，最终可能引起神经系统、心血管系统、免疫系统等全身多系统疾患的发生（Alcántara et al.，2017；Head and Kelly，2009）。

鉴于睡眠质量及焦虑与多种疾患密切相关，寻找可有效改善睡眠质量和焦虑的康疗措施对健康促进有重要意义。目前改善睡眠质量和焦虑的方法包括运动、药物干预及相关理疗。温泉泡浴作为一种常见的理疗方法，具有低碳环保、疗养保健、副作用少等特点。早在《石阡县志》中对温泉就有这样的记载："冬浴之则身暖而寒退，夏浴之则体轻而凉生，夜浴则睡眠安稳，疲浴则精神复振"（陈跃康和陈登齐，2017）。近年研究也表明温泉泡浴具有镇静催眠、调节交感神经及改善神经衰弱等功效，可有效改善睡眠质量和焦虑状态（陈莹，2013；林璟等，2017；张宁平等，2019；吴群和文湘闽，2000；马冬梅等，2020）。但受地质成因的影响，不同地域温泉水温及水中所含有益微量元素和矿物质等方面均存在较大差异，理疗功效也不尽相同。目前关于我国贵州地区温泉泡浴对人群睡眠质量及焦虑理疗功效的报道甚少，且温泉泡浴如何改善睡眠质量及焦虑的机理也尚不明确。本章通过健康问卷调查、智能手环实时监测及血清褪黑素水平检测，初步探讨了贵州省典型理疗温泉泡浴对观察对象睡眠质量和焦虑的改善作用及其可能机制。

（陈　雄）

第一节　理疗温泉泡浴对睡眠质量的改善作用

为探讨贵州省理疗温泉泡浴对睡眠质量的影响，本书研究依据项目组地质学调研结果选择了贵州省三种主要温泉类型（淡温泉、温矿泉和偏硅酸温泉）的 5 个典型温泉点开展温泉泡浴理疗功效研究（见本书第二章第二节）。在流行病学调查及健康体检基础上，选择能按要求规范完成泡浴的 311 名志愿者作为观察对象，其纳入与排除标准及泡浴方式详见第二章第二节。分别采用睡眠状况自评量表（Self-Rating Scale of Sleep，SRSS）（李建明，2000）和智能手环评价温泉泡浴前后观察对象睡眠质量及睡眠时相的变化情况，并对比分析了三种类型温泉泡浴对睡眠质量改善作用的差异。

一、温泉泡浴对睡眠质量的改善作用

为探讨温泉泡浴对睡眠质量的改善作用，研究选取泡浴前 SRSS 评分大于 10 分（该量表最低分为 10 分，表示基本无睡眠问题；大于 10 分表明存在一定睡眠问题）的 226 名志愿者进行了泡浴前后 SPSS 评分变化分析，观察对象的一般情况见表 11-1。SRSS 适用于筛选有睡眠质量问题的人群，也可用于有睡眠质量问题人群治疗前后的效果评定；最低分为 10 分，最高分为 50 分，评定的时间范围为过去 1 个月内，评定内容包括"是否觉得平时睡眠足够"、"睡眠后是否已觉得充分休息过"、"是否有入睡困难"等 10 项指标，每项指标分 5 级评分（1~5 分），评分值越高说明睡眠问题越严重，具体见表 11-2。若该量表用于评定干预前后疗效，干预后 SRSS 评分值降低越明显，表明自评者睡眠状态改善程度越显著（李建明，2012）。

表 11-1　温泉泡浴观察对象一般情况

温泉类型	男性		女性		人数	构成比（%）
	人数	构成比（%）	人数	构成比（%）		
淡温泉	36	15.93	51	22.57	87	38.50
温矿泉	21	9.29	30	13.27	51	22.56
偏硅酸温泉	34	15.05	54	23.89	88	38.94

表 11-2　睡眠状况自评量表（SRSS）

问题	选项
1. 您觉得平时睡眠足够吗？	①睡眠过多了□　②睡眠正好□　③睡眠欠一些□　④睡眠不够□　⑤睡眠时间远远不够□
2. 您在睡眠后是否已觉得充分休息过了？	①觉得充分休息过了□　②觉得休息过了□　③觉得休息了一点□　④不觉得休息过了□　⑤觉得一点儿也没休息□

续表

问题	选项
3. 您晚上已睡过觉，白天是否打瞌睡？	①0 ~ 5 天□　②很少（6 ~ 12 天）□　③有时（13 ~ 18 天）□　④经常（19 ~ 24 天）□　⑤总是（25 ~ 31 天）□
4. 您平均每个晚上大约能睡几小时？	①≥9 小时□　②7 ~ 8 小时□　③5 ~ 6 小时□　④3 ~ 4 小时□　⑤1 ~ 2 小时□
5. 您是否有入睡困难？	①0 ~ 5 天□　②很少（6 ~ 12 天）□　③有时（13 ~ 18 天）□　④经常（19 ~ 24 天）□　⑤总是（25 ~ 31 天）□
6. 您入睡后中间是否易醒？	①0 ~ 5 天□　②很少（6 ~ 12 天）□　③有时（13 ~ 18 天）□　④经常（19 ~ 24 天）□　⑤总是（25 ~ 31 天）□
7. 您在醒后是否难以再入睡？	①0 ~ 5 天□　②很少（6 ~ 12 天）□　③有时（13 ~ 18 天）□　④经常（19 ~ 24 天）□　⑤总是（25 ~ 31 天）□
8. 您是否多梦或常被噩梦惊醒？	①0 ~ 5 天□　②很少（6 ~ 12 天）□　③有时（13 ~ 18 天）□　④经常（19 ~ 24 天）□　⑤总是（25 ~ 31 天）□
9. 为了睡眠，您是否吃安眠药？	①0 ~ 5 天□　②很少（6 ~ 12 天）□　③有时（13 ~ 18 天）□　④经常（19 ~ 24 天）□　⑤总是（25 ~ 31 天）□
10. 您失眠后心情（心境）如何？	①无不适□　②无所谓□　③有时心烦、急躁□　④心慌、气短□　⑤乏力、没精神、做事效率低□

　　研究结果显示温泉泡浴前观察对象 SRSS 评分值为 20.07±5.27，泡浴后为 16.35±3.86，泡浴后观察对象 SRSS 评分值较泡浴前显著降低（$P<0.05$），见图 11-1，提示温泉泡浴可一定程度改善睡眠质量。进一步比较三种类型温泉对睡眠质量改善作用的差异，发现淡温泉、温矿泉及偏硅酸温泉泡浴后观察对象 SPSS 评分均较泡浴前显著降低（$P<0.05$），见图 11-2，但泡浴前后评分差值在三类温泉间无显著差异，见表 11-3，提示三种类型温泉泡浴对睡眠质量均有改善作用，但不同类型温泉对睡眠质量的改善作用无明显差异。

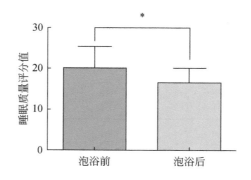

图 11-1　温泉泡浴对观察对象睡眠质量的影响

注：＊表示两组比较有统计学意义，$P<0.05$

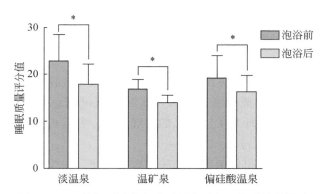

图 11-2　三种类型温泉泡浴对观察对象睡眠质量的影响

注：＊表示两组比较有统计学意义，$P<0.05$

表 11-3　三种类型温泉泡浴对睡眠质量影响的比较分析

温泉类型	人数	均数	标准误	95% 置信区间		F 值	P 值
				下限	上限		
淡温泉	87	16.37	0.2743	15.83	16.91		
温矿泉	51	15.18	0.5916	14.02	16.35	1.1815	0.3087
偏硅酸温泉	88	16.83	0.2488	16.34	17.32		

　　近年研究发现温泉水的温热作用及其中含有的丰富微量元素可能是其改善睡眠质量的主要因素，其中，温热作用可引起机体产生胆碱能效应、促进血管扩张和血液循环、加快机体新陈代谢和能量消耗（冰华，2018），还可降低肌张力并缓解肌紧张（冯艳红和孙信华，2019），从而促进睡眠质量。贵州省典型温泉地区地热水富含镁、钙、锶等元素（Chen et al.，2021），这些元素可能通过温泉泡浴经皮肤吸收进入机体（Mitchell and Waring，2016；Gröber，2017）。镁离子、钙离子及锶元素进入机体后可抑制大脑皮层兴奋性，进而发挥镇静催眠作用，改善睡眠质量及焦虑（刘玉珍，2013；Cao et al.，2018；Boyle et al.，2017；Maria et al.，2017）。此外，温泉的泡浴频率可能与睡眠质量的改善效果密切相关。吴群等在研究金马温泉泡浴的保健功效时发现，温泉泡浴 3～5 次即可明显改善观察对象睡眠质量，其改善率为 67%（吴群和文湘闽，2000）。林璟等进行了一项关于重庆地区温泉泡浴对人体健康状况影响的研究，观察对象分为非泡浴组和泡浴组，其中非泡浴组不进行温泉泡浴干预，泡浴组志愿者每周泡浴 1～3 次，持续 5 个月。结果显示泡浴组观察对象在温泉泡浴干预后睡眠质量和身心压力均得到明显改善，其改善率分别为96.86% 和 97.76%（林璟等，2017）。本研究泡浴干预时间为 4～5 周，泡浴后观察对象睡眠质量改善率为 88.05%。综合上述结果提示温泉泡浴能不同程度改善睡眠质量，但仍需进一步研究探索对睡眠质量改善较佳的温泉泡浴方法，为科学指导温泉泡浴提供依据。

二、温泉泡浴对睡眠时相的改善作用

　　睡眠时相是睡眠状态中的特定生理过程，正常睡眠过程包含两个时期，即快速动眼睡眠期和非快速动眼睡眠期，而非快速动眼睡眠期又分为深度睡眠期和浅度睡眠期。其中，深度睡眠期的长短是影响睡眠质量的关键。大脑皮层细胞在深度睡眠时处于充分休息状态，该状态对于消除疲劳、恢复精力、促进机体新陈代谢等都起到至关重要的作用（Diolaiuti et al.，2020）。因此，深睡比例的变化可很好地反映睡眠质量的改善状况。智能手环作为近年来新兴的智能穿戴设备，因其可实时监测夜间总睡眠时间和各睡眠时相情况，越来越多的人采用智能手环来关注自己的睡眠质量，并且根据手环的分析结果对自己的睡眠进行适当的调整（李红岩等，2014）。

为进一步探讨温泉泡浴对机体睡眠时相的影响，本研究采用了智能手环方式对观察对象睡眠时相进行了动态追踪。温泉泡浴期间所有观察对象均 24 小时佩戴 Huawei Honor Band 3 健康手环，用以采集每日夜间睡眠数据，包括夜间睡眠时间、深睡眠比、浅睡眠比、快速动眼比等数据。采用重复测量方差分析比较各组每周夜间睡眠质量指标的差异，进一步采用 Bonfferoni 法进行两两比较，数据以均数±标准差表示。采用因子分析法评价三种温泉类型泡浴对夜间睡眠质量的改善效果。

通过分析发现随着泡浴周期的延长，总体观察对象夜间睡眠时间逐渐增加，尤以第 4 周增高最为明显（$P<0.05$）；第 3、4 周深睡眠比显著高于第 1、2 周（$P<0.05$），第 3、4 周浅睡眠比低于第 1、2 周（$P<0.05$）；快速动眼比在 4 周间变化不明显（$P>0.05$），见图 11-3。

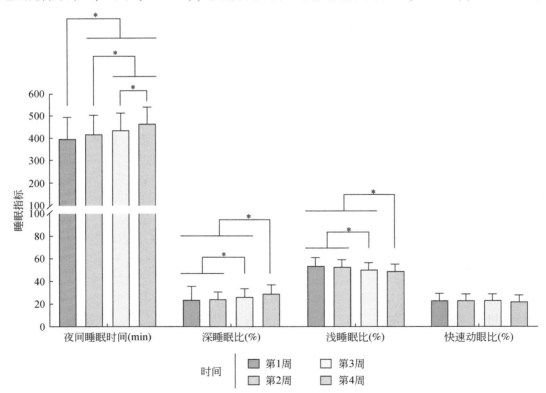

图 11-3　温泉泡浴对观察对象夜间睡眠时相的影响

注：* 表示两组比较有统计学意义，$P<0.05$

进一步分析三种类型温泉对观察对象睡眠时相的影响。结果表明，淡温泉可调节夜间睡眠时间和浅睡眠比，与前2周相比，淡温泉泡浴第4周夜间睡眠时间显著延长，但浅睡眠比低于前2周（$P<0.05$）；温矿泉可一定程度调节夜间睡眠时间、深睡眠比和浅睡眠比，与第1周相比，第4周夜间睡眠时间和深睡眠比显著延长（$P<0.05$），但浅睡眠比显著降低（$P<0.05$）；偏硅酸温泉对夜间睡眠时间、深睡眠比、浅睡眠比和快速动眼比均有一定改善作用，与第1周相比，第4周夜间睡眠时间和深睡眠比显著增加（$P<0.05$），但快速动眼比和浅睡眠比显著降低（$P<0.05$）；见图11-4。

为比较三种温泉类型泡浴对夜间睡眠时相改善效果的差异，采用因子分析法将第1周与第4周夜间睡眠时间、深睡眠比、浅睡眠比及快速动眼比的差值降维成1个反映夜间睡眠综合质量改善的因子，分析三种类型温泉泡浴对夜间睡眠综合质量改善因子的影响。结果表明，偏硅酸温泉对于改善夜间睡眠质量的效果要优于淡温泉及温矿泉（$P<0.05$），但淡温泉和温矿泉两者间差异不显著（$P>0.05$），见表11-4。

表 11-4　三种类型温泉泡浴对夜间睡眠质量综合影响因子的影响

温泉类型	人数	夜间睡眠质量综合因子			F 值	P 值
		均数	标准差	标准误		
淡温泉	111	0.29	1.05	0.11		
温矿泉	90	−0.22	0.96	0.13	7.30	<0.01
偏硅酸温泉	110	−0.23	0.86	0.11		

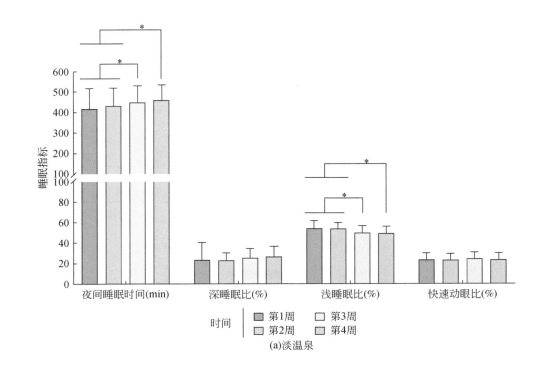

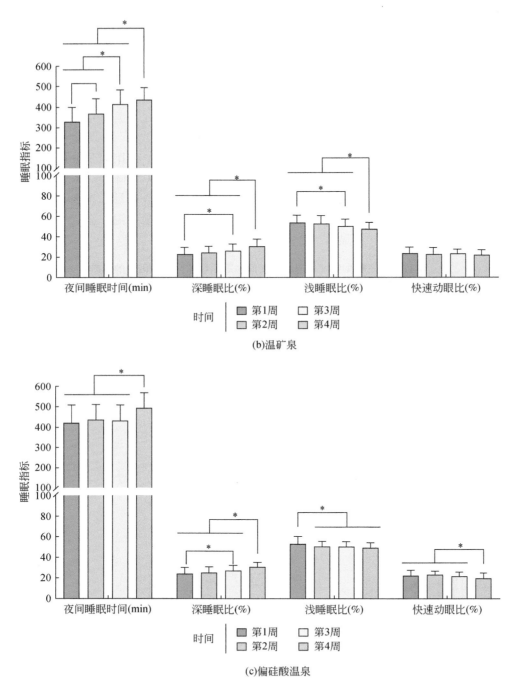

(b)温矿泉

(c)偏硅酸温泉

图 11-4　三种类型温泉泡浴对观察对象夜间睡眠时相的影响

注：＊表示两组比较有统计学意义，$P<0.05$

　　既往研究表明，温泉的温度效应可加快血液循环，促进氧的运输，提高脑细胞的氧含量（冰华，2018）。本研究发现淡温泉可调节夜间睡眠时间和浅睡眠比。提示，淡温泉可能通过其水温改善血液循环和氧的运输进而提升睡眠质量。溶解性总固体（Total Dissolved Solids，TDS）是溶解在水里的无机盐和有机物的总称。镁离子是 TDS 的主要组成成分之一，既往研究表明，适当摄入镁可有效改善睡眠质量（Cao et al.，2018）。也有研究发现，镁补充剂可改善焦虑，并有助于减压（Boyle et al.，2017）。本书研究发现，一方面温矿泉可增加夜间睡眠时间、降低浅睡眠，同时对深睡眠比亦有一定的调节作用，推测其可能的原因为温矿泉中含有大量的镁离子，通过泡浴补充机体所需要的镁，从而发挥其对睡眠质量的改善作用；另一方面，进入机体的镁离子亦可通过改善焦虑及减少压力，间接促进睡眠质量的改善。硅是人体必需的微量元素之一，易被人体吸收，同时具有很强的渗透能力，可以将浑浊的血液迅速酸化变清亮，从而让血液通畅无阻（赖定邦，2019）。本书研究结果表明，偏硅酸温泉泡浴对夜间睡眠时相的改善效果相对优于其他两种类型温泉，但目前尚无直接证据表明偏硅酸对睡眠具有促进作用，因此偏硅酸温泉对睡眠的改善作用是否与其促进血液通畅有关仍有待进一步研究。

综上所述，SRSS 评分及健康手环监测结果表明，贵州省三种主要类型温泉泡浴均可不同程度改善观察对象夜间睡眠质量。

（曾奇兵、陈　雄）

第二节　理疗温泉泡浴对焦虑的改善作用

本章第一节研究观察到理疗温泉泡浴对睡眠具有积极改善作用，鉴于焦虑与睡眠障碍往往存在一定因果联系及共同诱因，本节在此基础上进一步针对上述人群探讨了理疗温泉泡浴对焦虑的改善作用。

焦虑是人类一种正常的情感反映，但长期或过度焦虑则就会引起情感或生理性疾病。目前针对焦虑的控制手段包括生活调节（如散步及听音乐等）和药物治疗。已有研究发现，温泉泡浴可有效缓解精神压力、改善手术病人术后焦虑（Bando，1990；田野，2012）。为了探讨贵州省典型温泉泡浴对焦虑的影响，本研究采用焦虑自评量表（SAS 量表）（Zung，1971）评价温泉泡浴前后观察对象焦虑评分变化情况，并比较了不同类型温泉泡浴对焦虑改善作用的差异。SAS 量表可用于评测成年人的焦虑状态及其轻重程度，是心理咨询师、心理医生最常用的心理测量工具之一。该量表具体内容包括"情绪紧张"、"无故害怕"、"手脚颤抖"等 20 项指标，每项指标根据症状程度分为 4 个评分等级（1～4 分；1 分表示"没有或偶尔"，2 分表示"有时"，3 分表示"经常"，4 分表示"总是如此"），具体见表 11-5；评分越高说明焦虑程度越高，可用于评价焦虑的主观感受。

表 11-5　焦虑自评量表（SAS）

问题	选项
觉得比平常容易紧张和着急（焦虑）	①没有或很少时间□　　②小部分时间□　　③相当多时间□ ④绝大部分或全部时间□

问题	选项
无缘无故地感到害怕（害怕）	①没有或很少时间□　②小部分时间□　③相当多时间□ ④绝大部分或全部时间□
容易心里烦乱或觉得惊恐（惊恐）	①没有或很少时间□　②小部分时间□　③相当多时间□ ④绝大部分或全部时间□
觉得我可能将要发疯（发疯感）	①没有或很少时间□　②小部分时间□　③相当多时间□ ④绝大部分或全部时间□
觉得一切都很好，也不会发生什么不幸（不幸预感）	①没有或很少时间□　②小部分时间□　③相当多时间□ ④绝大部分或全部时间□
手脚发抖打颤（手足颤抖）	①没有或很少时间□　②小部分时间□　③相当多时间□ ④绝大部分或全部时间□
因为头痛，头颈痛和背痛而苦恼（躯体疼痛）	①没有或很少时间□　②小部分时间□　③相当多时间□ ④绝大部分或全部时间□
感觉容易衰弱和疲乏（乏力）	①没有或很少时间□　②小部分时间□　③相当多时间□ ④绝大部分或全部时间□
觉得难以安静坐着（静坐不能）	①没有或很少时间□　②小部分时间□　③相当多时间□ ④绝大部分或全部时间□
觉得心跳得很快（心悸）	①没有或很少时间□　②小部分时间□　③相当多时间□ ④绝大部分或全部时间□
因为一阵阵头晕而苦恼（头昏）	①没有或很少时间□　②小部分时间□　③相当多时间□ ④绝大部分或全部时间□
有晕倒发作或觉得要晕倒似的（晕厥感）	①没有或很少时间□　②小部分时间□　③相当多时间□ ④绝大部分或全部时间□
呼气吸气都感到很容易（呼吸困难）	①没有或很少时间□　②小部分时间□　③相当多时间□ ④绝大部分或全部时间□
手脚麻木和刺痛（手足刺痛）	①没有或很少时间□　②小部分时间□　③相当多时间□ ④绝大部分或全部时间□
因为胃痛和消化不良而苦恼（胃痛或消化不良）	①没有或很少时间□　②小部分时间□　③相当多时间□ ④绝大部分或全部时间□
常常要小便（尿频）	①没有或很少时间□　②小部分时间□　③相当多时间□ ④绝大部分或全部时间□
手常常出汗（多汗）	①没有或很少时间□　②小部分时间□　③相当多时间□ ④绝大部分或全部时间□
脸红发热（面部潮红）	①没有或很少时间□　②小部分时间□　③相当多时间□ ④绝大部分或全部时间□
不容易入睡（睡眠障碍）	①没有或很少时间□　②小部分时间□　③相当多时间□ ④绝大部分或全部时间□
晚上做噩梦（噩梦）	①没有或很少时间□　②小部分时间□　③相当多时间□ ④绝大部分或全部时间□

本书研究从 311 名观察对象中选取泡浴前 SAS 评分大于 20 分（最低分为 20 分，大于 20 分表明存在一定焦虑状态）的 226 名志愿者进行了泡浴前后 SAS 评分变化分析。结果显示温泉泡浴前观察对象 SAS 评分值为 27.08±6.58，泡浴后为 20.97±1.60，泡浴后观察对象 SAS 评分值较泡浴前降低（$P<0.05$），见图 11-5，提示温泉泡浴可一定程度改善焦虑。进一步比较三种类型温泉对焦虑改善作用的差异，发现淡温泉、温矿泉及偏硅酸温泉泡浴后观察对象 SAS 评分均较泡浴前显著降低（$P<0.05$），且各类型温泉泡浴后 SAS 评分值均已接近最低值 20 分，见图 11-6，提示三种类型温泉泡浴对焦虑均有改善作用，但不同类型温泉对焦虑的改善作用无明显差异，见表 11-6。

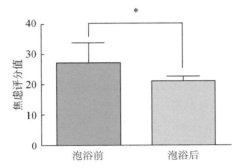

图 11-5　温泉泡浴对观察对象焦虑状态的影响

注：＊表示两组比较有统计学意义，$P<0.05$

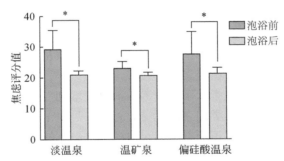

图 11-6　三种类型温泉泡浴对观察对象焦虑状态的影响

注：＊表示两组比较有统计学意义，$P<0.05$

表 11-6　三种类型温泉泡浴对焦虑影响的比较分析

温泉类型	人数	均数	标准误	95% 置信区间		F 值	P 值
				下限	上限		
淡温泉	87	20.68	0.1614	20.37	21.00		
温矿泉	51	20.81	0.4188	19.99	21.64	0.3704	0.6909
偏硅酸温泉	88	21.21	0.1534	20.91	21.51		

研究发现，温泉泡浴对焦虑状态的缓解作用可能与其产生的血管舒张及肌肉松弛效应有关（冰华，2018；冯艳红和孙信华，2019）。其次，温泉泡浴还可通过调节交感、副交

感神经功能平衡缓解焦虑状态（王青银和梅平，1995；龚渝婷，2015；王步云等，1990；王玉伏等，2013）。此外，研究表明焦虑与睡眠质量关系密切，睡眠质量下降与焦虑往往相互伴随并形成恶性循环（Cox and Olatunji，2016）。本研究226名有睡眠质量问题及焦虑的观察对象中有208人在温泉泡浴后焦虑与睡眠质量均得到改善，提示温泉泡浴对焦虑状态的改善与睡眠改善有一定关联。

综上所述，SAS评分结果显示，贵州省三种主要类型温泉泡浴均可不同程度改善观察对象的焦虑状态。

第三节　理疗温泉泡浴对褪黑素分泌的影响

褪黑素是一种由大脑松果体合成和分泌并具有调节人体睡眠周期和昼夜节律的激素（Zisapel et al.，2018），可有效改善睡眠质量和焦虑。褪黑素可通过其受体MT1和MT2发挥催眠功效，不但能有效增加失眠患者的总睡眠时间和睡眠效率，还可减少睡眠潜伏期（Gobbi and Comai，2019）。研究表明，与正常人群相比，失眠人群血清褪黑素水平显著降低且峰值时间延迟（Abbasivash et al.，2019；Zee and Manthena，2007）。此外，褪黑素还具有潜在的镇痛和抗焦虑作用，可有效改善焦虑状态（Cardinali et al.，2012），其对焦虑的改善效果与常用的镇静抗焦虑药物苯二氮类药物相当（周汾等，2015），且尚未发现褪黑素具有成瘾性和其他严重副作用（Abbasivash et al.，2019）。

本研究以褪黑素为切入点，进一步探讨贵州典型温泉改善睡眠及焦虑的可能机制。研究检测了观察对象温泉泡浴前后血清褪黑素水平，经分析发现温泉泡浴前观察对象血清褪黑素水平为97.76±25.69pg/ml，泡浴后为119.42±27.95pg/ml，泡浴后观察对象血清褪黑素水平较泡浴前显著增加（$P<0.05$），见图11-7，提示温泉泡浴可一定程度促进褪黑素分泌。进一步比较三种类型温泉对褪黑素分泌改善作用的差异，发现淡温泉、温矿泉及偏硅酸温泉泡浴后观察对象血清褪黑素水平均较泡浴前显著增加（$P<0.05$），见图11-8，但泡浴前后血清褪黑素水平差值在三类温泉间无显著差异，见表11-7，提示三种类型温泉泡浴均有促进褪黑素分泌的作用，但不同类型温泉对褪黑素分泌的促进作用无明显差异。

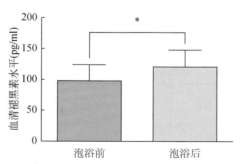

图11-7　温泉泡浴对总体观察对象血清褪黑素水平的影响

注：*表示两组比较有统计学意义，$P<0.05$

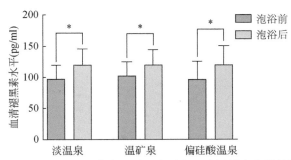

图 11-8　三种类型温泉泡浴对观察对象血清褪黑素水平的影响

注：＊表示两组比较有统计学意义，$P<0.05$

表 11-7　三种类型温泉泡浴对褪黑素分泌影响的比较分析

温泉类型	人数	均数	标准误	95% 置信区间		F 值	P 值
				下限	上限		
淡温泉	87	119.91	2.3803	115.22	124.61		
温矿泉	51	117.04	3.1557	110.82	123.26	0.9254	0.3979
偏硅酸温泉	88	120.93	2.3643	116.27	125.59		

为进一步阐明温泉泡浴对褪黑素分泌的促进作用与睡眠质量和焦虑状态改善之间的关系，本研究对温泉泡浴前后血清褪黑素变化水平与 SRSS 和 SAS 评分值变化之间的相关性进行了分析，结果显示血清褪黑素变化水平与 SRSS 及 SAS 评分变化均呈负相关（$r = -0.5795$，$P<0.05$；$r=-0.5282$，$P<0.05$），分别见图 11-9 和图 11-10，提示温泉对睡眠及焦虑的改善作用可能与其促进褪黑素分泌有关。此外，现有研究表明，褪黑素的合成与色氨酸代谢有关，色氨酸可合成抑制性神经递质 5-羟色胺（5-HT），再由 5-HT 进一步合成褪黑素（Friedman，2018；Zhao et al.，2019）。然而，本研究尚未检测血清中 5-HT 水平，温泉泡浴对褪黑素分泌的促进作用是否与其促进 5-HT 的合成有关有待进一步研究。

综上，本研究提供了一些有限的证据表明贵州省典型理疗温泉泡浴对睡眠质量和焦虑状态均有一定改善作用；温泉泡浴对睡眠质量和焦虑状态的改善作用可能与其调节机体褪黑素分泌有关。上述研究结果可为贵州省温泉理疗功效的研究提供理论支撑。但本研究尚存在一定局限性，首先，研究未能获取观察对象基线睡眠质量和焦虑状态数据，因此结果解释具有一定的局限性；其次，尽管智能手环在睡眠监测方面得到广泛应用，但目前并未查到相关文献报道，亦欠缺相关对比参考数据，故本研究结论亦有待于进一步验证；此外，尚需进一步结合理疗温泉的物理和化学特性探讨不同类型温泉泡浴对睡眠质量改善作用差异的机制，为科学指导泡浴提供更多依据。

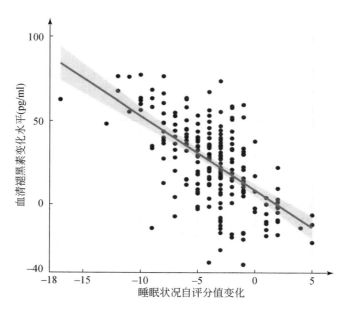

图 11-9　血清褪黑素变化水平与 SRSS 评分变化的相关性分析

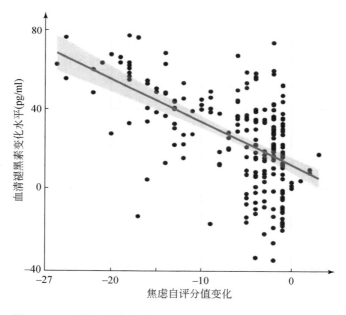

图 11-10　血清褪黑素变化水平与 SAS 评分变化的相关性分析

（陈　雄）

|第十二章|　　理疗温泉与皮肤病改善

皮肤病是一种常见病、多发病，《中国卫生和健康统计年鉴》数据显示，2018 年我国皮肤病医院总诊疗人次为 841.8 万人次，同比 2017 年的 820.75 万人次增长 2.6%；2019 年约 847 万人次，同比上涨 0.6%（国家卫生健康委员会，2022）。此外，国家卫生健康委员会相关统计数据显示，我国每年的皮肤病门诊患者总量已经接近 3 亿人次（医疗大数据应用技术国家工程实验室皮肤疾病大数据工作委员会等，2020）。随着健康中国战略的提出，我国的卫生政策将从以治病为中心向以防病为中心转变，因此，皮肤健康促进和疾病防治具有重要公共卫生意义。

常见的皮肤病治疗手段主要有药物治疗、手术治疗和物理治疗等。其中，药物治疗包括口服抗组胺药物（陈耐奋，2017；袁颖和尹杰，2020；张晓明和罗耀水，2010；中国中西医结合学会皮肤性病专业委员会环境与职业性皮肤病学组等，2021）和抗过敏药物（伙安祝，2018），或者肌肉注射抗病毒药物（唐鸿珊和朱一元，2001）等；物理治疗则是利用光、电、水、温度等物理因子治疗皮肤病的方式（霍长荣，2014）。温泉辅助疗法属于物理治疗手段之一，以温泉浴疗为主，温泉饮疗为辅（武亮，2014）。既往研究显示，采用温泉辅助治疗有显著疗效的皮肤病包括白癜风（Czarnowicki et al.，2011）、线性鱼鳞病（Gambichler et al.，2000）、寻常痤疮（Huang et al.，2018）、接触性皮炎（Huang et al.，2018）、脂溢性皮炎（Huang et al.，2018）等，其中对银屑病的辅助治疗效果尤为显著（Darlenski et al.，2021）。但由于皮肤病病种繁多、致病因素复杂，温泉疗法并不适用于所有皮肤病的辅助治疗，如患有皮肤结核、皮肤肿瘤和急性皮下出血的病人禁用温泉辅助治疗。

根据中医理论，温泉泡浴对皮肤病的理疗主要有两方面的积极作用（向缨红和李奕，2010）：一是热敷作用；二是水疗作用，尤以银屑病效果更佳。据研究报道，温泉中含有硫磺等矿物质，具有很强的抗菌、止痒作用（张红艳等，2010）。此外，温泉水的热能有效改善皮肤表面的微循环，而且所含的大量微量元素亦可以补充皮肤缺乏的微量元素，从而加速皮肤问题的恢复（张晶和祝钧，2013）。随着分析化学技术的发展，温泉中具有辅助疗效的功效成分逐渐被挖掘，如氯化钠、硫酸钙和氡等（Darlenski et al.，2021；Brockow et al.，2007；孔祥民等，1993）。此外，也有研究发现温泉泡浴也可通过调节机体免疫及局部炎症作用改善其他皮肤疾病症状（Lee et al.，2014）。

尽管温泉泡浴已经在常见皮肤病的保健康复作用展现出良好的应用前景，但目前关于贵州温泉泡浴与皮肤病的理疗功效研究仍有限。为探讨贵州省典型温泉泡浴对皮肤病及其相关症状和体征的改善作用，本书研究以下述纳入排除标准选择前述 5 个典型温泉点和三种主要温泉类型（详见本书第二章第二节）所在地区 311 名居民作为观察对象。纳入标准：在调查点周边地区居住和工作、年龄 30～65 岁、知情同意、能够按本研究要求进行规范泡浴（每天 1 次，每周 5 次，每次 40～50min）的居民。排除标准：患有传染性皮肤病或不适合温泉泡浴的慢性非传染疾病人群，包括高血压、糖尿病、传染性皮肤病、心脑血管疾病等；过去 1 年有外伤或手术史、或传染病史者；问卷和体检数据不完整者。通过分析观察对象泡浴前后皮肤病相关症状及体征的评分变化情况和皮肤病的好转例数，初探贵州省典型温泉泡浴对人群皮肤病及其相关症状和体征的改善作用。

第一节　理疗温泉泡浴对皮肤病的影响

皮肤作为人体的第一道生理防线和最大的器官，参与机体的多种功能活动（Karimkhani et al.，2017）。皮肤病是指发生在皮肤和皮肤附属器官疾病的总称。一些研究（Darlenski et al.，2021；Huang et al.，2018）显示，温泉泡浴对皮肤病具有较好的辅助治疗作用，如银屑病、皮肤瘙痒症、乏脂性皮炎、神经性皮炎等。为探讨温泉泡浴对常见皮肤病的影响，本书研究通过比较温泉泡浴前后皮肤病的好转例数，初探温泉泡浴对皮肤病的辅助治疗作用。

一、理疗温泉泡浴对银屑病的改善作用

银屑病是一种常见的以皮肤红斑、鳞屑等皮肤表皮细胞角化紊乱为特点的慢性炎症性皮肤病。该病难治愈、易复发，需长期甚至终身治疗，探索有效、副作用少且可延长复发间隔时间的治疗方法一直是银屑病干预研究的目标（李思，2018）。近半个世纪以来，国内外学者对温泉泡浴在银屑病辅助治疗中的应用进行了研究。研究发现单纯温泉泡浴可改善银屑病患者皮损情况，减少红斑、浸润和鳞屑（Merial-Kieny et al.，2011；杨介河，2015）。而温泉泡浴联合药物治疗对银屑病特别是重症银屑病及小儿银屑病有更好的治疗效果，如温泉泡浴联合松馏油膏对治疗重症银屑病的有效率达 99.7%，显著高于一般热水浴加松馏油封包疗法（姚刚和杨仁书，2006）；温泉泡浴联合 5% 松馏油软膏疗法对小儿银屑病也有显著疗效（李丽芳等，2010）；温泉泡浴联合卡泊三醇搽剂（姜功平等，2012，石琼等，2012）能有效缓解中、重度患者病情并显著增加常规药物治疗银屑病疗效。随着分析化学技术的发展，研究者们对温泉泡浴辅助治疗银屑病的功效成分及可能机制也进行了探讨，发现温泉泡浴对银屑病辅助治疗效果可能与泉水中富含氯化钠、硫酸钙和氡等成分密切相关（Darlenski et al.，2021；Brockow et al.，2007）。泉水中氯化钠、硫酸钙等成分以离子形态通过皮肤作用于肌体，或直接作用于银屑病的皮肤感受器，促进细胞代谢及血液循环、缓解炎症反应从而发挥镇静止痒作用；含氡温泉泡浴可能通过减少皮损表皮 $CD4^+T$、$CD8^+T$ 和 $CD1a^+$ 朗格汉斯细胞，抑制表皮细胞 IL-4、IL-5 等炎症因子过量表达，减轻银屑病患者受损皮肤炎症反应（Lee et al.，2014；Tsoureli-Nikita et al.，2002）。

二、温泉泡浴对皮肤瘙痒症的改善作用

皮肤瘙痒症是指无原发性皮肤损害而仅有皮肤瘙痒的一种皮肤症状。因反复搔抓，易

造成瘙痒-搔抓-瘙痒的恶性循环（陈玉梅，2013），可分为全身性瘙痒症和局部性瘙痒症。在治疗上，主要考虑以下几个方面：①加强皮肤护理：注意皮肤的保湿、防晒、补水，可以选用医用的护肤品或防晒霜，同时在冬季禁忌用肥皂洗浴，洗浴之后周身外涂身体乳，这对老年患者尤为重要。②治疗原发病：如糖尿病、肝肾疾病以及血液病，还有一些真菌性疾病。③外用药物治疗：如果出现瘙痒轻微，这时可以外用复方炉甘石洗剂或复方樟脑乳膏。④口服药物治疗：如果出现瘙痒严重，而且伴有夜间睡眠障碍，此时需要口服复方甘草酸苷片和咪唑斯汀缓释片，可以选择糠酸莫米松乳膏和尿素维E乳膏混合外用。⑤中医治疗：中医认为皮肤瘙痒症是由于身体在虚弱时被各种湿、热、燥、寒、风等病邪乘虚而入，导致体内的气血运行受阻，水谷精微转化不畅导致的。在进行中医治疗皮肤瘙痒症的时候，需要根据患者的具体病症分型而治才能达到最好的治疗效果。有研究报道，温泉浴疗对老年皮肤瘙痒症疗效显著（向多文等，2006），总体有效率100%，其中痊愈34%，显效53%，有效13%。本书研究以贵州典型温泉地区311名志愿者为观察对象，对其进行为期4~5周的泡浴干预，结果发现，温泉泡浴可显著改善泡浴人群的皮肤瘙痒症，泡浴前13例皮肤瘙痒症中有10例在泡浴后得到了明显改善，详见表12-1。因样本量有限，本书研究三种类型温泉仅有淡温泉有皮肤瘙痒症病例纳入，故未进一步分析三种不同类型温泉泡浴对皮肤瘙痒症的影响，后续将进一步扩大样本量探讨偏硅酸温泉与温矿泉对皮肤瘙痒症的改善作用。

表 12-1　理疗温泉泡浴对皮肤瘙痒症的影响

泡浴干预	样本人数	正常	皮肤瘙痒症
泡浴前	311	298（95.82%）	13（4.18%）
泡浴后	311	308（99.04%）	3（0.96%）

本书研究结果表明温泉泡浴可一定程度改善皮肤瘙痒症，其可能原因有如下两方面：一是淡温泉中的水温热能作用，可使机体皮肤毛细血管扩张，促进血液循环，同时由于浮力和动静水压作用，可起到按摩、止痒等功效；二是淡温泉中丰富的化学元素和微量元素、理化因子，可通过热能刺激皮肤毛细血管扩张而吸收入体内从而发挥其对皮肤瘙痒症的理疗作用。亦有研究报道，温泉联合口服药物（如润燥止痒胶囊）（付敏等，2013）、中药（向缨红和李奕，2010）以及中西医结合（杨芳，2010）治疗可显著增加老年皮肤瘙痒症的疗效。因此，建议老年皮肤瘙痒症患者可以在温泉泡浴的基础上采取综合性干预措施，从而提高治疗效果。

三、理疗温泉泡浴对乏脂性皮炎的改善作用

乏脂性皮炎是一种因年龄、季节气候、洗浴习惯等因素引起皮肤屏障受破坏、脂质与汗腺分泌功能失调、经皮水分丢失过多，而出现皮肤干燥、瘙痒、红斑、脱皮等临床表现的皮肤疾病（周丽娟和吕中法，2015），广泛存在于人群中，尤其好发于妇女和老年人（周丽娟和吕中法，2015）。据统计，乏脂性皮炎在特殊护理家庭及长期健康照顾机构发生

率分别为41.2%和16.4%（Nakagami et al., 2015；Kimura et al., 2013）。乏脂性皮炎的病因及发病机制并不明确，病因主要包括与该病相关的内部因素如年龄（Emodi et al., 2010）、身体状态（Cassler et al., 2014；Rawlings et al., 2008）、其他相关疾病（De Mel and Suphioglu, 2014；Horii et al., 1989；Roongpisuthipong et al., 2012）等；外部因素如药物副作用（Tan and Chan, 2009；Greist and Epinette, 1982；Schulz et al., 2007；Draelos et al., 2004）、洗浴（Cork and Danby, 2009）、外界环境（Sparsa et al., 2005）、化妆品（Rawlings et al., 2008）等；致病机制主要涉及皮肤屏障破坏、神经系统功能失调和内源性大麻素系统失衡等（周丽娟和吕中法，2015）。本书研究结果发现，温泉泡浴可显著改善泡浴人群的乏脂性皮炎，泡浴前56例乏脂性皮炎中有48例在泡浴后得到了明显改善，乏脂性皮炎的总体改善率为85.71%。详见表12-2。

表12-2 理疗温泉泡浴对乏脂性皮炎的影响

泡浴干预	样本人数	正常	乏脂性皮炎
泡浴前	311	255（81.99%）	56（18.01%）
泡浴后	311	303（97.43%）	8（2.57%）

为探讨三种不同类型温泉泡浴对乏脂性皮炎的影响，本研究分析了不同类型温泉泡浴前后乏脂性皮炎的改善人数及改善率。结果发现，与泡浴前相比，淡温泉和偏硅酸温泉泡浴均可显著改善乏脂性皮炎，但温矿泉泡浴对乏脂性皮炎的改善差异无统计学意义，是否因温矿泉纳入的乏脂性皮炎病例数较少有关，需要进一步扩大样本量探讨与验证。图12-1。另有学者（兰宇贞和李邻峰，2008）认为，过度的洗浴刺激可能是乏脂性皮炎发病的原因之一，且洗浴过长会增加乏脂性皮炎的患病。因此，适当控制泡浴时间从而降低洗浴刺激对乏脂性皮炎的影响应予重视。

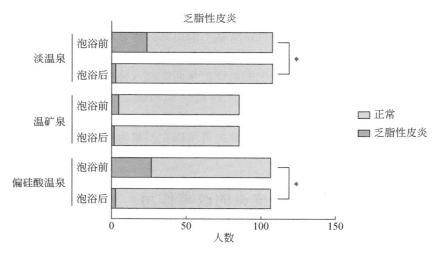

图12-1 不同类型温泉泡浴对乏脂性皮炎的影响
注：*表示两组比较有统计学意义，$P<0.05$

四、理疗温泉泡浴对神经性皮炎的改善作用

神经性皮炎是以阵发性皮肤剧痒和皮肤苔藓化为特征的慢性炎症性皮肤病（陈新，2007），多见于青年人和成年人，好发于颈部、四肢、腰骶，以对称性皮肤粗糙肥厚和剧烈瘙痒为主要表现，易反复发作。目前神经性皮炎病因不是很清楚，现代医学认为神经性皮炎与神经系统功能障碍，大脑皮层兴奋和抑制平衡失调有关（郭盾，1998）（冯光泽，2000，陈新，2007）报道，温泉泡浴对神经性皮炎有显著的辅助治疗效果。本研究结果显示，尽管神经性皮炎患病例数有限，但泡浴前 3 例神经性皮炎患者经泡浴后均得到有效缓解（表 12-3），提示温泉泡浴可一定程度缓解神经性皮炎。

表 12-3　理疗温泉泡浴对乏脂性皮炎的影响

泡浴干预	样本人数	正常	神经性皮炎
泡浴前	311	308（99.04%）	3（0.96%）
泡浴后	311	311（100.00%）	0（0.00%）

第二节　理疗温泉泡浴对皮肤病相关
症状与体征的影响

本章第一节研究观察到理疗温泉泡浴对皮肤病具有积极改善作用，本节在此基础上进一步针对上述人群探讨了理疗温泉泡浴对皮肤病相关症状与体征的改善作用。

一、皮肤病的常见症状与体征

皮肤病常见症状包括红斑、丘疹，有明显的瘙痒和抓痕，有时亦会有液体渗出（龚雪和崔曦月，2020）。据统计，皮肤科门诊 30% 的患者均因上述症状而就诊（朱铁山等，2015）。

1. 瘙痒

瘙痒是诸多皮肤病症状中的一种常见自觉症状，也是皮肤病患者最痛苦的症状之一（孔宪荣和黄丽红，2021）。目前其发病机制未明，一般认为直接或间接与神经精神因素密切相关，从而引起瘙痒–搔抓–瘙痒的恶性循环。

2. 红斑

红斑是斑疹的一种，是皮肤局部真皮毛细血管扩张、充血所导致（中国医疗保健国际交流促进会皮肤科分会等，2021），分为炎症性红斑（比如丹毒）和非炎症性红斑（比如鲜红斑痣），前者局部皮温略微升高，有时肿胀高起，压之变白；后者多由毛细血管扩张、数量增多所致，局部皮肤温度不高，压之褪色。

3. 抓痕

抓痕是许多病理性皮肤搔抓症、神经质抓痕症或心因性抓痕症的主要体征（Oliveira

et al., 2015），主要以反复、强迫的皮肤搔抓导致组织损伤为特征（韩耀辉等，2015）。一项基于 2513 名居民的随机电话访谈研究表明，10% 的受访者因搔抓行为而产生明显的皮肤损伤，且这些损伤并非由躯体疾病所致（Snorrason et al., 2012）。

4. 鳞屑

鳞屑通常是指将要脱落或者已经脱落的表皮角质层（刘斌和乔建军，2022）。在正常情况下表皮角朊细胞生长代谢周期为 12 天；在有炎症刺激情况下，则角朊细胞的生长增殖加快，如银屑病可缩短到 5 天（谭升顺等，1982）。

二、温泉泡浴对皮肤病相关症状与体征的影响

银屑病皮损程度评分（Psoriasis Area and Severity Index，PASI）是一套国际通行的评价银屑病皮损面积及严重程度的客观方法，其主要基于皮肤瘙痒、红斑、抓痕、鳞屑等症状及体征进行评分（Mattei et al., 2014），具体评分标准见表 12-4。来自法国的研究（Léauté-Labrèze et al., 2001）将 71 例 PASI 评价大于 10 分的男性银屑病患者分为三组，包括温泉水浴组、紫外线照射组、温泉水浴联合紫外线照射组；每周治疗 5d，共计治疗 21d；疗程结束后通过比较三组患者的 PASI 评分发现，温泉水疗对银屑病有辅助治疗作用，但未发现温泉水疗与紫外线照射治疗有协同作用。来自意大利的志愿者双臂浸水试验（Tsoureli-Nikita et al., 2002）（左臂浸泡双蒸水，右臂浸泡温泉，温度均为 27°C，30min/次，每天 2 次，持续 4 周）亦发现，与左臂（PASI 评分下降 50.5%）相比，右臂 PASI 评分显著下降，达 85.9%。为进一步评价温泉泡浴对皮肤病相关症状与体征的影响，本研究基于 PASI 评分探讨了 311 名观察对象泡浴前后皮肤病相关症状及体征的评分变化情况。结果发现，温泉泡浴可一定程度降低瘙痒（瘙痒评分 2 分及以上）、抓痕、鳞屑的评分，但红斑评分在两组之间变化不明显，详见图 12-2。上述结果提示，温泉泡浴可一定程度改善皮肤瘙痒、抓痕、鳞屑，但对红斑的效果有待于进一步探索。尽管本研究并没有发现温泉泡浴对红斑的改善作用，但有研究（Hercogova et al., 2002）报道，含硫酸根离子的温泉泡浴对红斑有较好疗效。

表 12-4　皮肤病相关症状和体征评分

评分	瘙痒	红斑	抓痕	鳞屑
0	无瘙痒	无红斑	无抓痕	表面无鳞屑
1	偶尔、轻微瘙痒	淡红色	抓痕仔细观察可见	少数皮损的表面覆有鳞屑，主要是细微的鳞屑
2	持续或间断瘙痒，不影响睡眠	红色	抓痕轻微可见，以细微抓痕为主	大部分皮损的表面覆有鳞屑，鳞屑呈片状
3	烦人的瘙痒，影响睡眠	深红色	抓痕明显可见，以较粗的抓痕为主	几乎所有皮损的表面覆有鳞屑，鳞屑厚且呈层
4	极其严重的瘙痒，夜不能寐	红色极深	抓痕体征非常明显，以粗而深的抓痕为主	所有皮损的表面覆有厚鳞屑且呈层

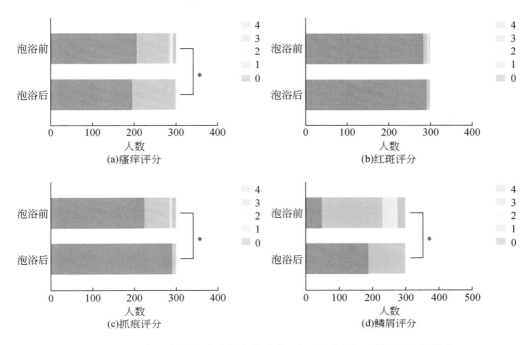

图 12-2 理疗温泉泡浴对干预人群瘙痒、红斑、抓痕、鳞屑评分的影响

注：＊表示两组比较有统计学意义，$P<0.05$

为进一步探讨三种不同类型温泉泡浴对皮肤病相关症状与体征的影响，本研究分析了泡浴前后三种不同类型温泉皮肤病相关症状与体征的评分。结果发现，淡温泉和温矿泉泡浴均可一定程度降低瘙痒、抓痕、鳞屑的评分，偏硅酸温泉对降低抓痕和鳞屑评分有积极作用。详见图 12-3 ~ 图 12-6。提示，基于本书研究数据，提示淡温泉和温矿泉泡浴可改善瘙痒、抓痕、鳞屑等症状；偏硅酸温泉泡浴对抓痕、鳞屑有一定的积极改善作用。

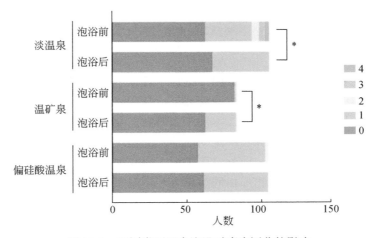

图 12-3 不同类型温泉泡浴对瘙痒评分的影响

注：＊表示两组比较有统计学意义，$P<0.05$

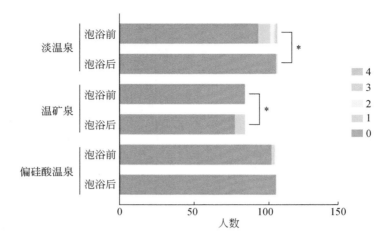

图 12-4　不同类型温泉泡浴对红斑评分的影响
注：*表示两组比较有统计学意义，$P<0.05$

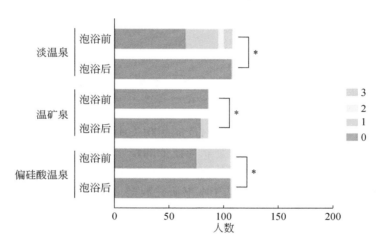

图 12-5　不同类型温泉泡浴对抓痕评分的影响
注：*表示两组比较有统计学意义，$P<0.05$

　　综上所述，本书研究提供了一些有限证据提示理疗温泉泡浴可一定程度改善乏脂性皮炎、神经性皮炎和皮肤瘙痒症，并对皮肤病部分症状和体征（瘙痒、抓痕、鳞屑）有较好理疗效果。研究尚具有下述局限性：①本次干预研究主要采用自身干预前后对照，与平行对照干预研究相比，结果的解释存在一定局限性；②本次干预研究样本量有限，所得结果尚需进一步扩大样本量进行验证。此外，尚需深入研究揭示理疗温泉泡浴对皮肤病的改善作用及机制，从医学角度更好地指导皮肤病患者利用温泉泡浴进行辅助康疗。

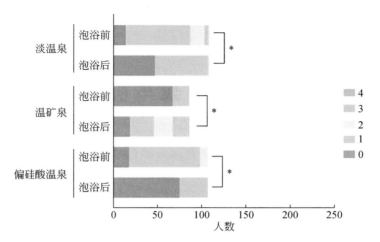

图 12-6　不同类型温泉泡浴对鳞屑评分的影响

注：＊表示两组比较有统计学意义，$P<0.05$

（曾奇兵）

|第十三章| 理疗温泉与机体内环境稳态

机体的新陈代谢是一个动态的过程，各种因素都有可能导致其发生改变，但机体同时存在强大的代谢平衡能力，以维持机体的内环境稳态和健康状况。机体内环境指体内各种组织细胞直接接触并赖以生存的环境，在正常生理状态下机体内环境的各种成分和理化性质处于动态平衡状态，内环境的相对稳定是机体能自由和独立生存的首要条件之一（武艺铭等，2021）。生理条件下机体通过多种代谢和调节机制，使各个器官、系统协调活动，共同维持内环境的相对平衡。有研究表明，在疾病发生早期，机体内环境即可出现稳态失衡，其与多种疾病及亚健康状态的发生发展密切相关（Davies，2016）。随着经济社会的发展及城镇化水平的提高，人们的生活方式、饮食习惯和营养健康需求正在发生深刻变化，加之工作和生活压力增加等使我国城镇居民面临多重健康风险，人群亚健康问题逐渐显现。亚健康状态是一种非健康亦非疾病的状态，它不存在器质性的病理学改变，但往往伴有机体内环境稳态失衡与调节功能紊乱，若亚健康状态能及时得以有效调节，机体可朝着健康的方向转变，反之则可能由功能性改变向器质性病变方向转化（Dunstan et al.，2017）。元素平衡、氧化-抗氧化平衡以及免疫功能作为机体内环境稳态的重要组成部分，其在人群亚健康向疾病转化过程中发挥重要作用，是健康促进、预防疾病的重要干预靶点。

元素是构成人体的最基本单元，在维持机体生命活动与正常代谢中发挥重要的生物学功能，如形成骨骼等硬组织、维持神经及肌肉细胞膜的生物兴奋性、酶的激活、体液的平衡和渗透压的维持等（Buccella et al.，2019）。根据元素在体内的含量多少、性质及利弊作用，可分为常量元素（包括 Ca、K、Mg、Na、P、S 等）、必需微量元素（包括 Co、Cr、Cu、Fe、Mo、Se、Sr、Zn 等）、可能必需微量元素（包括 B、Mn、Ni、V 等）与潜在有毒元素（包括 Al、As、Cd、Hg、Li、Pb 等）四类（李争显等，2020）。由于温泉水中含有丰富的微量元素，且大部分处于离子状态，可通过人体皮肤吸收，有助于维持体内元素平衡，从而达到康养保健与促进健康的目的。正常情况下，机体生理代谢过程中产生的活性氧（Reactive oxygen species，ROS）和活性氮（Reactive nitrogen species，RNS）在抗氧化酶和抗氧化物质的作用下不断被清除，使机体处于氧化-抗氧化的动态平衡状态（Pisoschi et al.，2021）。温泉水中所含的微量元素是机体多种抗氧化酶的组成成分并参与多项氧化还原反应，有助于维持机体正常的氧化-抗氧化平衡（Yanxiao et al.，2019）。免疫是机体的一种生理功能，机体依靠这种功能识别"自己"和"非己"成分，从而破坏和排斥进入人体的抗原物质（如病菌等）或人体本身所产生的损伤细胞和肿瘤细胞等，以维持机体的健康（Yaqoob，2017）。有研究显示，温泉的健康促进功能可能与调节免疫功能有关，温泉泡浴可通过增加血清中 IgA 和 C4 的水平，改善机体免疫功能（徐莉等，2010）。上述研究提示维持或改善机体元素平衡、氧化-抗氧化平衡以及免疫功能等内环境稳态，可能是温泉泡浴促进健康的理疗功效机制之一。贵州省温泉资源丰富，种类多样，不同地区、不同类型温泉理化成分存在较大差异，但目前关于温泉泡浴在改善亚健康状态或辅助治疗疾病中的作用及其机制研究不多，对内环境稳态的影响亦不清楚。因此，通过规范的干预研究了解温泉泡浴过程中有益成分作用于机体的内在机制，对进一步指导民众科学、合理地利用温泉，发挥温泉在健康促进及疾病防治中作用及价值具有重要意义。本章介绍了温泉泡浴干预对人群元素平衡、氧化-抗氧化平衡与免疫功能的影响，从机体内环境稳态角度为贵州典型温泉泡浴的理疗功效提供参考依据。

第一节　理疗温泉泡浴对机体元素代谢的影响

为探讨贵州省典型温泉泡浴对人体内常量元素、微量元素代谢的影响，本书研究在了解贵州省典型理疗温泉泡池水中元素分布特征基础上，检测了温泉泡浴前后观察对象尿液中 24 种元素；为进一步了解不同类型温泉泡浴对机体元素代谢的影响，根据项目组地质学调研结果选择贵州省三种主要温泉类型（淡温泉、温矿泉和偏硅酸温泉）进行对比分析。观察对象的选择及纳入、排除标准详见第二章第二节。通过分析三种主要温泉类型泡池水中以及温泉泡浴前后观察对象尿液中常量元素钾（K）、钠（Na）、钙（Ca）、镁（Mg）、磷（P）、硫（S），必需微量元素锶（Sr）、锌（Zn）、铜（Cu）、铁（Fe）、铬（Cr）、硒（Se）、钼（Mo）、钴（Co），可能必需微量元素硼（B）、钒（V）、镍（Ni）、锰（Mn）和潜在有毒元素铝（Al）、砷（As）、锂（Li）、铅（Pb）、镉（Cd）、汞（Hg）的变化情况，初步评价贵州省典型温泉泡浴对机体内元素代谢的影响（徐玉艳等，2021）。

一、贵州省典型理疗温泉泡池水中元素分布特征

众所周知，温泉水中含有多种元素、稀有金属、放射性物质和各种气体成分。研究项目组地质学调研结果提示，贵州省典型温泉出口水中含有锶（Sr^{2+}）、锂（Li^+）、氟（F^-）、偏硅酸（H_2SiO_3）、偏硼酸（HBO_2）、总铁（$Fe^{2+}+Fe^{3+}$）、砷（As）、钡（Ba）、溴（Br）、碘（I）、总硫化氢（H_2S、HS）、二氧化碳（CO_2）和氡（^{222}Rn）等多种微量组分（陈正山，2021）。本书研究进一步从医学角度检测并分析贵州省典型温泉泡池水中 24 种元素含量，结果发现其富含多种矿物元素，包括 Ca、K、Na、Mg、P、S 等常量元素，Sr、Zn、Cu、Fe、Mn、Se、Mo、B、V、Cr、Ni 等必需微量元素，但 Al、As、Li、Pb 等潜在有害元素含量较低；同时还发现，不同类型温泉泡池中各元素的含量存在一定差异，淡温泉泡池水中主要富含 Mo、Sr、Zn、B 等，温矿泉泡池水中主要富含 Ca、K、Mg、S、Cr、Fe、Se、Mn、Ni 等，偏硅酸温泉泡池水则以 Na、Cu、V 等为主（表 13-1）。

表 13-1　贵州省典型理疗温泉泡池水中 24 种元素分布情况（M，$P_{25} \sim P_{75}$）

元素名称		单位	淡温泉	温矿泉	偏硅酸温泉
常量元素	Ca	（mg/L）	13454.470 （9236.636~18850.600）	30840.130 （28738.410~31584.780）	4368.869 （692.929~7771.073）
	K	（mg/L）	3631.38 （1799.15~8516.28）	5223.536 （3716.274~6143.876）	1039.213 （342.828~1274.694）
	Mg	（mg/L）	1161.578 （363.671~4592.038）	18188.340 （12625.790~22943.800）	5781.197 （431.557~9462.835）
	Na	（mg/L）	274.536 （166.567~544.505）	5828.514 （4014.014~6804.933）	7152.829 （6174.005~39067.620）
	P	（mg/L）	121.268 （108.428~144.351）	114.365 （110.074~121.683）	112.668 （93.705~126.797）
	S	（mg/L）	924.941 （368.530~3738.634）	1938.732 （1568.896~2316.865）	718.183 （467.289~993.338）
必需微量元素	Co	（μg/L）	0.305 （0.012~0.079）	0.257 （0.220~0.274）	0.270 （0.143~0.080）
	Cr	（μg/L）	0.591 （0.372~1.159）	1.294 （0.921~1.897）	1.210 （0.757~1.375）
	Cu	（μg/L）	0.840 （0.744~1.474）	1.448 （1.413~1.521）	1.455 （0.918~1.481）
	Fe	（μg/L）	308.376 （206.847~412.890）	955.540 （897.917~1048.057）	150.453 （24.049~227.273）
	Mo	（μg/L）	0.503 （0.300~0.734）	0.410 （0.187~0.561）	0.408 （0.297~0.481）
	Se	（μg/L）	0.076 （0.023~0.676）	0.481 （0.377~0.532）	0.118 （0.033~0.407）
	Sr	（μg/L）	3432.404 （1813.648~4961.367）	3402.338 （2880.821~3782.317）	868.581 （119.863~1276.906）
	Zn	（μg/L）	71.563 （9.638~156.373）	9.005 （8.226~9.401）	9.649 （7.453~11.328）
可能必需微量元素	B	（μg/L）	129.798 （50.359~226.069）	14.050 （9.857~26.835）	44.879 （14.190~47.425）
	Mn	（μg/L）	0.053 （0.007~0.213）	2.397 （1.263~3.305）	0.438 （0.389~0.476）
	Ni	（μg/L）	2.058 （1.593~2.858）	10.501 （9.365~11.020）	1.304 （0.771~2.421）
	V	（μg/L）	0.038 （0.014~0.154）	0.097 （0.080~0.112）	0.112 （0.038~0.164）

元素名称		单位	淡温泉	温矿泉	偏硅酸温泉
潜在有毒元素	Al	(μg/L)	32.53 (20.59~45.24)	21.661 (21.383~21.879)	21.438 (20.554~22.153)
	As	(μg/L)	0.555 (0.498~0.674)	0.380 (0.288~0.488)	2.059 (0.177~6.021)
	Cd	(μg/L)	0.201 (0.183~0.224)	0.223 (0.221~0.224)	0.223 (0.221~0.25)
	Hg	(μg/L)	0.194 (0.136~0.299)	0.199 (0.174~0.208)	0.133 (0.071~0.182)
	Li	(μg/L)	24.947 (5.580~109.061)	25.704 (17.214~31.837)	18.346 (16.194~114.080)
	Pb	(μg/L)	1.187 (0.726~1.755)	0.723 (0.716~0.729)	0.700 (0.685~0.718)

二、温泉泡浴对观察对象尿液中 24 种元素的影响

常量元素一般指在有机体内含量占体重 0.01% 以上的元素，包括 C、H、O、N、S、P、Na、K、Ca、Mg、Cl，是构成人体各组织、细胞、器官、体液和血液等主要组成成分，具有极其重要的生物学功能。人体在新陈代谢过程中，伴随着一定常量元素的消耗，需及时给予补充；尽管这些元素广泛存在于食物中，一般不易造成缺乏，但在某些特定环境或针对某些特殊人群，额外补充相应的常量元素具有重要的意义。微量元素在维持正常生命活动中必不可少，其可从食物、空气和水中获得，主要包括 Cu、Zn、Fe、Mn、Mo、Co、Ni、Sn、I、Se、Si、F 和 V 等，在人体中含量较低，标准量均不足人体总重量的万分之一，但对人体健康至关重要，是维生素、激素和酶系统不可缺少的组分，参与机体多种生物学功能。微量元素的生物学效应是一系列复杂的物理、化学和生物化学过程的结果，如 Se 是谷胱甘肽过氧化物酶等多种酶或蛋白的组分（Avery et al.，2018）；Zn 作为碳酸酐酶和许多含锌金属酶的组分，参与核酸和蛋白质的代谢（Gammoh et al.，2017）；Cu 是几种胺氧化酶的组分（Sheridan，2022）；Fe 是血红蛋白、肌红蛋白和一些酶的组分，参与了氧和二氧化碳的运输；I 是甲状腺的必要成分（Sorrenti，2021）；Co 是维生素 B_{12} 的组分，参与制造骨髓红细胞，防治恶性贫血（Mehla et al.，2020）；Mn 是许多酶的激活剂，如磷酸酶、肠肽酶、胆碱酯酶、羟化酶、精氨酸酶等（Judy et al.，2015）；Ni 有促红细胞再生的作用（Swastika et al.，2019）；V 与脂质和儿茶酚胺的代谢有关（Dieter，2015），等等。当微量元素含量低于或高于机体需要的浓度时，体内的某些正常生理生化过程就会出现障碍或紊乱，机体的正常功能就会受到影响，甚至出现微量元素的缺乏或过量导致中毒或罹患疾病。

人体内不能自行合成与生命活动密切相关的元素，其主要通过人类赖以生存的环境获取。温泉水中含有多种机体所需的矿物元素，在泡浴过程中，其可通过口、鼻和皮肤进行元素交换，从而达到养生保健、疾病预防与康复等目的。本泡浴干预研究发现，与泡浴前相比，泡浴后观察对象尿液中 Mg、S 等常量元素，Co、Cr、Se 等必需微量元素，Mn、Ni 等可能必需微量元素含量均增高，而潜在有毒元素 Al 含量有所降低，提示温泉泡浴可在一定程度上调节机体的元素代谢（表 13-2）。

表 13-2　温泉泡浴对观察对象尿液中 24 种元素分布的影响（M，$P_{25} \sim P_{75}$）

元素名称		单位	泡浴前	泡浴后
常量元素	Ca	（mg/L）	3283.330 （1362.888 ~ 5447.976）	1394.871 * （457.721 ~ 2721.362）
	K	（mg/L）	8979.686 （2608.627 ~ 22183.059）	795.705 * （161.095 ~ 2388.020）
	Mg	（mg/L）	436.143 （190.429 ~ 670.081）	1024.877 * （412.016 ~ 3174.787）
	Na	（mg/L）	13088.297 （6164.008 ~ 40825.889）	6065.992 * （229.556 ~ 33046.611）
	P	（mg/L）	599.712 （209.133 ~ 2639.599）	419.938 * （196.612 ~ 1049.173）
	S	（μg/L）	2012.200 （102.330 ~ 5220.734）	10359.374 * （2458.502 ~ 16662.065）
必需微量元素	Co	（μg/L）	0.037 （0.013 ~ 0.287）	0.951 * （0.095 ~ 4.988）
	Cr	（μg/L）	9.542 （6.122 ~ 24.373）	12.846 （5.951 ~ 23.622）
	Cu	（μg/L）	47.571 （24.903 ~ 96.243）	71.178 * （18.906 ~ 159.362）
	Fe	（μg/L）	343.549 （124.617 ~ 717.002）	517.001 * （147.222 ~ 1456.556）
	Mo	（μg/L）	41.870 （20.638 ~ 81.199）	39.742 （17.917 ~ 71.153）
	Se	（μg/L）	9.669 （6.812 ~ 14.716）	30.982 * （14.587 ~ 97.347）
	Sr	（μg/L）	92.600 （38.329 ~ 303.064）	82.734 （36.023 ~ 269.254）
	Zn	（μg/L）	279.257 （110.256 ~ 645.968）	281.407 （80.714 ~ 615.066）

续表

元素名称		单位	泡浴前	泡浴后
可能必需微量元素	B	(μg/L)	228.412 (98.094~453.790)	120.819 (31.651~477.427)
	Mn	(μg/L)	1.554 (0.781~3.453)	2.506 * (0.374~13.668)
	Ni	(μg/L)	1.222 (0.305~4.013)	6.020 * (1.655~29.192)
	V	(μg/L)	60.411 (23.021~99.835)	37.941 (16.003~89.184)
潜在有毒元素	Al	(μg/L)	74.489 (26.391~176.964)	10.524 * (5.108~46.239)
	As	(μg/L)	13.288 (5.734~24.462)	7.857 * (3.681~14.339)
	Cd	(μg/L)	0.110 (0.022~0.323)	0.075 (0.041~0.320)
	Hg	(μg/L)	0.275 (0.144~0.544)	0.266 (0.153~0.406)
	Li	(μg/L)	20.357 (11.854~31.065)	4.253 * (2.345~8.591)
	Pb	(μg/L)	1.263 (0.556~6.981)	0.272 * (0.160~0.446)

注：＊表示两组间比较有统计学意义，$P<0.05$

三、温泉泡浴对不同性别观察对象尿液中 24 种元素的影响

为了解性别差异，本书研究进一步按性别分层，通过分析不同性别泡浴前后观察对象尿液中 24 种元素，结果发现，与泡浴前相比，泡浴后男性、女性体内常量元素、必需微量元素、可能必需微量元素、潜在有毒元素均得到有效调节，且男性、女性体内元素含量的变化趋势基本一致（表 13-3）。

表 13-3　温泉泡浴前后不同性别观察对象尿液中 24 种元素含量变化情况（M，P$_{25}$ ~ P$_{75}$）

元素名称		单位	男性		女性	
			泡浴前	泡浴后	泡浴前	泡浴后
常量元素	Ca	（mg/L）	3283.330 （1319.998 ~ 5937.786）	1292.667 * （458.65 ~ 2516.426）	3256.990 （1372.355 ~ 5217.144）	1490.505 * （418.484 ~ 3083.836）
	K	（mg/L）	8802.106 （2812.32 ~ 22174.21）	761.629 * （189.266 ~ 1964.279）	8457.500 （2281.354 ~ 21991.520）	944.522 * （100.883 ~ 2650.619）
	Mg	（mg/L）	456.514 （211.569 ~ 696.189）	863.359 * （326.930 ~ 3007.859）	425.635 （445.263 ~ 3225.514）	1077.010 * （445.263 ~ 3225.514）
	Na	（mg/L）	14974.634 （6632.614 ~ 49755.835）	4894.101 * （178.505 ~ 33169.384）	12576.951 （5569.974 ~ 34139.954）	7018.840 * （290.192 ~ 31519.363）
	P	（mg/L）	668.887 （215.184 ~ 2690.745）	402.713 * （190.267 ~ 1035.641）	575.609 （204.022 ~ 2505.790）	431.893 （215.841 ~ 1357.522）
	S	（μg/L）	2012.200 （105.662 ~ 5240.991）	11590.638 * （4097.906 ~ 17268.275）	1971.030 （101.907 ~ 5167.737）	9889.972 * （1716.823 ~ 15467.266）
必需微量元素	Co	（μg/L）	0.032 （0.013 ~ 0.257）	0.961 * （0.135 ~ 14.785）	0.055 （0.013 ~ 0.334）	0.936 * （0.062 ~ 4.118）
	Cr	（μg/L）	10.905 （6.361 ~ 28.723）	12.344 （4.390 ~ 24.259）	8.951 （5.655 ~ 20.900）	13.101 * （6.759 ~ 23.275）
	Cu	（μg/L）	50.369 （20.195 ~ 100.264）	70.322 * （22.842 ~ 137.254）	46.532 （26.206 ~ 95.051）	72.608 * （16.646 ~ 185.816）
	Fe	（μg/L）	319.824 （115.101 ~ 665.566）	586.630 * （158.057 ~ 1712.366）	370.568 （132.322 ~ 814.278）	468.692 * （131.680 ~ 1408.327）
	Mo	（μg/L）	43.941 （21.243 ~ 84.630）	42.124 （19.346 ~ 78.157）	40.298 （20.313 ~ 78.563）	38.332 （17.750 ~ 70.061）
	Se	（μg/L）	10.018 （7.051 ~ 16.394）	31.360 * （16.746 ~ 107.365）	9.524 （6.589 ~ 14.144）	30.562 * （12.699 ~ 88.182）
	Sr	（μg/L）	88.455 （30.878 ~ 237.211）	77.472 （35.577 ~ 186.170）	107.066 （41.920 ~ 334.116）	88.713 （36.910 ~ 363.967）
	Zn	（μg/L）	281.905 （113.792 ~ 701.405）	205.087 （58.472 ~ 597.158）	249.199 （103.974 ~ 627.193）	315.219 （93.231 ~ 635.950）

元素名称		单位	男性		女性	
			泡浴前	泡浴后	泡浴前	泡浴后
可能必需微量元素	B	（μg/L）	205.087 (98.848~427.272)	98.837 (31.633~451.794)	266.702 (97.319~472.284)	123.085 (31.007~482.260)
	Mn	（μg/L）	1.532 (0.719~3.459)	1.900* (0.262~11.076)	1.574 (0.836~3.460)	3.446* (0.438~18.031)
	Ni	（μg/L）	1.416 (0.209~3.921)	4.914* (1.624~17.799)	1.179 (0.378~4.085)	7.198* (1.663~39.991)
	V	（μg/L）	52.640 (18.903~103.123)	37.712 (16.619~86.088)	61.565 (28.707~95.550)	38.537 (16.068~95.900)
潜在有毒元素	Al	（μg/L）	74.376 (22.413~176.118)	10.701* (4.542~37.299)	76.900 (29.044~186.135)	10.366* (6.149~65.217)
	As	（μg/L）	11.079 (4.542~19.305)	7.821* (3.260~14.325)	15.549 (7.616~27.146)	7.970* (4.204~14.436)
	Cd	（μg/L）	0.069 (0.040~0.228)	0.113 (0.022~0.305)	0.083 (0.044~0.408)	0.105* (0.022~0.332)
	Hg	（μg/L）	0.242 (0.111~0.538)	0.266 (0.162~0.385)	0.335 (0.158~0.598)	0.266 (0.147~0.422)
	Li	（μg/L）	17.962 (10.841~28.690)	4.054* (2.111~8.345)	20.980 (13.637~33.954)	4.269* (2.407~9.058)
	Pb	（μg/L）	1.068 (0.573~6.527)	0.274* (0.163~0.457)	1.633 (0.546~7.372)	0.272* (0.157~0.442)

注：*表示两组间比较有统计学意义，$P < 0.05$

四、三种类型温泉泡浴对观察对象尿液中 24 种元素的影响

为评价不同类型温泉对观察对象尿液中 24 种元素的调节作用，本研究按观察对象泡浴温泉类型将其分为 3 组，即淡温泉组、温矿泉组和偏硅酸温泉组。结果发现，三种类型温泉泡浴对机体内元素代谢均可在一定程度上调节机体的元素代谢，但结果不尽一致。淡温泉泡浴后，观察对象尿液中常量元素 Mg、S，必需微量元素 Co、Cr、Se 及可能必需微量元素 Ni 含量均显著增高，潜在有毒元素 Al 含量显著降低（表 13-4）；温矿泉泡浴后，观察对象尿液中常量元素 Ca、Mg、S，必需微量元素 Zn 含量均增高，潜在有毒元素 Al、Pb 含量均降低（表 13-5）；偏硅酸温泉泡浴后，观察对象尿液中常量元素 P、S，必需微量元素 Co、Cr、Mo、Se、Zn，可能必需微量元素 Mn、Ni 含量均有所增高，潜在有毒元素 Al、As、Li、Pb 含量均降低（表 13-6）。其原因可能与以下两方面有关（马一岚，2006）：①与温泉水温度、矿化度等理化性质有一定关系，如淡温泉温

度>36℃，其水中部分元素呈离子状态，有助于与体内元素进行交换；温矿泉水中溶解了各种离子、分子、无机盐等，如 Ca^{2+}、Mg^{2+}，更易进入机体中，促进机体与环境中元素间的交换、代谢。②不同类型温泉水中所含元素种类及其含量不同，其对机体内元素代谢的影响存在一定差异。

表 13-4　淡温泉泡浴对观察对象尿液中 24 种元素的影响（M，$P_{25} \sim P_{75}$）

元素名称		单位	泡浴前	泡浴后
常量元素	Ca	（mg/L）	5447.976 （3283.330 ~ 9012.708）	2604.710 * （1422.898 ~ 3249.198）
	K	（mg/L）	27261.962 （18563.618 ~ 38930.773）	558.718 * （198.472 ~ 3821.691）
	Mg	（mg/L）	336.769 （180.243 ~ 541.055）	1661.094 * （1183.425 ~ 5270.107）
	Na	（mg/L）	24804.360 （10417.992 ~ 64912.300）	1462.742 * （41.807 ~ 46900.210）
	P	（mg/L）	3318.793 （2268.759 ~ 5207.661）	409.346 * （183.776 ~ 821.335）
	S	（μg/L）	3113.831 （1840.250 ~ 6334.307）	10359.374 * （5831.502 ~ 17057.972）
必需微量元素	Co	（μg/L）	0.013 （0.010 ~ 0.017）	2.508 * （0.090 ~ 32.188）
	Cr	（μg/L）	12.363 （7.797 ~ 26.321）	719.002 * （12.850 ~ 47.413）
	Cu	（μg/L）	61.331 （30.422 ~ 105.154）	60.118 （35.164 ~ 89.301）
	Fe	（μg/L）	360.717 （109.258 ~ 777.725）	1633.478 * （1081.811 ~ 2403.281）
	Mo	（μg/L）	80.749 （49.999 ~ 112.833）	59.665 （31.996 ~ 204.633）
	Se	（μg/L）	9.394 （7.550 ~ 12.154）	32.799 * （18.072 ~ 447.357）
	Sr	（μg/L）	61.426 （42.997 ~ 105.159）	65.352 （31.187 ~ 110.259）
	Zn	（μg/L）	537.589 （168.585 ~ 1052.215）	60.603 * （24.611 ~ 314.370）

续表

元素名称		单位	泡浴前	泡浴后
可能必需微量元素	B	（μg/L）	209.636 （146.592~323.577）	70.657* （29.075~197.356）
	Mn	（μg/L）	0.974 （0.643~1.476）	0.521 （0.138~1.855）
	Ni	（μg/L）	0.431 （0.113~0.806）	1.882* （1.190~5.746）
	V	（μg/L）	43.057 （23.021~76.525）	35.708 （15.865~52.769）
潜在有毒元素	Al	（μg/L）	72.597 （8.180~209.875）	8.027* （6.325~17.470）
	As	（μg/L）	15.212 （7.936~24.462）	5.453* （2.320~8.293）
	Cd	（μg/L）	0.022 （0.017~0.025）	0.059* （0.031~0.082）
	Hg	（μg/L）	0.292 （0.158~0.751）	0.264 （0.210~0.327）
	Li	（μg/L）	21.253 （16.703~26.854）	8.999* （4.248~14.058）
	Pb	（μg/L）	0.675 （0.339~1.154）	0.329* （0.269~0.436）

注：*表示两组间比较有统计学意义，$P<0.05$

表 13-5　温矿泉泡浴对观察对象尿液中 24 种元素的影响（M，$P_{25} \sim P_{75}$）

元素名称		单位	泡浴前	泡浴后
常量元素	Ca	（mg/L）	1080.108 （366.963~2141.561）	1334.540 （1084.180~1808.167）
	K	（mg/L）	1500.694 （432.426~2585.540）	1403.573 （782.338~2793.201）
	Mg	（mg/L）	437.054 （31.034~814.118）	597.077 （454.411~774.535）
	Na	（mg/L）	28182.482 （9733.826~52534.147）	30726.496 （11436.503~43591.320）
	P	（mg/L）	232.737 （92.378~559.538）	276.641 （120.199~537.177）
	S	（μg/L）	4511.753 （2719.980~6913.054）	14897.087* （6973.025~22396.226）

元素名称		单位	泡浴前	泡浴后
必需微量元素	Co	（μg/L）	0.137 （0.012 ~ 1.227）	0.082 * （0.008 ~ 0.243）
	Cr	（μg/L）	11.206 （6.560 ~ 51.277）	9.466 * （4.632 ~ 16.226）
	Cu	（μg/L）	18.771 （6.950 ~ 131.464）	11.123 （6.443 ~ 19.133）
	Fe	（μg/L）	309.656 （185.926 ~ 570.005）	205.013 * （164.172 ~ 721.585）
	Mo	（μg/L）	20.724 （8.264 ~ 46.859）	15.226 （6.365 ~ 28.466）
	Se	（μg/L）	12.885 （7.105 ~ 29.939）	11.360 （7.972 ~ 19.143）
	Sr	（μg/L）	25.309 （12.197 ~ 81.549）	36.799 （25.158 ~ 56.093）
	Zn	（μg/L）	201.229 （72.954 ~ 542.271）	177.777 （87.702 ~ 337.378）
可能必需微量元素	B	（μg/L）	241.408 （50.618 ~ 989.962）	97.673 * （18.266 ~ 276.348）
	Mn	（μg/L）	3.738 （1.488 ~ 26.874）	1.377 * （0.271 ~ 7.243）
	Ni	（μg/L）	3.306 （0.474 ~ 18.568）	2.872 * （1.046 ~ 16.502）
	V	（μg/L）	20.494 （9.722 ~ 54.850）	14.588 * （9.514 ~ 23.127）
潜在有毒元素	Al	（μg/L）	41.185 （23.873 ~ 81.433）	7.240 * （3.666 ~ 13.640）
	As	（μg/L）	8.966 （3.799 ~ 14.333）	5.614 （2.536 ~ 11.005）
	Cd	（μg/L）	0.055 （0.033 ~ 0.095）	0.316 * （0.144 ~ 0.633）
	Hg	（μg/L）	0.231 （0.077 ~ 0.366）	0.031 * （0.015 ~ 0.077）
	Li	（μg/L）	10.807 （6.569 ~ 20.549）	3.904 * （2.426 ~ 5.766）
	Pb	（μg/L）	1.641 （0.524 ~ 8.936）	0.399 * （0.185 ~ 1.578）

注：* 表示两组间比较有统计学意义，$P < 0.05$

表 13-6　偏硅酸温泉泡浴对观察对象尿液中 24 种元素的影响（M，$P_{25} \sim P_{75}$）

元素名称		单位	泡浴前	泡浴后
常量元素	Ca	（mg/L）	3316.711 （2448.065 ~ 4674.127）	402.100 * （185.647 ~ 1557.111）
	K	（mg/L）	7440.203 （4768.861 ~ 11392.111）	242.977 * （30.844 ~ 1163.741）
	Mg	（mg/L）	511.116 （354.550 ~ 746.645）	103.789 * （30.449 ~ 3316.439）
	Na	（mg/L）	6430.520 （3848.924 ~ 11492.581）	1202.890 * （299.672 ~ 5686.763）
	P	（mg/L）	354.861 （189.836 ~ 600.444）	837.104 * （319.510 ~ 3708.672）
	S	（μg/L）	77.599 （49.915 ~ 111.487）	7582.754 * （159.475 ~ 12130.463）
必需微量元素	Co	（μg/L）	0.207 （0.106 ~ 0.363）	1.866 * （0.985 ~ 4.696）
	Cr	（μg/L）	7.527 （5.424 ~ 12.793）	7.528 （4.347 ~ 17.288）
	Cu	（μg/L）	43.754 （31.512 ~ 79.231）	236.511 * （98.011 ~ 676.317）
	Fe	（μg/L）	336.553 （86.466 ~ 932.130）	129.602 * （76.447 ~ 256.568）
	Mo	（μg/L）	34.487 （20.644 ~ 62.370）	46.462 （28.248 ~ 70.886）
	Se	（μg/L）	9.056 （4.640 ~ 14.724）	52.041 * （34.103 ~ 92.143）
	Sr	（μg/L）	330.978 （186.060 ~ 521.433）	400.106 （159.136 ~ 717.231）
	Zn	（μg/L）	221.392 （108.446 ~ 399.440）	738.267 * （423.284 ~ 1020.576）
可能必需微量元素	B	（μg/L）	260.852 （100.346 ~ 425.593）	481.149 * （51.093 ~ 1061.865）
	Mn	（μg/L）	2.121 （0.947 ~ 3.433）	17.063 * （6.243 ~ 34.790）
	Ni	（μg/L）	2.535 （1.280 ~ 4.166）	43.488 * （23.368 ~ 62.152）
	V	（μg/L）	104.869 （74.317 ~ 132.534）	108.443 （57.590 ~ 223.540）

续表

元素名称		单位	泡浴前	泡浴后
潜在 有毒 元素	Al	（μg/L）	131.317 （63.187~194.371）	58.562 （9.692~256.972）
	As	（μg/L）	19.351 （3.897~35.643）	14.265 （10.052~22.065）
	Cd	（μg/L）	0.603 （0.141~1.741）	0.213* （0.117~0.416）
	Hg	（μg/L）	0.377 （0.132~0.721）	0.427 （0.316~0.451）
	Li	（μg/L）	31.486 （13.143~48.169）	3.123* （1.738~4.593）
	Pb	（μg/L）	5.430 （1.187~16.207）	0.125* （0.038~0.241）

注：* 表示两组间比较有统计学意义，$P<0.05$

综上所述，贵州省典型温泉泡池水中富含多种元素（如 Ca、K、Na、Mg、P、S 等常量元素，Sr、Zn、Cu、Fe、Mn、Se、Mo、B、V、Cr、Ni 等必需微量元素）。三种类型温泉中，淡温泉、偏硅酸温泉泡池水中主要富含必需微量元素、可能必需微量元素，温矿泉泡池水主要富含常量元素。温泉泡浴后可一定程度调节体内的元素代谢，主要表现为必需微量元素和可能必需微量元素含量增加，而潜在有毒元素含量降低。

（徐玉艳、张爱华）

第二节　理疗温泉泡浴对机体氧化-抗氧化平衡的影响

为探讨贵州省典型温泉泡浴对机体抗氧化功能的影响，本节以贵州省三类典型温泉（淡温泉、温矿泉和偏硅酸温泉）为调查点开展研究，观察对象的选择及纳入、排除标准详见本书第二章第二节。通过比较泡浴前后观察对象血清中总超氧化物歧化酶（T-SOD）、铜-锌超氧化物歧化酶（Cu-Zn SOD）、谷胱甘肽硫转移酶（GSTs）、谷胱甘肽过氧化物酶（GSH-px）、巯基（-SH）及脂质过氧化代谢产物丙二醛（MDA）水平改变情况，分析温泉泡浴对观察对象氧化-抗氧化平衡的影响（王庆陵等，2021）。

一、温泉泡浴对血清中抗氧化与氧化指标的影响

机体的抗氧化系统能够清除或降低自由基所造成的氧化损伤效应，其中抗氧化酶发挥着重要作用。SOD、GSTs 和 GSH-px 作为机体内重要的抗氧化酶系，能有效地清除自由基，是反映机体抗氧化能力的经典指标，如 SOD 能够清除生物氧化过程中的超氧阴离子

自由基（superoxide anion，O_2^-）（魏婧等，2020），GSTs 能够催化内源性或外来有害物质的亲电子基团与还原型谷胱甘肽的巯基结合，GSH-px 能够通过催化谷胱甘肽变为氧化型谷胱甘肽，使有毒的过氧化物还原成无毒的羟基化合物（Zhang et al.，2020）。因机体氧化-抗氧化失衡所造成的氧化应激是多种慢性疾病如骨质疏松（Geng et al.，2019）、高血压（吕卫萍，2018）、糖尿病（任春久等，2013）发生发展的病因机制，也与睡眠障碍、焦虑等亚健康状态（吕昆仑等，2020）关系密切。因此，提高人群抗氧化能力、改善氧化应激状态对促进健康、预防疾病具有积极意义。

温泉周边居民的一项调查结果表明，长期进行温泉泡浴的人群血浆中硫氧还蛋白还原酶（TrxR）活性升高，氧化损伤产物 8-羟基脱氧鸟苷（8-OHdG）水平降低，提示温泉泡浴可在一定程度上提升抗氧化酶活性，维持氧化-抗氧化平衡并改善氧化应激（高延晓等，2018）。本书研究对贵州省典型温泉泡浴前后观察对象血清中抗氧化酶活性变化进行综合分析，结果发现与泡浴前相比，泡浴后观察对象血清中抗氧化酶（T-SOD、Cu-Zn SOD、GSTs 和 GSH-px）活性明显增加（图 13-1）。分析其原因可能与温泉水中富含 Se、Cu、Zn 和 Fe 等多种重要矿物元素有关，这些元素有助于维持机体抗氧化酶的正常功能，如 Cu 和 Zn 是 SOD 合成过程不可缺少的成分（唐咏梅等，2011），Se 是 GSH-px 酶活性中心的组成成分（Diyabalanage et al.，2020），Fe^{2+} 可接受自由基电荷形成 Fe^{3+}，是自由基清除反应的重要催化剂，在温泉泡浴过程中温泉水中的矿物元素被人体吸收，促进了抗氧化酶的合成进而提高机体抗氧化酶活性（计峰等，2019）。

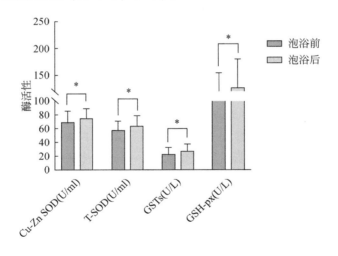

图 13-1　温泉泡浴对观察对象血清中抗氧化酶活性的影响（$\bar{x} \pm s$）

注：＊表示两组间比较有统计学意义，$P<0.05$

抗氧化物质-SH 类捕获未配对电子的能力极强，能够直接清除氧自由基，是体内重要的具有自由基清除功能的小分子物质，因此-SH 含量可在一定程度上反映机体中抗氧化水平（Li et al.，2020）。机体内的-SH 分为蛋白质结合-SH 和非蛋白质结合-SH 两大类，蛋白质结合-SH 通常与关键抗氧化酶结合，形成二硫键并参与体内的氧化还原反应，如-SH 与 GSH 偶联维持正常的氧化还原链的运行（Deng et al.，2012）；非蛋白质结合-SH 直接与带电荷的自由基作用，通过自身的氧化达到清除自由基的效果，其含量通常与机体内维生素 C、维生素 A 等呈正相关（Boeing et al.，2020）。体外试验结果表明，温泉水中的嗜热蓝藻富含抗氧化物质，如维生素 C、类胡萝卜素等，其提取物在体外培养细胞中具有一定的抗氧化作用。本书研究对贵州省典型温泉泡浴前后观察对象血清中-SH 含量变化进行对比分析，结果发现温泉泡浴后观察对象血清中的-SH 含量有升高趋势，但无统计学意义（图 13-2）。

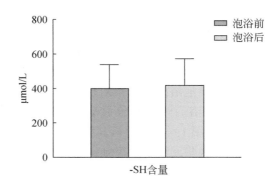

图 13-2　温泉泡浴对观察对象血清中-SH 含量的影响（$\bar{x} \pm s$）
注：＊表示两组间比较有统计学意义，$P < 0.05$

　　MDA 是氧自由基作用于机体生物膜多聚不饱和脂肪酸（PUFA）时发生脂质过氧化反应的产物，能引起脂质/蛋白质氧化、DNA 突变甚至断裂等损伤效应（Amin et al.，2018）。由于各器官和组织中的 MDA 能够经代谢循环入血，且相比于 ROS 和 RNS 而言更为稳定，血清中 MDA 的水平能够在一定程度上反映机体脂质过氧化的速率和强度，也能间接反映组织过氧化损伤程度（Shi et al.，2020）。因此，检测温泉泡浴后观察对象血清中 MDA 水平，对判断温泉泡浴是否可改善机体的氧化应激状态有一定意义。结果发现，与泡浴前相比，温泉泡浴后观察对象血清中 MDA 水平明显下降（图 13-3），提示温泉泡浴可在一定程度上改善观察对象的脂质过氧化状态，调节机体氧化−抗氧化平衡。

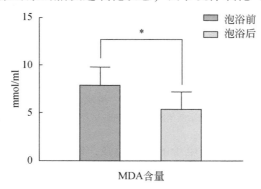

图 13-3　温泉泡浴对观察对象血清中 MDA 含量的影响（$\bar{x} \pm s$）
注：＊表示两组间比较有统计学意义，$P < 0.05$

二、三种类型温泉泡浴对血清中抗氧化–氧化指标的影响

进一步分析不同类型温泉泡浴对血清中抗氧化酶活力影响的差异，结果发现淡温泉与温矿泉泡浴后观察对象主要出现超氧化物歧化酶（T-SOD 和 Cu-Zn SOD）活性升高，偏硅酸温泉泡浴后观察对象主要出现谷胱甘肽相关酶（GSTs 和 GSH-px）活性升高 ［图 13-4（a）］。比较不同类型温泉泡浴对血清中抗氧化物质-SH 含量影响的差异，结果发现，淡温泉、温矿泉与偏硅酸三类温泉泡浴后观察对象血清中的-SH 含量均略有升高，但差异无统计学意义 ［图 13-4（b）］。比较三类温泉泡浴后观察对象血清中脂质过氧化代谢产物 MDA 水平，结果均明显降低 ［图 13-4（c）］，提示淡温泉、温矿泉和偏硅酸温泉泡浴均能在一定程度上改善机体脂质过氧化水平。温泉水生态环境的研究显示，温泉水可通过提高热休克蛋白表达水平，降低的蛋白质羧基和脂质过氧化水平进而改善水环境中鱼类的氧化应激状态，进一步的成分分析提示温泉的抗氧化功效可能与矿物元素与热环境存在关联（Oksala et al., 2014）。另外，温泉水中所富含的 Cu、Zn 和 Fe 等矿物元素是 SOD 合成及发挥功能过程中的关键组分，适量的补充有助于维持机体正常的氧化–抗氧化平衡。淡温泉和温矿泉泡浴干预对观察对象血清中 SOD 活性的提升可能是微量元素吸收与水温刺激综合作用的结果。针对偏硅酸温泉的水质分析结果，偏硅酸温泉水中通常还共存有一定水平的硫离子（S^{2-}）与氮离子（N^-）（吴晶等，2011），S^{2-}有助于形成巯基与二硫键进而构成 GSTs 酶的关键核心结构，N^-是形成谷胱甘肽酶中谷氧还蛋白和 N 末端活性结构域的必需成分，偏硅酸温泉对 GSTs 和 GSH-px 活力的提升作用可能与泡浴过程中水中的 S^{2-} 和 N^- 被机体吸收有关（杨海灵等，2006）。

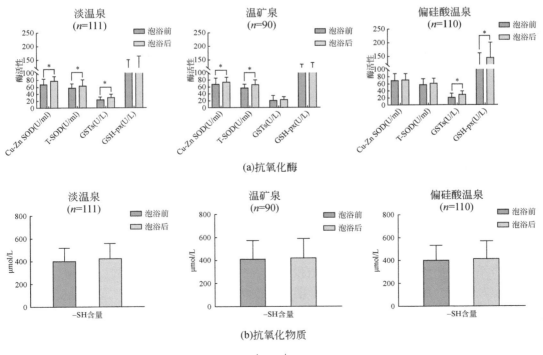

(a)抗氧化酶

(b)抗氧化物质

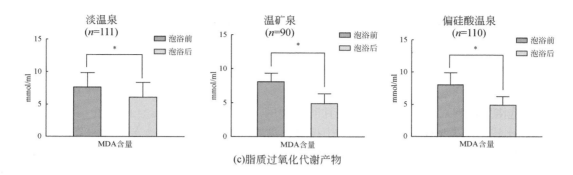

图 13-4　三种类型温泉泡浴对观察对象血清中抗氧化-氧化指标的影响（x̄±s）

注：（a）为三种类型温泉泡浴干预后观察对象血清中抗氧化酶活力的改变情况；（b）为三种类型温泉泡浴干预后观察对象血清中抗氧化物质-SH 含量的改变情况；（c）为三种类型温泉泡浴干预后观察对象血清中脂质过氧化代谢产物 MDA 的改变情况；*表示两组间比较有统计学意义，$P<0.05$

　　综上所述，本书研究观察到温泉泡浴后观察对象血清中抗氧化酶活性升高，脂质过氧化代谢产物含量降低。淡温泉和温矿泉泡浴后，以超氧化物歧化酶 SOD 的活性升高为主，偏硅酸温泉泡浴后，以谷胱甘肽相关酶（GSTs 和 GSH-px）活性升高为主；三类典型温泉泡浴后观察对象脂质过氧化代谢产物水平均显著降低。本研究结果为了解温泉泡浴健康促进效应的作用机制及其康养价值的挖掘提供了数据参考。但研究样本量、泡浴时间和抗氧化-氧化指标选择有限，所得结果尚需进一步扩大样本量、增加泡浴时间和观察指标、以及深化机制研究加以验证。另外，本文基于文献分析温泉改善氧化应激的可能原因，其具体机制尚需做大量深入的研究工作。

（王庆陵、张爱华）

第三节　理疗温泉泡浴对机体免疫球蛋白、补体的影响

　　为了解温泉泡浴对人体免疫功能的影响，本研究以贵州省三类典型温泉为调查点，观察对象的选择及纳入、排除标准详见本书第二章第二节。通过分析温泉泡浴前后观察对象血清中免疫球蛋白 IgA、IgG、IgM 及补体 C3、C4 水平变化情况，探讨贵州省典型温泉泡浴对机体免疫功能相关指标的影响（徐玉艳等，2021）。

一、温泉泡浴对血清中免疫球蛋白、补体的影响

　　免疫系统包括免疫器官、免疫细胞和免疫活性物质，具有免疫监视、防御、调控的作用。有研究表明，在多种疾病发生的早期，免疫功能就已发生改变，且免疫功能的改变与多种疾病的发生发展密切相关。人体免疫可分为特异性免疫和非特异性免疫。特异性免疫包括体液免疫和细胞免疫，体液免疫指以效应 B 细胞分泌抗体，抗体和抗原特异性结合，

产生相应的免疫反应；细胞免疫是由 T 细胞介导的免疫应答，指细胞受到抗原刺激后，分化、增殖、转化为致敏 T 细胞，当相同抗原再次进入机体，致敏 T 细胞对抗原的直接杀伤作用及致敏 T 细胞所释放的细胞因子的协同杀伤作用。非特异性免疫指人类先天具有的，不针对任何特定的病原体的一种免疫功能，非特异性免疫分子包括补体、细胞因子、酶类物质等。当机体受到外界刺激时，B 细胞产生应答增殖分化为浆细胞，进而分泌免疫球蛋白。免疫球蛋白作为体液免疫应答产物，其含量可反映机体体液免疫状态，其中 IgG 是唯一能通过胎盘的抗体，在正常人血清中含量最多，是体液中最重要的抗病原微生物的抗体；IgA 主要参与机体的黏膜局部抗感染免疫反应；IgM 是个体发育中最早合成的抗体，当机体遭受感染后，IgM 型抗体最早产生。机体在外界刺激产生应答反应中，B 细胞分化增殖影响免疫球蛋白 IgG、IgA、IgM 的同时，也可能对补体 C3、C4 产生一定的影响。补体 C3、C4 是一组具有酶活性的糖蛋白，是机体重要的免疫效应系统之一。目前，IgG、IgA、IgM 及补体 C3、C4 已经成为临床上常用的反映体液免疫的实验室指标，在一定程度上反映人体免疫功能及健康状况。正常情况下，当血清免疫球蛋白及补体 C3、C4 含量升高时，表明机体免疫功能增强（曹雪涛，2016）。免疫力是人体最重要的防御机制之一，识别和消灭外来异物，具有处理衰老、损伤、死亡、变性的自身细胞以及识别和处理体内突变细胞和病毒感染细胞的能力，与体温、新陈代谢、血液循环、消化吸收、排汗排毒、心理状态、睡眠等机能息息相关。

温泉具有温热作用、静水压作用、浮力作用，可刺激机体免疫系统，促进局部血液循环和炎性渗出的吸收，对提升机体免疫力具有良好的功效（蔡丽娜等，1993；霍万户，1999）。本泡浴干预研究发现，贵州典型温泉泡浴干预后观察对象血清中 IgG、IgA、IgM、补体 C4 含量均升高（图 13-5）。结合温泉的物理特性及其富含的多种化学元素，推测温泉泡浴对机体免疫功能的影响机制可能包括以下方面（王悠等，2015）：①温泉水可通过其物理特性（水温）增加全身的循环血量，提高机体新陈代谢及酶活性，使免疫球蛋白与补体水平增加，提升机体的免疫功能；②温泉水中的化学成分作用于皮肤后，通过"神经–内分泌–免疫"系统影响免疫功能；③温泉泡浴可使受试者身心愉悦，改善受试者的睡眠质量，间接增强免疫功能。

二、三种类型温泉泡浴对血清中免疫球蛋白、补体水平的影响

为进一步探讨不同类型温泉泡浴对机体免疫功能的影响，本书研究通过对淡温泉、温矿泉和偏硅酸温泉泡浴前后观察对象血清中 IgG、IgA、IgM、补体 C3、C4 含量进行比较，结果发现，淡温泉泡浴后观察对象血清中 IgA、IgM，补体 C4 含量增高，但免疫球蛋白 IgG、C3 变化不明显；温矿泉泡浴后观察对象血清中 IgG、IgA 含量增高；偏硅酸温泉泡浴后观察对象血清中 IgG、IgA、IgM、补体 C4 含量均增高，见图 13-6 ～图 13-8。本书研究结果提示淡温泉、温矿泉和偏硅酸温泉泡浴均能够调节机体免疫球蛋白、补体水平，但相关指标的含量变化并不一致，这可能与不同类型温泉的温度、压力、浮力，以及所含的矿物质和化学成分等有关，其具体机制有待下一步探讨。

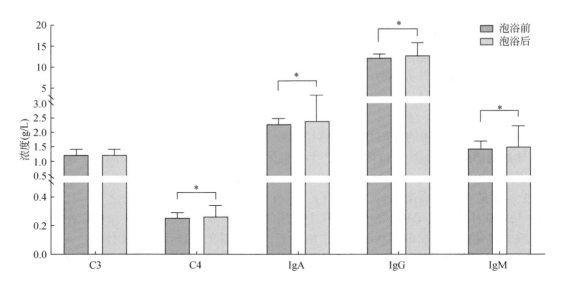

图 13-5 温泉泡浴对观察对象血清中免疫球蛋白、补体水平的影响（$\bar{x}\pm s$）

注：＊表示两组间比较有统计学意义，$P<0.05$

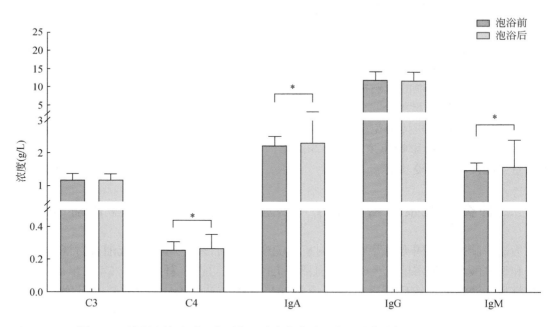

图 13-6 淡温泉泡浴对观察对象血清中免疫球蛋白、补体指标的影响（$\bar{x}\pm s$）

注：＊表示两组间比较有统计学意义，$P<0.05$

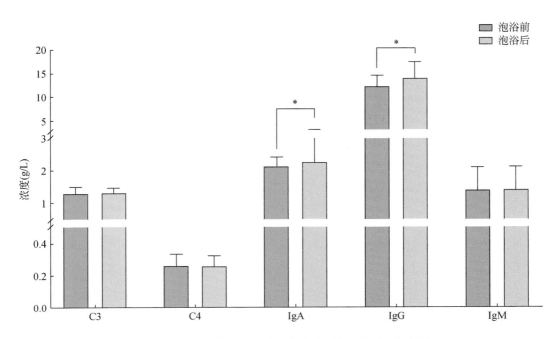

图 13-7　温矿泉泡浴对观察对象血清中免疫球蛋白、补体指标的影响（$\bar{x} \pm s$）

注：＊表示两组间比较有统计学意义，$P < 0.05$

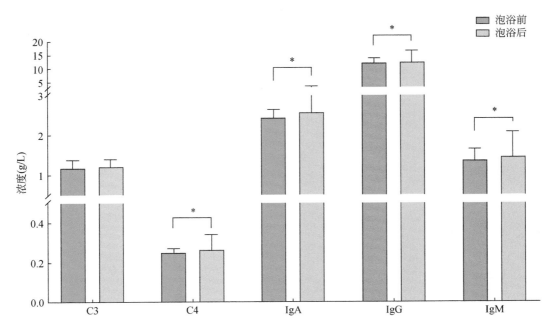

图 13-8　偏硅酸温泉泡浴对观察对象血清中免疫球蛋白、补体指标的影响（$\bar{x} \pm s$）

注：＊表示两组间比较有统计学意义，$P < 0.05$

　　本章通过检测温泉泡浴前后观察对象尿液中 24 种元素含量，血清中抗氧化酶、抗氧化物质及脂质过氧化代谢产物的含量，血清中免疫球蛋白及补体水平，初步探讨分析了贵州省典型温泉泡浴干预对人群元素平衡、氧化-抗氧化平衡与免疫功能的影响。结果发现，贵州省典型温泉中有益元素丰富；泡浴后观察对象体内必需微量元素、可能必需微量元素增加，潜在有毒元素降低；血清中抗氧化酶活性升高、脂质过氧化代谢产物水平降低；免疫球蛋白和补体水平增加。综合结果提示，温泉泡浴有益于机体内环境稳态，包括对机体元素代谢平衡的调节、提升机体的抗氧化能力以及增强机体体液免疫功能，该结果为进一步解释温泉泡浴的综合理疗功效提供了参考。

（徐玉艳、张爱华）

第十四章 贵州理疗温泉的可持续利用与保护

第一节 贵州理疗温泉的开发利用现状与优势

一、贵州省理疗温泉开发利用现状

截至 2019 年 12 月底，贵州省理疗温泉共计 203 处，全省理疗温泉地热流体资源量约为 23644.82 万 m^3/a，已开发的有 67（天然温泉 4 处、地热井 63 处）处，年开发利用率仅为 30% 左右；未开发的有 135（天然温泉 15 处，地热井 120 处）处。已开发的理疗温泉主要分布在贵阳市、遵义市和铜仁市地区，分别为 16 处、15 处和 10 处，共计 41 处，占全省已开发理疗温泉总数的 62%；安顺市、毕节市、六盘水市、黔南州、黔西南州和黔东南州已开发的理疗温泉共计 26 处，占全省已开发理疗温泉总数的 38%。具体分布见图 14-1。

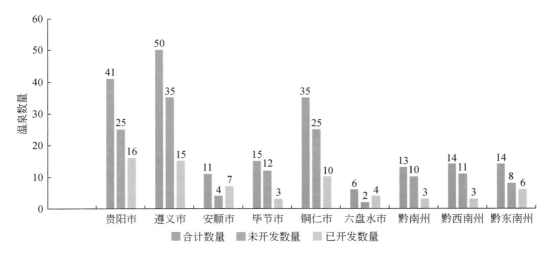

图 14-1 贵州省理疗温泉开发利用现状图

贵州省 203 处理疗温泉中 67 处已开发利用的理疗温泉开发模式主要为：水上乐园+理疗模式、水上乐园模式、理疗模式、温泉酒店模式和温泉景区温泉小镇 5 种模式。具体开发利用模式分布及数量见图 14-2。

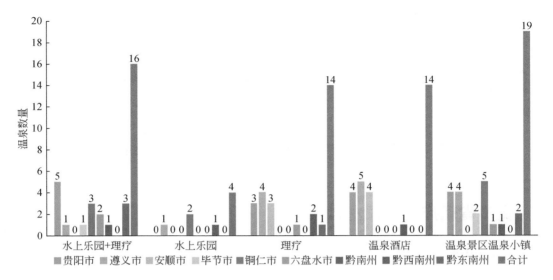

图 14-2　贵州省理疗温泉的开发利用现状模式

贵州省温泉旅游开发现状分析具有如下特征。

（一）整体发展状况良好

贵州省理疗温泉旅游资源已开发运营 51 处，待开发 67 处。全省累计建设温泉资源型省级旅游度假区达 10 余家，3A 级（含）以上温泉资源型旅游景区达到 11 家，2019 年前三季度，全省温泉旅游景区接待游客 543.56 万人次，实现综合收入 27.20 亿元，同比分别增长 10.1%、11.8%，对全省旅游经济发展起到重要支撑作用，"中国温泉省"建设已初见成效。

（二）市场初具规模

多年来，贵州旅游市场一直存在严重的淡旺季问题。发展理疗温泉旅游，可以使全省各类旅游产品形成统一整体，为游客提供全方位的旅游服务。几大温泉聚集区加大了市场开拓力度，将各自的温泉品牌做强做大，形成了较高的品牌知名度和各自的目标市场，如息烽温泉、剑河温泉等温泉都拥有较为稳定的客源。在全省旅游发展的进程中，温泉休闲旅游正逐渐成为旅游市场的主导。本省游客是贵州理疗温泉旅游最主要的消费者，重庆和四川是贵州省理疗温泉旅游消费最大的基础市场。

（三）经济效益显著

贵州举全省之力，招商引资及外省旅客门票半价等优惠政策、高品质的温泉资源加上大众休闲消费的时机成熟，理疗温泉旅游将成为引领贵州省旅游业发展的先导产业，温泉旅游的人次和收入在"十三五"末期达到贵州省旅游总体旅游人次和收入比重的三分之一以上。

二、贵州省理疗温泉优势

（1）温泉资源优势。截至 2019 年 12 月底，贵州省共有 203 处理疗温泉点，分为 12 种不同的类型，理疗温泉资源量为 156681.17m³/d，具备发展温泉疗养产业的先天条件。

（2）贵州具有独特自然风光、气候优势、民族文化。最适宜差异化打造温泉养生产品，发展 365 天温泉产品的省份，突破贵州夏天避暑的固化印象。

（3）贵州民族医药产业位居全国首位，温泉疗养与民族医药紧密结合，形成我省独特的竞争力。

（4）突破交通瓶颈。贵州的立体交通网络完善，具备发展国际化温泉产业的基础。

（5）政府全力支持。省政府全力支持和打造"中国温泉省"。

（6）国际温泉养生大市场。全球温泉疗养行业收入已超 600 亿美元（折合 4000 亿人民币）。温泉是顶级旅游资源，温泉市场客源主体定位为由有钱、有闲、有健康意识的高净值人群引领温泉旅游。

（7）中国健康养生大市场。国民健康意识增强，健康成为新的消费热点和增长点，温泉康养市场潜力无限，我国高净值人群达 134 万人，中国健康养生市场收入超 15000 亿元，我国温泉旅游消费人数每年增长超过 20%。

三、贵州省理疗温泉发展潜力

以温泉旅游资源为核心的旅游区应同时具备疗养、休闲、度假、运动、娱乐、会议、购物以及观光等多种功能，其开发主题可以有康乐、康体、康疗等多个主题。但是目前省内理疗温泉旅游功能开发趋向单一，多数温泉开发商受原有开发模式的影响，仅仅局限于短期休养、洗浴以及住宿等功能，缺乏地方特色，综合开发利用水平较低。即使部分理疗温泉开发模式结合了理疗、水上乐园、自然风景、温泉小镇等主题，但其仍未达到精细化、专业化，亦未与品牌、民族文化、地域特色等产业融合，综合开发利用水平较低，远远不能满足现代旅游发展的需要。

目前温泉产业是世界各国公认的"朝阳产业"和"绿色产业"。全球温泉疗养行业收入已超 600 亿美元，我国温泉旅游消费人数每年增长超过 20%。随着经济的发展，人民生活水平的提高，对健康的关注度更高，刺激温泉旅游发展性质亟待转变。消费需求走向多样化、深层化，温泉旅游不再是浅层的休闲娱乐，而是追求康养保健，因此传统温泉洗浴需向新型保健旅游转变。

贵州民族医药产业位居全国首位，温泉产业与民族医药紧密结合，形成我省独特的竞争力。加上我省自然风光、民族文化独具魅力，多年来不断吸引国内国际游客前往，温泉结合我省特色打造，在全国具有独特性。

目前我省理疗矿泉水开发利用较好的区域主要集中在贵阳市、息烽县、遵义市、石阡县及铜仁地区，占全省已开发利用的 65.5%。开发利用较好的主要有贵阳市保利温泉、贵御温泉、息烽温泉、遵义绥阳汇善谷温泉、铜仁市石阡城南温泉、剑河温泉、遵义市后山沟温泉、湄潭国际温泉等。

根据《贵州省人民政府办公厅关于加快温泉旅游产业发展的意见黔府办发》〔2018〕13号，贵州将推动"温泉+"多产业融合发展。因此，从贵州省理疗温泉开发利用模式角度来分析，贵州省理疗温泉以"温泉+"多产业融合发展的模式前景巨大、大有可为。

四、贵州省理疗温泉开发利用存在的问题

虽然贵州省理疗温泉开发利用已经有了长足的发展，然而目前仍然存在着诸多待提升、完善的地方，例如温泉旅游产品单一，服务质量不高；温泉旅游品牌塑造欠缺，缺乏独具特色的品牌；部分温泉旅游基础设施薄弱；温泉旅游文化挖掘不足等。贵州省理疗温泉合理高效利用的提升关系到"中国温泉省，世界康养地"总体目标的实现。

（一）扶持贵州理疗温泉产业发展的市场培育力度不够

近年来，贵州理疗温泉开发利用的支持扶持、优惠激励、投融资等方面的政策与快速发展的理疗温泉产业发展不匹配。理疗温泉的开发成本和技术要求较高，且收益周期较长，需要开发企业具有较为雄厚的资金实力和运营经验，因此亟须政策引导、培育、拉动市场。

另一方面，贵州省理疗温泉勘查开发进展迅速，但开发利用程度极低、开发方式单一粗放、资源利用率低下，没有相关扶持支持或激励政策支撑，一定程度上影响着开发主体的投入意愿和积极性，制约着理疗温泉产业的绿色健康发展。

（二）缺乏温泉旅游专门人才，旅游服务有待加强

目前贵州省温泉旅游人才匮乏，培养未受到重视，相关学科知识和技能培养还很欠缺。管理与经营的人才也比较缺乏，真正的温泉旅游服务难以展开，据统计，目前全省温泉旅游企业的就业人数仅为6000人，而其中高学历、高素质的专门人才极其匮乏，严重制约着温泉旅游产业高质量发展。

（三）特色品牌意识薄弱，产品同质化现象严重

目前，贵州省温泉产品结构比较单一，形态有待丰富。产品多以传统的"泡"温泉为主，大部分仍处于较原始的单一状态，仅以短期的休养为主，设计理念老化、陈旧，缺乏更深层次的产品形态，缺少高品位的设计，不能让游客感受到温泉带来的欢愉，中低端开发，恶性竞争严重。大部分温泉企业从产品设计、设施环境到餐饮服务等方面都相差无几，温泉产品趋于雷同，缺乏主题和品牌特色，停留在门票经济阶段，以景区的手法经营温泉，戏水型温泉项目占已开发项目的83.6%，严重浪费温泉水资源。贵州炎热天气持续时间短，嬉水项目平均一年仅能经营4个月，设备闲置时间长更容易老化，经济账不容乐观。据调查统计，目前93%的温泉企业都是自主开发和个体化经营的管理模式，尽管拥有一流的温泉资源，投资规模也很大，但特色化、专业化的温泉旅游企业还为数甚少，缺乏极具影响力的品牌。总之，要实现"中国温泉省，世界康养地"的远大目标，必须有一大

批具有国际、国内竞争力的温泉旅游品牌和温泉旅游企业支撑。

（四）温泉法建设欠缺，可持续发展受威胁

温泉受地质结构的影响属于稀缺资源，也是极易被污染和破坏的旅游资源。目前，贵州省温泉资源项目在设计时考虑不全面，没有配置足够的污水处理设施，只盲目开发却忽视保护，地方政府或投资商存在随意打井行为，部分地区对温泉资源开发过度，布井密度过大，超量开采，有的温泉区（地热田）开采10余年来，地热水位已经持续下降25米。国际上，温泉旅游发展较快的欧洲和日本等国都建立了完善的温泉法，对温泉的保护、开发、利用、审议、检查、处罚等都制定了详尽的规定。为此，贵州省也应重视温泉相关方面的法规建设，防止资源的破坏，将理疗温泉地热资源的开发建立在法律框架中。

五、贵州省理疗温泉发展方向

1. 从随意开发向科学开采资源转变

我省温泉产业发展，首要应规范勘探、开采，禁止地方政府或投资商的随意打井行为，规范水质检测；向旅游者及温泉投资者普及正确的温泉知识；建档造册、以水质、水量决定规模科学规划、合理利用资源促进可持续发展。因此，需制定符合我省温泉产业长远发展法律法规，实现有序开发。

2. 从传统温泉洗浴向康养理疗转变

国际旅游科学家协会（AIEST）在匈牙利布达佩斯召开第39届年会专门讨论了温泉旅游再开发问题，认为传统温泉洗浴正在向新型保健旅游转变。温泉地周边优美的休闲环境、现代化的疗养设备、诊所、疗养院和治疗设施、便捷的交通条件、专业化的疗养医生、舒适的住宿条件、一流的饮食服务是新型温泉旅游地应该包含的内容。

3. 从孤立的温泉单点向合作的温泉养生集群地转变

我省温泉具有点多，布局散的特点，因此在开发利用上应围绕温泉泉质的差异化着力打造独一无二的温泉保养地，抛弃区域内恶性竞争的开发方式，一定区域内将温泉单点进行串联合作。温泉主题的差异化、医疗功效的差异化、配套设施集群式发展，便能以亲民的价格向国民开放，吸引多样的客源，结合我省凉爽气候，使泡温泉成为全民终身养生的首选。

4. 从单一向多元化的经营定位转变

根据地理位置、温泉数量、开发主体和时期的不同，逐步从娱乐型、规模型向疗养型、保养型、乡村型、精细型转变。适应经济在各个转型时期带来的客源变化，使温泉行业能一直保持健康的发展。

5. 从大众化市场向细分市场转变

将各类型理疗温泉的市场定位进行细分，围绕健康人群、亚健康人群、离退休人群、本地客群、远途客群等各类市场群体设计相应的温泉旅游产品。如开发以周末游的本地上班人群适宜1~2天短期消费的温泉休养产品，以度假游的外地人群适宜3~15天中期消费的温泉保养产品，以亚健康状态、离退休人群适宜7天以上长期消费的温泉疗养产品，并制定专业的温泉治疗疗程。

6. 与少数民族医药紧密融合，打造贵州温泉核心竞争力

加强温泉与民族医药产业联系，充分发挥贵州民族医药产业优势。根据温泉地区主要民族结构，通过设立温泉民族医药、中药诊疗所，将贵州"瑶浴""苗医""侗医"与温泉疗养结合，建立"温泉民族医馆、温泉民族医药诊疗区、温泉民族医药养生保健区、温泉民族医药健康产业培训基地、温泉民族医药生产研究所"等产品体系，扩大民族医药在温泉中的运用以及民族医药的生产，形成我省理疗温泉特色。

7. 从温泉搓澡习惯向浸浴文化转变

从我国古代泡汤文化可见，温泉洗浴意味身与心的洗涤，我省发展温泉旅游产业要回归文化的本质，文化是温泉产业中高端发展的基础条件，我省温泉产业发展要体现温泉的科学文化、文学文化、艺术文化和地域文化。

第二节　贵州理疗温泉开发利用区划

一、区划原则

1. 立足资源禀赋特征，遵循产业规划开发的原则

《贵州省温泉产业发展规划（2017—2025）》，围绕打造"中国温泉省，世界康养地"的总体目标，提出"一核、四组团、六带、十板块"空间布局，构建"温泉+"产业体系，其中"温泉+大健康"是重要产业，贵州省理疗温泉类型丰富，资源量大，是发展"温泉+大健康"产业的根本。因此立足理疗温泉资源禀赋特征，借鉴产业规划空间布局进行理疗温泉开发利用规划。

2. 典型温泉理疗功效成果导引，提升理疗温泉科学利用的原则

目前贵州省理疗温泉开发模式较为单一，基本上是"澡堂子"或"温泉酒店"的开发模式。依据研究所获的温泉理疗功效的直接证据，挖掘温泉理疗功效的有益组分，促进温泉企业转变传统理念、转型升级、提升品质，达到科学利用目的。故理疗温泉开发利用区划需结合温泉的理疗功效，是使区划具有科学性、前瞻性。

3. 有序开发与重点突出相结合的原则

对于贵州省理疗温泉开发利用并不是全面开发就好，因此突出重点，分步实施是重要的发展战略，区划应以项目典型温泉对人体理疗功效的研究成果为导引，对新发现的优质理疗温泉资源进行规模、集约、高端开发做到示范引领作用，同时改造提升已开发利用温泉。逐步构建统筹有力、层次分明、各具特色的理疗温泉开发利用格局。

二、分区方法

本项目为贵州省理疗温泉调查评价，着重在理疗上，是为贵州省温泉产业在康体疗养方面开发利用的重要依据，按照资料类型分布、集中程度、开发利用程度、开发利用条件的优良来划分出重点开发区和一般开发区。重点区的划分因素主要考虑区位优势紧邻城市，便利的交通条件，其次考虑理疗温泉资源和类型丰富，有一定数量理疗温泉。

按照《贵州省人民政府办公厅关于加快温泉旅游产业发展的意见》（黔府办发〔2018〕13 号），优先对新发现的优质温泉资源进行规模、集约、高端开发，带动已开发温泉品质提升，逐步构建统筹有力、层次分明、各具特色的温泉旅游产业发展格局。因此对本次调查发现的未开发的理疗温泉筛选出近期可供开发利用的优质理疗温泉，对已开发的理疗温泉筛选出可提升改造的优质理疗温泉。

一般来说温泉的开发利用方式受水资源量、水质、区位优势等限制。本项目研究重点温泉在人体康养上的开发利用，该种方式需要一定的泡浴周期，一般需要 10-30 天，主要面对具有慢性病或亚健康人群，与目前大多数只需 1-2 天，且无特定人群的选择的温泉酒店或者温泉娱乐有着根本的不同。因此本次理疗温泉开发利用温泉优先考虑理疗温泉类型，其次是区位优势，如：是否是紧邻城市或者旅游景区，最后才是水资源量，虽然有些优质理疗温泉水量较小，可以进行疗养院模式开发，针对特定人群进行周期式的疗养，无须大规模开发，反而解决传统的开发利用水量小的鸡肋状况。

三、分区结果

贵州省理疗温泉开发利用划分出 6 个重点开发区、30 个可提升改造的已开发的优质理疗温泉和 10 个近期可供开发利用的优质理疗温泉。

四、重点开发区

1. 黔中重点开发区

黔中重点开发区以贵阳市为中心 100km 以内理疗温泉资源集中、类型丰富、开发程度高、开发利用条件优越的地区，涵盖了贵阳市大部分行政范围，安顺市市区及平坝区，黔南州都匀市区、龙里、贵定、惠水等地区，西至安顺市区，东至都匀市区，北至息烽地区，呈三角形展布，其中包含了息烽温泉、贵御温泉等知名温泉。该重点区开发区内有理疗温泉 54 个，其中 2 个温泉，52 个地热井；涵盖 5 种类型 7 种组合理疗温泉，其中温矿泉水共 40 个；温矿泉水、矿泉水组合共 5 个；温矿泉水、硅酸水组合共 2 个；温矿泉水、硫化氢水组合共 1 个；温矿泉水、矿泉水、硅酸水组合有 4 个；温矿泉水、硅酸水、氡水组合有 1 个；温矿泉水、矿泉水、硫化氢水、氡水组合有 1 个（表 14-1）。

表 14-1　黔中重点开发区理疗温泉资源特征表

序号	理疗温泉编号	位置	命名	水温（℃）	可开采量（m³/d）	开发现状
1	S15	贵阳市开阳县城关镇温泉村马岔河温泉	温泉	36.9	304.39	供贵山贵水生产饮用矿泉水
2	DR111	贵阳市白云区沙文镇扁山地热井	温泉	36.9	1302.000	未利用

序号	理疗温泉编号	位置	命名	水温（℃）	可开采量（m³/d）	开发现状
3	DR129	云岩区金关社区（111队基地内）三桥地热井	温泉	45	142.90	未利用
4	DR126	云岩区黔灵镇安井村新二井（天邑温泉）地热井	温泉	58	496.00	未利用
5	DR127	云岩区黔灵镇安井村新一井地热井	温泉	58	434.00	未利用
6	DR136	乌当区龙洞堡多彩贵州城地热井	温泉	41	680.32	未利用
7	DR115	贵阳市乌当区万象温泉度假酒店	温泉	44	393.70	万象温泉使用
8	DR131	乌当区水口寺（市南供电局）地热井	温泉	63	620.00	未利用
9	DR110	贵阳市乌当区新堡乡香纸沟地热井	温泉	43.3	962.20	枫叶谷温泉
10	DR108	乌当区新堡乡陇脚村地热井	温泉	47	840.00	未利用
11	DR124	贵阳市乌当区新添寨保利1号地热井	温泉	50	1248.94	保利温泉使用
12	DR125	贵阳市乌当区新添寨保利2号地热井	温泉	47	788.26	保利温泉使用
13	DR122	乌当区新添寨保利3号地热井	温泉	47	1058.90	未利用
14	DR119	乌当区新添寨小河口1号地热井	温泉	36	885.36	未利用
15	DR116	乌当区中天牛奶厂地热井	温泉	53	307.60	未利用
16	DR109	乌当区新堡乡马头村地热井	温泉	53.5	885.36	未利用
17	DR123	贵阳市观山湖区金华镇翁贡（观山湖区生态温泉旅游度假区）	温泉	43.9	384.10	生态温泉旅游度假村使用
18	DR137	南明区云盘村小碧地热井	温泉	40	579.56	未利用
19	DR134	清镇市纺织厂地热井	温泉	55	361.20	未利用
20	DR135	清镇市庙儿坡地热井	温泉	49	483.84	未利用
21	DR133	清镇市青龙办事处黑泥哨（茶马古镇）地热井	温泉	49.5	386.40	未利用
22	DR95	息烽县永靖镇新萝地热井	温泉	46	503.80	未利用
23	DR97	息烽县石硐镇胡家湾地热井	温泉	46	886.17	未利用
24	DR98	开阳县双流镇白马村水土寨地热井	温泉	39.7	453.60	未利用
25	DR150	贵阳市花溪区青岩宏业化工厂内	温泉	48	445.28	未利用
26	DR102	贵阳市修文县龙场镇马家桥村峰泰湖	温泉	40	414.54	未利用
27	DR101	开阳县龙岗镇地热井	温泉	60	743.04	未利用
28	DR104	修文县阳明文化园	温泉	46	595.20	未利用
29	DR112	贵阳市乌当区水田镇杨家湾地热井	温泉	45.1	680.38	未利用
30	DR141	贵阳市花溪区周家寨村地热井	温泉	42.6	331.2	未利用
31	DR159	西秀区宋旗镇豪生温泉大酒店地热井	温泉	54	415.8	温泉酒店使用
32	DR157	西秀区虹山湖百灵温泉希尔顿酒店1号地热井	温泉	52.9	462	百灵酒店备用

续表

序号	理疗温泉编号	位置	命名	水温（℃）	可开采量（m³/d）	开发现状
33	DR156	西秀区希尔顿酒店 2 号地热井	温泉	58.2	462	百灵酒店使用
34	DR162	西秀区双堡镇大坝地热井	温泉	45	771.89	未利用
35	DR160	安顺市多彩万象城 1 号地热井	温泉	52	361.9	
36	DR148	平坝区城关镇大寨村黎阳技校地热井	温泉	50.3	419.04	未利用
37	DR151	高峰镇岩孔村东吹地热井	温泉	53	587.52	未利用
38	DR153	安顺市七眼桥镇二铺村大灵山	温泉	47	332.64	未利用
39	DR154	黔南州都匀市茶都格尼斯酒店地热井	温泉	47.6	238	未利用
40	DR142	黔南州龙里县谷脚镇谷远村大坝地热井	温泉	36	470	未利用
41	DR130	贵定县金南镇荷花村甘溪林场地热井	温泉	39.5	790.85	未利用
42	DR118	贵阳市乌当区东风镇乐湾国际温泉	温矿泉	65.3	567.00	乐湾国际使用
43	DR121	乌当区后所村（全林广场泉天下）地热井	温矿泉	70	745.08	未利用
44	DR120	乌当区新添寨小河口（贵御温泉）2 号地热井	温矿泉	38.7	496.00	贵御温泉使用
45	DR158	都匀市小围寨镇纸房村龙井地热井	温矿泉	48.2	364.95	未利用
46	DR155	都匀市煤田局地测队队部地热井	温矿泉	48	425.88	未利用
47	DR86	贵州息烽温泉	偏硅酸温泉	54	1300.00	息烽温泉使用
48	DR140	清镇市体育训练基地	偏硅酸温泉	56	210.10	未利用
49	DR161	西秀区多彩万象城 2 号地热井	硫化氢温泉	53.9	314.16	美澜温泉酒店
50	DR139	贵阳市南明区龙洞堡碧翠湖	偏硅酸温矿泉	68	549.99	未利用
51	DR132	南明区龙洞堡街道办云关地热井	偏硅酸温矿泉	59.5	968.37	未利用
52	DR144	黔南州龙里县龙溪	偏硅酸温矿泉	46	338	未利用
53	DR149	黔南州龙里县大草原风景区虫坝山	偏硅酸温矿泉	68	327	未利用
54	S13	贵阳市息烽县温泉镇息烽温泉	氡、偏硅酸温泉	53	1150.32	供息烽温泉
55	DR117	乌当区东风镇头堡村鱼洞峡地热井	氡、硫化氢温矿泉	54	155.25	未利用

2. 黔北重点开发区

黔北重点开发区以遵义市为中心100km以内理疗温泉资源集中、类型丰富、开发程度高、开发利用条件优越的地区，涵盖了遵义市区、仁怀市、遵义县、湄潭县、绥阳县等行政范围，其中包含了霞霏温泉、枫香温泉等著名温泉。该重点区开发区内有理疗温泉共计55个，包括2个天然温泉和53个地热井，其中温泉共41个；温矿泉共5个；偏硅酸温泉共2个；硫化氢温泉共1个；偏硅酸温矿泉有4个；氡、偏硅酸温泉有1个；氡、硫化氢温泉有1个（表14-2）。

表 14-2　黔北重点开发区理疗温泉资源特征表

序号	理疗温泉编号	位置	命名	水温（℃）	可开采量（m³/d）	开发现状
1	S11	遵义市播州区枫香镇温水村枫香温泉	温泉	36	5077.47	枫香温泉洗浴
2	DR61	播州区枫香镇枫胜居委会温水组地热井	温泉	37.5	489.6	未利用
3	DR45	遵义市汇川区董公寺后山沟（汇川国际温泉）	温泉	53.9	801.01	汇川国际温泉
4	DR43	汇川区董公寺镇水井湾（浩鑫温泉）地热井	温泉	52	898.00	未利用
5	DR51	汇川区董公寺镇102地质队队部地热井	温泉	46	238.00	未利用
6	DR53	红花岗区金鼎镇海龙镇温泉村（海龙温泉）地热井	温泉	40.5	849.25	未利用
7	DR56	新蒲新区天鹅湖	温泉	45	548.64	未利用
8	DR58	遵义市金顶山镇野里地热井	温泉	55	816.48	未利用
9	DR52	遵义市海龙温泉	温泉	44.2	1389.31	未利用
10	DR64	毕节市金沙县泮水镇青丰村石关	温泉	47	481.60	未利用
11	DR48	遵义市湄潭县兴隆镇田家沟万花源地热井	温泉	41.2	369.24	田家沟万花源温泉使用
12	DR59	红花岗区忠庄镇114队基地1号地热井	温矿泉	53	224.64	未利用
13	DR60	播州区保利社区金新组地热井	温矿泉	53	366.00	未利用
14	DR37	新蒲新区新舟镇胡家坝地热井	温矿泉	36.1	680	未利用
15	DR55	仁怀市坛厂镇（霞霏温泉）热水钻孔	温矿泉	40.2	740.52	温泉度假酒店
16	DR42	仁怀市中枢镇两路口（领秀美宅）地热井	温矿泉	45.9	612	温泉酒店使用
17	DR36	绥阳县风华镇官庄地热井	温矿泉	61	275.00	未利用
18	DR34	遵义市绥阳县洋川镇雅泉地热井	温矿泉	64	347.93	未利用
19	DR50	遵义市湄潭县黄家坝镇国际温泉酒店地热井	温矿泉	48.1	645.00	湄潭国际温泉
20	DR57	仁怀市南部新城李村董家坡尚礼温泉	温矿泉	46.7	402	尚礼温泉使用
21	DR46	遵义市湄潭县栖树林养老院地热井	温矿泉	52	427.71	未利用

续表

序号	理疗温泉编号	位置	命名	水温（℃）	可开采量（m³/d）	开发现状
22	DR54	湄潭县黄家坝镇铜鼓台地热井	偏硅酸温泉	57	510.68	未利用
23	S8	遵义市仁怀市中枢镇盐津桥盐津河温泉	偏硅酸温矿泉	47.1	852.15	供村民洗浴
24	DR39	仁怀市中枢镇香榭·公园里地热井	铁温矿泉	40.1	272	未利用

3. 黔东北重点开发区

黔东北重点开发区以石阡县至德江县一带理疗温泉资源集中、类型丰富、开发程度高、开发利用条件优越的地区，涵盖了石阡县、思南县、印江县、德江县等行政范围，其中包含著名的石阡温泉群。该重点区开发区内有理疗温泉共计20个，包括5个天然温泉和16个地热井，其中温泉共11个；温矿泉共3个；偏硅酸温矿泉共3个；偏硅酸温泉共1个；偏硼酸温矿泉共2个（表14-3）。

表 14-3　黔东北重点开发区理疗温泉资源特征表

序号	理疗温泉编号	位置	命名	水温（℃）	可开采量（m³/d）	开发现状
1	S12	铜仁市石阡县城南温泉古井	温泉	36.9	985.25	城南温泉
2	S10	铜仁市石阡县区石固乡凯峡河溶洞温泉	温泉	38.8	1339.59	修有简易水池供洗浴
3	DR27	思南县英武溪镇温塘村安家寨 2 号地热井	温泉	48	2328.05	未利用
4	DR47	思南县三道水乡川坪村罗湾坨 1 号地热井	温泉	47	22.032	未利用
5	DR65	石阡县汤山镇城南酒店锅厂地热井	温泉	44.6	386.75	城南温泉使用
6	DR66	石阡县汤山镇城南温泉吴家湾地热井	温泉	39.2	647.70	城南温泉使用
7	DR63	石阡县汤山镇城南温泉原县政府（老公安局）地热井	温泉	43.1	887.00	城南温泉使用
8	DR70	石阡县中坝镇桥边地热井	温泉	46	592.96	未利用
9	DR69	石阡县中坝镇江坡地热井	温泉	44.5	812.59	未利用
10	DR62	石阡县汤山镇白塔地热井	温泉	39.4	5482.33	未利用
11	DR31	印江县峨岭镇岩底寨地热井	温泉	59	265.85	未利用
12	DR28	思南县英武溪镇温塘村安家寨 1 号地热井	温矿泉	44.6	1696.46	九天温泉
13	DJ01	铜仁市德江县城北	温矿泉	50	510	未利用
14	DR32	铜仁市印江县峨岭镇地热井	温矿泉	61	556.69	供温泉城使用
15	S9	铜仁市石阡县花桥镇凯峡河施场温泉	偏硅酸温泉	49	22.47	供村民洗浴

序号	理疗温泉编号	位置	命名	水温（℃）	可开采量（m³/d）	开发现状
16	S5	铜仁市印江县天堂镇红山村温塘温泉	偏硅酸温矿泉	51.5	362.99	未开发利用
17	S7	铜仁市印江县新寨镇凯望村温塘温泉	偏硅酸温矿泉	47.1	967.96	供村民洗浴用
18	DR35	思南县双塘街道办小岩关地热井	偏硅酸温矿泉	73	2125	未开发利用
19	DR19	德江县堰塘乡高家湾地热井	偏硼酸温矿泉	50	365.5	未开发利用
20	DR17	德江县青龙街道办烧鸡湾地热井	偏硼酸温矿泉	47	436.05	未开发利用

4. 黔西北重点开发区

黔西北重点开发区以毕节–大方一带温泉资源相对集中、类型丰富、开发利用条件优越的地区，涵盖了毕节市区、大方县、纳雍县等行政范围，该区域有著名的百里杜鹃风景区。该重点区开发区内有理疗温泉共计 7 个，均为地热井，其中温泉 1 个；温矿泉共 2 个；偏硅酸温泉有 1 个；铁温矿泉共 2 个；偏硅酸温矿泉有 1 个（表 14-4）。

表 14-4　黔西北重点开发区理疗温泉资源特征表

序号	理疗温泉编号	位置	命名	水温（℃）	可开采量（m³/d）	开发现状
1	DR74	七星关区海子街地热井	温泉	45.5	617.51	未利用
2	DR84	百里杜鹃管理区鹏程管理区启化 1 号地热井	温矿泉	35	1193.63	未利用
3	DR82	七星关区鸭池镇上坝地热井	温矿泉	51.5	355.54	未利用
4	DR100	纳雍县化作乡九洞天	偏硅酸温泉	66.5	433.99	未利用
5	DR85	百里杜鹃管理区鹏程管理区启化 2 号地热井	铁温矿泉	63.2	388.32	未利用
6	DR99	毕节市纳雍县董地乡 2 号地热井	铁温矿泉	57	367.20	未利用
7	DR88	百里杜鹃鹏程管理区桥头村初水花园	偏硅酸温矿泉	65.3	293.02	未利用

5. 黔东南重点开发区

黔东南重点开发区以黔东南州雷山县–天柱县一带温泉资源相对集中、类型丰富、开发利用条件优越的地区，涵盖了凯里市区、雷山县、台江县、剑河县、天柱县等行政区，其中包含了著名的剑河温泉，同时这一带具有丰富的民族风情旅游资源。该重点区开发区内有理疗温泉共计 8 个，均为地热井，其中温泉共 2 个；偏硅酸温泉共 3 个；硫化氢、偏硅酸温泉共 2 个；温矿泉 1 个（表 14-5）。

表 14-5　黔东南重点开发区理疗温泉资源特征表

序号	理疗温泉编号	位置	命名	水温（℃）	可开采量（m³/d）	开发现状
1	DR114	台江县台拱镇南市地热井	温泉	45	156.82	未利用
2	DR138	黔东南州凯里市舟溪镇大中 2 号地热井	温泉	38	441.02	未利用
3	DR128	凯里市三棵树镇挂丁地热井	温矿泉	53	396.00	挂丁温泉使用
4	DR106	黔东南州剑河县剑河温泉旅游区 1 号地热井	偏硅酸温泉	46.1	441.02	供剑河温泉"圣水温泉"使用
5	DR105	黔东南州剑河县剑河温泉旅游区 2 号地热井	偏硅酸温泉	49.6	384.78	
6	DR107	黔东南州剑河县剑河温泉旅游区 3 号地热井	偏硅酸温泉	41.8	396	
7	DR146	黔东南州雷山县丹江镇陶尧地热井	硫化氢、偏硅酸温泉	45.1	789.00	未利用
8	DR93	天柱县邦洞镇地热井	硫化氢、偏硅酸温泉	52	1566.00	未利用

6. 黔西南重点开发区

黔西南重点开发区以兴义市区－盘州县一带温泉资源相对集中、类型丰富、开发利用条件优越的地区，涵盖了兴义市区、兴仁县、盘州县等行政范围，其中包含了马岭河峡谷旅游景区、万峰林景区、妥乐古银杏景区等著名景区。该重点区开发区内有理疗温泉共计 10 个，包括 2 个天然温泉和 8 个地热井，其中温泉共 7；铁温矿泉有 1 个；温矿泉共 2 个（表 14-6）。

表 14-6　黔西南重点开发区理疗温泉资源特征表

序号	理疗温泉编号	位置	命名	水温（℃）	可开采量（m³/d）	开发现状
1	S17	六盘水市盘县乐民镇西口河温泉	温泉	36.1	1037.96	供村民洗浴
2	DR170	盘县刘官镇大凹子（胜境温泉）1 号地热井	温泉	60.8	151.00	胜境温泉使用
3	DR169	盘县刘官镇大凹子（胜境温泉）2 号地热井	温泉	47.2	445.50	胜境温泉使用
4	S18	黔西南州普安县楼下镇上屯村下屯	温泉	42.7	254.88	未利用
5	DR182	兴义市黄草坝街道办（溶洞温泉）下午屯地热井	温泉	45	529.92	未利用
6	DR183	黔西南州兴义市富康四季花城	温泉	42.9	552	未利用
7	DR178	兴义市义龙新区鲁屯镇体育公园地热井	温泉	48	161.85	未利用
8	DR177	兴仁县城南街道办帝贝酒店地热井	温矿泉	48.6	414	帝贝酒店使用
9	DR185	黔西南州兴义市将军屯	温矿泉	55	246.33	未利用
10	DR180	兴义市坪东街道办西路田地热井	铁温矿泉	40.6	298.14	未利用

五、近期可开发利用的优质理疗温泉

按照《贵州省人民政府办公厅关于加快温泉旅游产业发展的意见》（黔府办发〔2018〕13号）"突出重点，分步实施"的原则，坚持增量优先、示范引领、试点先行、整体带动，优先对新发现的优质温泉资源进行规模、集约、高端开发，带动已开发温泉品质提升，逐步构建统筹有力、层次分明、各具特色的温泉旅游产业发展格局。因此温泉开发要做到有序开发建设，将新建开发一批、改造提升一批和依法整顿一批。根据本次调查成果，评选出10个具有较好开发利用条件的优质的理疗温泉，作为近期可供新建开发的温泉（表14-7）。

表14-7 贵州省近期可供开发利用的优质理疗温泉

市（州）	序号	理疗温泉编号	位置	命名	水温（℃）	可开采量（m³/d）	优势与评价
贵阳市	1	DR117	乌当区东风镇头堡村鱼洞峡地热井	氡、硫化氢温矿泉	54	250.40	多种理疗类型，紧邻城市
遵义市	2	DR14	赤水市旺隆镇	溴、铁温矿泉	52	300.00	独有理疗类型，紧邻市区
安顺市	3	DR151	高峰镇岩孔村东吹地热井	温泉	53	587.52	紧邻贵安新区
毕节市	4	DR82	七星关区鸭池镇上坝地热井	温矿泉	51.5	355.54	紧邻市区
毕节市	5	DR85	百里杜鹃管理区鹏程启化2号地热井	铁温矿泉	63.2	485.4	多种理疗类型，紧邻景区
铜仁市	6	DR17	德江县青龙街道办烧鸡湾地热井	偏硼酸温矿泉	47	513	独有理疗类型，紧邻县城
六盘水市	7	S17	六盘水市盘县乐民镇西口河温泉	温泉	36.1	1037.96	天然出露，水量大
黔南州	8	DR149	黔南州龙里县大草原风景区虫坝山	偏硅酸温矿泉	68	628.84	多种理疗类型，紧邻龙里大草原、市区
黔西南州	9	DR180	兴义市坪东街道办西路田地热井	铁温矿泉	40.6	432.09	多种理疗类型，紧邻市区
黔东南州	10	DR146	黔东南州雷山县丹江镇陶尧地热井	硫化氢、偏硅酸温泉	45.1	789.00	多种理疗类型，紧邻西江苗寨景区

六、可提升改造的已开发的优质理疗温泉

本次调查结果表明，目前贵州省理疗温泉产品多以传统的"泡"温泉为主，大部分仍

处于较原始的单一状态，仅以短期的休养为主，设计理念老化、陈旧，缺乏更深层次的产品形态，严重浪费珍稀的优质理疗温泉水资源，因此项目评选出 30 个可供提升改造的已开发利用的优质理疗温泉（表 14-8）。

表 14-8　贵州省可提升改造的已开发利用的优质理疗温泉

市（州）	序号	理疗温泉编号	位置	天然理疗矿泉水命名	水温（℃）	可开采量（m³/d）	开发现状	优势与评价
贵阳市	1	DR115	贵阳市乌当区万象温泉度假酒店	温泉	44	1290.50	万象温泉使用	紧邻市区
	2	DR124	贵阳市乌当区新添寨保利 1 号地热井	温泉	50	1248.94	保利温泉酒店	紧邻市区
	3	DR125	贵阳市乌当区新添寨保利 2 号地热井	温泉	47	788.26	保利温泉酒店	紧邻市区
	4	DR123	贵阳市观山湖区金华镇生态温泉旅游度假区地热井	温泉	43.9	900.00	生态温泉旅游度假村	紧邻市区
	5	DR96	修文县六广镇驿泉地热井	温泉	48	2330.00	温泉酒店	紧邻景区
	6	DR118	贵阳市乌当区东风镇乐湾国际温泉	温矿泉	65.3	567.00	乐湾国际	紧邻市区
	7	DR120	贵阳市乌当区新添寨小河口（贵御温泉）2 号地热井	温矿泉	38.7	800.00	贵御温泉洗浴	紧邻市区
	8	DR86	贵州息烽温泉疗养院地热井	偏硅酸温泉	54	1300.00	息烽温泉	稀有氡水、历史悠久
	9	S13	贵阳市息烽县温泉镇息烽温泉	氡偏硅酸温泉	53	1150.32		
遵义市	10	DR45	遵义市汇川区董公寺后山沟（汇川国际温泉）	温泉	53.9	801.01	汇川国际温泉洗浴	紧邻市区
	11	DR24	绥阳县温泉镇（水晶温泉）1 号地热井	温泉	41.3	1200	温泉酒店、水厂使用	已做理疗功效研究、历史悠久
	12	DR23	绥阳县温泉镇（水晶温泉）2 号地热井	温泉	47	720.00		
	13	DR22	绥阳县温泉镇（水晶温泉）3 号地热井	温泉	41.9	740.00		
安顺市	14	DR157	西秀区虹山湖百灵温泉希尔顿酒店 1 号地热井	温泉	52.9	600	百灵酒店	紧邻市区
	15	DR156	西秀区希尔顿酒店 2 号地热井	温泉	58.2	600		
	16	DR166	黄果树管委会黄果树柏联温泉酒店地热井	温泉	53	320	柏联温泉酒店	紧邻黄果树景区
	17	DR161	西秀区多彩万象城 2 号地热井	硫化氢温泉	53.9	408	美澜温泉酒店	
毕节市	18	DR71	金沙县安底镇（安底温泉）热水钻孔	温泉	38.6	0.00	安底温泉洗浴中心	紧邻景区

市 （州）	序号	理疗温泉 编号	位置	天然理疗矿 泉水命名	水温 （℃）	可开采量 （m³/d）	开发现状	优势与评价
铜仁市	19	DR44	碧江区市中心锦江南路锦江宾馆 地热井	温泉	45	360	锦江宾馆使用	紧邻市区
	20	DR69	石阡县中坝镇江坡地热井	温泉	44.5	812.59	佛顶山 温泉小镇	已做理疗功效 研究，新建高端 温泉项目
	21	DR41	碧江区漾头镇九龙村九龙地热井	温矿泉	44.2	1000	九龙洞温 泉度假庄园	紧邻九 龙洞景区
六盘 水市	22	DR164	盘县普古乡卧落村娘娘山地热井	温泉	36	825.00	娘娘山 温泉小镇	新建高 端温泉项目
黔南州	23	DR87	瓮安县猴场镇千年古邑旅游景区 地热井	温泉	39.8	1632	供温泉 酒店	紧邻景区
黔西 南州	24	DR172	普安县盘水街道办云盘社区苗铺 场地热井	温泉	43	132	普安森林 温泉洗浴	新建高端 温泉项目
黔东 南州	25	S14	黔东南州黄平县浪洞乡温水塘四 组温泉	温泉	45	2063.22	浪洞森林 温泉酒店	历史悠久， 天然出露
	26	DR106	黔东南州剑河县剑河温泉旅游区 1号地热井	偏硅酸温泉	46.1	1782.94	供剑河温泉 "圣水温泉" 使用	已做理疗 功效研究， 历史悠久
	27	DR105	黔东南州剑河县剑河温泉旅游区 2号地热井	偏硅酸温泉	49.6	583		
	28	DR107	黔东南州剑河县剑河温泉旅游区 3号地热井	偏硅酸温泉	41.8	600		

第三节 贵州理疗温泉的保护

要保持地热资源的长期稳定性，让人民群众永享大自然的福赐，必须把节约保障性措施放在优先位置统筹考虑。倡导"在保护中开发，在开发中保护"的可持续发展模式，兼顾当前和长远的利益，实行"统一规划、统一管理、合理开采、有效保护"的原则。严禁超采、控制开采井密度，杜绝地热资源浪费现象，做好开采的计划管理，加强动态监测工作。

一、制定《温泉管理条例》

根据贵州省的实际情况，出台《温泉管理条例》等一系列法律法规及行业管理规范标准，用法律手段来保护地热资源。《温泉管理条例》核心内容建议如下。

（1）省温泉产业发展领导小组应组织对温泉资源的自然赋存状况、地质条件和开发利用现状进行普查和综合评价。

（2）省自然资源厅组织编制贵州省地热资源保护利用规划，报省人民政府批准后公布实施。地热资源保护利用规划应当与城乡规划、土地利用总体规划和矿产资源总体规划等相衔接。

（3）建立温泉保护区制度，在温泉资源保护区范围内，禁止修建危害温泉资源的设施，禁止从事污染环境的生产经营活动。

（4）勘探温泉资源应当依法取得勘查许可证。探矿权人应当在勘查许可证核定的范围内开展温泉资源勘探活动，接受省人民政府国土资源行政主管部门的监督、检查，并提交勘探报告。

（5）开发温泉资源应当依法取得取水许可证和采矿许可证。开发人应当按照取水许可证和采矿许可证载明的事项从事开发活动。

（6）温泉资源实行日限量开采制度。采矿权人应当在核定的最大用水量50%内开采温泉资源，不得超量开采。

（7）新钻探地热井兼用地域范围管控与总量管控手段，满足两个手段之一即可。①地域范围管控：在天然温泉和乡村区域，已开发的地热井半径20km范围内，禁止进行新的地热开采活动。在城市区域，已开发的地热井半径10km范围内，不得新建地热开采活动。②总量管控：温泉（地热）资源总量规模小于1000m³/d，难以开发和使用，需要就近再布井的，该区域半径20公里以内实行总量控制，每天开采量控制在5000m³内。③封存水量少、有毒有害，不能进行开发的地热井，换取钻探新井的机会。

（8）开采温泉资源应当符合井点总体布局和取水层位的要求，不得擅自变更井位和井深。确需变更的，应当经原审批机关批准。

（9）新建、改建与温泉有关的项目，应当经省人民政府同意，集中召开专题评审会议，一堂会审、并联审批，上报自然资源厅、住房和城乡建设厅、环境保护厅、林业厅、水利厅、旅游发展委、地矿局、交通运输厅、国资委等相关部门批准，以缩短项目评审周期。

二、温泉（地热）资源保护措施

1. 节约资源，推广使用循环水设备

温泉旅游开发利用中，常用的"直接补给"与"循环水"两种维持水温的方法。直接补给，对资源浪费极为严重。贵州年平均气温较低，且露天泡池居多，冬季每天需要7t温泉水稳定1t容量的泡池温度。循环水的方法，每天只需补给15%的新温泉水，每隔5天进行一次净排放。

2. 热储层保护

在地热资源补给露头区及其径流区设立地热资源环境保护区，防止破坏地热资源储层的工程活动。防止地热资源过度开采，布井以互不干扰为原则，合理安排，科学布井。

3. 利用大数据，建立地热资源动态监测系统

提速地热资源动态监测信息系统的建立，为地热资源管理提供科学数据。由自然资源

主管部门和地热资源开发利用企业共同完成，建议采矿权人安装三表一管（流量表、水压表、水温表、旁侧管），对区内地热水的水温、水质、水量及水压、企业开采量等数据进行动态监测。

4. 地热资源开发对地下水位和地面沉降的影响

启动《自然补水周期研究》专题项目。

5. 开展地热回灌技术研究

以降低地热资源的有效消耗为目的，延长地热资源的开发周期，开展地热回灌技术的研究及推广。

附录　贵州理疗温泉点简介

一、贵阳市

（一）息烽温泉

1. 概况

息烽温泉位于息烽县温泉镇天台山脚，距贵阳市 111 公里，离遵义市 81 公里，距息烽县城 41 公里，素有"天下第一汤"之称，与法国维琪温泉和卢昆温泉齐名，被誉为"亚洲第一氡泉"。泉水呈 3 处天然出露于黑滩河右岸，天然涌水量 1083m^3/d；左岸有 1 眼地热井（DR86），涌水量 810m^3/d。

息烽温泉设施设备齐全，服务周到，产业特色鲜明。有大小不同、特色各异的露天泡池、室内泡池、盆池等 200 余个，有男女宾洗浴更衣柜 1600 余个，有功能齐全、可容纳 300 余人参会的大、中、小型会议室 5 个，有可供 500 余人同时就餐的高、中、低餐厅 20 余间，有可供 1000 余人同时入住且风格各异的楼宇 11 幢、房间 300 余个、床位 600 余张，有停车位 350 余个，有可容纳 400 余人聚众狂欢的露天广场 2 个，理疗师、保健按摩师、针灸师、茶艺师、音响师、灯光师、水电工等专业疗休养服务人员 200 余名。主要旅游建筑包括将军楼（别墅区）、酒吧、小吃、冷饮、品茗一体的河边文化长廊、全国劳模疗休养大楼、水上大型多功能休闲游乐中心等。

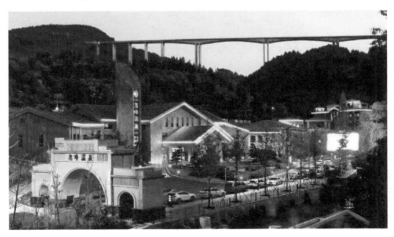

2. 水质特征

息烽温泉水温为 53℃，水质变化较小，且无色、无味、透明；pH 为 7.52～7.71，呈弱碱性。矿化度平均值为 397.60mg/L，属于低矿化水。主要阳离子为 Ca^{2+}、Mg^{2+}、K^+、Na^+，主要阴离子为 SO_4^{2-}、HCO_3^-，该温泉水化学类型为 HCO_3^-、SO_4^{2-}–Ca^{2+}、Mg^{2+} 型。

息烽温泉资源禀赋独特，含 30 多种矿物质和微量元素，疗养功效明显。按照理疗天然矿泉水标准，其温度为 53℃（标准为 >36℃）、偏硅酸为 52.65mg/L（标准为 >50mg/L）、"氡"含量为 114Bq/L（标准为 >110Bq/L）达到标准，可命名为氡、偏硅酸温泉。同时温泉中 Li（0.06~0.05mg/L）、Sr（1.52~1.84mg/L）、H_2SiO_3（53.79~58.75mg/L）达到天然饮用矿泉水标准，因此息烽温泉为"含锂、偏硅酸和锶的重碳酸钙型氡泉"，适宜作为天然理疗矿泉水和天然饮用矿泉水。其"氡"含量 114Bq/L，与法国维琪温泉和卢昆温泉齐名，被誉为"亚洲第一氡泉"。

3. 地质成因

息烽温泉 D、^{18}O 同位素的测试分析显示息烽温泉源于大气降水，^{14}C 测定年代为 4721~23827a，循环深度在 3680.91~3462.22m，热储温度为 92.23~97.15℃。也就是该水是大气降水不断下渗至 3680.91~3462.22m 深和温度在 92.23~97.15℃ 环境中吸收热量形成的地热水。其在地下循环时间长达几千至上万年，在这过程中，地热水与围岩相互作用，不断溶滤和溶解围岩的矿物质成分及储集于岩体空间中的气体成分，其中氡主要来源于地层中放射性铀元素的衰变，由于该区中下寒武统和震旦系下统均不同程度含有天然放射性铀元素等，当热矿水在深循环过程中沿构造裂隙流经这些地层时，放射性铀衰变形成镭，镭的含量增高，镭又衰变形成氡，氡气溶解在地热水形成氡温泉。同时热储层富硅的热储含水层长时间水岩作用使得地热水富含偏硅酸，最终地热水成为氡、偏硅酸（附录图-1）。

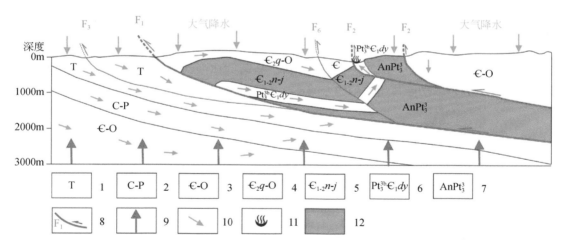

附录图-1 贵州息烽温泉补给、径流、排泄剖面图

1. 三叠系；2. 石炭系至二叠系；3. 寒武系至奥陶系；4. 寒武系清虚洞组至奥陶系；5. 寒武系牛蹄塘组至金顶山组；6. 震旦系灯影组；7. 前震旦系；8. 断层；9. 大地热流；10 热矿水径流方向；11. 温泉；12. 隔水层

4. 理疗功效

（1）温泉泡浴干预可能通过其水温物理作用，促进骨关节局部血液循环，降低有骨关节疾病相关症状体征人群类风湿特异性指标 AKA 及 CCP 抗体水平，从而缓解骨关节疼痛程度、晨僵症状及活动受限程度。

（2）温泉泡浴可一定程度改善焦虑和睡眠质量。

（3）温泉泡浴可不同程度缓解皮肤病相关症状及体征。

（4）温泉泡浴可改善亚健康人群的元素代谢平衡。

（5）温泉泡浴可一定程度降低血压正常高值（120mmHg≤收缩压<140mmHg，或80mmHg≤舒张压<90mmHg）人群及心率偏快（>80次/分）人群的血压及心率水平。

（6）温泉泡浴可影响机体血糖控制功能，在一定程度上改善机体糖代谢平衡。

（7）温泉泡浴可综合改善机体的亚健康状况，其理疗功效机制可能与其调节机体的免疫功能和元素代谢，提升机体抗氧化酶活性，拮抗脂质过氧化水平，增强机体抗氧化能力有关。

5. 建议泡浴适宜人群

息烽氡、偏硅酸理疗温泉：建议泡浴适宜人群为皮肤病、睡眠障碍、骨关节疾病、血压正常高值、糖代谢异常人群。

（二）贵御温泉

1. 概况

贵御温泉为国家 4A 级旅游景区，位于"黔中秘境、生态乌当"，距贵阳市中心约 7km，距贵阳龙洞堡机场约 8km，距火车站约 10km，交通便利。景区青山相拥，空气清新，幽静雅致，是城区难得的天然氧吧，自然环境得天独厚。贵御温泉被评为"中国沐浴行业 50 强"、贵州省旅游行业"先进集体"等。

贵御温泉是贵州本土特色原脉品质温泉，是贵阳第一家以贵州特色园林建筑风格为主的集温泉泡汤水疗、住宿餐饮、会议棋牌、美体保健等为一体的露天温泉休闲度假旅游景区；景区有芭蕉、盆景、花卉、桂花树、竹等各种植物，整个景区分为温泉区、功能区、休息区，设施完备。景区拥有优质地热矿泉水，源于地下 1900m，出水温度高达 53℃。水质晶莹，无味无色；景区有 23 个泡池（其中半室内 10 个）和 1 个标准温泉泳池，VIP 汤屋 6 套。

2. 水质特征

贵御温泉水源于地下 1900m 寒武系地层，水温 38.7℃，无色、无味、透明，色度、浑浊度较小，正常视力可见黄色矿物质沉淀，pH 为 7.18，为中性泉，矿化度为 1018mg/L，为中矿化度水，水化学类型为 SO_4^{2-}-Ca^{2+}、Mg^{2+} 型，为硫酸盐型水。贵御温泉的温度为 38.7℃（标准为>36℃）、溶解性总固体为 1018mg/L（标准为>1000mg/L）达到标准，可命名为温矿泉。其偏硅酸含量 35.6 接近硅酸水理疗标准。同时富含锶、硫、铁、氡等 30 多种矿物质微量元素。

3. 地质成因

贵御温泉的 δD、$δ^{18}O$ 同位素分析表明源于大气降水，^{14}C 年龄在 22261a，温泉热储温度在 75.68 以上℃，循环深度为 2726.83m，表明地热水经历了较长较深的循环途径和滞留后形成的。同时地热水在深循环过程中，在高温高压条件下，对热储层中的石膏和硅质进行溶解，使得热水具有丰富的 SO_4^{2-}，具有了较高的溶解性总固体（TDS）和偏硅酸，成为含偏硅酸温矿泉。

4. 理疗功效

（1）温泉泡浴干预可能通过其水温物理作用，促进骨关节局部血液循环，降低骨关节疾病相关症状体征人群类风湿特异性指标 AKA、APF 及 CCP 抗体水平，从而缓解骨关节疼痛程度、晨僵症状及活动受限程度。

（2）温泉泡浴可一定程度改善焦虑和睡眠质量。

（3）温泉泡浴可不同程度缓解皮肤病相关症状及体征。

（4）温泉泡浴可改善亚健康人群的元素代谢平衡。

（5）温泉泡浴可一定程度降低血压正常高值（120mmHg ≤ 收缩压 <140mmHg，或 80mmHg ≤ 舒张压 <90mmHg）人群及心率偏快（>80 次／分）人群的血压及心率水平。

（6）温泉泡浴可影响机体血糖控制功能，在一定程度上改善机体糖代谢平衡。

（7）温泉泡浴可综合改善机体的亚健康状况，其理疗功效机制可能与其调节机体的免疫功能和元素代谢，提升机体抗氧化酶活性，拮抗脂质过氧化水平，增强机体抗氧化能力有关。

5. 建议泡浴适宜人群

贵御含偏硅酸温矿泉型理疗温泉：建议泡浴适宜人群为血压正常高值、骨关节疾病、睡眠障碍、糖代谢异常、皮肤病人群。

（三）保利·国际温泉度假区

保利·国际温泉度假区坐落于素有"黔中秘境，自然乌当"之称的贵州省贵阳市乌当区，贵州首家五星级温泉度假酒店、国家 AAAA 级温泉旅游景区、宴会中心、美食天地、泰皇 SPA 馆、中医保健理疗中心、半山汤屋、云中别墅、开发中的 5D 影院等，是贵州独有的大型温泉旅游休闲综合体，作为保利旗下重点文化项目，秉承集团"文化项目"的开发模式，利用贵州地域文化和独具特色的温泉资源，精心打造西南顶级温泉旅游度假平台。温泉区主要分室内、室外两大温泉板块，由 8 个温泉池区、46 个泡池（其中室内 30 个）、32 间温泉汤屋组成。

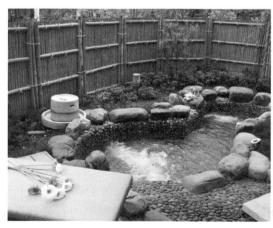 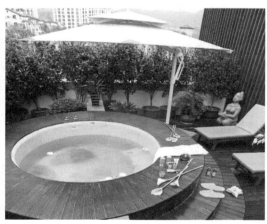

温泉水取自地下 3200 多米深的碳酸盐地层，日流量 2000 多立方米，pH 为 6.97，为

中性泉，水中富含钙、镁、钾、钠、铁、锌、锶、氯、氟、偏硅酸、重碳酸根等成分，属硫酸钙泉质，按照理疗天然矿泉水标准，其温度为 50℃（标准为>36℃）达到标准，可命名为淡温泉。

（四）万象温泉

万象温泉度假酒店是集温泉养生与旅游度假于一体的温泉养生综合体，是贵州省 100 个重点旅游景区之一。设园林式特色温泉泡池 51 个（室内 2 个）和独立 VIP 专属区、VIP 温泉汤屋、高山流水溶洞景观、无边际泡池等。

温泉水自然出露于沟谷寒武系娄山关组（$\textrm{\large{\in}}_{3-4}O_1l$）碳酸盐地层，温泉水源于地下 2188m 深热水层，属偏硅酸型，富含偏硅酸、锂、硒、铜、锶等 18 种对人体有益的矿物质微量元素，日出水量 1670 吨，无色、无味，水质细腻，不含硫，低矿化度，低钠、富硒、偏硅酸含量高，为国内外罕见富硒温泉。按照理疗天然矿泉水标准，其温度为 52℃（标准为>36℃）达到标准，可命名为淡温泉。

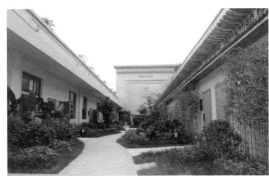 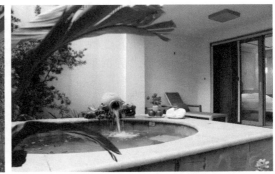

（五）双龙国际温泉

双龙国际温泉位于贵州双龙航空港经济区核心区域，毗邻贵阳龙洞堡国际机场，距贵阳市中心 6km。双龙国际温泉为贵阳市主城区唯一含氡温泉，建设规划总建筑面积约 27860m²，日最大接待量 5200 人，年接待量约 30 万人次。建设项目规划包括 1 个大水疗池，2 个小水疗池，1 个小标池，1 个鱼疗池，儿童戏水池及露天温泉区，总水面积约 2311.5m²。其中露天温泉区占地面积为 8600m²，共设置 30 个温泉泡池、1 个足浴区、1 个造浪池、一组滑道及沙浴、盐浴、石板浴、小吃坊等设施。

双龙国际温泉水主要源于地下 2200～2800m 深的寒武系第二统清虚洞组-奥陶系下统红花园组地层，井口水温 59.5℃、水量 583.20m³/d。温泉水无色、无味、透明，色度、浑浊度较小；pH 在 7.11～7.31，为中性水；矿化度在 2022.50mg/L，为矿水；水化学类型为 $SO_4^{2-}-Ca^{2+}$ 型水。双龙国际温泉的井口温度（59.5℃）、溶解性总固体（2022.50mg/L）、偏硅酸含量（65.94mg/L）、氡（121Bq/L）均达到理疗天然矿泉水命名标准，可命名为硅酸、氡温矿泉，同时富含锶、氟、二氧化碳等多种矿物质微量元素。

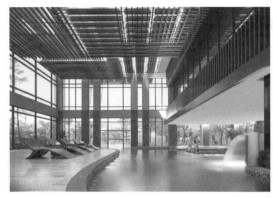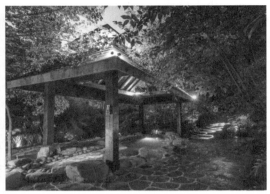

（六）鱼梁河温泉

鱼梁河温泉位于贵州双龙航空港经济区核心区域，毗邻贵阳龙洞堡国际机场，紧靠贵阳传统老城区，距贵阳市中心 8km。鱼梁河温泉为贵阳市主城区日出水量最大温泉，具备建设大型温泉水上乐园条件，规划建设为集河、林、谷、山，集温泉医院、贵州互联网医疗培训基地、贵州康养大数据基地、贵州康养温泉教学实训基地等一体的大健康、大数据温泉康养项目。

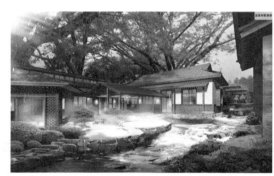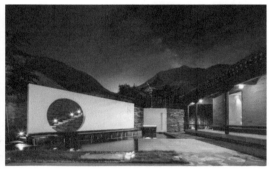

鱼梁河温泉水主要源于地下 $2260 \sim 3200m$ 深的寒武系第二统清虚洞组–奥陶系下统红花园组地层，井口水温 55℃、水量 $3024.91 m^3/d$。温泉水无色、无味、透明，色度、浑浊度较小；pH 为 8.05，为弱碱性水；矿化度为 1015.5mg/L，为矿水；水化学类型为 SO_4^{2-}–Ca^{2+}·Mg^{2+}型水。鱼梁河温泉的井口温度（55.0℃）、溶解性总固体（1015.5mg/L），硫化氢含量（2.15mg/L）均达到理疗天然矿泉水命名标准，可命名为硫化氢温矿泉，同时富含锶、硫、铁等多种矿物质微量元素。

（七）小碧温泉

小碧温泉位于贵州双龙航空港经济区核心区域，毗邻贵阳龙洞堡国际机场，距贵阳市中心 11km，小碧温泉规划为温泉+博览项目，背靠牛动坡水库，被小碧十里湿地环绕，集河、泉、山为一体，空气清新，幽静雅致，自然环境优美。

小碧温泉水源于地下 2200～2700m 深的泥盆系中下统蟒山组-上统高坡场组地层，井口水温 40℃、水量 668.22m³/d。温泉水无色、无味、透明，色度、浑浊度较小，无正常视力可见外来异物；pH 为 7.99，为中性水；矿化度为 316.24mg/L，为淡水；水化学类型为 $HCO_3^- - Ca^{2+}$ 型水。小碧温泉的井口温度（40.0℃）达到理疗天然矿泉水命名标准，可命名为温水；其中偏硅酸含量 33.62mg/L，接近硅酸水理疗标准，同时含锶、锌、硫、铁等多种微量元素。

（八）金翠湖温泉

金翠湖温泉位于贵州双龙航空港经济区核心区域，毗邻贵阳龙洞堡国际机场，紧靠风景优美的金翠湖，为贵阳市主城区水温最高温泉，自然景观得天独厚，湖岸线长达 1.1km。金翠湖温泉规划建设为集湖泉、山为一体，温泉+优美的自然环境共同形成温泉+疗养的温泉项目。

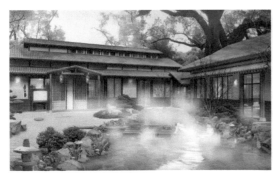 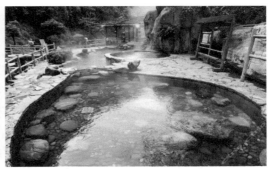

金翠湖温泉水源于地下 1800～2800m 深的泥盆系上统高坡场组地层，井口水温高达 73℃、水量 2163.80m³/d。温泉水无色、透明，pH 值为 7.17，为中性水；水化学类型为 $SO_4^{2-} - Ca^{2+} \cdot Mg^{2+}$。井口温度（73℃）、溶解性总固体（1018mg/L）、偏硅酸浓度（56.52mg/L）均达到理疗天然矿泉水命名标准，可命名为硅酸温矿泉，同时富含锶、硫、铁、氡等多种矿物质微量元素。

（九）多彩贵州城温泉

多彩贵州城温泉位于贵州双龙航空港经济区核心区域，毗邻贵阳龙洞堡国际机场，距贵阳市中心约 7km，属多彩贵州城（文旅综合体）重点打造项目。多彩贵州城是国家 AAAA 级旅游景区、贵州省文化旅游创新示范区、贵州省 "5 个 100 工程" 旅游综合体和城市综合体双 100 项目、2014 年全省 "十佳旅游景区"，2015 年评为全国优选旅游项目、国家文化产业重点项目等 5 个国家级重点项目。

整个景区以文化为灵魂，以旅游为载体，以创意为纽带规划设计有 "多彩民族风、贵州旅游母港、贵阳城市客厅、航空港经济综合服务区" 四大功能板块，建设内容包含 "多彩贵州文化展示中心、节庆街、1958 文化创意园、太极田梯田公园、温泉水公园" 等 23

大主题公园。

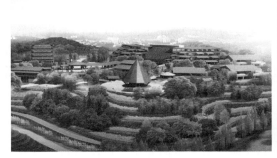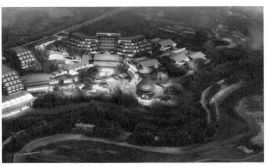

多彩贵州城温泉水源于地下 3000m 深的寒武系芙蓉统和第三统地层，井口水温 41℃、水量 689.95m³/d。温泉水无色、无味、透明，色度、浑浊度较小。多彩贵州城温泉的井口温度（41℃）达到理疗天然矿泉水命名标准，可命名为淡温泉；其中偏硅酸含量（20.82mg/L）接近硅酸水理疗标准，同时富含锶、硫、铁、偏硼酸等多种矿物质微量元素。

（十）花溪温泉

花溪温泉（拟建）位于青岩镇北街，毗邻国家 AAAAA 级旅游景区青岩古镇，直线距离约 1km，距花溪南站约 6km，距花溪区政府约 8km，距贵阳市中心约 25km，交通便利。花溪温泉为目前贵阳市南部唯一一口温泉，青山相拥，绿水环抱，空气清新，幽静雅致，自然环境优美。花溪温泉规划占地面积约 207913.33m²，其中温泉产业及酒店区约 89800m²，温泉公园区约 118113.33m²。拟建温泉接待中心、温泉冲浪泡池区、森林泡池区、绿野仙踪轻温泉体验区、森林康养俱乐部、高端温泉公寓等。

温泉水源于 2800～3800m 深的泥盆系地层，井口水温 48.0℃，井口水质晶莹剔透，温度适中，无异臭异味。花溪温泉规划搭配健康、亚健康管理中心融合发展，打造贵州大数据、大健康、大旅游温泉示范点。

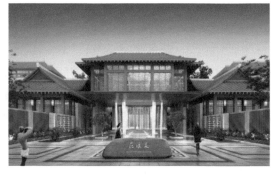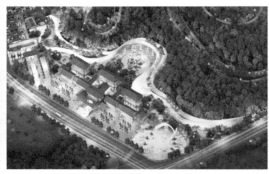

花溪温泉水源于地下 2800～3800m 深的泥盆系地层，井口水温 48.0℃、水量 643.68m³/d。温泉水无色、无味、透明，色度、浑浊度较小，无正常视力可见外来异物；

pH 为 8.13，为弱碱性水；矿化度为 421.4mg/L，为淡水；水化学类型为 $HCO_3^- - Ca^{2+} \cdot Mg^{2+}$ 型水。花溪温泉的井口温度（48.0℃）达到理疗天然矿泉水命名标准，可命名为淡温泉水；其中偏硅酸含量（34.18mg/L）接近硅酸水理疗标准，同时富含锶、锌、硫、铁等多种微量元素。

（十一）乐湾国际温泉

乐湾国际温泉位于贵阳市乌当区，属乐湾国际温泉度假酒店，毗邻情人谷、渔洞峡、古林寺等风景区，与乐湾高尔夫球场相连。距贵阳市区约 15km，距贵阳高铁东站、龙洞堡国际机场约 20km。

乐湾国际温泉度假酒店是国家 AAAA 级旅游景区，以温泉养生、休闲度假、健康养老为经营理念，并以欧式与东南亚风格完美结合。主要由室内外温泉区、中医养生馆、风情汤屋、中餐厅、足浴 SPA 以及 3D 影院六大板块构成。其中温泉区设有动感池、儿童池、中药池等各具特色的温泉泡池。

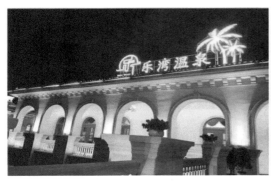 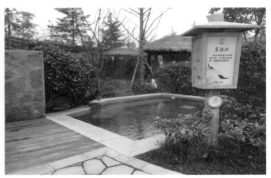

乐湾国际温泉水源于地下 3000m 深的震旦系上统-寒武系纽芬兰统灯影组地层，井口水温 65.3℃、水量 567.00m³/d。温泉水无色、无味、透明，色度、浑浊度较小；pH 为 7.31，为中性水；溶解性总固体 2042.1mg/L，为矿水；水化学类型为 $SO_4^{2-} - Ca^{2+} \cdot Mg^{2+}$ 型水。乐湾国际温泉的井口温度（65.3℃）、偏硅酸（49.86mg/L）达到理疗天然矿泉水命名标准，可命名为偏硅酸温矿泉，同时富含锶、硫、铁、氡等多种矿物质微量元素。

（十二）枫叶温泉

枫叶温泉位于享有"黔中秘境，生态乌当"美称的贵州省贵阳市乌当区新堡乡，是枫叶谷旅游度假区三大板块之一"游乐板块"的主要内容，是以徽派风格为主建设的园林式温泉。整个温泉依山而建，占地约 27000m²。

枫叶温泉拥有优质天然地热矿泉水，源于地下 1500~1600m，井口温度为 43.3℃。有露天池 37 个、室内池 8 个，含鱼疗池、儿童池、药池等，日接待量可达 1500 余人，温泉区域设有接待大厅、更衣区、棋牌室、休息大厅、简餐区等功能区和休闲娱乐设施可以满足游客各类需求。

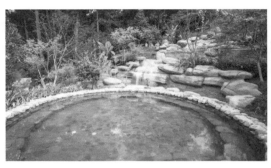
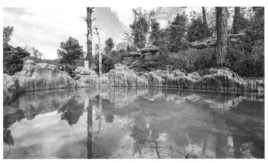

枫叶温泉水源于地下 1500～1600m 深的震旦系上统-寒武系纽芬兰统灯影组地层，井口水温 43.3℃、水量 343.00m³/d。温泉水无色、无味、透明，色度、浑浊度较小，pH 为 7.7，为中性泉；枫叶温泉水的井口温度（43.3℃）达到理疗天然矿泉水命名标准，可命名为淡温泉；其中偏硅酸含量（34.82mg/L）接近硅酸水理疗标准，同时富含锶、硫、铁、偏硼酸等多种矿物质微量元素。

二、遵义市

（一）汇善谷温泉

1. 概况

绥阳汇善谷温泉又名绥阳水晶温泉，位于绥阳县温泉镇，距历史名城遵义 75km，距绥阳县城约 40km，距遵义新舟机场 51km，距省会贵阳 220km，距重庆 280km，距著名的双河洞国家地质公园 13km，紧邻绥正高速入口，交通十分便利。

汇善谷温泉原有一天然温泉在赤溪河边溢出，水温 38℃，由于水量和水温难以满足温泉企业的发展，实施人工钻孔而干枯，现汇善谷温泉有 3 口地热井，水温分别为 41.6℃、47℃、41.9℃，总涌水量为 3211m³/d。汇善谷温泉中锂（0.27mg/L）、锶（4.12～10.89mg/L）、偏硅酸（30.16～44.72mg/L）达到饮用天然矿泉水标准，同时其温度达到了理疗天然矿泉水中温矿泉水的标准，偏硅酸含量接近理疗天然矿泉水中硅酸水的标准，因此绥阳汇善谷温泉是可饮可浴的优质天然矿泉水，同时其还富含多种对人体健康有利的微量元素，如硒、锌、钒等。目前建设有温泉旅游和天然饮用矿泉水开发。

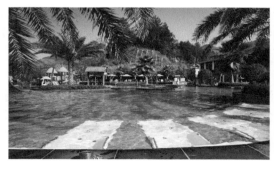
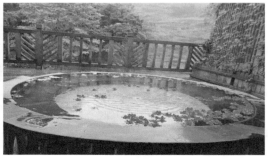

2. 水质特征

汇善谷温泉 3 口地热井温度分别为 41.6℃、47℃、41.9℃。水质变化较小，且无色、无味、透明；pH 为 7.40~7.54，呈弱碱性；总硬度测试结果为 373.95~432.085mg/L，属于硬水类型；矿化度在 594~652mg/l，主要阳离子为 Ca^{2+}、Mg^{2+}、K^+、Na^+，主要阴离子为 SO_4^{2-}、HCO_3^-，根据舒卡列夫水化学分类，该温泉水化学类型为 SO_4^{2-}、HCO_3^- – Ca^{2+}、Mg^{2+} 型。

汇善谷温泉温度 41.6~47℃（标准大于 36℃）达到了理疗天然矿泉水中温矿水的标准，其偏硅酸含量 44.00mg/L（标准大于 50mg/L）接近理疗天然矿泉水的标准。此外汇善谷温泉中锂（0.27mg/L）、锶（4.12~10.89mg/L）、偏硅酸（30.16~44.72mg/L）达到饮用天然矿泉水标准，因此绥阳汇善谷温泉是可饮可浴的优质天然矿泉水，同时其还富含多种对人体健康有利的微量元素，如硒、锌、钒等。

3. 地质成因

汇善谷温泉的 δD、$δ^{18}O$ 同位素分析表明汇善谷温泉源于大气降水。^{14}C 年龄分析表明汇善谷温泉 ^{14}C 测定年龄为 4193—11419a，热储温度在 65.79~80.57℃，循环深度为 2286.91—2943.83m，表明地下热水经历了较长和较深的循环途径和滞留时间后出露地表。

汇善谷温泉西北部大片寒武系、奥陶系裸露的石灰岩及白云岩，由于受多次构造运动的影响，后期受风化、剥蚀作用，节理、裂隙十分发育，多为张性垂直裂隙，宽数毫米至数厘米，局部地段可见溶孔、溶洞等，这些裂隙岩溶为大气降水入渗、地下水运移和储存提供了良好的通道和空间，地下水沿断裂补给研究区含水层，并在重力的作用下由西北部宽缓背斜核部向向斜方向深部径流，在深部加热形成高温高压的地热水，地热水与寒武系娄山关组热储层中发育大量的硅质条带和团块进行长时间的水岩作用，使得地热水富含偏硅酸，可命名为含偏硅酸淡温泉。地热水在运移至温泉镇一带后遇断层阻挡，高温高压的地热水沿断层破碎带突破上覆盖层形成天然温泉（附录图-2）。

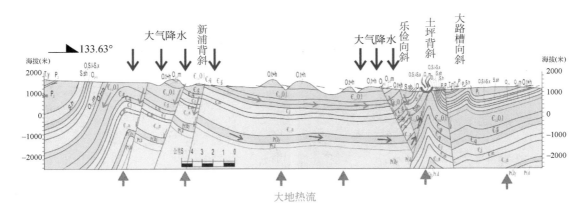

附录图-2　汇善谷温泉地区地热的径流、排泄特征

4. 理疗功效

（1）温泉泡浴干预可能通过其水温物理作用，促进骨关节局部血液循环，降低有骨关

节疾病相关症状体征人群类风湿特异性指标 AKA 及 CCP 抗体水平，从而缓解骨关节疼痛程度、晨僵症状及活动受限程度。

（2）温泉泡浴可一定程度改善焦虑和睡眠质量。

（3）温泉泡浴可不同程度缓解皮肤病相关症状及体征。

（4）温泉泡浴可改善亚健康人群的元素代谢平衡。

（5）温泉泡浴可一定程度降低心率偏快（>80 次/分）人群的心率水平。

（6）温泉泡浴可影响机体血糖控制功能，在一定程度上改善机体糖代谢平衡。

（7）温泉泡浴可综合改善机体的亚健康状况，其理疗功效机制可能与其调节机体的免疫功能和元素代谢，提升机体抗氧化酶活性，拮抗脂质过氧化水平，增强机体抗氧化能力有关。

5. 建议泡浴适宜人群

绥阳汇善谷含偏硅酸淡温泉：建议泡浴适宜人群为皮肤病、睡眠障碍、骨关节疾病、糖代谢异常人群。

（二）汇川国际温泉城

遵义汇川国际温泉旅游城位于遵义市汇川区董公寺镇内，汇川大道旁，距区政府 2.5km，距市政府 6km，距遵义会议会址 12km，处于遵义市 100km² 山体森林公园范围内的黄金边缘地带，地理位置优越，交通便捷，自然环境良好。遵义汇川国际温泉旅游城规划用地总面积约 1000 亩[①]，总建筑面积 120 多万平方米，总投资 40 多亿元。现将投入建设的一期核心区，建设规模 201 亩，建有温泉接待中心、休闲购物中心、温泉乐园、水上娱乐中心、康复疗养中心、高尚住宅等。

温泉水取自河谷中地下 2600 多米深的震旦系灯影组（Pt_3^{3b} $\text{\textepsilon}_1dy$）地层，日流量 1176m³，pH 为 6.97，为中性泉。按照理疗天然矿泉水标准，其温度为 53.6℃（标准为 >36℃）达到标准，可命名为淡温泉。

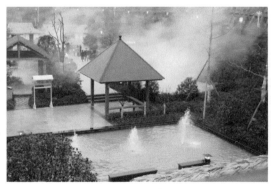 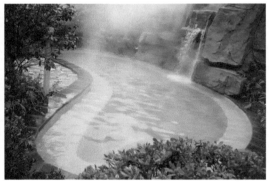

---

① 1 亩 ≈666.7m²。

（三）枫香温泉

枫香温泉位于遵义县枫香镇温泉村，距遵义市 50 多公里，经专家评审为偏硅酸锶重碳酸钙镁型地热温泉，具有保健身体、消除疲劳、治疗风湿等疾病的特殊功效，枫香温泉——投资 1000 余万元，已建设完成温泉游泳池、温泉嬉水池、鱼疗池、室内泡池、足疗保健、SPA 水疗、功能小泡池、星级客房、棋牌室、茶房、餐厅、烧烤、多功能会议厅等娱乐设施。

温泉日流量最大可达 5000 多立方米，pH 为 7，为中性泉，水中富含钙、镁、钾、钠、锶、偏硅酸、重碳酸根等成分。按照理疗天然矿泉水标准，其温度为 37.5℃（标准为 >36℃）达到标准，可命名为淡温泉。

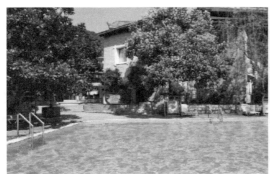 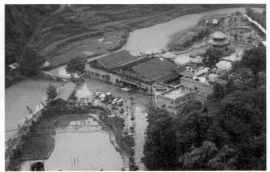

（四）霞霏温泉

坛厂霞霏温泉位于遵义地区，距仁怀市区 5km，距遵义市 50km，交通便利，与茅台国际旅游景区、盐津河风景区以及国际洞穴探险基地怀阳洞形成一个三角形的中国酒都旅游热线。

温泉水取自溶蚀缓丘谷地下 800 多米深的震旦系灯影组（Pt_3^{3b} $\epsilon_1 dy$）地层，日流量 1600 多立方米。按照理疗天然矿泉水标准，其温度为 40.2℃（标准为 >36℃）、溶解性总固体为 2565.2mg/L（标准为 >1000mg/L）达到标准，可命名为温矿泉，被誉为"中国酒都第一泉"。

霞霏温泉度假村是集会议、休闲、康乐、养生及理疗保健为一体的综合性度假场所，拥有一流的游泳池及小型温泉浴池若干。并提供练歌、餐饮、住宿等一系列特色温泉养生保健项目和大型热水养殖。具有神奇功效的温泉花瓣浴、牛奶浴、美肤药浴、泡泡浴等特色温泉养生保健项目。环境优美，功能齐全，是中外宾客旅游度假、商务洽谈的理想之处。

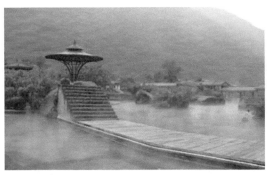
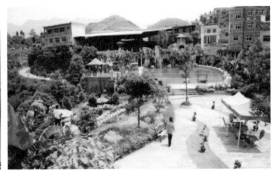

三、安顺市

（一）百灵温泉

百灵温泉位于贵州省安顺市，坐落在秀丽的虹山湖畔，地理位置优越，交通便捷，自然环境良好。百灵温泉是贵州中医药健康旅游示范基地的核心项目之一。未来更计划将相关养生产品形成专业化、系列化、市场化，为安顺及省内外客人提供具有一定影响力的贵州温泉养生产品。是一家以体现药浴文化和城市温泉养生为主题的可持续发展的休闲养生目的地。

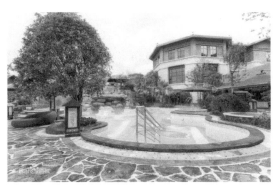
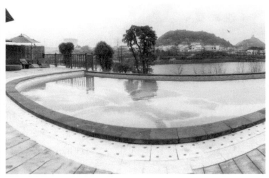

百灵温泉区主要由室内、室外两大温泉板块9个温泉泡区、五大温泉系列、37个不同种类的特色温泉池、无边际泳池、水下健身池、石板浴等组成。

温泉水取自地下2500多米，日流量1200多立方米，pH为6.94，为中性泉，经贵州省地质矿产中心实验室分析，具有偏硅酸、铁、氟离子含量高、刺激性小等特点，是具有较高价值的高温偏硅酸温泉。按照理疗天然矿泉水标准，其温度为52.9℃（标准为＞36℃）达到标准，可命名为淡温泉。

（二）多彩万象城温泉

多彩万象旅游城总体空间布局为一园、二湖、三轴、十大大片。其中包括：一园——多彩欢乐嘉年华；二湖——日湖、月湖；三轴——商业配套轴、多彩景观轴、文化艺术轴；十大大片——多彩万象文化广场、万国风情文化旅游小镇、多彩民族文化小镇、温泉度假小镇、多彩欢乐嘉年华、日湖休闲度假区、七彩花溪谷、月湖浪漫爱情区、多彩艺术文化园、高端生态居住街区。

温泉水取自地下 2000 多米深的石炭系、二叠系（C_2P_1m- P_2q-m）地层，日流量 470m³。按照理疗天然矿泉水标准，其温度为 53.9℃（标准为 >36℃）、溶解性总固体为 2516mg/L（标准为 >1000mg/L）达到标准，可命名为温矿泉。

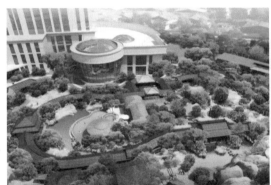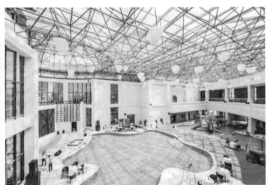

四、毕节市

（一）金沙温泉

毕节金沙温泉是理想的养生度假、休闲娱乐之地。1968 年，石油钻井队在石油钻探时，一股热水从井下喷涌而出，金沙温泉得以发现。温泉水温、水量比较稳定，水温 48℃，具有透明、无色、无味等特点。温泉水含镭、铀、氡等微量放射性元素，属优质理疗用矿泉水，对皮肤病及风湿性关节炎具有显著疗效。泉后群山环抱、绿树成荫，松林密布数十里，兰花幽香，茶花盛开，带给人们舒适的度假享受。

金沙温泉无论商务会议、家庭娱乐、游泳居住、疗养都是绝佳综合度假胜地，温泉度假中心有住宿、桑拿、林中露天温泉池、室内池、浴室、餐厅（大小包房、大厅）、卡拉 OK、大小会议室（小会议室能容纳 26 人，大会议室能容纳 80 人）、更衣室、健身房、超市、射击场、烧烤场等服务设施。

（二）九股水温泉

九股水温泉旅游度假区位于赫章县六曲河镇，距县城 10 余公里，紧邻 212 省道，因

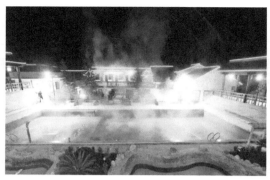
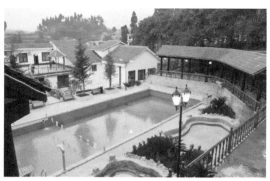

地下涌出九股泉水汇流成河而得名九龙谷。旅游区包括综合服务区、温泉泡浴区、水上欢乐城、特色水街等。

2016 年 4 月，贵州省有色金属和核工业地质勘查局七总队与阿西里西旅游开发有限公司合作，在赫章县六曲河镇九股水勘探出少有的含偏硅酸的氟、锶高温矿泉。温泉井的日自流水量高达 7000t 左右，出井温度 46～53℃，在全省温泉项目中居于前列。难能可贵的是，温泉偏硅酸含量达到了 35.3 毫克每升。同时还富含硒、镁等多种微量元素，为世界罕见的稀缺矿泉，具有极高的理疗、美容和养生价值。

2018 年 8 月，经"法国活泉认证委员会"对赫章县境内九龙谷温泉泉眼进行了水质检测并出具了检验报告，证实九龙谷温泉水质优异，富含对人体有益的各种矿物质。其中锶、氟、硫磺、偏硅酸等元素含量具有很高的理疗保健价值，既符合欧洲理疗养生的标准，也达到了国家理疗热矿水的最高标准。

九股水温泉旅游度假区按国家 AAAAA 级景区标准，以温泉泡浴为核心，配套温泉水上欢乐城、温泉疗养养生度假、九龙谷温泉酒店、商业地产等，规划建设独特的高原温泉养生基地，为贵州温泉旅游产业以及中国温泉的发展做出表率。

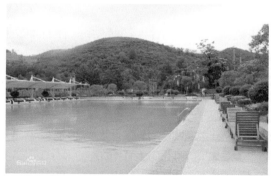
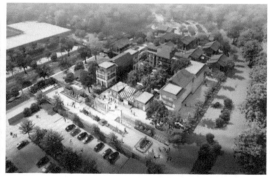

五、铜仁市

（一）佛顶山温泉小镇

1. 概况

石阡佛顶山温泉小镇位于贵州省东北部铜仁市西南部的石阡县，石阡县素有"泉都"之美誉，因全县丰富的地热矿泉水资源而闻名于世，温泉出露点达 10 余处，8 口地热井，热水资源储量为 $8.542×10^8m^3$，总流量 22311t/d，境内地热矿泉水资源分布广、流量大、水质优，利用早，为全省之冠。

佛顶山温泉小镇位于铜仁市石阡县中坝镇。贵州最大的"温、水"综合体，为 2018 年贵州省打造的 10 个高端温泉项目之一，佛顶山温泉小镇以石阡温泉资源为基础，以丰富而具有特色的地域文化为支撑，以温泉乐养理念为指导，打造成以温泉三养为核心，集观光旅游、度假养生、医疗保健、休闲娱乐、文化体验、运动康体、养老服务等功能于一体的中国特色温泉小镇，是贵州重点打造的 50 个旅游小镇之一。

佛顶山温泉小镇有两口地热井，石阡县中坝镇江坡地热井（DR69），水温 44.5℃，实抽最大涌水量 1081.81m³/d，综合折减系数后允许开采量 812.59m³/d；石阡县中坝镇桥边地热井（DR70）水温 46.0℃，实抽最大涌水量 697.6m³/d，综合折减系数后允许开采量 592.96m³/d。

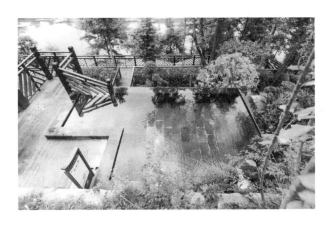

2. 水质特征

佛顶山温泉小镇的两口地热井的地热水无色、无味、无嗅、无异物、透明状、色度小于 5 度，浑浊度小于 3.0NTU，水温 44～46℃，主要为低温地热资源，PH 为 8.27～8.47，为弱碱性泉；温泉水矿化度为 795.7～1012.13mg/L，为中低矿化度水；水化学类型为重碳酸氢钠型（$HCO_3^- - Na^+$）水。按照《天然矿泉水资源地质勘查评价规范》（GB/T 13727—2016）中理疗天然矿泉水指标，佛顶山温泉小镇的两口地热井水温（标准大于 36℃）均达到标准，可命名为淡温泉。

3. 地质成因

佛顶山温泉的 δD、$\delta^{18}O$ 同位素分析表明温泉源于大气降水；热储温度在 63.44 ~ 64.07℃，循环深度为 2182.81 ~ 2210.89m，表明地下热水经历了较长和较深的循环途径和滞留时间后出露地表。佛顶山温泉形成过程如下：

大气降水不断补给地下水，在静水压力作用下，地下水由高水位向低水位运移和径流。当大气降水沿含水层不断下渗，同时吸收大地热流成为地热水，通过人工钻孔揭露含水层或断裂带来开采地热水。

4. 理疗功效

（1）温泉泡浴干预可能通过其水温物理作用，促进骨关节局部血液循环，降低有骨关节疾病相关症状体征人群类风湿特异性指标 AKA 及 CCP 抗体水平，从而缓解骨关节疼痛程度、晨僵症状及活动受限程度。

（2）温泉泡浴可一定程度改善焦虑和睡眠质量。

（3）温泉泡浴可不同程度缓解皮肤病相关症状及体征。

（4）温泉泡浴可改善亚健康人群的元素代谢平衡。

（5）温泉泡浴可一定程度降低正常血压高值（120mmHg ≤ 收缩压 <140mmHg，或 80mmHg ≤ 舒张压 <90mmHg）人群及心率偏快（>80 次/min）人群的血压及心率水平。

（6）温泉泡浴可能通过影响机体血糖控制和胆固醇代谢，在一定程度上改善机体糖脂代谢平衡。

（7）温泉泡浴可综合改善机体的亚健康状况，其理疗功效机制可能与其调节机体的免疫功能，提升机体抗氧化酶活性，拮抗脂质过氧化水平，增强机体抗氧化能力有关。

5. 建议泡浴适宜人群

石阡佛顶山淡温泉：骨关节疾病、正常血压高值、糖代谢异常、脂代谢异常、皮肤病、睡眠障碍人群。

（二）九龙洞温泉

九龙洞温泉度假庄园坐落于风景秀丽的六龙山山麓，锦江江畔，位于九龙洞风景名胜区任家湾入口服务区内。九龙洞温泉度假庄园于 2016 年 1 月正式对外迎客，日接待游客 5000 人次，是贵州省铜仁市集温泉养生、度假休闲、商务会议、民族文化、豪华观景温泉酒店、大型露天温泉体验、水上娱乐、特色餐饮于一体的温泉度假庄园。

温泉水取自地下 1800 多米深的青白口系水江组（$Pt_3^{1d}q$）地层，日流量 1000 多立方米。按照理疗天然矿泉水标准，其温度为 44.2℃（标准为 >36℃）、偏硅酸为 55.71mg/L（标准为 >50mg/L）达到标准，可命名为偏硅酸温泉。

温泉水经贵州省地质矿产中心实验室检测温泉水富含氟、偏硅酸、偏硼酸等多种对身体有益的矿物质，被相关机构命名为"氟泉"，九龙洞"氟水"温泉，被誉为贵州温泉水中的"蓝宝石"，是国内外极为珍贵的温泉水资源。

九龙洞温泉度假庄园结合自然温泉养生与旅游度假、休闲娱乐、商务会议模式，充分利用自然山水资源，建筑布局因地制宜，顺山姿借水势，坐落起伏，疏密有致，山景、水景、植被与众多露天温泉泡池相映成趣，海岛风情和民族特色文化相结合，在这里游客们不仅可以享受具有异域风情的土耳其浴、恒温泳池、露天温泉泡汤区、水上娱乐区、养生温泉区、亲亲鱼疗、各式养生"氟泉"、名贵中草药、花、茶泡汤区等 50 余个露天泡池等纯天然温泉体验外，还可以在景区梨花厅品尝各式特色小吃，体验豪华观景温泉酒店的规范优质服务，让阁下在卸下疲惫的同时，充分享受真山真水、返璞归真的天然温泉度假生活。

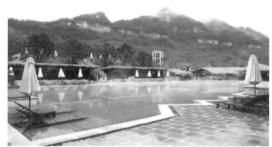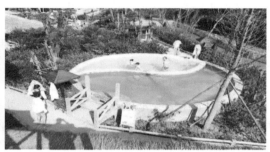

（三）石阡温泉

石阡温泉又名城南温泉，是中国最古老的温泉之一，其设施始建于明万历三十四年（即公元 1606 年），延续至今已有 400 多年的历史，有着独特传统的洗浴文化。是全国唯有、世界少有既可洗浴，又能直接饮用的天然矿泉温泉。

温泉水取自地下 1000 多米深的寒武系娄山关组–奥陶系桐梓组（$\epsilon_{3-4}l$–O_1t–h）至红花园组地层，日流量 1500 多立方米，石阡温泉富含丰富的硒、锶、锂、氡、锌、碘、偏硅酸等多种对人体养生保健有益的微量元素，对糖尿病、冠心病、高血压、关节炎、神经炎、皮肤病等有很好的辅助理疗效果，是全国闻名的"泉都之乡"。按照理疗天然矿泉水标准，其温度为 43.1℃（标准为>36℃）达到标准，可命名为淡温泉。

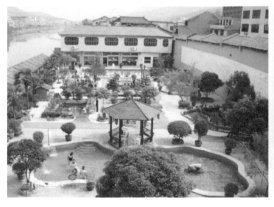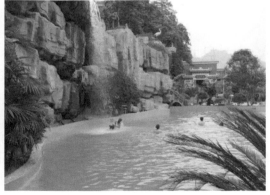

（四）九天温泉

九天温泉酒店依山傍水，地处风光旖旎的贵州省铜仁市思南县北部城区。位于四川、湖南、贵州三省交界处，距高速公路思南东站出口仅 1km。酒店周边旅游景点资源丰富，往湖南湘西凤凰古城约 150 公里，距国家级自然保护区、国家五大佛教名山之一的梵净山仅 67km，到现地球上同纬度地区发育较好、生态保持较佳、保存较完整、出露面积较大的极具科普性和观赏性的连片喀斯特思南石林仅 100km，交通地理位置极佳；东临乌江，西、南、北三面环山，山清水秀，自然美景尽收眼底。

以九天温泉酒店为主的思南温泉旅游综合体，项目规划总占地 700 亩、其中温泉度假酒店投资 5 亿多元，拟建成铜仁市首家五星级旅游温泉度假酒店。该项目已被列入贵州省"十二五"规划和贵州省"5 个 100"重点工程，已被评为"国家 AAAA 级旅游景区"，并全力打造集温泉沐浴、养生、生态旅游、休闲娱乐、餐饮、住宿、地产于一体的新型综合性温泉度假酒店。

九天温泉是贵州省首家融入"土家文化"元素的大型综合休闲温泉公园，拥有数十种特殊功效的温泉露天泡池 60 多个，水疗、儿童戏水池、干/湿蒸、室内外恒温泳池、天然养生能量吧等设施设备一应俱全，可同时容纳 2000 余人。

九天温泉出水温度 69℃，日流量 2700 多立方米，属偏硅酸泉质，富含偏硅酸、碘、锶、铁、钡、镁、锰、溴、锂等多种对人体有益的微量元素，又称"氟水"或"硅水"，因具有极显著的美容护肤功效，被誉为"美人汤"。亲近九天纯天然养生温泉，休养生息，濯尘焕心，可亲身体会到古人"温泉水滑洗凝脂"的美好感受。

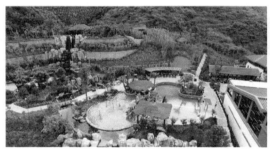 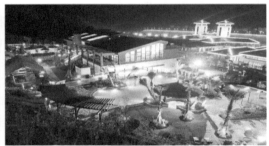

六、六盘水

（一）娘娘山温泉

娘娘山温泉度假小镇位于贵州省六盘水市水城县、盘州市交界处娘娘山景区，是景区重点旅游开发项目温泉养生区的重要组成部分。别墅群面朝波光粼粼的银湖、背靠怪石嶙峋的山岭，一边是温泉养生区中心地带、一边是江源洞景区，通过环湖公路与景区各旅游点紧密相连，周边自然环境浑然天成、清幽雅静。温泉木屋别墅为全木质结构，因山水相依、自然与生态的完美融合，给人以返璞归真的感受。

温泉水取自地下 2900 多米深的泥盆系五指山组（D_3C_1wz）到石碳系睦化组（C_1m）地层，日流量 800 多立方米，温泉中含锶、碘、锂、镁、钙、硫磺等多种对人体有益的矿物元素及微量元素，是保健、治疗、美容的最佳泉水。按照理疗天然矿泉水标准，其温度为 46℃ （标准为>36℃） 达到标准，可命名为淡温泉。

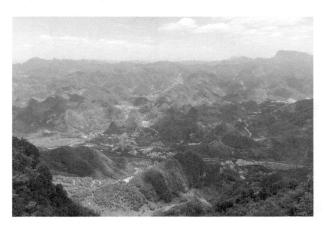

（二）胜境温泉

胜境温泉大健康国际旅游休闲度假区位于中国凉都六盘水市盘县刘官，地处滇、黔、桂三省交界处，东进贵阳、西出云南、北上川渝、南下两广，地理位置优越；距沪昆高铁盘州站9km、普安站15km和沪昆高速刘官站2km，交通极为便利。

度假区由胜境温泉旅游文化城市综合体、西班牙风情小镇、滨湖游览园、森林公园、体育公园、湿地公园、大型儿童乐园七大板块组成，规划占地面积6.28km²。其中胜境温泉旅游文化城市综合体占地面积211亩，总建筑面积68000m²，养生休闲服务设施齐全，具备餐饮、康乐、及会议接待等综合服务功能，既是休闲度假目的地，也是理想的培训中心。

室内设有温泉泡池、风格各异的观景客房、大中小型会议厅、宴会厅、理疗室、健身房、书吧、网吧、休闲吧、影视厅、休息室、茶艺表演吧等；室外次生森林中，在奇花异石和清泉溪流间有漂流河道、九龙瀑布、标准泳池、景观泳池、雪橇滑道、造浪池、溶洞泡池、鱼疗池、儿童水上乐园和形状、大小各异露天温泉泡池（药物理疗池、水疗健身池、原汤池、家庭温泉池、情侣温泉池、商务温泉池）星罗棋布。度假区有着独特的建筑风格和全新的温泉产品，引领着凉都温泉沐浴潮流，融自然闲适动感、健康等特质，集养生、度假、观光于一体的旅游休闲度假胜地。

温泉水取自地下2400多米深的二叠系栖霞组至茅口组（$P_2q\text{-}m$）地层，日流量2000多立方米，水中含有丰富的、大量的对人体有益的矿物质和微量元素，具有极高的疗养价值，是温泉区得天独厚的天然养生资源。按照理疗天然矿泉水标准，其温度为60.8℃（标准为>36℃）达到标准，可命名为温泉。

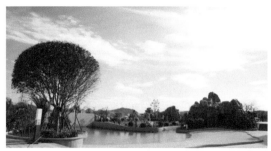 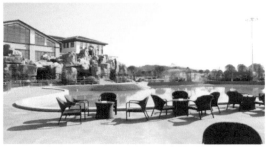

（三）廻龙溪温泉

廻龙溪温泉文化旅游度假区位于六枝特区岩脚古镇六枝牂牁江边，处于贵州西部旅游的优越位置，它东临红枫湖，安顺龙宫和黄果树大瀑布，西邻威宁草海，北抵织金洞。这里以山清水秀，谷曲泉怪而闻名，被誉为"奇谭怪泉之乡"。核心区域占地 300 余亩，景区集旅游、休闲、观光、养生、娱乐为一体，静谧而自然。

"温泉"引自被誉为"长寿村"的岩脚镇木贡村。水温常年为 29.3℃，水质经国家地矿部门多次检验化验，富含锶、碘、锌等 24 种微量元素，对改善心血管功能、降血压、糖尿病、痛风等有一定的辅助治疗作用。

廻龙溪温泉文化旅游度假区将以岩脚古镇、廻龙溪生态旅游规划为基础，全力打造一个古镇民俗风情温泉、漂流温泉为主题，集温泉养生休闲、民族风情、自然风光等多功能于一体的国家 AAAA 级温泉休闲旅游度假区。在温泉度假区里，青山、古树、风雨桥相辅相成，奇山秀水，移步换景，溪水旁垂钓者悠然自在，步行者心旷神怡。将自然、生态、健康、休闲的人文旅游理念，通过生趣盎然的水瀑小景、精巧别致的幽幽曲径，融为一体。让广大游客在民风淳朴、园林建筑、风格独特、景观自然的养生、保健温泉度假区中，休闲惬意的健康旅游新体验。

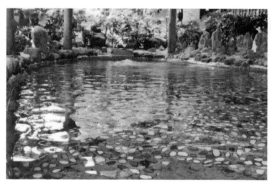 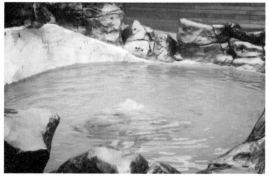

七、黔南

（一）斗蓬山温泉

斗蓬山温泉位于都匀市北部斗蓬山风景区。斗篷山属于地热温泉水，经国家权威机构鉴定为饮用－理疗复合天然矿物质温泉，富含硒、锶、钙、镁、硫等 39 种矿物质，其中富含硒在全国温泉中所罕见。按照规划，斗蓬山温泉将被打造成贵州最高端的 SPA 温泉、产权式度假酒店、公寓别墅、温泉养生、康体娱乐等于一体的东南亚风格综合温泉度假区。温泉区内分为：室外泡池区、室内水上娱乐中心、功能区三部分，室内水上娱乐中心及部分功能区正在建设中。是集会议、住宿、餐饮、娱乐、玩、影院、网吧、酒吧、美容美发、棋牌娱乐、儿乐园、智力游戏等于一体的综合性休闲度假区。

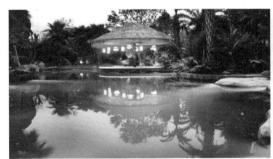 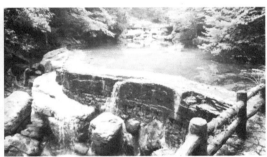

（二）草塘温泉

也叫花间池温泉度假区，草塘温泉位于黔南布依族苗族自治州瓮安县，草塘温泉度假区集网红打卡、高品住宿、养生餐饮、商务接待、温泉体验、康养度假等功能于一体。拥有神奇"龙凤双泉"，其中龙泉富含硫、偏硅酸、锌等多种微量元素，凤泉的锶、锂、硒等微量元素含量也很高。"龙凤双泉"均有着神奇的保健作用，被誉为地质奇观。

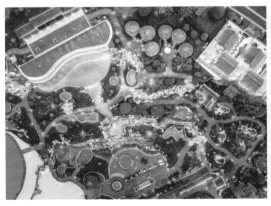 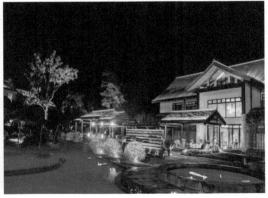

温泉原汤均取于地下 2700 多米深处，水温分别为 55℃ 和 45℃，水量每天约 4000m³。露天温泉区面积达 300 余亩，拥有 47 个各具特色、功能各异的温泉泡池，更有 15 个极其珍贵的能量原石雕琢泡池，水疗 SPA、造浪游乐、无边界网红大泳池、韩式汗蒸石头堡等温泉养生方式。

该度假区专注于温泉养生文化的传承与提升，独家研发的"七心温泉养生模式"（即洁身—舒心、问道—安心、选汤—省心、入汤—静心、汤补—爽心、导引—养心、静悟—清心），独具特色，颇受市场青睐。

（三）问水温泉

龙里问水温泉小镇，坐落于风景秀丽的中铁国际生态城白晶谷，距贵阳中心城区 12 公里，距贵阳龙洞堡国际机场仅 6km。规划面积约 49285m²。小镇以民国风貌的建筑街区与林水呼应，形成一幅鸟语花香、山水互连、人文自然和谐一体的独特风景。泉区分布由室内、室外两大温泉板块，4 个温泉泡区，30 多个不同类型的独立泡池组成。温泉泡浴由 35 个室内外泡池（含 4 个室内泡池、1 个室内儿童池、1 个户外鱼疗池、6 个户外疗养药池、23 个户外园林景观泡池）、无边际游泳池、儿童戏水池、接待区、淋浴更衣区、干湿蒸房、地热休息区、餐饮服务区、休息休闲区、儿童游乐区、过夜留宿区、多功能娱乐房、唱歌房等功能板块组成。

温泉水资源来自地下 2851m 的地热水，达 68.8℃，pH 为 7.81，属有理疗价值的碳酸氢盐类弱碱性单纯温泉，宜于软化皮肤、去除皮肤角质、美肤养肌，水质对身体刺激小，各类人群皆适宜。

小镇主要有温泉泡浴、酒店住宿、全时餐饮和休闲娱乐 4 个主要业态板块，形成以温泉泡浴为核心，住宿为辅助，餐饮为特色，突出文化内涵与体验，通过街区进行多业态串联的一站式休闲游乐目的地。

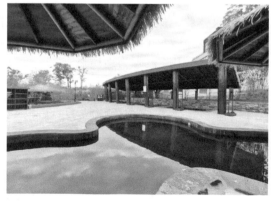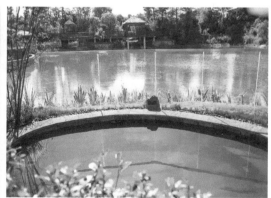

（四）玉棠温泉

贵州玉棠温泉位于黔南州龙里县，玉棠温泉作为贵州首创民国风主题温泉，占地总面积 3510.5m²，以打造梦回民国复古文化为基韵，带你瞬间穿越回到民国的风俗人情，每个角落都是一个国潮打卡点，让您尽享复古年代的潮流与宁静。在这里你能体验到有趣、有文化、有健康、有美食，身临其境的多元特色主题 Party，体验不同凡响温泉盛宴。温泉结构，休息厅、泳池温泉厅、溶洞温泉区、露天温泉区、主题酒店、特色餐厅等共 8 个区域组成，以温泉为主导的特色产品以及历史风俗体验，历史文化传承的特色温泉，其配套的各种保健擦修、水上动感娱乐、亲子研学体验活动、企业团建、摄影基地、SPA 水疗区等服务项目独特新颖。该温泉有主题套房 8 间、主题标间 14 间，大厅休息区 2 个，足疗包房 7 个，全部景区可容纳 1000 人左右，住宿可容纳 150 人左右。

玉棠温泉水质弱碱性硫磺泉，日产水量达 1330t，出水温度达 62°C，pH 为 7.54。富含氡、苏打、镁、钠、硫磺及含有大量的硫化物和一定量的溴化物、碘化物等 30 余种有益人体健康的矿物质微量元素。硫磺泉的主要保健理疗作用有：具有软化皮肤、溶解角质、灭菌作用，对种种皮肤病有较好的治疗效果。

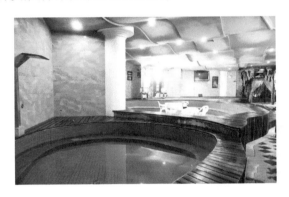

八、黔西南

（一）普安森林温泉

普安森林温泉位于贵州省黔西南州北部普安县高速公路出口，地理位置得天独厚，交通快捷，依傍美丽的普安森林公园。普安森林温泉景区由一期四星级酒店和二期温泉旅游度假区组成，总占地面积 150 亩，森林覆盖率 90% 以上。普安森林温泉是以温泉养生为核心，集餐饮住宿、商务会务、休闲娱乐、康体保健等于一体的综合性旅游度假景区。

普安森林温泉景区由四星级酒店和温泉旅游度假区组成，风景秀丽，空气清新，温泉度假区由 SPA 水疗区、户外儿童戏水区、游泳池、森林静泡区、休闲娱乐区、休息大厅、电玩室、自助餐厅等组成，项目齐全，养生与休闲兼具。同时还拥有 52 套各种房型的客房，如花园房、豪华套房、亲子房、情趣房、温泉单间、标间等，独具良好的视景效果，温馨舒适典雅，给你独特的度假体验。

温泉水取自地下 1700 多米深的石炭系黄龙组（C_2h）和马平组（C_2P_1m）地层，日流量 800132m³，富含多种矿物质元素，其中锶、钡、偏硅酸、氟已达到我国饮用水标准，属于硅酸盐温泉。按照理疗天然矿泉水标准，其温度为 43°C（标准为 >36°C）达到标准，可命名为温泉。

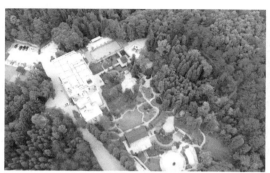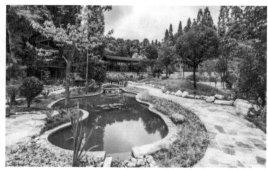

（二）帝贝温泉

帝贝天然温泉，地处兴仁县城南街道办。温泉水取自地下 2600 多米深的三叠系嘉陵江组（$T_{1-2}j$）地层，日流量 600 多立方米，pH 为 7.6，为弱碱性泉，泉水中富含偏硅酸、锂、溴、硒、铜、锶等 75 种对人体有利的矿物质微量元素，对人体有特殊的调节作用，可以预防和改善疾病。按照理疗天然矿泉水标准，其温度为 48.6℃（标准为 >36℃）、溶解性总固体为 2223.09mg/L（标准为 >1000mg/L）达到标准，可命名为温矿泉。

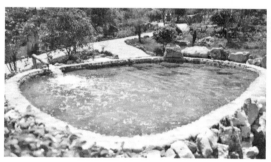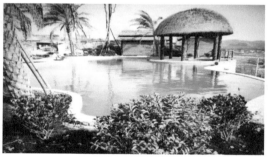

九、黔东南

（一）剑河温泉

1. 概况

剑河温泉位于剑河县城北东约 4.0km，距凯里市约 70km，北通三穗、镇远，三凯高速公路和 320 国道从温泉乡旁边通过，国道至温泉出露点有 1.5km 长的分支公路相通，交通便利。剑河温泉景区是国家 AAAA 级旅游景区。剑河温泉城按照国家五星级温泉标准建设，融入特色苗族、侗族文化符号，打造成以室内外温泉和水乐园体验为主导，兼顾保健按摩、特色餐饮、棋牌娱乐等功能于一体的"国内首家苗侗文化主题温泉"。其中有五星级园林温泉酒店、苗家温泉乐园、温泉风情街、温泉文化广场等。以"世界知名、中国一流、贵州唯一"的温泉度假旅游目的地为定位，按 AAAAA 级景区标准规划建设，将 SPA 与苗药、侗药等康体疗养项目结合开发，致力于打造四季全天候运营的温泉产品，将集健康、养生、休闲、度假、美容美体、旅游于一体。

温泉水取自地下 $100 \sim 200m$ 深的青白口系清水江组（$Pt_3^{1d}q$）地层，日流量 $580 \sim 660$（2966t）多立方米，泉水含丰富的偏硅酸、硫、铁、钾、氡、钙等有益于人体的微量元素，属含硫偏硅酸温泉，被誉为"美人汤"和"痛风汤"，按照理疗天然矿泉水标准，其温度为 $41.8 \sim 49.6℃$（标准为 $>36℃$）、偏硅酸为 $55.71 \sim 56.27mg/L$（标准为 $>50mg/L$）达到标准，可命名为偏硅酸温泉。

剑河温泉是贵州省著名的三大天然温泉之一，开发利用历史悠久。作为国内三大名泉之一，享有"苗疆圣水"之美誉，是贵州第一家五星级温泉，也是唯一的苗族文化主题温泉。

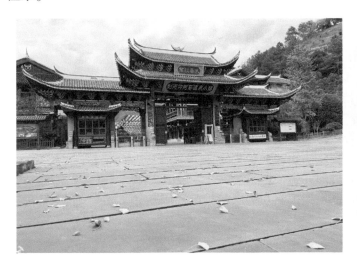
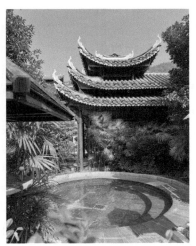
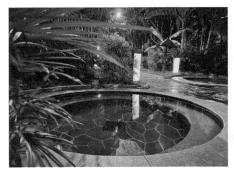
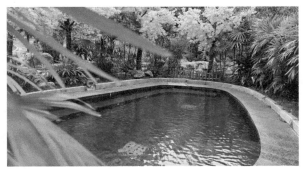

2. 水质特征

剑河温泉水质变化较小，三口井温度为 $41.8 \sim 49.6℃$，且无色、无味、透明；pH 为 $8.92 \sim 8.96$，呈弱碱性；总硬度测试结果均为 $5.81mg/L$，属于极软水类型，水化学类型均为 HCO_3-Na 型。剑河温泉中温度 $41.8 \sim 49.6℃$（标准为 $>36℃$）、偏硅酸含量 $55.71 \sim$

56.27mg/L（标准为>50mg/L）达到理疗天然矿泉水标准，硫化氢含量在1.57mg/L，近于达到硫化氢水标准，为含硫化氢，偏硅酸温泉。

3. 地质成因

剑河温泉是在正常地温梯度背景下，大气降水通过革东深大断裂进行深循环过程吸收深部围岩热量而形成地热水，在崇梭背斜仰起端陡山沱组-杷榔组等隔水层受阻后向上运移，在崇梭溪背斜轴部、倾伏端、转折端裂隙发育密度大而形成裂隙带的地热水富集的有利部位聚集进而自然出露。

剑河温泉热矿水补给来源主要为大气降水，在长时间的深循环过程形成，^{14}C测定年代为13792~28985a，采用SiO_2地热温标法估算出温泉热储温度为104.32~104.79℃，热流体循环深度为3999.34~4020.38m。

剑河温泉理疗矿泉水具有循环深度大，循环周期长，在高温高压下，变质岩成分主要为长石、石英、黑云母和角闪石等富含SiO_2的矿物为地热水中的偏硅酸的主要来源。地层含有较多的黄铁矿，黄铁矿被氧化而生成硫酸根，继而在还原环境，将被还原成H_2S或H_2S（aq）、HS^-、S^{2-}，使得地热水中含不同程度的H_2S。

4. 理疗功效

（1）温泉泡浴干预可能通过其水温物理作用，促进骨关节局部血液循环，降低有骨关节疾病相关症状体征人群类风湿特异性指标AKA抗体水平，从而缓解骨关节疼痛程度、晨僵症状及活动受限程度。

（2）温泉泡浴可一定程度改善焦虑和睡眠质量。

（3）温泉泡浴可不同程度缓解皮肤病相关症状及体征。

（4）温泉泡浴可改善亚健康人群的元素代谢平衡。

（5）温泉泡浴可能通过影响机体血糖控制和胆固醇代谢，在一定程度上改善机体糖脂代谢平衡。

（6）温泉泡浴可综合改善机体的亚健康状况，其理疗功效机制可能与其调节机体的免疫功能、元素代谢，提升机体抗氧化酶活性，拮抗脂质过氧化水平，增强机体抗氧化能力等有关。

5. 建议泡浴适宜人群

剑河含硫化氢，偏硅酸温泉：糖代谢异常、脂代谢异常、皮肤病、骨关节疾病、睡眠障碍人群。

（二）黄平浪洞森林温泉

浪洞森林温泉度假山庄按国家AAAA级旅游度假区标准投资兴建，集温泉洗浴、观光度假、休闲娱乐于一体的原生态景区。黔东南苗族侗族自治州优美的自然风光，浓郁的民族风光和古朴的民族建筑，被联合国教科文组织列为世界"返璞归真，重返大自然"的十大旅游胜地之一，被专家称为人类疲惫心灵的最后家园。浪洞森林温泉度假山庄气候宜人，冬无严寒，夏无酷暑，四季分明。温泉在挖掘地方民族文化的特有内涵基础上，以所在地的自然环境、人文环境和资源特点，提炼出鲜明的主题，以大巴山为载体，把大山的包容与奔放、森林的浪漫与神秘、温泉的灵气与热情、民族文化的绚丽与神奇融为一体，打造出一幅自然生态和谐相融的森林温泉公园。浪洞森林温泉度假山庄温泉主题公园、石板浴及约2000m²的休闲泳池，系采用国际先进的水处理设备（天然温泉达到国家饮用水标准）；另配套的还有66间客房（5单间61标间）和可同时接待150人用餐的特色中餐大厅、豪华包厢等经营项目。

浪洞温泉在100m²范围内有5～7个泉眼，平地喷涌而出日流量每天1000t左右。温泉无色，甜味，井口水温49℃，根据SiO₂含量计算，推测靠岩面附近温度可达60℃，按国家矿泉水温度分类标准，为高热矿泉水（42～100℃）。该温泉地热水化学类型为HCO_3-Na，属弱碱性（pH=8），低硬度、低矿化度的极软水，符合饮用水标准。该温泉还含有对人体有益的稀有元素-氡、锂、锶及偏硅酸，这些稀有元素已达到饮料矿泉水质规定的标准，其中偏硅酸含量较高（42.32mg/L），接近硅酸矿泉水标准（50mg/L），温泉中含有少量的H_2S对各种皮肤病有一定的理疗效果。因此，该温泉水质好，水量大，水温高，是具有多用途开发价值的宝贵地热资源，被旅游专家誉为"苗家圣水"。

温泉水自然出露于峡谷河畔的青白口系清水江组（$Pt_3^{1d}q$）地层，日流量2000多立方米，按照理疗天然矿泉水标准，其温度为45℃（标准为>36℃）达到标准，可命名为淡温泉。

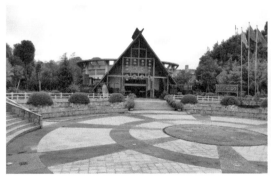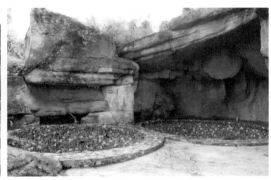

（三）挂丁温泉

挂丁温泉位于凯里市挂丁村（原凯里纸厂内），有温泉泡池、常温泳池、水上儿童乐园、美食等综合性娱乐项目。挂丁温泉的泳池、水上儿童乐园用水均为冷泉，即温泉水通过自然冷却的方法降至常温。冷泉与温泉浴一样，活化细胞功能、增强肝脏解毒能力、提高免疫力、促进血液循环、加强新陈代谢的作用。

温泉水取自地下2200多米深的青白口系清水江组（$Pt_3^{1d}q$）地层，日流量600多立方米，水中含有丰富的矿物质和人体需要的微量元素，如锂、硫、锌、硒、钾、钙、银等微量元素，这些矿物元素呈离子态，易吸收，对人体各项机能都有显著的保健功能。按照理疗天然矿泉水标准，其温度为53℃（标准为>36℃）、溶解性总固体为1077.9mg/L（标准为>1000mg/L）达到标准，可命名为温矿泉。

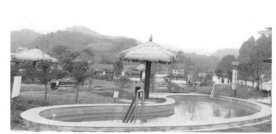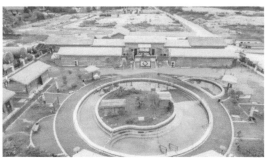

附 表

附表1 研究区理疗温泉理疗指标测试分析结果表

单位：mg/L

理疗温泉编号	地理位置	热储含水层	溶解性总固体（TDS）	二氧化碳（CO_2）	总硫化氢（H_2S、HS^-）	偏硅酸（H_2SiO_3）	偏硼酸（HBO_2）	溴（Br^-）	碘（I^-）	总铁（Fe^{2+}+Fe^{3+}）	砷（As）	氡（^{222}Rn）（Bq/L）	水温（℃）	达标项	理疗温泉命名	备注
S1	铜仁市沿河县思渠镇红岩村大河坝温泉	O_1t-h	618.10	9.65	<0.05	50.98	0.05	0.09	<0.01	0.00	0.001	<0.01	37.0	水温、偏硅酸	偏硅酸温泉	调查
S2	铜仁市沿河县和平镇崔家村温泉	O_1t-h	2417.50	14.03	<0.05	35.38	0.91	0.30	<0.01	0.02	0.006	<0.01	42.0	水温、TDS	温矿泉	调查
S3	遵义市务川县丰乐镇官坝村池坪温泉	O_1t-h	539.70	11.78	<0.01	68.53	0.05	<0.03	<0.01	0.03	0.004	<0.01	52.8	水温、偏硅酸	偏硅酸温泉	调查
S4	遵义市习水县桑木镇河坝村两岔河温泉	$\mathbf{\in}_{3-4}O_1l$	1346.90	9.17	0.09	61.84	0.34	0.24	<0.01	0.01	0.005	<0.01	38.1	水温、TDS、偏硅酸	偏硅酸温矿泉	调查
S5	铜仁市印江县天堂镇红山村温塘温泉	O_1t-h	1344.40	21.92	<0.05	78.28	0.24	0.10	<0.01	0.03	0.006	40.58	51.5	水温、TDS、偏硅酸	偏硅酸温矿泉	调查
S6	遵义市仁怀市火石岗镇团山村吴家寨温泉	O_1t-h	1209.10	7.42	<0.01	30.64	0.15	0.06	<0.01	0.09	0.001	<0.01	38.1	水温、TDS	温矿泉	调查
S7	铜仁市印江县新寨镇凯望村温塘温泉	O_1t-h	1134.80	17.98	<0.05	64.91	0.15	0.09	<0.01	<0.002	0.007	37.34	47.1	水温、TDS、偏硅酸	偏硅酸温矿泉	调查

续表

单位：mg/L

理疗温泉编号	地理位置	热储含水层	溶解性总固体 (TDS)	二氧化碳 (CO_2)	总硫化氢 (H_2S, HS^-)	偏硅酸 (H_2SiO_3)	偏硼酸 (HBO_2)	溴 (Br^-)	碘 (I^-)	总铁 (Fe^{2+} + Fe^{3+})	砷 (As)	氡 (^{222}Rn) (Bq/L)	水温 (℃)	达标项	理疗温泉命名	备注
S8	遵义市仁怀市中枢镇盐津桥盐津河温泉	Pt_3^{3b}-$\in_1^{dy}$	1740.30	3.06	<0.01	69.92	1.81	0.25	<0.01	0.08	0.005	13.83	47.1	水温、TDS、偏硅酸	偏硅酸温矿泉	调查
S9	铜仁市石阡县花桥镇凯河施场温泉	O_1^{t-h}	372.10	9.21	<0.05	67.69	<0.01	0.09	<0.01	<0.002	0.008	<0.01	49.0	水温、偏硅酸	偏硅酸温泉	调查
S10	铜仁市石阡县区石固乡凯峡河溶洞温泉	$\in_{3-4}$-O_1^{t-h}	593.10	12.28	<0.05	47.64	0.04	0.09	<0.01	<0.002	0.005	<0.01	38.8	水温	温泉	调查
S11	遵义市播州区枫香镇香水村枫香温泉	Pt_3^{3b}-$\in_1^{dy}$	364.10	4.36	<0.01	34.82	0.02	<0.03	<0.01	0.01	0.005	<0.01	36.0	水温	温泉	调查
S12	铜仁市石阡县城南温泉古井	$\in_2q$-O_1^{t-h}	419.50	5.70	<0.05	33.99	0.19	0.10	<0.01	0.04	0.004	23.99	36.9	水温	温泉	调查
S13	贵阳市息烽县温泉镇息烽温泉	Pt_3^{3b}-$\in_1^{dy}$	431.80	6.14	0.17	58.75	0.08	0.03	<0.01	0.02	0.017	114.00	53.0	水温、偏硅酸、氡	氡、偏硅酸温泉	调查
S14	黔东南州黄平县浪洞乡温水塘四组温泉	$Pt_1^{d}q$	409.80	8.29	0.07	44.57	0.50	0.40	<0.01	<0.002	0.020	8.24	45.0	水温	温泉	调查
S15	贵阳市开阳县城关镇温泉村马岔河温泉	Pt_3^{3b}-$\in_1^{dy}$	309.30	2.19	<0.005	27.30	0.05	<0.01	<0.01	<0.01	0.002	<0.01	36.9	水温	温泉	调查
S16	黔南州独山县本寨乡羊场村桥头温泉	C_2h	242.60	10.01	0.46	34.82	0.05	0.17	<0.01	<0.002	0.002	<0.01	38.6	水温	温泉	调查

续表

单位：mg/L

理疗温泉编号	地理位置	热储含水层	溶解性总固体(TDS)	二氧化碳(CO₂)	总硫化氢(H₂S, HS⁻)	偏硅酸(H₂SiO₃)	偏硼酸(HBO₂)	溴(Br⁻)	碘(I⁻)	总铁(Fe²⁺+Fe³⁺)	砷(As)	氡(²²²Rn)(Bq/L)	水温(℃)	达标项	理疗温泉命名	备注
S17	六盘水市盘县乐民镇西口河温泉	$P_2q\text{-}m$	274.00	6.98	0.39	13.65	0.06	0.30	<0.01	<0.01	0.003	<0.01	36.1	水温	温泉	调查
S18	黔西南州普安县楼下镇上屯村下屯温泉	$P_2q\text{-}m$	420.13	14.60	0.04	19.50	<0.002	/	<0.05	<0.05	<0.001	<0.01	42.7	水温	温泉	引用
DR1	遵义市道真县大礦村红花园地热井	$Pt_3^{3b}\text{-}\text{∈}_1dy$	958.50	9.07	0.74	33.71	4.09	0.98	<0.01	4.42	0.004	<0.01	46.0	水温	温泉	调查
DR2	铜仁市沿河县洪镇王坨村地热井	∈_3g	3009.39	14.60	0.04	20.80	<0.002	/	<0.05	<0.05	<0.003	/	45.5	水温、TDS	温矿泉	引用
DR3	铜仁市沿河县和平镇虎头村甘子坪地热井	$\text{∈}_{3\text{-}4}O_1l\text{-}O_1t\text{-}h$	3400.89	19.47	0.03	20.80	<0.002	/	<0.05	0.15	<0.003	/	36.5	水温、TDS	温矿泉	引用
DR4	遵义市务川县桃符1号地热井	$Pt_3^{3b}\text{-}\text{∈}_1dy$	3303.10	13.83	/	37.52	/	1.78	0.03	0.07	0.005	<0.01	38.0	水温、TDS	温矿泉	调查
DR5	遵义市务川县桃符2号地热井	$Pt_3^{3b}\text{-}\text{∈}_1dy$	/	/	/	/	/	/	/	/	/	/	52.0	水温、TDS	温矿泉	调查
DR6	遵义市湄梓县木瓜镇符猎场地热井	$Pt_3^{3b}\text{-}\text{∈}_1dy$	1854.10	8.92	/	43.07	0.06	<0.001	<0.01	0.39	0.001	/	51.0	水温、TDS	温矿泉	引用
DR7	铜仁市沿河县和平镇狮马地热井	$\text{∈}_{3\text{-}4}O_1l$	/	4.70	0.04	28.80	/	/	/	/	0.44	0.001	/	44.2	水温	温泉	引用

续表

单位：mg/L

理疗温泉编号	地理位置	热储含水层	溶解性总固体 (TDS)	二氧化碳 (CO_2)	总硫化氢 (H_2S, HS^-)	偏硅酸 (H_2SiO_3)	偏硼酸 (HBO_2)	溴 (Br^-)	碘 (I^-)	总铁 (Fe^{2+} + Fe^{3+})	砷 (As)	氡 (^{222}Rn Bq/L)	水温 (℃)	达标项	理疗温泉命名	备注
DR8	遵义市正安县瑞溪镇水车坝	$\in_{3-4}O_1 l$-$O_1 t$-h	396.16	7.30	0.13	23.40	<0.002	<0.10	<0.05	0.50	<0.001	0.06	46.0	水温	温泉	调查
DR9	遵义市赤水市旺隆镇龙岩旺2井	$T_{1-2}j$	56279.52	84.50	/	26.00		78.33	29.00	/	/	/	39.9	水温、TDS、溴、碘	溴、碘温矿泉	引用
DR10	遵义市赤水市旺隆镇龙岩赤1井	$T_{1-2}j$	72660.00	84.50	/	26.00		78.33	29.00	/	/	/	39.9	水温、TDS、溴、碘	溴、碘温矿泉	引用
DR11	遵义市赤水市旺隆镇龙岩旺1井	$T_{1-2}j$	53940.00	84.50	/	26.00		78.33	29.00	/	/	/	39.9	水温、TDS、溴、碘	溴、碘温矿泉	引用
DR12	遵义市赤水市旺隆镇龙岩赤2井	$T_{1-2}j$	55530.00	84.50	/	26.00		78.33	29.00	/	/	/	39.9	水温、TDS、溴、碘	溴、碘温矿泉	引用
DR13	遵义市赤水市旺隆镇龙岩赤3井	$T_{1-2}j$	56440.00	84.50	/	26.00		78.33	29.00	/	/	/	39.9	水温、TDS、溴、碘	溴、碘温矿泉	引用
DR14	遵义市赤水市旺隆镇	$T_{1-2}j$	79246.60	43.85	<0.05	16.20	16.61	97.80	<0.01	20.00	<0.013	0.01	52.0	水温、TDS、总铁、溴	溴、铁温矿泉	调查
DR15	铜仁市沿河县淇滩镇淇滩村地热井	$\in_2 q$-$\in_3 sh$	1122.00	/	/	27.63	/	/	/	0.34	0.001	/	41.5	水温、TDS	温矿泉	引用
DR16	铜仁市德江伟才学校地热温泉井	Pt_3^{3b}-$\in_1 dy$	3926.00	38.30	0.02	30.10	16.20	<0.01	0.33	0.14	0.003	<0.001	50.0	水温、TDS	温矿泉	调查

续表

单位：mg/L

理疗温泉编号	地理位置	热储含水层	溶解性总固体(TDS)	二氧化碳(CO_2)	总硫化氢(H_2S、HS^-)	偏硅酸(H_2SiO_3)	偏硼酸(HBO_2)	溴(Br^-)	碘(I^-)	总铁(Fe^{2+}+Fe^{3+})	砷(As)	氡(^{222}Rn)(Bq/L)	水温(℃)	达标项	理疗温泉命名	备注
DR17	铜仁市德江县青龙街道小烧鸡湾地热井	$Pt_3^{3b}\epsilon_1 dy$	4587.70	52.42	/	39.39	46.77	/	<0.01	0.94	0.014	/	47.0	水温、TDS、偏硼酸	偏硼酸温矿泉	引用
DR18	铜仁市松桃县蓼皋镇大坝村地热井	$\epsilon_2 q$	470.65	5.79	/	11.70	<0.001	0.97	0.02	2.23	0.001	/	50.0	水温	温泉	引用
DR19	铜仁市德江县堰塘乡高家湾地热井	$Pt_3^{3b}\epsilon_1 dy$	4660.80	/	/	41.51	37.09	3.43	0.04	0.05	0.027	<0.001	50.0	水温、TDS、偏硼酸	偏硼酸温矿泉	调查
DR20	铜仁市松桃县世昌乡道水村地热井	$Pt_3^{1d}q$	/	/	/	/	/	/	/	/	/	/	37.0	水温	温泉	引用
DR21	遵义市习水县桑木镇上坝村下坝地热井	$Pt_3^{3b}\epsilon_1 dy$	816.50	4.36	0.06	24.71	0.82	0.13	<0.01	0.33	0.007	3.83	37.3	水温	温泉	调查
DR22	遵义市绥阳县温泉镇（水晶温泉）3号地热井	$\epsilon_2 q$-$\epsilon_{3-4}O_1 l$	779.10	9.51	<0.01	27.66	0.08	0.28	<0.01	0.02	0.002	26.91	41.9	水温	温泉	调查
DR23	遵义市绥阳县温泉镇（水晶温泉）2号地热井	$\epsilon_2 q$-$\epsilon_{3-4}O_1 l$	/	/	/	/	/	/	/	/	/	/	47.0	水温	温泉	引用
DR24	遵义市绥阳县温泉镇（水晶温泉）1号地热井	$\epsilon_2 q$-$\epsilon_{3-4}O_1 l$	611.70	10.91	<0.01	40.11	0.06	<0.03	<0.01	0.02	0.003	7.51	41.3	水温	温泉	调查

续表

单位：mg/L

理疗温泉编号	地理位置	热储含水层	溶解性总固体(TDS)	二氧化碳(CO_2)	总硫化氢(H_2S, HS^-)	偏硅酸(H_2SiO_3)	偏硼酸(HBO_2)	溴(Br^-)	碘(I^-)	总铁(Fe^{2+}+Fe^{3+})	砷(As)	氡(^{222}Rn)(Bq/L)	水温(℃)	达标项	理疗温泉命名	备注
DR25	遵义市桐梓县楚米镇元田村（枕泉翠谷）地热井	Pt_3^{3b}-$Є_1$$dy$	594.73	16.28	0.08	19.50	<0.002	<0.1	<0.05	2.00	0.000	/	49.7	水温	温泉	引用
DR26	遵义市凤冈县永安镇长水田地热井	Pt_3^{3b}-$Є_1$$dy$	1977.72	12.21	/	55.77	<0.002	<0.1	<0.05	1.50	<0.001	/	59.5	水温、TDS、偏硅酸	偏硅酸温矿泉	引用
DR27	铜仁市思南县英武溪镇温塘村安家寨2号地热井	$Є_2q$-$Є_{3-4}O_1l$	304.85	8.21	/	38.48	0.00	0.00	0.00	0.07	0.000	/	48.0	水温	温泉	引用
DR28	铜仁市思南县英武溪镇温塘村安家寨1号地热井	$Є_2q$-$Є_{3-4}O_1l$	1081.90	6.58	<0.05	45.69	0.10	0.09	<0.01	<0.002	0.003	82.02	44.6	水温、TDS	温矿泉	调查
DR29	铜仁市松桃县平头乡连塘村柑子园地热井	$Pt_3^{1d}q$	1491.00	7.35	0.83	40.87	1.66	<0.001	<0.01	<0.005	0.003	<0.01	45.5	水温、TDS	温矿泉	引用
DR30	遵义市凤冈县花坪镇地热井	Pt_3^{3b}-$Є_1$$dy$	1833.40	/	/	0.03	<0.01	<0.03	<0.01	<0.01	<0.001	<0.01	48.5	水温、TDS	温矿泉	调查
DR31	铜仁市印江县峨岭镇岩底寨地热井	$Є_{3-4}O_1l$-O_1t-h	/	18.27	0.04	40.89	<0.01	<0.01	/	6.00	<0.001	/	59.0	水温	温泉	引用
DR32	铜仁市印江县鹅岭镇地热井	$Є_{3-4}O_1l$-O_1t-h	1205.30	8.77	0.06	46.95	0.11	<0.01	<0.01	7.94	0.001	<0.01	61.0	水温、TDS	温矿泉	调查
DR33	遵义市凤冈县石径乡（黔羽生态园）地热井		/	/	/	/	/	/	/	/	/	/	39.8	水温	温泉	引用

续表

单位：mg/L

理疗温泉编号	地理位置	热储含水层	溶解性总固体 (TDS)	二氧化碳 (CO_2)	总硫化氢 (H_2S、HS^-)	偏硅酸 (H_2SiO_3)	偏硼酸 (HBO_2)	溴 (Br^-)	碘 (I^-)	总铁 ($Fe^{2+}+Fe^{3+}$)	砷 (As)	氡 (^{222}Rn) (Bq/L)	水温 (℃)	达标项	理疗温泉命名	备注
DR34	遵义市绥阳县洋川镇雅泉地热井	P_3^{3b}-$\epsilon_1 dy$	1787.60	18.70	0.69	46.80	3.88	0.52	<0.01	0.12	0.002	<0.01	64.0	水温、TDS	温矿泉	调查
DR35	铜仁市思南县双塘街道办小小岩关地热井	/	1924.80	11.15	0.02	79.39	0.263	<0.01	<0.01	0.16	0.003	/	73.0	水温、TDS、偏硅酸	偏硅酸温矿泉	引用
DR36	遵义市绥阳县风华镇官庄地热井	P_3^{3b}-$\epsilon_1 dy$	2971.09	26.68	0.34	36.40	0.00	0.00	0.00	0.30	0.000	/	61.0	水温、TDS	温矿泉	引用
DR37	遵义市新蒲新区新舟镇胡家坝地热井	P_3^{3b}-$\epsilon_1 dy$	2251.83	46.24	0.94	36.40	<0.002	/	<0.05	0.14	<0.001	<0.01	36.1	水温、TDS	温矿泉	引用
DR38	铜仁市江口县太平镇老街地热井	$Pt_3^{1d} q$	247.19	0.00	0.85	28.60	<0.002	/	<0.05	<0.05	<0.003	/	50.0	水温	温泉	引用
DR39	遵义市仁怀市中枢镇香榭·公园里地热井	P_3^{3b}-$\epsilon_1 dy$	3637.40	7.86	0.18	25.24	0.33	1.68	<0.01	11.00	0.008	<0.01	40.1	水温、TDS、总铁	铁温矿泉	调查
DR40	铜仁市江口县太平镇大平社区苗匠地热井	$Pt_3^{1d} q$	393.70	0.00	/	28.67	0.54	<0.01	0.07	0.30	0.003	/	45.0	水温	温泉	引用
DR41	铜仁市碧江区漾头镇九龙村九龙地热井	$Pt_3^{1d} q$	1060.00	0.00	<0.05	45.13	5.31	0.10	<0.01	0.01	<0.001	0.09	44.2	水温、TDS	温矿泉	调查
DR42	遵义市仁怀市中枢镇两路口（领秀美宅）地热井	P_3^{3b}-$\epsilon_1 dy$	3028.90	6.11	0.17	37.05	3.21	<0.05	<0.01	1.32	0.034	<0.01	45.9	水温、TDS	温矿泉	调查

续表

单位：mg/L

理疗温泉编号	地理位置	热储含水层	溶解性总固体(TDS)	二氧化碳(CO_2)	总硫化氢(H_2S、HS^-)	偏硅酸(H_2SiO_3)	偏硼酸(HBO_2)	溴(Br^-)	碘(I^-)	总铁(Fe^{2+}+Fe^{3+})	砷(As)	氡(^{222}Rn)(Bq/L)	水温(℃)	达标项	理疗温泉命名	备注
DR43	遵义市汇川区董公寺镇水井湾（浩鑫温泉）地热井	Pt_3^{3b}-$\in_1 dy$	192.86	4.21	/	33.85	0.03	<0.005	<0.01	0.07	0.008	/	52.0	水温	温泉	引用
DR44	铜仁市碧江区市中心锦江南路锦江宾馆地热井	$Pt_3^{1d} q$	275.60	56.15	/	/	/	/	/	0.08	<0.001	/	45.0	水温	温泉	引用
DR45	遵义市汇川区董公寺镇后山沟（汇川国际温泉）地热井	Pt_3^{3b}-$\in_1 dy$	336.90	2.18	<0.01	30.09	0.22	<0.03	<0.01	0.37	0.008	2.14	53.9	水温	温泉	调查
DR46	遵义市湄潭县栖树林泉（养老院）地热井	Pt_3^{3b}-$\in_1 dy$	1604.80	51.43	0.90	0.04	<0.01	0.04	<0.01	<0.01	0.043	<0.01	52.0	水温、TDS	温矿泉	调查
DR47	铜仁市思南县三道水乡川坪村罗湾坨1号地热井	/		/	/	/	/	/	/	/	/	/	47.0	水温	温泉	引用
DR48	遵义市湄潭县兴隆镇田家沟万花源地热井	Pt_3^{3b}-$\in_1 dy$	753.00	0.00	0.02	27.22	3.65	0.03	<0.01	0.06	0.001	2.50	41.2	水温	温泉	调查
DR49	铜仁市碧江区坝黄镇黄坪坝组马湖塘地热井	$Pt_3^{1d} q$	910.70	0.00	<0.05	45.69	4.08	0.11	<0.01	0.06	0.001	<0.01	44.4	水温	温泉	调查
DR50	遵义市湄潭县黄家坝镇国际温泉酒店地热井	Pt_3^{3b}-$\in_1 dy$	1004.30	8.73	0.24	42.06	3.64	<0.03	<0.01	0.69	0.294	4.80	48.1	水温、TDS	温矿泉	调查
DR51	遵义市汇川区董公寺镇102地质队队部地热井	/	275.86	12.17	/	/	/	/	/	0.10	/	/	46.0	水温	温泉	引用

续表

单位：mg/L

理疗温泉编号	地理位置	热储含水层	溶解性总固体 (TDS)	二氧化碳 (CO_2)	总硫化氢 (H_2S, HS^-)	偏硅酸 (H_2SiO_3)	偏硼酸 (HBO_2)	溴 (Br^-)	碘 (I^-)	总铁 (Fe^{2+} + Fe^{3+})	砷 (As)	氡 (^{222}Rn) (Bq/L)	水温 (℃)	达标项	理疗温泉命名	备注
DR52	遵义市红花岗区海龙镇海龙温泉	P_3^{3b}-$\text{Є}_1 dy$	266.70	5.05	0.33	27.22	0.06	<0.03	0.01	0.32	<0.001	<0.01	44.2	水温	温泉	调查
DR53	遵义市红花岗区金鼎镇海龙镇温泉村半边街（海龙温泉）地热井	P_3^{3b}-$\text{Є}_1 dy$	361.73	7.22	/	22.70	0.01	<0.005	<0.01	<0.05	0.003	/	40.5	水温	温泉	引用
DR54	遵义市湄潭县黄家坝镇铜鼓合地热井	P_3^{3b}-$\text{Є}_1 dy$	662.60	13.36	0.11	60.17	7.78	0.14	<0.01	4.66	0.004	<0.01	57.0	水温、偏硅酸	偏硅酸温泉	调查
DR55	遵义市仁怀市坛厂镇（黄荤温泉）热水钻孔	P_3^{3b}-$\text{Є}_1 dy$	2565.20	9.17	0.61	40.67	0.14	0.04	<0.01	0.07	0.064	<0.01	40.2	水温、TDS	温矿泉	调查
DR56	遵义市新蒲新区天鹅湖	$\text{Є}_2 q$	488.66	0.00	/	37.55	0.03	<0.005	<0.01	0.20	0.111	/	45.0	水温	温泉	引用
DR57	遵义市仁怀市南部新城李村董家坡尚礼温泉	P_3^{3b}-$\text{Є}_1 dy$	3053.40	10.91	<0.01	38.16	1.21	<0.03	<0.01	5.96	0.061	4.97	46.7	水温、TDS	温矿泉	调查
DR58	遵义市金顶山镇野里地热井	P_3^{3b}-$\text{Є}_1 dy$	258.00	5.26	<0.01	49.22	0.07	0.03	<0.01	2.64	0.005	<0.01	55.0	水温	温泉	调查
DR59	遵义市红花岗区忠庄镇114队基地1号地热井	$P_2 q\text{-}m$	2342.77	8.14	0.10	23.93	<0.002	<0.1	<0.02	0.12	<0.001	/	53.0	水温、TDS	温矿泉	引用
DR60	遵义市播州区保利社区金新组地热井	$\text{Є}_{3-4}O_1 l\text{-}O_1 t\text{-}h$	2042.28	12.21	0.03	15.60	<0.002	/	<0.02	0.35	<0.001	/	53.0	水温、TDS	温矿泉	引用
DR61	遵义市播州区枫香镇枫胜居委会盆水组地热井	/	/	/	/	/	/	/	/	/	/	/	37.5	水温	温泉	引用

续表

单位：mg/L

理疗温泉编号	地理位置	热储含水层	溶解性总固体 (TDS)	二氧化碳 (CO_2)	总硫化氢 (H_2S, HS^-)	偏硅酸 (H_2SiO_3)	偏硼酸 (HBO_2)	溴 (Br^-)	碘 (I^-)	总铁 (Fe^{2+} + Fe^{3+})	砷 (As)	氡 (^{222}Rn Bq/L)	水温 (℃)	达标项	理疗温泉命名	备注
DR62	铜仁市石阡县汤山镇白塔地热井	$\epsilon_2 q$-$O_1 t$-h	281.00	6.58	<0.05	28.14	0.02	0.09	<0.01	<0.002	0.004	<0.01	39.4	水温	温泉	调查
DR63	铜仁市石阡县汤山镇城南温泉原县政府（老公安局）地热井	$\epsilon_{3-4} O_1 l$-$O_1 t$-h	339.70	7.02	<0.05	31.48	0.01	0.09	<0.01	0.13	0.005	23.45	43.1	水温	温泉	调查
DR64	毕节市金沙县洋水镇青丰村石关水库	Pt_3^{3b}-$\epsilon_1 dy$	280.90	6.58	<0.05	30.36	<0.01	0.09	<0.01	0.16	0.004	<0.01	47.0	水温	温泉	调查
DR65	铜仁市石阡县汤山镇城南酒店锅厂地热井	$\epsilon_{3-4} O_1 l$-$O_1 t$-h	735.80	7.89	<0.05	45.69	0.15	0.09	<0.01	0.01	0.009	<0.01	44.6	水温	温泉	调查
DR66	铜仁市石阡县汤山镇城南温泉吴家湾地热井	$\epsilon_{3-4} O_1 l$-$O_1 t$-h	639.70	7.45	<0.05	32.59	0.99	0.10	<0.01	0.01	0.001	<0.01	39.2	水温	温泉	调查
DR67	遵义市余庆县龙家镇仙峰村地热井	Pt_3^{3b}-$\epsilon_1 dy$	2327.20	9.47	0.08	26.80	0.80	<0.03	<0.01	0.08	0.004	<0.01	45.0	水温、TDS	温矿泉	调查
DR68	毕节市金沙县西洛街道办申家寨街地热井	Pt_3^{3b}-$\epsilon_1 dy$	815.30	10.91	0.25	25.60	2.03	<0.03	<0.01	1.39	0.003	<0.01	42.5	水温	温泉	调查
DR69	铜仁市石阡县中坝镇江坡地热井	$\epsilon_3 g$-$O_1 t$-h	539.05	12.17	0.18	26.00	<0.002	/	<0.05	0.05	<0.003	/	44.5	水温	温泉	引用
DR70	铜仁市石阡县中坝镇桥边地热井	$\epsilon_{3-4} O_1 l$-$O_1 t$-h	554.90	0.00	0.08	26.44	0.80	<0.03	<0.01	0.46	0.001	<0.01	46.0	水温	温泉	调查

续表

理疗温泉编号	地理位置	热储含水层	单位：mg/L									氡（^{222}Rn）（Bq/L）	水温（℃）	达标项	理疗温泉命名	备注
			溶解性总固体（TDS）	二氧化碳（CO_2）	总硫化氢（H_2S、HS^-）	偏硅酸（H_2SiO_3）	偏硼酸（HBO_2）	溴（Br^-）	碘（I^-）	总铁（Fe^{2+}+Fe^{3+}）	砷（As）					
DR71	毕节市金沙县安底镇（安底温泉）热水钻孔	Pt_3^{3b} $Є_1dy$	880.50	6.98	<0.01	31.48	0.45	<0.03	<0.01	0.39	0.002	<0.01	38.6	水温	温泉	调查
DR72	遵义市播州区尚嵇镇乌江村高库湾地热井	Pt_3^{3b} $Є_1dy$	524.16	9.73	0.26	13.00	<0.002	/	<0.05	524.16	<0.001	/	50.0	水温	温泉	引用
DR73	毕节市金沙县安底镇桂花水乡地热井	Pt_3^{3b} $Є_1dy$	452.60	7.42	0.21	49.59	0.58	<0.03	0.62	0.42	0.005	0.97	56.0	水温	温泉	调查
DR74	毕节市七星关区海子街地热井	$Є_{3-4}O_1l$-O_1t-h	511.07	7.82	/	28.36	0.03	<0.005	<0.01	0.05	0.005	/	45.5	水温	温泉	引用
DR75	铜仁市玉屏县朱家场镇九龙村地热井	/	/	/	/	/	/	/	/	/	/	/	60.0	水温	温泉	调查
DR76	遵义市播州区三合镇刀靶村中坪组青龙寺地热井	P_2q	493.90	/	/	30.67	/	/	/	2.00	<0.001	/	49.5	水温	温泉	引用
DR77	铜仁市玉屏县朱家场镇鱼塘村茶花泉地热井	Pt_3^{3b} $Є_1dy$	970.40	36.25	/	36.02	1.19	<0.001	0.15	2.16	0.001	/	42.5	水温	温泉	引用
DR78	毕节市百里杜鹃风景名胜区大水乡竹林寨地热井	Pt_3^{3b} $Є_1dy$	880.34	14.24	0.34	33.42	<0.002	<0.1	<0.02	0.15	<0.001	/	48.0	水温	温泉	引用
DR79	遵义市余庆县小腮镇官庄1号地热井	$Pt_3^{1d}q$	718.72	0.00	/	37.69	0.44	<0.005	<0.01	<0.05	0.001	/	39.5	水温	温泉	引用

续表

单位：mg/L

理疗温泉编号	地理位置	热储含水层	溶解性总固体 (TDS)	二氧化碳 (CO_2)	总硫化氢 (H_2S、HS^-)	偏硅酸 (H_2SiO_3)	偏硼酸 (HBO_2)	溴 (Br^-)	碘 (I^-)	总铁 (Fe^{2+} + Fe^{3+})	砷 (As)	氡 (^{222}Rn) (Bq/L)	水温 (℃)	达标项	理疗温泉命名	备注
DR80	遵义市余庆县小腮镇官庄2号地热井	$Pt_3^{1d}q$	807.56	0.00	/	24.65	0.52	<0.005	<0.01	0.30	0.005	/	41.2	水温	温泉	引用
DR81	黔东南州岑巩县思阳镇新兴地热井	Pt_3^{3b} $\in_1 dy$	700.40	0.44	<0.01	37.89	1.84	<0.03	<0.01	0.06	0.001	7.00	42.2	水温	温泉	调查
DR82	毕节市七星关区鸭池镇上坝地热井	$\in_2 q$-$O_1 t$-h、$P_2 q$-m	1623.61	6.10	0.03	27.82	<0.002	<0.1	<0.02	0.50	<0.001	/	51.5	水温、TDS	温矿泉	引用
DR83	毕节市赫章县六曲河镇明祥地热井	Pt_3^{3b}-$\in_1 dy$、$\in_2 q$-$\in_{3-4} O_1 l$	651.00	5.24	0.17	31.76	0.43	<0.03	<0.01	2.93	0.008	4.30	45.2	水温	温泉	调查
DR84	毕节市百里杜鹃管理区鹏程管理区启化1号地热井	Pt_3^{3b} $\in_1 dy$	2391.20	18.20	0.09	15.90	2.40	<0.01	<0.01	1.29	0.001	<0.01	36.0	TDS	温矿泉	调查
DR85	毕节市百里杜鹃管理区鹏程管理区启化2号地热井	Pt_3^{3b} $\in_1 dy$	2074.50	31.50	0.14	37.10	4.50	<0.01	<0.01	16.50	0.117	<0.01	63.2	水温、TDS、总铁	铁温矿泉	调查
DR86	贵阳市息烽县息烽温泉疗养院地热井	Pt_3^{3b} $\in_1 dy$	548.60	6.14	<0.05	52.65	0.11	0.09	0.01	0.01	0.015	35.80	54.0	水温、偏硅酸	偏硅酸温泉	调查
DR87	黔南州瓮安县猴场镇千年古邑旅游景区地热井	Pt_3^{3b} $\in_1 dy$	297.10	15.50	0.16	33.96	0.01	<0.01	<0.01	0.90	0.001	<0.01	39.8	水温	温泉	调查

续表

单位：mg/L

理疗温泉编号	地理位置	热储含水层	溶解性总固体 (TDS)	二氧化碳 (CO_2)	总硫化氢 (H_2S, HS^-)	偏硅酸 (H_2SiO_3)	偏硼酸 (HBO_2)	溴 (Br^-)	碘 (I^-)	总铁 ($Fe^{2+}+Fe^{3+}$)	砷 (As)	氡 (^{222}Rn) (Bq/L)	水温 (℃)	达标项	理疗温泉命名	备注
DR88	毕节市百里杜鹃鹏程管理区桥头头村初水花园	Pt_3^{3b}-ϵ_1dy	1315.00	27.50	0.76	61.29	3.53	<0.03	<0.01	4.87	0.015	<0.01	65.3	水温、TDS、偏硅酸	偏硅酸温矿泉	调查
DR89	黔东南州镇远县青溪镇余家桥地热井	$Pt_3^{1d}q$	949.90	1.31	0.21	41.51	1.21	<0.03	<0.01	0.44	0.004	3.48	40.2	水温	温泉	调查
DR90	黔南州瓮安县银盏乡新场村果果坪地热井	Pt_3^{3b}-ϵ_1dy	263.40	9.60	0.37	39.28	0.04	0.04	<0.01	1.24	0.014	0.72	39.3	水温	温泉	调查
DR91	毕节市赫章县后河村沙树林地热井	Pt_3^{3b}-ϵ_1dy	1843.00	12.22	0.15	23.07	2.32	<0.03	<0.01	3.20	0.006	<0.01	46.0	水温、TDS	温矿泉	调查
DR92	黔南州瓮安县永和镇红岩村老坟坡地热井	$Pt_3^{1d}q$	389.10	0.00	/	37.51	0.00	/	0.00	0.00	0.000	/	42.0	水温	温泉	引用
DR93	黔东南州天柱县邦洞镇地热井	$Pt_3^{1d}q$	520.00	0.00	4.12	53.32	1.38	<0.01	<0.01	0.10	<0.001	<0.01	52.0	水温、总硫化氢、偏硅酸	硫化氢、偏硅酸温泉	调查
DR94	毕节市大方县黄泥塘地热井	ϵ_2q-$\epsilon_{3-4}O_l$	329.20	4.21	<0.02	35.66	<0.002	<0.005	<0.01	/	<0.001	<0.01	52.9	水温	温泉	引用
DR95	贵阳市息烽县永靖镇新萝地热井	Pt_3^{3b}-ϵ_1dy	215.90	6.01	/	24.87	<0.003	<0.005	<0.01	<0.05	0.002	/	46.0	水温	温泉	引用
DR96	贵阳市修文县六广镇驿泉地热井	ϵ_2q-$\epsilon_{3-4}O_l$	366.40	5.67	0.59	30.64	0.09	0.15	<0.01	0.20	0.005	4.80	48.0	水温	温泉	调查

续表

单位：mg/L

理疗温泉编号	地理位置	热储含水层	溶解性总固体 (TDS)	二氧化碳 (CO_2)	总硫化氢 (H_2S、HS^-)	偏硅酸 (H_2SiO_3)	偏硼酸 (HBO_2)	溴 (Br^-)	碘 (I^-)	总铁 (Fe^{2+}+Fe^{3+})	砷 (As)	氡 (^{222}Rn) (Bq/L)	水温 (℃)	达标项	理疗温泉命名	备注
DR97	贵阳市息烽县石硐镇胡家湾地热井	Pt_3^{3b}-$\epsilon_1 dy$	239.90	6.57	/	33.99	0.09	<0.001	<0.01	0.25	0.016	/	46.0	水温	温泉	引用
DR98	贵阳市开阳县双流镇白马村水土寨地热井	Pt_3^{3b}-$\epsilon_1 dy$	306.18	16.42	/	7.80	0.00	0.00	0.00	0.05	0.000	/	39.7	水温	温泉	引用
DR99	毕节市纳雍县董地乡2号地热井	Pt_3^{3b}-$\epsilon_1 dy$	1086.00	3.51	<0.01	42.90	1.06	0.22	<0.01	12.87	0.003	0.01	57.0	水温、TDS、总铁	铁温矿泉	调查
DR100	毕节市纳雍县化作乡九洞天	Pt_3^{3b}-$\epsilon_1 dy$	975.30	8.02	0.47	54.96	2.73	<0.03	<0.01	1.66	0.046	<0.01	66.5	水温、偏硅酸	偏硅酸温泉	调查
DR101	贵阳市开阳县龙岗镇地热井	Pt_3^{3b}-$\epsilon_1 dy$	762.30	7.35	0.99	0.05	<0.01	0.06	<0.01	<0.01	0.025	<0.01	60.0	水温	温泉	调查
DR102	贵阳市修文县龙场镇马家桥村峰素湖	$\epsilon_{3-4} O_1 l$-$O_1 t$-h	347.10	10.04	0.09	18.39	<0.01	0.17	<0.01	0.33	0.001	<0.01	40.0	水温	温泉	调查
DR103	贵阳市清镇市新店镇鸭池河地热井	Pt_3^{3b}-$\epsilon_1 dy$	265.10	7.86	0.68	39.28	0.19	0.20	<0.01	0.64	0.003	<0.01	44.0	水温	温泉	调查
DR104	贵阳市修文县阳明文化园地热井	$\epsilon_{3-4} O_1 l$	354.90	6.03	0.04	24.88	0.03	<0.03	<0.01	0.06	0.003	4.64	46.0	水温	温泉	调查
DR105	黔东南州剑河县剑河温泉旅游区2号地热井	$Pt_3^{1d} q$	384.30	0.87	1.57	56.27	0.47	<0.03	<0.01	0.33	0.002	<0.01	49.6	水温、偏硅酸	偏硅酸温泉	调查
DR106	黔东南州剑河县剑河温泉旅游区1号地热井	$Pt_3^{1d} q$	374.00	0.00	0.35	55.71	0.48	<0.03	<0.01	0.08	0.003	46.20	46.1	水温、偏硅酸	偏硅酸温泉	调查

续表

单位：mg/L

理疗温泉编号	地理位置	热储含水层	溶解性总固体 (TDS)	二氧化碳 (CO_2)	总硫化氢 (H_2S, HS^-)	偏硅酸 (H_2SiO_3)	偏硼酸 (HBO_2)	溴 (Br^-)	碘 (I^-)	总铁 (Fe^{2+} + Fe^{3+})	砷 (As)	氡 (^{222}Rn) (Bq/L)	水温 (℃)	达标项	理疗温泉命名	备注
DR107	黔东南州剑河县剑河温泉旅游区3号地热井	$Pt_3^{1d}q$	380.90	0.00	0.53	55.71	0.49	<0.03	0.08	0.14	0.002	27.80	41.8	水温、偏硅酸	偏硅酸温泉	调查
DR108	贵阳市乌当区新堡乡陇脚村地热井	/	/	/	/	/	/	/	/	/	/	/	47.0	水温	温泉	引用
DR109	贵阳市乌当区新堡乡马头村地热井	$Pt_3^{1d}q$	/	/	/	/	/	/	/	/	/	/	53.5	水温	温泉	引用
DR110	贵阳市乌当区新堡乡香纸沟地热井	$Pt_3^{3b}Є_1dy$	420.70	9.60	0.68	34.82	0.47	0.12	<0.01	0.09	0.042	<0.01	43.3	水温	温泉	调查
DR111	贵阳市白云沙文镇扁山地热井	$Є_{3-4}O_1l$	272.20	5.24	0.03	19.22	<0.01	0.02	<0.01	0.40	0.003	<0.01	36.9	水温	温泉	调查
DR112	贵阳市乌当区水田镇杨家湾	$Pt_3^{1d}q$	653.90	3.93	0.19	35.40	3.02	<0.03	<0.01	1.82	0.015	<0.01	45.1	水温	温泉	调查
DR113	毕节市织金县城关镇潘家寨地热井	$Pt_3^{3b}Є_1dy$	232.30	2.18	0.10	21.70	0.02	0.13	<0.01	0.83	0.003	<0.01	36.2	水温	温泉	调查
DR114	黔东南州台江县台拱镇南市地热井	$Pt_3^{1d}w$	664.22	0.00	/	26.97	0.66	<0.005	<0.01	0.70	0.001	/	45.0	水温	温泉	引用
DR115	贵阳市乌当区万象温泉度假酒店	$P_2q\text{-}m$	439.20	5.42	<0.01	19.38	0.06	0.01	<0.01	<0.01	0.001	4.64	44.0	水温	温泉	调查
DR116	贵阳市乌当区中天牛奶厂地热井	$P_2q\text{-}m$	460.20	31.09	/	40.00	0.01	<0.01	/	0.38	0.004	/	53.0	水温	温泉	引用

续表

单位：mg/L

理疗温泉编号	地理位置	热储含水层	溶解性总固体 (TDS)	二氧化碳 (CO_2)	总硫化氢 (H_2S、HS^-)	偏硅酸 (H_2SiO_3)	偏硼酸 (HBO_2)	溴 (Br^-)	碘 (I^-)	总铁 ($Fe^{2+}+Fe^{3+}$)	砷 (As)	氡 (^{222}Rn)(Bq/L)	水温 (℃)	达标项	理疗温泉命名	备注
DR117	贵阳市乌当区东风镇头堡村鱼洞峡地热井	$\epsilon_{3-4}O_1l$	1804.10	12.27	2.38	36.88	0.46	<0.01	<0.01	2.67	0.001	116.00	54.0	水温、TDS、总硫化、氢、氡	氡、硫化氢温矿泉	引用
DR118	贵阳市乌当区东风镇乐湾国际温泉	$\epsilon_2 q-\epsilon_{3-4}O_1l$	2679.00	11.35	0.29	49.86	0.36	0.18	<0.01	0.01	0.002	<0.01	65.3	水温、TDS	温矿泉	调查
DR119	贵阳市乌当区新添寨小河口1号地热井	$\epsilon_{3-4}O_1l$	/	/	/	/	/	/	/	/	/	/	36.0	水温	温泉	引用
DR120	贵阳市乌当区新添寨小河口 (贵御温泉) 2号地热井	$\epsilon_{3-4}O_1l$	1018.00	12.28	<0.05	35.60	0.33	<0.03	<0.01	0.92	0.003	<0.01	38.7	水温、TDS	温矿泉	调查
DR121	贵阳市乌当区后所村 (全林广场泉天下) 地热井	$Pt_3^{3b}-\epsilon_1 dy$	1913.63	12.17	/	30.92	0.01	/	<0.05	0.51	<0.001	/	70.0	水温、TDS	温矿泉	调查
DR122	贵阳市乌当区新添寨保利3号地热井	$Pt_3^{3b}-\epsilon_1 dy$	338.50	13.52	/	12.53	0.00	0.00	0.00	0.00	0.018	/	47.0	水温	温泉	引用
DR123	贵阳市观山湖区金华镇翁贡 (观山湖区生态温泉旅游度假区) 地热井	$\epsilon_2 q-\epsilon_{3-4}O_1l$	382.90	10.04	0.26	23.29	0.15	0.10	<0.01	0.14	0.021	19.64	43.9	水温	温泉	调查
DR124	贵阳市乌当区新添寨保利1号地热井	$Pt_3^{3b}-\epsilon_1 dy$、$\epsilon_{3-4}O_1l$	897.30	1.75	<0.05	34.10	0.47	0.08	<0.01	0.12	0.001	18.90	50.0	水温	温泉	调查

续表

单位：mg/L

理疗温泉编号	地理位置	热储合水层	溶解性总固体 (TDS)	二氧化碳 (CO_2)	总硫化氢 (H_2S、HS^-)	偏硅酸 (H_2SiO_3)	偏硼酸 (HBO_2)	溴 (Br^-)	碘 (I^-)	总铁 ($Fe^{2+}+Fe^{3+}$)	砷 (As)	氡 (^{222}Rn)(Bq/L)	水温 (℃)	达标项	理疗温泉命名	备注
DR125	贵阳市乌当区新添寨保利2号地热井	P_3^{3b}-$Є_1dy$	927.20	12.28	<0.05	32.48	0.36	0.06	<0.01	0.50	0.001	27.34	47.0	水温	温泉	调查
DR126	贵阳市云岩区黔灵镇安井村新二井（天邑温泉）地热井	$Є_{3-4}O_1l$	/	/	/	/	/	/	/	/	/	/	58.0	水温	温泉	引用
DR127	贵阳市云岩区黔灵镇安井村新一井地热井	$Є_{3-4}O_1l$	/	/	/	/	/	/	/	/	/	/	58.0	水温	温泉	引用
DR128	黔东南州凯里市三棵树镇挂丁地热井	$P_3^{1d}q$	1077.90	3.94	0.01	49.94	2.80	<0.01	<0.01	0.25	0.001	7.00	53.0	水温、TDS	温矿泉	调查
DR129	贵阳市云岩区金关区（111队基地内）三桥地热井	P_2q-m	514.41	16.42	/	31.20	0.00	0.00	0.00	0.07	0.000	/	45.0	水温	温泉	引用
DR130	黔南州贵定县金南镇荷花村甘溪林场地热井	D_2d^2、D_3y	367.70	3.22	0.04	29.92				0.27	0.002	/	39.5	水温	温泉	引用
DR131	贵阳市乌当区水口寺（市南供电局）地热井	$Є_{3-4}O_1l$	/	/	/	/	/	/	/	/	/	/	63.0	水温	温泉	引用
DR132	贵阳市南明区龙洞堡街道办云关乡地热井	$Є_{3-4}O_1l$-O_1t-h	2022.50	10.75	/	65.94	0.11	0.03	<0.01	/	<0.001	4.21	59.5	水温、TDS、偏硅酸	偏硅酸温矿泉	引用

续表

单位：mg/L

理疗温泉编号	地理位置	热储含水层	溶解性总固体(TDS)	二氧化碳(CO_2)	总硫化氢(H_2S、HS^-)	偏硅酸(H_2SiO_3)	偏硼酸(HBO_2)	溴(Br^-)	碘(I^-)	总铁(Fe^{2+}+Fe^{3+})	砷(As)	氡(^{222}Rn)(Bq/L)	水温(℃)	达标项	理疗温泉命名	备注
DR133	贵阳市清镇市青龙办事处黑泥哨（茶马古镇）地热井	ϵ_2q	/	/	/	/	/	/	/	/	/	/	49.5	水温	温泉	引用
DR134	贵阳市清镇市纺织厂地热井	$P_2q\text{-}m$	215.75	/	/	24.30	0.00	0.00	0.00	0.20	0.000	34.85	55.0	水温	温泉	引用
DR135	贵阳市清镇市南儿坡地热井	$Pt_3^{3b}\text{-}\epsilon_1dy$	438.22	0.00	0.42	28.94	0.00	0.00	0.00	0.70	0.000	/	49.0	水温	温泉	引用
DR136	贵阳市乌当区龙洞堡多彩贵州城地热井	$\epsilon_{3\text{-}4}O_1l$	416.70	19.47	0.07	20.80	<0.002	0.00	<0.05	<0.05	<0.003	<0.01	41.0	水温	温泉	引用
DR137	贵阳市南明区云盘村小碧地热井	$\epsilon_{3\text{-}4}O_1l$	/	/	/	/	/	/	<0.05	/	/	/	40.0	水温	温泉	引用
DR138	黔东南州凯里市舟溪镇大中2号地热井	/	380.40	14.13	0.02	18.37	0.00	<0.01	<0.01	<0.05	0.001	/	38.0	水温	温泉	引用
DR139	贵阳市南明区龙洞堡碧翠湖	$\epsilon_{3\text{-}4}O_1l\text{-}O_1t\text{-}h$	2786.90	9.90	0.24	56.83	0.46	<0.03	<0.01	0.68	0.003	<0.01	68.0	水温、TDS、偏硅酸	偏硅酸温矿泉	调查
DR140	贵阳市清镇市体育局训练基地	$\epsilon_3g\text{-}sh$	513.60	19.01	0.74	64.91	0.65	<0.01	<0.01	3.21	0.003	<0.01	56.0	水温、偏硅酸	偏硅酸温泉	调查
DR141	贵阳市花溪区同家寨村地热井	$D_2d\text{-}D_3gp$	336.00	12.22	<0.01	14.60	<0.01	<0.03	<0.01	0.23	<0.001	<0.01	42.6	水温	温泉	调查

续表

单位: mg/L

理疗温泉编号	地理位置	热储含水层	溶解性总固体 (TDS)	二氧化碳 (CO₂)	总硫化氢 (H₂S, HS⁻)	偏硅酸 (H₂SiO₃)	偏硼酸 (HBO₂)	溴 (Br⁻)	碘 (I⁻)	总铁 (Fe²⁺+Fe³⁺)	砷 (As)	氡 (²²²Rn) (Bq/L)	水温 (℃)	达标项	理疗温泉命名	备注
DR142	黔南州龙里县谷脚镇谷远村大坝地热井	$€_2q\text{-}O_1t\text{-}h$	278.20	13.60	/	17.68	/	<0.01	<0.01	0.15	<0.001	/	36.0	水温	温泉	引用
DR143	六盘水市水城县阿戛乡法那村马场1号地热井	C_2P_1m	346.75	12.32	/	11.44	0.00	0.00	0.00	0.00	0.000	/	42.0	水温	温泉	引用
DR144	黔南州龙里县龙溪	$€_2q\text{-}€_{3\text{-}4}O_1l$	2629.00	13.59	0.96	54.60	2.21	0.34	0.03	3.14	0.004	0.01	46.0	水温、TDS、偏硅酸	偏硅酸温矿泉	调查
DR145	六盘水市水城县阿戛乡法那村马场3号地热井	C_2P_1m	301.30	4.36	<0.01	16.16	<0.01	0.06	<0.01	1.26	0.002	<0.01	38.0	水温	温泉	调查
DR146	黔东南州雷山县丹江镇陶尧地热井	$Pt_3^{1d}q$	218.10	0.00	2.69	52.93	0.04	<0.03	<0.01	2.47	<0.001	<0.01	45.1	水温、偏硅酸、总硫化氢	硫化氢、偏硅酸温泉	调查
DR147	黔东南州丹寨县南皋乡石桥地热井	/	/	/	/	/	/	/	/	/	/	/	61.0	水温	温泉	调查
DR148	安顺市平坝区城关镇大寨村黎阳技校地热井	D_2d	344.07	4.07	0.13	27.82	<0.002	<0.1	<0.02	0.80	<0.001	/	50.3	水温	温泉	引用
DR149	黔南州龙里县龙山镇 (大草原风景区) 虫坝山	$€_2q\text{-}€_{3\text{-}4}O_1l$	2925.60	6.05	<0.01	53.76	2.11	<0.01	<0.01	0.49	0.007	<0.01	68.0	水温、TDS、偏硅酸	偏硅酸温矿泉	调查
DR150	贵阳市花溪区青岩宏业化工厂内	$D_2d\text{-}D_3gp$	421.40	7.89	<0.01	44.32	<0.012	<0.004	<0.01	0.63	0.003	<0.01	48.0	水温	温泉	调查

续表

单位：mg/L

理疗温泉编号	地理位置	热储含水层	溶解性总固体 (TDS)	二氧化碳 (CO_2)	总硫化氢 (H_2S、HS^-)	偏硅酸 (H_2SiO_3)	偏硼酸 (HBO_2)	溴 (Br^-)	碘 (I^-)	总铁 (Fe^{2+} + Fe^{3+})	砷 (As)	氡 (^{222}Rn) (Bq/L)	水温 (℃)	达标项	理疗温泉命名	备注
DR151	安顺市平坝区高峰镇岩孔村东吹地热井	$\epsilon_2 q\text{-}O_1 t\text{-}h$	270.15	4.07	0.11	25.04	<0.002	<0.1	<0.02	0.05	<0.001	/	53.0	水温	温泉	引用
DR152	黔东南州黎平县德凤镇凤凰地热井	$P_3^{1d} p$	505.00	1.97	0.32	44.79	0.19	<0.01	/	0.13	0.002	<0.01	47.0	水温	温泉	调查
DR153	安顺市七眼桥镇二铺村大灵山	$P_2 q\text{-}m$	700.40	5.34	0.31	23.57	0.17	<0.01	<0.01	0.63	0.001	<0.01	47.0	水温	温泉	调查
DR154	黔南州都匀市甘塘镇茶都格尼斯大酒店地热井	$P_3^{1d} q$	676.70	5.24	0.59	35.10	1.35	0.48	<0.01	0.01	0.003	<0.01	47.6	水温	温泉	调查
DR155	黔南州煤田局地质队队部地热井	$D_2 d$、$D_3 y$、$P_2 q\text{-}m$	1058.17	29.20	0.19	29.90	<0.002	/	<0.05	0.10	<0.003	/	48.0	水温、TDS	温矿泉	引用
DR156	安顺市西秀区希尔顿酒店2号地热井	$C_2 P_1 m$、$P_2 q\text{-}m$	291.40	7.86	0.48	41.51	0.25	0.09	0.38	0.27	0.015	3.67	58.2	水温	温泉	调查
DR157	安顺市西秀区虹山湖百灵温泉希尔顿酒店1号地热井	$C_2 P_1 m$、$P_2 q\text{-}m$	475.50	10.48	0.17	35.38	0.74	0.05	<0.01	0.01	0.014	<0.01	52.9	水温	温泉	调查
DR158	黔南州都匀市小围寨镇纸房村龙井地热井	$D_2 d^2$、$D_3 y$	3023.15	10.17	0.03	33.38	<0.002		<0.02	0.75	<0.001		48.2	水温、TDS	温矿泉	引用
DR159	安顺市西秀区末旗镇豪生温泉大酒店地热井	/	/	/	/	/	/	/	/	/	/	/	54.0	水温	温泉	引用

续表

单位：mg/L

理疗温泉编号	地理位置	热储含水层	溶解性总固体 (TDS)	二氧化碳 (CO_2)	总硫化氢 (H_2S, HS^-)	偏硅酸 (H_2SiO_3)	偏硼酸 (HBO_2)	溴 (Br^-)	碘 (I^-)	总铁 (Fe^{2+}+Fe^{3+})	砷 (As)	氡 (^{222}Rn)(Bq/L)	水温 (℃)	达标项	理疗温泉命名	备注
DR160	安顺市西秀区多彩万象城1号地热井	/	745.94	12.54	0.05	24.20	0.01	0.01	0.01	2.20	<0.001	/	52.0	水温	温泉	引用
DR161	安顺市西秀区多彩万象城2号地热井	C_2P_1m、$P_2q\text{-}m$	291.50	12.22	2.82	34.82	0.17	0.09	2.17	0.05	0.001	2.48	53.9	水温、总硫化氢	硫化氢温泉	调查
DR162	安顺市西秀区双堡镇大坝地热井	$D_{1-2}h$	/	/	/	/	/	/	/	/	/	/	45.0	水温	温泉	引用
DR163	黔南州都匀市大坪镇管营村羊安地热井	$Pt_3^{ld}q$	188.80	1.72	0.05	27.75	0.06	<0.03	<0.01	0.09	0.008	<0.01	45.0	水温	温泉	调查
DR164	六盘水市盘县普古乡卧落村娘娘山地热井	$D_3C_1^{uz}\text{-}C_1m$	292.80	4.36	<0.01	19.75	0.09	0.23	<0.01	0.01	0.003	<0.01	36.0	水温	温泉	调查
DR165	黔东南州榕江县忠诚镇忠诚地热井	$Pt_3^{ld}q$	463.50	2.67	1.63	52.65	3.87	0.04	<0.01	0.23	<0.001	<0.01	58.5	水温、偏硅酸	偏硅酸温泉	调查
DR166	安顺市黄果树管委会黄果树村柏联温泉酒店地热井	C_2P_1m、$P_2q\text{-}m$	366.40	0.99	0.01	31.20	0.28	0.07	<0.01	0.79	0.003	2.83	53.0	水温	温泉	调查
DR167	安顺市黄果树旅游区白水乡郎宫2号地热井	T_2g	600.30	13.53	0.39	32.04	0.22	0.28	<0.01	6.83	0.006	<0.01	56.0	水温	温泉	调查
DR168	黔西南州晴隆县光照镇地热井	$P_2q\text{-}m$	390.00	3.94	0.13	34.90	0.33	0.01	<0.01	0.35	<0.001	<0.01	36.0	水温	温泉	调查

续表

单位：mg/L

理疗温泉编号	地理位置	热储含水层	溶解性总固体(TDS)	二氧化碳(CO_2)	总硫化氢(H_2S,HS^-)	偏硅酸(H_2SiO_3)	偏硼酸(HBO_2)	溴(Br^-)	碘(I^-)	总铁(Fe^{2+}+Fe^{3+})	砷(As)	氡(^{222}Rn)(Bq/L)	水温(℃)	达标项	理疗温泉命名	备注
DR169	六盘水市盘县刘官镇大凹子（胜境温泉）2号地热井	/	/	/	/	/	/	/	/	/	/	/	47.2	水温	温泉	引用
DR170	六盘水市盘县刘官镇大凹子（胜境温泉）1号地热井	P_2q-m	886.70	9.17	0.48	41.51	1.80	0.24	<0.01	2.85	0.003	15.91	60.8	水温	温泉	调查
DR171	黔南州平塘县通州镇洛阳村打贵河地热井	D_2d	558.24	/	/	33.36	0.26	/	/	2.76	0.020	/	41.0	水温	温泉	引用
DR172	黔西南州普安县盘水街道办云盘社区苗铺场地热井	C_2h-C_2P_1m	262.40	5.69	<0.01	27.27	0.05	0.28	<0.01	0.55	0.008	<0.01	43.0	水温	温泉	调查
DR173	黔南州独山县本寨乡月亮村龙塘水库	$Pt_3^{1d}q$	389.30	12.96	0.20	32.59	0.27	0.32	<0.01	5.01	0.004	<0.01	44.0	水温	温泉	调查
DR174	黔东南州从江县平正村平地热井	Pt_3^3y	258.80	0.00	1.21	61.54	3.10	<0.03	<0.01	0.02	0.004	<0.01	50.0	水温、偏硅酸	偏硅酸温泉	调查
DR175	黔西南州贞丰县小屯乡鞍箕田坚井	P_2q-m	1541.80	6.41	0.01	20.56	0.11	<0.01	<0.01	0.08	0.262	<0.01	43.0	水温、TDS	温矿泉	调查
DR176	黔西南州贞丰县者相镇纳坎村三岔河地热井	P_2q-m	371.20	12.54	/	31.98	0.57	0.06	<0.01	0.45	0.240	/	42.0	水温	温泉	引用

续表

单位: mg/L

理疗温泉编号	地理位置	热储含水层	溶解性总固体(TDS)	二氧化碳(CO$_2$)	总硫化氢(H$_2$S, HS$^-$)	偏硅酸(H$_2$SiO$_3$)	偏硼酸(HBO$_2$)	溴(Br$^-$)	碘(I$^-$)	总铁(Fe^{2+}+Fe^{3+})	砷(As)	氡(^{222}Rn)(Bq/L)	水温(℃)	达标项	理疗温泉命名	备注
DR177	黔西南州兴仁县城南街道办帝贝酒店地热井	T$_{1-2}j$	2223.09	14.60	0.04	16.90	<0.002	/	<0.05	0.12	<0.001	<0.01	48.6	水温、TDS	温矿泉	引用
DR178	黔西南州兴义市义龙新区鲁屯镇体育公园地热井	P$_2q$-m	483.60	8.68	<0.01	24.00	0.38	<0.01	<0.01	2.63	0.002	<0.01	48.0	水温	温泉	调查
DR179	黔西南州望谟县平洞镇地热井	D$_3r$	284.30	8.18	0.10	30.09	0.17	<0.01	<0.01	0.08	0.056	<0.01	64.0	水温	温泉	调查
DR180	黔西南州兴义市坪东街道办西路田地热井	T$_{1-2}j$-T$_2g$	1107.00	13.15	0.21	17.13	0.32	0.12	<0.01	10.28	0.004	<0.01	40.6	水温、TDS、总铁	铁温矿泉	调查
DR181	黔西南州安龙县新安镇元宝山村招提地热井	P$_2q$-m	493.80	8.92	0.02	22.61	0.95	/	<0.01	0.90	0.001	/	40.0	水温	温泉	引用
DR182	黔西南州兴义市黄草坝街道办(溶洞温泉)下午屯地热井	/	366.29	8.21	/	7.80	0.00	0.00	0.00	0.60	0.000	/	45.0	水温	温泉	引用
DR183	黔西南州兴义市富康四季花城	P$_2q$-m	627.50	23.20	0.13	18.90	0.21	0.21	<0.01	5.49	0.002	<0.01	42.9	水温	温泉	调查
DR184	黔西南州安龙县木咱镇金州农耕园地热井	P$_2q$-m	233.50	13.53	<0.01	43.74	0.09	0.43	<0.01	4.35	0.031	<0.01	40.0	水温	温泉	调查
DR185	黔西南州兴义市将军屯	P$_2q$-m	1286.80	82.80	0.03	36.50	2.65	<0.01	<0.01	3.04	0.001	<0.01	55.0	水温、TDS	温矿泉	调查

注: "调查"数据指本次饮工作所采集的理疗温泉水样测试结果; "引用"数据来源于贵州省温泉、地热井历年勘查、评价等报告

附表 2 研究区理疗温泉热储层岩样主量元素测试分析结果表

样品编号	孔深(m)	热储含水层	岩性	分析项目（%）											
				SiO_2	Al_2O_3	MgO	Na_2O	K_2O	P_2O_5	TiO_2	CaO	TFe_2O_3	MnO	LOI	TOTAL
Cs01	1650~1788	$T_{1-2}j^4$	灰质白云岩	33.50	7.88	7.43	0.20	1.93	0.08	0.44	17.02	3.23	0.05	24.72	96.49
Cs02	1790~1882	$T_{1-2}j^4$	石膏与白云岩互层	23.88	5.42	9.05	0.18	1.35	0.06	0.36	25.88	2.42	0.03	22.12	90.75
Cs03	1884~1912	$T_{1-2}j^3$	石膏夹白云岩	9.27	2.12	3.71	0.20	0.46	0.03	0.09	58.47	0.89	0.01	12.32	87.59
Cs04	1930~1990	$T_{1-2}j^3$	石膏夹白云岩	12.04	2.94	4.84	0.17	0.52	0.04	0.16	50.96	1.27	0.02	12.55	85.51
Cs05	1992~2052	$T_{1-2}j^3$	石膏夹白云岩	16.51	4.27	5.66	0.15	0.87	0.05	0.25	42.15	1.90	0.02	12.25	84.07
Cs06	2056~2074	$T_{1-2}j^3$	石膏夹白云岩	4.94	1.02	3.21	0.09	0.18	0.02	0.05	68.22	0.59	0.01	8.39	86.72
Cs07	2076~2090	$T_{1-2}j^3$	白云质灰岩	7.30	1.63	4.95	/	0.66	0.02	0.10	44.41	0.77	0.01	38.44	98.29
Cs08	2148~2152	$T_{1-2}j^3$	石膏与白云岩互层	5.22	1.19	10.73	0.11	0.36	0.02	0.07	47.45	0.61	0.01	25.42	91.20
Cs09	2156~2266	$T_{1-2}j^3$	白云质灰岩	4.63	1.25	4.05	/	0.58	0.02	0.08	48.03	0.71	0.01	39.50	98.87
Cs10	2268~2332	$T_{1-2}j^2$	石膏与白云岩互层	16.37	3.90	7.10	0.28	1.07	0.06	0.37	36.03	1.94	0.03	22.01	89.15
Cs11	2334~2388	$T_{1-2}j^1$	白云质灰岩	8.40	2.34	3.51	0.02	0.82	0.05	0.24	44.41	1.42	0.02	36.69	97.92
Cs12	2952~2968	P_2m	灰岩	27.49	7.64	2.81	1.03	1.32	0.20	0.98	25.41	6.46	0.11	23.45	96.90
Sj01	/	$O_1t\text{-}h$	硅质白云岩	3.92	1.39	16.92	/	0.60	0.05	0.04	31.98	0.45	0.06	43.66	99.08
Sj02	/	$\epsilon_{3-4}O_1l$	硅质白云岩	24.00	0.56	13.24	/	0.29	0.01	0.03	24.66	0.26	0.01	35.66	98.71
Sj03	/	$\epsilon_{3-4}O_1l$	白云岩	1.77	0.22	21.00	/	0.14	0.03	0.01	29.81	0.26	0.01	46.16	99.40
Sj04	/	$\epsilon_{3-4}O_1l$	白云质灰岩	2.63	0.26	9.32	/	0.18	0.00	0.02	43.17	0.14	0.01	43.85	99.58
Sj05	/	$\epsilon_{3-4}O_1l$	白云质灰岩	2.64	0.26	6.11	/	0.19	0.01	0.00	47.66	0.11	0.01	43.32	100.32
Sj06	/	$\epsilon_{3-4}O_1l$	白云岩	5.09	0.55	18.42	/	0.42	0.02	0.02	30.04	0.42	0.02	44.04	99.04
Sj07	/	$\epsilon_{3-4}O_1l$	白云岩	0.69	0.09	20.91	/	0.03	0.01	0.01	31.08	0.16	0.01	46.31	99.32
Sj08	/	$\epsilon_{3-4}O_1l$	白云岩	5.58	0.41	17.36	/	0.25	0.01	0.02	31.28	0.43	0.01	43.88	99.26
Sj09	/	$\epsilon_{3-4}O_1l$	白云岩	5.36	1.04	17.51	/	0.68	0.02	0.06	30.32	0.53	0.03	43.38	98.92
Sj10	/	$\epsilon_{3-4}O_1l$	含天青石白云岩	5.81	0.00	6.25	/	/	0.01	/	29.50	0.04	0.00	25.00	66.62

续表

样品编号	孔深（m）	热储含水层	岩性	分析项目（%）											
				SiO_2	Al_2O_3	MgO	Na_2O	K_2O	P_2O_5	TiO_2	CaO	TFe_2O_3	MnO	LOI	$TOTAL$
Sq01	741.10～742.80	$O_1t\text{-}h$	白云质灰岩	7.28	0.51	12.67	0.05	0.05	0.01	0.01	36.41	0.36	0.01	42.22	99.59
Sq02	795.75～798.15	$\epsilon_{3\text{-}4}O_1l$	灰岩	6.47	0.43	1.75	/	0.09	0.02	0.02	50.73	0.16	0.01	40.51	100.19
Sq03	830.00～835.30	$\epsilon_{3\text{-}4}O_1l$	白云质灰岩	2.70	0.28	14.14	0.04	0.04	0.01	0.01	38.11	0.17	0.01	44.63	100.13
Sq04	1091.67～1093.97	$\epsilon_{3\text{-}4}O_1l$	白云岩	1.10	0.12	21.24	0.09	/	0.01	0.01	30.85	0.09	0.01	45.75	99.26
Sq05	1227.50～1229.88	$\epsilon_{3\text{-}4}O_1l$	白云岩	2.41	0.15	20.78	0.08	0.01	0.01	/	29.95	0.10	0.01	45.56	99.05
Sq06	1242.56～1244.94	$\epsilon_{3\text{-}4}O_1l$	白云岩	1.16	0.13	21.30	0.07	/	0.01	0.00	30.55	0.09	0.01	45.97	99.29
Sq07	1733.00～1735.40	ϵ_3g	白云岩	0.50	0.13	21.64	0.07	/	0.00	0.00	30.63	0.19	0.01	46.27	99.43
Sq08	1819.18～1823.15	ϵ_3g	灰质白云岩	5.05	0.88	19.74	0.07	0.34	0.02	0.06	29.18	0.36	0.01	43.99	99.71
Sq09	1915.30～1917.50	ϵ_3g	白云岩	2.56	0.20	20.75	0.07	0.05	0.01	0.00	30.30	0.18	0.01	45.51	99.63
Wd01	1055～1060	$O_1t\text{-}h$	白云质灰岩	40.97	11.92	2.11	0.37	2.83	0.13	0.48	16.95	4.87	0.10	19.23	99.97
Wd02	1065～1170	$O_1t\text{-}h$	白云质灰岩	42.19	13.62	2.41	0.40	3.32	0.12	0.49	14.75	4.97	0.08	17.48	99.82
Wd03	1360～1450	$\epsilon_{3\text{-}4}O_1l$	白云质灰岩	30.72	9.40	1.76	0.32	2.28	0.09	0.36	25.58	3.80	0.07	24.31	98.70
Wd04	1670～1770	$\epsilon_{3\text{-}4}O_1l$	白云质灰岩	38.70	9.14	1.64	0.59	2.42	0.19	0.38	22.48	3.30	0.09	21.28	100.22

续表

样品编号	孔深 (m)	热储含水层	岩性	分析项目 (%)											
				SiO_2	Al_2O_3	MgO	Na_2O	K_2O	P_2O_5	TiO_2	CaO	TFe_2O_3	MnO	LOI	TOTAL
Wd05	1940~2065	ϵ_3^{g-sh}	白云岩	25.72	8.25	10.35	0.26	2.48	0.10	0.36	18.57	3.13	0.06	28.31	97.57
Wd06	2155~2760	$\epsilon_2 q$	白云岩	6.96	1.58	18.79	/	0.45	0.03	0.07	27.67	0.78	0.02	42.41	98.75
Wd07	2800~2910	$\epsilon_2 q$	白云岩	2.36	0.80	20.31	/	0.20	0.01	0.04	29.53	0.50	0.01	45.11	98.89
Wd08	2920~2970	$\epsilon_2 q$	白云岩	2.07	0.65	20.56	/	0.15	0.01	0.05	29.66	0.48	0.02	45.40	99.05
Wd09	2980~3030	$\epsilon_2 q$	白云岩	2.77	0.83	20.19	/	0.19	0.01	0.04	29.41	0.57	0.02	45.15	99.19
Wd10	3040~3120	$\epsilon_2 q$	白云岩	4.28	0.97	19.67	/	0.20	0.02	0.05	28.48	0.65	0.02	43.92	98.26
Wd11	3125~3135	$\epsilon_2 q$	白云岩	8.31	1.32	17.45	/	0.67	0.02	0.07	27.87	0.89	0.02	39.78	96.39
Wd12	3140~3210	$\epsilon_2 q$	白云岩	5.01	1.05	19.46	/	0.49	0.02	0.06	28.36	0.74	0.02	43.28	98.48
Sy01	2070.88~2079.78	Pt_3^{3b} $\epsilon_1 dy$	硅质白云岩	21.77	3.80	13.92	0.18	1.02	0.22	0.18	20.30	1.52	0.03	32.26	95.20
Sy02	2079.78~2090.00	Pt_3^{3b} $\epsilon_1 dy$	白云岩	9.22	2.36	17.99	0.20	0.66	0.10	0.12	26.49	1.33	0.03	39.20	97.71
Sy03	2090.00~2109.48	Pt_3^{3b} $\epsilon_1 dy$	白云岩	6.47	3.58	16.58	0.08	0.53	0.09	0.17	29.93	1.57	0.04	39.29	98.34
Sy04	2109.49~2125.34	Pt_3^{3b} $\epsilon_1 dy$	白云岩	4.14	1.19	19.53	0.02	0.35	0.25	0.06	29.02	1.22	0.03	42.28	98.11
Sy05	2125.34~2135.33	Pt_3^{3b} $\epsilon_1 dy$	白云岩	3.10	0.80	19.95	0.02	0.24	0.25	0.06	29.69	1.04	0.03	43.37	98.55
Sy06	2135.33~2139.84	Pt_3^{3b} $\epsilon_1 dy$	白云岩	2.56	0.70	19.03	0.05	0.07	0.15	0.07	30.79	1.11	0.04	43.85	98.41
Sy07	2139.84~2149.85	Pt_3^{3b} $\epsilon_1 dy$	白云岩	0.60	0.17	20.88	0.02	/	0.17	0.02	30.93	0.48	0.04	45.88	99.19

续表

样品编号	孔深 (m)	热储含水层	岩性	分析项目（%）											
				SiO₂	Al₂O₃	MgO	Na₂O	K₂O	P₂O₅	TiO₂	CaO	TFe₂O₃	MnO	LOI	TOTAL
Sy08	2149.85~2154.45	$Pt_3^{3b}\text{-}\epsilon_1 dy$	白云岩	0.43	0.17	21.04	0.02	/	0.18	0.02	30.69	0.35	0.04	46.10	99.03
Sy09	2154.45~2166.65	$Pt_3^{3b}\text{-}\epsilon_1 dy$	白云岩	0.44	0.16	21.18	0.01	0.00	0.19	0.01	30.46	0.28	0.04	45.93	98.70
Sy10	2166.65~2175.00	$Pt_3^{3b}\text{-}\epsilon_1 dy$	白云岩	3.99	0.76	20.12	0.05	0.26	0.16	0.04	29.06	0.52	0.05	43.60	98.58
Sy11	2175.00~2192.89	$Pt_3^{3b}\text{-}\epsilon_1 dy$	硅质白云岩	20.60	3.48	15.21	0.10	1.55	0.30	0.20	20.71	1.67	0.03	33.29	97.13
Xf01	/	$Pt_3^{3b}\text{-}\epsilon_1 dy$	硅质白云岩	0.06	0.04	21.58	/	/	0.03	/	30.46	0.12	0.01	46.40	98.70
Xf02	/	$Pt_3^{3b}\text{-}\epsilon_1 dy$	微晶白云岩	/	0.04	21.58	/	/	0.01	0.00	30.61	0.17	0.02	46.59	99.03
Xf03	/	$Pt_3^{3b}\text{-}\epsilon_1 dy$	晶孔状硅质白云岩	/	0.01	21.50	/	/	0.02	/	30.70	0.13	0.02	46.25	98.64
Xf04	/	$Pt_3^{3b}\text{-}\epsilon_1 dy$	藻席白云岩	0.15	0.10	21.57	/	/	0.06	0.01	30.69	0.08	0.01	46.68	99.36
Xf05	/	$Pt_3^{3b}\text{-}\epsilon_1 dy$	藻席白云岩	0.07	0.04	21.58	/	/	0.05	/	30.35	0.09	0.01	46.56	98.75
Xf06	/	$Pt_3^{3b}\text{-}\epsilon_1 dy$	白云岩	/	/	21.53	/	/	0.17	/	30.29	0.10	0.02	46.51	98.62
Xf07	/	$Pt_3^{3b}\text{-}\epsilon_1 dy$	藻席硅质白云岩	0.02	0.05	21.70	/	/	0.05	0.00	30.46	0.08	0.01	46.64	99.01
Xf08	/	$Pt_3^{3b}\text{-}\epsilon_1 dy$	白云岩	0.52	/	21.56	/	/	0.06	/	30.53	0.11	0.02	45.93	98.73
Xf09	/	$Pt_3^{3b}\text{-}\epsilon_1 dy$	藻席硅质白云岩	2.47	0.00	21.17	/	/	0.02	/	29.63	0.07	0.01	45.56	98.94
Xf10	/	$Pt_3^{3b}\text{-}\epsilon_1 dy$	栉壳状白云岩	0.02	0.02	21.13	/	/	0.02	/	31.23	0.11	0.01	46.65	99.21
Xf11	/	$Pt_3^{3b}\text{-}\epsilon_1 dy$	白云岩	0.19	0.01	21.7	/	/	0.03	/	30.32	0.09	0.01	46.72	99.06
Ls01	42~46	$Pt_3^{1d}q$	变质砂岩	70.96	13.89	0.69	3.06	2.37	0.08	0.46	1.02	3.17	0.07	4.49	100.27
Ls02	150~154	$Pt_3^{1d}q$	变质砂岩	69.52	13.85	0.79	2.64	2.72	0.09	0.46	1.32	3.86	0.09	4.83	100.19
Ls03	252~254	$Pt_3^{1d}q$	变质凝灰岩	71.74	12.69	0.62	3.11	2.08	0.08	0.39	1.48	3.52	0.08	4.29	100.09

续表

样品编号	孔深(m)	热储含水层	岩性	分析项目(%)											
				SiO_2	Al_2O_3	MgO	Na_2O	K_2O	P_2O_5	TiO_2	CaO	TFe_2O_3	MnO	LOI	$TOTAL$
Ls04	348~350	$Pt_3^{ld}q$	变质砂岩	68.88	15.32	0.76	4.84	1.79	0.08	0.49	0.91	3.57	0.06	3.08	99.76
Ls05	448~450	$Pt_3^{ld}q$	变质砂岩	70.20	14.53	0.68	3.06	2.41	0.06	0.49	1.43	3.55	0.06	3.34	99.81
Ls06	502~504	$Pt_3^{ld}q$	变质粉砂岩	68.74	15.15	0.88	2.32	2.87	0.06	0.53	1.65	3.96	0.08	3.72	99.96
Ls07	548~550	$Pt_3^{ld}q$	变质砂岩	66.78	16.02	1.03	2.59	2.92	0.08	0.57	1.12	4.72	0.08	3.85	99.77
Ls08	652~654	$Pt_3^{ld}q$	变质砂岩	66.68	16.14	1.07	2.28	3.14	0.09	0.60	0.72	5.17	0.05	3.76	99.71
Ls09	748~752	$Pt_3^{ld}q$	凝灰质板岩	71.14	15.05	0.77	3.78	2.18	0.04	0.45	0.66	3.25	0.04	2.75	100.11
Ls10	850~852	$Pt_3^{ld}q$	粉砂质板岩	64.89	16.02	1.48	2.25	3.23	0.08	0.52	1.10	4.90	0.08	4.70	99.24
Ls11	952~954	$Pt_3^{ld}q$	凝灰质板岩	67.73	15.57	1.40	2.43	3.13	0.06	0.48	0.71	4.65	0.06	3.73	99.95
Ls12	1000~1002	$Pt_3^{ld}q$	变质粉砂岩	67.65	14.53	1.25	2.47	2.91	0.06	0.40	1.67	4.07	0.20	4.46	99.67
Ls13	1052~1054	$Pt_3^{ld}q$	凝灰质板岩	69.45	14.55	1.47	2.42	2.97	0.07	0.40	0.77	4.06	0.16	3.40	99.73
Ls14	1152~1154	$Pt_3^{ld}q$	凝灰质板岩	67.60	14.97	1.61	2.59	2.92	0.07	0.48	0.73	4.77	0.17	3.23	99.14
Ls15	1248~1250	$Pt_3^{ld}q$	凝灰质板岩	67.04	15.34	1.71	2.48	3.20	0.09	0.53	0.75	4.84	0.10	3.50	99.57
Ls16	1352~1354	$Pt_3^{ld}q$	凝灰质板岩	68.34	14.91	1.54	2.43	3.29	0.10	0.49	0.92	3.95	0.26	3.57	99.80
Ls17	1452~1454	$Pt_3^{ld}q$	凝灰质板岩	68.02	16.11	1.47	2.33	3.66	0.08	0.49	0.46	4.00	0.07	3.00	99.69
Ls18	1512~1516	$Pt_3^{ld}q$	凝灰质板岩	72.63	14.31	0.51	3.82	2.97	0.05	0.33	0.60	2.40	0.07	2.07	99.75
Ls19	1564~1566	$Pt_3^{ld}q$	粉砂质板岩	72.73	13.93	0.51	3.28	3.52	0.05	0.29	0.61	2.40	0.07	2.30	99.68
Ls20	1750	$Pt_3^{ld}w$	粉砂质板岩	71.85	14.68	0.56	2.86	3.08	0.05	0.40	0.66	3.00	0.08	2.59	99.83
Ls21	1866~1868	$Pt_3^{ld}w$	变质粉砂岩	70.81	14.97	0.75	2.68	2.80	0.07	0.47	0.65	3.78	0.09	2.72	99.80
Ls22	1920~1922	$Pt_3^{ld}w$	变质粉砂岩	68.58	15.72	1.00	2.01	3.60	0.06	0.59	0.59	4.55	0.10	2.97	99.76
Ls23	1944~1946	$Pt_3^{ld}w$	变质粉砂岩	72.76	13.81	0.74	2.86	2.56	0.05	0.40	0.89	3.44	0.10	2.50	100.09
Ls24	1962~1964	$Pt_3^{ld}w$	变质粉砂岩	70.87	14.75	0.90	2.46	3.04	0.05	0.50	0.73	3.97	0.09	2.70	100.07

附表 3　研究区理疗温泉热储层岩样微量元素测试分析结果表

单位：(μg/g)

样品编号	孔深 (m)	含水层热储层	岩性	Be	Ti	V	Cr	Mn	Co	Ni	Cu	Zn	Ga	Rb	Sr	Zr	Nb	Mo	Sn	Cs	Hf	Ta	Tl	Pb	Th	U
Cs01	1650～1788	T_{1-2}^4	灰质白云岩	1.35	2172.27	60.43	60.44	417.80	7.32	26.99	16.35	65.98	10.61	74.28	1503.23	102.82	8.33	6.48	15.72	4.94	2.89	0.61	0.42	24.59	7.47	3.03
Cs02	1790～1882	T_{1-2}^4	石膏与白云岩互层	0.99	1756.96	46.08	54.95	271.24	5.72	22.63	12.28	38.00	7.46	50.39	1773.19	71.42	6.95	4.56	11.65	3.30	2.03	0.50	0.28	17.69	5.46	2.10
Cs03	1884～1912	T_{1-2}^3	石膏夹白云岩	0.41	611.46	14.59	70.44	101.85	2.62	11.37	6.46	36.46	2.96	17.46	2515.98	25.58	2.49	5.37	5.16	1.19	0.77	0.19	0.14	31.60	2.23	1.02
Cs04	1930～1990	T_{1-2}^3	石膏夹白云岩	0.52	890.84	24.07	70.40	134.92	3.26	15.55	7.94	37.72	4.01	23.65	4637.24	39.13	3.37	5.76	6.28	1.74	1.15	0.25	0.15	24.79	2.99	1.12
Cs05	1992～2052	T_{1-2}^3	石膏夹白云岩	0.76	1323.89	36.17	62.53	178.17	4.44	18.44	8.50	33.36	5.92	34.36	2528.39	51.97	5.16	10.47	8.22	2.45	1.55	0.40	0.20	17.28	4.47	1.62
Cs06	2056～2074	T_{1-2}^3	石膏夹白云岩	0.21	340.32	9.44	59.61	66.12	1.85	9.00	3.81	19.86	1.46	8.90	2275.18	13.42	1.37	6.97	2.39	0.65	0.52	0.37	0.10	14.37	1.16	0.55
Cs07	2076～2090	T_{1-2}^3	白云质灰岩	0.30	584.45	17.90	43.91	96.97	2.79	17.53	4.86	14.45	2.18	14.24	1297.60	21.44	2.11	4.91	3.22	0.87	0.62	0.24	0.11	7.95	1.51	2.48
Cs08	2148～2152	T_{1-2}^3	石膏与白云岩互层	0.23	412.29	10.25	54.08	77.99	1.75	9.10	3.89	40.68	1.68	9.88	1753.32	14.90	1.59	6.02	2.63	0.67	0.45	0.15	0.10	18.70	1.21	1.76
Cs09	2156～2266	T_{1-2}^3	白云质灰岩	0.25	492.43	19.01	31.37	86.10	2.29	12.91	4.69	13.89	1.75	9.64	1382.26	15.00	1.80	5.30	3.22	0.56	0.42	0.15	0.09	6.37	1.03	2.27
Cs10	2268～2332	T_{1-2}^2	石膏与白云岩互层	0.72	1857.92	45.57	106.70	226.54	5.65	21.44	16.44	52.91	5.73	33.84	2261.50	59.80	6.06	6.63	8.66	2.36	1.74	0.45	0.20	25.83	3.72	1.60
Cs11	2334～2388	T_{1-2}^1	白云质灰岩	0.47	1395.51	27.50	47.32	200.98	4.58	20.98	11.19	29.68	3.60	18.55	2380.88	38.64	4.48	7.07	5.53	1.09	1.00	0.29	0.09	7.14	1.98	2.08
Cs12	2952～2968	P_2m	灰岩	1.41	7275.29	107.17	132.64	812.20	20.50	57.04	56.61	95.73	12.07	45.07	1333.89	160.60	25.92	10.69	1.89	1.54	4.08	1.23	0.15	36.99	5.63	1.67
Sj01	／	$O_{1+2}h$	硅质白云岩	0.54	222.41	10.09	7.11	440.63	2.87	9.80	5.77	18.74	1.96	17.03	253.12	5.57	0.72	1.56	0.29	0.85	0.16	0.08	0.13	19.83	0.78	0.72
Sj02	／	$Є_{3-4}O_1 l$	硅质白云岩	0.18	143.14	5.06	6.20	50.60	1.18	6.89	1.45	1.52	0.64	4.91	219.12	7.45	0.50	0.68	0.12	0.13	0.20	0.05	0.03	1.40	0.52	0.55
Sj03	／	$Є_{3-4}O_1 l$	白云岩	0.10	64.64	3.14	4.45	90.11	1.24	6.45	1.66	2.71	0.22	1.76	178.94	2.31	0.23	1.33	0.07	0.04	0.06	0.04	0.01	1.98	0.25	1.50
Sj04	／	$Є_{3-4}O_1 l$	白云质灰岩	0.07	70.45	2.92	3.03	52.39	1.25	8.41	0.83	2.70	0.24	2.00	184.40	2.29	0.26	0.16	0.08	0.05	0.06	0.04	0.00	0.58	0.26	0.54
Sj05	／	$Є_{3-4}O_1 l$	白云质灰岩	0.05	60.11	2.46	3.42	44.37	1.25	8.91	0.89	1.99	0.20	1.85	209.11	1.91	0.22	0.18	0.06	0.04	0.05	0.03	0.00	0.61	0.23	0.51
Sj06	／	$Є_{3-4}O_1 l$	白云岩	0.10	165.46	7.77	4.09	91.14	1.39	7.04	1.94	2.09	0.57	4.26	94.58	6.97	0.56	0.62	0.16	0.09	0.18	0.05	0.08	3.31	0.67	1.12
Sj07	／	$Є_{3-4}O_1 l$	白云岩	0.05	32.80	2.53	2.63	85.80	0.94	6.24	1.07	<0.00	0.12	0.72	209.22	1.14	0.11	1.29	0.04	0.02	0.03	0.03	0.00	0.82	0.14	0.96
Sj08	／	$Є_{3-4}O_1 l$	白云岩	0.20	110.96	3.74	3.06	257.74	1.25	6.94	0.96	2.30	0.47	3.68	91.15	4.88	0.56	0.16	0.18	0.11	0.29	0.26	0.05	0.51	0.76	0.71
Sj09	／	$Є_{3-4}O_1 l$	白云岩	0.30	309.15	7.84	9.06	194.65	1.77	8.32	1.90	1.60	1.26	8.76	83.81	9.80	1.05	0.17	0.22	0.21	0.27	0.11	0.02	1.11	0.99	0.80

续表

单位（μg/g）

样品编号	孔深 (m)	热储含水层	岩性	Be	Ti	V	Cr	Mn	Co	Ni	Cu	Zn	Ga	Rb	Sr	Zr	Nb	Mo	Sn	Cs	Hf	Ta	Tl	Pb	Th	U
Sjl0	/	$Є_{3-4}O_1l$	含天青石白云岩	0.00	1.97	0.92	0.85	1.57	0.41	3.29	0.68	0.38	0.01	0.28	>10000	0.10	0.00	0.82	0.03	0.09	0.00	0.02	0.03	0.01	0.01	30.07
Sq01	741.10~742.80	$O_1t\text{-}h$	白云质灰岩	0.24	81.51	7.00	8.00	68.76	1.32	6.75	3.43	13.02	0.57	2.03	155.65	3.02	0.47	3.27	0.37	0.21	0.22	0.51	0.08	13.58	0.87	4.56
Sq02	795.75~798.15	$Є_{3-4}O_1l$	灰岩	0.24	77.43	5.61	3.59	57.19	0.97	5.66	0.87	9.58	0.53	2.69	383.15	2.71	0.39	0.93	0.14	0.21	0.12	0.19	0.12	4.10	0.59	1.55
Sq03	830.00~835.30	$Є_{3-4}O_1l$	白云质灰岩	0.18	62.49	3.88	4.70	41.29	0.69	4.71	1.32	6.77	0.39	1.60	129.24	2.73	0.29	0.35	0.14	0.08	0.12	0.15	0.03	8.55	0.53	1.59
Sq04	1091.67~1093.97	$Є_{3-4}O_1l$	白云岩	0.13	32.95	3.07	5.05	33.29	0.50	4.71	0.44	3.40	0.14	0.63	52.97	1.20	0.16	1.05	0.07	0.04	0.05	0.10	0.02	2.20	0.25	0.40
Sq05	1227.50~1229.88	$Є_{3-4}O_1l$	白云质灰岩	0.16	36.94	6.08	2.51	35.36	0.49	3.37	1.57	5.57	0.22	0.98	94.45	1.74	0.18	0.35	0.09	0.07	0.07	0.09	0.02	2.45	0.32	1.48
Sq06	1242.56~1244.94	$Є_3g$	白云岩	0.15	29.27	5.02	5.19	33.61	0.52	4.82	1.06	4.61	0.15	0.68	67.80	1.27	0.14	0.30	0.08	0.05	0.06	0.08	0.01	2.51	0.28	0.89
Sq07	1733.00~1735.40	$Є_3g$	白云岩	0.12	35.20	2.86	4.54	60.69	0.59	3.88	0.92	6.43	0.14	0.44	71.34	1.23	0.17	0.62	0.10	0.03	0.05	0.07	0.02	2.95	0.24	0.48
Sq08	1819.18~1823.15	$Є_3g$	灰质白云岩	0.27	247.80	6.42	13.06	53.62	1.28	8.10	1.56	7.01	1.06	7.00	142.66	11.04	0.99	1.90	0.24	0.36	0.37	0.13	0.08	2.38	1.41	1.42
Sq09	1915.30~1917.50	$Є_3g$	白云岩	0.19	42.74	3.99	5.00	52.12	0.55	4.57	0.93	4.44	0.29	2.34	302.79	1.86	0.20	3.42	0.10	0.12	0.08	0.06	0.05	2.09	0.30	0.96
Wd01	1055~1060	$O_1t\text{-}h$	白云质灰岩	2.14	2998.64	66.34	84.54	831.10	11.61	31.02	27.37	80.71	16.07	130.41	358.64	157.80	12.35	8.02	3.09	7.48	4.16	0.97	0.57	36.91	14.35	2.76
Wd02	1065~1170	$O_1t\text{-}h$	白云质灰岩	2.76	2907.12	77.40	78.71	620.73	11.18	37.26	26.61	79.51	19.47	155.40	490.12	114.86	12.16	3.34	25.86	10.41	3.33	0.93	0.73	17.87	13.75	2.92
Wd03	1360~1450	$Є_{3-4}O_1l$	白云质灰岩	1.87	2080.96	53.26	77.52	562.99	8.08	29.92	19.75	54.45	12.96	103.78	697.22	105.30	8.61	6.70	17.62	6.77	2.96	0.67	0.47	17.07	10.22	2.41
Wd04	1670~1770	$Є_{3-4}O_1l$	白云质灰岩	1.74	2189.72	54.08	45.45	728.47	8.19	26.73	19.52	78.83	12.70	99.82	374.62	118.19	8.83	0.81	17.88	5.20	3.35	0.67	0.47	12.30	11.62	2.52
Wd05	1940~2065	$Є_3g\text{-}sh$	白云岩	1.81	1821.51	48.90	46.09	471.57	7.77	24.07	27.01	42.20	11.93	97.75	209.27	60.48	6.78	4.31	14.74	6.29	1.72	0.52	0.49	11.41	7.93	1.90
Wd06	2155~2760	$Є_2q$	白云岩	0.39	412.38	12.00	12.34	156.71	2.24	9.59	4.56	12.15	2.35	15.40	115.38	17.99	1.58	6.38	5.88	1.00	0.49	0.13	0.15	5.30	1.71	1.36
Wd07	2800~2910	$Є_2q$	白云岩	0.20	209.03	8.27	10.85	97.78	1.61	7.78	2.20	3.49	1.14	6.08	102.43	10.27	0.87	5.26	1.79	0.38	0.27	0.08	0.07	4.05	0.80	0.95
Wd08	2920~2970	$Є_2q$	白云岩	0.16	319.72	6.42	9.42	151.37	1.45	7.70	2.26	3.12	0.97	4.81	73.10	7.45	1.05	5.49	2.48	0.27	0.33	0.34	0.10	4.55	1.02	0.87
Wd09	2980~3030	$Є_2q$	白云岩	0.19	226.66	10.16	11.50	135.35	1.72	8.54	4.32	9.04	1.25	6.51	95.78	10.49	0.98	6.28	2.16	0.36	0.28	0.12	0.09	6.17	0.93	0.98
Wd10	3040~3120	$Є_2q$	白云岩	0.24	309.52	8.91	30.08	136.79	2.02	9.18	4.19	6.52	1.54	7.28	2642.27	13.02	1.23	5.95	3.64	0.44	0.32	0.11	0.11	5.53	1.06	1.13
Wd11	3125~3135	$Є_2q$	白云岩	0.29	450.73	10.27	15.83	137.62	2.05	8.86	4.63	8.39	1.90	12.89	7345.76	31.02	1.62	4.61	4.85	0.58	0.75	0.14	0.09	3.61	1.63	1.17

续表

单位（μg/g）

样品编号	孔深(m)	热储含水层	岩性	Be	Ti	V	Cr	Mn	Co	Ni	Cu	Zn	Ga	Rb	Sr	Zr	Nb	Mo	Sn	Cs	Hf	Ta	Tl	Pb	Th	U
Wd12	3140~3210	ϵ_2g	白云岩	0.24	392.62	10.66	13.12	126.54	1.88	8.77	3.44	3.19	1.61	8.53	1651.17	17.64	1.40	4.92	2.61	0.35	0.46	0.12	0.11	3.21	1.25	1.15
Sy01	2070.88~2079.78	$Pt_3b\text{-}\epsilon_1dy$	硅质白云岩	0.73	854.17	212.91	47.52	230.85	3.58	26.63	21.65	337.96	3.76	20.13	392.44	47.45	3.77	13.31	0.95	1.51	1.30	0.36	0.75	12.55	4.22	6.79
Sy02	2079.78~2090.00	$Pt_3b\text{-}\epsilon_1dy$	白云岩	0.51	586.09	135.57	19.44	270.19	3.54	18.22	12.21	64.95	3.18	20.27	136.86	29.35	3.00	5.72	0.65	2.00	0.78	0.27	0.40	10.50	3.79	3.45
Sy03	2090.00~2109.48	$Pt_3b\text{-}\epsilon_1dy$	白云岩	0.41	887.42	69.13	37.76	398.72	4.18	21.12	104.26	237.80	4.85	12.63	276.36	40.13	4.69	9.61	3.57	1.11	0.96	0.32	0.27	21.69	2.90	2.54
Sy04	2109.49~2125.34	$Pt_3b\text{-}\epsilon_1dy$	白云岩	0.19	349.56	47.95	25.97	285.62	2.43	12.06	8.54	11.81	2.37	8.19	207.42	13.98	1.65	4.80	0.30	0.67	0.36	0.13	0.21	18.98	1.75	2.23
Sy05	2125.34~2135.33	$Pt_3b\text{-}\epsilon_1dy$	白云岩	0.15	267.48	39.93	17.55	272.08	1.96	9.24	6.95	8.67	1.70	5.71	189.75	10.94	1.19	3.47	0.22	0.46	0.26	0.10	0.16	20.44	1.14	1.89
Sy06	2135.33~2139.84	$Pt_3b\text{-}\epsilon_1dy$	白云岩	0.20	445.00	29.47	21.39	327.73	2.26	9.87	6.77	8.50	1.49	2.77	231.80	18.00	2.23	4.33	0.26	0.22	0.40	0.14	0.07	6.76	0.79	1.57
Sy07	2139.84~2149.85	$Pt_3b\text{-}\epsilon_1dy$	白云岩	0.09	107.24	9.93	9.63	353.98	1.22	6.55	2.42	9.15	0.42	0.57	132.05	5.54	0.60	2.06	0.07	0.05	0.11	0.06	0.02	1.78	0.21	1.56
Sy08	2149.85~2154.45	$Pt_3b\text{-}\epsilon_1dy$	白云岩	0.08	72.56	11.68	9.48	360.81	1.18	8.24	2.01	10.34	0.47	0.83	118.81	4.05	0.38	2.28	0.06	0.08	0.08	0.05	0.04	1.86	0.17	1.64
Sy09	2154.45~2166.65	$Pt_3b\text{-}\epsilon_1dy$	白云岩	1.79	1857.44	50.92	44.90	488.23	8.10	22.27	27.64	40.16	12.24	107.58	216.39	65.48	6.85	4.51	1.80	6.27	1.67	0.47	0.50	11.64	8.22	2.09
Sy10	2166.65~2175.00	$Pt_3b\text{-}\epsilon_1dy$	白云岩	0.24	225.21	32.28	11.57	392.52	1.72	8.65	5.45	8.60	1.35	6.65	110.98	8.76	0.94	3.44	1.45	1.08	0.22	0.10	0.11	3.44	0.90	2.16
Sy11	2175.00~2192.89	$Pt_3b\text{-}\epsilon_1dy$	硅质白云岩	0.80	1062.74	65.09	46.19	269.15	4.48	21.45	13.22	26.11	5.26	31.46	118.65	37.25	3.58	6.18	5.25	4.95	0.96	0.28	0.25	8.23	3.48	3.10
Xf01	/	$Pt_3b\text{-}\epsilon_1dy$	硅质白云岩	0.06	19.62	2.06	4.32	74.95	0.83	6.61	0.42	9.79	0.08	0.32	89.44	1.17	0.09	0.05	0.05	0.02	0.02	0.03	0.00	0.27	0.07	0.43
Xf02	/	$Pt_3b\text{-}\epsilon_1dy$	微晶白云岩	0.11	7.12	2.41	3.90	140.21	0.88	6.81	17.72	18.08	0.05	0.05	103.59	0.97	0.04	0.21	0.35	0.01	0.02	0.03	0.02	0.77	0.03	0.17
Xf03	/	$Pt_3b\text{-}\epsilon_1dy$	晶孔状硅质白云岩	0.08	3.96	1.93	4.43	142.36	0.75	6.89	0.73	3.35	0.05	0.00	108.21	0.93	0.02	0.08	0.03	0.01	0.01	0.02	0.03	0.14	0.01	0.24
Xf04	/	$Pt_3b\text{-}\epsilon_1dy$	藻席白云岩	0.05	30.69	3.36	3.22	56.73	0.82	6.41	0.65	1.48	0.16	0.86	60.93	1.35	0.15	0.07	0.05	0.04	0.03	0.03	0.00	0.48	0.10	0.73
Xf05	/	$Pt_3b\text{-}\epsilon_1dy$	藻席白云岩	0.04	12.86	2.01	2.11	88.47	0.77	5.87	1.47	3.67	0.07	0.25	42.02	1.32	0.09	0.04	0.05	0.01	0.02	0.02	0.01	0.32	0.04	0.30
Xf06	/	$Pt_3b\text{-}\epsilon_1dy$	白云岩	0.02	2.46	1.14	3.98	128.16	0.73	6.27	0.70	9.52	0.02	<0.00	38.33	0.55	0.01	0.14	0.02	0.00	0.01	0.02	<0.00	0.13	0.01	0.45
Xf07	/	$Pt_3b\text{-}\epsilon_1dy$	藻席硅质白云岩	0.07	13.99	2.44	3.45	73.94	0.75	6.08	0.39	2.93	0.07	0.19	73.17	1.69	0.11	0.03	0.05	0.02	0.03	0.02	<0.00	0.27	0.05	0.34
Xf08	/	$Pt_3b\text{-}\epsilon_1dy$	白云岩	0.02	1.41	0.76	1.67	148.02	0.73	5.67	0.50	0.89	0.02	0.01	39.26	0.18	0.00	0.08	0.04	0.00	0.01	0.02	<0.00	0.14	0.01	0.23

续表

单位（μg/g）

样品编号	孔深(m)	热储含水层	岩性	Be	Ti	V	Cr	Mn	Co	Ni	Cu	Zn	Ga	Rb	Sr	Zr	Nb	Mo	Sn	Cs	Hf	Ta	Tl	Pb	Th	U
Xf09	/	$Pt_3^b∈_1dy$	藻席硅质白云岩	0.02	2.53	0.48	1.29	74.53	0.65	5.29	0.17	0.99	0.02	0.07	40.08	0.46	0.04	0.23	0.04	0.01	0.02	0.05	0.00	0.24	0.03	0.29
Xf10	/	$Pt_3^b∈_1dy$	棉絮状白云岩	0.07	8.59	1.55	1.65	83.76	0.76	5.71	0.49	3.61	0.05	0.19	60.25	1.54	0.05	0.11	0.31	0.01	0.02	0.02	0.00	1.21	0.04	0.37
Xf11	/	$Pt_3^b∈_1dy$	白云岩	0.02	1.62	1.59	1.52	93.70	0.68	5.67	0.13	2.49	0.03	0.00	30.23	1.39	0.01	0.02	0.05	0.01	0.02	0.02	<0.00	0.47	0.01	0.11
Ls01	42~46	Pt_3^1dq	变质砂岩	2.14	2531.33	28.48	20.17	460.88	3.94	8.51	13.02	119.86	14.36	69.52	114.43	201.33	9.71	1.23	2.43	19.31	7.74	0.80	0.40	90.36	10.10	2.31
Ls02	150~154	Pt_3^1dq	变质砂岩	2.19	2512.56	32.19	25.43	590.78	5.01	10.34	8.71	118.02	13.90	76.20	93.53	208.20	9.66	0.67	2.11	16.02	7.48	0.78	0.47	16.90	10.36	2.14
Ls03	252~254	Pt_3^1dq	变质凝灰岩	1.76	2132.49	25.67	17.52	524.89	3.69	6.68	8.52	63.66	11.72	57.23	89.47	204.74	8.53	0.73	1.86	13.09	7.57	0.70	0.39	16.98	9.53	2.02
Ls04	348~350	Pt_3^1dq	变质砂岩	1.73	2604.38	35.06	20.07	365.85	4.97	8.90	11.99	51.29	13.88	53.17	190.38	199.64	10.72	1.49	2.21	9.32	7.50	0.93	0.34	20.88	12.47	2.62
Ls05	448~450	Pt_3^1dq	变质粉砂岩	1.95	2673.25	36.53	20.09	412.25	4.88	7.37	10.65	65.27	14.14	77.15	118.67	245.01	10.69	0.82	2.31	6.22	8.81	0.91	0.50	24.88	12.48	2.73
Ls06	502~504	Pt_3^1dq	变质粉砂岩	2.22	2909.45	46.53	29.09	539.48	6.02	14.14	17.36	75.99	15.38	95.13	106.68	202.95	11.52	0.81	2.34	6.37	7.56	0.97	0.62	26.00	12.65	2.68
Ls07	548~550	Pt_3^1dq	变质板岩	2.08	3154.75	55.67	36.91	510.77	8.11	18.87	19.14	75.34	16.13	97.94	102.32	193.50	10.97	0.79	2.49	6.20	7.40	0.95	0.64	23.97	12.73	2.58
Ls08	652~654	Pt_3^1dq	变质砂岩	2.10	3286.05	59.57	46.84	347.20	9.02	23.77	21.03	78.22	16.41	106.76	86.97	178.88	11.33	1.67	2.65	6.39	6.91	1.00	0.71	27.53	13.79	2.71
Ls09	748~752	Pt_3^1dq	凝灰质板岩	2.03	2396.66	37.89	28.60	278.28	4.51	10.65	13.43	55.18	14.39	75.25	109.84	187.25	12.20	0.81	2.32	5.81	7.55	1.14	0.53	24.92	14.09	3.08
Ls10	850~852	Pt_3^1dq	粉砂质板岩	2.39	2834.78	69.94	43.34	522.80	8.15	23.92	16.90	75.39	16.75	113.20	96.97	165.40	12.61	2.41	2.79	7.31	6.73	1.13	0.85	26.47	15.60	3.19
Ls11	952~954	Pt_3^1dq	凝灰质板岩	2.39	2759.73	65.45	47.60	486.64	10.57	28.52	20.93	92.20	22.52	126.01	108.35	226.22	18.82	13.22	3.09	6.83	6.72	1.02	0.61	24.37	12.88	3.39
Ls12	1000~1002	Pt_3^1dq	变质砂岩	2.22	2348.83	45.48	37.04	1535.18	10.06	24.46	18.57	72.84	18.85	116.18	160.02	181.83	13.62	6.36	2.77	7.40	5.47	0.95	0.55	24.10	12.38	2.57
Ls13	1052~1054	Pt_3^1dq	凝灰质板岩	2.27	2380.47	60.92	39.95	1267.18	8.79	22.03	18.80	83.85	19.89	118.36	103.48	178.39	13.25	16.75	2.81	6.54	5.40	0.93	0.67	23.28	12.26	5.84
Ls14	1152~1154	Pt_3^1dq	凝灰质板岩	2.28	2886.45	72.05	55.10	1340.26	11.37	28.05	26.53	91.39	21.05	116.99	102.96	195.76	13.46	11.74	3.05	6.09	5.77	0.92	0.63	24.79	12.20	5.00
Ls15	1248~1250	Pt_3^1dq	凝灰质板岩	2.31	3036.40	89.02	58.90	746.03	9.49	26.52	22.95	89.87	21.14	125.78	95.92	202.14	13.41	7.47	3.02	6.37	5.94	1.13	0.65	23.37	11.40	2.71
Ls16	1352~1354	Pt_3^1dq	凝灰质板岩	2.47	2932.88	80.81	48.52	2051.68	7.06	21.07	20.67	83.63	20.70	128.11	86.01	205.47	13.43	7.88	3.15	6.33	6.04	0.96	0.66	23.80	12.35	3.99
Ls17	1452~1454	Pt_3^1dq	凝灰质板岩	2.59	2822.21	79.04	36.73	542.21	6.37	16.46	15.93	84.47	22.23	145.46	69.66	209.30	14.04	12.01	3.13	7.68	6.21	0.98	0.70	31.35	12.59	3.21
Ls18	1512~1516	Pt_3^1dq	凝灰质板岩	2.24	1867.88	25.87	24.05	494.53	3.76	7.30	8.74	62.44	16.84	91.38	91.46	216.52	13.17	5.50	2.93	7.63	6.48	0.95	0.45	23.52	12.14	3.06
Ls19	1564~1566	Pt_3^1dw	变质粉砂岩	2.45	1680.89	26.19	24.79	510.72	3.77	7.08	9.26	72.90	18.19	102.36	88.71	203.33	14.10	4.35	3.05	5.50	6.47	0.98	0.52	26.37	11.45	2.94
Ls20	1750	Pt_3^1dw	粉砂质板岩	2.26	2284.62	31.84	19.60	574.51	4.19	7.52	7.40	72.67	18.26	113.65	92.91	221.59	13.52	1.64	2.95	6.75	6.77	0.98	0.49	27.14	11.73	2.63
Ls21	1866~1868	Pt_3^1dw	变质砂岩	2.24	2752.97	43.76	27.95	702.81	5.98	14.74	10.39	80.96	19.69	105.12	101.26	211.55	13.82	2.16	2.94	6.34	6.27	0.97	0.45	30.21	11.51	2.53
Ls22	1920~1922	Pt_3^1dw	变质粉砂岩	2.28	3402.74	58.31	43.37	766.74	7.75	21.05	9.57	87.89	21.01	146.43	95.81	214.18	13.76	1.49	3.01	10.93	6.08	0.95	0.63	15.17	11.68	2.49
Ls23	1944~1946	Pt_3^1dw	变质粉砂岩	2.08	2229.62	37.33	43.02	742.12	7.38	14.67	13.37	71.06	15.94	102.08	117.27	175.52	13.86	5.98	2.92	7.60	5.43	1.01	0.44	25.69	12.23	2.80
Ls24	1962~1964	Pt_3^1dw	变质砂岩	2.25	2839.85	49.53	43.97	710.20	8.01	20.80	9.67	78.75	18.97	123.14	99.85	196.61	13.38	2.41	2.89	9.09	5.73	0.93	0.51	17.44	11.63	2.50

附表4　研究区理疗温泉热储层岩样稀土元素组成统计表

单位（μg/g）

样品编号	孔深(m)	热储含水层	岩性	Sc	Y	La	Ce	Pr	Nd	Sm	Eu	Gd	Tb	Dy	Ho	Er	Tm	Yb	Lu	LREE	HREE	ΣREE	LREE/HREE	δEu	δCe
Cs01	1650~1788	$T_{1-2}j^4$	灰质白云岩	7.21	17.35	24.65	41.91	5.13	18.16	3.98	0.76	3.59	0.52	2.84	0.61	1.68	0.23	1.54	0.23	94.59	11.24	105.83	8.42	0.95	0.86
Cs02	1790~1882	$T_{1-2}j^4$	石膏与白云岩互层	5.28	11.58	15.81	31.66	4.06	13.60	3.01	0.55	2.84	0.41	2.31	0.50	1.38	0.19	1.26	0.18	68.69	9.07	77.76	7.57	0.88	0.91
Cs03	1884~1912	$T_{1-2}j^3$	石膏夹白云岩	1.98	4.32	5.95	11.31	1.67	5.32	1.21	0.25	1.13	0.16	0.84	0.19	0.53	0.07	0.45	0.07	25.71	3.44	29.15	7.47	1.01	0.82
Cs04	1930~1990	$T_{1-2}j^3$	石膏夹白云岩	2.98	5.95	8.40	16.10	2.28	7.26	1.65	0.32	1.57	0.21	1.18	0.25	0.70	0.10	0.64	0.10	36.01	4.75	40.76	7.58	0.93	0.85
Cs05	1992~2052	$T_{1-2}j^3$	石膏夹白云岩	4.20	8.00	11.92	23.80	3.01	10.12	2.21	0.41	2.12	0.29	1.63	0.35	0.99	0.14	0.91	0.13	51.47	6.56	58.03	7.85	0.89	0.92
Cs06	2056~2074	$T_{1-2}j^3$	石膏夹白云岩	1.13	2.15	3.05	5.82	0.87	2.75	0.61	0.16	0.58	0.10	0.43	0.11	0.27	0.05	0.23	0.05	13.26	1.82	15.08	7.29	1.26	0.82
Cs07	2076~2090	$T_{1-2}j^3$	白云质灰岩	1.92	3.60	5.00	9.38	1.39	4.39	0.98	0.27	1.01	0.13	0.67	0.15	0.41	0.06	0.36	0.06	21.41	2.85	24.26	7.51	1.03	0.92
Cs08	2148~2152	$T_{1-2}j^3$	石膏与白云岩互层	1.49	2.89	4.02	7.48	1.08	3.49	0.80	0.28	0.90	0.11	0.55	0.12	0.33	0.05	0.28	0.05	17.15	2.39	19.54	7.18	1.54	0.83
Cs09	2156~2266	$T_{1-2}j^3$	白云质灰岩	1.53	2.63	3.49	6.63	0.98	3.15	0.68	0.18	0.65	0.09	0.49	0.11	0.28	0.04	0.26	0.04	15.11	1.96	17.07	7.71	1.27	0.82
Cs10	2268~2332	$T_{1-2}j^2$	石膏与白云岩互层	4.93	8.25	11.98	24.54	3.14	10.86	2.43	0.51	2.27	0.31	1.69	0.36	1.02	0.14	0.89	0.13	53.46	6.81	60.27	7.85	1.02	0.92
Cs11	2334~2388	$T_{1-2}j^1$	白云质灰岩	3.60	5.67	7.97	15.19	2.25	7.31	1.57	0.36	1.45	0.20	1.08	0.23	0.63	0.08	0.54	0.08	34.65	4.29	38.94	8.08	1.12	0.82

续表

单位（μg/g）

样品编号	孔深(m)	热储含水层	岩性	Sc	Y	La	Ce	Pr	Nd	Sm	Eu	Gd	Tb	Dy	Ho	Er	Tm	Yb	Lu	LREE	HREE	ΣREE	LREE/HREE	δEu	δCe
Cs12	2952~2968	P_2m	灰岩	10.68	21.47	33.22	59.42	7.15	28.61	5.91	1.52	5.64	0.71	3.96	0.75	2.16	0.29	1.79	0.26	135.83	15.56	151.39	8.73	1.24	0.89
Sj01	/	$O_1t\text{-}h$	硅质白云岩	1.44	4.36	5.27	10.40	1.30	4.59	1.00	0.19	0.96	0.14	0.80	0.16	0.49	0.08	0.45	0.07	22.75	3.15	25.90	7.22	0.91	0.92
Sj02	/	$Є_{3-4}O_1l$	硅质白云岩	1.23	1.35	1.90	3.55	0.48	1.63	0.33	0.08	0.31	0.04	0.25	0.05	0.14	0.02	0.13	0.02	7.97	0.96	8.93	8.30	1.18	0.86
Sj03	/	$Є_{3-4}O_1l$	白云岩	0.42	0.99	1.36	2.55	0.31	1.08	0.22	0.04	0.21	0.03	0.17	0.03	0.10	0.01	0.08	0.01	5.56	0.64	6.20	8.69	0.87	0.91
Sj04	/	$Є_{3-4}O_1l$	白云质灰岩	0.50	0.83	1.59	2.51	0.32	1.06	0.20	0.04	0.18	0.02	0.13	0.03	0.07	0.01	0.06	0.01	5.72	0.51	6.23	11.21	0.99	0.81
Sj05	/	$Є_{3-4}O_1l$	白云质灰岩	0.47	0.77	1.69	2.71	0.34	1.13	0.21	0.04	0.18	0.02	0.12	0.03	0.07	0.01	0.06	0.01	6.12	0.50	6.62	12.24	0.96	0.82
Sj06	/	$Є_{3-4}O_1l$	白云岩	0.84	1.65	2.59	4.75	0.61	2.13	0.44	0.08	0.39	0.05	0.29	0.06	0.17	0.02	0.15	0.02	10.60	1.15	11.75	9.21	0.91	0.87
Sj07	/	$Є_{3-4}O_1l$	白云岩	0.29	0.60	0.79	1.56	0.20	0.70	0.15	0.03	0.13	0.02	0.10	0.02	0.06	0.01	0.05	0.02	3.43	0.40	3.83	8.58	1.01	0.90
Sj08	/	$Є_{3-4}O_1l$	白云岩	0.84	2.34	4.02	6.93	0.95	3.16	0.63	0.12	0.55	0.10	0.44	0.10	0.26	0.05	0.22	0.04	15.81	1.76	17.57	8.98	0.96	0.82
Sj09	/	$Є_{3-4}O_1l$	白云岩	1.44	1.79	3.23	4.99	0.66	2.23	0.46	0.08	0.40	0.06	0.32	0.06	0.18	0.03	0.16	0.03	11.65	1.24	12.89	9.39	0.88	0.79
Sj10	/	$Є_{3-4}O_1l$	含天青石白云岩	0.43	1.40	0.05	0.07	0.01	0.04	0.01	0.01	0.01	0.00	0.00	0.00	0.00	0.00	0.00	0.00	0.19	0.01	0.20	19.00	4.69	0.72
Sq01	741.10~742.80	$O_1t\text{-}h$	白云质灰岩	0.66	1.58	2.11	4.90	0.60	2.03	0.49	0.07	0.43	0.07	0.37	0.09	0.21	0.04	0.19	0.03	10.20	1.43	11.63	7.13	0.71	1.00
Sq02	795.75~798.15	$Є_{3-4}O_1l$	灰岩	0.55	2.17	2.78	5.22	0.65	2.19	0.50	0.10	0.45	0.09	0.43	0.09	0.25	0.04	0.23	0.03	11.44	1.61	13.05	7.10	0.99	0.90
Sq03	830.00~835.30	$Є_{3-4}O_1l$	白云质灰岩	0.44	0.90	1.28	2.69	0.34	1.10	0.27	0.03	0.25	0.05	0.19	0.05	0.12	0.02	0.11	0.02	5.71	0.81	6.52	7.04	0.54	0.94
Sq04	1091.67~1093.97	$Є_{3-4}O_1l$	白云岩	0.25	0.45	0.63	1.30	0.16	0.53	0.13	0.02	0.09	0.02	0.10	0.02	0.06	0.01	0.06	0.01	2.77	0.37	3.14	7.48	0.86	0.94

续表

单位（μg/g）

样品编号	孔深(m)	热储含水层	岩性	Sc	Y	La	Ce	Pr	Nd	Sm	Eu	Gd	Tb	Dy	Ho	Er	Tm	Yb	Lu	LREE	HREE	ΣREE	LREE/HREE	δEu	δCe
Sq05	1227.50~1229.88	$\in_{3-4}O_1l$	白云岩	0.33	0.69	0.85	1.90	0.23	0.80	0.20	0.02	0.16	0.03	0.15	0.03	0.08	0.01	0.07	0.01	4.00	0.54	4.54	7.41	0.53	0.99
Sq06	1242.56~1244.94	$\in_{3-4}O_1l$	白云岩	0.28	0.68	0.86	1.88	0.23	0.74	0.19	0.02	0.13	0.03	0.15	0.03	0.07	0.01	0.07	0.01	3.92	0.50	4.42	7.84	0.59	0.97
Sq07	1733.00~1735.40	$\in_3g$	白云岩	0.26	0.77	1.23	2.50	0.30	1.00	0.21	0.03	0.16	0.03	0.15	0.03	0.07	0.01	0.07	0.01	5.27	0.53	5.80	9.94	0.77	0.95
Sq08	1819.18~1823.15	$\in_3g$	灰质白云岩	1.03	2.15	3.20	6.59	0.84	2.82	0.61	0.10	0.47	0.09	0.46	0.10	0.27	0.04	0.26	0.03	14.16	1.72	15.88	8.23	0.88	0.93
Sq09	1915.30~1917.50	$\in_3g$	白云岩	0.35	1.08	2.28	4.14	0.49	1.55	0.33	0.05	0.26	0.04	0.22	0.05	0.12	0.02	0.11	0.01	8.84	0.83	9.67	10.65	0.80	0.90
Wd01	1055~1060	O_1t-h	白云质灰岩	10.39	26.66	37.93	68.14	7.70	29.47	5.84	1.20	5.24	0.80	4.67	0.92	2.61	0.38	2.37	0.34	150.28	17.33	167.61	8.67	1.02	0.92
Wd02	1065~1170	O_1t-h	白云质灰岩	12.47	23.39	41.42	66.23	8.19	27.88	5.69	0.99	4.87	0.71	3.84	0.81	2.29	0.32	2.08	0.31	150.40	15.23	165.63	9.87	0.88	0.83
Wd03	1360~1450	$\in_{3-4}O_1l$	白云质灰岩	8.85	19.42	30.51	49.49	6.04	20.84	4.42	0.76	3.79	0.55	3.06	0.67	1.88	0.26	1.66	0.25	112.06	12.12	124.18	9.24	0.87	0.84
Wd04	1670~1770	$\in_{3-4}O_1l$	白云质灰岩	9.02	27.23	33.76	57.57	7.15	25.76	5.84	1.06	5.44	0.81	4.41	0.94	2.59	0.36	2.28	0.34	131.14	17.17	148.31	7.64	0.88	0.85
Wd05	1940~2065	$\in_3g$-sh	白云岩	8.18	14.83	26.42	43.25	5.26	18.12	3.74	0.67	3.18	0.46	2.46	0.53	1.45	0.20	1.28	0.19	97.46	9.75	107.21	9.99	0.91	0.84
Wd06	2155~2760	$\in_2f$	白云岩	2.01	3.46	4.85	9.01	1.27	4.02	0.86	0.17	0.80	0.11	0.63	0.13	0.37	0.05	0.32	0.05	20.18	2.46	22.64	8.20	0.96	0.84

续表

单位（μg/g）

样品编号	孔深(m)	热储含水层	岩性	Sc	Y	La	Ce	Pr	Nd	Sm	Eu	Gd	Tb	Dy	Ho	Er	Tm	Yb	Lu	LREE	HREE	ΣREE	LREE/HREE	δEu	δCe
Wd07	2800~2910	$\epsilon_2 q$	白云岩	1.03	1.76	2.59	4.80	0.68	2.09	0.45	0.14	0.46	0.06	0.31	0.06	0.17	0.03	0.16	0.02	10.75	1.27	12.02	8.46	1.44	0.83
Wd08	2920~2970	$\epsilon_2 q$	白云岩	1.01	1.72	2.36	4.49	0.65	2.01	0.45	0.10	0.40	0.07	0.30	0.08	0.19	0.04	0.17	0.03	10.06	1.28	11.34	7.86	1.11	0.83
Wd09	2980~3030	$\epsilon_2 q$	白云岩	1.10	2.09	2.88	5.44	0.77	2.39	0.52	0.11	0.46	0.07	0.37	0.08	0.21	0.03	0.18	0.03	12.11	1.43	13.54	8.47	1.06	0.84
Wd10	3040~3120	$\epsilon_2 q$	白云岩	1.31	2.66	3.75	6.99	0.97	3.00	0.63	0.13	0.58	0.08	0.45	0.10	0.27	0.04	0.23	0.03	15.47	1.78	17.25	8.69	1.01	0.84
Wd11	3125~3135	$\epsilon_2 q$	白云岩	1.85	3.97	5.20	9.90	1.39	4.32	0.95	0.20	0.85	0.13	0.68	0.15	0.41	0.06	0.37	0.05	21.96	2.70	24.66	8.13	1.04	0.85
Wd12	3140~3210	$\epsilon_2 q$	白云岩	1.41	2.92	3.85	7.14	1.00	3.13	0.68	0.14	0.62	0.09	0.49	0.10	0.30	0.04	0.26	0.04	15.94	1.94	17.88	8.22	1.01	0.84
Sy01	2070.88~2079.78	$Pt_3^{3b}\text{-}\epsilon_1 dy$	硅质白云岩	5.81	20.24	11.29	19.09	3.05	12.20	3.37	1.40	4.52	0.51	3.13	0.65	1.83	0.27	1.79	0.28	50.40	12.98	63.38	3.88	1.64	0.75
Sy02	2079.78~2090.00	$Pt_3^{3b}\text{-}\epsilon_1 dy$	白云岩	4.15	9.91	11.50	16.21	2.36	8.39	1.77	0.50	1.86	0.27	1.69	0.36	1.03	0.16	0.99	0.15	40.73	6.51	47.24	6.25	1.28	0.72
Sy03	2090.00~2109.48	$Pt_3^{3b}\text{-}\epsilon_1 dy$	白云岩	3.90	8.53	19.80	19.68	2.31	8.37	1.64	0.42	1.63	0.22	1.41	0.30	0.88	0.13	0.87	0.12	52.22	5.56	57.78	9.39	1.20	0.63
Sy04	2109.49~2125.34	$Pt_3^{3b}\text{-}\epsilon_1 dy$	白云岩	2.22	6.99	29.00	21.33	2.19	6.64	1.09	0.31	1.27	0.16	1.01	0.22	0.63	0.09	0.59	0.08	60.56	4.05	64.61	14.95	1.22	0.53
Sy05	2125.34~2135.33	$Pt_3^{3b}\text{-}\epsilon_1 dy$	白云岩	1.50	5.67	25.38	18.72	1.90	5.55	0.82	0.24	0.97	0.12	0.79	0.17	0.49	0.07	0.43	0.06	52.61	3.10	55.71	16.97	1.24	0.53

续表

单位（μg/g）

样品编号	孔深（m）	热储含水层	岩性	Sc	Y	La	Ce	Pr	Nd	Sm	Eu	Gd	Tb	Dy	Ho	Er	Tm	Yb	Lu	LREE	HREE	ΣREE	LREE/HREE	δEu	δCe
Sy06	2135.33~2139.84	Pt_3^{3b}-$Є_1dy$	白云岩	1.17	4.73	9.63	10.46	1.39	4.32	0.81	0.20	0.76	0.11	0.70	0.14	0.41	0.06	0.36	0.05	26.81	2.59	29.40	10.35	1.19	0.64
Sy07	2139.84~2149.85	Pt_3^{3b}-$Є_1dy$	白云岩	0.40	2.88	2.28	3.67	0.59	2.16	0.44	0.10	0.41	0.06	0.37	0.08	0.22	0.03	0.18	0.03	9.24	1.38	10.62	6.69	1.10	0.73
Sy08	2149.85~2154.45	Pt_3^{3b}-$Є_1dy$	白云岩	0.39	2.86	2.91	3.72	0.60	2.20	0.45	0.10	0.41	0.06	0.36	0.08	0.22	0.03	0.16	0.02	9.98	1.34	11.32	7.44	1.09	0.65
Sy09	2154.45~2166.65	Pt_3^{3b}-$Є_1dy$	白云岩	7.89	14.14	26.38	46.12	5.22	19.02	3.82	0.72	3.14	0.45	2.71	0.52	1.43	0.21	1.37	0.20	101.28	10.03	111.31	10.09	0.97	0.90
Sy10	2166.65~2175.00	Pt_3^{3b}-$Є_1dy$	白云岩	1.12	3.69	4.31	5.87	0.94	3.10	0.65	0.12	0.61	0.09	0.50	0.11	0.32	0.04	0.25	0.04	14.99	1.96	16.95	7.64	0.89	0.67
Sy11	2175.00~2192.89	Pt_3^{3b}-$Є_1dy$	硅质白云岩	4.34	9.21	10.25	19.13	2.62	9.04	1.98	0.36	1.84	0.27	1.51	0.33	0.94	0.12	0.78	0.12	43.38	5.91	49.29	7.34	0.88	0.85
Xf01	/	Pt_3^{3b}-$Є_1dy$	硅质白云岩	0.22	0.19	0.17	0.28	0.04	0.14	0.03	0.01	0.03	0.01	0.02	0.01	0.02	0.00	0.02	0.00	0.67	0.11	0.78	6.09	1.56	0.78
Xf02	/	Pt_3^{3b}-$Є_1dy$	微晶白云岩	0.21	0.38	0.29	0.33	0.07	0.23	0.05	0.02	0.05	0.01	0.04	0.01	0.03	0.01	0.02	0.00	0.99	0.17	1.16	5.82	1.87	0.53
Xf03	/	Pt_3^{3b}-$Є_1dy$	晶孔状硅质白云岩	0.19	0.16	0.09	0.13	0.02	0.09	0.02	0.01	0.02	0.00	0.01	0.00	0.01	0.00	0.01	0.00	0.36	0.05	0.41	7.20	2.34	0.71
Xf04	/	Pt_3^{3b}-$Є_1dy$	藻席白云岩	0.26	0.28	0.44	0.53	0.07	0.26	0.05	0.01	0.04	0.01	0.04	0.01	0.02	0.00	0.02	0.00	1.36	0.14	1.50	9.71	1.05	0.68
Xf05	/	Pt_3^{3b}-$Є_1dy$	藻席白云岩	0.20	0.24	0.23	0.29	0.05	0.19	0.03	0.01	0.04	0.00	0.03	0.01	0.02	0.00	0.01	0.00	0.80	0.11	0.91	7.27	1.32	0.62
Xf06	/	Pt_3^{3b}-$Є_1dy$	白云岩	0.15	0.27	0.14	0.21	0.04	0.18	0.03	0.01	0.04	0.00	0.03	0.01	0.01	0.00	0.01	0.00	0.61	0.11	0.72	5.54	1.32	0.64
Xf07	/	Pt_3^{3b}-$Є_1dy$	藻席硅质白云岩	0.19	0.23	0.19	0.27	0.04	0.15	0.03	0.01	0.03	0.00	0.02	0.00	0.01	0.00	0.01	0.00	0.69	0.07	0.76	9.85	1.56	0.71
Xf08	/	Pt_3^{3b}-$Є_1dy$	白云岩	0.18	0.23	0.21	0.24	0.03	0.14	0.03	0.01	0.03	0.00	0.02	0.00	0.01	0.00	0.01	0.00	0.66	0.07	0.73	9.42	1.56	0.68

续表

单位（μg/g）

样品编号	孔深(m)	热储含水层	岩性	Sc	Y	La	Ce	Pr	Nd	Sm	Eu	Gd	Tb	Dy	Ho	Er	Tm	Yb	Lu	LREE	HREE	ΣREE	LREE/HREE	δEu	δCe
Xf09	/	$P_3^{3b}\epsilon_1 dy$	藻席硅质白云岩	0.26	0.10	0.10	0.12	0.03	0.09	0.02	0.01	0.02	0.00	0.01	0.00	0.01	0.00	0.01	0.00	0.37	0.05	0.42	7.40	2.34	0.50
Xf10	/	$P_3^{3b}\epsilon_1 dy$	郝壳状白云岩	0.17	0.17	0.20	0.28	0.04	0.15	0.03	0.01	0.03	0.00	0.02	0.00	0.01	0.00	0.01	0.00	0.71	0.07	0.78	10.14	1.56	0.72
Xf11	/	$P_3^{3b}\epsilon_1 dy$	白云岩	0.17	0.23	0.11	0.10	0.02	0.08	0.02	0.01	0.02	0.00	0.02	0.01	0.02	0.00	0.01	0.00	0.34	0.08	0.42	4.25	2.35	0.49
Ls01	42~46	$P_3^{1d}q$	变质砂岩	8.25	36.03	37.51	78.33	9.08	34.69	8.20	1.35	6.84	1.29	7.66	1.75	4.91	0.80	4.95	0.65	169.16	28.85	198.01	5.86	0.85	0.98
Ls02	150~154	$P_3^{1d}q$	变质砂岩	8.52	32.93	40.96	83.95	9.43	35.92	8.41	1.50	6.92	1.28	7.20	1.59	4.33	0.68	4.21	0.56	180.17	26.77	206.94	6.73	0.93	0.99
Ls03	252~254	$P_3^{1d}q$	变质凝灰岩	7.26	31.01	35.91	74.66	8.37	31.88	7.66	1.36	6.39	1.19	6.82	1.50	4.23	0.67	4.11	0.54	159.84	25.45	185.29	6.28	0.92	0.99
Ls04	348~350	$P_3^{1d}q$	变质砂岩	8.78	30.39	39.48	78.34	8.80	32.64	7.61	1.35	6.10	1.15	6.55	1.45	4.06	0.64	3.94	0.54	168.22	24.43	192.65	6.89	0.93	0.97
Ls05	448~450	$P_3^{1d}q$	变质砂岩	8.03	34.88	43.22	87.17	9.82	36.70	8.58	1.56	6.89	1.31	7.42	1.64	4.61	0.74	4.55	0.60	187.05	27.76	214.81	6.74	0.96	0.98
Ls06	502~504	$P_3^{1d}q$	变质粉砂岩	9.79	33.21	46.92	94.89	10.79	39.99	9.19	1.63	6.98	1.31	7.42	1.62	4.34	0.67	4.17	0.54	203.41	27.05	230.46	7.52	0.96	0.97
Ls07	548~550	$P_3^{1d}q$	变质砂岩	12.13	31.84	49.38	98.86	11.26	42.56	9.86	1.76	7.47	1.33	7.24	1.56	4.26	0.67	3.99	0.52	213.68	27.04	240.72	7.90	0.96	0.97
Ls08	652~654	$P_3^{1d}q$	变质砂岩	12.47	30.96	47.80	95.51	10.80	40.52	9.19	1.68	7.19	1.31	7.14	1.55	4.27	0.67	4.06	0.51	205.50	26.70	232.20	7.70	0.97	0.99
Ls09	748~752	$P_3^{1d}q$	凝灰质板岩	7.30	26.19	41.58	83.26	9.14	33.30	7.40	1.19	5.52	1.05	5.81	1.28	3.59	0.59	3.65	0.48	175.87	21.97	197.84	8.01	0.88	0.99
Ls10	850~852	$P_3^{1d}q$	粉砂质板岩	11.41	31.83	52.03	102.78	11.71	42.88	9.70	1.60	7.52	1.35	7.42	1.60	4.37	0.68	4.14	0.53	220.70	27.61	248.31	7.99	0.88	0.96
Ls11	952~954	$P_3^{1d}q$	凝灰质板岩	9.92	34.76	50.13	91.89	10.70	39.59	8.26	1.33	7.08	1.10	6.73	1.35	3.88	0.59	3.95	0.58	201.90	25.26	227.16	7.99	0.82	0.91
Ls12	1000~1002	$P_3^{1d}q$	变质砂岩	6.91	29.71	51.38	93.77	10.62	38.75	7.84	1.34	6.49	0.98	5.89	1.17	3.35	0.51	3.49	0.51	203.70	22.39	226.09	9.10	0.88	0.92
Ls13	1052~1054	$P_3^{1d}q$	凝灰质板岩	9.14	29.35	45.75	83.99	9.80	36.10	7.38	1.23	6.24	0.95	5.72	1.16	3.38	0.51	3.48	0.52	184.25	21.96	206.21	8.39	0.85	0.91
Ls14	1152~1154	$P_3^{1d}q$	凝灰质板岩	12.32	31.37	48.34	89.89	10.45	39.06	8.10	1.42	6.96	1.02	6.20	1.24	3.57	0.54	3.66	0.54	197.26	23.73	220.99	8.31	0.89	0.92

续表

单位（μg/g）

样品编号	孔深(m)	热储含水层	岩性	Sc	Y	La	Ce	Pr	Nd	Sm	Eu	Gd	Tb	Dy	Ho	Er	Tm	Yb	Lu	LREE	HREE	ΣREE	LREE/HREE	δEu	δCe
Ls15	1248~1250	$Pt_3^{1d}q$	凝灰质板岩	13.15	30.64	46.42	85.11	9.97	37.72	7.80	1.36	6.66	1.00	6.10	1.22	3.51	0.54	3.61	0.54	188.38	23.18	211.56	8.13	0.89	0.91
Ls16	1352~1354	$Pt_3^{1d}q$	凝灰质板岩	10.75	36.59	45.20	83.64	9.79	36.88	7.81	1.38	7.08	1.11	6.99	1.43	4.12	0.63	4.24	0.62	184.70	26.22	210.92	7.04	0.87	0.92
Ls17	1452~1454	$Pt_3^{1d}q$	凝灰质板岩	10.76	36.79	43.11	80.72	9.46	35.91	7.78	1.35	7.05	1.12	7.01	1.42	4.11	0.64	4.34	0.64	178.33	26.33	204.66	6.77	0.86	0.92
Ls18	1512~1516	$Pt_3^{1d}q$	凝灰质板岩	6.89	37.40	40.79	76.60	8.84	33.22	7.29	1.32	6.83	1.10	7.06	1.46	4.27	0.66	4.54	0.67	168.06	26.59	194.65	6.32	0.88	0.93
Ls19	1564~1566	$Pt_3^{1d}q$	粉砂质板岩	6.96	44.40	41.80	79.48	9.48	36.15	8.21	1.32	7.78	1.29	8.36	1.74	5.06	0.79	5.32	0.78	176.44	31.12	207.56	5.67	0.78	0.92
Ls20	1750	$Pt_3^{1d}w$	粉砂质板岩	7.73	39.72	40.03	75.87	8.95	34.26	7.70	1.34	7.22	1.17	7.55	1.55	4.56	0.70	4.84	0.71	168.15	28.30	196.45	5.94	0.85	0.92
Ls21	1866~1868	$Pt_3^{1d}w$	变质粉砂岩	8.21	36.43	38.21	71.60	8.37	31.76	7.03	1.25	6.62	1.06	6.88	1.40	4.09	0.63	4.36	0.64	158.22	25.68	183.90	6.16	0.86	0.92
Ls22	1920~1922	$Pt_3^{1d}w$	变质粉砂岩	12.89	33.97	38.76	73.55	8.55	32.53	7.12	1.32	6.51	1.03	6.49	1.33	3.84	0.59	4.05	0.60	161.83	24.44	186.27	6.62	0.91	0.93
Ls23	1944~1946	$Pt_3^{1d}w$	变质粉砂岩	5.72	34.63	38.63	72.04	8.16	30.15	6.59	1.04	6.01	1.00	6.39	1.34	3.95	0.63	4.36	0.64	156.61	24.32	180.93	6.44	0.78	0.94
Ls24	1962~1964	$Pt_3^{1d}w$	变质粉砂岩	8.69	33.06	38.82	72.65	8.36	31.28	6.76	1.20	6.16	0.97	6.24	1.29	3.77	0.59	4.04	0.59	159.07	23.65	182.72	6.73	0.87	0.93

附表5　研究区理疗温泉感官性状测试分析结果表

理疗温泉编号	地理位置	热储含水层	色（度）	浑浊度（NTU）	臭和味	可见物	备注
DR14	遵义市赤水市旺隆镇热井	$T_{1-2}j$	85	130.00	有强烈异味	正常视力可见沉淀	调查
DR167	安顺市黄果树旅游区白水乡郎官2号地热井	T_2g	90	67.12	有明显铁锈味	正常视力可见外来异物	调查
DR177	黔西南州兴仁县城南街道办帝贝酒店地热井	$T_{1-2}j$	17	<3	煮沸前后无异臭和味	浓黄	引用
DR180	黔西南州兴义市坪东街道办西路田热井	$T_{1-2}j\cdot T_2g$	<5	15.00	煮沸前后无异臭和味	黄色絮状物	引用
S17	六盘水市盘县乐民镇西口河温泉	P_2q-m	<5	<3	煮沸前后无异臭和味	无正常视力可见外来异物	调查
S18	黔西南州普安县楼下镇上屯村下屯温泉	P_2q-m	<15	<3	煮沸前后无异臭和味	透明	引用
DR59	遵义市红花岗区忠庄镇114队基地1号地热井	P_2q-m	50	>10	有明显臭鸡蛋气味	无正常视力可见外来异物	引用
DR115	贵阳市乌当区万象泉泉度假酒店	P_2q-m	<1	0.87	煮沸前后无异臭和味	无正常视力可见外来异物	引用
DR116	贵阳市乌当区中天牛奶厂地热井	P_2q-m	<1	0.92	煮沸前后无异臭和味	无正常视力可见外来异物	引用
DR129	贵阳市云岩区金关关社区（111队基地内）三桥地热井	P_2q-m	30	15.00	煮沸前后无异臭和味	红色沉淀	引用
DR134	贵阳市清镇市纺织厂地热井	P_2q-m	<5	0.65	煮沸前后无异臭和味	无正常视力可见外来异物	引用
DR168	黔西南州晴隆县光照镇地热井	P_2q-m	<5	<3	煮沸前后无异臭和味	无正常视力可见外来异物	调查
DR170	六盘水市盘县刘官镇大凹子（胜境温泉）1号地热井	P_2q-m	15	7.82	有轻微铁锈味	正常视力可见少量异物	调查
DR175	黔西南州贞丰县小屯乡簸箕田竖井	P_2q-m	<5	<1	煮沸前后无异臭和味	无正常视力可见外来异物	调查
DR176	黔西南州贞丰县者相镇纳坎村三岔河地热井	P_2q-m	<5	<3	煮沸前后无异臭和味	无正常视力可见外来异物	引用

续表

理疗温泉编号	地理位置	热储含水层	色（度）	浑浊度（NTU）	臭和味	可见物	备注
DR178	黔西南州兴义市义龙新区鲁屯镇体育公园地热井	$P_2q\text{-}m$	25	19.42	有铁锈味	正常视力可见少量异物	调查
DR181	黔西南州安龙县新安镇元宝山村招提地热井	$P_2q\text{-}m$	<1	10.90	煮沸前后无异臭和味	微量沉淀	引用
DR184	黔西南州安龙县木咱镇金州农耕园地热井	$P_2q\text{-}m$	<5	<3	有轻微锈铁味	无正常视力可见外来异物	调查
DR143	六盘水市水城县阿戛乡法那村马场1号地热井	C_2P_1m	<5	<3	煮沸前后无异臭和味	无正常视力可见外来异物	引用
DR156	安顺市西秀区希尔顿酒店2号热井	C_2P_1m、$P_2q\text{-}m$	<5	<3	煮沸前后无异臭和味	无正常视力可见外来异物	调查
DR157	安顺市西秀区虹山湖百灵温泉希尔顿酒店1号地热井	C_2P_1m、$P_2q\text{-}m$	18	12.00	煮沸前后无异臭和味	淡黄	引用
DR161	安顺市西秀区多彩万象城2号地热井	C_2P_1m、$P_2q\text{-}m$	<15	<3	煮沸前后无异臭和味	透明	引用
DR172	黔西南州普安县盘水街道办云盘社区苗场地热井	$C_2h\text{-}C_2P_1m$	<5	<3	煮沸前后无异臭和味	无正常视力可见外来异物	调查
DR148	安顺市平坝区城关镇大寨村黎阳技校地热井	D_2d	<5	<3	煮沸前后无异臭和味	无正常视力可见外来异物	引用
DR150	贵阳市花溪区青宏业化工厂内	$D_2d\text{-}D_3gp$	<5	1.39	煮沸前后无异臭和味	无正常视力可见外来异物	调查
DR158	黔南州都匀市小围寨镇纸房村龙井地热井	D_2d^2、D_3y	<5	<3	煮沸前后无异臭和味	无正常视力可见外来异物	引用
DR164	六盘水市盘县普古乡卧落村娘山地热井	$D_3C_1wz\text{-}C_1m$	<5	<3	煮沸前后无异臭和味	无正常视力可见外来异物	调查
DR179	黔南州望谟县平洞镇地热井	D_3r	<5	<3	煮沸前后无异臭和味	无正常视力可见外来异物	调查
S2	铜仁市沿河县和平镇崔家村温泉	$O_1t\text{-}h$	<1	1.12	煮沸前后无异臭和味	无正常视力可见外来异物	引用
S3	遵义市务川县丰乐镇官坝村池坪温泉	$O_1t\text{-}h$	<1	0.29	煮沸前后无异臭和味	无正常视力可见外来异物	引用

续表

理疗温泉编号	地理位置	热储含水层	色(度)	浑浊度(NTU)	臭和味	可见物	备注
S4	遵义市习水县桑木镇河坝村两岔河温泉	$\epsilon_{3-4}O_1l$	<5	<3	煮沸前无异臭和味	无正常视力可见外来异物	调查
S5	铜仁市印江县天堂镇红山村温塘温泉	$O_1t\text{-}h$	0	0.00	煮沸前后无异臭和味	无正常视力可见外来异物	引用
S7	铜仁市印江县新寨镇望村温塘温泉	$O_1t\text{-}h$	<1	0.03	煮沸前后无异臭和味	无正常视力可见外来异物	引用
S9	铜仁市石阡县花桥镇凯峡河施场温泉	$O_1t\text{-}h$	<5	<3	煮沸前后无异臭和味	无正常视力可见外来异物	引用
S10	铜仁市石阡县区区凯峡河溶洞温泉	$\epsilon_{3-4}O_1l\text{-}O_1t\text{-}h$	<1	1.50	煮沸前后无异臭和味	无正常视力可见外来异物	引用
S12	铜仁市石阡县城南温泉古井	$\epsilon_2q\text{-}O_1t\text{-}h$	<1	0.30	煮沸前后无异臭和味	无正常视力可见外来异物	引用
DR2	铜仁市沿河县洪渡镇王坨村地热井	ϵ_3g	15	10.00	煮沸前后无异臭和味	少量黄色沉淀	引用
DR3	铜仁市沿河县和平镇虎头村子坪地热井	$\epsilon_{3-4}O_1l\text{-}O_1t\text{-}h$	15	10.00	煮沸前后无异臭和味	少量淡黄色沉淀	引用
DR8	遵义市正安县瑞溪镇水车坝	$\epsilon_{3-4}O_1l\text{-}O_1t\text{-}h$	<5	<3	煮沸前后无异臭和味	无正常视力可见外来异物	调查
DR18	铜仁市松桃县蓼皋镇大坪村地热井	ϵ_2q	<1	5.40	煮沸前后无异臭和味	细小白色物质	引用
DR22	遵义市绥阳县温泉镇(水晶温泉)3号地热井	$\epsilon_2q\text{-}\epsilon_{3-4}O_1l$	<5	<3	煮沸前后无异臭和味	无正常视力可见外来异物	调查
DR24	遵义市绥阳县温泉镇(水晶温泉)1号地热井	$\epsilon_2q\text{-}\epsilon_{3-4}O_1l$	<5	<3	煮沸前后无异臭和味	无正常视力可见外来异物	调查
DR27	铜仁市思南县英武溪镇温塘村安家寨2号地热井	$\epsilon_2q\text{-}\epsilon_{3-4}O_1l$	<5	<3	煮沸前后无异臭和味	无正常视力可见外来异物	引用
DR28	铜仁市思南县英武溪镇温塘村安家寨1号地热井	$\epsilon_2q\text{-}\epsilon_{3-4}O_1l$	<1	0.09	煮沸前后无异臭和味	无正常视力可见外来异物	引用
DR60	遵义市播州区保利社区金新组地热井	$\epsilon_{3-4}O_1l\text{-}O_1t\text{-}h$	<5	<3	煮沸前后无异臭和味	无正常视力可见外来异物	引用
DR62	铜仁市石阡县汤山镇白塔地热井	$\epsilon_2q\text{-}O_1t\text{-}h$	<5	<3	煮沸前后无异臭和味	无正常视力可见外来异物	调查

续表

理疗温泉编号	地理位置	热储含水层	色（度）	浑浊度（NTU）	臭和味	可见物	备注
DR63	铜仁市石阡县汤山镇城南温泉原县政府（老公安局）地热井	$\text{€}_{3-4}o_1l-O_1t-h$	<1	0.01	煮沸前后无异臭异味	无正常视力可见外来异物	引用
DR65	铜仁市石阡县汤山镇城南酒店锅厂地热井	$\text{€}_{3-4}o_1l-O_1t-h$	<1	0.01	煮沸前后无异臭异味	无正常视力可见外来异物	引用
DR66	铜仁市石阡县汤山镇城南温泉吴家湾地热井	$\text{€}_{3-4}o_1l-O_1t-h$	<1	0.01	煮沸前后无异臭异味	无正常视力可见外来异物	引用
DR69	铜仁市石阡县中坝镇江坡地热井	€_3g-O_1t-h	<5	<3	煮沸前后无异臭和味	无正常视力可见外来异物	调查
DR70	铜仁市石阡县中坝镇桥边地热井	$\text{€}_{3-4}o_1l-O_1t-h$	<5	<3	煮沸前后无异臭异味	无正常视力可见外来异物	引用
DR74	毕节市七星关区海子街地热井	$\text{€}_{3-4}o_1l-O_1t-h$	<1	5.00	煮沸前后无异臭异味	有细小黄色物质	引用
DR82	毕节市七星关区鸭池上坝地热井	€_2q-O_1t-h、P_2q-m	<5	<3	煮沸前后无异臭和味	无正常视力可见外来异物	引用
DR96	贵阳市修文镇六广镇翠泉地热井	$\text{€}_2q-\text{€}_{3-4}o_1l$	<1	1.32	煮沸前后无异臭异味	无正常视力可见外来异物	引用
DR117	贵阳市乌当区东风镇头堡村鱼洞峡地热井	$\text{€}_{3-4}o_1l$	72	5.40	煮沸前后无异臭异味	无正常视力可见外来异物	引用
DR118	贵阳市乌当区东风镇东风湾国际温泉	$\text{€}_2q-\text{€}_{3-4}o_1l$	65	32.13	有明显异味	正常视力可见黄色沉淀	调查
DR120	贵阳市乌当区新添寨小河口（贵御温泉）2号地热井	$\text{€}_{3-4}o_1l$	55	34.22	有明显异味	正常视力可见黄色沉淀	调查
DR123	贵阳市观山湖区金华镇翁贡（观山湖区生态泉旅游度假区）地热井	$\text{€}_2q-\text{€}_{3-4}o_1l$	<1	2.10	煮沸前后无异臭异味	无正常视力可见外来异物	引用
DR136	贵阳市乌当区龙洞堡多彩贵州城地热井	$\text{€}_{3-4}o_1l$	<5	<3	煮沸前后无异臭异味	无正常视力可见外来异物	引用
DR139	贵阳南明区龙洞堡翠湖	$\text{€}_{3-4}o_1l-O_1t-h$	75	62.38	有明显异味	正常视力可见黄褐色沉定物	调查
DR151	安顺市平坝区高峰镇鱼孔村东吹地热井	€_2q-O_1t-h	<5	<3	煮沸前后无异臭异味	无正常视力可见外来异物	引用
S8	遵义市仁怀市中枢镇盐津河温泉	$Pt_3^{3b}-\text{€}_1dy$	<5	<3	煮沸前后无异臭和味	无正常视力可见外来异物	调查

续表

理疗温泉编号	地理位置	热储含水层	色(度)	浑浊度(NTU)	臭和味	可见物	备注
S11	遵义市播州区枫香镇水村枫香温泉	Pt_3^{3b} $\epsilon_1 dy$	<5	<3	煮沸前后无异臭和味	无正常视力可见外来异物	调查
S13	贵阳市息烽县温泉镇息烽温泉	Pt_3^{3b} $\epsilon_1 dy$	<5	<3	煮沸前后无异臭和味	无正常视力可见外来异物	调查
S15	贵阳市开阳县城关镇马岔河温泉	Pt_3^{3b} $\epsilon_1 dy$	<1	1.16	煮沸前后无异臭异味	无正常视力可见外来异物	引用
DR1	遵义市道真县大磏镇文家坝村红花园地热井	Pt_3^{3b} $\epsilon_1 dy$	<5	<3	煮沸前后无异臭和味	/	调查
DR6	遵义市桐梓县木瓜镇符猎场地热井	Pt_3^{3b} $\epsilon_1 dy$	<1	27.00	煮沸前后无异臭和味	/	引用
DR16	铜仁市德江伟才学校地热温泉井	Pt_3^{3b} $\epsilon_1 dy$	65	35.27	有明显铁锈味	正常视力可见黄色异物	调查
DR17	铜仁市德江县青龙街道办烧鸡湾地热井	Pt_3^{3b} $\epsilon_1 dy$	<1	12.60	煮沸前后无异臭和味	细小棕色物质	引用
DR21	遵义市习水县桑木镇上坝村下坝地热井	Pt_3^{3b} $\epsilon_1 dy$	<15	<3	煮沸前后无异臭和味	透明	引用
DR26	遵义市凤冈县水安镇长水田地热井	Pt_3^{3b} $\epsilon_1 dy$	<5	<3	煮沸前后无异臭和味	无正常视力可见外来异物	引用
DR34	遵义市绥阳县洋川镇雅泉地热井	Pt_3^{3b} $\epsilon_1 dy$	12	8.21	有明显臭鸡蛋气味	无正常视力可见外来异物	引用
DR36	遵义市绥阳县风华镇官庄地热井	Pt_3^{3b} $\epsilon_1 dy$	<5	<3	煮沸前后无异臭和味	无正常视力可见外来异物	引用
DR37	遵义市新蒲新区新舟镇朗家坝地热井	Pt_3^{3b} $\epsilon_1 dy$	<15	<3	煮沸前后无异臭和味	透明	引用
DR42	遵义市仁怀市中枢镇两路口（领秀美宅）地热井	Pt_3^{3b} $\epsilon_1 dy$	<15	<3	煮沸前后无异臭和味	透明	引用
DR43	遵义市汇川区董公寺镇水井湾（浩鑫温泉）地热井	Pt_3^{3b} $\epsilon_1 dy$	<1	0.47	煮沸前后无异臭异味	无正常视力可见外来异物	引用
DR45	遵义市汇川区董公寺镇后山沟（汇川国际温泉）地热井	Pt_3^{3b} $\epsilon_1 dy$	<1	0.27	煮沸前后无异臭异味	无正常视力可见外来异物	引用
DR50	遵义市湄潭县黄家坝镇国际温泉酒店地热井	Pt_3^{3b} $\epsilon_1 dy$	<1	1.11	煮沸前后无异臭异味	无正常视力可见外来异物	引用

续表

理疗温泉编号	地理位置	热储含水层	色（度）	浑浊度（NTU）	臭和味	可见物	备注
DR53	遵义市红花岗区金鼎镇海龙镇温泉村半边街（海龙温泉）地热井钻孔	Pt_3^{3b}-Є$_1dy$	<1	0.34	煮沸前后无异臭异味	无正常视力可见外来异物	引用
DR55	遵义市仁怀市坛厂镇（霞霏温泉）热水钻孔	Pt_3^{3b}-Є$_1dy$	<5	<3	煮沸前后无异臭异味	无正常视力可见外来异物	调查
DR68	毕节市金沙县西洛街道办申家地热井	Pt_3^{3b}-Є$_1dy$	<1	0.68	煮沸前后无异臭异味	无正常视力可见外来异物	引用
DR71	毕节市金沙县安底镇（安底温泉）热水钻孔	Pt_3^{3b}-Є$_1dy$	<1	3.50	煮沸前后无异臭异味	有细小白色物质	引用
DR72	遵义市播州区尚嵇镇乌江村高库湾地热井	Pt_3^{3b}-Є$_1dy$	35	8.00	铁锈味	少量黄色沉淀	引用
DR73	遵义市播州区尚嵇镇乌江村高库湾地热井	Pt_3^{3b}-Є$_1dy$	<15	<3	煮沸前后无异臭异味	透明	引用
DR77	铜仁市玉屏县朱家场镇鱼塘花花泉地热井	Pt_3^{3b}-Є$_1dy$	<5	<3	煮沸前后无异臭异味	无正常视力可见外来异物	引用
DR78	毕节市百里杜鹃风景名胜区大水乡竹林寨地热井	Pt_3^{3b}-Є$_1dy$	<5	<3	煮沸前后无异臭异味	无正常视力可见外来异物	引用
DR81	黔东南州岑巩县思阳镇新兴地热井	Pt_3^{3b}-Є$_1dy$	<5	<3	煮沸前后无异臭异味	无正常视力可见外来异物	调查
DR83	毕节市赫章县六曲河镇明祥地热井	Pt_3^{3b}-Є$_1dy$、Є$_2q$-Є$_{3-4}O_1l$	15	15.65	有轻微铁锈味	正常视力可见少量异物	调查
DR85	毕节市百里杜鹃鹏程管理区启化2号地热井	Pt_3^{3b}-Є$_1dy$	50	80.00	强烈铁锈味	正常视力可见红色沉淀	引用
DR86	贵阳市息烽县息烽温泉疗养院地热井	Pt_3^{3b}-Є$_1dy$	<5	<3	煮沸前后无异臭异味	无正常视力可见外来异物	调查
DR87	黔南州瓮安县猴场镇千年古邑旅游景区地热井	Pt_3^{3b}-Є$_1dy$	<1	0.10	煮沸前后无异臭异味	无正常视力可见外来异物	引用
DR90	黔南州瓮安县银盏乡新场村果坪地热井	Pt_3^{3b}-Є$_1dy$	<1	0.12	煮沸前后无异臭异味	无正常视力可见外来异物	引用

续表

理疗温泉编号	地理位置	热储含水层	色(度)	浑浊度(NTU)	臭和味	可见物	备注
DR91	毕节市赫章县后河村沙树林地热井	$Pt_3^{3b}Є_1dy$	<5	<3	有轻微铁锈味	无正常视力可见外来异物	调查
DR95	贵阳市息烽县永靖镇新萝地热井	$Pt_3^{3b}Є_1dy$	<1	6.30	煮沸前后无异臭异味	有细小白色物	引用
DR97	贵阳市息烽县石硐镇胡家湾地热井	$Pt_3^{3b}Є_1dy$	<1	1.87	煮沸前后无异臭和味	无正常视力可见外来异物	引用
DR98	贵阳市开阳县双流镇白马村土寨地热井	$Pt_3^{3b}Є_1dy$	<5	<3	煮沸前后无异臭和味	无正常视力可见外来异物	引用
DR103	贵阳市清镇市新店镇鸭池河地热井	$Pt_3^{3b}Є_1dy$	<1	0.86	煮沸前无异臭异味	无正常视力可见外来异物	引用
DR110	贵阳市乌当区新堡乡香纸沟地热井	$Pt_3^{3b}Є_1dy$	0	0.70	煮沸前无异臭和味	无正常视力可见外来异物	引用
DR121	贵阳市乌当区新添寨保利3号地热井	$Pt_3^{3b}Є_1dy$	35	28.74	有明显铁锈味	正常视力可见异物	调查
DR124	贵阳市乌当区新添寨保利1号地热井	$Pt_3^{3b}Є_1dy$、$Є_{3-4}O_1l$	50	28.76	有明显异味	正常视力可见黄色沉淀	调查
DR125	贵阳市乌当区新添寨保利2号地热井	$Pt_3^{3b}Є_1dy$	<1	1.22	煮沸前无异臭异味	无正常视力可见外来异物	引用
DR135	贵阳市清镇市庙儿坡地热井	$Pt_3^{3b}Є_1dy$	<5	<3	煮沸前后无异臭异味	无正常视力可见外来异物	引用
S14	黔东南州黄平县浪洞乡温水塘四组温泉	$Pt_3^{1d}q$	<5	<3	煮沸前后无异臭和味	无正常视力可见外来异物	引用
DR29	铜仁市松桃县平头乡连塘村柑子园地热井	$Pt_3^{1d}q$	<1	25.00	煮沸前无异臭和味	细小白色物质	引用
DR38	铜仁市江口县太平镇老街地热井	$Pt_3^{1d}q$	<5	<3	煮沸前无异臭异味	无正常视力可见外来异物	引用
DR40	铜仁市江口县太平镇太平社区苗匡地热井	$Pt_3^{1d}q$	<5	<3	煮沸前无异臭和味	无正常视力可见外来异物	引用
DR41	铜仁市碧江区漾头镇九龙村九龙地热井	$Pt_3^{1d}q$	<1	0.01	煮沸前后无异臭异味	无正常视力可见外来异物	引用
DR49	铜仁市碧江区坝黄镇坪坡组马湖塘地热井	$Pt_3^{1d}q$	<1	0.01	煮沸前后无异臭异味	无正常视力可见外来异物	引用
DR79	遵义市余庆县小腮镇官庄1号地热井	$Pt_3^{1d}q$	<1	0.02	煮沸前后无异臭异味	无正常视力可见外来异物	引用
DR80	遵义市余庆县小腮镇官庄2号地热井	$Pt_3^{1d}q$	<1	12.10	煮沸前后无异臭异味	有细小黄色物质	引用
DR92	黔南州瓮安县永和镇红岩村老坟明地热井	$Pt_3^{1d}q$	0	0.00	煮沸前后无异臭和味	无正常视力可见外来异物	引用

续表

理疗温泉编号	地理位置	热储含水层	色（度）	浑浊度（NTU）	臭和味	可见物	备注
DR93	黔东南州天柱县邦洞镇地热井	$Pt_3^{1d}q$	<5	<3	煮沸前后无异臭和味	无正常视力可见外来异物	调查
DR105	黔东南州剑河县剑河温泉旅游区 2 号地热井	$Pt_3^{1d}q$	<5	<3	煮沸前后无异臭和味	无正常视力可见外来异物	调查
DR106	黔东南州剑河县剑河温泉旅游区 1 号地热井	$Pt_3^{1d}q$	<5	<3	煮沸前后无异臭和味	无正常视力可见外来异物	调查
DR107	黔东南州剑河县剑河温泉旅游区 3 号地热井	$Pt_3^{1d}q$	<5	<3	煮沸前后无异臭和味	无正常视力可见外来异物	调查
DR112	贵阳市乌当区水田镇杨家湾	$Pt_3^{1d}q$	<5	<3	煮沸前后无异臭和味	无正常视力可见外来异物	调查
DR114	黔东南州台江县台拱镇南市地热井	$Pt_3^{1d}w$	<1	0.18	煮沸前后无异臭异味	无正常视力可见外来异物	引用
DR128	黔东南州凯里市三棵树镇挂丁地热井	$Pt_3^{1d}q$	<5	<3	煮沸前后无异臭和味	无正常视力可见外来异物	调查
DR146	黔东南州雷山县丹江镇陶尧地热井	$Pt_3^{1d}q$	<5	<3	煮沸前后无异臭和味	无正常视力可见外来异物	调查
DR152	黔东南州黎平县德凤镇地热井	$Pt_3^{1d}p$	35	27.66	煮沸前后无异臭和味	正常视力可见少量异物	调查
DR154	黔南州都匀市甘塘茶都格尼斯大酒地热井	$Pt_3^{1d}q$	<1	0.11	煮沸前后无异臭异味	无正常视力可见外来异物	引用
DR165	黔东南州榕江县忠诚镇地热井	$Pt_3^{1d}q$	<5	<3	煮沸前后无异臭和味	无正常视力可见外来异物	调查

注："调查"数据指本次工作所采集的温泉水样测试结果；"引用"数据来源于贵州省温泉、地热井历年勘查、评价等报告

附表6 研究区理疗温泉主要水化学组分测试分析及水化学类型特征表

单位: (mg/L)

理疗温泉编号	热储含水层	pH	总硬度	K^+	Na^+	Ca^{2+}	Mg^{2+}	SO_4^{2-}	HCO_3^-	Cl^-	Sr^{2+}	Li^+	F^-	水化学类型	备注
DR14	$T_{1-2}j$	6.32	13532.61	214.00	24320.00	4461.71	564.65	2.00	81.95	47661.50	111.47	0.53	1.00	$Cl-Na$	调查
DR167	T_2g	7.40	336.39	2.70	11.50	85.62	29.26	140.00	243.38	8.83	4.28	0.02	1.08	$HCO_3 \cdot SO_4 - Ca \cdot Mg$	调查
DR177	$T_{1-2}j$	7.60	1537.37	9.40	51.80	420.34	118.38	1480.00	117.56	9.37	4.35	<0.01	3.00	$SO_4 - Ca \cdot Mg$	引用
DR180	$T_{1-2}j-T_2g$	7.20	307.83	1.60	18.40	66.78	24.26	53.00	342.89	7.97	0.47	<0.01	<0.10	$HCO_3 - Ca \cdot Mg$	引用
S17	P_2q-m	7.79	157.65	0.50	9.40	48.26	8.97	22.00	184.85	1.96	0.20	<0.01	<0.10	$HCO_3 - Ca$	调查
S18	P_2q-m	7.50	179.57	1.80	43.60	53.08	11.42	132.00	160.02	2.81	0.14	<0.01	0.40	$SO_4 \cdot HCO_3 - Ca \cdot Na$	引用
DR59	P_2q-m	7.80	1079.82	46.66	199.98	268.04	99.50	1320.00	283.61	4.25	13.24	0.12	2.00	$SO_4 - Ca$	引用
DR15	P_2q-m	7.40	185.98	4.00	3.70	39.38	21.29	20.00	212.27	1.89	1.64	0.01	0.77	$HCO_3 - Ca \cdot Mg$	引用
DR116	P_2q-m	7.62	296.18	7.66	10.95	53.61	39.66	19.25	242.47	83.15	2.10	0.03	1.38	$SO_4 \cdot HCO_3 - Ca$	引用
DR129	P_2q-m	6.90	336.02	1.70	10.60	86.21	29.28	28.00	233.64	99.31	1.10	0.01	1.48	$HCO_3 \cdot Cl-Ca \cdot Mg$	引用
DR134	P_2q-m	7.25	102.61	1.52	13.91	21.88	11.65	16.57	145.83	3.49	0.38	0.01	0.62	$HCO_3 - Ca$	引用
DR168	P_2q-m	7.51	314.86	2.90	24.40	86.40	24.07	152.00	228.16	16.67	31.02	0.09	1.60	$HCO_3 \cdot SO_4 - Ca \cdot Mg$	调查
DR170	P_2q-m	7.76	141.47	3.20	181.00	38.14	10.86	360.00	157.12	18.63	1.47	0.06	2.96	$SO_4 - Na$	调查
DR175	P_2q-m	7.30	408.42	1.60	268.00	119.87	26.43	760.00	219.39	12.86	4.58	0.01	2.50	$SO_4 - Na \cdot Ca$	调查
DR176	P_2q-m	7.24	211.02	2.21	21.10	59.72	14.91	66.76	193.64	6.98	1.76	0.02	3.73	$HCO_3 - Ca \cdot Mg$	引用
DR178	P_2q-m	8.20	202.53	9.10	75.00	48.26	19.35	172.00	227.98	12.75	8.10	0.09	1.60	$HCO_3 \cdot SO_4 - Na \cdot Ca$	调查
DR181	P_2q-m	7.40	313.01	2.11	4.57	49.73	45.74	26.48	357.26	4.58	2.05	0.01	0.46	$HCO_3 - Ca \cdot Mg$	引用
DR184	P_2q-m	7.02	167.03	1.60	8.50	49.81	9.91	18.00	191.01	2.94	1.37	0.01	2.80	$HCO_3 - Ca$	调查
DR43	C_2P_1m	7.80	213.10	0.50	0.70	78.45	4.18	28.00	223.70	1.42	0.12	0.00	0.00	$HCO_3 - Ca$	引用
DR156	$C_2P_1m、P_2q-m$	7.63	136.18	2.10	18.30	34.25	12.27	6.00	197.17	1.47	1.69	0.02	4.00	$HCO_3 - Ca \cdot Mg$	调查
DR157	$C_2P_1m、P_2q-m$	7.60	402.53	5.10	24.80	82.76	47.57	100.00	372.83	32.07	0.23	0.00	0.00	$HCO_3 - Ca \cdot Mg$	引用
DR161	$C_2P_1m、P_2q-m$	7.40	145.35	4.00	9.90	38.52	11.94	16.00	176.34	4.69	1.60	0.01	3.70	$HCO_3 - Ca \cdot Mg$	引用

续表

理疗温泉编号	热储含水层	pH	总硬度	单位（mg/L）										水化学类型	备注
				K^+	Na^+	Ca^{2+}	Mg^{2+}	SO_4^{2-}	HCO_3^-	Cl^-	Sr^{2+}	Li^+	F^-		
DR172	$C_2h-C_2P_1m$	8.02	140.21	0.60	11.40	34.25	13.22	18.00	172.52	1.96	0.71	<0.01	0.86	HCO_3-Ca·Mg	调查
DR148	D_2d	7.40	154.36	3.60	22.60	40.36	12.49	16.00	216.29	8.45	2.05	<0.01	1.96	HCO_3-Ca	引用
DR150	D_2d-D_3gp	8.13	188.88	2.09	4.74	44.38	19.09	2.56	232.54	0.68	0.67	0.01	0.26	HCO_3-Ca·Mg	调查
DR158	D_2d^2、D_3y	6.80	2241.75	17.10	6.90	621.85	167.32	2000.00	139.89	39.86	5.87	0.18	1.80	SO_4-Ca·Mg	引用
DR164	$D_3C_1wz-C_1m$	7.95	183.26	2.20	16.10	40.47	19.82	57.00	191.01	2.94	3.36	0.01	0.50	HCO_3·SO_4-Ca·Mg	调查
DR179	D_3r	7.50	172.44	1.40	10.30	45.01	14.59	14.00	191.01	12.54	1.14	0.02	2.50	HCO_3-Ca·Mg	调查
S2	O_1t-h	7.00	149.64	10.00	147.00	44.52	9.34	20.00	137.16	248.06	13.70	0.42	1.84	Cl-Na	引用
S3	O_1t-h	7.10	327.07	7.90	1.20	97.60	20.25	152.00	218.80	2.36	2.67	0.00	0.50	HCO_3·SO_4-Ca	引用
S4	$Є_{3-4}O_1l$	7.17	697.52	13.30	59.50	212.61	40.47	570.00	160.20	78.61	9.32	0.10	1.68	SO_4-Ca	调查
S5	O_1t-h	7.00	995.83	10.80	4.40	302.00	58.67	840.00	173.08	3.71	11.50	0.25	1.78	SO_4-Ca	引用
S7	O_1t-h	7.10	720.24	15.10	1.50	223.34	39.48	550.00	189.41	2.78	12.28	0.27	2.41	SO_4-Ca	引用
S9	O_1t-h	7.63	200.95	1.40	3.10	53.08	16.61	40.00	195.94	1.87	0.63	0.01	0.10	HCO_3-Ca·Mg	引用
S10	$Є_{3-4}O_1l-O_1t-h$	7.50	207.72	2.60	3.20	65.10	10.97	53.00	182.88	6.95	0.56	0.01	0.18	HCO_3·SO_4-Ca	引用
S12	$Є_2q-O_1t-h$	7.30	392.99	5.70	7.40	109.41	29.06	248.00	182.88	2.78	4.26	0.04	0.75	SO_4·HCO_3-Ca·Mg	引用
DR2	$Є_3g$	7.31	2040.19	11.70	134.60	554.76	158.86	2040.00	88.17	48.74	8.97	1.02	2.80	SO_4-Ca·Mg	引用
DR3	$Є_{3-4}O_1l-O_1t-h$	7.22	2351.90	7.00	87.10	636.94	184.82	2400.00	127.36	4.69	8.44	0.53	2.80	SO_4-Ca·Mg	调查
DR8	$Є_{3-4}O_1l-O_1t-h$	7.85	215.83	3.80	3.90	54.32	19.29	60.00	195.17	1.98	5.67	0.00	1.08	HCO_3·SO_4-Ca·Mg	引用
DR18	$Є_2q$	7.72	265.92	5.36	10.00	54.72	29.94	46.54	296.26	13.19	0.97	0.02	0.30	HCO_3-Ca·Mg	引用
DR22	$Є_2q-Є_{3-4}O_1l$	7.54	432.08	7.30	2.20	110.18	38.11	264.00	203.33	2.89	15.96	0.06	0.70	SO_4·HCO_3-Ca·Mg	调查
DR24	$Є_2q-Є_{3-4}O_1l$	7.40	373.95	9.70	2.80	107.08	25.88	210.00	200.25	3.86	5.69	0.03	0.90	SO_4·HCO_3-Ca·Mg	调查
DR27	$Є_2q-Є_{3-4}O_1l$	7.30	701.16	10.70	2.00	213.51	40.76	570.00	139.19	3.78	5.56	0.04	1.80	SO_4-Ca	引用
DR28	$Є_2q-Є_{3-4}O_1l$	7.30	724.76	10.80	2.50	217.91	43.87	600.00	140.42	3.71	8.02	0.08	1.61	SO_4-Ca	引用

续表

理疗温泉编号	热储含水层	pH	总硬度	单位（mg/L）										水化学类型	备注
				K^+	Na^+	Ca^{2+}	Mg^{2+}	SO_4^{2-}	HCO_3^-	Cl^-	Sr^{2+}	Li^+	F^-		
DR60	$Є_{3-4}l\text{-}O_1t\text{-}h$	7.30	870.90	40.00	220.00	186.13	98.40	1180.00	253.37	4.72	6.96	0.19	3.00	$SO_4\text{-}Ca$	引用
DR62	$Є_2q\text{-}O_1t\text{-}h$	7.42	182.70	1.30	1.50	42.81	18.41	40.00	172.52	1.45	1.04	<0.01	0.30	$HCO_3\text{-}Ca\cdot Mg$	调查
DR63	$Є_{3-4}O_1l\text{-}O_1t\text{-}h$	7.40	183.29	1.20	1.00	40.69	19.74	43.00	169.81	1.85	1.50	0.10	0.20	$HCO_3\text{-}Ca\cdot Mg$	引用
DR65	$Є_{3-4}O_1l\text{-}O_1t\text{-}h$	7.70	379.31	5.80	7.60	101.27	30.71	248.00	173.08	3.24	4.59	0.09	0.77	$SO_4\cdot HCO_3\text{-}Ca\cdot Mg$	引用
DR66	$Є_{3-4}O_1l\text{-}O_1t\text{-}h$	7.40	149.02	4.20	110.00	30.74	17.55	94.00	352.69	5.56	1.26	0.03	2.09	$HCO_3\text{-}Na$	引用
DR69	$Є_3g\text{-}O_1t\text{-}h$	8.27	15.71	1.90	272.00	4.67	0.94	100.00	603.83	2.89	0.24	0.13	3.50	$HCO_3\text{-}Na$	调查
DR70	$Є_{3-4}O_1l\text{-}O_1t\text{-}h$	8.30	17.81	2.00	145.00	5.54	0.96	8.00	337.89	3.78	0.29	0.01	1.60	$HCO_3\text{-}Na$	引用
DR74	$Є_{3-4}O_1l\text{-}O_1t\text{-}h$	7.50	382.79	13.80	9.10	86.47	40.49	240.00	202.47	1.89	16.74	0.06	3.43	$SO_4\cdot HCO_3\text{-}Ca\cdot Mg$	引用
DR82	$Є_3g\text{-}O_1t\text{-}h$、$P_2q\text{-}m$	7.20	1093.45	11.40	38.30	277.57	96.90	1000.00	151.41	23.73	4.03	0.13	2.00	$SO_4\text{-}Ca\cdot Mg$	引用
DR96	$Є_2q\text{-}Є_{3-4}O_1l$	7.40	211.64	5.60	3.30	47.94	22.32	84.00	163.28	2.36	2.74	0.02	1.75	$HCO_3\cdot SO_4\text{-}Ca\cdot Mg$	引用
DR117	$Є_{3-4}O_1l$	7.32	1300.39	16.69	22.77	355.64	99.51	1138.33	159.75	5.55	8.94	0.09	1.47	$SO_4\text{-}Ca\cdot Mg$	引用
DR118	$Є_2q\text{-}Є_{3-4}O_1l$	7.06	1368.94	17.40	9.50	381.77	100.70	1200.00	120.15	0.48	11.47	0.11	2.40	$SO_4\text{-}Ca\cdot Mg$	调查
DR120	$Є_2q\text{-}Є_{3-4}O_1l$	7.18	694.29	14.50	13.80	189.33	53.64	530.00	209.49	5.79	5.58	0.07	1.80	$SO_4\text{-}Ca\cdot Mg$	调查
DR123	$Є_2q\text{-}Є_{3-4}O_1l$	7.10	175.43	5.60	39.70	44.52	15.57	60.00	248.19	4.73	0.74	0.06	1.10	$HCO_3\text{-}Ca\cdot Na$	引用
DR136	$Є_{3-4}O_1l$	7.40	162.47	4.30	77.40	32.53	19.73	160.00	202.47	4.69	0.23	0.05	0.50	$SO_4\cdot HCO_3\text{-}Na$	引用
DR139	$Є_{3-4}O_1l\text{-}O_1t\text{-}h$	7.06	1538.00	24.20	20.20	443.66	103.84	1320.00	144.80	63.66	13.46	0.13	3.40	$SO_4\text{-}Ca\cdot Mg$	调查
DR151	$Є_2q\text{-}O_1t\text{-}h$	7.40	156.42	1.10	2.20	32.94	17.98	6.00	188.48	1.90	0.04	<0.01	0.20	$HCO_3\text{-}Ca\cdot Mg$	引用
S8	$Pt_3^{3b}\text{-}Є_1dy$	7.36	486.33	37.90	306.00	137.34	34.82	380.00	258.78	414.78	15.00	0.15	1.20	$Cl\cdot SO_4\text{-}Na\cdot Ca$	调查
S11	$Pt_3^{3b}\text{-}Є_1dy$	7.55	224.76	1.30	3.00	52.76	22.59	57.00	200.25	3.86	0.32	0.01	0.20	$HCO_3\cdot SO_4\text{-}Ca\cdot Mg$	调查
S13	$Pt_3^{3b}\text{-}Є_1dy$	7.55	218.95	3.50	14.00	52.76	21.17	86.00	182.58	5.02	2.20	0.04	1.50	$HCO_3\cdot SO_4\text{-}Ca\cdot Mg$	调查
S15	$Pt_3^{3b}\text{-}Є_1dy$	7.60	196.67	1.00	4.00	35.96	25.96	21.60	222.06	1.89	0.31	0.01	0.19	$HCO_3\text{-}Mg\cdot Ca$	引用

续表

理疗温泉编号	热储含水层	pH	总硬度	单位（mg/L）K⁺	Na⁺	Ca²⁺	Mg²⁺	SO₄²⁻	HCO₃⁻	Cl⁻	Sr²⁺	Li⁺	F⁻	水化学类型	备注
DR1	Pt_3^{3b}-$\epsilon_1 dy$	7.44	140.34	15.00	231.00	38.80	10.35	200.00	270.72	158.40	0.54	0.06	3.60	Cl·HCO₃·SO₄-Na	调查
DR6	Pt_3^{3b}-$\epsilon_1 dy$	7.62	1350.43	24.98	18.18	396.06	87.36	1148.76	156.85	16.93	14.95	0.04	2.66	SO₄·HCO₃-Ca·Mg	引用
DR16	Pt_3^{3b}-$\epsilon_1 dy$	7.43	1359.17	10.10	780.00	363.09	109.07	1500.00	705.15	666.81	8.83	4.58	4.60	SO₄·Cl-Na·Ca	调查
DR17	Pt_3^{3b}-$\epsilon_1 dy$	7.83	650.45	13.82	1084.00	192.39	41.04	673.03	1513.27	1059.87	6.05	4.50	6.20	HCO₃·Cl-Na	引用
DR21	Pt_3^{3b}-$\epsilon_1 dy$	7.50	269.72	7.40	167.00	72.77	21.29	220.00	124.09	217.94	2.07	0.34	2.30	Cl·SO₄-Na·Ca	引用
DR26	Pt_3^{3b}-$\epsilon_1 dy$	8.10	26.41	7.30	584.00	6.52	1.48	200.00	762.28	356.74	0.61	2.66	14.00	HCO₃·Cl-Na	引用
DR34	Pt_3^{3b}-$\epsilon_1 dy$	6.91	412.19	22.10	402.00	115.20	29.74	740.00	332.72	188.10	6.28	1.40	7.00	SO₄-Na	引用
DR36	Pt_3^{3b}-$\epsilon_1 dy$	7.60	340.94	34.90	766.00	95.70	24.57	1240.00	536.87	236.45	4.44	0.30	5.50	SO₄-Na	引用
DR37	Pt_3^{3b}-$\epsilon_1 dy$	7.20	1368.56	53.40	81.60	373.26	105.92	1400.00	199.20	6.09	5.62	0.54	3.70	SO₄-Ca·Mg	引用
DR42	Pt_3^{3b}-$\epsilon_1 dy$	8.00	920.32	8.30	394.00	261.97	64.38	1360.00	231.86	119.52	3.91	1.13	3.00	SO₄-Na·Ca	引用
DR43	Pt_3^{3b}-$\epsilon_1 dy$	7.40	124.18	2.70	16.20	32.53	10.38	21.60	166.55	1.42	1.12	0.04	3.31	HCO₃-Ca·Mg	引用
DR45	Pt_3^{3b}-$\epsilon_1 dy$	7.50	128.26	7.00	163.50	35.10	9.86	288.00	212.27	11.34	2.08	0.10	4.21	SO₄·HCO₃-Na	引用
DR50	Pt_3^{3b}-$\epsilon_1 dy$	7.60	85.51	13.90	249.00	22.26	7.27	108.00	532.30	66.62	2.48	1.12	7.27	HCO₃-Na	引用
DR53	Pt_3^{3b}-$\epsilon_1 dy$	7.40	138.95	1.00	6.30	34.24	12.98	208.00	156.75	2.84	0.33	0.02	3.81	SO₄·HCO₃-Ca·Mg	引用
DR55	Pt_3^{3b}-$\epsilon_1 dy$	7.38	1550.05	3.30	12.30	446.17	105.87	1400.00	135.55	13.50	9.50	0.10	3.50	SO₄-Ca·Mg	调查
DR68	Pt_3^{3b}-$\epsilon_1 dy$	7.70	198.81	19.40	132.00	35.96	26.48	175.00	333.09	41.11	3.70	0.51	3.77	HCO₃·SO₄-Na	引用
DR71	Pt_3^{3b}-$\epsilon_1 dy$	7.60	310.29	5.60	48.20	74.48	30.11	216.00	212.27	10.40	1.66	0.11	4.43	SO₄·HCO₃-Ca·Mg	引用
DR72	Pt_3^{3b}-$\epsilon_1 dy$	6.80	269.30	5.70	36.50	66.91	23.03	160.00	202.47	14.83	3.59	0.16	4.00	SO₄·HCO₃-Ca·Mg	引用
DR73	Pt_3^{3b}-$\epsilon_1 dy$	7.70	124.10	7.80	112.00	32.53	10.38	132.00	261.25	4.22	1.15	0.01	7.40	HCO₃·SO₄-Na	引用
DR77	Pt_3^{3b}-$\epsilon_1 dy$	7.47	121.33	5.82	218.50	25.31	14.12	4.64	652.07	40.66	0.98	0.78	5.11	HCO₃-Na	引用
DR78	Pt_3^{3b}-$\epsilon_1 dy$	7.00	278.05	19.00	124.00	74.12	22.48	228.00	349.16	34.16	2.37	0.46	2.96	HCO₃·SO₄·Na·Ca	引用
DR81	Pt_3^{3b}-$\epsilon_1 dy$	8.44	11.63	3.10	186.00	3.88	0.47	70.00	400.50	2.41	0.29	0.61	6.00	HCO₃-Na	调查

续表

理疗温泉编号	热储含水层	pH	总硬度	K^+	Na^+	Ca^{2+}	Mg^{2+}	SO_4^{2-}	HCO_3^-	Cl^-	Sr^{2+}	Li^+	F^-	水化学类型	备注
							单位（mg/L）								
DR83	P_3^{3b}、$\epsilon_1 dy$、$\epsilon_2 q$-$\epsilon_{3-4} O_1 l$	7.65	370.52	16.50	13.30	77.84	42.48	260.00	157.12	0.98	12.22	0.08	4.50	$SO_4 \cdot HCO_3$-$Ca \cdot Mg$	调查
DR85	P_3^{3b}-$\epsilon_1 dy$	6.80	713.15	32.10	208.00	180.84	53.74	620.00	375.55	192.31	3.78	1.42	1.48	SO_4-$Ca \cdot Mg$	引用
DR86	P_3^{3b}-$\epsilon_1 dy$	7.71	224.76	3.50	13.30	54.32	21.65	86.00	191.01	4.82	2.01	0.04	1.40	$HCO_3 \cdot SO_4$-$Ca \cdot Mg$	调查
DR87	P_3^{3b}-$\epsilon_1 dy$	7.70	192.40	1.90	5.40	41.09	21.80	33.00	209.00	2.36	0.56	0.02	0.63	HCO_3-$Ca \cdot Mg$	引用
DR90	P_3^{3b}-$\epsilon_1 dy$	7.70	167.01	1.00	4.50	39.38	16.61	20.00	189.41	2.36	0.28	0.01	2.47	HCO_3-$Ca \cdot Mg$	引用
DR91	P_3^{3b}-$\epsilon_1 dy$	7.20	942.43	28.00	70.00	266.98	66.55	900.00	221.81	7.35	13.15	0.48	2.70	SO_4-Ca	调查
DR95	P_3^{3b}-$\epsilon_1 dy$	7.30	171.02	3.20	1.30	32.53	21.80	20.00	189.41	2.36	0.18	0.00	0.13	HCO_3-$Mg \cdot Ca$	引用
DR97	P_3^{3b}-$\epsilon_1 dy$	7.57	117.75	2.01	20.05	27.90	11.68	23.29	140.11	12.19	0.05	0.01	0.67	HCO_3-$Ca \cdot Mg$	引用
DR98	P_3^{3b}-$\epsilon_1 dy$	7.30	191.67	0.50	1.00	41.12	21.58	5.00	228.57	2.36	0.00	0.00	0.00	HCO_3-$Ca \cdot Mg$	引用
DR103	P_3^{3b}-$\epsilon_1 dy$	7.50	115.71	2.40	26.80	28.25	10.90	32.00	169.81	4.25	1.51	0.04	1.62	HCO_3-$Ca \cdot Na \cdot Mg$	引用
DR110	P_3^{3b}-$\epsilon_1 dy$	8.08	67.47	10.00	360.00	14.79	7.18	75.85	876.05	31.84	0.64	1.00	0.20	$Cl \cdot SO_4$-Na	引用
DR121	P_3^{3b}-$\epsilon_1 dy$	7.20	1369.67	18.80	16.70	382.95	100.06	1240.00	123.23	2.45	5.19	0.16	3.50	$SO_4 \cdot HCO_3$-$Ca \cdot Mg$	调查
DR124	P_3^{3b}、$\epsilon_{3-4} O_1 l$	7.27	579.03	12.30	14.50	152.86	47.53	410.00	224.89	5.79	4.32	0.06	1.40	$SO_4 \cdot HCO_3$-$Ca \cdot Mg$	调查
DR125	P_3^{3b}-$\epsilon_1 dy$	7.40	493.81	11.20	23.50	131.84	39.97	320.00	218.80	9.45	3.47	0.06	0.96	$SO_4 \cdot HCO_3$-$Ca \cdot Mg$	引用
DR135	P_3^{3b}-$\epsilon_1 dy$	8.30	109.49	4.00	74.00	29.31	8.36	40.00	208.78	26.15	0.96	0.00	0.10	HCO_3-$Ca \cdot Mg$	引用
S14	$P_3^{1d} q$	7.70	17.10	1.10	98.50	5.14	1.04	12.00	261.25	2.34	0.59	0.23	0.96	HCO_3-Na	引用
DR29	$P_3^{1d} q$	8.76	11.20	4.32	389.90	2.68	1.05	198.87	874.27	34.86	0.54	1.21	4.68	HCO_3-Na	引用
DR38	$P_3^{1d} q$	8.86	10.69	0.60	85.90	2.57	1.04	45.00	130.63	1.87	<0.01	0.39	1.48	HCO_3-Na	引用
DR40	$P_3^{1d} q$	8.68	26.74	1.02	102.40	4.94	3.50	8.56	293.36	3.25	0.22	0.15	1.23	HCO_3-Na	引用
DR41	$P_3^{1d} q$	8.20	11.42	4.70	293.00	2.71	1.10	55.00	718.44	5.56	0.29	1.11	11.59	HCO_3-Na	引用

续表

理疗温泉编号	热储含水层	pH	总硬度	单位（mg/L）										水化学类型	备注
				K^+	Na^+	Ca^{2+}	Mg^{2+}	SO_4^{2-}	HCO_3^-	Cl^-	Sr^{2+}	Li^+	F^-		
DR49	$Pt_3^{1d}q$	8.10	11.56	3.70	249.00	2.71	1.10	45.00	613.94	5.56	0.34	0.87	8.17	HCO_3-Na	引用
DR79	$Pt_3^{1d}q$	8.30	17.10	1.80	285.00	4.28	1.56	26.40	738.03	5.67	0.23	0.72	4.94	HCO_3-Na	引用
DR80	$Pt_3^{1d}q$	8.00	14.35	2.30	321.00	3.62	1.10	70.00	777.22	4.63	0.15	0.42	7.03	HCO_3-Na	引用
DR92	$Pt_3^{1d}q$	8.44	16.35	5.25	105.80	4.80	1.06	23.92	242.43	1.01	0.37	0.22	0.00	HCO_3-Na	引用
DR93	$Pt_3^{1d}q$	9.09	9.72	2.30	145.00	3.11	0.47	80.00	227.98	2.94	<0.01	0.25	2.00	$HCO_3·SO_4-Na$	调查
DR105	$Pt_3^{1d}q$	8.92	5.81	1.80	95.00	2.33	0.03	12.00	182.58	0.96	0.05	0.32	2.20	HCO_3-Na	调查
DR106	$Pt_3^{1d}q$	8.94	5.81	1.70	95.00	2.33	0.03	12.00	176.28	5.31	0.05	0.31	2.00	HCO_3-Na	调查
DR107	$Pt_3^{1d}q$	8.96	5.81	1.80	98.00	2.33	0.01	16.00	182.58	0.96	0.05	0.33	2.00	HCO_3-Na	调查
DR112	$Pt_3^{1d}q$	7.60	148.38	7.40	113.50	34.14	15.06	74.00	358.86	19.31	0.41	0.01	2.00	HCO_3-Na	调查
DR114	$Pt_3^{1d}w$	7.80	29.67	2.10	260.00	7.70	2.08	14.00	698.84	8.03	0.80	0.18	1.41	HCO_3-Na	引用
DR128	$Pt_3^{1d}q$	8.21	13.56	4.40	288.00	4.66	0.47	4.00	773.27	3.86	0.26	0.98	3.20	HCO_3-Na	调查
DR146	$Pt_3^{1d}q$	8.89	9.69	0.90	45.90	3.10	0.47	4.00	92.42	0.96	0.20	0.04	0.30	$HCO_3·CO_3-Na$	调查
DR152	$Pt_3^{1d}p$	9.14	5.97	0.90	132.00	1.56	0.47	7.00	233.01	8.10	0.53	0.24	1.20	$HCO_3·CO_3-Na$	调查
DR154	$Pt_3^{1d}q$	7.80	151.78	8.10	95.60	41.09	11.94	94.00	280.84	28.82	2.28	0.39	3.44	$HCO_3·SO_4-Na·Mg$	引用
DR165	$Pt_3^{1d}q$	8.58	9.91	1.40	158.00	3.11	0.47	40.00	341.96	3.43	0.23	0.22	2.80	HCO_3-Na	调查

注："调查"数据指本次工作所采集的温泉水样测试结果；"引用"数据来源于贵州省温泉、地热井历年勘查、评价等报告

附表7　研究区理疗温泉微量元素测试分析结果表

单位（ng/g）

理疗温泉编号	含水层	Be	Ti	V	Cr	Mn	Co	Ni	Cu	Zn	Ga	Ge	Rb	Zr	Nb	Mo	Cd	Sn	Sb	Cs	Hf	Ta	W	Tl	Pb	Th	U
DR14	$T_{1-2}j$	0.008	18.10	12.9775	8.17	1840.60	2.589	11.575	16.937	44.48	0.140	1.44	375.94	0.0360	0.0543	3.19	0.1481	0.67080	1.81	37.64	0.07340	0.0081	0.22	0.0481	0.8948	0.0135	0.0161
DR167	T_2g	0.009	3.78	0.0049	/	253.03	0.010	/	0.004	0.22	0.005	0.16	6.02	0.0010	/	19.27	0.0077	0.00029	0.03	0.29	0.00003	0.0005	0.03	0.0011	0.0121	0.0006	3.3372
S17	P_2q-m	0.004	1.21	1.1943	0.78	0.26	0.024	0.005	0.050	0.20	0.029	0.12	1.78	0.0163	0.0022	1.49	0.0101	0.00080	0.68	0.53	0.00034	0.0004	0.02	0.0454	0.0206	0.0011	1.1485
DR170	P_2q-m	0.010	10.22	0.0413	/	90.53	0.012	0.650	0.047	0.47	0.018	1.19	8.80	0.0032	0.0067	15.94	0.0061	0.00070	0.05	3.08	0.00004	0.0003	0.29	0.0020	0.0255	0.0003	0.0005
DR175	P_2q-m	0.040	89.28	0.1108	0.11	70.35	0.094	0.111	0.041	0.11	0.060	/	6.08	0.0221	/	9.15	0.0035	0.00306	67.81	9.91	0.00060	0.0010	/	0.0070	0.0146	0.0008	0.1281
DR184	P_2q-m	0.024	0.69	0.0008	/	105.97	0.005	0.007	0.011	0.87	0.013	0.62	6.32	0.0020	/	3.69	0.0024	/	7.01	2.48	0.00007	/	0.88	0.0020	0.0384	0.0002	0.0049
DR156	C_2P_1m, P_2q-m	0.033	0.35	0.1099	/	5.26	0.006	0.002	0.008	1.39	0.056	1.35	3.12	0.0052	0.0004	6.49	0.0036	0.00316	4.80	1.06	0.00011	0.0001	0.17	0.0012	0.0222	0.0005	0.1596
DR172	C_2h-C_2P_1m	0.002	5.52	0.0596	0.53	13.23	0.060	7.931	4.105	4.65	0.023	0.22	1.72	0.0399	0.0056	2.50	0.0019	0.19994	0.06	0.51	0.00082	0.0001	0.25	0.0024	0.0695	0.0162	0.0954
DR164	D_3C_1wz-C_1m	0.004	1.40	0.1307	/	42.69	0.017	0.027	0.045	0.65	0.009	0.17	3.92	0.0182	0.0007	2.36	0.0027	0.00260	1.92	0.51	0.00058	/	0.12	0.0034	0.0342	0.0023	0.9821
DR179	D_3r	0.023	0.98	0.0244	0.22	22.33	0.017	0.016	0.039	0.53	0.052	0.37	3.61	0.0115	0.0001	0.75	0.0003	0.00436	0.31	2.47	0.00020	0.0006	1.07	0.0021	0.0205	0.0004	0.0096
S2	O_1t-h	0.100	30.75	2.7546	8.06	61.56	0.606	4.589	1.016	5.63	0.028	0.62	22.65	0.0123	0.0037	0.94	0.0075	0.01780	0.12	12.29	0.00030	0.0005	0.04	0.0160	0.0447	0.0011	0.1800
S4	$\text{€}_{3-4}O_1l$	0.073	37.70	0.0716	0.04	3.97	0.063	0.041	0.048	0.39	0.043	0.18	16.25	0.0043	0.0002	1.27	0.0011	0.00369	0.16	3.08	0.00005	/	0.06	0.0092	0.0481	0.0021	0.0778
S7	O_1t-h	0.134	14.26	0.3452	0.83	6.22	0.291	2.418	0.599	4.42	0.055	0.25	27.96	0.0101	0.0014	0.58	0.0026	0.01190	0.09	1.85	0.00020	0.0002	0.04	0.0443	0.0133	0.0023	0.1334
S9	O_1t-h	0.006	0.98	0.2740	0.27	0.64	0.060	0.536	0.259	7.42	0.020	0.03	2.12	0.0027	0.0001	45.51	0.0801	0.01110	0.08	0.10	0.00010	0.0000	0.05	0.1644	0.0574	0.0004	6.3801
S12	€_{2q}-O_1t-h	0.014	3.36	0.4354	0.42	2.71	0.254	1.236	0.277	5.73	0.019	0.19	4.65	0.0036	0.0004	18.55	0.0244	0.01020	0.28	0.95	0.00010	0.0000	0.07	0.2327	0.1321	0.0003	0.9808
DR8	$\text{€}_{3-4}O_1l$-O_1t-h	0.009	1.68	0.0536	/	18.76	0.061	0.481	0.181	5.57	0.020	0.04	2.84	0.0940	0.0007	2.29	0.0031	0.00800	0.19	0.12	0.00140	0.0001	0.24	0.0069	0.0105	0.0043	1.1068
DR22	€_{2q}-$\text{€}_{3-4}O_1l$	0.022	6.56	0.0872	0.13	1.90	0.131	1.181	0.288	7.10	0.026	0.09	7.20	0.0056	0.0002	3.77	0.0062	0.01280	0.14	0.23	0.00010	0.0001	0.03	0.1300	0.0074	0.0002	0.5542
DR24	€_{2q}-$\text{€}_{3-4}O_1l$	0.025	4.89	0.2161	0.31	6.79	0.157	1.351	0.374	9.51	0.031	0.07	8.62	0.0045	0.0001	7.54	0.0134	0.01010	0.13	0.29	0.00010	0.0001	0.02	0.2819	0.0183	0.0002	8.031
DR28	€_{2q}-$\text{€}_{3-4}O_1l$	0.045	15.43	0.4336	0.62	2.03	0.700	3.039	0.650	7.27	0.023	0.17	13.20	0.0068	0.0005	1.96	0.0152	0.01170	0.17	0.88	0.00010	0.0001	0.07	0.4393	0.0249	0.0003	0.2989
DR62	€_{2q}-O_1t-h	0.002	1.24	0.1324	0.02	2.42	0.073	0.513	0.144	6.72	0.012	0.04	1.45	0.0044	0.0000	21.54	0.0231	0.00860	0.10	0.10	0.00010	0.0000	0.06	0.1374	0.0101	0.0001	1.2987
DR66	$\text{€}_{3-4}O_1l$-O_1t-h	0.018	1.56	0.2924	1.03	111.16	0.185	0.889	0.341	14.83	0.021	1.00	3.25	0.0118	0.0009	319.45	0.3144	0.00700	0.16	2.94	0.00020	0.0000	0.17	0.0630	0.0210	0.0003	6.4282
DR69	$\text{€}_{3}\beta$-O_1t-h	0.047	0.10	0.2450	0.20	7.83	0.050	0.063	0.179	5.76	0.065	16.51	3.95	0.0079	0.0008	0.46	0.0007	0.00990	0.82	9.11	0.00020	0.0001	3.02	0.0058	0.0007	0.0002	0.0444
DR118	€_{2q}-$\text{€}_{3-4}O_1l$	0.072	72.52	0.0981	0.03	37.42	0.093	0.126	0.701	2.58	0.035	0.40	21.89	0.0035	0.0004	0.20	0.0034	0.31657	0.15	1.62	0.00018	0.0007	0.11	0.0007	0.0702	0.0011	0.0005
DR120	$\text{€}_{3-4}O_1l$	0.029	14.00	0.1352	0.32	21.77	0.240	2.117	0.544	11.46	0.033	0.56	20.99	0.0061	0.0008	3.60	0.0035	0.01310	0.39	1.58	0.00020	0.0001	0.05	0.0206	0.0104	0.0003	6.2268
DR139	$\text{€}_{3-4}O_1l$-O_1t-h	0.081	48.15	0.0769	0.27	290.65	0.072	0.098	0.213	0.12	0.041	1.99	30.76	0.0424	0.0006	2.73	0.0033	0.02941	0.24	4.40	0.00085	/	0.50	0.0048	0.0954	0.0009	0.0009
S8	$P_3\beta$-€_1dy	0.100	19.11	0.2179	0.12	17.84	0.083	0.088	0.351	0.83	0.045	0.28	49.05	0.0033	0.0006	0.44	0.0007	0.00456	0.16	9.59	0.00005	/	0.04	0.2504	0.0280	0.0006	1.1525
S11	$P_3\beta$-€_1dy	0.004	3.02	0.3344	0.16	0.09	0.017	0.031	0.114	4.52	0.012	0.03	1.43	0.0023	/	3.37	0.0080	0.00478	0.28	0.46	0.00006	/	/	0.0326	0.0708	0.0002	0.0577

续表

单位（ng/g）

理疗温泉编号	热储含水层	Be	Ti	V	Cr	Mn	Co	Ni	Cu	Zn	Ga	Ge	Rb	Zr	Nb	Mo	Cd	Sn	Sb	Cs	Hf	Ta	W	Tl	Pb	Th	U
S13	Pt_3^3b-$\epsilon_1 dy$	0.023	2.76	0.3999	0.54	0.09	0.065	0.606	0.312	4.61	0.019	0.18	6.36	0.0042	0.0004	2.55	0.0037	0.01210	2.13	3.12	0.00010	0.0001	0.10	0.0756	0.0179	0.0004	0.1450
DR1	Pt_3^3b-$\epsilon_1 dy$	0.082	13.54	3.0413	3.13	174.51	0.449	43.286	21.321	31.83	0.119	2.10	29.15	0.7039	0.0653	9.67	0.0141	0.10090	0.44	8.21	0.01580	0.0032	1.86	0.0114	0.3030	0.0768	0.4268
DR34	Pt_3^3b-$\epsilon_1 dy$	0.121	24.79	0.3486	1.52	125.77	0.127	0.307	9.590	2.74	0.138	15.24	49.73	0.1438	0.0391	2.38	0.0031	0.02658	0.01	73.93	0.00389	0.0003	1.08	0.0059	0.0871	0.0655	0.0506
DR55	Pt_3^3b-$\epsilon_1 dy$	0.093	96.25	0.1256	0.02	4.23	0.125	0.119	0.386	0.34	0.011	0.16	8.51	0.0042	/	0.04	0.0003	0.00364	0.21	6.77	0.00010	/	0.43	0.0001	0.1272	0.0002	0.1235
DR81	Pt_3^3b-$\epsilon_1 dy$	0.023	0.93	0.0071	0.06	14.40	0.006	0.040	0.053	1.13	0.163	19.21	5.43	0.0057	0.0083	2.43	0.0013	0.00401	0.73	3.29	0.00016	0.0009	/	0.0025	0.0197	0.0006	0.0009
DR83	Pt_3^3b-$\epsilon_1 dy$、$\epsilon_2 q$-$\epsilon_{3-4}O_1 l$	0.062	7.29	0.0081	/	12.48	0.009	/	0.007	0.15	0.022	1.34	16.38	0.0057	/	0.17	0.0004	0.00003	0.01	2.08	0.0009	0.0001	0.08	0.0006	0.0140	0.0025	0.0238
DR86	Pt_3^3b-$\epsilon_1 dy$	0.019	2.58	0.3698	0.47	0.75	0.080	0.705	0.310	8.62	0.017	0.16	5.73	0.0068	0.0004	2.38	0.0029	0.01060	2.06	2.66	0.00020	0.0001	0.12	0.0679	0.0099	0.0005	0.2137
DR90	Pt_3^3b-$\epsilon_1 dy$	0.003	0.36	0.0296	/	61.51	0.045	0.363	0.249	5.37	0.012	0.05	1.79	0.0069	0.0002	1.05	0.0013	0.01080	0.12	0.24	0.00020	0.0001	0.22	0.0040	/	0.0001	0.0058
DR91	Pt_3^3b-$\epsilon_1 dy$	0.159	29.47	0.0488	/	52.99	0.045	0.097	0.019	0.14	0.019	2.65	37.60	0.0051	/	1.77	0.0013	0.00085	0.04	9.94	0.00016	/	0.04	0.0041	0.0167	0.0023	0.3595
DR124	Pt_3^3b-$\epsilon_1 dy$、$\epsilon_{3-4}O_1 l$	0.008	11.00	0.2169	0.43	93.50	0.203	1.708	0.517	6.08	0.010	0.43	17.98	0.0051	0.0005	3.78	0.0057	0.00800	0.11	1.52	0.00010	0.0001	0.04	0.0080	0.0525	0.0002	0.9538
S14	$Pt_3^1 dq$	0.029	0.58	0.1447	0.45	0.82	0.007	0.062	0.366	5.90	0.141	3.16	2.84	0.0053	0.0001	8.01	0.0110	0.01470	0.22	1.08	0.00010	0.0000	1.36	0.0073	0.0039	0.0001	0.0029
DR41	$Pt_3^1 dq$	0.044	0.17	0.2693	0.83	7.57	0.007	0.028	0.406	6.36	0.211	24.11	8.81	0.0341	0.0020	0.22	0.0007	0.01950	0.17	2.37	0.00070	0.0003	5.76	0.0042	0.0038	0.0010	0.0017
DR49	$Pt_3^1 dq$	0.045	0.12	0.1747	0.54	4.08	0.004	0.024	0.192	5.97	0.244	17.71	6.96	0.0259	0.0012	0.25	0.0004	0.01210	0.20	1.87	0.00060	0.0002	5.15	0.0102	0.0001	0.0002	0.0005
DR105	$Pt_3^1 dq$	0.025	2.06	0.0012	0.13	6.08	0.006	0.381	0.062	8.49	0.685	4.88	3.65	0.0183	0.0054	1.77	0.0017	0.03645	0.24	0.97	0.00026	0.0004	/	0.0011	0.2579	0.0016	0.0008
DR106	$Pt_3^1 dq$	0.018	2.55	0.0131	0.07	3.36	0.005	0.057	0.058	10.94	0.687	4.69	3.55	0.0917	0.0062	2.05	0.0019	0.01406	2.94	0.90	0.00044	0.0005	/	0.0029	0.0695	0.0014	0.0017
DR107	$Pt_3^1 dq$	0.020	2.13	0.0154	0.06	3.70	0.004	0.067	0.099	3.20	0.629	4.78	3.36	0.0056	0.0044	1.80	0.0008	0.00412	0.22	0.82	0.00014	0.0004	/	0.0008	0.1116	0.0012	0.0007
DR112	$Pt_3^1 dq$	0.014	1.56	0.5095	0.29	61.82	0.044	0.328	0.163	0.16	0.033	3.84	10.32	0.0042	0.0009	10.84	0.0110	0.03420	0.14	2.72	0.00010	0.0001	2.62	0.0011	0.0026	0.0001	0.0769
DR128	$Pt_3^1 dq$	0.076	0.38	0.0191	0.38	20.41	0.007	0.093	4.272	30.08	0.155	21.11	11.49	0.0289	0.0101	0.16	0.0028	0.03891	3.54	8.13	0.00075	0.0011	/	0.0014	0.0720	0.0027	0.0030
DR146	$Pt_3^1 dq$	0.028	0.56	0.0093	0.09	4.34	0.003	0.034	0.035	0.10	0.506	2.18	3.03	0.0009	0.0031	1.53	0.0008	0.00392	1.84	6.47	0.00004	0.0002	/	0.0004	0.0134	0.0006	0.0006

附表 8 研究区理疗温泉稀土元素组成统计表

单位:(ng/g)

理疗温泉编号	热储含水层	Y	Sc	La	Ce	Pr	Nd	Sm	Eu	Gd	Tb	Dy	Ho	Er	Tm	Yb	Lu	LREE	HREE	ΣREE	LREE/HREE	δCe	δEu
DR14	$T_{1-2}j$	1.758	1.24	4.242	0.1526	0.0659	1.7604	3.2513	22.32400	/	0.03610	0.3681	0.02360	0.01630	0.22120	5.75530	2.60210	31.796	9.0227	40.819	3.52	0.03	70.61
DR167	T_2g	0.089	0.11	0.002	0.0005	0.0001	0.0006	0.0009	/	0.0009	0.00002	0.0001	0.00002	0.00006	0.00001	0.00002	0.00001	0.004	0.0011	0.005	3.40	0.21	/
S17	$P_2qr\text{-}m$	0.069	0.07	0.033	0.0360	0.0077	0.0359	0.0077	0.00108	0.0078	0.00104	0.0059	0.00113	0.00342	0.00048	0.00283	0.00038	0.122	0.0229	0.144	5.30	0.52	0.65
DR170	$P_2qr\text{-}m$	0.035	0.09	0.002	0.0012	0.0002	0.0011	0.0006	/	0.0009	0.00007	0.0002	0.00006	0.00016	0.00001	0.00006	0.00001	0.005	0.0015	0.006	3.04	0.45	/
DR175	$P_2qr\text{-}m$	0.210	0.42	0.005	0.0060	0.0009	0.0035	0.0017	0.00031	0.0017	0.00016	0.0011	0.00017	0.00046	0.00005	0.00030	0.00004	0.018	0.0040	0.022	4.47	0.62	0.84
DR184	$P_2qr\text{-}m$	0.033	0.09	0.007	0.0028	0.0002	0.0007	0.0029	/	0.0036	0.00002	0.0002	0.00003	0.00009	0.00001	0.00010	0.00001	0.014	0.0040	0.018	3.35	0.35	/
DR156	C_2P_1m, $P_2qr\text{-}m$	0.042	0.08	0.020	0.0045	0.0007	0.0033	0.0125	/	0.0135	0.00011	0.0007	0.00013	0.00041	0.00006	0.00035	0.00004	0.041	0.0153	0.056	2.68	0.19	/
DR172	$C_2h\text{-}C_2P_1m$	0.034	0.08	0.035	0.0539	0.0034	0.0111	0.0042	/	0.0047	0.00051	0.0030	0.00059	0.00150	0.00024	0.00167	0.00017	0.108	0.0124	0.120	8.71	1.04	/
DR164	$D_3C_1uz\text{-}C_1m$	0.080	0.06	0.012	0.0250	0.0032	0.0120	0.0033	/	0.0040	0.00032	0.0017	0.00032	0.00083	0.00012	0.00055	0.00010	0.055	0.0079	0.063	6.94	0.94	/
DR179	D_3r	0.044	0.11	0.008	0.0032	0.0004	0.0014	0.0046	0.03303	0.0052	0.00003	0.0002	0.00003	0.00010	0.00001	0.00006	0.00001	0.050	0.0056	0.056	8.91	0.33	31.43
S2	$O_1t\text{-}h$	0.151	5.17	0.036	0.0769	0.0076	0.0321	0.0068	0.00060	0.0078	0.00120	0.0065	0.00150	0.00380	0.00060	0.00310	0.00050	0.160	0.0250	0.185	6.41	1.07	0.38
S4	$Є_{3-4}O_1l$	0.373	0.71	0.020	0.0416	0.0043	0.0183	0.0047	0.00530	0.0045	0.00059	0.0031	0.00064	0.00156	0.00022	0.00129	0.00021	0.094	0.0121	0.106	7.76	1.03	5.41
S7	$O_1t\text{-}h$	0.094	7.76	0.010	0.0150	0.0023	0.0107	0.0028	/	0.0028	0.00050	0.0024	0.00040	0.00120	0.00020	0.00100	0.00010	0.041	0.0086	0.049	4.74	0.72	/
S9	$O_1t\text{-}h$	0.020	7.37	0.011	0.0053	0.0021	0.0095	0.0026	/	0.0018	0.00030	0.0017	0.00040	0.00100	0.00010	0.00080	0.00010	0.031	0.0062	0.037	4.94	0.25	/
S12	$Є_2qr\text{-}O_1t\text{-}h$	0.030	4.11	0.008	0.0123	0.0031	0.0123	0.0020	/	0.0025	0.00030	0.0017	0.00040	0.00090	0.00020	0.00080	0.00010	0.037	0.0069	0.044	5.41	0.56	/
DR8	$Є_{3-4}O_1l\text{-}O_1t\text{-}h$	0.097	2.51	0.022	0.0365	0.0043	0.0156	0.0045	0.01110	0.0026	0.00050	0.0023	0.00040	0.00110	0.00010	0.00100	0.00020	0.094	0.0082	0.102	11.40	0.87	15.02
DR22	$Є_2qr\text{-}Є_{3-4}O_1l$	0.095	2.99	0.003	0.0027	0.0009	0.0023	0.0006	/	0.0010	0.00040	0.0013	0.00010	0.00020	0.00000	0.00020	0.00010	0.009	0.0033	0.012	2.76	0.40	/
DR24	$Є_2qr\text{-}Є_{3-4}O_1l$	0.049	4.42	0.011	0.0153	0.0024	0.0078	0.0018	0.00510	0.0030	0.00070	0.0028	0.00040	0.00140	0.00000	0.00120	0.00020	0.038	0.0099	0.048	3.83	0.70	/
DR28	$Є_2qr\text{-}Є_{3-4}O_1l$	0.051	4.35	0.004	0.0039	0.0011	0.0025	0.0007	0.00588	0.0009	0.00008	0.0005	0.00010	0.00030	0.00010	0.00030	0.00010	0.012	0.0034	0.016	3.56	0.43	17.94
DR62	$Є_2qr\text{-}O_1t\text{-}h$	0.014	2.58	0.002	0.0008	0.0003	0.0007	0.0006	0.00390	0.0004	0.00020	0.0004	0.00000	0.00010	0.00000	0.00010	0.00000	0.008	0.0012	0.010	6.92	0.23	37.24
DR66	$Є_{3-4}O_1l\text{-}O_1t\text{-}h$	0.012	1.80	0.003	0.0043	0.0008	0.0021	0.0012	0.00002	0.0010	0.00030	0.0008	0.00010	0.00020	0.00010	0.00030	0.00010	0.012	0.0029	0.015	4.03	0.61	/
DR69	$Є_3e\text{-}O_1t\text{-}h$	0.009	4.01	0.005	0.0022	0.0004	0.0012	0.0020	0.00510	0.0006	0.00020	0.0006	0.00010	0.00020	0.00000	0.00030	0.00000	0.016	0.0021	0.018	7.57	0.31	19.31
DR118	$Є_2qr\text{-}Є_{3-4}O_1l$	0.427	1.13	0.006	0.0109	0.0007	0.0033	0.0015	/	0.0016	0.00008	0.0005	0.00009	0.00021	0.00002	0.00014	0.00003	0.028	0.0026	0.031	10.72	1.15	/
DR120	$Є_{3-4}O_1l$	0.049	4.02	0.011	0.0171	0.0032	0.0120	0.0018	/	0.0027	0.00050	0.0027	0.00030	0.00090	0.00010	0.00080	0.00020	0.046	0.0082	0.054	5.55	0.65	/
DR139	$Є_{3-4}O_1l\text{-}O_1t\text{-}h$	0.289	0.74	0.015	0.0211	0.0020	0.0074	0.0016	0.00979	0.0022	0.00050	0.0011	0.00023	0.00059	0.00007	0.00051	0.00007	0.047	0.0050	0.052	9.46	0.85	0.05
S8	$Pt_3^{3b}\text{-}Є_1dy$	0.682	0.49	0.015	0.0230	0.0026	0.0104	0.0037	0.01567	0.0047	0.00051	0.0032	0.00071	0.00221	0.00032	0.00205	0.00036	0.065	0.0140	0.079	4.64	0.83	10.88
S11	$Pt_3^{3b}\text{-}Є_1dy$	0.022	0.14	0.007	0.0035	0.0010	0.0047	0.0029	/	0.0034	0.00015	0.0009	0.00020	0.00058	0.00008	0.00046	0.00008	0.035	0.0058	0.041	5.97	0.30	23.13

续表

单位（ng/g）

泉编号	热储含水层	Y	Sc	La	Ce	Pr	Nd	Sm	Eu	Gd	Tb	Dy	Ho	Er	Tm	Yb	Lu	LREE	HREE	ΣREE	LREE/HREE	δCe	δEu
S13	Pt_3^{3b}-$\epsilon_1 dy$	0.016	6.47	0.002	0.0029	0.0003	0.0018	0.0007	/	0.0004	0.00010	0.0003	0.00010	0.00020	0.00000	0.00020	0.00000	0.008	0.0013	0.009	6.23	0.75	/
DR1	Pt_3^{3b}-$\epsilon_1 dy$	0.196	3.52	0.146	0.3302	0.0449	0.1793	0.0446	0.01450	0.0398	0.00630	0.0334	0.00600	0.01510	0.00220	0.01310	0.00200	0.760	0.1179	0.878	6.44	0.93	1.62
DR34	Pt_3^{3b}-$\epsilon_1 dy$	0.227	0.23	0.077	0.0842	0.0479	0.0608	0.0241	0.00441	0.0230	0.00335	0.0160	0.00295	0.00685	0.00093	0.00537	0.00078	0.298	0.0592	0.357	5.04	0.28	0.88
DR55	Pt_3^{3b}-$\epsilon_1 dy$	0.367	1.52	0.008	0.0046	0.0007	0.0028	0.0008	0.00269	0.0012	0.00012	0.0007	0.00019	0.00040	0.00006	0.00025	0.00004	0.020	0.0029	0.023	6.78	0.38	12.63
DR81	Pt_3^{3b}-$\epsilon_1 dy$	0.059	0.09	0.029	0.0104	0.0010	0.0045	0.0239	0.16281	0.0246	0.00070	0.0046	0.00091	0.00204	0.00025	0.00113	0.00019	0.232	0.0344	0.266	6.73	0.30	31.44
DR83	Pt_3^{3b}-$\epsilon_1 dy$、$\epsilon_2 g$-$\epsilon_{3-4} O_1 l$	0.254	0.12	0.002	0.0016	0.0002	0.0011	0.0006		0.0007	0.00003	0.0002	0.00004	0.00013	0.00002	0.00009	0.00002	0.006	0.0013	0.007	4.34	0.49	/
DR86	Pt_3^{3b}-$\epsilon_1 dy$	0.014	5.05	0.002	0.0027	0.0008	0.0017	0.0007	/	0.0012	0.00030	0.0011	0.00010	0.00020	0.00000	0.00030	0.00010	0.008	0.0033	0.011	2.39	0.47	/
DR90	Pt_3^{3b}-$\epsilon_1 dy$	0.011	3.83	0.008	0.0045	0.0005	0.0022	0.0031	0.01590	0.0006	0.00020	0.0005	0.00010	0.00020	0.00000	0.00020	0.00010	0.034	0.0019	0.036	17.95	0.43	42.84
DR91	Pt_3^{3b}-$\epsilon_1 dy$	0.286	0.39	0.009	0.0194	0.0017	0.0068	0.0025	/	0.0030	0.00027	0.0017	0.00034	0.00074	0.00011	0.00063	0.00007	0.039	0.0069	0.046	5.68	1.15	/
DR124	Pt_3^{3b}-$\epsilon_1 dy$、$\epsilon_{3-4} O_1 l$	0.029	4.38	0.001	0.0035	0.0002	0.0010	0.0004		0.0003	0.00000	0.0002	0.00000	0.00010	0.00000	0.00010	0.00000	0.007	0.0007	0.007	9.29	1.48	/
S14	Pt_3^{1d}-ϵq	0.055	5.21	0.004	0.0027	0.0008	0.0048	0.0031	/	0.0038	0.00080	0.0052	0.00110	0.00240	0.00030	0.00120	0.00010	0.016	0.0149	0.030	1.04	0.34	/
DR41	Pt_3^{1d}-ϵq	0.079	4.50	0.012	0.0139	0.0025	0.0106	0.0061	/	0.0069	0.00160	0.0087	0.00160	0.00370	0.00040	0.00210	0.00040	0.045	0.0254	0.070	1.76	0.60	/
DR49	Pt_3^{1d}-ϵq	0.063	4.47	0.007	0.0058	0.0015	0.0064	0.0048	/	0.0049	0.00140	0.0076	0.00140	0.00320	0.00040	0.00200	0.00030	0.026	0.0212	0.047	1.21	0.41	/
DR105	Pt_3^{1d}-ϵq	0.018	0.12	0.006	0.0107	0.0015	0.0070	0.0025	0.00397	0.0029	0.00045	0.0023	0.00038	0.00075	0.00008	0.00038	0.00006	0.032	0.0073	0.039	4.34	0.82	6.81
DR106	Pt_3^{1d}-ϵq	0.019	0.12	0.006	0.0108	0.0015	0.0077	0.0028	0.00571	0.0035	0.00048	0.0026	0.00039	0.00076	0.00009	0.00057	0.00007	0.035	0.0085	0.043	4.11	0.81	8.38
DR107	Pt_3^{1d}-ϵq	0.019	0.11	0.006	0.0121	0.0017	0.0078	0.0029	0.00507	0.0034	0.00051	0.0025	0.00041	0.00075	0.00009	0.00044	0.00008	0.035	0.0082	0.043	4.29	0.89	7.57
DR112	Pt_3^{1d}-ϵq	0.013	3.27	0.005	0.0053	0.0009	0.0028	0.0016	0.00930	0.0010	0.00030	0.0009	0.00010	0.00030	0.00000	0.00030	0.00010	0.025	0.0030	0.028	8.23	0.59	34.25
DR128	Pt_3^{1d}-ϵq	0.040	0.11	0.024	0.0184	0.0018	0.0077	0.0160	0.10116	0.0168	0.00049	0.0030	0.00056	0.00130	0.00016	0.00092	0.00011	0.169	0.0233	0.192	7.25	0.55	28.83
DR146	Pt_3^{1d}-ϵq	0.021	0.10	0.005	0.0101	0.0011	0.0047	0.0018	0.00385	0.0021	0.00024	0.0013	0.00023	0.00064	0.00008	0.00040	0.00006	0.026	0.0050	0.031	5.29	1.01	9.33

附表 9　研究区理疗温泉水质分类指标测试分析结果表

单位：mg/L

理疗温泉编号	热储含水层	锰	铜	锌	铝	汞	硒	镉	铬	铝	锑	钡	镍	银	硼酸盐（以B计）	溴酸盐	碘化物
DR14	$T_{1-2}j$	1.84	0.02	0.04	0.02	0.00	0.01	0.0001	0.008	0.001	0.0018	0.03	0.012	0.008	<0.002	/	<0.05
DR167	T_2g	0.25	0.00	0.00	<0.008	<0.00005	<0.003	0.0000	<0.004	0.000	0.0000	<0.01	<0.002	<0.002	0.01	/	<0.05
DR177	$T_{1-2}j$	0.06	0.01	0.01	<0.008	<0.00005	<0.0002	<0.001	<0.004	0.022	<0.0005	0.20	<0.002	<0.002	<0.002	/	<0.05
DR180	$T_{1-2}j$、T_2g	<0.005	<0.002	0.00	<0.008	<0.00005	<0.003	<0.001	<0.004	<0.002	<0.0005	<0.01	<0.002	<0.002	<0.002	/	<0.01
S17	P_2q-m	0.00	0.00	0.00	0.04	<0.00005	<0.003	0.0000	0.001	0.000	0.0007	<0.01	0.000	<0.002	<0.002	/	<0.05
S18	P_2q-m	<0.005	<0.002	<0.002	<0.008	<0.00005	<0.0002	0.0010	<0.004	<0.002	<0.0005	0.01	<0.002	<0.002	<0.002	/	<0.05
DR59	P_2q-m	0.00	<0.003	0.01	<0.008	0.00	0.00	0.0040	0.000	0.016	/	/	/	0.000	0.00	/	/
DR15	P_2q-m	0.01	0.01	0.00	<0.008	<0.00005	<0.001	<0.0001	<0.001	<0.001	<0.001	0.36	<0.001	<0.001	0.02	/	<0.01
DR16	P_2q-m	0.03	/	<0.001	0.02	<0.0005	<0.001	<0.001	0.008	<0.001	/	0.61	/	/	0.01	0.01	/
DR129	P_2q-m	0.08	0.00	0.01	<0.008	0.00	0.00	0.0010	0.000	0.001	0.0000	0.00	0.000	0.000	0.00	<0.01	0.00
DR134	P_2q-m	0.00	0.00	0.00	0.08	<0.00001	0.00	0.0000	0.000	0.000	0.0000	0.37	0.000	0.000	0.00	0.00	/
DR168	P_2q-m	0.03	0.00	0.01	<0.008	<0.00005	<0.003	0.0020	<0.004	<0.002	<0.0005	<0.01	<0.002	<0.002	0.02	/	<0.05
DR170	P_2q-m	0.09	0.00	0.00	<0.008	<0.00005	<0.003	0.0000	<0.004	0.000	0.0001	<0.01	0.001	<0.002	<0.002	/	<0.05
DR175	P_2q-m	0.07	<0.001	0.00	<0.008	0.00	<0.003	0.0000	<0.003	0.000	0.0678	<0.01	0.000	0.017	0.12	/	<0.05
DR176	P_2q-m	0.01	<0.002	<0.001	<0.01	<0.00005	0.00	<0.0001	<0.004	<0.001	/	0.10	<0.001	<0.001	0.57	0.06	<0.01
DR178	P_2q-m	0.12	<0.003	0.01	0.02	<0.00005	<0.003	0.0020	<0.004	<0.002	<0.0005	<0.01	<0.002	<0.002	<0.002	/	<0.05
DR181	P_2q-m	0.08	0.00	<0.001	0.03	0.00	0.00	<0.0001	/	/	0.0070	0.23	<0.001	<0.001	0.95	/	<0.01
DR184	P_2q-m	0.11	0.00	0.00	<0.008	<0.00005	<0.003	0.0000	<0.004	0.000	/	<0.01	0.000	<0.002	<0.002	/	<0.05
DR143	C_2P_1m	0.00	0.00	0.01	<0.008	0.00	0.00	0.0000	0.000	0.000	0.0048	0.03	0.000	0.000	0.00	0.00	0.00
DR156	C_2P_1m、P_2q-m	0.01	0.00	0.00	<0.008	<0.00005	<0.003	0.0000	<0.004	0.000	/	<0.01	0.000	<0.002	<0.002	/	<0.05
DR157	C_2P_1m、P_2q-m	0.12	0.02	0.04	<0.008	0.00	0.00	0.0010	0.000	0.012	/	0.74	0.000	0.000	0.00	0.00	0.00

续表

单位：mg/L

理疗温泉编号	热储含水层	锰	铜	锌	铅	汞	硒	镉	铬	铝	锑	钡	镍	银	硼酸盐（以B计）	溴酸盐	碘化物
DR161	C_2P_1m、$P_2q\text{-}m$	<0.005	<0.002	0.01	<0.008	<0.00005	<0.0002	<0.001	<0.004	<0.002	<0.0005	0.01	<0.002	<0.002	<0.002	/	<0.05
DR172	$C_2h\text{-}C_2P_1m$	0.01	0.00	0.00	<0.008	<0.00005	<0.003	0.0000	0.001	0.000	0.0001	<0.01	0.008	<0.002	<0.002	/	<0.05
DR148	D_2d	<0.005	<0.002	0.00	<0.008	<0.0001	<0.002	<0.001	<0.004	<0.002	/	<0.002	<0.002	<0.002	<0.002	<0.100	<0.02
DR150	$D_2d\text{-}D_3gp$	0.04	<0.003	0.01	0.01	<0.00005	0.00	<0.0001	<0.004	<0.001	<0.001	<0.001	<0.001	<0.001	0.09	<0.003	<0.01
DR158	D_2d^2、D_3y	<0.005	<0.002	0.00	<0.008	<0.0001	<0.002	<0.001	<0.004	<0.002	/	<0.002	<0.002	<0.002	<0.002	/	<0.02
DR164	$D_3C_1uz\text{-}C_1m$	0.04	0.00	0.00	<0.008	<0.00005	<0.003	0.0000	<0.004	0.000	0.0019	<0.01	0.000	<0.002	<0.002	/	<0.05
DR179	D_3r	0.02	0.00	0.00	<0.008	<0.00005	<0.003	0.0000	0.000	0.000	0.0003	<0.01	0.000	<0.002	<0.002	/	<0.05
S2	$O_1t\text{-}h$	0.06	0.00	0.01	0.01	<0.00005	0.01	0.0000	0.008	0.000	0.0001	0.04	0.005	<0.001	0.16	<0.005	<0.01
S3	$O_1t\text{-}h$	0.01	<0.003	0.00	0.00	<0.00005	<0.001	<0.0001	<0.001	<0.001	<0.001	0.11	<0.001	<0.001	0.02	0.01	<0.01
S4	$Є_{3\text{-}4}O_1l$	0.00	0.00	0.00	<0.008	<0.00005	<0.003	<0.0001	0.000	0.000	0.0002	<0.01	0.000	<0.002	<0.002	/	<0.05
S5	$O_1t\text{-}h$	0.02	/	0.01	<0.008	/	/	/	/	/	/	0.04	<0.001	<0.001	0.26	/	<0.01
S7	$O_1t\text{-}h$	0.01	0.00	0.01	0.01	<0.00005	<0.001	0.0000	0.001	0.000	0.0001	0.03	0.002	0.001	0.04	<0.005	<0.01
S9	$O_1t\text{-}h$	0.00	0.00	0.01	0.00	<0.00005	0.003	0.0001	0.000	0.000	0.0001	0.02	0.001	0.002	<0.002	/	<0.05
S10	$Є_{3\text{-}4}O_1l\text{-}O_1t\text{-}h$	0.00	<0.003	<0.001	<0.008	<0.00005	<0.001	<0.0001	<0.001	<0.001	<0.001	0.07	<0.001	<0.001	0.01	<0.005	<0.01
S12	$Є_2q\text{-}O_1t\text{-}h$	0.00	0.00	0.01	0.00	<0.00005	<0.001	0.0000	0.000	0.000	0.0003	0.06	0.001	<0.001	0.04	<0.005	<0.01
DR2	$Є_3g$	0.08	0.00	0.00	<0.008	<0.00005	<0.003	0.0040	<0.004	0.010	<0.0005	0.33	<0.002	<0.002	<0.002	/	<0.05
DR3	$Є_{3\text{-}4}O_1l\text{-}O_1t\text{-}h$	0.04	0.01	0.01	<0.008	<0.00005	0.003	0.0060	<0.004	0.019	<0.0005	0.53	<0.002	<0.002	<0.002	/	<0.05
DR8	$Є_{3\text{-}4}O_1l\text{-}O_1t\text{-}h$	0.02	0.00	0.00	0.01	<0.00005	<0.003	0.0000	<0.004	0.000	0.0002	/	0.000	/	<0.002	/	<0.05
DR18	$Є_2q$	0.11	<0.003	<0.001	<0.01	<0.00005	0.00	<0.0001	0.008	<0.001	/	0.40	<0.001	<0.001	0.01	<0.001	<0.01
DR22	$Є_2q\text{-}Є_{3\text{-}4}O_1l$	0.00	0.00	0.01	0.00	<0.00005	<0.003	0.0000	0.000	0.000	0.0001	<0.01	0.001	0.002	0.002	/	<0.05
DR24	$Є_2q\text{-}Є_{3\text{-}4}O_1l$	0.01	0.00	0.01	0.00	<0.00005	<0.003	0.0000	0.000	0.000	0.0001	<0.01	0.001	0.002	<0.002	/	<0.05

续表

单位：mg/L

理疗温泉编号	热储含水层	锰	铜	锌	铅	汞	硒	镉	铬	铝	锑	钡	镍	银	硼酸盐(以B计)	溴酸盐	碘化物
DR27	$€_2q\text{-}€_{3-4}O_1l$	0.00	0.00	0.01	<0.008	0.00	0.00	0.0010	0.000	0.016	/	0.24	0.000	0.000	0.00	0.00	0.00
DR28	$€_2q\text{-}€_{3-4}O_1l$	0.00	0.00	0.01	0.00	<0.00005	<0.001	0.0000	0.001	0.000	0.0002	0.04	0.003	<0.001	0.03	<0.005	<0.01
DR60	$€_{3-4}O_1l\text{-}O_1t\text{-}h$	0.16	0.01	0.01	0.008	<0.0001	<0.002	0.0040	<0.004	0.022	/	<0.002	0.002	<0.002	<0.002	/	0.02
DR62	$€_2q\text{-}O_1t\text{-}h$	0.00	0.00	0.01	0.00	<0.00005	<0.003	0.0000	0.000	0.000	0.0001	<0.01	0.001	<0.002	<0.002	/	<0.05
DR63	$€_{3-4}O_1l\text{-}O_1t\text{-}h$	0.00	<0.003	0.00	<0.008	<0.00005	<0.001	<0.0001	0.000	<0.001	<0.001	0.18	<0.001	<0.001	0.01	<0.005	<0.01
DR65	$€_{3-4}O_1l\text{-}O_1t\text{-}h$	0.00	<0.003	0.01	<0.008	<0.00005	<0.001	<0.0001	0.002	<0.001	<0.001	0.05	<0.001	<0.001	0.04	<0.005	<0.01
DR66	$€_{3-4}O_1l\text{-}O_1t\text{-}h$	0.11	0.00	0.01	0.00	<0.00005	<0.001	0.0003	0.001	0.000	0.0002	0.10	0.001	<0.001	0.25	<0.005	<0.01
DR69	$€_3g\text{-}O_1t\text{-}h$	0.01	0.00	0.01	0.01	<0.00005	<0.003	0.0000	0.000	0.000	0.0008	<0.01	0.000	<0.002	0.03	/	<0.05
DR70	$€_{3-4}O_1l\text{-}O_1t\text{-}h$	0.00	0.00	0.01	0.00	0.00	0.00	0.0000	0.000	0.000	/	0.02	0.000	/	0.00	0.00	0.00
DR74	$€_{3-4}O_1l\text{-}O_1t\text{-}h$	0.19	<0.003	0.02	<0.008	<0.00005	<0.001	<0.0001	<0.001	<0.001	<0.001	0.11	<0.001	0.001	0.03	<0.005	<0.01
DR82	$€_2q\text{-}O_1t\text{-}h$、$P_2m$	<0.300	<0.003	0.01	<0.008	<0.0001	<0.002	0.0020	<0.004	<0.002	/	<0.002	<0.002	/	<0.002	<0.100	0.02
DR96	$€_2q\text{-}O_1t\text{-}h$	0.02	<0.003	0.01	<0.008	<0.00005	<0.001	0.0001	<0.001	<0.001	<0.001	0.15	<0.001	<0.001	0.02	<0.005	0.01
DR117	$€_{3-4}O_1l$	0.04	<0.003	<0.001	0.03	0.00	0.00	<0.0001	/	/	<0.001	0.04	0.003	/	0.46	<0.01	<0.01
DR118	$€_2q\text{-}€_{3-4}O_1l$	0.04	0.00	0.00	<0.008	<0.00005	<0.003	0.0000	0.000	0.000	0.0002	0.03	0.000	<0.002	0.02	/	<0.05
DR120	$€_{3-4}O_1l$	0.02	0.00	0.01	0.00	<0.00005	0.00	<0.0001	0.000	0.000	0.0004	0.03	0.002	<0.002	0.01	/	<0.05
DR123	$€_2q\text{-}€_{3-4}O_1l$	0.05	<0.003	<0.001	<0.008	<0.00005	<0.003	<0.0001	0.001	<0.001	0.0030	0.23	<0.001	<0.05	0.13	<0.005	<0.01
DR136	$€_{3-4}O_1l$	<0.005	<0.002	0.01	<0.008	<0.00005	<0.003	<0.001	<0.004	<0.002	<0.0005	<0.002	<0.002	<0.002	<0.002	<0.005	<0.05
DR139	$€_2q\text{-}O_1t\text{-}h$	0.29	0.00	0.00	<0.008	<0.0001	<0.002	0.0000	0.000	0.000	0.0002	0.03	0.000	<0.002	0.01	0.100	0.02
DR151	$€_2q\text{-}O_1t\text{-}h$	<0.005	<0.002	0.00	<0.008	<0.0001	<0.002	<0.001	<0.004	<0.002	/	<0.002	0.002	<0.002	<0.002	0.100	<0.02
S8	$P_3^{3b}€_1dy$	0.02	0.00	0.00	<0.008	<0.00005	<0.003	0.0000	0.000	0.000	0.0002	0.02	0.000	<0.002	0.01	/	<0.05

续表

单位：mg/L

理疗温泉编号	热储含水层	锰	铜	锌	铝	汞	硒	镉	铬	铅	锑	钡	镍	银	硼酸盐(以B计)	溴酸盐	碘化物
S11	P_3^{3b} $\in_1 dy$	0.00	0.00	0.00	<0.008	<0.00005	<0.003	0.0000	0.000	0.000	0.0003	<0.01	0.000	<0.002	<0.002	/	<0.05
S13	P_3^{3b} $\in_1 dy$	0.00	0.00	0.00	0.00	<0.00005	<0.003	0.0000	0.001	0.000	0.0021	/	0.001	/	/	/	<0.05
S15	P_3^{3b} $\in_1 dy$	0.00	<0.003	0.03	<0.008	<0.00005	0.02	0.0001	0.004	0.008	<0.001	0.54	<0.001	<0.001	<0.003	<0.005	<0.01
DR1	P_3^{3b} $\in_1 dy$	0.17	0.02	0.03	0.27	<0.00005	<0.003	0.0000	0.003	0.000	0.0004	/	0.043	/	/	/	<0.05
DR6	P_3^{3b} $\in_1 dy$	0.18	<0.003	<0.001	0.03	<0.00005	0.00	<0.0001	0.003	<0.001	/	/	/	<0.001	0.06	<0.001	<0.01
DR16	P_3^{3b} $\in_1 dy$	0.08	0.01	0.01	0.02	<0.00005	<0.003	0.0120	<0.004	<0.002	<0.0005	<0.01	<0.002	<0.002	0.02	/	<0.05
DR17	P_3^{3b} $\in_1 dy$	0.154	<0.003	<0.001	0.02	0.00	0.01	<0.0001	<0.004	<0.001	/	0.22	<0.001	<0.003	46.77	/	<0.01
DR21	P_3^{3b} $\in_1 dy$	<0.005	<0.002	0.00	<0.008	<0.0001	<0.0002	0.0040	<0.004	<0.002	<0.0005	<0.002	<0.002	<0.002	<0.002	<0.100	<0.05
DR26	P_3^{3b} $\in_1 dy$	<0.005	<0.002	0.02	<0.008	<0.0001	<0.0002	<0.001	<0.004	<0.002	/	0.21	<0.002	<0.002	<0.002	<0.100	<0.05
DR34	P_3^{3b} $\in_1 dy$	0.13	0.01	0.00	<0.008	<0.00005	<0.003	0.0000	0.002	0.000	0.0000	<0.01	0.000	<0.002	0.02	/	<0.05
DR36	P_3^{3b} $\in_1 dy$	0.00	0.01	0.02	<0.008	0.00	0.00	0.0040	0.000	0.013	/	0.76	0.000	0.000	0.00	0.00	0.00
DR37	P_3^{3b} $\in_1 dy$	<0.005	0.00	0.02	<0.008	<0.0001	<0.0002	0.0070	<0.004	0.016	<0.0005	<0.002	<0.002	<0.002	<0.002	/	<0.05
DR42	P_3^{3b} $\in_1 dy$	<0.005	0.00	0.01	<0.008	<0.0001	<0.0002	0.0050	<0.004	0.002	<0.0005	<0.002	<0.002	<0.002	<0.002	/	<0.05
DR43	P_3^{3b} $\in_1 dy$	0.04	<0.003	0.00	<0.008	<0.00005	<0.001	<0.0001	<0.001	<0.001	0.0010	0.36	<0.001	<0.001	0.03	<0.005	<0.01
DR45	P_3^{3b} $\in_1 dy$	0.01	<0.003	0.01	<0.008	<0.00005	<0.001	<0.0001	<0.001	<0.001	<0.001	0.39	<0.001	<0.001	0.07	<0.005	<0.01
DR50	P_3^{3b} $\in_1 dy$	0.17	<0.003	0.02	<0.008	<0.00005	<0.001	<0.0001	<0.001	<0.001	<0.001	0.14	<0.001	<0.001	0.87	<0.005	<0.01
DR53	P_3^{3b} $\in_1 dy$	0.01	0.01	0.01	<0.008	<0.00005	<0.001	<0.0001	<0.001	<0.001	0.0010	0.50	<0.001	<0.001	0.01	<0.005	<0.01
DR55	P_3^{3b} $\in_1 dy$	0.00	0.00	0.00	<0.008	<0.00005	<0.003	0.0000	0.000	0.000	0.0002	<0.01	0.000	<0.002	<0.002	<0.005	<0.05
DR68	P_3^{3b} $\in_1 dy$	0.13	<0.003	<0.001	<0.008	<0.00005	0.00	<0.0001	0.001	<0.001	<0.001	0.15	<0.001	<0.001	0.44	<0.005	<0.05
DR71	P_3^{3b} $\in_1 dy$	0.01	<0.003	0.00	<0.008	<0.00005	<0.001	<0.0001	<0.001	<0.001	<0.001	0.27	<0.001	<0.001	0.11	<0.005	<0.01
DR72	P_3^{3b} $\in_1 dy$	0.03	<0.002	0.01	0.12	<0.0005	<0.003	<0.001	<0.004	<0.002	<0.0005	<0.01	<0.002	<0.002	<0.002	/	<0.05

续表

单位：mg/L

理疗温泉编号	热储含水层	锰	铜	锌	铅	汞	硒	镉	铬	铝	锑	钡	镍	银	硼酸盐(以B计)	溴酸盐	碘化物
DR73	$Pt_3^{3b}\text{-}\epsilon_1 dy$	<0.005	<0.002	<0.002	<0.008	<0.00005	<0.0002	<0.001	<0.004	<0.002	<0.0005	0.02	<0.002	<0.002	<0.002	/	<0.05
DR77	$Pt_3^{3b}\text{-}\epsilon_1 dy$	0.05	<0.003	<0.001	0.05	<0.00005	0.00	<0.0001	0.013	<0.001	/	/	/	<0.001	1.19	<0.001	0.15
DR78	$Pt_3^{3b}\text{-}\epsilon_1 dy$	<0.005	<0.002	0.01	<0.008	<0.0001	<0.002	<0.001	<0.004	<0.002	/	<0.002	<0.002	/	<0.002	<0.100	<0.02
DR81	$Pt_3^{3b}\text{-}\epsilon_1 dy$	0.01	0.00	0.00	0.01	<0.00005	<0.003	0.0000	0.000	0.000	0.0007	<0.01	0.000	<0.002	<0.002	/	<0.05
DR83	$Pt_3^{3b}\text{-}\epsilon_1 dy$、$\epsilon_2 q\text{-}\epsilon_{3-4}O_1 l$	0.01	0.00	0.00	0.02	<0.00005	<0.003	0.0000	<0.004	0.000	0.0000	0.02	<0.002	<0.002	0.01	/	<0.05
DR85	$Pt_3^{3b}\text{-}\epsilon_1 dy$	0.16	0.00	0.01	<0.008	<0.00005	<0.003	0.0030	<0.004	<0.002	/	<0.01	<0.002	<0.002	<0.002	/	<0.05
DR86	$Pt_3^{3b}\text{-}\epsilon_1 dy$	0.00	0.00	0.01	0.00	<0.00005	<0.003	0.0000	0.000	0.000	0.0021	<0.01	0.001	<0.002	<0.002	/	<0.05
DR87	$Pt_3^{3b}\text{-}\epsilon_1 dy$	0.01	<0.003	0.00	<0.008	<0.00005	0.00	<0.0001	<0.001	<0.001	<0.001	1.11	<0.001	<0.001	0.02	<0.005	<0.01
DR90	$Pt_3^{3b}\text{-}\epsilon_1 dy$	0.06	0.00	0.01	0.00	<0.00005	<0.001	0.0000	<0.001	<0.001	0.0001	0.73	0.000	<0.001	0.01	<0.005	<0.01
DR91	$Pt_3^{3b}\text{-}\epsilon_1 dy$	0.05	0.00	0.00	<0.008	0.00	<0.003	0.0000	<0.004	0.000	0.0000	0.02	0.000	<0.002	0.03	/	<0.05
DR95	$Pt_3^{3b}\text{-}\epsilon_1 dy$	0.03	<0.003	0.01	<0.008	<0.00005	<0.001	<0.0001	0.003	<0.001	<0.001	0.24	<0.001	<0.001	<0.003	<0.005	<0.01
DR97	$Pt_3^{3b}\text{-}\epsilon_1 dy$	0.01	<0.003	<0.001	0.10	0.00	<0.001	<0.0001	<0.004	<0.001	0.0010	0.46	<0.001	<0.001	0.09	<0.001	<0.01
DR98	$Pt_3^{3b}\text{-}\epsilon_1 dy$	0.00	0.00	0.07	<0.008	<0.00005	0.00	0.0000	0.000	0.004	/	0.00	0.000	0.000	0.00	0.00	0.00
DR103	$Pt_3^{3b}\text{-}\epsilon_1 dy$	0.03	<0.003	0.01	<0.008	0.00	<0.001	0.0001	<0.001	<0.001	<0.001	0.24	<0.001	<0.001	0.06	<0.005	0.01
DR110	$Pt_3^{3b}\text{-}\epsilon_1 dy$	0.02	0.00	0.01	<0.008	<0.00005	0.00	0.0010	0.000	0.005	/	0.14	/	0.001	1.20	0.00	/
DR121	$Pt_3^{3b}\text{-}\epsilon_1 dy$	0.05	0.00	0.01	<0.008	<0.00005	<0.003	0.0030	<0.004	<0.002	<0.0005	0.02	<0.002	<0.002	0.01	/	<0.05
DR124	$Pt_3^{3b}\text{-}\epsilon_1 dy$、$\epsilon_{3-4}O_1 l$	0.09	0.00	0.01	0.00	<0.00005	0.00	0.0000	0.000	0.000	0.0001	0.02	0.002	<0.002	0.02	/	<0.05
DR125	$Pt_3^{3b}\text{-}\epsilon_1 dy$	0.04	<0.003	0.06	<0.008	0.00	<0.001	<0.0001	<0.001	<0.001	<0.001	0.09	<0.001	0.001	0.13	<0.005	<0.01
DR135	$Pt_3^{3b}\text{-}\epsilon_1 dy$	0.00	0.03	0.02	0.00	0.00	0.00	0.0000	0.000	0.000	/	0.01	0.000	0.000	0.00	0.00	0.00

续表

单位：mg/L

理疗温泉编号	热储含水层	锰	铜	锌	铅	汞	硒	镉	铬	铝	锑	钡	镍	银	硼酸盐(以B计)	溴酸盐	碘化物
S14	$Pt_3^{1d}q$	0.00	0.00	0.01	0.01	<0.00005	<0.003	0.0000	0.000	0.000	0.0002	0.26	0.000	<0.002	<0.002	/	<0.05
DR29	$Pt_3^{1d}q$	0.02	<0.003	<0.001	1.48	<0.00005	<0.001	/	0.026	<0.001	<0.001	/	<0.001	<0.001	1.66	<0.001	<0.01
DR38	$Pt_3^{1d}q$	<0.005	<0.002	0.00	<0.008	<0.00005	<0.003	<0.001	<0.004	<0.002	<0.0005	<0.002	<0.002	<0.002	<0.002	/	<0.05
DR40	$Pt_3^{1d}q$	0.02	<0.003	<0.001	0.50	<0.001	<0.001	<0.0001	<0.004	<0.001	0.0030	0.11	<0.001	<0.001	0.54	<0.01	0.07
DR41	$Pt_3^{1d}q$	0.01	0.00	0.01	0.01	<0.00005	<0.001	0.0000	0.001	0.000	0.0002	0.70	0.000	<0.001	1.20	<0.005	<0.01
DR49	$Pt_3^{1d}q$	0.00	0.00	0.01	0.02	<0.00005	<0.001	0.0000	0.001	0.000	0.0002	0.62	0.000	<0.001	0.94	<0.005	<0.01
DR79	$Pt_3^{1d}q$	0.01	<0.003	0.01	<0.008	<0.00005	<0.001	<0.0001	0.015	<0.001	<0.001	0.22	<0.001	<0.001	0.44	<0.005	<0.01
DR80	$Pt_3^{1d}q$	0.07	<0.003	0.01	<0.008	<0.00005	<0.001	<0.0001	0.003	0.008	0.0020	0.21	<0.001	<0.001	0.52	<0.005	<0.01
DR92	$Pt_3^{1d}q$	0.01	0.00	0.00	0.05	0.00	0.00	0.0000	0.000	0.000	/	/	/	0.000	0.00	/	0.00
DR93	$Pt_3^{1d}q$	<0.005	<0.002	0.01	<0.008	<0.00005	<0.003	<0.001	<0.004	<0.002	<0.0005	<0.01	<0.002	<0.002	0.03	/	<0.05
DR105	$Pt_3^{1d}q$	0.01	0.00	0.01	0.05	<0.00005	<0.003	0.0000	0.000	0.000	0.0002	<0.01	0.000	<0.002	<0.002	/	<0.05
DR106	$Pt_3^{1d}q$	0.00	0.00	0.01	0.04	<0.00005	<0.003	0.0000	0.000	0.000	0.0029	<0.01	0.000	<0.002	<0.002	/	<0.05
DR107	$Pt_3^{1d}q$	0.00	0.00	0.00	0.03	<0.00005	<0.003	0.0000	0.000	0.000	0.0002	<0.01	0.000	/	<0.002	/	<0.05
DR112	$Pt_3^{1d}q$	0.06	0.00	0.00	0.00	<0.00005	<0.003	0.0000	0.000	0.000	0.0001	/	0.000	/	/	/	<0.05
DR114	$Pt_3^{1d}w$	0.03	<0.003	<0.001	<0.008	<0.00005	<0.001	<0.0001	0.001	<0.001	<0.001	0.71	<0.001	<0.001	0.66	<0.005	<0.01
DR128	$Pt_3^{1d}q$	0.02	0.00	0.03	0.03	<0.00005	<0.003	0.0000	0.000	0.000	0.0035	<0.01	0.000	<0.002	<0.002	/	<0.05
DR146	$Pt_3^{1d}q$	0.00	0.00	0.00	0.05	<0.00005	<0.003	0.0000	0.000	0.000	0.0018	<0.01	0.000	<0.002	<0.002	/	<0.05
DR152	$Pt_3^{1d}p$	<0.005	<0.002	0.00	<0.008	<0.00005	<0.003	<0.001	<0.004	<0.002	<0.0005	<0.01	<0.002	<0.002	0.03	/	<0.05
DR154	$Pt_3^{1d}q$	0.09	<0.003	0.00	<0.008	<0.00005	<0.001	<0.0001	<0.001	<0.001	<0.001	0.11	<0.001	<0.001	0.33	<0.005	<0.01
DR165	$Pt_3^{1d}q$	0.01	<0.002	0.00	<0.008	<0.00005	<0.003	<0.001	<0.004	<0.002	<0.0005	<0.01	<0.002	<0.002	<0.002	/	<0.05

注：数据主要来源于贵州省温泉、地热井历年勘查、评价等报告

545

附表9 （续） 研究区理疗温泉水质分类指标测试分析结果表

单位：mg/L

理疗温泉编号	热储含水层	耗氧量（以O_2计）	挥发性酚类（以苯酚计）	氰化物（以CN^-计）	矿物油	阴离子合成洗涤剂	亚硝酸盐（以N计）	硝酸盐（以N计）	氨氮（以N计）	菌落总数/(CFU/mL)	大肠菌群/(MPN/100mL)	粪链球菌/(CFU/250mL)	铜绿假单胞菌/(CFU/250mL)	产气荚膜梭菌/(CFU/50mL)	^{226}Ra放射性/(Bq/L)	总α放射性/(Bq/L)	总β放射性/(Bq/L)
DR14	$T_{1-2}j$	67.09	<0.001	<0.002	<0.005	<0.05	<0.002	8.56	12.48	/	/	/	/	/	/	/	/
DR167	T_2g	1.33	<0.001	<0.002	<0.005	<0.05	<0.002	0.88	0.09	/	/	/	/	/	/	/	/
DR177	$T_{1-2}j$	0.04	<0.001	<0.002	<0.005	/	<0.002	0.27	0.09	150	4	/	/	/	<0.01	/	0.65
DR180	$T_{1-2}j\text{-}T_2g$	0.36	<0.001	<0.002	<0.005	<0.05	0.00	0.06	<0.02	/	4	0	<2	0	/	/	/
S17	$P_2q\text{-}m$	0.04	<0.001	<0.002	<0.005	<0.05	<0.002	0.51	<0.02	130	0	/	/	/	<0.01	/	<0.05
S18	$P_2q\text{-}m$	0.04	<0.001	<0.002	<0.005	/	0.00	<0.5	15.60	510	0	/	/	/	/	5.82	3.51
DR59	$P_2q\text{-}m$	21.80	0.000	0.000	/	<0.05	0.00	0.00	<0.02	62	0	/	/	/	/	/	<0.05
DR115	$P_2q\text{-}m$	0.07	<0.002	<0.002	0.01	<0.05	<0.002	<0.05	<0.02	290	0	/	/	/	/	/	/
DR116	$P_2q\text{-}m$	<0.05	<0.002	<0.002	<0.005	<0.05	<0.002	0.34	/	/	0	0	0	0	0.00	0.37	0.37
DR129	$P_2q\text{-}m$	0.53	0.000	0.000	<0.005	/	0.00	0.00	0.09	/	/	/	/	/	/	/	/
DR134	$P_2q\text{-}m$	0.00	<0.001	<0.002	/	/	0.00	0.00	0.00	/	/	/	/	/	/	0.20	0.14
DR168	$P_2q\text{-}m$	0.33	<0.001	<0.002	<0.005	<0.05	<0.002	0.05	0.47	/	/	/	/	/	/	/	/
DR170	$P_2q\text{-}m$	0.08	<0.001	<0.002	<0.005	<0.05	<0.002	0.35	0.47	/	/	/	/	/	/	/	/
DR175	$P_2q\text{-}m$	0.04	<0.001	<0.002	<0.005	<0.05	<0.002	0.01	0.16	/	/	/	/	/	/	/	/
DR176	$P_2q\text{-}m$	0.16	<0.002	<0.002	<0.005	/	0.00	0.39	<0.05	/	/	/	/	/	/	/	/
DR178	$P_2q\text{-}m$	0.52	<0.001	<0.002	/	<0.05	<0.002	0.40	1.87	/	/	/	/	/	/	/	/
DR181	$P_2q\text{-}m$	0.07	<0.002	<0.002	<0.005	<0.05	0.01	0.30	/	4700	2	/	/	/	/	/	/
DR184	$P_2q\text{-}m$	0.04	<0.001	<0.002	<0.005	<0.05	<0.002	0.61	0.16	/	/	/	/	/	/	/	/
DR143	C_2P_1m	0.25	<0.001	0.000	/	/	0.00	0.23	0.00	/	/	/	/	/	/	/	/
DR156	C_2P_1m、$P_2q\text{-}m$	0.88	<0.001	<0.002	<0.005	<0.05	<0.002	0.24	0.22	/	/	/	/	/	/	/	/
DR157	C_2P_1m、$P_2q\text{-}m$	0.19	0.000	0.000	/	/	0.00	2.48	0.53	/	/	/	/	/	/	/	/
DR161	C_2P_1m、$P_2q\text{-}m$	0.08	<0.001	<0.002	<0.005	/	<0.002	<0.5	0.03	110	0	/	/	/	<0.01	/	0.09
DR172	$C_2h\text{-}C_2P_1m$	0.04	<0.001	<0.002	<0.005	<0.05	<0.002	0.02	<0.02	/	/	/	/	/	/	/	/
DR148	D_2d	0.56	<0.001	<0.002	/	/	<0.002	<0.5	0.09	/	/	/	/	/	/	/	/
DR150	$D_2d\text{-}D_3gp$	0.40	<0.002	<0.002	<0.01	<0.05	0.00	0.16	<0.05	/	/	/	/	/	0.00	0.52	0.22

续表

单位：mg/L

理疗温泉编号	热储含水层	耗氧量（以O_2计）	挥发性酚类（以苯酚计）	氟化物（以CN计）	矿物油	阴离子合成洗涤剂	亚硝酸盐（以N计）	硝酸盐（以N计）	氨氮（以N计）	菌落总数 /（CFU /mL）	大肠菌群 /（MPN /100mL）	粪链球菌 /（CFU /250mL）	铜绿假单胞菌 /（CFU /250mL）	产气荚膜梭菌 /（CFU /50mL）	^{226}Ra 放射性 /（Bq/L）	总α放射性 /（Bq/L）	总β放射性 /（Bq/L）
DR158	D_2d^2、D_3y	0.24	<0.001	<0.002	/	/	0.00	<0.10	1.56	/	/	/	/	/	/	/	/
DR164	$D_3C_1wz\text{-}C_1m$	0.04	<0.001	<0.002	<0.005	<0.05	<0.002	0.13	0.16	/	/	/	/	/	/	/	/
DR179	D_3y	0.86	<0.001	<0.002	<0.005	<0.05	<0.002	0.19	0.12	/	/	/	/	/	/	/	/
S2	$O_1t\text{-}h$	0.07	<0.002	<0.002	<0.01	<0.05	0.00	0.05	0.25	130	0	0	0	0	0.00	/	1.06
S3	$O_1t\text{-}h$	0.11	<0.002	<0.002	<0.01	<0.05	<0.002	0.00	<0.02	86	0	1	500	13	<0.01	/	0.09
S4	$Ꞓ_{3-4}O_1t\text{-}h$	0.13	<0.001	<0.002	<0.005	<0.05	<0.002	0.05	0.12	40	/	0	0	0	/	/	/
S5	$Ꞓ_{3-4}O_1t\text{-}h$	/	/	/	/	/	0.00	0.00	0.03	86	0	0	400	0	<0.01	/	0.09
S7	$O_1t\text{-}h$	0.20	<0.002	<0.002	<0.01	<0.05	0.00	0.17	<0.02	/	2	/	/	/	<0.01	/	0.09
S9	$O_1t\text{-}h$	0.14	<0.001	<0.002	<0.005	<0.05	<0.002	0.05	<0.02	/	/	/	/	/	/	/	/
S10	$Ꞓ_{3-4}O_1t\text{-}h$	1.08	<0.002	<0.002	<0.01	<0.05	<0.002	0.93	<0.02	160	1600	16	500	0	0.00	/	0.24
S12	$Ꞓ_2q\text{-}O_1t\text{-}h$	0.49	<0.002	<0.002	<0.01	<0.05	<0.002	0.02	<0.02	86	0	0	300	0	0.00	/	0.11
DR2	$Ꞓ_3g$	0.51	<0.001	<0.002	<0.005	/	0.00	0.07	<0.02	<2	<2	/	/	/	/	/	/
DR3	$Ꞓ_{3-4}O_1t\text{-}h$	0.14	<0.001	<0.002	<0.005	<0.05	0.00	0.12	<0.02	<2	<2	/	/	/	/	/	/
DR8	$Ꞓ_2q$	0.17	<0.001	<0.002	/	<0.05	<0.002	0.07	0.03	180	6	/	/	/	/	/	/
DR18	$Ꞓ_2q\text{-}Ꞓ_{3-4}O_1t$	58.40	<0.002	<0.002	/	<0.05	0.01	0.66	0.16	/	/	/	/	/	/	/	/
DR22	$Ꞓ_2q\text{-}Ꞓ_{3-4}O_1t\text{-}h$	0.04	<0.001	<0.002	<0.005	<0.05	0.00	0.21	<0.02	/	/	/	/	/	/	/	/
DR24	$Ꞓ_2q\text{-}Ꞓ_{3-4}O_1t$	0.04	<0.001	<0.002	<0.005	<0.05	0.01	0.05	<0.02	/	/	/	/	/	/	/	/
DR27	$Ꞓ_2q\text{-}O_1t\text{-}h$	0.08	0.000	0.000	/	<0.05	0.00	0.00	0.00	/	/	/	/	/	/	/	/
DR28	$Ꞓ_{3-4}O_1t\text{-}h$	0.08	<0.002	<0.002	<0.01	<0.05	<0.002	0.11	<0.02	86	0	0	0	0	0.00	/	0.52
DR60	$Ꞓ_{3-4}O_1t\text{-}h$	0.18	<0.002	<0.002	/	<0.05	0.00	<0.5	15.60	/	/	/	/	/	/	/	/
DR62	$Ꞓ_2q\text{-}O_1t\text{-}h$	0.04	<0.001	<0.002	<0.005	<0.05	<0.002	0.06	<0.02	/	/	/	/	/	/	/	/
DR63	$Ꞓ_{3-4}O_1t\text{-}h$	0.37	<0.002	<0.002	<0.01	<0.05	<0.002	0.01	0.03	180	0	0	0	0	0.00	/	0.08
DR65	$Ꞓ_{3-4}O_1t\text{-}h$	0.58	<0.002	<0.002	<0.01	<0.05	0.00	0.02	<0.02	140	0	0	0	0	0.00	/	0.25
DR66	$Ꞓ_{3-4}O_1t\text{-}h$	0.58	<0.002	<0.002	<0.01	<0.05	<0.002	0.02	0.06	210	0	0	0	0	0.00	/	0.09
DR69	$Ꞓ_3g\text{-}O_1t\text{-}h$	0.08	<0.001	<0.002	<0.005	<0.05	<0.002	0.03	0.16	/	/	/	/	/	/	/	/

续表

单位：mg/L

理疗温泉编号	热储含水层	耗氧量（以O_2计）	挥发性酚类（以苯酚计）	氰化物（以CN^-计）	矿物油	阴离子合成洗涤剂	亚硝酸盐（以N计）	硝酸盐（以N计）	氨氮（以N计）	菌落总数/（CFU/mL）	大肠菌群/（MPN/100mL）	粪链球菌/（CFU/250mL）	铜绿假单胞菌/（CFU/250mL）	产气荚膜梭菌/（CFU/50mL）	^{226}Ra放射性/（Bq/L）	总α放射性/（Bq/L）	总β放射性/（Bq/L）
DR70	$Є_{3-4}O_1^{t}\text{-}O_1^{t\text{-}h}$	0.05	0.000	0.000	/	/	0.00	0.00	0.09	/	/	/	/	/	/	/	/
DR74	$Є_{3-4}O_1^{t}\text{-}O_1^{t\text{-}h}$	0.14	<0.002	<0.002	<0.01	<0.05	<0.002	0.01	0.03	480	0	0	0	0	<0.01	/	0.05
DR82	$Є_{2q}\text{-}O_1^{t\text{-}h}, P_{2q\text{-}m}$	0.59	<0.001	<0.002	/	/	<0.002	<0.5	0.31	/	/	/	/	/	/	/	/
DR96	$Є_{2q}\text{-}Є_{3-4}O_1^{t}$	0.14	<0.002	<0.002	<0.01	<0.05	<0.002	<0.05	<0.02	26	0	10	0	1	0.00	/	1.64
DR117	$Є_{3-4}O_1^{t}$	10.72	<0.002	<0.002	<0.01	<0.05	0.00	0.37	/	/	/	/	/	/	/	/	/
DR118	$Є_{2q}\text{-}Є_{3-4}O_1^{t}$	0.26	<0.001	<0.002	<0.005	<0.05	<0.002	0.26	0.25	/	/	/	/	/	/	/	/
DR120	$Є_{3-4}O_1^{t}$	0.17	<0.001	<0.002	<0.005	<0.05	<0.002	0.03	0.02	/	/	/	/	/	/	/	/
DR123	$Є_{2q}\text{-}Є_{3-4}O_1^{t}$	<0.05	<0.002	<0.002	<0.01	<0.05	<0.002	<0.05	0.16	240	0	0	0	0	<0.01	/	<0.05
DR136	$Є_{3-4}O_1^{t}$	0.75	<0.001	<0.002	<0.005	/	<0.002	0.19	<0.02	<2	<2	/	<2	/	<0.01	/	0.24
DR139	$Є_{3-4}O_1^{t}\text{-}O_1^{t\text{-}h}$	1.35	<0.001	<0.002	<0.005	<0.05	<0.002	0.06	0.47	/	/	/	/	/	/	/	/
DR151	$Є_{2q}\text{-}O_1^{t\text{-}h}$	0.51	<0.002	<0.002	/	<0.05	<0.002	<0.5	0.03	/	/	/	/	/	/	/	/
S8	$Pt_3^{3b}\text{-}Є_1^{dy}$	0.43	<0.001	<0.002	<0.005	<0.05	0.01	0.53	0.31	/	/	/	/	/	/	/	/
S11	$Pt_3^{3b}\text{-}Є_1^{dy}$	0.04	<0.001	<0.002	<0.005	<0.05	<0.002	1.36	<0.02	/	/	/	/	/	/	/	/
S13	$Pt_3^{3b}\text{-}Є_1^{dy}$	0.04	<0.001	<0.002	/	<0.05	0.00	0.73	<0.02	210	/	/	/	/	/	/	/
S15	$Pt_3^{3b}\text{-}Є_1^{dy}$	0.07	<0.002	<0.002	<0.01	<0.05	<0.002	<0.05	<0.02	42	33	0	0	0	<0.01	/	0.09
DR1	$Pt_3^{3b}\text{-}Є_1^{dy}$	0.09	<0.001	<0.002	/	<0.05	<0.002	0.18	<0.02	140	2	/	/	/	/	/	/
DR6	$Pt_3^{3b}\text{-}Є_1^{dy}$	<0.05	<0.002	<0.002	<0.005	<0.05	<0.002	0.43	<0.05	<2	/	/	/	/	/	/	/
DR16	$Pt_3^{3b}\text{-}Є_1^{dy}$	0.67	<0.001	<0.002	/	<0.05	0.00	2.10	0.94	/	/	/	/	/	/	/	/
DR17	$Pt_3^{3b}\text{-}Є_1^{dy}$	2.23	<0.002	<0.002	/	/	0.01	0.39	1.09	/	/	/	/	/	/	/	/
DR21	$Pt_3^{3b}\text{-}Є_1^{dy}$	0.29	<0.002	<0.002	<0.005	/	0.01	0.22	0.16	130	1	/	/	/	<0.01	/	0.13
DR26	$Pt_3^{3b}\text{-}Є_1^{dy}$	0.37	<0.001	<0.002	<0.005	<0.05	<0.002	<0.5	0.78	/	/	/	/	/	/	/	/
DR34	$Pt_3^{3b}\text{-}Є_1^{dy}$	1.01	<0.001	<0.002	/	/	0.00	0.05	1.87	/	/	/	/	/	0.13	/	1.27
DR36	$Pt_3^{3b}\text{-}Є_1^{dy}$	3.68	0.000	0.000	<0.005	/	0.00	0.00	2.18	/	/	/	/	/	/	/	/
DR37	$Pt_3^{3b}\text{-}Є_1^{dy}$	1.25	<0.002	<0.002	<0.005	/	0.00	0.40	0.41	170	4	/	/	/	<0.01	/	0.20
DR42	$Pt_3^{3b}\text{-}Є_1^{dy}$	0.46	<0.002	<0.002	<0.005	/	0.02	0.38	0.78	190	4	/	/	/	<0.01	/	0.58

续表

单位：mg/L

理疗温泉编号	热储含水层	耗氧量（以O_2计）	挥发性酚类（以苯酚计）	氰化物（以CN^-计）	矿物油	阴离子合成洗涤剂	亚硝酸盐（以N计）	硝酸盐（以N计）	氨氮（以N计）	菌落总数 /(CFU/mL)	大肠菌群 /(MPN/100mL)	粪链球菌 /(CFU/250mL)	铜绿假单胞菌 /(CFU/250mL)	产气荚膜梭菌 /(CFU/50mL)	^{226}Ra放射性 /(Bq/L)	总α放射性 /(Bq/L)	总β放射性 /(Bq/L)
DR43	$P_3^{3b} \epsilon_1 dy$	0.11	<0.002	<0.002	<0.01	<0.05	<0.002	0.15	0.06	96	0	0	0	0	<0.01	/	<0.05
DR45	$P_3^{3b} \epsilon_1 dy$	0.14	<0.002	<0.002	<0.01	<0.05	0.01	0.04	0.06	40	0	0	0	0	<0.01	/	0.11
DR50	$P_3^{3b} \epsilon_1 dy$	0.14	<0.002	<0.002	<0.01	<0.05	<0.002	0.00	<0.02	96	0	0	0	0	0.00	/	0.00
DR53	$P_3^{3b} \epsilon_1 dy$	0.07	<0.002	<0.002	<0.01	<0.05	0.05	0.00	<0.02	340	0	0	/	0	<0.01	/	0.09
DR55	$P_3^{3b} \epsilon_1 dy$	0.09	<0.001	<0.002	<0.005	<0.05	<0.002	0.14	0.22	/	/	/	/	/	/	/	/
DR68	$P_3^{3b} \epsilon_1 dy$	0.14	<0.002	<0.002	<0.01	<0.05	0.00	<0.05	0.94	480	0	2	0	0	<0.01	/	0.08
DR71	$P_3^{3b} \epsilon_1 dy$	0.14	<0.002	<0.002	<0.01	0.05	0.00	0.05	0.16	160	0	0	0	0	<0.01	/	0.09
DR72	$P_3^{3b} \epsilon_1 dy$	0.26	<0.001	<0.002	<0.005	<0.05	0.00	0.47	0.16	/	2	/	0	/	/	/	/
DR73	$P_3^{3b} \epsilon_1 dy$	0.70	<0.001	<0.002	<0.005	/	<0.002	0.03	8.10	110	2	0	/	/	<0.01	/	0.06
DR77	$P_3^{3b} \epsilon_1 dy$	0.07	<0.002	<0.002	/	/	/	0.44	<0.05	/	/	/	/	/	/	/	/
DR78	$P_3^{3b} \epsilon_1 dy$	0.30	<0.001	<0.002	<0.005	<0.05	0.00	0.5	0.47	/	/	/	/	/	/	/	/
DR81	$P_3^{3b} \epsilon_1 dy$	0.08	<0.001	<0.002	<0.005	<0.05	0.00	0.06	0.47	/	/	/	/	/	/	/	/
DR83	$\epsilon_{2g}\text{-}\epsilon_{3\text{-}4}0l$	0.04	<0.001	<0.002	<0.005	<0.05	<0.002	0.22	0.31	/	/	/	/	/	/	/	/
DR85	$P_3^{3b} \epsilon_1 dy$	0.16	<0.001	<0.002	<0.005	<0.05	0.00	<0.05	1.25	0	0	0	0	0	/	/	/
DR86	$P_3^{3b} \epsilon_1 dy$	0.17	<0.001	<0.002	<0.005	<0.05	0.00	0.68	<0.02	/	/	/	/	/	/	/	/
DR87	$P_3^{3b} \epsilon_1 dy$	0.07	<0.002	<0.002	<0.01	<0.05	<0.002	0.00	<0.02	96	0	0	0	0	0.00	/	0.00
DR90	$P_3^{3b} \epsilon_1 dy$	0.07	<0.002	<0.002	<0.01	<0.05	<0.002	0.00	<0.02	88	0	0	0	0	0.00	/	0.00
DR91	$P_3^{3b} \epsilon_1 dy$	0.17	<0.001	<0.002	<0.005	<0.05	<0.002	0.23	0.47	/	/	/	/	/	/	/	/
DR95	$P_3^{3b} \epsilon_1 dy$	0.07	<0.002	<0.002	<0.01	<0.05	<0.002	<0.05	<0.02	30	0	0	0	0	<0.01	/	0.13
DR97	$P_3^{3b} \epsilon_1 dy$	30.88	<0.002	<0.002	<0.01	<0.05	0.00	0.37	<0.05	/	/	/	/	/	/	/	<0.05
DR98	$P_3^{3b} \epsilon_1 dy$	0.02	0.000	0.000	/	<0.05	0.00	0.00	0.00	/	/	/	/	/	/	/	/
DR103	$P_3^{3b} \epsilon_1 dy$	0.22	<0.002	<0.002	<0.01	<0.05	<0.002	0.08	0.06	80	0	0	0	0	0.00	/	<0.05
DR110	$P_3^{3b} \epsilon_1 dy$	/	0.000	0.000	/	/	/	0.00	/	/	/	/	/	/	/	0.10	1.00
DR121	$P_3^{3b} \epsilon_1 dy$	1.03	<0.001	<0.002	<0.005	<0.05	<0.002	0.49	0.47	/	/	/	/	/	/	/	/

续表

单位：mg/L

理疗温泉编号	热储含水层	耗氧量（以 O_2 计）	挥发性酚类（以苯酚计）	氰化物（以 CN 计）	矿物油	阴离子合成洗涤剂	亚硝酸盐（以 N 计）	硝酸盐（以 N 计）	氨氮（以 N 计）	菌落总数 /(CFU/mL)	大肠菌群 /(MPN/100mL)	粪链球菌 /(CFU/250mL)	铜绿假单胞菌 /(CFU/250mL)	产气荚膜梭菌 /(CFU/50mL)	^{226}Ra 放射性 /(Bq/L)	总 α 放射性 /(Bq/L)	总 β 放射性 /(Bq/L)
DR124	$P_3^{3b}\epsilon_1 dy$, $\epsilon_{3-4}Ol$	0.17	0.001	<0.002	<0.005	<0.05	<0.002	0.41	0.22	/	/	/	/	/	/	/	/
DR125	$P_3^{3b}\epsilon_1 dy$	0.08	<0.002	<0.002	<0.01	<0.05	0.00	<0.05	0.03	120	0	0	0	0	<0.01	/	0.07
DR135	$P_3^{3b}\epsilon_1 dy$	6.85	0.000	0.000	/	/	0.00	0.23	3.12	/	/	/	/	/	/	/	/
S14	$P_3^{1d}q$	0.09	<0.001	<0.002	<0.005	/	<0.002	0.26	<0.02	<2	<2	/	/	/	/	/	/
DR29	$P_3^{1d}q$	1.08	<0.002	<0.002	/	/	0.00	0.38	0.23	/	/	/	/	/	/	/	/
DR38	$P_3^{1d}q$	0.14	<0.001	<0.002	<0.005	/	<0.002	0.09	<0.02	<2	<2	/	/	/	/	/	/
DR40	$P_3^{1d}q$	<0.05	<0.002	<0.002	<0.01	<0.05	<0.002	0.44	<0.05	/	/	/	/	/	/	/	/
DR41	$P_3^{1d}q$	0.24	<0.002	<0.002	<0.01	<0.05	<0.002	<0.05	0.31	82	0	0	0	0	/	/	0.09
DR49	$P_3^{1d}q$	0.08	<0.002	<0.002	<0.01	<0.05	<0.002	<0.05	0.31	62	0	0	0	0	/	/	0.09
DR79	$P_3^{1d}q$	0.07	<0.002	<0.002	<0.01	<0.05	<0.002	<0.05	0.03	210	0	0	6000	0	0.00	/	0.00
DR80	$P_3^{1d}q$	0.07	<0.002	<0.002	<0.01	<0.05	<0.002	<0.05	0.22	360	0	0	1000	0	0.00	/	0.11
DR92	$P_3^{1d}q$	0.00	0.000	/	/	/	0.00	0.00	0.00	/	/	/	/	/	/	/	/
DR93	$P_3^{1d}q$	1.97	<0.001	<0.002	<0.005	<0.05	<0.002	0.14	0.12	/	/	/	/	/	/	/	/
DR105	$P_3^{1d}q$	0.04	<0.001	<0.002	<0.005	<0.05	<0.002	0.06	0.22	/	/	/	/	/	/	/	/
DR106	$P_3^{1d}q$	0.13	<0.001	<0.002	<0.005	<0.05	0.00	0.15	0.16	/	/	/	/	/	/	/	/
DR107	$P_3^{1d}q$	0.04	<0.001	<0.002	<0.005	<0.05	0.00	0.03	0.22	/	/	/	/	/	/	/	/
DR112	$P_3^{1d}q$	0.17	<0.001	<0.002	/	<0.05	<0.002	0.31	0.16	120	2	0	0	0	/	/	/
DR114	$P_3^{1d}w$	0.11	<0.002	<0.002	<0.01	<0.05	<0.002	0.04	0.41	280	0	0	0	0	/	/	/
DR128	$P_3^{1d}q$	0.80	<0.001	<0.002	<0.005	<0.05	<0.002	0.13	0.47	/	/	/	/	/	/	/	/
DR146	$P_3^{1d}q$	0.67	<0.001	<0.002	<0.005	<0.05	0.00	0.05	<0.02	/	/	/	/	/	/	/	/
DR152	$P_3^{1d}p$	3.81	<0.001	<0.002	<0.01	<0.05	<0.002	<0.002	0.53	320	0	0	0	0	/	/	/
DR154	$P_3^{1d}q$	<0.05	<0.002	<0.002	<0.005	<0.05	0.01	0.30	<0.02	/	/	/	/	/	/	/	/
DR165	$P_3^{1d}q$	1.21	<0.001	<0.002	<0.005	<0.05	<0.002	0.63	0.31	/	/	/	/	/	/	/	/

注：数据主要来源于贵州省温泉、地热井历年勘查、评价等报告

附表 10　研究区碳酸盐岩类热储层理疗温泉矿物饱和指数及 CO_2 分压数据一览表

理疗温泉编号	热储含水层	方解石	白云石	石膏	石英	玉髓	SiO_2 (a)	天青石	盐岩	萤石	菱锶矿	高岭石	钙蒙脱石	伊利石	CO_2 (g)
DR14	T_{1-j}	0.005	-0.26	-2.93	0.17	-0.18	-0.94	-2.75	-1.80	-0.78	-1.28	3.03	1.53	1.06	-1.59
DR167	T_2g	0.57	1.17	-1.45	0.18	-0.16	-0.91	-0.99	-8.65	-1.26	-0.40	-0.19	-2.06	-2.71	-1.83
DR177	T_{1-j}	0.74	1.36	-0.21	-0.01	-0.37	-1.13	-0.43	-8.03	-0.01	-0.88	-0.47	-2.58	-2.79	-2.46
DR180	T_{1-2j}-T_2g	0.27	0.58	-1.94	0.10	-0.28	-1.07	-2.35	-8.45	-3.25	-1.51	1.23	-0.76	-1.78	-1.58
S17	P_2q-m	0.45	0.62	-2.34	0.06	-0.34	-1.14	-2.98	-9.32	-3.24	-1.53	1.77	-0.07	-1.03	-2.46
S18	P_2q-m	0.16	0.12	-1.60	0.13	-0.25	-1.03	-2.42	-8.53	-2.14	-2.04	0.53	-1.43	-2.24	-2.19
DR59	P_2q-m	1.17	2.34	-0.41	0.08	-0.26	-1.02	0.05	-7.80	-0.58	0.21	-1.02	-3.01	-2.62	-2.25
DR115	P_2q-m	0.13	0.49	-2.50	0.11	-0.26	-1.04	-2.13	-9.76	-1.67	-0.88	0.60	-1.41	-1.98	-1.96
DR116	P_2q-m	0.59	1.58	-2.49	0.31	-0.04	-0.79	-2.13	-7.69	-1.21	-0.47	0.66	-0.89	-1.06	-2.07
DR129	P_2q-m	-0.03	-0.03	-2.13	0.31	-0.06	-0.84	-2.27	-7.61	-0.85	-1.56	1.86	0.22	-1.03	-1.42
DR134	P_2q-m	-0.27	-0.29	-2.73	0.07	-0.27	-1.02	-2.72	-8.93	-2.15	-1.69	2.00	0.21	-0.71	-1.88
DR168	P_2q-m	0.41	0.70	-1.43	0.47	0.08	-0.73	-0.14	-8.01	-0.72	0.37	1.73	0.37	-0.36	-2.11
DR170	P_2q-m	0.35	0.57	-1.42	0.23	-0.10	-0.83	-1.05	-7.16	-0.83	-0.74	-1.16	-3.03	-3.42	-2.35
DR175	P_2q-m	0.22	0.21	-0.82	0.15	-0.22	-1.01	-0.48	-7.14	-0.48	-0.82	0.89	-1.02	-2.04	-1.88
DR176	P_2q-m	0.05	-0.02	-1.83	0.36	-0.02	-0.81	-1.62	-8.44	-0.13	-1.10	1.55	-0.03	-1.01	-1.85
DR178	P_2q-m	0.95	1.99	-1.60	0.13	-0.23	-1.00	-0.60	-7.66	-1.10	0.55	-0.48	-2.32	-2.08	-2.73
DR181	P_2q-m	0.35	1.15	-2.39	0.23	-0.15	-0.95	-2.04	-9.30	-2.08	-0.65	2.29	0.68	-0.05	-1.77
DR184	P_2q-m	-0.23	-0.69	-2.42	0.52	0.13	-0.66	-2.23	-9.20	-0.38	-1.41	2.44	1.13	-0.17	-1.65
DR143	C_2p_1m	0.80	0.81	-2.06	-0.10	-0.48	-1.26	-3.13	-10.61	-3.11	-1.64	-0.45	-2.76	-3.75	-2.36
DR156	C_2p_1m、P_2q-m	0.45	0.97	-3.02	0.26	-0.08	-0.81	-2.55	-9.20	-0.38	-0.53	-0.61	-2.39	-2.94	-2.11

续表

理疗温泉编号	热储含水层	方解石	白云石	石膏	石英	玉髓	SiO_2 (a)	天青石	盐岩	萤石	菱锶矿	高岭石	钙蒙脱石	伊利石	CO_2 (g)
DR157	C_2p_1m、P_2q-m	0.88	2.04	−1.67	0.26	−0.09	−0.85	−2.47	−7.76	−3.36	−1.34	−0.21	−1.95	−2.25	−1.87
DR161	C_2p_1m、P_2q-m	0.17	0.35	−2.55	0.24	−0.11	−0.86	−2.16	−8.96	−0.37	−0.87	0.11	−1.69	−2.28	−1.96
DR172	C_2h-C_2P_1m	0.58	1.25	−2.56	0.26	−0.11	−0.90	−2.49	−9.25	−1.60	−0.72	−0.24	−2.00	−2.64	−2.68
DR148	D_2d	0.23	0.46	−2.56	0.19	−0.17	−0.93	−2.09	−8.34	−0.89	−0.72	0.27	−1.61	−2.25	−1.90
DR150	D_2d-D_3gp	0.96	2.08	−3.35	0.40	0.04	−0.73	−3.40	−10.11	−2.61	−0.49	−0.38	−1.86	−2.06	−2.64
DR158	D_2d^2、D_3y	0.14	0.14	−0.02	0.30	−0.06	−0.83	−0.28	−8.30	−0.38	−1.52	1.71	0.13	−0.62	−1.59
DR164	D_3C_1uz-C_1m	0.51	1.16	−2.05	0.22	−0.18	−0.98	−1.40	−8.92	−1.98	−0.17	0.37	−1.45	−1.81	−2.62
DR179	D_3r	0.48	0.97	−2.56	0.05	−0.27	−0.99	−2.37	−8.54	−0.73	−0.80	−1.17	−3.29	−3.98	−1.95
S2	O_1t-h	−0.48	−1.15	−2.51	0.40	0.02	−0.76	−1.27	−6.07	−0.89	−0.61	2.08	0.55	−0.26	−1.77
S3	O_1t-h	0.25	0.31	−1.35	0.55	0.20	−0.55	−1.15	−10.20	−1.83	−0.97	1.38	0.14	−0.60	−1.59
S4	$\epsilon_{3-4}O_1l$	0.19	0.10	−0.68	0.70	0.31	−0.49	−0.29	−6.99	−0.49	−0.77	2.63	1.68	1.01	−1.93
S5	O_1t-h	0.32	0.36	−0.45	0.63	0.27	−0.48	−0.10	−9.49	−0.49	−0.75	1.77	0.71	−0.07	−1.64
S7	O_1t-h	0.34	0.37	−0.66	0.60	0.23	−0.54	−0.16	−10.05	−0.23	−0.56	2.05	0.97	0.33	−1.72
S9	O_1t-h	0.49	0.99	−2.08	0.59	0.23	−0.54	−2.24	−9.86	−3.36	−1.08	−0.14	−1.47	−2.22	−2.19
SI10	$\epsilon_{3-4}O_1l$-O_1t-h	0.29	0.28	−1.88	0.57	0.18	−0.61	−2.20	−9.25	−2.67	−1.38	1.73	0.53	−0.29	−2.16
S12	ϵ_2q-O_1t-h	0.19	0.24	−1.15	0.45	0.06	−0.74	−0.82	−9.31	−1.32	−0.82	0.85	−0.73	−1.43	−1.99
DR2	ϵ_3g	0.36	0.59	−0.05	0.13	−0.24	−1.02	−0.08	−6.92	−0.02	−1.06	0.59	−1.28	−1.70	−2.32
DR3	$\epsilon_{3-4}O_1l$-O_1t-h	0.35	0.56	0.04	0.25	−0.14	−0.95	−0.10	−8.11	0.10	−1.12	1.72	0.06	−0.64	−2.14
DR8	$\epsilon_{3-4}O_1l$-O_1t-h	0.66	1.37	−1.92	0.16	−0.21	−0.98	−1.14	−9.73	−1.29	0.05	−0.43	−2.35	−2.60	−2.44
DR18	ϵ_2q	0.75	1.75	−2.08	−0.19	−0.55	−1.31	−2.07	−8.51	−2.48	−0.65	−1.11	−3.61	−3.75	−2.10

续表

理疗温泉编号	热储含水层	方解石	白云石	石膏	石英	玉髓	SiO_2（a）	天青石	盐岩	萤石	菱锶矿	高岭石	钙蒙脱石	伊利石	CO_2（g）
DR22	$€_2q$-$€_{3-4}O_1l$	0.53	1.05	-1.15	0.29	-0.09	-0.87	-0.24	-9.83	-1.46	0.07	-1.33	-3.33	-3.68	-2.16
DR24	$€_2q$-$€_{3-4}O_1l$	0.39	0.62	-1.22	0.46	0.08	-0.71	-0.74	-9.60	-1.20	-0.51	-0.81	-2.55	-3.00	-2.02
DR27	$€_2q$-$€_{3-4}O_1l$	0.39	0.51	-0.66	0.36	-0.004	-0.77	-0.48	-9.79	-0.51	-0.83	0.93	-0.58	-1.09	-2.05
DR28	$€_2q$-$€_{3-4}O_1l$	0.36	0.46	-0.64	0.48	0.11	-0.67	-0.32	-9.70	-0.58	-0.70	-0.72	-2.39	-2.90	-2.07
DR60	$€_{3-4}O_1l$-O_1t-h	0.52	1.18	-0.57	-0.09	-0.44	-1.20	-0.23	-7.70	-0.36	-0.57	-0.38	-2.69	-2.68	-1.76
DR62	$€_2q$-O_1t-h	0.03	0.17	-2.16	0.33	-0.05	-0.85	-2.03	-10.26	-2.41	-1.19	-0.26	-2.16	-3.07	-2.10
DR63	$€_{3-4}O_1l$-O_1t-h	0.03	0.24	-2.15	0.33	-0.04	-0.82	-1.83	-10.34	-2.82	-1.03	1.12	-0.52	-1.45	-2.06
DR65	$€_{3-4}O_1l$-O_1t-h	0.62	1.19	-1.18	0.47	0.10	-0.68	-0.77	-9.25	-1.42	-0.35	0.66	-0.70	-1.04	-2.37
DR66	$€_{3-4}O_1l$-O_1t-h	0.10	0.43	-2.01	0.40	0.01	-0.78	-1.66	-7.83	-0.94	-0.90	0.51	-1.22	-1.85	-1.77
DR69	$€_3g$-O_1t-h	0.34	0.50	-2.87	0.21	-0.16	-0.94	-2.38	-7.75	-1.44	-0.56	-1.24	-3.30	-3.58	-2.39
DR70	$€_{3-4}O_1l$-O_1t-h	0.33	0.44	-3.73	0.20	-0.17	-0.94	-3.23	-7.88	-1.92	-0.56	-1.18	-3.19	-3.42	-2.65
DR74	$€_{3-4}O_1l$-O_1t-h	0.43	1.01	-1.28	0.26	-0.11	-0.89	-0.23	-9.41	-0.21	0.09	0.55	-1.18	-1.38	-2.09
DR82	$€_2q$-O_1t-h、P_2q-m	0.39	0.76	-0.45	0.18	-0.18	-0.93	-0.52	-7.75	-0.48	-1.09	0.48	-1.34	-1.82	-1.90
DR96	$€_2q$-$€_{3-4}O_1l$	0.11	0.39	-1.83	0.26	-0.10	-0.87	-1.31	-9.73	-0.94	-0.77	0.58	-1.18	-1.68	-2.04
DR117	$€_{3-4}O_1l$	0.64	1.16	-0.33	0.27	-0.08	-0.83	-0.15	-8.62	-0.69	-0.61	1.38	-0.09	-0.40	-1.99
DR118	$€_2q$-$€_{3-4}O_1l$	0.42	0.62	-0.27	0.27	-0.05	-0.77	-0.002	-10.08	-0.34	-0.78	-0.04	-1.73	-2.18	-1.77
DR120	$€_{3-4}O_1l$	0.29	0.47	-0.75	0.45	0.06	-0.74	-0.53	-8.75	-0.48	-0.85	-0.27	-2.02	-2.54	-1.81
DR123	$€_2q$-$€_{3-4}O_1l$	-0.08	-0.13	-2.00	0.19	-0.18	-0.96	-2.03	-8.34	-1.33	-1.49	1.35	-0.52	-1.30	-1.59
DR136	$€_{3-4}O_1l$	-0.09	0.06	-1.76	0.18	-0.20	-0.99	-2.16	-8.06	-2.18	-1.86	0.96	-0.95	-1.54	-2.00
DR139	$€_{3-4}O_1l$-O_1t-h	0.57	0.85	-0.20	0.29	-0.02	-0.73	0.08	-7.65	-0.02	-0.64	-0.17	-1.82	-2.19	-1.67

续表

理疗温泉编号	热储含水层	方解石	白云石	石膏	石英	玉髓	SiO_2 (a)	天青石	盐岩	萤石	菱锶矿	高岭石	钙蒙脱石	伊利石	CO_2 (g)
DR151	$\epsilon_2 q\text{-}O_1 t\text{-}h$	0.13	0.52	-3.05	0.11	-0.24	-1.00	-4.20	-10.00	-2.97	-2.44	-0.08	-2.12	-2.97	-1.94
S8	$Pt_3^{3b} \epsilon_1 dy$	0.51	0.90	-1.04	0.63	0.27	-0.50	-0.24	-5.59	-1.06	-0.09	1.41	0.31	0.14	-1.85
S11	$Pt_3^{3b} \epsilon_1 dy$	0.25	0.58	-1.96	0.47	0.08	-0.73	-2.44	-9.53	-2.67	-1.57	1.67	0.28	-0.59	-2.19
S13	$Pt_3^{3b} \epsilon_1 dy$	0.40	0.91	-1.79	0.48	0.13	-0.63	-1.40	-8.79	-1.09	-0.63	-0.96	-2.57	-3.07	-2.11
S15	$Pt_3^{3b} \epsilon_1 dy$	0.21	0.74	-2.52	0.35	-0.04	-0.84	-2.85	-9.72	-2.87	-1.46	1.26	-0.35	-1.17	-2.19
DR1	$Pt_3^{3b} \epsilon_1 dy$	0.14	0.18	-1.67	0.33	-0.04	-0.82	-1.76	-6.09	-0.50	-1.35	3.81	2.63	2.26	-1.90
DR6	$Pt_3^{3b} \epsilon_1 dy$	0.93	1.63	-0.29	0.37	0.01	-0.75	0.06	-8.23	-0.10	-0.14	1.21	-0.08	-0.10	-2.34
DR16	$Pt_3^{3b} \epsilon_1 dy$	1.24	2.41	-0.36	0.23	-0.12	-0.89	-0.22	-5.05	0.20	-0.03	1.00	-0.60	-0.98	-1.51
DR17	$Pt_3^{3b} \epsilon_1 dy$	1.67	3.17	-0.91	0.38	0.02	-0.75	-0.67	-4.69	0.28	0.52	0.73	-0.66	-0.72	-1.60
DR21	$Pt_3^{3b} \epsilon_1 dy$	0.03	-0.02	-1.38	0.31	-0.09	-0.89	-1.19	-6.07	-0.54	-1.11	1.29	-0.37	-0.84	-2.36
DR26	$Pt_3^{3b} \epsilon_1 dy$	0.47	0.81	-2.59	0.36	0.03	-0.71	-1.84	-5.40	-0.35	-0.23	-1.51	-3.31	-3.33	-2.04
DR34	$Pt_3^{3b} \epsilon_1 dy$	0.22	0.24	-0.86	0.25	-0.07	-0.79	-0.35	-5.86	0.19	-0.74	0.31	-1.48	-2.03	-1.16
DR36	$Pt_3^{3b} \epsilon_1 dy$	0.87	1.54	-0.86	0.18	-0.15	-0.88	-0.43	-5.51	-0.20	-0.15	-1.02	-2.96	-2.88	-1.69
DR37	$Pt_3^{3b} \epsilon_1 dy$	0.39	0.64	-0.26	0.50	0.10	-0.70	-0.35	-8.00	0.26	-1.03	2.30	1.02	0.80	-1.90
DR42	$Pt_3^{3b} \epsilon_1 dy$	1.17	2.15	-0.42	0.36	-0.01	-0.78	-0.48	-6.05	-0.17	-0.29	-0.33	-1.86	-1.89	-2.60
DR43	$Pt_3^{3b} \epsilon_1 dy$	0.06	0.13	-2.48	0.25	-0.10	-0.86	-2.18	-9.26	-0.51	-1.06	0.28	-1.51	-2.23	-2.00
DR45	$Pt_3^{3b} \epsilon_1 dy$	0.14	0.18	-1.53	0.18	-0.17	-0.92	-0.99	-7.40	-0.48	-0.75	-0.25	-2.19	-2.61	-2.00
DR50	$Pt_3^{3b} \epsilon_1 dy$	0.39	0.79	-2.15	0.39	0.03	-0.74	-1.35	-6.44	-0.13	-0.21	0.42	-1.19	-1.40	-1.74
DR55	$Pt_3^{3b} \epsilon_1 dy$	0.53	0.86	-0.20	0.49	0.10	-0.69	-0.12	-8.48	0.25	-0.75	1.61	0.34	-0.46	-2.23
DR53	$Pt_3^{3b} \epsilon_1 dy$	-0.19	-0.36	-1.60	0.23	-0.16	-0.95	-1.87	-9.36	-0.38	-1.82	1.10	-0.74	-1.78	-2.11
DR68	$Pt_3^{3b} \epsilon_1 dy$	0.43	1.21	-1.75	0.25	-0.13	-0.91	-0.99	-6.90	-0.46	-0.18	0.37	-1.43	-1.38	-2.09
DR71	$Pt_3^{3b} \epsilon_1 dy$	0.41	0.88	-1.35	0.39	0.004	-0.79	-1.26	-7.92	0.04	-0.84	1.17	-0.34	-0.77	-2.21

续表

理疗温泉编号	热储含水层	方解石	白云石	石膏	石英	玉髓	SiO₂(a)	天青石	盐岩	萤石	菱锶矿	高岭石	钙蒙脱石	伊利石	CO₂(g)
DR72	Pt_3^{3b} €$_1$dy	−0.28	−0.53	−1.48	−0.14	−0.49	−1.26	−0.99	−7.91	−0.16	−1.19	3.08	1.04	0.08	−1.34
DR73	Pt_3^{3b} €$_1$dy	0.48	0.95	−1.82	0.36	0.02	−0.72	−1.50	−7.98	0.03	−0.63	−0.41	−2.04	−2.25	−2.09
DR77	Pt_3^{3b} €$_1$dy	0.38	1.00	−3.43	0.40	0.02	−0.76	−3.11	−6.69	−0.31	−0.67	2.72	1.41	0.89	−1.56
DR78	Pt_3^{3b} €$_1$dy	0.12	0.20	−1.36	0.30	−0.06	−0.83	−1.10	−7.03	−0.43	−1.02	1.40	−0.28	−0.84	−1.33
DR81	Pt_3^{3b} €$_1$dy	0.27	0.13	−3.03	0.40	0.02	−0.77	−2.39	−7.97	−0.97	−0.46	−0.23	−1.85	−1.98	−2.76
DR83	Pt_3^{3b} €$_1$dy、€$_2$q–€$_{3-4}$O$_1$l	0.42	1.04	−1.28	0.31	−0.06	−0.84	−0.33	−9.53	−0.02	−0.01	1.17	−0.35	−0.39	−2.35
DR85	Pt_3^{3b} €$_1$dy	0.38	0.66	−0.75	0.16	−0.16	−0.89	−0.66	−6.13	−0.95	−0.99	0.41	−1.49	−1.98	−1.00
DR86	Pt_3^{3b} €$_1$dy	0.60	1.29	−1.78	0.41	0.07	−0.68	−1.44	−8.83	−1.15	−0.49	−1.57	−3.30	−3.66	−2.25
DR87	Pt_3^{3b} €$_1$dy	0.37	0.94	−2.28	0.41	0.02	−0.77	−2.39	−9.49	−1.80	−1.10	0.93	−0.58	−1.17	−2.30
DR90	Pt_3^{3b} €$_1$dy	0.32	0.74	−2.48	0.48	0.09	−0.70	−2.88	−9.57	−0.60	−1.43	−1.83	−3.70	−4.46	−2.34
DR91	Pt_3^{3b} €$_1$dy	0.49	0.81	−0.49	0.16	−0.20	−0.98	−0.04	−7.98	−0.15	−0.45	0.87	−0.97	−1.26	−1.77
DR95	Pt_3^{3b} €$_1$dy	−0.07	0.19	−2.56	0.19	−0.17	−0.95	−3.07	−10.12	−3.31	−1.97	0.81	−1.07	−1.76	−1.89
DR97	Pt_3^{3b} €$_1$dy	0.01	0.15	−2.52	0.33	−0.04	−0.81	−3.50	−8.22	−1.91	−2.37	2.74	1.44	0.73	−2.29
DR98	Pt_3^{3b} €$_1$dy	0.03	0.27	−3.08	−0.23	−0.61	−1.40	−4.97	−10.22	−3.37	−3.21	0.46	−2.10	−3.26	−1.85
DR103	Pt_3^{3b} €$_1$dy	−0.003	0.07	−2.39	0.42	0.04	−0.74	−1.91	−8.55	−1.14	−0.90	1.02	−0.50	−1.22	−2.15
DR110	Pt_3^{3b} €$_1$dy	0.78	1.76	−2.56	0.36	−0.01	−0.79	−2.17	−6.60	−3.46	−0.21	−0.23	−1.92	−1.83	−2.05
DR121	Pt_3^{3b} €$_1$dy	0.61	0.97	−0.25	0.003	−0.30	−1.01	−0.32	−9.14	−0.05	−0.95	−1.15	−3.29	−3.55	−1.87
DR124	Pt_3^{3b} €$_1$dy、€$_{3-4}$O$_1$l	0.49	0.93	−0.90	0.28	−0.08	−0.84	−0.68	−8.74	−0.86	−0.71	−2.34	−4.51	−4.89	−1.79
DR125	Pt_3^{3b} €$_1$dy	0.53	1.02	−1.03	0.30	−0.07	−0.84	−0.85	−8.31	−1.19	−0.68	0.70	−0.94	−1.31	−1.95
DR135	Pt_3^{3b} €$_1$dy	0.88	1.74	−2.32	0.20	−0.16	−0.93	−2.03	−7.34	−3.63	−0.23	−1.41	−3.30	−3.22	−2.86

附表11 研究区黔东变质岩分布带状区热储理疗温泉矿物饱和指数及 CO_2 分压数据一览表

理疗温泉编号	热储含水层	钠长石	钾长石	钙长石	石英	玉髓	SiO_2 (a)	萤石	高岭石	钙蒙脱石	伊利石	云母	方解石	CO_2 (g)
S14	$Pt_3^{ld} q$	-1.80	-1.64	-4.30	0.46	0.09	-0.69	-2.32	0.83	-0.71	-1.61	3.11	-0.35	-2.15
DR29	$Pt_3^{ld} q$	0.56	0.72	-0.87	0.35	-0.02	-0.80	-1.64	2.73	1.61	1.89	7.58	0.52	-2.78
DR38	$Pt_3^{ld} q$	-3.08	-3.17	-5.55	0.11	-0.25	-1.01	-2.34	-2.76	-4.97	-4.96	-1.31	0.14	-3.65
DR40	$Pt_3^{ld} q$	-0.82	-0.71	-1.50	0.21	-0.16	-0.93	-2.21	1.77	0.37	0.36	5.47	0.53	-3.13
DR41	$Pt_3^{ld} q$	-1.36	-1.03	-4.81	0.46	0.09	-0.69	-0.63	-0.18	-1.79	-1.89	2.70	0.11	-2.25
DR49	$Pt_3^{ld} q$	-1.21	-0.92	-4.35	0.47	0.09	-0.68	-0.89	0.43	-1.10	-1.34	3.41	-0.01	-2.21
DR79	$Pt_3^{ld} q$	-1.43	-1.45	-4.80	0.44	0.05	-0.74	-1.12	-0.20	-1.84	-2.12	2.28	0.37	-2.37
DR80	$Pt_3^{ld} q$	-2.00	-1.99	-5.27	0.24	-0.14	-0.92	-0.91	-0.14	-2.12	-2.56	2.20	0.05	-2.03
DR92	$Pt_3^{ld} q$	-1.21	-0.36	-3.10	0.40	0.02	-0.77	-4.32	0.85	-0.57	-0.49	4.52	0.23	-2.97
DR93	$Pt_3^{ld} q$	-2.36	-2.11	-5.25	0.29	-0.06	-0.81	-2.16	-3.02	-4.94	-4.53	-0.87	0.51	-3.70
DR105	$Pt_3^{ld} q$	-1.39	-1.04	-3.49	0.40	0.04	-0.72	-2.05	-0.73	-2.22	-2.32	2.27	0.26	-3.58
DR106	$Pt_3^{ld} q$	-1.30	-0.94	-3.59	0.44	0.08	-0.70	-2.10	-0.62	-2.06	-2.19	2.38	0.24	-3.64
DR107	$Pt_3^{ld} q$	-1.11	-0.70	-3.64	0.51	0.13	-0.66	-2.06	-0.36	-1.73	-1.98	2.75	0.22	-3.67
DR112	$Pt_3^{ld} q$	-2.54	-1.61	-4.71	0.36	-0.01	-0.79	-0.99	-0.14	-1.89	-2.20	2.36	0.43	-1.93
DR114	$Pt_3^{ld} w$	-2.17	-2.15	-4.91	0.24	-0.13	-0.91	-1.95	-0.05	-1.98	-2.56	2.15	0.23	-1.84
DR128	$Pt_3^{ld} q$	-1.21	-0.99	-3.68	0.39	0.04	-0.72	-1.60	0.04	-1.50	-1.68	3.12	0.48	-2.16
DR146	$Pt_3^{ld} q$	-1.45	-1.04	-3.11	0.45	0.08	-0.70	-3.51	-0.17	-1.53	-1.58	2.72	0.10	-3.88
DR152	$Pt_3^{ld} p$	-2.34	-2.40	-5.52	0.28	-0.08	-0.85	-2.82	-2.76	-4.73	-4.48	-0.89	0.26	-3.76
DR154	$Pt_3^{ld} q$	-2.40	-1.39	-3.97	0.32	-0.05	-0.82	-0.45	-0.08	-1.75	-1.91	2.74	0.63	-2.22
DR165	$Pt_3^{ld} q$	-2.40	-2.47	-5.19	0.30	-0.03	-0.77	-1.88	-2.45	-4.36	-4.45	-0.66	0.39	-2.87

参 考 文 献

白瑞雪，赵勇．2017．温泉浴疗应用于风湿性疾病的临床研究进展．中国疗养医学，26（4）：356-360.

班文韬，段先前，杨倩，等．2018．贵州革东地区带状热储赋存规律研究．地质与勘探，54（2）：366-375.

贝克，纽伊文享森等．2018．环境流行病学：研究方法与应用．北京：中国环境科学出版社.

冰华．2018．泡温泉要讲究科学方法．阅读，102：52.

蔡江敏，水克冬．2019．中国15岁及以上居民慢性病患病情况分析．医学信息，32（11）：127-129.

藏绍先，刘永刚，宁杰远．2002．华北地区岩石圈热结构的研究．地球物理学报，45（1）：56-66.

柴光德，范双莉，肖国良等．2015．温泉水疗辅助治疗原发性高血压研究进展．河北中医，37（3）：472-475.

柴光德，肖国良，李惠．2013．平山温泉水疗对人体血压的影响观察．现代中西医结合杂志，22（13）：1421-1422.

柴光德，韩宗宝，高振臣，等．2011．骨关节炎患者诊治分析．河北医药，（15）：2268-2269.

柴蕊．2010．平顶山八矿地热温标的选取及热储温度估算．煤田地质与勘探，38（1）：60-61.

常承法，潘裕生，张新明．1982．青藏高原构造演化历史，青藏高原地质论文专辑．北京：地质出版社.

陈东周．2003．通径分析在流行病学描述性研究中的应用．疾病控制杂志，7：344-346.

陈刚，方尚武，张林，等．2015．贵州省毕节市中东部地热水资源整装勘查报告．贵阳：贵州省地质矿产勘查开发局.

陈刚，李强，张林，等．2013．贵州省遵义市中部地热水资源整装勘查报告．贵阳：贵州省地质矿产勘查开发局.

陈灏珠，钟南山，陆再英．2018．内科学．第9版．北京：人民卫生出版社.

陈健实，孙雪峰．2014．高压氧联合银离子敷料治疗糖尿病足溃疡的临床分析．中外医学研究，12（26）：156-157.

陈军，王江林．2019．国际疼痛学会对世界卫生组织ICD-11慢性疼痛分类的修订与系统化分类．中国疼痛医学杂志，25（5）：323-330.

陈骏，王鹤年．2004．地球化学．北京：科学出版社.

陈履安．2003．水与贵州．贵阳：贵州教育出版社.

陈履安．2016．贵州石阡温泉的特色与价值．贵州地质，33（3）：213-219.

陈履安，张世从．1997．贵州石阡地区矿泉水的同位素年龄研究．贵州地质，14（3）：274-278.

陈墨香．1991．中国地热资源的分布及其开发利用．自然资源，（5）：40-46.

陈墨香，邓孝．1995．中国地热学研究之进展．四川地质科技情报，20（4）：6-10.

陈墨香，邓孝．1996．中国地下热水分布之特点及属性．第四纪研究，（2）：131-138.

陈墨香，汪集暘．1994．中国地热研究的回顾和展望．地球物理学报，37（A01）：320-338.

陈墨香，汪集暘，邓孝．1994．中国地热资源——形成特点和潜力评估．北京：科学出版社.

陈墨香．1992．中国地热资源研究的进展．地球科学进展，7（3）：9-14.

陈耐奋．2017．组胺H1受体拮抗剂与西米替丁用于变态反应性皮肤病患者治疗中的临床效果．中国现代药物应用, 11: 97-99.

陈晓馨. 2010. 温泉旅游的饮泉及其道具产品开发. 中国商贸, (9): 90-91.

陈新. 2007. 维生素 B12 为主综合治疗神经性皮炎 62 例. 现代医药卫生, 23: 1022-1023.

陈炎冰. 1940. 温泉与医疗. 上海: 中华书籍发行所.

陈怡妙, 杨叶菲, 汤丽月. 2021. 温泉水疗法结合康复训练对创伤性膝关节功能障碍康复的改善作用. 中国疗养医学, (6): 631-632.

陈莹. 2013. 温泉疗法在健康疗养中的应用. 中国疗养医学, 22 (7): 661-662.

陈玉梅. 2013. 浅谈皮肤瘙痒症. 医药前沿, 33: 386-386, 387.

陈跃康, 陈登齐. 2017. 天生温泉必有用. 大众科学, 5: 18-21.

陈肇夏. 1989. 台湾的温泉和地热. 台北: 台湾地质调查所.

陈正山. 2023. 贵州理疗热矿水（温泉）形成机理及其对人群健康的影响. 贵阳: 贵州大学.

程裕淇. 1994. 中国区域地质概论. 北京: 地质出版社.

丛芳, 崔尧. 2020. 水中运动治疗的发展现状与展望. 华西医学, 35 (5): 527-533.

崔继秀, 刘阿力. 2005. 矿泉对高血压病作用的研究进展. 中国疗养医学, 14 (1): 18-20.

崔节荣. 2011. 温泉旅游与健康. 韶关学院学报, 32 (12): 67-70.

戴传固, 秦守荣, 陈建书, 等. 2013. 试论贵州深部隐伏断裂特征. 地质科技情报, 32 (6): 1-6.

戴传固, 郑启钤, 陈建书, 等. 2014. 贵州海西–燕山构造旋回期成矿地质背景研究. 贵州地质, 31 (2): 7.

党爱民, 陈炳伟. 2012. 肾素-血管紧张素–醛固酮系统基因多态性与原发性高血压. 中华循环杂志, 27 (2): 83-84.

邓起东. 1996. 中国活动构造研究. 地质论评, 42 (4): 295-299.

邓起东. 2002. 中国活动构造研究的进展与展望. 地质论评, 48 (2): 168-177.

《地球科学大辞典》编委会. 地球科学大辞典. 北京: 地质出版社.

丁炳华, 史仁灯, 支霞臣, 等. 2008. 江南造山带存在新元古代（ ~850Ma）俯冲作用——来自皖南 SSZ 型蛇绿岩锆石 SHRIMP U-Pb 年龄证据. 岩石矿物学杂志, 27 (5): 375-388.

丁翠路, 刘安诺, 朱桂月, 等. 2020. 2 型糖尿病患者睡眠障碍危险因素的 Meta 分析. 现代预防医学, 47 (22): 4137-4143.

丁文清, 董虹孛, 米杰. 2015. 中国儿童青少年血脂异常流行现状 meta 分析. 中华流行病学杂志, 36 (1): 71-77.

窦秀波, 王兆贤, 李莉, 等. 2018. 温泉疗法在健康疗养中的应用. 中国保健营养, 28 (7): 290-291.

段媛媛, 段日升, 贾亮亮, 等. 2011. 水中溶解性总固体（矿化度）的概念与测定. 河北地质, (3): 39-40.

多吉, 王贵玲, 郑克棪. 2017. 中国地热资源开发利用战略研究. 北京: 科学出版社.

多吉. 2003. 典型高温地热系统——羊八井热田基本特征. 中国工程科学, 5 (1): 42-47.

樊连杰, 裴建国, 卢丽, 等. 2018. 桂林寨底地下河系统中地下水稀土元素含量及分异特征. 中国稀土学报, 36 (2): 247-255.

樊祺诚, 隋建立, 王团华, 等. 2007. 长白山火山活动历史、岩浆演化与喷发机制探讨. 高校地质学报, 13 (2): 175-190.

范祥发. 1999. 从 1:50 万重力异常探讨贵州省区域地质构造格架. 贵州地质, 16 (3): 195-198.

范业忠, 孙江华. 1997. 兴城矿泉浴治疗飞行人员单纯性肥胖的临床观察. 中国疗养医学, 6 (4): 5-6.

冯光泽. 2000. 矿泉浴为主综合治疗神经性皮炎 54 例. 中国疗养医学, 9: 29-30.

冯淑仙. 2021. 焦虑情绪引发的睡眠障碍. 天风, 4: 44-45.

冯艳红，孙信华．2019．温泉水疗对个体健康状况影响的研究．世界最新医学信息文摘，19（9）：172-174．

付敏，范平，姜功平．2013．温泉浴联合润燥止痒胶囊治疗老年性瘙痒症临床观察．实用皮肤病学杂志，6：21-22．

高福兴，王跃，赵振远，等．2015．贵州省黔东南州北西部地热资源整装勘查报告．贵阳：贵州有色地质勘查公司．

高红艳．2020．温泉旅游地康复性地方营造探析——以贵州石阡温泉为例．农村经济与科技，31（9）：116-117．

高楠安，汪新伟，梁海军，等．2021．冀鲁豫三省交界处山东临清坳陷大名次凹陷地热系统成因模式．中国地质，50（4）：1149-1162．

高莹．2014．肌酸激酶参与血压调节的新进展．心血管病学进展，35（3）：336-339．

耿晓东，耿俊，宿晓伟．2015．矿泉对亚健康调节的研究．中国疗养医学，24（1）：20-23．

龚大兴．2016．四川盆地三叠纪成盐环境、成钾条件及成因机制．四川：成都理工大学地球科学学院．

龚雪，崔曦月．2020．皮肤病患者瘙痒症状的缓解护理．健康必读，（27）：101，103．

龚渝婷．2015．重庆五方十泉的现状、存在问题及策略初探．东方教育，（8）：329-330．

顾慰祖，庞忠和，王全九，等．2011．同位素水文学．北京：科学出版社．

顾晓敏．2018．阿尔山泉群地球化学特征及成因演化机制研究．北京：中国地质大学水资源与环境学院．

贵州省地质调查院．2017．贵州省区域地质志．北京：地质出版社．

贵州省地质矿产勘查开发局114地质大队，2012．贵州省石阡县出露地热水资源勘查（预可行性勘查）．贵阳：贵州省地质矿产勘查开发局．

贵州省疾病预防控制中心．2021．贵州省慢性病及其危险因素流行现状研究（2013）．昆明：云南科技出版社．

贵州省统计局．2020．贵州省2019年国民经济和社会发展统计公报．贵阳：贵州省统计局国家统计局贵州调查总队．

郭斌生，陆继强，欧瑜，等．2018．骨关节炎药物治疗研究进展．药学进展．（9）：697-703．

郭盾．1998．辨证治疗神经性皮炎58例疗效观察．山西中医，1998：9-10．

郭华明，张波，李媛，等．2010．内蒙古河套平原高砷地下水中稀土元素含量及分异特征．地学前缘，17（6）：59．

郭清海．2022．岩浆热源型地热系统及其水文地球化学判据．地质学报，96（1）：3544-3554．

郭世先，葛本伟，陈辉．2005．温泉与健康．国外医学-医学地理分册，26（2）：90-93．

国家疾病预防控制局．2020．中国居民营养与慢性病状况报告（2020年）．北京：人民卫生出版社．

国家卫生和计划生育委员会．2017．关于促进健康旅游发展的指导意见．中华人民共和国国家卫生和计划生育委员会公报，（5）：7-10．

国家卫生健康委员会．2018．中国骨质疏松症流行病学调查结果（2018年）．北京：国家卫生健康委员会．

国家卫生健康委员会．2020．中国卫生健康统计年鉴2020．北京：中国协和医科大学出版社．

国家卫生健康委员会．2022．中国卫生健康统计年鉴2001-2021．https://www.shujuku.org/china-health-statistical-yearbook.html．[2022-4-8]．

国家心血管病中心．2020．中国心血管健康与疾病报告2019．北京：科学出版社．

国务院第七次全国人口普查领导小组办公室．2021．第七次全国人口普查公报（第三号）．北京：国家统计局．

韩令力，陈献振，陈于．2017．温泉与人体健康．保健医学研究与实践，14（4）：4-11．

韩耀辉,杨纪辉,潘集阳.2015.抓痕(皮肤搔抓)障碍研究进展.中国神经精神疾病杂志,8:560-563.

韩至钧,金占省.1996.贵州省水文地质志.北京:地震出版社.

蒿惊雷.2001.温泉的延意——珠海御温泉的设计构思与设计运作初探.南方建筑,(2):66-67.

郝万鹏,王小军,向樱红,等.2011.中国温泉浴疗简史.中华医史杂志,41(4):5.

何春荪.1986.台湾地质概论台湾地质图说明书(第二版).台北:台湾地质调查所.

何丽娟,胡圣标,汪集旸.2001.中国东部大陆地区岩石圈热结构特征.自然科学进展,q(9):72-75.

何梅芳,司咏梅,姜英勇,等.2011.温泉泥治疗膝骨关节炎疗效观察与护理.无锡:全军保健医学学术研讨会.

何维,顾尚义.2018.黔东南变质岩区温泉水化学特征及水岩反应研究.贵州大学学报(自然版),35(1):45-49.

何小芊,刘宇.2012.抚州市温泉旅游开发研究.东华理工大学学报(社会科学版),31(4):305-310.

贺倩倩,董海原,张军锋.2018.65岁以上及社性别区居年龄民骨分布关节炎调查.中国药物与临床,18(10):1690-1692.

洪业汤,张鸿斌,朱詠煊,等.1992.中国煤的硫同位素组成特征及燃煤过程硫同位素分馏.中国科学,(8):868-873.

胡大一.2015.降低密度脂蛋白胆固醇是硬道理.中华心血管病杂志,43:3-4.

胡德永,方丽.2007.磁疗加全身温泉水疗法辅助治疗腰椎间盘突出症的疗效观察及其对血小板参数的影响.中华物理医学与健康杂志,29(12):819-821.

胡圣标,何丽娟,汪集旸.2001.中国大陆地区大地热流数据汇编(第三版).地球物理学报,44(5):611-626.

胡盛寿,杨跃进,郑哲,等.2019.《中国心血管病报告2018》概要.中国循环杂志,34(3):209-220.

胡新宇,刘博武,曲亚荣.2022.温泉水疗对心血管系统的影响.中国疗养医学,31(1):35-38.

黄俊懿,李宁,曹婷嫣.2017.温泉水疗法结合磁振热治疗膝骨关节炎效果观察.中外医学研究,15(10):120-121.

黄奇波,覃小群,唐萍萍,等.2012.不同岩溶环境条件下岩溶地下水中δ^13CDIC特征.地球与环境,(4):505-511.

黄蓉,陈素峰,马筱玲.2020.抗环瓜氨酸肽抗体抗角蛋白抗体抗核周因子自制质量控制品的制备及评价.中华风湿病学杂志,24(11):731-735.

黄尚瑶,胡素敏,马兰.1986.火山·温泉·地热能.北京:地质出版社.

黄尚瑶,汪集旸.1979.地热研究现状及其发展趋势.水文地质工程地质,(4):38-44,65.

黄尚瑶,王钧,汪集旸.1983.关于地热带分类及地热田模型.水文地质工程地质,5:1-7.

黄伟,侯建明,李丽纬,等.2012.偏硅酸钠对氧化低密度脂蛋白刺激iNOS表达的抑制作用.中国老年学杂志,32(24):5452-5454.

伙安祝.2018.口服抗过敏药物在皮肤科的应用.世界最新医学信息文摘,30:108,111.

霍长荣.2014.皮肤病患者的物理治疗方法探究.世界最新医学信息文摘(电子版),14:71,74.

姬蕊丽.2021.静息心率对高血压前期人群进展为高血压的影响.基层医学论坛,20(10):1379-1381.

嵇少丞,王茜,孙圣思,等.2008.亚洲大陆逃逸构造与现今中国地震活动.地质学报,82(12):1644-1667.

吉勤克补子,李强,洪运胜,等.2020.贵州息烽温泉水文地球化学特征及地质成因研究.四川地质学报,40(3):434-438.

江国明,张贵宾,徐峣.2007.中国东北地区太平洋板块精细俯冲特征.现代地质,26(6):1125-1135.

姜功平,张禁,杨旭,等.2012.卡泊三醇搽剂联合温泉浴、松馏油软膏封包治疗头部银屑病的疗效观察．临床皮肤科杂志，41：121-122．

姜光政，高珊，饶松，等．2016．中国大陆地区大地热流数据汇编（第四版）．地球物理学报，59（8）：2892-2910．

姜莉，李永洁，陈中颖．2004．欧洲温泉地区的概况与启示．国际城市规划，19（6）：53-57．

金文山，赵凤清，张慧民，等．1997．华南大陆深部地壳结构及其演化．北京：地质出版社．

康厚军．2006．铀、锶的迁移形态及地球化学屏障物料研究．成都：四川大学．

孔宪荣，黄丽红．2021．不同瘙痒程度的皮肤病患者生活质量的现状调查与相关性分析．当代护士（中旬刊），28：131-136．

孔祥民，吴礼友，陆修江，等．1993．半汤矿泉浴对银屑病的康复治疗（附184例疗效分析）．中国疗养医学，3：15-18．

赖定邦．2019．龙川县某镇天然矿泉水（偏硅酸）分布特征及其开发利用建议．西部探矿工程，31（5）：144-145．

兰宇贞，李邻峰．2008．洗浴刺激在泛发性乏脂性湿疹发病中的作用．中国麻风皮肤病杂志，24：346-348．

蓝先洪，张志珣，王中波，等．2014．东海外陆架晚第四纪沉积物的稀土元素组成及物源示踪．地球学报，35（3）：305-313．

郎旭娟．2016．贵德盆地热结构及地热成因机制．北京：中国地质科学院．

雷琨，何守阳，安艳玲．2016．典型岩溶温泉群水文地球化学特征．中国科学院大学学报，33（3）：403-411．

黎英，金剑．2014．昆明温泉地区自然疗养因子对高血压病患者血压的影响．中国疗养医学，（2）：120-121．

黎英．2007．温泉浴疗法对膝关节骨性关节炎疗效分析．中国疗养医学，16（11）：645-646．

李波，姚向珉．2012．浅谈高浓度氡泉浴对银屑病的治疗作用．中国疗养医学，21（2）：134．

李常锁，武显仓，孙斌，等．2018．济南北部地热水水化学特征及其形成机理．地球科学，43（S1）：317-329．

李超，陈正山，王甘露，等．2020．贵州东南部地热水地球化学特征及成因．矿物岩石地球化学通报，39（3）：614-625．

李红岩，段莹，卢烨，等．2014．智能手环的应用评价．世界睡眠医学杂志，1（6）：341-344．

李建明．2000．睡眠状况自评量表．健康心理学杂志，8（3）：353．

李建明．2012．睡眠状况自评量表（SRSS）简介．中国健康心理学杂志，20（12）：1851．

李宽俊．2017．浅谈膝关节疼痛的康复治疗．世界最新医学信息文摘，（94）：176-180．

李立明．2017．流行病学．北京：人民卫生出版社．

李丽芳，姜功平，张禁．2010．温泉水疗结合5%松馏油软膏治疗小儿银屑病36例疗效体会．长江大学学报（医学卷），1：2．

李明礼，多吉，王祝，等．2015．西藏日多温泉水化学特征及其物质来源．中国岩溶，34（3）：209-216．

李强等．2019．贵州省地下热水资源赋存条件及勘查关键技术研究．贵阳：贵州省地质矿产勘查开发局114地质大队．

李清霖，张宇清．2020．国内外高血压指南心血管疾病风险评估系统综述．中国医学前沿杂志（电子版），12（7）：33-40．

李思．2018．银屑病的表观遗传学研究进展．石家庄：河北医科大学．

李霄，林学钰，都基众，等．2014．齐齐哈尔市潜水水化学演化规律分析．水利学报，45（7）：815-827．

李学刚、杨坤光、胡祥云，等．2012．黔东凯里–三都断裂结构及形成演化．成都理工大学学报：自然科学版, 39 (1): 18-26.

李学先. 2018. 酸性矿山废水影响下喀斯特流域水文地球化学特征及演化规律研究. 贵州: 贵州大学资源与环境工程学院.

李永康, 陈正山, 王甘露. 2021. 运用 H, O 同位素分析石阡地区地热水来源. 水文, 41 (1): 28-34.

李志华, 刘洪庆. 2015. 1: M 配比病例对照研究资料分析方法的探讨. 中国卫生统计, 32: 1076-1078, 1084.

连彬, 张杰. 2009. 温泉旅游产品开发模式探析——以重庆温泉为例. 重庆教育学院学报, 22 (6): 79-81.

连勇, 刘欣, 崔京京. 2018. 骨关节疾病相关自身抗体概述. 西南国防医药, 28 (10): 991-993.

廖德发. 2017. 我国骨性关节炎流行病学调查现状. 微创医学, 12 (4): 521-524.

廖志杰, 1989. 腾冲地热区地质背景研究// 佟伟, 章铭陶. 腾冲地热. 北京: 科学出版社: 210-218.

林璟. 2018. 重庆温泉水疗对人体健康影响的研究. 重庆: 重庆医科大学.

林璟等. 2017. 温泉水疗对个体健康状况影响的研究. 保健医学研究与实践, 14 (4): 12-15.

林树基, 周启永, 陈佩英. 1994. 贵州的上新生界. 贵阳: 贵州科技出版社.

林树基. 1993. 贵州晚新生代构造运动的主要特征. 贵州地质, 10 (1): 10-17.

林耀庭, 何金权. 2003. 四川省岩盐矿产资源研究. 四川地质学报, 23 (3): 154-159.

林耀庭, 赵泽君. 1999. 四川盆地三叠系卤水储集层特征及其富集规律的研究. 四川地质学报, (2): 59-64.

蔺文静, 刘志明, 王婉丽, 等. 2013. 中国地热资源及其潜力评估. 中国地质, 40 (1): 312-321.

刘斌, 乔建军. 2022. 不同类型头皮鳞屑性疾病对患者生活质量的影响. 中华医学杂志, 102: 286-289.

刘伯让, 毕晓洁, 王娜, 等. 2014. 抗核周因子 (APF) 检测在类风湿性关节炎 (RA) 早期诊断中的意义. 中国中医药科技, (s1): 272.

刘存富. 1990. 地下水 ~ (14) C 年龄校正方法——以河北平原为例. 水文地质工程地质, (5): 4-8.

刘东生. 1986. 黄土与环境. 北京: 科学出版社.

刘洪珍, 张微, 刘惠惠. 2017. 兴城温泉浴对中年高血压患者血压控制效果及临床症状的改善作用研究. 中国疗养医学, 26 (4): 337-339.

刘进达, 赵迎昌. 1997. 中国大气降水稳定同位素时—空分布规律探讨. 勘察科学技术, (3): 34-39.

刘丽君. 2011. 温泉旅游开发中的养生文化探析. 商业经济, (23): 48-50.

刘丽君. 2019. 高血压患者的饮食护理干预现状. 中国保健营养, 2 (2): 186.

刘明辉, 杜金辉. 2019. 氡温泉水疗对疗养官兵血脂、血尿酸及心功能的影响. 中国疗养医学, 28 (7): 676-678.

刘明亮. 2018. 西藏典型高温水热系统中硼的地球化学研究. 武汉: 中国地质大学.

刘贤臣, 唐茂芹. 1996. 匹兹堡睡眠质量指数的信度和效度研究. 中华精神科杂志, 29 (2): 103-107.

刘晓农. 2019. 我国温泉旅游的发展路径. 湖南科技大学学报: 社会科学版, 22 (6): 179-184.

刘英俊等. 1984. 元素地球化学. 北京: 科学出版社.

刘勇, 杨林, 袁涛, 等. 2015. 贵州省安顺市地热水资源整装勘查报告. 贵阳: 贵州省地质矿产勘查开发局.

刘玉珍. 2013. 温泉水疗法在康复疗养中的应用与研究进展. 中国疗养医学, 22 (4): 306-307.

刘昭. 2014. 西藏尼木—那曲地热带典型高温地热系统形成机理研究. 北京: 中国地质科学院.

卢定彪等. 2010. 贵州省活动构造调查与稳定性评价报告. 贵阳: 贵州省地质调查院.

罗发香, 黄琪, 黄爱珍. 2015. 富硒温泉水浸足治疗溃疡性糖尿病足的效果观察. 中国当代医药, 22 (8): 38-39.

罗建美, 季宏兵, 霍永伟. 2007. 赣南小流域水体中稀土元素的地球化学特征. 地球学报, 28 (5): 438-445.

罗茂会, 王甘露. 2022. 四川盆地东南缘热卤水水文地球化学特征及其成因——以赤水旺隆为例. 中国水运: 下半月, 22 (2): 117-118, 123.

罗腾, 陈正山, 王甘露, 等. 2020. 贵州汇善谷锶-偏硅酸复合型天然饮用矿泉水成因探讨. 中国煤炭地质, 32 (5): 68-73.

吕金波, 车用太, 王继明, 等. 2006. 京北地区热水水文地球化学特征与地热系统的成因模式. 地震地质, 28 (3): 11.

吕晓鹏, 莫东平, 陈长宇, 等. 2016. 氡温泉水疗对高海拔地区疗养官兵静息心率和血压的影响. 西南国防医药, 26 (6): 658-660.

马冬梅, 刘惠惠, 郭妍. 2020. 温泉水联合运动治疗失眠的效果分析. 中国疗养医学, 29 (5): 516-517.

马璐, 刘永连, 张爱华. 2021a. 温泉在康养保健与疾病辅助治疗中的应用研究进展. 上海预防医学, 33 (S1): 84-94.

马璐, 张爱华, 李军, 等. 2021b. 贵州省典型温泉泡浴对人群血脂升高的改善作用. 上海预防医学, 33 (S1): 27-32.

马瑞. 2007. 碳酸盐岩热储隐伏型中低温热水的成因与水-岩相互作用研究: 以山西太原为例. 武汉: 中国地质大学环境学院.

马腾, 王焰新, 马瑞, 等. 2012. 太原盆地区碳酸盐岩中-低温地热系统演化. 地球科学: 中国地质大学学报, 37 (2): 229-237.

马杏垣. 1987. 中国岩石圈动力学概要. 地质学报, (02): 17-29.

马一岚. 2006a. 温泉的分类及其对人体的物理、化学作用. 化学教育, 27 (4): 2-3.

马一岚. 2006b. 温泉及其对人体疾病的治疗与预防作用. 甘肃科技, 22 (3): 180-181.

马喆. 2016. 靖宇矿泉水形成机理实验研究. 长春: 吉林大学.

马致远. 2004. 环境同位素地下水文学. 西安: 陕西科技出版社.

毛健全, 陈阳. 1987. 对贵州省温泉中氡含量及氢、氧稳定同位素组成的初步研究. 地质地球化学, (1): 64-65.

毛健全, 丁坚平. 1992. 贵州温泉锶含量及其地质意义. 贵州工学院学报, 9 (1): 9-16.

毛健全, 王伍军. 1991. 贵州温泉水氟研究. 贵州工学院学报, 20 (2): 13-21.

毛健全. 1981. 贵州省地热资源及其利用前景. 环保科技, (2): 30-37.

毛健全. 1991. 贵州温泉水质研究. 环保科技, (2): 16-25.

毛健全. 2001. 贵州省地热资源特征, 分布规律, 开发现状及发展远景. 成都: 中国西部地热资源开发战略研讨会.

孟凡涛, 杨元丽. 2015. 贵州省剑河温泉水化学特征及形成机制浅析. 中国矿业, (7): 58-62.

孟晓翠, 王昕, 田红芳. 2010. 河北省温泉养生旅游产品开发研究. 中国商贸, (16): 163-164.

孟元林, 肖丽华, 侯创业, 等. 1999. 青海共和盆地下白垩统烃源页岩地球化学特征及其生油意义. 岩石学报, 15 (4): 630-637.

倪建宇, 洪业汤. 1999. 贵州晚二叠世煤中硫同位素的组成特征. 地球与环境, 27 (2): 63-69.

潘雅洁, 梅祎祎, 张梦梦, 等. 2017. 大连市 35 岁及以上居民慢性病患病现状及影响因素分析. 中国健康教育, 33 (5): 430-433, 448.

裴金雪, 龙玥, 魏薇. 2020. 个体化温泉疗养与物理疗法联用对慢性腰腿疼痛患者康复效果的影响. 中国疗养医学, 29 (8): 828-829.

裴永炜等. 2015. 贵州省地热资源现状调查评价与区划报告. 贵阳: 贵州省地质环境监测院.

秦守荣，刘爱民．1998．论贵州喜山期的构造运动．贵州地质，15（2）：105-114.

黔桂滇重点片区综合解译图组．1995．1：100 黔桂滇重点片区解译成果报告．北京：地质矿产部华南地区物探化探遥感编图委员会．

秦旭，王祺，曾奇兵，等．2021．温泉泡浴对人群类风湿相关指标及关节疼痛的改善作用．上海预防医学，（33）：54-58.

人民网．2020．2020 年中国居民营养与慢性病状况报告发布．http://health.people.com.cn/n1/2021/0105/c14739-31989769.html［2020-12-24］.

陕亮，郑有业，许荣科，等．2009．硫同位素示踪与热液成矿作用研究．地质与资源，18（3）：197-203.

沈渭洲．1987．稳定同位素地质．北京：原子能出版社．

沈显杰，张文仁，杨淑贞，等．青藏高原南北地体壳幔热结构差异的大地热流证据．中国地质科学院院报，（2）：203-214.

沈显杰．1992．西藏喜马拉雅地热带地热资源量级估算的方法探讨．地质科学，（A12）：302-312.

沈照理．1996．水文地球化学基础．北京：地质出版社．

石琼，杨明辉，张禁，等．2012．卡泊三醇搽剂联合矿泉浴治疗头部银屑病疗效观察［J］．中国医学文摘（皮肤科学），29：6-7.

舒勤峰，李晓，段启杉．2013．综合物探法在贵州中部某变质岩区地热勘探中的应用．地下水，35（1）：75-78.

宋小庆，段启杉，孟凡涛，等．2014．贵州息烽温泉地质成因分析．地质科技情报，33（5）：216-220.

宋小庆，彭钦，段启杉，等．2019．黔东北地区地热水化学特征及起源．地球科学，44（9）：2874-2886.

宋燕萍，仲欣桐，黄超．2020．八段锦锻炼联合温泉对非急性期腰椎间盘突出症的临床价值分析．中国疗养医学，29（11）：1144-1145.

孙红丽．2015．关中盆地地热资源赋存特征及成因模式研究．北京：中国地质大学．

孙宁玲，霍勇，黄峻．2015．中国高血压患者心率现状调查．中华高血压杂志，3（10）：44-49.

孙晓生．2011．温泉养生及其现代研究．新中医，43（12）：103-104.

孙晓生．2012．李时珍《本草纲目》水养水疗的现代解读．新中医，44（7）：2.

覃永军，杜远生，牟军，等．2015．黔东南地区新元古代下江群的地层年代及其地质意义．地球科学（中国地质大学学报），40（7）：1107-1131.

谭升顺，王俊民，马强卫，等．1982．鳞屑制剂治疗银屑病 300 例临床总结报告．中华皮肤科杂志，15：202-205.

唐鸿珊，朱一元．2001．皮肤病抗病毒药物新进展．皮肤病与性病，23：15-17.

唐俊林，李昊，谭克彬，等．2020．喀喇昆仑林济塘盆地铅锌矿床容矿地层的海相沉积环境：源于侏罗系灰岩微量元素和石膏硫同位素的约束．地质与勘探，56（6）：1134-1144.

唐桥梁，焦健，刘本忠．2001．临潼地区自然疗养因子分析．中国疗养医学，10（6）：9-11.

唐晓音，黄少鹏，张功成，等．2018．南海北部陆缘珠江口盆地岩石圈热结构．地球物理学报，61（9）：3749-3754.

唐莹，江燕芳，吴涛．2021．温泉水疗配合八段锦在改善特勤疗养员亚健康状态中的实施体会．中国疗养医学，30（11）：1214-1216.

唐勇．1989．黔南的区域构造演化．海相沉积区油气地质，1989，3（2）：65-70.

田雪秋，牟开今，刘丽娟，等．2016．骨关节炎相关危险因素研究进展．中国社区医师，32（15）：14-15.

田野．2012．九个长寿新观点．养生保健指南，2（7）：48-49.

佟伟，张知非，章铭陶，等．1978．喜马拉雅地热带．北京大学学报（自然科学版），（1）：76-88.

佟伟，章铭陶．1989．腾冲地热．北京：科学出版社．

涂光炽．2007．地学思想史．长沙：湖南教育出版社．

汪集旸，黄少鹏．1988a．中国大陆地区大地热流数据汇编．地质科学，(2)：196-204．

汪集旸，黄少鹏．1988b．中国大陆地区热流数据统计分析．科学通报，(17)：1326-1326．

汪集旸，汪缉安．1986 辽河裂谷盆地地壳上地幔热结构．中国科学（B 辑），(8)：74-84．

汪集旸，黄少鹏．1990．中国大陆地区大地热流数据汇编（第二版）．地震地质，12 (4)：351-363，366．

汪集旸，黄少鹏．1988．中国大陆地区大地热流数据汇编．地质科学，(2)：196-204．

汪集旸．1992．中国大陆地区岩石圈热结构类型初步划分．昆明：中国地球物理学会第八届学术年会．

汪集旸．1996．中低温对流型地热系统．地学前缘，3 (3-4)：96-103．

汪集旸等．2015．地热学及其应用．北京：科学出版社．

汪啸．2018．广东沿海典型深大断裂带地热水系统形成条件及水文地球化学特征．武汉：中国地质大学．

王步云，朱洪政，陈莉．1990．温泉水中练采养功对神经衰弱 56 例疗效观察．中国康复，4：150．

王传军．2011．肥胖与减肥的研究进展．内江科技，32 (06)：33-47．

王大朋，张爱华，李军，等．2021．温泉泡浴对血压正常高值人群血压、静息心率、心血管功能指标及体征的干预效果．上海预防医学，33 (s1191)：21-26．

王东升，王经兰．1996．中国地下热水的基本类型和成因特征．第四纪研究，(2)：139-146．

王贵玲，蔺文静．2020．我国主要水热型地热系统形成机制与成因模式．地质学报，94 (7)：1923-1937．

王华，彭华．2004．温泉旅游的发展与研究述评．桂林旅游高等专科学校学报，15 (4)：30-37．

王剑．2000．华南新元古代裂谷盆地演化兼论与 Rodinia 解体的关系．北京：地质出版社．

王津义，付孝悦，潘文蕾，等．2007．黔西北地区下古生界盖层条件研究．石油实验地质，29 (5)：477-481．

王钧，黄尚瑶，黄歌山，等．1990．中国地温分布的基本特征．北京：地震出版社．

王钧，黄尚瑶，黄歌山，等．1986．中国南部地温分布的基本特征．地质学报，(3)：85-98．

王蕾，肖长来，梁秀娟，等．2013．CO_2 对矿泉水中 Sr^{2+}、SiO_2 形成过程的影响实验研究——以靖宇县为例．节水灌溉，(10)：41-43，48．

王立民．1982．我国医疗矿泉分类再议．中华理疗杂志，5 (3)：130-136．

王立民，安可士．1993．中国矿泉．天津：天津科学技术出版社．

王凌玲，雷梦觉，周桂秀，等．2014．正常高值血压人群血清肌酸激酶水平与其血压及血清内皮素-1 的相关性．江西医药，(12)：1381-1383．

王明章，王尚彦．2007．贵州省地热资源开发问题及对策建议．贵州地质，24 (1)：9-12．

王明章等．2015．贵州省岩溶地下水与地质环境．北京：地质出版社．

王青银，梅平．1995．半汤矿泉浴对银屑病患者植物神经功能状态的影响．中国疗养医学，4 (2)：14-17．

王尚文．1983．中国石油地质学．北京：石油工业出版社．

王绍林，徐莉，李娜．2008．临潼矿泉对人体生理作用的系列研究——矿泉浴对正常人微循环，血流变及脑血流的影响．中国疗养医学，17 (7)：385-386．

王绍林，徐莉，李文章，等．2008．临潼矿泉对人体生理作用的系列研究——矿泉浴对人体某些化学成分的影响．中国疗养医学，17 (8)：455-456．

王绍林，姚强，徐丽，等．2004．矿泉对人体生理作用机制的探讨．中国疗养医学，13 (2)：70-71．

王绍林，杨长斌，徐莉，等．2010．临潼矿泉对疗养空勤人员基本生理参数影响的研究．中国疗养医学，19 (05)：387-388．

王淑丽，郑绵平，焦建．2012．上扬子区寒武系蒸发岩沉积相及成钾潜力分析．地质与勘探，48 (5)：947-958．

王淑丽，郑绵平，张震，等．2016．四川盆地寒武系含盐盆地演化及其找钾意义：来自碳氧同位素的证据．地学前缘，23（5）：202-220.

王曙晖，张云梅，毕忠艳，等．2020. 温泉浴对类风湿性关节炎的临床价值分析．中国疗养医学．29
（10）：1055-1056.

王思琪．2017. 西藏古堆高温地热系统水文地球化学过程与形成机理．北京：中国地质大学水资源与环
境学院．

王涛，李志军．2020. 类风湿关节炎的诊断与治疗．中华全科医学，2（18）：171-172.

王天根．1991. 流行病学研究方法．北京：人民卫生出版社．

王信昌，闫福庆，孔德旭，等．2000. 汝州矿泉浴治疗类风湿性关节炎的临床观察．中国疗养医学，12
（2）：1-3.

王砚耕，陈履安，李兴中，等．2000. 贵州西南部红土型金矿．贵阳：贵州科技出版社．

王砚耕．1996. 贵州主要地质事件与区域地质特征．贵州地质，13（2）：99-104.

王砚耕．1999. 贵州省地质矿产特征及其地球科学意义．贵州地质，16（4）：282-287.

王砚耕等．2000. 贵州西南部红土型金矿．贵阳：贵州科技出版社．

王艳平，山村顺次．2002. 中国温泉资源旅游利用形式的变迁及其开发现状．地理科学，22（1）：8.

王悠，白瑞雪，张帆，等．2015. 硫酸盐温泉物理治疗作用机制的研究进展．中国疗养医学，（12）：
1251-1254.

王友发．2022. 中国居民肥胖防治专家共识．中国预防医学杂志，23（5）：321-339.

王玉伏，李杨，丁兆海．2013. 五龙背温泉浴治疗神经衰弱体会．医药前沿，28：332-333.

王兆贤，窦秀波，周丽华．2018. 温泉浴对类风湿性关节炎的作用及护理效果观察．中国疗养医学，42
（18）：262.

王志山等．2019. 临涣采煤沉陷区地表水稀土元素地球化学特征．中国稀土学报，37（5）：617-624.

王子云，胡瑾，杨婷婷，等．2021. 贵州省典型温泉地区温泉泡浴行为与高血压患病的关联性及睡眠的中
介效应分析．上海预防医学，33（S1）：33-39.

邬立，赵璐，罗湘赣．2012. 贵阳市乌当区地热田地温场特征及大地热流估算．勘察科学技术，（3）：
41-43.

吴群，文湘闽．2000. 金马温泉浴保健作用的研究．职业卫生与病伤，15（4）：229-230.

吴淑贞，王颖霄，程西平，等．2003. 矿泉浴为主综合治疗脑梗塞恢复期病人（260）例．中国疗养医
学，12（6）：401-402.

武亮．2014. 温泉水疗原理及临床应用第9届北京国际康复论坛论文集．北京：中国康复研究中心．

向多文，段志宏，杨长生，等．2006. 温泉浴治疗老年皮肤瘙痒症疗效观察．西南国防医药，16：639-640.

向缨红，李奕．2010. 中药配合温泉浴治疗老年皮肤瘙痒症．新疆中医药，28：封3.

肖琼．2012. 重庆三叠系碳酸盐岩热储成因与水-岩作用过程研究．重庆：西南大学．

肖荣烈．2005. 中国矿业联合会矿泉水专业委员会第五届会员代表大会暨矿泉水学术研讨会论文集．北
京：中国矿业联合会．

肖欣，陈淼，黎博翼，等．2015. 贵州绥阳水晶温泉水化学特征及医疗价值研究．西南师范大学学报
（自然科学版），40（1）：129-134.

肖裕芳．2020. 健康体检人群血脂水平检测及特点分析．临床医学研究与实践，5（11）：118-119.

肖振，张恩达，林敏．2017. 中国医疗矿泉定义与分类方案专家共识（2017年）．中国疗养医学，26
（6）：668-672.

谢俊邦．1987. 贵州省区域地质志．贵阳：贵州省地质矿产局．

谢先军，王焰新，李俊霞，等．2012. 大同盆地高砷地下水稀土元素特征及其指示意义．地球科学（中
国地质大学学报），37（2）：381-390.

邢建民，费宇彤，陈薇，等．2008．观察性研究在中医临床研究中的应用（1）——队列研究方法及设计．中医杂志，49：502-503．

熊亮萍，汪集旸，庞忠和．1990．漳州热田地下热水的循环深度．地质科学（4）：377-384．

徐莉娜，刘涛，李凌，等．2008．贵州省成人超重肥胖流行现状研究．现代预防医学，42（18）：3407-3435．

徐小茹，王富春，王之虹．2018．三才配穴与百会穴对原发性失眠患者睡眠日志、TPF 的影响．中华中医药杂志，33（5）：1808-1811．

徐小淑，孟红森．2015．日本温泉文化的特征——从"汤治"到"治愈"．中北大学学报：社会科学版，31（6）：14-19．

闫佰忠．2016．长白山玄武岩区地热水资源成因机制研究．吉林：吉林大学环境与资源学院．

闫强，于汶加，王安建，等．2009．全球地热资源述评．可再生能源，27（6）：69-73．

严翔孙．1982．谈谈我国医用矿水的分类和命名．中华理疗杂志，5（4）：224-230．

杨长生，蒋家望，段志宏，等．2008．淡温泉浴和按摩治疗膝关节骨关节炎疗效观察．中国疗养医学，17（5）：268-269．

杨成鹏，李秀明，邓毓志．2018．氡泉浴对亚健康人群血压及心率的调节作用研究．基层医学论坛，22（2）：190-191．

杨成鹏，曾奇兵，张丽娟，等．2020．温泉泡浴对亚健康人群肥胖、血压及心率的改善作用．贵州医科大学学报，45（5）：552-555．

杨达人，董青．2018．相关自身免疫性抗体对类风湿关节炎早期诊断的意义．中国医疗前，（9）：101-119．

杨丹．2014．温泉的分类及保健功效的研究．品牌与标准化，（12）：30-31．

杨芳．2010．中西医结合温泉水治疗老年性皮肤瘙痒．山西职工医学院学报，2010，20：61．

杨介河．2015．温泉水对银屑病的药用价值分析．中外医疗，2015，34：102-103．

杨敬源，张爱华．2021．开展温泉理疗功效研究，助推贵州大健康产业发展．上海预防医学，33（S1）：1-3．

杨雷，肖琼，沈立成，等．2011．不同地质背景地热系统水-岩作用下温泉水的地球化学特征——以重庆市温塘峡背斜温泉、滇东小江断裂带温泉为例．中国岩溶，30（2）：209-215．

杨荣康，杨丽君，王乾，等．2014．贵州石阡地热田地热资源量计算．贵州地质，31（2）：154-157．

杨胜元，杨秀忠，张建江，等．2008．试论贵州地下热水类型．贵州地质，25（02）：128-132．

杨婷婷，王子云，胡瑾，等．2021．贵州省典型温泉地区30岁以上居民骨质疏松风险现状及影响因素研究．上海预防医学，33（S1）：59-64．

杨志国，刘人溯，夏有冬，等．2018．氡泉浴治疗关节炎的疗效观察．中国疗养医学，27（12）：1266-1268．

姚刚，杨仁书．2006．咸宁温泉水对银屑病的药用价值（附836例报告）．咸宁学院学报（医学版），20：445．

姚在永，成忠礼，王俊文．1982．息烽氡泉环境地球化学的初步研究．地球化学，（1）：76-81．

医疗大数据应用技术国家工程实验室皮肤疾病大数据工作委员会，中华医学会皮肤性病学分会皮肤肿瘤研究中心，中国医师协会皮肤科医师分会皮肤肿瘤亚专业委员会．2020．皮肤病流行病学研究专家共识．中华皮肤科杂志，53：951-961．

殷晓曦，陈陆望，刘延娴，等．2017．宿县—临涣矿区深部含水层水循环稀土元素示踪．中国稀土学报，35（5）：632-641．

尹观，倪师军，张其春．2001．氘过量参数及其水文地质学意义——以四川九寨沟和冶勒水文地质研究为例．成都理工学院学报，28（3）：251-254．

余东阳等．2017．AKA、CCP、RA33、RF、ESR联合检测在类风湿性关节炎中的应用．国际检验医学杂志，(7)：880-882.

喻有德，杨长生，杨华先，等．2007．手法配合温泉浴治疗腰椎间盘突出症138例．中国疗养医学，13（3）：135-136.

袁丹．2020．自主泡温泉方式及其康养效果横断面调查．重庆：重庆医科大学．

袁道先等．2003．碳循环与岩溶地质环境．北京：科学出版社．

袁富贵，裴永炜，蔡思维，等．1988．贵州省矿泉水调查评价报告．贵阳：贵州省地质矿产局第二水文地质工程地质大队．

袁建飞．2013．广东沿海地热系统水文地球化学研究．武汉：中国地质大学环境学院．

袁颖，尹杰．2020．第二代抗组胺药物治疗慢性荨麻疹的研究进展．中国社区医师，36：6-7.

乐光禹，张时俊，杨武年．1994．贵州中西部的构造格局与构造应力场．地质科学，29（1）：10-18.

曾奇兵，王子云，李军，等．2021．贵州省典型温泉的理疗功效研究概述．上海预防医学杂志，33（S1）：4-9.

詹恕明．2016．贵州省地热资源分布特征及开发利用现状．有色金属文摘，31（2）：88-89.

詹思延．2017．流行病学（第8版）．北京：人民卫生出版社．

张保建．2011．鲁西北地区地下热水的水文地球化学特征及形成条件研究．北京：中国地质大学水资源与环境学院．

张斌，荣润国．2007．失眠性别差异的荟萃分析．中国心理卫生杂志，21（10）：731-736.

张程，吕丹，吴姗姗，等．2019．RF、AKA、APF、抗CCP抗体联合检测对老年类风湿关节炎的诊断价值．中国老年学杂志，39（17）：4262-4264.

张锋，曹珊珊，叶远达，等．2015．温泉浴配合物理治疗对慢性腰腿疼痛的疗效分析．中华保健医学杂志，17（3）：225-226.

张贵华，徐梓耀，王艺钧．2018．探讨关节镜下清理术治疗膝关节骨关节疼痛的效果．中国伤残医学，26（15）：28-29.

张国民，马宏生，王辉，等．2004．中国大陆活动地块与强震活动关系．中国科学：地球科学，34（7）：591-599.

张恒．2018．贵州全力打造"中国温泉省"．当代贵州，(3)：54-55.

张恒久，王占东．1997．再议我国医用矿泉的分类命名及表示法．中国疗养医学，6（1）：6-10.

张恒久．1984．关于我国医用矿泉分类、命名的几点商榷．中华理疗杂志，21（3）：168-172.

张红艳，姜功平，张禁．2010．温泉浴联合复方松馏油糊封包治疗慢性湿疹的护理体会．医学信息（上旬刊），23：4884-4885.

张晶，祝钧．2013．温泉水及其在化妆品中的功效．中国化妆品，17：78-82.

张宁平，王中华，潘志强，等．2021．腾冲温泉水疗的特点及保健作用．西南军医，23（2）：173-175.

张宁平，杨燕喃，夏永莲，等．2019．温泉水疗改善老年疗养员睡眠质量的疗效．华南国防医学杂志，3（7）：50-51.

张世从，陈履安．1992．贵州石阡地区热矿水同位素地球化学研究．地质论评，38（5）：457-466.

张世从，杨剑明，1989．贵州省石阡县饮用矿泉水水资源评价及开发利用研究．贵阳：贵州省地质矿产局地质科学研究所．

张世从．1994．贵州热矿水的基本类型及特征．贵州地质，11（4）：331-333.

张晓明，罗耀水．2010．斯奇康注射液联合抗组胺药物治疗瘙痒性皮肤病38例．中国民间疗法，18：36-37.

张晓琴，赵松华，汪思顺，等．2020．1993-2015年贵州省成年人腰围分布变化及中心性肥胖流行趋势分析．中国健康教育，36（7）：592-598．

张洋，汤丽月，王银．2017．兴城温泉水疗辅助治疗对轻中度高血压疗养员和健康疗养员血压的影响．中国疗养医学，26（10）：1031-1032．

张洋，仲欣桐，王银．2020．温泉水疗法结合磁振热治疗膝骨关节炎的效果分析．中国疗养医学，29（6）：610-612．

张英，冯建赟，何治亮，等．2017．地热系统类型划分与主控因素分析．地学前缘，24（3）：190-198．

张莹莹，李旭东，杨佳娟，等．2021．中国40岁及以上人群骨关节炎患病率的Meta分析．中国循证医学杂志，21（4）：407-414．

张智佳，廖忠友，余化平，等．2009．峨眉山氡温泉疗养因子医疗康复作用的初探．西南国防医药，19（2）：216-217．

章鸿钊．1956．中国温泉辑要．北京：地质出版社．

赵国泽，赵永贵．1984．地球内部的热事件与地壳上地幔结构的相关研究．地震地质，6（3）：50-52．

赵慧．2009．关中盆地地下热水地球化学及其开发利用的环境效应研究．西安：长安大学．

赵仲堂．2005．流行病学研究方法与应用（第2版）．北京：科学出版社．

郑天亮，邓娅敏，鲁宗杰，等．2017．江汉平原浅层含砷地下水稀土元素特征及其指示意义．地球科学，42（5）：693-706．

郑莹，武亮，那坤，等．2018．温泉水涡流浴疗联合超短波紫外线、半导体激光、气压式血液循环驱动治疗早期糖尿病足的临床研究．海南医学，29（3）：332-335．

郑洲，陈长宇，王春梅，等．2017．氡温泉对T2DM休养员血糖、血压、血脂及血管功能的影响．西南国防医药，27（10）：1049-1052．

中国成人血脂异常防治指南修订联合委员会．2016．中国成人血脂异常防治指南（2016年修订版）．中华心血管病杂志，44（10）：833-853．

中国成人血脂异常防治指南制订联合委员会．2007．中国成人血脂异常防治指南．中华心血管病杂志，35：1-30．

中国地质调查局．2016．中国地热资源调查报告．北京：中国地质调查局．

中国高血压防治指南修订委员会．2011．中国高血压防治指南2010．中华高血压杂志，19（8）：701-743．

中国疼痛医学杂志．2016．关节疼痛的治疗．中国疼痛医学杂志，22（2）：F0002．

中国医疗保健国际交流促进会皮肤科分会，中国医疗保健国际交流促进会华夏皮肤影像人工智能协作组，北京协和医学院，等．2021．常见红斑鳞屑性皮肤病的皮肤镜与组织病理学特征相关性专家共识（2021）．协和医学杂志，12：666-673．

中国中西医结合学会皮肤性病专业委员会环境与职业性皮肤病学组，北京中西医结合学会环境与健康专业委员会皮炎学组，中国中药协会皮肤病药物研究专业委员会湿疹学组．2021．抗组胺药治疗皮炎湿疹类皮肤病临床应用专家共识．中华全科医学，19：709-712．

中华人民共和国国务院新闻办公室．2020．中国居民营养与慢性病状况报告（2020）．http://www.scio.gov.cn/video/gxsp/Document/1695450/1695150.htm-0.97k2020．[2020-12-23]．

中华人民共和国文化和旅游部．2022．中华人民共和国"十四五"旅游业发展规划．北京：中国旅游出版社．

中华医学会骨科学分会关节外科学组．2018．骨关节炎诊疗指南（2018年版）．中华骨科杂志，38（12）：705-715．

中华医学会骨质疏松和骨矿物盐分会，2019．原发性骨质疏松症诊疗指南．中华骨质疏松和骨矿盐疾病杂志，10（5）：417-443．

中华中医药学会心血管病分会．2019．高血压中医诊疗专家共识．中国实验方剂学杂志，25（15）：

217-221.

中石化勘探南方公司. 2009. 黔中隆起及周缘油气勘查. 昆明：中石化勘探南方公司.

周爱国，甘义群，刘存富，等. 2005. 河北平原地下水锶同位素特征. 地球学报，26（Sup.）：279-282.

周波等. 2020. 温泉浴对中年高血压患者血压控制效果的影响. 中国疗养医学，29（5）：518-519.

周汾，李肇端，余剑波. 2015. 褪黑素在围手术期的应用. 临床麻醉学杂志，31（3）：3.

周锦铭. 1992. 天然含硅饮用矿泉水的化学成因与开发前景. 资源开发与保护，8（2）：135-136.

周丽娟，吕中法. 2015. 乏脂性皮炎病因和发病机制研究进展. 浙江大学学报（医学版），4：465-470.

周璐等. 2018. 我国极寒地与非寒地地区高血压影响因素的系统综述与 Meta 分析. 中华疾病控制杂志，
    22（3）：287-292.

周爽，宋燕萍. 2020. 太极拳联合温泉疗法对颈椎病的作用研究. 中国疗养医学，29（11）：1146-1147.

周训，曹琴，尹菲，等. 2015. 四川盆地东部高褶带三叠系地层卤水和温泉的地球化学特征及成因. 地质
    学报，89（11）：1908-1920.

周训等. 2010. 地下水科学专论. 北京：地质出版社.

朱介寿. 2005. 中国华南及东海地区岩石圈三维结构及演化. 北京：地质出版社.

朱磊，范弢，郭欢. 2014. 西南地区大气降水中氢氧稳定同位素特征与水汽来源. 云南地理环境研究，26
    （5）：61-67.

朱立军，黄润秋，朱要强. 2018. 中国西南岩溶山地重大地质灾害成灾机理与监测预警系统研究. 北京：
    科学出版社.

朱铁山，闫言，赵娜，等. 2015. 综合医院皮肤科院内会诊疾病谱分析. 医学综述，21：1919-1921.

左银辉，邱楠生，常健，等. 2013. 渤海湾盆地中、新生代岩石圈热结构研究. 地质学报，87（2）：
    145-153.

Clark L D, Fritz P. 2006. 张慧，张新基译. 水文地质学中的环境同位素. 郑州：黄河水利出版社.

Abbasivash R, Salimi S, Ahsan B. 2019. The Effect of Melatonin on Anxiety and Pain of Tourniquet in
    Intravenous Regional Anesthesia. Advanced Biomedical Research, 8：67.

Abdel-Aziz S M, Abdel-Aziz M S, Garg N. 2016. Health Benefits of Trace Elements in Human Diseases//Garg
    N, Abdel-Aziz S, Aeron A. 2016. Microbes in Food and Health. Cham：Springer.

Alcántara C, et al. 2017. Anxiety sensitivity and racial differences in sleep duration：Results from a national
    survey of adults with cardiovascular disease. Journal of Anxiety Disorders, 48：102-108.

Alest. 1990. Congress Report：From Traditional Spa Tourism To Modern Forms Of Health Tourism. Journal of
    Travel Research, 28（3）：38-39.

Almasloukh K B, Stewart F P. 2021. Quality of Life Through the Prism of the Roy Adaptation Model. Nursing
    Science Quarterly, 34（1）：67-73.

Artemieva I M, Shulgin A. 2019. Geodynamics of Anatolia：Lithosphere Thermal Structure and Thickness.
    Tectonics, 38（12）：4465-4487.

Aurora M, Rodríguez R, Ceniceros N, et al. 2014. Groundwater quality and geothermal energy. The case of Cerro
    Prieto geothermal field, Mexico. Renewable Energy, 63：236-254.

Aydin H, Karakuş H, Mutlu H. 2020. Hydrogeochemistry of geothermal waters in eastern Turkey：Geochemical
    and isotopic constraints on water-rock interaction. Journal of Volcanology and Geothermal Research,
    390：106708.

Babaskin D V, Babaskina L I, Pavlova A V. 2017. The marketing evaluation of the consumers' preference as
    regards the use of medicinal and medicinal table mineral waters. Voprosy Kurortologii Fizioterapii I Lechebno
    Fizichesko Kultury, 94（6）：26-31.

Baigent C, Keech A, Kearney P M, et al. 2005. Efficacy and safety of cholesterol-lowering treatment: prospective meta-analysis of data from 90, 056 participants in 14 randomised trials of statins. Lancet, 366: 1267-1278.

Bando M. 1990. Experiences of breast reconstruction following mastectomy in cases of cancer and evaluation of psychological aspects of the patients. Gan To Kagaku Ryoho, 17 (4 Pt 2): 804-810.

Banks D, Hall G, Reimann C. 1999. Distribution of rare earth elements in crystalline bedrock groundwaters: Oslo and Bergen regions, Norway. Applied Geochemistry, 14 (1): 27-39.

Benfield A E. 1939. Terrestrial heat flow in Great Britain. Proceeding of the Royal Society London Series A, 173: 428-450.

Bernard P L, Ninot G, Rafforte N, et al. 2021. Benefits of a 3-week outpatient balneotherapy programme on patient-reported outcomes. Aging Clinical and Experimental Research, 33 (5): 1389-1392.

Betts K S, Williams G M, Najman J M, et al. 2013. The role of sleep disturbance in the relationship between post-traumatic stress disorder and suicidal ideation. Journal of Anxiety Disorders, 27 (7): 735-741.

Bhatia M R. 1985. Rare earth element geochemistry of Australian Paleozoic graywackes and mudrocks: provenanceand tectonic control. Sedimentary Geology, 45 (1-2): 97-113.

Birch F, Roy R F, Decker E R. 1968. Heat flow and thermal history in New York and New England. New York: Northern and Maritime Interscience.

Birke M, Rauch U, Lorenz H. 2009. Uranium in stream and mineral water of the federal republic of germany. Environmental Geochemistry and Health, 31 (6): 693-706.

Blackwell D D. 1971. The Structure and Physical Properties of the Earth, s Crust. Washington D C: American Geophysical Union.

Bohnen N I, Hu M T M. 2019. Sleep Disturbance as Potential Risk and Progression Factor for Parkinson's Disease. Journal of Parkinson's Disease, 9 (3): 603-614.

Bottrell S, Tellam J, Bartlett R, et al. 2008. Isotopic composition of sulfate as a tracer of natural and anthropogenic influences on groundwater geochemistry in anurban sandstone aquifer, Birmingham, UK. Applied Geochemistry, 23 (8): 2382-2394.

Boyle N B, Lawton C, Dye L. 2017. The Effects of Magnesium Supplementation on Subjective Anxiety and Stress-A Systematic Review. Nutrients, 9 (5): 429.

Brockow T, Schiener R, Franke A, et al. 2007. A pragmatic randomized controlled trial on the effectiveness of low concentrated saline spa water baths followed by ultraviolet B (UVB) compared to UVB only in moderate to severe psoriasis. Journal of the European Academy of Dermatology, 21: 1027-1037.

Bullard E C. 1939. Heat flow in South Africa. Proceeding of the Royal Society London Series A, 173: 474-502.

BundschuhJ, Maity J P, Mushtaq S, et al. 2017. Medical geology in the framework of the sustainable development goals. Science of the Total Environment, 581-582: 87-104.

Burnside N M, Westaway R, Banks D, et al. 2019. Rapid water-rock interactions evidenced by hydrochemical evolution of flowback fluid during hydraulic stimulation of a deep geothermal borehole in granodiorite: Pohang, Korea. Applied Geochemistry, 111: 104445.

Busche M A, Kekuš M, Adelsberger H, et al. 2015. Rescue of long-range circuit dysfunction in Alzheimer's disease models. Nature Neuroscience, 18 (11): 1623-1630.

Bwnder T, Balint P V, Balint G P. 2002. A brief history of spa therapy. Annals of The Rheumatic Disease, 61 (10): 949.

Cao Y TZhen S Q, Taylor A W, et al. 2018. Magnesium Intake and Sleep Disorder Symptoms: Findings from the Jiangsu Nutrition Study of Chinese Adults at Five-Year Follow-Up. Nutrients, 10 (10): 1354.

Capaccioni B, Vaselli O, Tassi F, et al. 2011. Hydrogeochemistry of the thermal waters from the Sciacca Geothermal Field. Journal of Hydrology, 396 (3-4): 292-301.

Cardinali D P, Srinivasan V, Brzezinski A, et al. 2012. Melatonin and its analogs in insomnia and depression. Journal of Pineal Research, 52 (4): 365-375.

Cassler N M, Burris A M, Nguyen J C. 2014. Asteatotic eczema in hypoesthetic skin: a case series. JAMA Dermatology, 150: 1088-1090.

Chandrasekharam D. 1995. A prehistoric of India. Processing of World Geothermal Congress, 1: 385-388.

Chapman D S. Rybach L. 1985. Heat flow anomalies and their interpretations. Journal of Geodynamics, 4 (1-4): 3-37.

Chen Z S, Yang J Y, Zhu L J, et al. 2021. Classification of typical hot springs and their relationship with health in Guizhou, China. Environmental Geochemistry and Health, 43 (3): 1287-1304.

Chen Z S, Zhu L, Liu P, et al. 2021b. Hydrogeochemical Evolution Mechanism of Carbonate Geothermal Water in Southwest China. Arabian Journal of Geosciences, 14: 1310.

Chen Z, Yang J, Zhu L, et al. 2020. Classification of typical hot springs and their relationship with health in Guizhou, China. Environmental Geochemistry and Health, 43 (3): 1287-1304.

Cheung Y B, Yeo K K, Chong K J, et al. 2019. Measurement equivalence of the English, Chinese and Malay versions of the World Health Organization quality of life (WHOQOL-BREF) questionnaires. Health Qual Life Outcomes, 17 (1): 67.

Chihi H, De Marsily G, Belayouni H, et al. 2015. Relationship between tectonic structures and hydrogeochemical compartmentalization in aquifers: Example of the "Jeffara de Medenine" system, south-east Tunisia. Journal of Hydrology: Regional Studies, 4: 410-430.

Chung M C, Killingworth A, Nolan P. 1997. A critique of the concept of quality of life. International Journal of Health Care Quality Assurance, 10 (2-3): 80-84.

Claypool G E, Holser W T, Kaplan I R, et al. 1980. The age curves of sulfur and oxygen isotopes in marine sulfate and their mutual interpretation. Chemical Geology, 28 (0): 199-260.

Cork M J, Danby S. 2009. Skin barrier breakdown: a renaissance in emollient therapy. British Journal of Nutrition, 18: 872, 874, 876-877.

Cox R C, Olatunji B O. 2016. A systematic review of sleep disturbance in anxiety and related disorders. Journal of Anxiety Disorders, 37: 104-129.

Craig H. 1961. Isotopic variations in meteoric waters. Science, 133 (3465): 1702-1703.

Czarnowicki T, Harari M, Ruzicka T, et al. 2011. Dead Sea climatotherapy for vitiligo: a retrospective study of 436 patients. Journal of the European Academy of Dermatology and Venereology, 25: 959-963.

Dan M K, Jackson J, Priestley K. 2005. Thermal structure of oceanic and continental lithosphere. Earth and Planetary Science Letters, 233 (3-4): 337-349.

Dansgaard, W. 1964. Stable isotopes in precipitation. Tellus, 16 (4): 436-468.

Darlenski R, Bogdanov I, Kacheva M, et al. 2021. Disease severity, patient-reported outcomes and skin hydration improve during balneotherapy with hydrocarbonate- and sulphur-rich water of psoriasis. Journal of the European Academy of Dermatology and Venereology, 35: 196-198.

Davies J H, Davies D R. 2010. Earth's surface heat flux. Solid Earth, 1 (1): 5-24.

Davies J H. 2013. Global map of solid earth surface heat glow. Geochmistry, Geophysics, Geosystems, 14 (10): 4608-4622.

De Mel D, Suphioglu C. 2014. Fishy business: effect of omega-3 fatty acids on zinc transporters and free zinc availability in human neuronal cells. Nutrients, 6: 3245-3258.

Denies P, langmuir D, Harmon R S. 1974. Stable carbon istopic ratios and the extence of a gas phase in the evolution of carbonate waters. Geochimica et Cosmochimica Acta, 38: 1147-1164.

Diemer F S, Baldew S M, Haan Y C, et al. 2017. Hypertension and Cardiovascular Risk Profile in a Middle-Income Setting: The HELISUR Study. American Journal of Hypertension, 30: 1133-1140.

Diolaiuti F, Fantozzi M P T, Di Galante M, et al. 2020. Association of hypnotizability and deep sleep: any role for interoceptive sensibility? Experimental Brain Research, 238 (9): 1937-1943.

Draelos Z D, Ertel K, Hartwig P, et al. 2004. The effect of two skin cleansing systems on moderate xerotic eczema. Journal of the American Academy of Dermatology, 50: 883-888.

Ellis A J, Mahon W A J. 1967. Natural hydrothermal systems and experimental hotwater-rock interactions (Part II). Geochimica Et Cosmochimica Acta, 31 (4): 519-538.

Ellis A J, Mahon W A J. 1977. Geochemistry and Geothermal Systems. New York: Academic Press.

Ellis A J, Wilson S H. 1960. The geochemistry of alkali metal ions in the Wairakei hydrothermal system. New Zealand Journal of Geology and Geophysics, 3 (4): 593-617.

Emodi L J, Ikefuna A N, Uchendu U, et al. 2010. Skin diseases among children attending the out patient clinic of the University of Nigeria teaching hospital, Enug. African Health Sciences, 10: 362-366.

Epingeac M E, Ryan L, Martinez J A, et al. 2020. Crosstalk between oxidative stress and inflammation in obesity. Revista de Chimie (Bucharest), 71 (1): 228-232.

Erceg-Rukavina T, Stefanovski M. 2014. Effects of sulphate-sulphide mineral water " mlje 81 Bila " in patients with hypertension. Mater Sociomed, 26 (6): 364-365.

Feng J L, Zhao Z H, Chen F, et al. 2014. Rare earth elements in sinters from the geothermal waters (hot springs) on the Tibetan Plateau, China. Journal of Volcanology and Geothermal Research, 287: 1-11.

Fernandez M, Fernandez-Lao C, Martin-Martin L, et al. 2021. Therapeutic Benefits of Balneotherapy on Quality of Life of Patients with Rheumatoid Arthritis: A Systematic Review. International Journal of Environmental Health Research, 18 (24): 13216.

Fioravanti A, Cantarini L, Guidelli G M, et al. 2011. Mechanisms of action of SPA therapies in rheumatic diseases: what scientific evidence is there. International Journal of Rheumatology, 31 (1): 1-8.

Forestier R, Erol Forestier F B, Francon A. 2016. Spa therapy and knee osteoarthritis: A systematic review. Annals of Physical and Rehabilitation Medicine, 59 (3): 216-226.

Fournier R O, Potter R W. 1979. Magnesium correction to the Na-K-Ca chemical geothermometer. Geochimica et Cosmochimica Acta, 43 (9): 1543-1550.

Fournier R O, Truesdell A H. 1973. An empirical Na K Ca geothermometer for natural waters. Geochimica Et Cosmochimica Acta, 37 (5): 1255-1275.

Fraioli A, Grassi M, Mennuni G, et al. 2013. Clinical researches on the efficacy of spa therapy in fibromyalgia. A systematic review. Ann Ist Super Sanita, 49 (2): 219-229.

Francon A, Forestier R. 2009. Spa therapy in rheumatology. Indications based on the clinical guidelines of the French National Authority for health and the European League Against Rheumatism, and the results of 19 randomized clinical trials. Bulletin De Lacadémie Nationale De Médecine, 193 (6): 1356-1358.

Friedman M. 2018. Analysis, Nutrition, and Health Benefits of Tryptophan. International Journal of Tryptophan Research, 11: 1178646918802282.

Fu C C, Zhang W J, Zhang S Y, et al. 2014. Identifying key hydrochemical processes in a confined aquifer of an arid basin using multivariate statistical analysis and inverse modeling. Environmental Earth Sciences, 72 (1):

299-310.

Fuge R, Johnson C C. 1986. The geochemistry of iodine—a review. Environmental Geochemistry and Health, 8 (2): 31-54.

Galy A, France ~ landord C, Derry L. 1999. The strontium isotopic budget of Himalayan Rivers in Nepal and Bangladesh. Geochimica et Cosmochimica Acta, 63, No (13/14): 1905-1925.

Gambichler T, Senger E, Altmeyer P, et al. 2000. Clearance of ichthyosis linearis circumflexa with balneophototherapy. Journal of the European Academy of Dermatology and Venereology, 14: 397-399.

Garstang S V, Stitik T P. 2006. Osteoarthritis: Epidemiology, RiskFactors, and Pathophysiology. American Journal of Physical Medicine & Rehabilitation, 85 (Suppl): 2-11.

Gati T, Tefner I K, Kovács L, et al. 2018. The effects of the calcium-magnesium-bicarbonate content in thermal mineral water on chronic low back pain: a randomized, controlled follow-up study. International Journal of Biometeorology, 62 (5): 897-905.

Ghomshei M M, Clark I D. 1993. Oxygen and hydrogen isotopes in deep thermal waters from the south meager creek geothermal area, British Columbia, Canada. Geothermics, 22: 79-89.

Giggenbach W F. 1986. Graphical techniques for the evaluation of water/rock equilibrium conditions by use of Na, K, Mg and Ca contents of discharge waters. Ceothermal, 37-43.

Giggenbach W F. 1988. Geothermal solute equilibria. Derivation of Na-K-Mg-Ca geoindicators. Geochimica Et Cosmochimica Acta, 52 (12): 2749-2765.

Gobbi G, Comai S. Sleep well. 2019. Untangling the role of melatonin MT1 and MT2 receptors in sleep. Journal of Pineal Research, 66 (3): e12544.

Goldschider N, Madl-Szonyi J, Eross A, et al. 2010. Review: Themal water in resource in carbonate rock aquifers. Hydrogeology Journal, 18: 1303-1318.

Greist M C, Epinette W W. 1982. Cimetidine-induced xerosis and asteatotic dermatitis. Archives of Dermatological Research, 118: 253-254.

Gröber U, Werner T, Vormann J, et al. 2017. Myth or Reality-Transdermal Magnesium? Nutrients, 9 (8): 813.

Guo Q, Wang Y, Liu W. 2010. O, H, and Sr isotope evidences of mixing processes in two geothermal fluid reservoirs at Yangbajing, Tibet, China. Environmental Earth Sciences, 59 (7): 1589-1597.

Guo, Q. 2012. Applied Geochemistry Hydrogeochemistry of high-temperature geothermal systems in China: A review. Applied Geochemistry, 27 (10): 1887-1898. Molecular Biotechnology, 24: 27-39.

Găman M A, Dobrica E, Cozma M, et al. 2021. Crosstalk of Magnesium and Serum Lipids in Dyslipidemia and Associated Disorders: A Systematic Review. Nutrients, 13 (5): 1411.

Haenel R, Rybach L, Stegena L. 1988. Fundamentals of Geothermics. Dordrecht: Springer Netherlands.

Han D M, Liang X, Currell M, et al. 2010. Environmental isotopic and hydrochemical characteristics of groundwater systems in Daying and Qicun geothermal fields, Xinzhou Basin, Shanxi, China. Hydrological Processes, 24 (22): 3157-3176.

Han Y, Wang G, Iii C A C, et al. 2013. Hydro-geochemical evolution of Ordovician limestone groundwater in Yanzhou, North China. Hydrogeology Journal, 27: 2247-2257.

Hanh T, Serog P, Fauconnier J, et al. 2012. One-year effectiveness of a 3-week balneotherapy program for the treatment of overweight or obesity. Evidence-Based Complementary and Alternative Medicine, 15 (8): 1-7.

He S, Chen X P. 2012. Prehypertension should be considered a special blood pressure phase. Hypertension Research, 35 (5): 561-562.

Head KA, Kelly G S. 2009. Nutrients and botanicals for treatment of stress: adrenal fatigue, neurotransmitter imbalance, anxiety, and restless sleep. Alternative Medicine Review, 14 (2): 114-140.

Helgeson H C. 1968. Evaluation of irreversible reactions in geochemical processes involving minerals and aqueous solutions. Thermodynamic relations. Geochimica et Cosmochimica Acta, 32 (8): 853-877.

Hercogova J, Stanghellini E, Tsoureli-Nikita E, et al. 2002. Inhibitory effects of Leopoldine spa water on inflammation caused by sodium lauryl sulphate. Journal of the European Academy of Dermatology and Venereology, 16: 263-266.

Hochstein M P. 1990. Classification and assessment of geothermal resources. Rome: UNITAR/UNDP Centre for Small Energy Resources.

Holick M F. 2007. Vitamin D deficiency. New England Journal of Medicine, 357: 266-281.

Horii I, Nakayama Y, Obata M, et al. 1989. Stratum corneum hydration and amino acid content in xerotic skin. British Journal of Dermatology, 121: 587-592.

Houria B, Mahdi K, Zohra T F. 2020. Hydrochemical Characterisation of Groundwater Quality: Merdja Plain (Tebessa Town, Algeria). Civil Engineering Journal, 6 (2): 318-325.

Houston M C, Harper K J. 2010. Potassium, magnesium, and calcium: their role in both the cause and treatment of hypertension. Journal of Clinical Hypertension, 10 (7): 3-11.

Hu S, He L, Wang J. 2000. Heat flow in the continental area of China: a new data set. Earth And Planetary Science Letters, 179 (2): 407-419.

Huang A, Seite S, Adar T. 2018. The use of balneotherapy in dermatology. Clinics in Dermatology, 36: 363-368.

Ian D, Clack peter Fritz. 1999. Environmental Isotopes in Hydrogeology. New York: CRC Press.

Inoue I. 2005. Lipid metabolism and magnesium. Clinical calcium, 15 (11): 65-76.

Jacobson T A, Ito M K, Maki K C, et al. 2015. National lipid association recommendations for patient-centered management of dyslipidemia: part 1--full report. Journal of Clinical Lipidology, 9: 129-169.

Jaupart C, Mareschal J C, Guillou-Frottier L, et al. 1998. Heat flow and thickness of the lithosphere in the Canadian Shield. Journal of Geophysical Research, 103 (B7): 15269-15286.

Jessop A M, Hobart M A, Sclater J G. 1976. The world heat flow data collection, vol. 5. Ottawa: Energy, Mines and Resources, Earth Physics Branch.

John M H, Wim V W. 2007. Rare earth element behavior inzircon-meltsystems. Elements, 3 (1): 37-42.

Jugdaohsingh R, Anderson S H C, Tucker K L, et al. 2002. Dietary silicon intake and absorption. American Journal of Clinical Nutrition, 75 (5): 887-893.

Kandola A, Stubbs B. 2020. Exercise and Anxiety. Advances in Experimental Medicine and Biology, 1228: 345-352.

Karacolle M, Kardeş S, Karagülle O, et al. 2017. Effect of SPA therapy with saline balneotherapy onoxidant antioxidant status in patients with rheumatoid arthritis: a single-blind randomized controlled trial. International Journal of Biometeorology, 61 (1): 169-180.

Karamat F, Diemer F S, Baldew S M, et al. 2016. Prehypertensionand Hypertensionin Urban suriname: The Helisur Study. Journal of Hypertension, 34: e551.

Karimkhani C, Dellavalle R P, Coffeng L E, et al. 2017. Global Skin Disease Morbidity and Mortality: An Update From the Global Burden of Disease Study 2013. JAMA Dermatology, 153: 406-412.

Kastbom A, Strandberg G, Lindroos A, et al. 2004. Anti-CCP antibody test predicts the disease course during 3 years in early rheumatoid arthritis (the Swedish TIRA project). Annals of the Rheumatic Diseases, 63 (9): 1085-1089.

Katz B, Bullen T. 1996. The combined use of 87Sr/86 Sr and carbon and water isotopes to study the hydro chemical interaction between groundwater and lakewater inmantled karst. Geochimica et Cosmochimica Acta, 60 (24): 5075-5087.

Khera R. 2020. Do or do not, there is no try: optimizing practices to reduce readmissions after acute myocardial infarction. Circulation Cardiovascular Quality and Outcomes, 13 (5): e006693.

Kimura N, Nakagami G, Takehara K, et al. 2013. Prevalence of asteatosis and asteatotic eczema among elderly residents in facilities covered by long-term care insurance. JAMA Dermatology, 40: 770-771.

Knez M, Pantovicet A, Zekovic M, et al. 2020. Is there a link between Zinc intake and status with plasma fatty acid profile and desaturase activities in dyslipidemicsubjects. Nutrients, 12（1）: 93.

Koeppenkastrop D, Decarlo E H, Roth M. 1991. A method toinvestigate the interaction of rare earth elements in aqueous solution with metal oxides. Journal of Radioanalytical and Nuclear Chemistry, 152（2）: 337-346.

Koeppenkastrop D, Decarlo E H. 1993. Uptake of rare earth elements from solution by metal osides. Encironment Sci Techonol, 27（9）: 1796-1802.

Kojima S, Thukimoto M, Cuttler J M, et al. 2018. Recovery From Rheumatoid Arthritis Following 15 Months of Therapy With Low Doses of Ionizing Radiation: A Case Report. Dose Response, 16: 1559325818784719.

Koçak F A, Kurt E E, Sezgin F M, et al. 2020. The effect of balneotherapy on body mass index, adipokine levels, sleep disturbances, and quality of life of women with morbid obesity. International Journal of Biometeorology, 64（9）: 1463-1472.

Krouse H R, Grinenko V A. 1991. Stablelsotopes Naturaland Anthropogenic Sulphurin the Environmrnt. Chichester: John Wiley and Sons.

Kubota K, Tamura K, Kurabayashi H, et al. 1997. Effects of hot spring bathing on blood pressure, heart rate, plasma cortisol and hematocrit at Kusatsu. Journal of The Japanese Society of Balneology, Climatology and Physical Medicine, 60（2）: 61-68.

Kulisch A, Benkö Á, Bergmann A, et al. 2014. Evaluation of the effect of Lake Heviz thermal mineral water in patients with osteoarthritis of the knee: a randomized, controlled, single-blind, follow-up study. European journal of physical and rehabilitation medicine, 50（4）: 373-381.

Kupper H. 1958. Geology of the mineral springs in Baden. Wien Med Wochenschr, 108（8）: 175-176.

Lambrakis N, Zagana E, Katsanou K. 2013. Geochemical patterns and origin of alkaline thermal waters in Central（Platystomo and Smokovo reas）. Environmental earth sciences, 69（8）: 2475-2486.

Lee S G, Lee D H, Kim Y. 2003. Rare earth elements as indicators of groundwater encironment changes in a fractured rock system: evidence from fracture filling calcite. Applied Geochemistry, 18（1）: 135-143.

Lee W H K. 1970 On the global variation of terrestrial heat flow. Physics Earth Plant, Interior, 2（5）: 332-341.

Lee Y B, Lee J Y, Lee H J, et al. 2014. Immunomodulatory effects of balneotherapy with hae-un-dae thermal water on imiquimod-induced psoriasis-like murine model. Annals of Dermatology, 26: 221-230.

Levet S, Toutain J P, Munooz M, et al. 2002. Geochemisty of the Bagneres-de-Bigorre thermal waters from the North Pyrenean Zone（France）. Geofluids, 2（1）: 25-40.

Lewington S, Clarke R, Qizilbash N, et al. 2002. Age-specific relevance of usual blood pressure to vascular mortality: a meta-analysis of individual data for one million adults in 61 prospective studies. Lancet, 360（9349）: 1903-1913.

Li J X, Sagoe G, Yang G, et al. 2019. The application of geochemistry to bicarbonate thermal springs with high reservoir temperature: A case study of the Batang geothermal field, western Sichuan Province, China. Journal of Volcanology and Geothermal Research, 371: 20-31.

Li J X, Yang G, Sagoe G, et al. 2018. Major hydrogeochemical processes controlling thecomposition of geothermal waters in the Kangding geothermal field, western SichuanProvince. Geothermics, 75: 154-163.

Li J, Vitiello M V, Gooneratne N S. 2018. Sleep in Normal Aging. Sleep Medicine Clinics, 13（1）: 1-11.

Li L, Gan Y, Zhou X G, et al. 2021. Insomnia and the risk of hypertension: A meta-analysis of prospective cohort studies. Sleep Medicine Reviews, 56: 101403.

Li P Y, Zhang Y T, Yang N, et al. 2016. Major ion chemistry and quality assessment of groundwater in and around a mountainous tourist town of China. Exposure and Health, 8（2）: 239-252.

Li Y M, Pang Z H, Yang F T, et al. 2017. Hydrogeochemical characteristics and genesis of the high-temperature geothermal system in the Tashkorgan basin of the Pamir syntax, western. Journal of Asian Earth Sciences, 149 (June): 134-144.

Lim L F, Solmi M, Cortese S. 2021. Association between anxiety and hypertension in adults: A systematic review and meta-analysis. Neuroscience & Biobehavioral Reviews, 131: 96-119.

Lin N F, Tang J, Bian J M. 2004. Geochemical environment and health problems in china. Environmental Geochemistry and Health, 26 (1): 81-88.

Lin Y F, Liu Z D, Ma W, et al. 2016. Hazards of insomnia and the effects of acupuncture treatment on insomnia. Journal of Integrative Medicine, 14 (3): 174-186.

Linhares D, Pimentel A, Borges C. 2019. Cobalt distribution in the soils of São Miguel Island (Azores): Fromvolcanoes to health effects. Science of The Total Environment, 684: 715-721.

Liu M Y, Li N, Li W A, et al. 2017. Association between psychosocial stress and hypertension: a systematic review and meta-analysis. Neurological Research, 39 (6): 573-580.

Liu P, Chen Z S, Wang G L, et al. 2023. Hydrogeochemical signatures origin of a karst geothermal reservoir-the Sinian Dengying Formation in northern Guizhou, China. Geosciences Journal. https://doi. org/10. 1007/s12303-023-0030-9. [2023-9-16].

Liu P, Hoth N, Drebenstedt C, et al. 2017. Hydro-geochemical paths of multi-layer groundwater system in coal mining regions—using multivariate statistics and geochemical modeling approaches. Science of the Total Environment, 601-602: 1-14.

Liu P, Yang M, Sun Y. 2019. Hydro-geochemical processes of the deep Ordovician groundwater in a coal mining area, Xuzhou, China. Hydrogeology Journal, 27 (6): 2231-2244.

Lopalco M, Proia A R, Fraioli A, et al. 2004. Therapeutic effect of the association between pulmonary ventilation and aerosol-inhalation with sulphureous mineral water in the chronic bronchopneumopathies. La Clinica Terapeutica, 155 (4): 115-120.

Lu Y, Wang P, Zhou T N, et al. 2018. Comparison of prevalence, awareness, treatment, and control of cardiovascular risk factors in China and the United States. Journal of the American Heart Association, 7 (3): e007462.

Lucazeau F. 2019. Analysis and mapping of an updated terrestrial heat flow data set. Geochemistry, Geophysics, Geosystems, 20 (8): 4001-4024.

Lund J W. 1995. Historical impacts of geothermal resources on the people of North America. Processing of World Geothermal Congress, 1: 405-410.

Léauté-Labrèze C, Saillour F, Chêne G, et al. 2001. Saline spa water or combined water and UV-B for psoriasis vs conventional UV-B: lessons from the Salies de Béarn randomized study. Archives of Dermatological Research, 137: 1035-1039.

Maeda T, Mimori K, Suzuki S, et al. 2018. Preventive and promotive effects of habitual hot spa-bathing on the elderly in Japan. Scientific Reports, 8 (1): 133.

Maria S, Swansonet M H, Enderby L T, et al. 2017. Melatonin-micronutrients Osteopenia Treatment Study (MOTS): a translational study assessing melatonin, strontium (citrate), vitamin D3 and vitamin K2 (MK7) on bone density, bone marker turnover and health related quality of life in postmenopausal osteopenic women following a one-year double-blind RCT and on osteoblast-osteoclast co-cultures. Aging (Albany NY), 9 (1): 256-285.

Markl G, Henning R, Noth H. 1997. Towards the Synthesis of O-Diphosphaquinones: Benzodiphosphadihydropentalene-

Naphthodihydrosdiphydrodiphosphete. Leibigs Annalen, (1): 121-125.

Mattei P L, Corey K C, Kimball A B. 2014. Psoriasis Area Severity Index (PASI) and the Dermatology Life Quality Index (DLQI): the correlation between disease severity and psychological burden in patients treated with biological therapies. Journal of the European Academy of Dermatology and Venereology, 28: 333-337.

McDermott J M, Ono S, Tivey M K, et al. 2015. Identification of sulfur sources and isotopic equilibria in submarine hot-springs using multiple sulfur isotopes. Geochim. Cosmochim. Acta, 160: 169-187.

McKenzie B L, Santos J A, Geldsetzer P, et al. 2020. Evaluation of sex differences in dietary behaviours and their relationship with cardiovascular risk factors: a cross-sectional study of nationallyrepresentative surveys in seven low- and middle-income countries. Nutrition Journal, 19 (1): 3.

Mendrinos D, Choropanitis I, Polyzou O, et al. 2010. Exploring for geothermal resources in Greece. Geothermics, 39 (1): 124-137.

Meng L, Chen D, Yang Y, et al. 2012. Depression increases the risk of hypertension incidence: a meta-analysis of prospective cohort studies. Journal of Hypertension, 30 (5): 842-851.

Merial-Kieny C, Mengual X, Guerrero D, et al. 2011. Clinical efficacy of Avene hydrotherapy measured in a large cohort of more than 10, 000 atopic or psoriatic patients. Journal of the European Academy of Dermatology and Venereology, 25 Suppl 1: 30-34.

Miller M, Stone N J, Ballantyne C, et al. 2011. Triglycerides and cardiovascular disease: a scientific statement from the American Heart Association. Circulation, 123: 2292-2333.

Mitchell S C, Waring R H. 2016. Sulphate absorption across biological membranes. Xenobiotica, 46 (2): 184-191.

Moore J G, Bachelder J N, Cunningham C G. 1977. CO2 filed, vesicles in mid-ocen basalt. Journal of Volcanology and Geothermal Research, 2: 309-327.

Morales-Arredondo J I, Esteller-alberich M V, Hernández M A A. 2018. Characterizing the hydrogeochemistry of two low-temperature thermal systems in central Mexico. Journal of Geochemical Exploration, 185: 93-104.

Moran A, Gu D, Zhao D, et al. 2010. Future cardiovascular disease in China: Markov model and risk factor scenario projections from the coronary heart disease policy model-China. Circ Cardiovasc Qual Outcomes, 3 (3): 243-252.

Morcet J F, Safar M, Thomas F, et al. 1999. Associations between heart rate and other risk factors in a large French population. Journal of Hypertension, 17 (12): 1671-1676.

Morer C, Roques C, Françon A, et al. 2017. The role of mineral elements and other chemical compounds used in balneology: data from double-blind randomized clinical trials. International Journal of Biometeorology, 61 (12): 2159-2173.

Morgan P, Sass J H. 1984. Thermal regime of the continental lithosphere. Journal of Geodynamies, 1: 143-166.

Morioka I, Izumi Y, Inoue M, et al. 2014. Effect of stone Spa bathing and hot-spring bathing on pulse wave velocity in healthy, late middle-aged females. Nippon Eiseigaku Zasshi (Japanese Journal of Hygiene), 69 (2): 146-152.

Moufarrij S, Deghayli L, Raffoul W, et al. 2014. How important is hydrotherapy? Effects of dynamic action of hot spring water as a rehabilitative treatment for burn patients in Switzerland. Annals of Burns and Fire Disasters, 27: 184-191.

Muffler L J P, Cataldi R. 1978. Methods for regional assessment of geothermal resources. Geothermics, 7 (2-4): 53-90.

Muffler L J P. 1976. Tectonic and hydrologic control of the nature and distribution of geothermal resources. San

Francisco：Proceedings of the second United Nations symposium on the development and use of geothermal resources.

Muffler P , Cataldi R . 1977. Methods for regional assessment of geothermal resources. Geothermics, 7 （2-4）：53-89.

Munnich K O. 1957. Heidelberg natural radiocarbon measurements. Science, 3266：193-200.

Munteanu M A, Gheorghe G, Stanescu A M A, et al. 2019. What is new regarding the treatment of dyslipidemia in the 2019 European society of cardiology guidelines. Arch Balkan Med Union, 54 （4）：749-752.

Möller-Levet C S, Archer S N, Bucca G, et al. 2013. Effects of insufficient sleep on circadian rhythmicity and expression amplitude of the human blood transcriptome. Proceedings of the National Academy of Sciences of the United States of America, 110 （12）：1132-1141.

Nakagami G, Kimura N, Takehara K, et al. 2015. Relationship between activity of daily living and asteatosis in the lower legs among elderly residents in long-term care institutions：a cross-sectional study. International Wound Journal, 12：586-589.

Nakamura H, Tsujiguchi H, Hara A, et al. 2019. Dietary calcium intake and hypertension：importance of serum concentrations of 25-hydroxyvitamin d. Nutrients, 11 （4）：911.

Nakano T, Yamashita K, Ando A, et al. 2020. Geographic variation of Sr and S isotope ratios in bottled waters in Japan and sources of Sr and S. Science of the Total Environment, 704：135449.

Nakayama A, Hiromura M, Adachi Y, et al. 2008. Molecular mechanism of antidiabetic zinc-allixin complexes：regulations of glucose utilization and lipid metabolism. Journal of Biological Inorganic Chemistry, 13 （5）：675-684.

Neumann K, Dreiss S. 1995. Strontium 87/strontium86 ratios as tracers in groundwater and surface waters in Mono Basin, California. Water Resources Research, 31：3183-3193.

NeÄ-mark A I, Davydov A V, Lebedev E V. 1900. Silver-containing hydrocarbonate-calcium-magnesium mineral water in complex treatment of patients with chronic pyelonephritis. Voprosy Kurortologii Fizioterapii I Lechebnoǐ Fizicheskoǐ Kultury, （4）：30-32.

Ngigi P B, et al. 2019. Agronomic biofortification of maize and beans in Kenya through selenium fertilization. Environ Geochem Health, 41：2577-2591.

Nishikawa K. 2019. Stress relief in visitors with skin diseases who underwent hot-spring cure at toyotomi hot spring. Journal of The Japanese Society of Balneology. Climatology and Physical Medicine, 82 （2）：59-69.

Niwa M, Mizuochi Y, Tanase A. 2015. Changes in chemical composition caused by water-rock interactions across a strike-slip fault zone：case study of the Atera Fault, Central Japan. Geofluids, 15 （3）：387-409.

Nuvolone D, Maggiore R D, Maio S, et al. 2011. Geographical information system and environmental epidemiology：a cross-sectional spatial analysis of the effects of traffic-related air pollution on population respiratory health. Environmental Health, 10 （1）：1-12.

Négrel P, Pauwels H, Chabaux F. 2018. Characterizing multiple water-rock interactions in the critical zone through Sr-isotope tracing of surface and groundwater. Applied Geochemistry, 93：102-112.

Oliveira E C, Leppink E W, Derbyshire K L, et al. 2015. Excoriation disorder：impulsivity and its clinical associations. Journal of Anxiety Disorders, 30：19-22.

Osman M, Hoch F B, Boschetti T, et al. 2015. The geothermal resources of the Republic of Djibouti-I：Hydrogeochemistry of the Obock coastal hot springs. Journal of Geochemical Exploration, 152：54-66.

Ostergaard P A, Mathiesen B V, Möller B, et al. 2010. A rcnewable energy scenario for Aalborg Municip a lity based on low-temperature geothermal heat, wind power and biomass. Energy, 35 （12）：4892-4901.

Oyama J I, Yoshihiro K, Toyoki M, et al. 2013. Hyperthermia by bathing in a hot spring improves cardiovascular functions and reduces the production of inflammatory cytokines in patients with chronic heart failure. Heart and Vessels, 28 (2): 173-178.

Palatini P. 2011. Role of elevated heart rate in the development of cardiovascular disease in hypertension. Hypertension, 58 (5): 745-750.

Palmer M, Edmond J. 1992. Controls over the strontium isotope composition of river water. Geochimica et Cosmochimica Acta, 56: 2009-2011.

Parkhurst D L, Appelo C A J. 1999. User's guide to PHREEQC (Version 2) —a computer program for speciation, batch-reaction, one-dimensional transport, and inverse geo- chemical calculations: U. S. Geological Survey Water-Resources Investigations Report, 99: 42-59, 3-4.

Parkhurst L. 1997. Geochemical mole- balance modeling with uncertain data. Water Resources Research, 33 (8): 1957-1970.

Pastorelli S, Marini L, Hunziker J C. 2000. Water chemistry and isotope comnosition of the Acquarossa thermal system, Ticino, Switzerland. Geothermics, 28 (1): 75-93.

Paul Chubb S A, Davis W A, Peters K E, et al. 2016. Serum bicarbonate concentration and the risk of cardiovascular disease and death in type 2 diabetes: the Fremantle Diabetes Study. Cardiovasc Diabetol, Oct 6, 15 (1): 143.

Petrini R, Italiano F, Ponton M, et al. 2013. Geochemistry and isotope geochemistry of the Monfalcone thermal waters (northern Italy): inference on the deep geothermal reservoir. Hydrogeology Journal, 21 (6): 1275-1287.

Petrovi T, Birke M, Petrović B, et al. 2015. Hydrogeochemistry of thermal groundwaters in the Serbian crystalline core region. Journal of Geochemical Exploration, 159: 101-114.

Pineau P, Javoy M. 1976. Bot tingay^{13}C/^{12}C cratios of rocks and inclusions in popping rocks of the Mid ~ Atlantic Ridge and their bearing on the problem of isotopic compositions of deepseated carbon. Earth and Planetary Science Letters, 29: 412-413.

Pinti D L, Castro M C, Shouakar-Stash O, et al. 2013. Evolution of the geothermal fluids at Los Azufres, Mexico, as traced by noble gas isotopes, δ^{18}O, δD, δ^{13}C and ^{87}Sr/^{86}Sr. Journal of Volcanology and Geothermal Research, 249: 1-11.

Plummer L N, Parkhurst D L, Thorstenson D C. 1983. Development of reaction models for ground-water systems. Geochimica et Cosmochimica Acta, 47 (4): 665-685.

Pud D, Zlotnick C, Lawental E. 2012. Pain depression and sleep disorders among methadone maintenance treatment patients. Addictive Behaviors, 37 (11): 1205-1210.

Qian H, Li P, Wu J, Zhou Y. 2013. Isotopic characteristics of precipitation, surface and ground waters in the Yinchuan Plain, northwest China. Environmental Earth Sciences, 70 (1): 57-70. https://doi. org/10. 1007/ s12665-012-2103-3

Qian H, Wu J, Zhou Y, Li P. 2014. Stable oxygen and hydrogen isotopes as indicators of lake water recharge and evaporation in the lakes of the Yinchuan Plain. Hydrological Processes, 28: 3554-3562.

Qiu X, Wang Y, Wang Z Z, et al. 2018. Determining the origin, circulation path and residence time of geothermal groundwater using multiple isotopic techniques in the Heyuan Fault Zone of Southern China. Journal of Hydrology, 567: 339-350.

Rabar S, Harker M, O'Flynn N, et al. 2014. On behalf of the Guideline Development Group. Lipid modification and cardiovascular risk assessment for the primary and secondary prevention of cardiovascular disease: summary of updated NICE guidance. British Medical Journal, 349: 1-6.

Rapado I, Shulman L, Fleisch H, et al. 1993. Consensus development conference: diagnosis, prophylaxis, and treatment of osteoporosis. The American Journal of Medicine, 94: 646-650.

Rawlings A V, Matts P J, Anderson C D, et al. 2008. Skin biology, xerosis, barrier repair and measurement. Drug Discovery Today: Disease Mechanisms, 5: e127-e136.

Reed M H, Spycher N F. 1984. Calculation of pH and mineral equilibria in Hydrothermal water with application to Geothermometry and Studies of Boiling and Dilution. Geochimica et Cosmochimica Acta, 48 (7): 1479-1492.

Reed M S. 1983. Assessment of low temperature g eoth ermal resources of the United States-1982, U. S . Geological Survey Circular. Menlo Park: USGS.

Reed M S. 1983. Assessment of low temperature geothermal resources of the United States-1982, Menlo Park: U. S. Geological Survey Circular.

Ren X, Li P Y, He X D, et al. 2020. Hydrogeochemical processes affecting groundwater chemistry in the central part of the Guanzhong Basin, China. Arch Environ Contam Toxicol, 80 (1): 74-91.

Revelle R, Maxwell A E. 1952. Heat flow through the floor of the Eastern North Pacific Ocean. Nature, 170: 199-200.

Richard W M, Brink M B, Jones D, et al. 1990. Rare earth elements as indicators of dif-ferent marinedepositional environments in chert andshale. Geology, 18 (3): 268-276.

Roongpisuthipong W, Phanachet P, Roongpisuthipong C, et al. 2012. Essential fatty acid deficiency while a patient receiving fat regimen total parenteral nutrition. BMJ Case Reports, 2012: bcr0720114475.

Routh H B, Bhowmik K R, Parish L C, et al. 1996. Balneology, mineral water, and spas in historical perspective. Clinics in Dermatology, 14 (6): 551-554.

Rość D, Adamczyk P, Boinska J, et al. 2015. CRP, but not TNF-α or IL-6, decreases after weight loss in patients with morbid obesity exposed to intensive weight reduction and balneological treatment. Journal of Zhejiang University-SCIENCE B, 16 (5): 404-411.

Rudnick R L, McDonough W F, O' Connell R J. 1998. Thermal structure, thickness and composition of continental lithosphere. Chemical Geology, 145: 395-411.

Rühle P F, Klein G, Rung T, et al. 2019. Impact of radon and combinatory radon/carbon dioxide spa on pain and hypertension: Results from the explorative RAD-ON01 study. Modern Rheumatology, 29 (1): 165-172.

Sabri K, Marrero-Diaz R, Ntarmouchantet A, et al. 2019. Geothermics geology and hydrogeochemistry of the thermo-mineral waters of the South Rif Thrust (northern Morocco). Geothermics, 78: 28-49.

Safiri S et al. 2020. Global, regional and national burden of osteoarthritis 1990-2017: a systematic analysis of theGlobal Burden of Disease Study 2017. Annals of the Rheumatic Diseases, 79 (6): 2019-216515.

Schnebelen-Berthier C, Negro N, Jaruga A, et al. 2019. Long term effect of spa therapy combined with patient education program on subjects with overweight and obesity — A controlled study. Obesity Research & Clinical Practice, 13 (5): 492-498.

Schulz P, Bunselmeyer B, Bräutigam M, et al. 2007. Pimecrolimus cream 1% is effective in asteatotic eczema: results of a randomized, double-blind, vehicle-controlled study in 40 patients. Journal of the European Academy of Dermatology and Venereology, 21: 90-94.

Selinus O, Finkelman R B, Centeno J A. 2010. Medical Geology: A Regional Synthesis. Heidelberg: Springer Science & Business Media.

Selinus O. 2016. Essentials of Medical Geology. Heidelberg: Springer.

Shand P, Darbyshire D, Love A, et al. 2009. Sr isotopes in natural waters: Applications to source characterization and water ~ rock interaction in contracting landscapes. Applied eochemistry, 24: 574-586.

Sharif M U, Davis R K, Steele K F, et al. 2008. Inverse geochemical modeling of groundwater evolution with emphasis on arsenic in the Mississippi River Valley alluvial aquifer, Arkansas (USA). Journal of Hydrology, 350 (1-2): 41-55.

Shoedarto R M, Tada Y, Kashiwaya K, et al. 2020. Specifying recharge zones and mechanisms of the transitional geothermal field through hydrogen and oxygen isotope analyses with consideration of water-rock interaction. Geothermics, 86: 101797.

Sholkocitz E R, Landing W M, Lewis B L. 1994. Ocean particle chemistry: the fractionation of rare earthelements between suspended particles and seawater. Geochemica et Cosmochimica Acta, 58 (6): 1567-1579.

Silva L, Valim V, Pessanha A P C, et al. 2008. Hydrotherapy versus conventional land-based exercise for the management of patients with osteoarthritis of the knee: a randomized clinical trial. Physical Therapy, 88 (1): 12-21.

Silva R A, Rogers K, Buckley T J. 2018. Advancing Environmental Epidemiology to Assess the Beneficial Influence of the Natural Environment on Human Health and Well-Being. Environmental Science & Technology, 52 (17): 9545-9555.

Skalnaya M G, Skalny A V, Grabeklis A R, et al. 2018. Hair trace elements in overweight and obese adults in association with metabolic parameters. Biological Trace Element Research, 186 (1): 12-20.

Skevington S M, Lotfy M, O'Connell K A, et al. 2004. The World Health Organization's WHOQOL-BREF quality of life assessment: psychometric properties and results of the international field trial. A report from the WHOQOL group. Quality of Life Research, 13 (2): 299-310.

Snorrason I, Ricketts E J, Flessner C A, et al. 2012. Skin picking disorder is associated with other body-focused repetitive behaviors: findings from an internet study. Annals of Clinical Psychiatry, 24: 292-299.

Sparsa A, Liozon E, Boulinguez S, et al. 2005. Generalized eczema craquele as a presenting feature of systemic lymphoma: report of seven cases. Acta Dermato-Venereologica, 85: 333-336.

Stefánsson A, Arnórsson S, Sveinbjörnsdóttir Á E, et al. 2019. Isotope (δD, $\delta^{18}O$, ^3H, $\delta^{13}C$, ^{14}C) and chemical (B, Cl) Constrains on water origin, mixing, water-rock interaction and age of low-temperature geothermal water. Applied Geochemistry, 108: 104380.

Stone N J, Robinson J G, Lichtenstein A H, et al. 2014. American College of Cardiology/American Heart Association Task Force on Practice G. 2013 ACC/AHA guideline on the treatment of blood cholesterol to reduce atherosclerotic cardiovascular risk in adults: a report of the American College of Cardiology/American Heart Association Task Force on Practice Guidelines. Journal of the American College of Cardiology, 63: 2889-2934.

Sun X T, Li H J, He X Y, et al. 2019. The association between calcium supplement and preeclampsia and gestational hypertension: a systematic review and meta-analysis of randomized trials. Hypertens Pregnancy, 38 (2): 129-139.

Tabolli S, Calza A, Di Pietro C, et al. 2009. Quality of life of psoriasis patients before and after balneo-or balneo-phototherapy. Yonsei Medical Journal, 50 (2): 215-221.

Tan E H, Chan A. 2009. Evidence-based treatment options for the management of skin toxicities associated with epidermal growth factor receptor inhibitors. Annals of Pharmacotherapy, 43: 1658-1666.

Tang J, Johanncsson K H. 2006. Controls on the feochaemistry of race earth elements along a groundwater flow path in the Carrizo Sand aquifer, Texas, USA. Chemical Geology, 225 (1-2): 156-171.

Taylor H P. 1974. The application of oxygen and hydrogen isotope studies to problems of hydrothermal alteration and ore deposition. Economic geology, 69 (6): 843-883.

Tichomirowa M, Heidel C, Junghans M, et al. 2010. Sulfate and strontium water source identification by O, S and Sr isotopes and their temporal changes (1997-2008) in the region of Freiberg, central-eastern Germany. Chemical Geology, 276 (1-2): 104-118.

Titzmann T, Balda B R. 1996. Mineral water and spas in Germany. Clinics in dermatology, 14 (6): 611-613.

Towner J. 1995. What is tourism's history. Tourism Management, 16 (5): 339-343.

Tsoureli-Nikita E, Menchini G, Ghersetich I, et al. 2002. Alternative treatment of psoriasis with balneotherapy using Leopoldine spa water. Journal of the European Academy of Dermatology andVenereology, 16: 260-262.

Unterweger M P, Coursey B M, Schima F J, et al. 1980. Preparation and calibration of the 1978 National Bureau of Standards tritiated water standards. International Journal of Applied Radiation and Isotopes, 31: 611-614.

Van Dyck K, Robberecht H, Van Cauwenbergh R, et al. 2000. Indication of silicon essentiality in humans: serum concentrations in Belgian children and adults, including pregnant women. Biological Trace Element Research, 77 (1): 25-32.

Verhagen A P, Bierma-Zeinstra S M A, Boers M, et al. 2015. Balneotherapy (or spa therapy) for rheumatoid arthritis. An abridged version of Cochrane Systematic Review. European Journal of Physical and Rehabilitation Medicine, 51 (6): 833-847.

Vilomet J, Angeletti B, Moustier S, et al. 2001. Application of strontium isotopes for tracing landfill leachate plumes in groundwater. Environmental Science and Technology, 35: 4675-4679.

Voutsis N, Kélepertzis E, Tziritis E, et al. 2015. Assessing the hydrogeochemistry of groundwaters in ophiolite areas of Euboea Island, Greece, using multivariate statistical methods. Journal of Geochemical Exploration, 159: 79-92.

Waheed S, Rahman S, Siddique N, et al. 2013. Calcium supplements as additional source of trace elements in health and disease Part 1: adequacy and safety of chelated calcium supplements. Journal of Radioanalytical and Nuclear Chemistry, 298 (2): 1453-1461.

Wang C, Xu J Y, Yang L, et al. 2018. Prevalence and risk factors of chronic obstructive pulmonary disease in china (the china pulmonary health [cph] study): a national cross-sectional study. Lancet, 391 (10131): 1706-1717.

Wang C, Zheng M P, Zhang X F, et al. 2020. O, H, and Sr isotope evidence for origin and mixing processes of the Gudui geothermal system, Himalayas, China. Geoscience Frontiers, 11 (4): 1175-1187.

Wang J Y, Xiong L P, Huang S P, et al. 1996. Geothermics in China . Beijing: Seismological Press.

Wang Y, Zhao L, Gao LW, et al. 2021. Health policy and public health implications of obesity in China. Lancet Diabetes, Endocrinol, 9 (7): 446-461.

Wang Z, Chen Z , Zhang L, et al. 2018. Status of Hypertension in China: Results from the China Hypertension Survey, 2012-2015. Circulation, 137 (22): 2344-2356.

White D E. 1967. Some principles of geyser activity, mainly from Steamboat Springs, Nevada. American Journal of Science, 265 (8): 641-684.

WHO. 2022. Hypertension. https://www. who. int/health-topics/hypertension#tab=tab_1. [2022-6-6].

WHO. 2021-08-25. Hypertension. https://www. who. int/news-room/fact-sheets/detail/hypertension. [2022-6-3].

Wickman F E. 1948. Isotope ratios: a clue to the age of certain marine sediments. The Journal of Geology, 56 (1): 61-66.

Wightman D, Wall G. 1985. The spa experience at Radium Hot Springs. Annals of Tourism Research, 12 (3): 393-416.

Wilkin R T, Digiulio D C. 2010. Geochemical impacts to groundwater from geologic carbon sequestration: controls on pH and inorganic carbon concentrations from reaction path and kinetic modeling. Environmental Science & Technology, 44 (12): 4821-4827.

Wolide A D, Zawdie B, Alemayehu T, et al. 2017. Association of trace metal elements with lipid profiles in type 2 diabetes mellitus patients: a cross sectional study. BMC EndocrDisord, 17: 64.

Wood S A. 1990. The aqucous geochemistry of the raceearth elemengts and yttrium: 1. review of acailanle low temperature data for inorganic complexes and the inorganic REE speciation of natural waters. Chemical Geology, 82: 159-186.

Wu S, Huang Z R, Yang X C, et al. 2013. Cardiovascular events in a prehypertensive Chinese population: four-year follow-up study. International Journal of Cardiology, 167 (5): 2196-2199.

Wu W, Wang W R, Gu Y H, et al. 2019. Sleep quality, sleep duration, and their association with hypertension prevalence among low- income oldest- old in a rural area of China: A population- based study. Journal of Psychosomatic Research, 127: 109848.

Wu W, Xu S J, Yang J D, et al. 2009. Sr fluxes and isotopic compositions in the headwaters of the Yangtze River, Tongtian River and Jinsha River originating from the Qinghai-Tibet Plateau. Chemical Geology, 260: 63-72.

Xiao Q, Jiang Y J, Shen L C, al. 2018. Applied Geochemistry Origin of calcium sulfate-type water in the Triassic carbonate thermal water system in Chongqing, China: A chemical and isotopic reconnaissance. Applied Geochemistry, 89: 49-58.

Yamamoto T, Shoji S, Yamakawa T, et al. 2015 Sep. Predialysis and Postdialysis pH and Bicarbonate and Risk of All- Cause and Cardiovascular Mortality in Long- term Hemodialysis Patients. American Journal of Kidney Diseases, 66 (3): 469-478.

Yan Z C, Liu G J, Sun R Y. 2013. Geochemistry of race earth elements in groundwater from the Taiyuan Formation Limstone Aquifer in the Wolonghu Coal Mine, Anhui Procince, China. Journal of Geochemical Exploration, 135: 54-62.

Yang B, Qin Q Z, Han L L, et al. 2018. Spa therapy (balneotherapy) relieves mental stress, sleep disorder, and general health problems in sub-healthy people. International Journal of Biometeorology, 62 (2): 261-272.

Yang P, Cheng Q, Xie S Y, et al. 2017. Hydrogeochemistry and geothermometry of deep thermal water in the carbonate formation in the main urban area of Chongqing, China. Journal of Hydrology, 549: 50-61.

Yu J, Zhang H B, Yu F J, et al. 1984. Oxygen and hydrogen isotopic compositions of meteoric water in the eastern part of Xizang. Chinese Journal of Geochemistry, 3 (2): 93-101.

Yu X, Liu C L, Wang C L, et al. 2020. Origin of geothermal waters from the Upper Cretaceous to Lower Eocene strata of the Jiangling Basin, South China: Constraints by multi- isotopic tracers and water- rock interactions. Applied Geochemistry, 124: 104810.

Zee P C, Manthena P. 2007. The brain's master circadian clock: implications and opportunities for therapy of sleep disorders. Sleep Medicine Reviews, 11 (1): 59-70.

Zeng C, Kim B, Yang Z D, et al. 2020. Risk of venous thromboembo-lism in knee hip and hand osteoarthritis: a general population -based cohort study. Annals of the Rheumatic Diseases, 79 (12): 1616-1624.

Zhang H, Li Y Q, Zhao X Y, et al. 2019. The association between PSQI score and hypertension in a Chinese rural population: the Henan Rural Cohort Study. Sleep Medicine Reviews, 58: 27-34.

Zhang Y, Tan H B, Zhang W J, et al. 2016. Geochemical constraint on origin and evolution of solutes in geothermal springs in western Yunnan, China. Chemie der Erde- Geochemistry- Interdisciplinary Journal for Chemical Problems of the Geosciences and Geoecology, 76 (1): 63-75.

Zhao D, Yu Y, Shen Y, et al. 2019. Melatonin Synthesis and Function: Evolutionary History in Animals and Plants. Front Endocrinol (Lausanne), 10: 249.

Zisapel N. 2018. New perspectives on the role of melatonin in human sleep, circadian rhythms and theirregulation. British Journal of Pharmacology, 175 (16): 3190-3199.

Zung W W. 1971. A rating instrument for anxiety disorders. Psychosomatics, 12 (6): 371-379.